中文翻译版

癌症·基础卷

癌症分子生物学导论

Cancer: Principles & Practice of Oncology

Primer of the Molecular Biology of Cancer

第 2 版

主　编　Vincent T. DeVita, Jr.

Theodore S. Lawrence

Steven A. Rosenberg

主　译　李桂源　向娟娟

武明花　周　文

科　学　出　版　社

北　京

图字：01-2019-0293 号

内 容 简 介

本书共 3 部分 37 章，第一部分包括 7 章，论述了癌症分子生物学的一般原理，为理解癌细胞的行为提供了基本框架。第二部分是关于最新分子生物学信息如何影响 19 种常见癌症的生物学研究的进展，重点在于目前的新发现如何被临床转化成影响癌症患者的临床管理措施。本版中增加了第三部分遗传咨询，遗传咨询是癌症患者和癌症医学的另一个重要的结合领域。

本书适合对癌症研究感兴趣的研究人员和需要了解这些新进展的肿瘤学医生阅读与参考。

图书在版编目（CIP）数据

癌症·基础卷：癌症分子生物学导论：原书第 2 版 /（美）德维塔（Vincent T. DeVita, Jr.）等主编；李桂源等主译 . —北京：科学出版社，2019.4

书名原文：Cancer: Principles & Practice of Oncology. Primer of the Molecular Biology of Cancer

ISBN 978-7-03-060450-7

Ⅰ . ①癌… Ⅱ . ①德… ②李… Ⅲ . ①肿瘤学－分子生物学 Ⅳ . ① R730.2

中国版本图书馆 CIP 数据核字（2019）第 014372 号

责任编辑：丁慧颖 / 责任校对：张小霞

责任印制：李 彤 / 封面设计：黄华斌

Vincent T. DeVita, Jr., Theodore S. Lawrence, Steven A. Rosenberg. Cancer: Principles & Practice of Oncology. Primer of the Molecular Biology of Cancer. Second Edition

ISBN: 978-1-4963-1063-7

科 学 出 版 社 出版

北京东黄城根北街 16 号

邮政编码：100717

http://www.sciencep.com

北京虎彩文化传播有限公司 印刷

科学出版社发行 各地新华书店经销

*

2019 年 4 月第 一 版 开本：787×1096 1/16

2023 年 3 月第三次印刷 印张：46 1/2

字数：1073 000

定价：268.00 元

（如有印装质量问题，我社负责调换）

《癌症·基础卷：癌症分子生物学导论》
译者名单

主　译　李桂源　向娟娟　武明花　周　文

副主译　李　征　彭淑平　唐敬群　孙　宇

译　者　（按姓氏汉语拼音排序）

李　征　马　健　彭淑平　赛步青

佘晓玲　孙　宇　唐敬群　王　帆

王路娟　武明花　向娟娟　张喜纳

郑乐亮　周　文

CONTRIBUTORS

Anupriya Agarwal, PhD
Research Assistant Professor
The Knight Cancer Center
Oregon Health & Science University
Portland, Oregon

Bharat B. Aggarwal, PhD
Professor of Cancer Research
Professor of Cancer Medicine (Biochemistry)
Chief, Cytokine Research Laboratory
Department of Experimental Therapeutics
The University of Texas MD Anderson Cancer Center
Houston, Texas

Matthew L. Anderson, MD, PhD, FACOG
Assistant Professor
Division of Gynecology Oncology
Director of Clinical Research (Gynecology)
Department of Obstetrics & Gynecology
Research Member, Dan L. Duncan Cancer Center
Baylor College of Medicine
Houston, Texas

Cristina R. Antonescu, MD
Attending Pathologist, Department of Pathology
Memorial Sloan-Kettering Cancer Center
Director, Bone and Soft Tissue Pathology
New York, New York

Luiz Henrique de Lima Araujo, MD, MSc
Postdoctoral Researcher
James Cancer Center
The Ohio State University Medical Center
Columbus, Ohio

Jennifer E. Axilbund, MS, CGC
Cancer Risk Assessment Program
The Johns Hopkins Hospital
Baltimore, Maryland

Alberto Bardelli, MD
Laboratory of Molecular Genetics
Institute for Cancer Research and Treatment
University of Torino Medical School
Candiolo, Italy

Bryan L. Betz, PhD
Assistant Professor
Department of Pathology
University of Michigan
Technical Director
Molecular Diagnostics Laboratory
University of Michigan Health System
Ann Arbor, Michigan

Michael J. Birrer, MD, PhD
Professor, Department of Medicine
Harvard Medical School
Director, Gynecologic Cancers Disease Center
Massachusetts General Hospital
Leader, Gynecologic Cancer Program
Dana-Farber Cancer Institute
Boston, Massachusetts

James S. Blachly, MD
Fellow, Division of Hematology
Department of Internal Medicine
The Ohio State University
Columbus, Ohio

Danielle C. Bonadies, MS, CGC
Director, Cancer Genetics Division
Gene Counsel, LLC
New Haven, Connecticut

Christopher B. Buck, PhD
Investigator
Head, Tumor Virus Molecular Biology Section
Laboratory of Cellular Oncology
Center for Cancer Research
National Cancer Institute
Bethesda, Maryland

John C. Byrd, MD
D. Warren Brown Chair of Leukemia Research
Director, Division of Hematology
Department of Internal Medicine
The Ohio State Comprehensive Cancer Center
Columbus, Ohio

David P. Carbone, MD, PhD
Barbara J. Bonner Chair in Lung Cancer Research
Professor of Medicine
Director, James Thoracic Center
James Cancer Center
The Ohio State University Medical Center
Columbus, Ohio

Thomas E. Carey, PhD
Professor of Otolaryngology and Pharmacology
Associate Chair for Research
Department of Otolaryngology-Head and Neck Surgery
Co-Director-Head and Neck Oncology Program
Comprehensive Cancer Center
The University of Michigan School of Medicine
Ann Arbor, Michigan

Jan Cerny, MD, PhD
Assistant Professor of Medicine
Division of Hematology
Department of Medicine
Director, Leukemia Program
University of Massachusetts Medical School
Associate Director, Cancer Research Office
UMass Memorial Cancer Center
University of Massachusetts
Worcester, Massachusetts

Gayun Chan-Smutko, MS, CGC
Senior Genetic Counselor
Center for Cancer Risk Assessment
Massachusetts General Hospital
Boston, Massachusetts

Cindy H. Chau, PharmD, PhD
Scientist
Medical Oncology Branch
Center for Cancer Research
National Cancer Institute
National Institutes of Health
Bethesda, Maryland

Arul M. Chinnaiyan, MD, PhD
Director, Michigan Center for Translational Pathology
S.P. Hicks Endowed Professor of Pathology
Investigator, Howard Hughes Medical Institute
American Cancer Society Research Professor
Professor of Urology
Ann Arbor, Michigan

Anu Chittenden, MS, CGC
Genetic Counselor
Center for Cancer Genetics & Prevention
Dana-Farber Cancer Institute
Boston, Massachusetts

Nicki Chun, MS, LCGC
Clinical Assistant Professor of Pediatrics/Genetics
Stanford Cancer Genetics Clinic
Stanford, California

Victoria Clark, MD
Departments of Neurosurgery and Genetics
Yale Program in Brain Tumor Research
Yale School of Medicine
New Haven, Connecticut

Riccardo Dalla-Favera, MD
Professor of Pathology and Cell Biology
Director, Institute for Cancer Genetics
Columbia University
New York, New York

Molly S. Daniels, MS, CGC
Senior Genetic Counselor
Department of Clinical Cancer Genetics
The University of Texas MD Anderson Cancer Center
Houston, Texas

Michael A. Davies, MD, PhD
Associate Professor
Department of Melanoma
Medical Oncology
Department of Systems Biology
The University of Texas MD Anderson Cancer Center
Houston, Texas

Christopher A. Eide, BA
Research Technician III
Howard Hughes Medical Institute
Division of Hematology and Medical Oncology
Oregon Health & Science University
Knight Cancer Institute
Portland, Oregon

Felix Y. Feng, MD
Assistant Professor, Department of Radiation Oncology
Chief, Division of Translational Genomics
University of Michigan Health System
Ann Arbor, Michigan

William Douglas Figg, Sr., PharmD, MBA
Senior Investigator and Head of the Clinical Pharmacology Program
Clinical Director, Center for Cancer Research
Head of the Molecular Pharmacology Section
Medical Oncology Branch
Center for Cancer Research
National Cancer Institute
National Institutes of Health
Bethesda, Maryland

James M. Ford, MD
Associate Professor
Departments of Medicine, Pediatrics and Genetics
Divisions of Oncology and Medical Genetics
Director, Clinical Cancer Genomics Program
Stanford University School of Medicine
Stanford, California

Larissa V. Furtado, MD
Assistant Professor
Department of Pathology
Assistant Director
Division of Genomics and Molecular Pathology
University of Chicago
Chicago, Illinois

Michele Gabree, MS
Certified Genetic Counselor
Center for Cancer Risk Assessment
Massachusetts General Hospital
Boston, Massachusetts

Levi A. Garraway, MD, PhD
Associate Professor
Department of Medical Oncology
Dana-Farber Cancer Institute
Senior Associate Member
The Broad Institute of Massachusetts Institute of Technology and Harvard
Associate Physician
Brigham and Women's Hospital
Boston, Massachusetts

Jared J. Gartner, DO
Biologist, National Cancer Institute
Surgery Branch
National Institute of Health
Bethesda, Maryland

Hannah L. Gilmore, MD
Assistant Professor, Department of Pathology
Case Western Reserve University School of Medicine
Surgical Pathology Director
University Hospitals Case Medical Center
Cleveland, Ohio

Jennifer Moliterno Günel, MD
Assistant Professor
Department of Neurosurgery
Yale University School of Medicine
New Haven, Connecticut

Murat Günel, MD
Nixdorff-German Professor
Chief, Yale Neurovascular Surgery Program
Co-Director, Yale Program on Neurogenetics
Director, Yale Program in Brain Tumor Research
Departments of Neurosurgery, Neurobiology and Genetics
Yale University School of Medicine
New Haven, Connecticut

Douglas Hanahan, PhD
Director
Swiss Institute for Experimental Cancer Research (ISREC)
Lausanne, Switzerland

Lyndsay N. Harris, MD, FRCP(C)
Diana Hyland Chair in Breast Cancer
Director, Breast Cancer Program
Seidman Cancer Center
University Hospitals Case Medical Center
Professor of Medicine
Division of Hematology and Oncology
Case Western Reserve University
Cleveland, Ohio

Lee J. Helman, MD
Scientific Director for Clinical Research
Center for Cancer Research National Cancer Institute
Bethesda, Maryland

Jay L. Hess, MD, PhD
Professor, Department of Pathology
Carl V. Weller Professor and Chair
Professor, Department of Internal Medicine
University of Michigan Health System
Ann Arbor, Michigan

Leora Horn, MD, MSc
Associate Professor, Department of Medicine
Vanderbilt University Medical Center
Nashville, Tennessee

Ralph H. Hruban, MD
Professor, Department of Pathology
Director, The Sol Goldman Pancreatic Cancer Research Center
Johns Hopkins University School of Medicine
Baltimore, Maryland

Carolyn D. Hurst, BSc, MSc, PhD
Senior Postdoctoral Research Fellow
Section of Experimental Oncology
Leeds Institute of Cancer and Pathology
St. James's University Hospital
Leeds, United Kingdom

Kory W. Jasperson, MS, CGC
Genetic Counselor
Department of Internal Medicine
Huntsman Cancer Institute
University of Utah
Salt Lake City, Utah

Scott E. Kern, MD
Everett and Marjorie Kovler Professor of Pancreas Cancer Research
Department of Oncology
Sidney Kimmel Comprehensive Cancer Center at Johns Hopkins
Baltimore, Maryland

Margaret A. Knowles, PhD
Head, Section of Experimental Oncology
Leeds Institute of Cancer and Pathology
St. James's University Hospital
Leeds, United Kingdom

W. Marston Linehan, MD
Chief, Urologic Oncology Branch
Center for Cancer Research
National Cancer Institute
Bethesda, Maryland

Carlos López-Otin, PhD
Professor, Department of Biochemistry and Molecular Biology
Universidad de Oviedo
Principality of Asturias, Spain

David Malkin, MD
Staff Oncologist, Division of Hematology/Oncology
Senior Scientist, Genetics & Genome Biology Program
The Hospital for Sick Children
University of Toronto
Toronto, Ontario, Canada

Jens U. Marquardt, MD
Resident Physician
Department of Medicine
University of Mainz
Mainz, Germany
Laboratory of Experimental Carcinogenesis
Center for Cancer Research
National Cancer Institute
National Institutes of Health
Bethesda, Maryland

Ellen T. Matloff, MS, CGC
President & CEO
Gene Counsel, LLC
New Haven, Connecticut

Rebecca Nagy, MS, LGC
Associate Professor
Clinical Internal Medicine
The Ohio State University
Department of Internal Medicine
Licensed Genetic Counselor
Division of Human Genetics
The Ohio State University Wexner Medical Center
Columbus, Ohio

Patrick Nana-Sinkam, MD
Associate Professor, Department of Internal Medicine
Division of Pulmonary, Allergy, Critical Care and Sleep Medicine
The Ohio State University
Columbus, Ohio

Anna C. Newlin, MS, CGC
Certified Genetic Counselor
Center for Medical Genetics
NorthShore University HealthSystem
Evanston, Illinois

Torsten O. Nielsen, MD, PhD, FRCPC
Professor, Department of Pathology and Laboratory Medicine
University of British Columbia
Vancouver, British Colombia, Canada

Kunle Odunsi, MD, PhD
The M. Steven Piver Professor and Chair
Department of Gynecologic Oncology Director
Center for Immunotherapy
Professor of Obstetrics and Gynecology
Department of Gynecology-Obstetrics
School of Medicine and Biomedical Sciences
University at Buffalo-State University of New York
Buffalo, New York

Gregory A. Otterson, MD
Professor, Department of Internal Medicine
Division of Medical Oncology
Director, Hematology/Oncology Fellowship Program
The Ohio State University Comprehensive Cancer Center
Columbus, Ohio

Laura Pasqualucci, MD
Associate Professor of Pathology and Cell Biology
Department of Pathology and Cell Biology
Institute for Cancer Genetics
Herbert Irving Comprehensive Cancer Center
Columbia University
New York, New York

Tanja Pejovic, MD, PhD
Associate Professor
Director, Gynecologic Cancer Research
Department of Obstetrics & Gynecology
Knight Cancer Institute
Oregon Health & Science University
Portland, Oregon

Robert Pilarski, MS, LGC, MSW
Associate Professor
Clinical Internal Medicine
James Comprehensive Cancer Center
Department of Internal Medicine
The Ohio State University Wexner Medical Center
Columbus, Ohio

Edwin M. Posadas, MD, FACP, KM
Medical Director, Urologic Oncology Program
Assistant Professor, Department of Medicine
Samuel Ochsin Comprehensive Cancer Institute
Cedars-Sinai Medical Center
Los Angeles, California

Sahdeo Prasad, PhD
Cytokine Research Laboratory
Department of Experimental Therapeutics
The University of Texas MD Anderson Cancer Center
Houston, Texas

Mark E. P. Prince, MD, FRCS(C)
Professor, Department of Otolaryngology-Head and Neck Surgery
Chief, Division of Head and Neck Surgery
University of Michigan Health System
Ann Arbor, Michigan

Glen D. Raffel, MD, PhD
Assistant Professor, Department of Medicine
Division of Hematology-Oncology
University of Massachusetts Medical School
Worcester, Massachusetts

Lee Ratner, MD, PhD
Professor Departments of Medicine and Molecular Microbiology
Co-Director, Medical & Molecular Oncology
Washington University School of Medicine
Barnes-Jewish Hospital
St. Louis, Missouri

Anil K. Rustgi, MD
T. Grier Miller Professor of Medicine & Genetics
Chief of Gastroenterology
University of Pennsylvania Perelman School of Medicine
Philadelphia, Pennsylvania

Yardena Samuels, PhD
Knell Family Professorial Chair
Department of Molecular Cell Biology
Weizmann Institute of Science
Rehovot, Israel

Charles L. Sawyers, MD
Investigator, Howard Hughes Medical Institute
Chair, Human Oncology and Pathogenesis Program
Memorial Sloan-Kettering Cancer Center
New York, New York

Laura S. Schmidt, PhD
Principal Scientist
Leidos Biomedical Research, Inc.
Frederick National Laboratory for Cancer Research
Frederick, Maryland
Urologic Oncology Branch
National Cancer Institute
National Institutes of Health
Bethesda, Maryland

Meredith L. Seidel, MS, CGC
Genetic Counselor
Center for Cancer Risk Assessment
Massachusetts General Hospital
Boston, Massachusetts

Leigha Senter-Jamieson, MS, CGC
Director of Clinical Supervison
Associate Professor
Division of Human Genetics
Department of Internal Medicine
The Ohio State University
Columbuis, Ohio

Kristen M. Shannon, MS, CGC
Director, Cancer Center Genetics Program
Licensed Genetic Counselor
Massachusetts General Cancer Center
Massachusetts General Hospital
Boston, Massachusetts

Ramesh A. Shivdasani, MD, PhD
Associate Professor, Department of Medical Oncology
Dana-Farber Cancer Institute
Department of Medicine
Harvard Medical School
Boston, Massachusetts

Samuel Singer, MD
Member, Department of Surgery
Chief, Gastric and Mixed Tumor Service
Vincent Astor Chair of Clinical Research
Memorial Sloan-Kettering Cancer Center
New York, New York

Snorri S. Thorgeirsson, MD, PhD
Head, Center of Excellence in Integrative Cancer Biology and Genomics
Chief, Laboratory of Experimental Carcinogenesis Center for Cancer Research
National Cancer Institute
National Institutes of Health
Bethesda, Maryland

Shaveta Vinayak, MD, MS
Instructor, Department of Medicine
Division of Oncology
Stanford University School of Medicine
Stanford, California

Robert A. Weinberg, PhD
Member, Whitehead Institute for Biomedical Research
Department of Biology
Massachusetts Institute of Technology
Director, Ludwig Center for Molecular Oncology
Whitehead Institute for Biomedical Research
Cambridge, Massachusetts

Shelly M. Weiss, MS, CGC
Regional Medical Specialist
Myriad Genetics
Chicago, Illinois

Scott M. Weissman, MS, CGC
Certified Genetic Counselor
GeneDx
Gaithersburg, Maryland

Samuel A. Wells, Jr., MD
Adjunct Investigator, Medical Oncology Branch
Center for Cancer Research
National Cancer Institute
Bethesda, Maryland

Elizabeth A. Wiley, MS, CGC
Certified Genetic Counselor
Clinical Cancer Genetics & Prevention
The Johns Hopkins Hospital
Baltimore, Maryland

Terence M. Williams, MD, PhD
Assistant Professor, Department of Radiation Oncology
The Ohio State University
Arthur G. James and Richard Solove Research Institute
Columbus, Ohio

译 者 序

在中南大学肿瘤研究所多位教授及兄弟学校同仁的共同努力下，中文译著《癌症·基础卷：癌症分子生物学导论》（第 2 版）和读者见面了，本书是在英文教科书 *Cancer：Principles & Practice of Oncology. Primer of the Molecular Biology of Cancer* 基础上浓缩而成。

第 1 版于 2012 年 5 月出版后，得到了肿瘤学界科技人员和临床医生的广泛好评，有力地促进了恶性肿瘤的基础与临床研究。为了更好地跟上肿瘤研究日新月异的进展步伐，编著者广泛收集了近年肿瘤基础与临床研究的新知识、新理论和新技术，编著了第 2 版。在第 2 版中保留了第 1 版第一部分和第二部分的基本构架。第一部分主要讲述癌症的分子生物学的基本原理，综合了大量的分子生物学信息。第二部分论述了这些新进展如何影响 19 种常见癌症的生物学研究。第三部分为新增加的一个部分——遗传咨询，旨在回答患者的常见问题。

第 2 版充分体现了恶性肿瘤基础与临床研究的时代特征，对人类恶性肿瘤的发生机制从分子生物学的角度进行了深入剖析，对其治疗原理进行了深刻的阐释，为人类肿瘤的咨询、预防、筛查、精确诊断和合适的治疗提供了详实而重要的理论与实践基础。本书是一部论述当代恶性肿瘤基础与临床成果的实用工具书。

李桂源

2019 年 2 月

前　言

分子生物学的发展对理解癌细胞恶性转化的性质和独特行为产生了深远的影响。由于在分子水平对生物学过程的深入了解，几乎所有的癌症研究领域已发生了转变。这场在分子生物学上的变革的转化研究已渗透到临床肿瘤学的各个方面，涵盖预防、筛查、精确诊断和适当的治疗选择。新的分子生物学信息迅速积累，从事研究的科学家和临床执业的肿瘤学家在不懈努力，以跟上信息发展的步伐。

在《癌症•基础卷：癌症分子生物学导论》第2版中，我们继续将癌症分子生物学基础科学知识综合起来。本书的内容编排主要针对对癌症研究感兴趣的科研人员以及需要了解新进展的肿瘤学医生，这些新进展对于癌症患者的诊疗有深远影响。

分子生物学和临床肿瘤学领域的顶尖科学家和临床医生为这本书贡献了他们精湛的专业知识。因为这个领域一直在更新变化，在第2版中我们对认为重要的领域做了改进。第一部分包括7章，主要讲述癌症的分子生物学的基本原理，为了解癌细胞的行为提供了基本框架。特别荣幸的是Hanahan和Weinberg博士愿意扩展和更新他们被广为引用的关于“癌症的特征”（the hallmarks of cancer）方面的文章，这些文章综合了大量的信息，形成了深刻的见解。第二部分保留了这些新进展如何影响19种常见癌症的生物学研究的进展，重点阐明这些新的研究进展如何临床转化，从而影响癌症患者的诊疗。在第2版中，我们增加了一个新的部分——遗传咨询，这部分旨在回答患者“常见问题”——我的家族成员是否患病风险增加？遗传咨询是癌症基础科学与患者之间的另一个重要连接，第三部分的这11章是本书的独特之处。本书为我们的另一本综合性的教科书（*Cancer：Principles and Practice of Oncology*）浓缩而成，在这个快速发展的领域为科研工作者和临床医生提供了简明的癌症信息。

目　　录

第一部分　癌症的基本原理

第二部分 各种癌症的分子生物学

第三部分　遗传咨询

第一部分　癌症的基本原理

第一章　癌症基因组

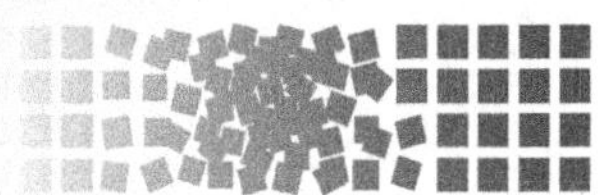

Yardena Samuels, Alberto Bardelli, Jared J. Gartner, Carlos López-Otin

引言

人们普遍认为癌症本质上是一种遗传病，体细胞基因组分子改变的累积是癌症发展的基础（图 1.1）[1]。在过去的十年中，人类基因组测序及 DNA 测序技术的进步，极大地提高了人们对这类疾病的认识。这些新的见解正从多个层次改变着肿瘤学领域：

1. 基因组图谱正在重构肿瘤分类学，推动其从组织学水平向遗传学水平转变。

2. 靶向引起肿瘤发生的分子改变的癌症药物获得成功，证实了体细胞遗传改变是癌症治疗的理想靶标。

3. 肿瘤基因分型帮助临床医生进行个体化治疗，以寻找适合患者肿瘤治疗的最佳方案。

4. 肿瘤特异性的 DNA 改变是高度灵敏的生物标志物，可用于疾病的检测和监控。

5. 最后，对多种癌症基因组进行的分析将识别更多的靶点，对其进行药理学研究无疑会发现新的治疗方法。

本章将综述散发性肿瘤中遗传水平方面的进展，将重点介绍新的整体基因组研究方法，全面系统地评价肿瘤演进过程中发生的遗传学改变。利用这些强有力的工具，癌症的研究、诊断和治疗将在未来的几年中有新的突破。

癌症基因和突变

癌症基因广义上分为癌基因和抑癌基因。做一个经典的比喻，癌基因可比作汽车的油门，所以癌基因突变相当于连续踩油门[2]。抑癌基因则恰恰相反，起到刹车的作用[2]，因此当它们没有发生突变的时候能抑制肿瘤的生成。癌基因和抑癌基因可以根据它们在肿瘤中的体细胞突变特性来分类。癌基因的突变往往发生于特定的突变热点，在不同肿瘤中常影响同一密码子或聚集于相邻的密码子[1]。此外，癌基因的突变大多为错义突变，并且突变常常只影响一个等位基因，导致它们发生杂合改变。相反，抑癌基因经常在整个基因都发生突变，大量的突变可导致编码蛋白的截短，并且通常同时影响一对等位基因，导致杂合性丢失。恶性肿瘤中体细胞突变的主要类型包括碱基替换、小的插入和缺失（indels）、染色体重排和拷贝数变异。

癌基因的鉴定

人类基因组计划的完成，标志着生物医学科学新时代的到来[3]。对人类基因组序列和结构的认识，使人们可以系统地分析肿瘤发生和发展过程中的遗传学改变。在人类基因组被解析前，已通过肿瘤病毒分析、连锁分析、杂合性丢失和细胞遗传学等方法成功地发现了几个癌症基因，如 KRAS、TP53 和 APC[4, 5]。2004 年[3]人类基因组计划的第一个公开版本发布，提供了一张以序列为基础的人类正常基因组图谱。这个信息连同由单核苷酸多态性（single nucleotide polymorphisms，SNPs）构成的 HapMap 及 HapMap 描绘的人类正常基因组的结构变异[6, 7]，使我们能高通量地对癌症体细胞突变进行分类。现在，这些计划为鉴定所有的人类癌症相关的遗传学改变提供了一个空前的机遇。这一宏伟目标第一次出现在科学家们能力所及的范围内。已有一些研究表明，以系统鉴定癌症演进相关的体细胞突变为目标的策略是有效的。值得注意的是，人类基因组计划、HapMap 计划，以及候选法和基于家系的基因克隆方法（见下文），采用的都是以毛细管电泳为基础的 DNA 测序技术（第一代测序，又称 Sanger 测序）[8]。图 1.2 清晰地说明了寻找癌基因的研究的飞速发展，以及这个领域最重大的发现。

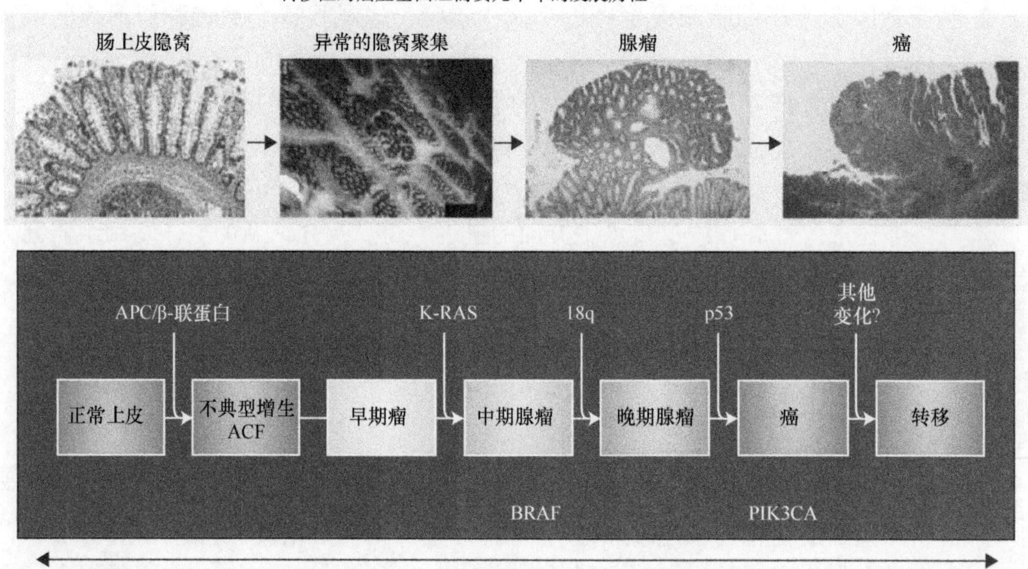

图 1.1 与肿瘤演进相关的基因组学和组织病理学步骤代表性图示：从起源细胞发生初始突变到转移的形成。它令人信服地展示了如胰腺癌和结肠癌等实体瘤的基因组全貌，这要求积累许多遗传学事件，该过程需要几十年才能完成。这个时间表为疾病的早期诊断提供了难得的最佳时机，早期诊断通常与疾病良好预后相关

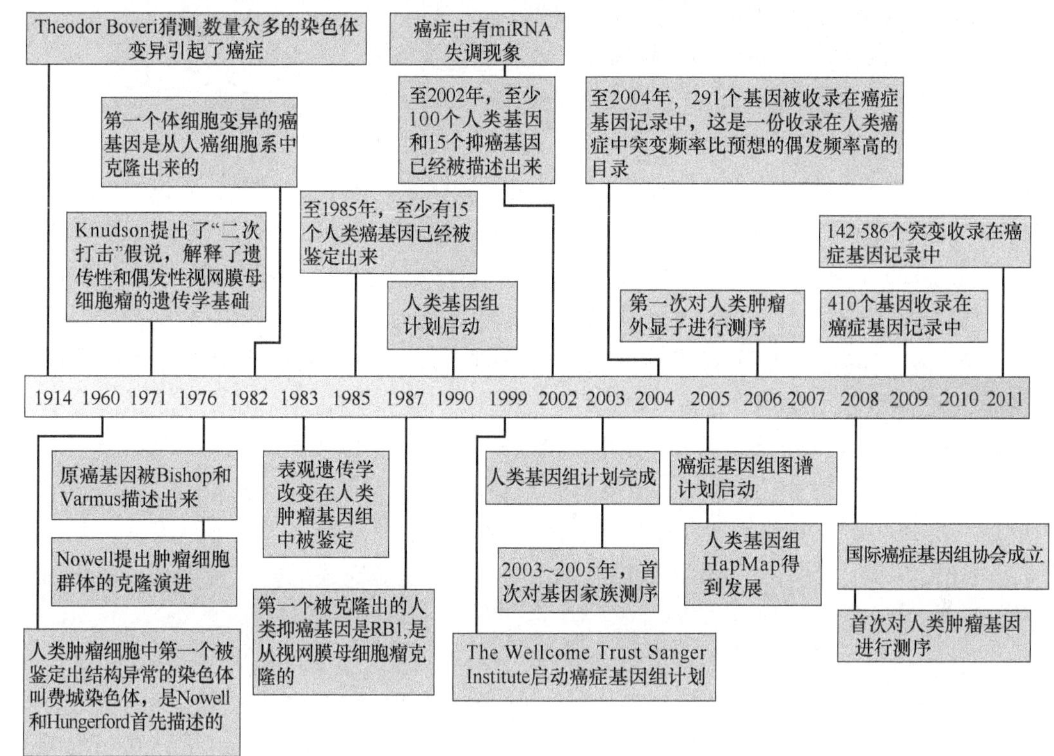

图 1.2　在 20 世纪，一些增进了对人类肿瘤发生的遗传病因学了解的开创性假说、研究发现和研究创新的时间轴。被研究公认的癌症基因数据来自于 Wellcome Trust Sanger Institute 基因组计划网站（http：//www.sanger.ac.uk/genetics/CGP）（根据 Bell DW. Our changing view of the genomic landscape of cancer. J Pathol 2010；220：231-243. 重新绘制）

对候选基因家族测序发现癌症基因

有了人类基因组序列，相比以往，我们更有希望大规模地全面搜索癌症中的体细胞突变。该领域的进展与 DNA 分析通量不断提高及测序成本的不断降低紧密相连。下面就这一研究领域取得的成就，以及它们是如何影响人们对癌症基因组的认识进行描述。

该领域的一项开创性工作，是在多种肿瘤中系统地进行 RAF-RAS 通路相关基因的突变谱的分析。采用这种候选基因的方法发现了 BRAF 在黑色素瘤中存在高频突变，而在其他类型的肿瘤中突变频率较低[9]。后续研究很快发现，BRAF 突变与 KRAS 基因的突变相斥[9, 10]，遗传学上强调这些基因在同一信号通路中发挥作用，此前在低等生物如线虫和果蝇中已证明了这个观点[11, 12]。

2003 年，鉴定癌症基因已经从候选基因的方法转变为基因家族的突变分析。第一个完成测序的是参与蛋白质[13, 14]和脂质的磷酸化[15]的基因家族。最先关注这些基因家族基于以下 3 个原因：

1. 当时已知这些基因对应的蛋白在正常细胞和癌细胞的信号转导和增殖方面发挥重要作用。

2. 蛋白激酶家族多个成员与肿瘤发生相关。

3. 激酶容易被药物抑制，使其成为令人感兴趣的药物靶标。

对结肠癌中所有酪氨酸激酶结构域进行的突变分析显示，30% 的病例至少在 1 个酪氨酸激酶基因存在突变，这些突变全部发生在 8 个不同的激酶中，其中大部分以前未被证明与癌症相关[13]。另一项研究分析了 210 个包括乳腺癌、肺癌、胃癌、卵巢癌、肾癌、急性淋巴细胞白血病在内的不同人类肿瘤中，518 个蛋白激酶基因编码外显子的突变情况，确定了大约 120 个基因的突变可能在肿瘤发生中起作用[14]。由于激酶活性可以被去除磷酸基团的磷酸酶减弱，在这些研究中下一步自然是进行蛋白酪氨酸磷酸酶的基因突变分析。结肠癌中的这些基因家族的突变分析发现，25% 的病例在 6 个不同磷酸酶基因（PTPRF、PTPRG、PTPRT、PTPN3、PTPN13、PTPN14）中存在突变[16]。联合分析蛋白酪氨酸激酶和蛋白酪氨酸磷酸酶发现，50% 的结肠癌在 1 个酪氨酸激酶基因或 1 个蛋白酪氨酸磷酸酶基因中存在突变，或同时在两者中存在突变，进一步强调了蛋白磷酸化在肿瘤进展中的关键作用。许多被鉴定出的基因以往就被发现与人类癌症有关，从而证实了突变谱分析的无偏性（unbiased）和全面性。这些里程碑式的研究引发了对更多基因家族的研究。

人们详细研究磷脂酰肌醇 -3- 激酶（PI3K）基因家族，该基因家族也在细胞增殖、黏附、生存和迁移中发挥作用[17]。对编码该家族 16 个成员激酶结构域的外显子区进行测序，结果显示 PIK3CA 是唯一存在体细胞突变的基因。对该基因全部编码区进行分析发现，PIK3CA 在 32% 的结肠癌中存在体细胞突变。当时，PIK3CA 基因在癌症领域绝对不是一个新成员，因为之前就发现它参与了细胞转化和转移[17]。令人瞩目的是，其惊人的高突变率只有在对其相应的基因家族进行系统测序时才被发现[15]。随后在其他类型的肿瘤中也发现了 PIK3CA 的体细胞突变，包括在 36% 的肝细胞癌、36% 的子宫内膜癌、25% 的乳腺癌、15% 少突胶质细胞瘤、5% 的髓母细胞瘤和星形细胞瘤及 27% 胶质母细胞瘤中[18-22]。PIK3CA 是人类癌症中最常发生突变的两个癌基因之一（另一个是 KRAS）。进一步在结肠癌中研究 PI3K 通路，发现 40% 的肿瘤存在一个 PI3K 通路的基因会发生遗传变异的现象，突显了这一通路在结肠癌发病机制中的核心地位[23]。

虽然大多数针对大型基因家族的癌症基因组研究都聚焦在激酶组（kinome），但是最近的分析发现，人类基因组中代表性的其他基因家族成员也是癌症发生突变的靶标。蛋白酶就是一个例子，蛋白酶是一个包含至少 569 个成员的复杂群体，组成所谓的人类降解组（degradome）[24]。蛋白酶与激酶间存在精细的交互作用，是与癌症进展有关的经典分子，它们能降解细胞外基质，因此促进肿瘤的侵袭和转移[25, 26]。然而，最近的研究表明，这些酶水解的底物种类繁多并影响癌症进展中许多不同的步骤，包括肿瘤演进的早期阶段[27]。这些功能研究也揭示，除了最初被视为促转移酶（prometastatic enzymes）外，它们在癌症中扮演双重角色，因为越来越多的肿瘤抑制蛋白酶被鉴定出来[28]。

这些发现强调，在癌症中可能存在蛋白酶基因的激活突变或失活突变。对乳腺癌和结肠癌遗传变异的系统分析表明，来自不同催化类别的蛋白酶在癌症中存在体细胞突变[29]。这些结果推动了在不同肿瘤中对完整的蛋白酶家族进行突变分析，如基质金属蛋白酶（matrix metallo-proteinases，MMPs）、金属蛋白酶解离素（a disintegrin and metallo-proteinase，

ADAMs）和血小板结合蛋白基序的解聚蛋白样金属蛋白酶。这些研究发现了蛋白酶基因在癌症中发生了频繁的突变，如 MMP8 在 6.3% 的人类黑色素瘤中存在突变和功能失活[30, 31]。

凋亡是癌症的特征之一，由于胱天蛋白酶（caspase）是细胞凋亡调控中发挥重要作用的蛋白酶，其突变状态也在不同肿瘤中得到了广泛的分析[32]。这些研究表明，CASP8 在神经母细胞瘤中缺失，并且在包括头颈部肿瘤、结肠癌、肺癌和胃癌在内的多种人类恶性肿瘤中因体细胞突变而失活[33-35]。去泛素化酶（deubiquitylating enzymes，DUBs）是另一个经常在癌症中发生突变的大的蛋白酶家族，它们催化靶蛋白去除泛素和泛素样修饰[36]。一些 DUBs 最初被鉴定为癌蛋白，但进一步研究表明，另一些去泛素酶如 CYLD、A20 和 BAP1 则是抑癌蛋白，在肿瘤中失活。CYLD 基因在家族性圆柱瘤（cylindromatosis）的患者中存在突变，该疾病以皮肤附件形成多种肿瘤为特征[37]。A20 是 DUB 的家族成员，由 TNFAIP3 基因编码，该基因在大量霍奇金淋巴瘤和原发性纵隔 B 细胞淋巴瘤中存在突变[38-41]。最后，BAP1 基因编码一个泛素 C 端水解酶，在转移性葡萄膜黑色素瘤（metastasizing uveal melanomas）和其他人类恶性肿瘤如间皮瘤和肾细胞癌中经常发生突变[43]。

使用 Sanger 测序外显子组突变分析

尽管通过基因家族的方法鉴定癌基因已被证明非常有效，但这仍是一种候选鉴定的方法，因此不可避免存在偏倚。癌症基因突变谱的下一步分析是对外显子组测序，外显子组指整个人类基因组（18 000 个蛋白质编码基因）的编码区。目前，使用 Sanger 测序已完成包括乳腺癌、结肠癌、胰腺癌、卵巢透明细胞癌、多形性胶质母细胞瘤及髓母细胞瘤在内的许多不同肿瘤的外显子组分析。这些大规模的分析首次使研究人员能够描述和理解人类癌症遗传的复杂性[29, 44-48]。这些外显子组研究的目标是，提供在人类肿瘤中进行全外显子组突变分析的方法，明确其体细胞突变谱和数量，并最终发现肿瘤发生过程中的新基因，以及肿瘤中发挥作用的新的信号通路。在这些研究中，序列数据与基因表达和拷贝数分析相互补充，从而首次展现了人类肿瘤遗传复杂性的全貌[45-48]。从这些分析中我们可以得出以下结论。

1. 每个肿瘤的基因组在编码区平均存在 30 ～ 100 个体细胞变异，这比以前预想得要高。尽管这些变异包括点突变、小的插入和缺失或扩增，但是观察到的绝大部分突变多为单碱基的替换[45, 46]。

2. 即使是在单一类型的癌症中也存在明显的肿瘤内的异质性。即肿瘤中存在多种突变模式（包含不同的突变基因），这些肿瘤用组织学分析无法进行区分。每一个肿瘤都有独特的遗传背景，这个观点与个体化医疗密切相关，下面将对此观点进行探讨。

3. 不同肿瘤类型的突变谱及突变的核苷酸都有差别。例如，结肠癌中 50% 的突变为 C ： G 到 T ： A 的转换，10% 为 C ： G 到 G ： C 的颠换。相比之下，乳腺癌中只有 35% 的突变为 C ： G 到 T ： A 的转换，而 29% 为 C ： G 到 G ： C 的颠换。了解突变谱对深入剖析研究不同肿瘤的突变发生及其修复机制至关重要。

4. 发现了大量以前从未报道与癌症有关的基因在癌变过程中发挥作用。

5. 儿童的实体瘤，如髓母细胞瘤，发生变异的基因数平均只有典型成人实体瘤的

1/10 ～ 1/5。与成人实体瘤相比，这些儿童肿瘤同样较少在编码基因中出现扩增和纯合性丢失。

重要的是，为了处理这些基因组项目产生的大量数据，急需开发新的统计学和生物信息学工具。再者，检测所有已鉴定突变的分布有可能重新认识癌症的基因组特征，并重新定义癌症基因。这些有关癌症遗传学的新观点将在后面章节进一步探讨。从这些研究中得出的结论大大地改变了对癌症遗传学的理解。

在 12% 被分析的肿瘤中发现 IDH1 基因活性位点高频突变，明确地证实了全外显子组分析的无偏倚特性的作用，以前未发现该基因与胶质瘤有关[46]。由于恶性胶质瘤是中枢神经系统最常见的致死性肿瘤，多形性胶质母细胞瘤（glioblastoma multiforme，GBM；世界卫生组织定义为Ⅳ级星形细胞瘤）是生物学行为中侵袭性最强的亚型，新的 GBM 基因 IDH1 的发现具有极其重要的意义。重要的是，IDH1 突变主要发生在年轻患者，并与较好的预后相关[49]。随后的研究表明，IDH1 突变发生在胶质瘤演进早期，R132 体细胞突变在大部分（超过 70%）Ⅱ级和Ⅲ级星形胶质细胞瘤和少突胶质细胞瘤中存在，也存在于由这些低级病变发展而来的继发性 GBM 中[49-55]。相反，这些变异仅在不超过 10% 的原发性 GBM 中存在。另外，对相关 IDH2 基因的分析发现 R172 位氨基酸残基常存在体细胞突变，该位点与 IDH1 基因中高频突变的 R132 氨基酸残基位点非常类似。这些突变通常与 IDH1 的突变以互斥的形式发生[49, 51]，提示它们对表型的影响作用相当。随后，IDH1 基因的突变在其他类型的癌症中被报道，包括血液系统的肿瘤[56-58]。

新一代测序技术和癌症基因组分析

1977 年，使用链终止抑制剂进行 DNA 测序的 Sanger 法的引进，对生物医学研究产生了变革性的影响[8]。在过去 30 年中，第一代测序技术已经被广泛地用于 DNA 分子的核苷酸序列分析。然而，随着对癌症样本进行全基因组测序等大规模测序计划的启动，需要研发新的技术，这就是众所周知的新一代测序技术[59-61]。新一代测序技术大大地降低了人类基因组上 3×10^9 个碱基对测序所需要的成本和时间。并且，特别是对癌症基因组分析时，与 Sanger 测序相比新一代测序技术具有一系列优势[62]。首先，新一代测序技术比 Sanger 测序更加敏感，它甚至可以检测到仅存在于部分肿瘤细胞中的体细胞突变[63]。此外，这一新的测序策略是定量的，可用于同时测定核苷酸序列和拷贝数变异[64]。它们也可以与其他方法配合，如参与双端测序可读序列的方法，可用于识别癌症基因组中多种常见结构的变异，如插入、缺失和重排[63]。尽管如此，新一代测序技术仍然存在一定的局限性，主要因为测序过程中短的可读序列出错率比较高。另外，这些短的可读序列使重新组装拼接序列，以及将这些读取序列匹配到参考基因组上的任务非常复杂。为了克服目前存在的这些缺陷，要求检测的基因组被深度覆盖，并且必须要对鉴定出的变异进行仔细验证，通常是使用 Sanger 测序法验证。结果是这将增加实验的费用和分析的时间。因此，新一代测序技术用于癌症样本的全基因组测序现在已是可行的，但还不能常规地开展。要想在临床实践中解码每一个癌症患者每一恶性肿瘤的全基因组，仍需要进一步的技术改进。

过去几年中新一代测序平台数量大幅增长，目前包括 Roche/454、Illumina/Solexa、Life/APG's SOLiD3、Helicos BioSciences/HeliScope 及 Pacific Biosciences/PacBio RS 等

技术[61]。值得注意的是，近期推出了包括 Polonator G.007 仪器平台（一个可以免费获取软件和协议的开放源代码平台）、离子激流半导体测序仪（Ion Torrent's semiconductor sequencer）及使用了自组装 DNA 纳米球或纳米孔技术的测序平台[65-67]。这些新仪器正在推动着第三代测序技术时代的到来，由于它们可以在降低成本的基础上大幅提高分析的速度和准确性，并增加人类基因组单分子测序的可能性，因此可以为临床带来巨大效益。新一代测序技术平台的比较见表 1.1。各种平台技术由于在模板准备、核苷酸测序和图像处理策略上存在不同，最终导致了它们性能上的差异。归根结底，最合适的方法取决于特定的基因组测序项目[61]。

表 1.1　下一代测序平台的比较分析

平台	文库 / 模板准备	测序方法	平均读码长度（碱基）	运行时间（天）	Gb/ 运行	仪器的价格(US$)	特点
Roche 454GS FLX	片段化，配对乳液 PCR	焦磷酸测序	400	0.35	0.45	500 000	运行快，试剂消耗高
Illumina HiSeq2000	片段化，配对固相	可逆性终止	100 ～ 125	8（配对运行）	150 ～ 200	540 000	使用最广泛的平台 多路容量低
Life/APG's SOLiD 5500xl	片段化，配对乳液 PCR	裂解性探针，通过连接进行测序	35 ～ 75	7（配对运行）	180 ～ 300	595 000	特有纠错能力 运行时间长
Helicos Biosciences HeliScope	片段化，配对单分子	可逆性终止	32	8（片段运行）	37	999 000	无偏倚模板准备 昂贵、错误率高
Pacific Biosciences PacBio RS	片段化，单个分子	实时测序	1000	1	0.075	NA	长片段读码能力最强 错误率最高
Polonator G.007	配对乳液 PCR	非裂解性探针，通过连接进行测序	26	5（配对运行）	12	170 000	最便宜的平台 读码最短

注：NA，没有获得。改编自 Metzker ML. Sequencing technologies-the next generation. Nat Rev Genet 2010；11：31-46。

目前的模板制备方法：首先，将基因组 DNA 随机剪切成更小的片段，以构建片段化的模板（fragment templates）文库或者对应配对模板（mate-pair templates）文库；然后，通过乳液聚合酶链反应（PCR）或者固相扩增，从单个 DNA 分子克隆扩增模板[68, 69]。或者，通过只需要较少的起始样本并且不涉及 PCR 扩增反应的方法来准备单分子模板也是有可能的，因为 PCR 反应可能是人工引入突变的来源[88]。模板准备好后便被附着在空间分隔位点的固相表面上，这样的固相表面允许几千至几十亿个核苷酸测序反应同时进行。

目前，不同新一代测序平台使用不同的测序方法，测序方法可被分成四类：循环可逆终止法、单核苷酸增加法、实时测序法和连接测序法[67, 71]（图 1.3）。这些测序策略配合不同的图像处理方法，包括基于生物发光信号测量的方法或涉及单分子事件四色成像的方法。最后，来自这些核苷酸测序平台的海量数据，利用与新一代测序技术同时发展起来的强大的生物信息学工具进行存储、组装和分析[72]。

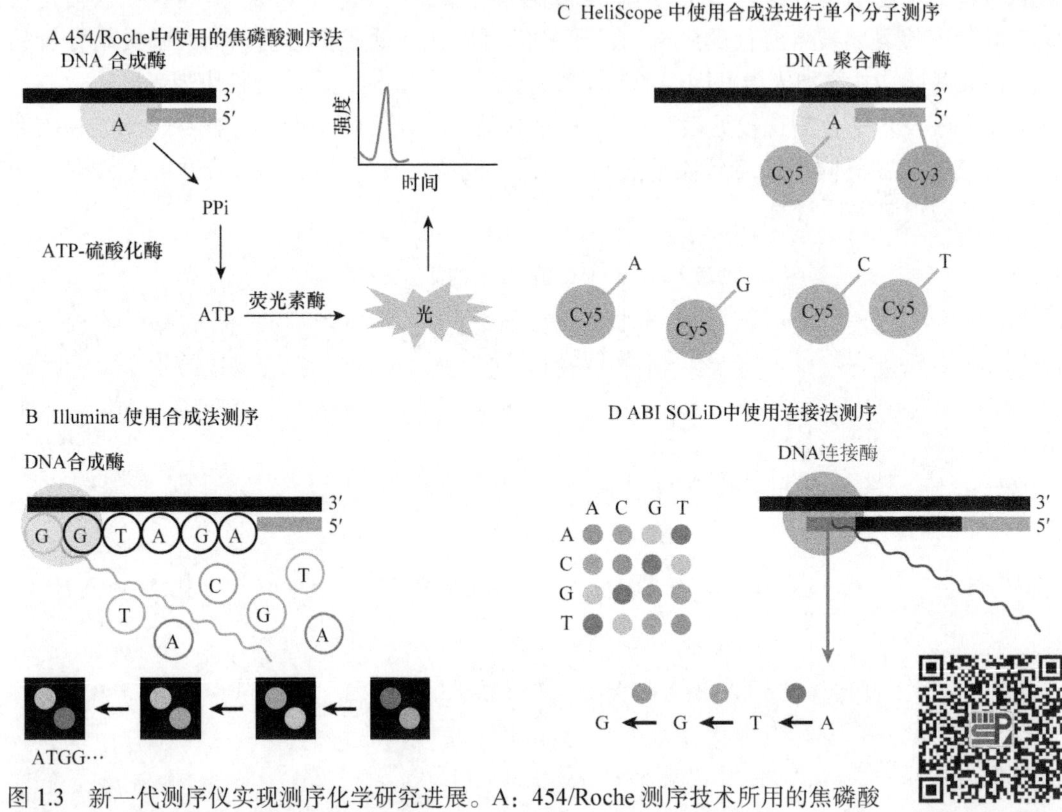

图 1.3 新一代测序仪实现测序化学研究进展。A：454/Roche 测序技术所用的焦磷酸测序法通过释放 PPi 产生化学发光检测掺入的核苷酸。B：Illumina 方法利用荧光标记的核苷酸类似物作为可逆反应终止子，进行合成测序。C：单分子的合成法测序使用 Cy3 和 Cy5 分别标记测序引物和插入的核苷酸，检测模板的延伸。D：SOLiD 方法通过依次连接标记的退火探针对模板进行测序。在 SOLiD 的仪器中使用双碱基编码，使每个核苷酸位置可被检测两次（引自 Morozova O，Hirst M，Marra MA. Applications of new sequencing technologies for transcriptome analysis. Annu Rev Genomics Hum Genet 2009；10：135-151）

新一代测序技术标志着我们进入了一个新的解码癌症基因组的领域，并且已经被应用于癌症研究。第一个将该方法应用到癌症全基因组研究的是 Ley 等的研究小组[73]，他们在 2008 年首次通过 Illumina/Solexa 平台对来自同一个患者的急性粒细胞性白血病（AML）组织和相应正常组织的完整基因组进行了测序。如同下文将进一步描述的那样，这项工作鉴定了 AML 中公认的致癌相关点突变和结构改变，并为下一代基因组测序技术在癌症研究中的应用提供了代表性的范例。

利用第二代测序技术进行全基因组分析

2008 年报道了第一例癌症的基因组序列，在这项研究中描述了同一患者的 AML 和皮肤组织的序列[73]。此后，陆续报道了大量不同类型的恶性肿瘤，以及对应患者的正常组织的基因组测序[56, 63, 74-86]。

第一例完成的细胞遗传学正常的 AML 亚型 M1（AML-M1）全基因组测序中发现了 8 个基因存在新的突变，同时在基因组非编码区还有 500 ～ 1000 个突变。通过基因组测序鉴定出的基因大多数在以前未发现与癌症相关。然而，对 AML 的已检测的突变的验证中并未发现新的高频突变[73]。相应的，随着新一代测序技术的广泛使用，其他肿瘤也以类似的方式进行了全基因组测序评估（图 1.4）[87]。

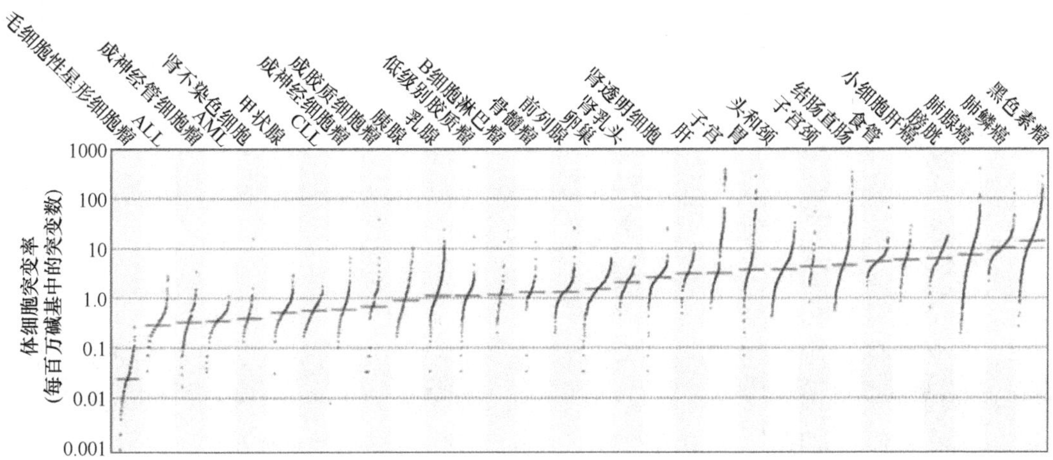

图 1.4　人类不同癌症类型的体细胞突变率。每个点代表一个样本，红色水平线所在位置是不同类型癌症突变的中位数。纵轴（对数）表示每百万碱基突变数，不同类型癌症按体细胞突变数在横轴上顺序排列。ALL，急性淋巴细胞白血病；AML，急性髓细胞样白血病；CLL，慢性淋巴细胞白血病（经许可引自 Alexandrov LB，Nik-Zainal S，Wedge DC，et al. Signatures of mutational processes in human cancer. Nature 2013；500：415-421）

彩图二维码

与第一例 AML 全基因组测序结果相反，在第二例 AML 中的确观察到了编码异柠檬酸脱氢酶的 IDH1 基因中的高频突变[56]。随后的研究扩展了这一发现，报道了在 20% ～ 30% 的 AML 患者中发现 IDH1 和其相关基因 IDH2 的突变，并与 AML 某些亚型患者的不良预后相关[79, 80, 88]。重新分析第一例 AML 全基因组后的发现很好地表明了第二代测序技术及相应分析工具的巨大进步。于是，当测序技术得到提升后，上述未发现高频突变、二倍体覆盖度为 91.2% 的第一例 AML 基因组进行了更深覆盖度的重新测序，二倍体覆盖率达到了 99.6%。测序技术的改善加上更先进的基因突变识别算法，发现了在第一次测序中未确定的几个非同义突变，包括 DNA 甲基化转移酶 DNMT3A 的移码突变。在另外 280 例新诊断的 AML 患者中验证 DNMT3A 的高频突变，有了重大发现：有 22.1% 的 AML 患者在 DNMT3A 中存在预计会影响转录的突变。有 DNMT3A 突变的 AML 患者中位生存期明显短于没有 DNMT3A 突变的患者（分别为 12.3 个月和 41.1 个月；$P < 0.001$）。

紧接着这项研究不久，相继报道了一系列的癌症基因组及同一患者匹配的正常基因组的完整序列[56, 78, 83, 84]。这些工作催生了一系列更加雄心勃勃的计划，包括那些旨在解码数千例癌症患者的恶性肿瘤基因组的大型国际合作。因此在过去的两年中，已经可以对不同的人类肿瘤的许多全基因组进行测序[74-76]。

新一代测序技术除了直接应用于癌症基因组的突变分析外，在癌症研究中还有其他应用。因此，基因组测序已经开始通过比较分析原发性和转移性乳腺癌和胰腺癌患者的病灶，来阐明伴随着转移演进的基因组变异[77, 81, 82, 85]。同样，大规模并行测序已经被用来分析舌腺癌经过激酶靶向抑制剂筛选的演进[89]。几个全基因组测序计划的详细信息如下。

第一例完成全基因组测序的实体瘤是恶性黑色素瘤，同一患者相应的淋巴母细胞系作为对照[83]。令人印象深刻的是，共鉴定出了 33 345 个体细胞碱基置换，其中 187 个是蛋白编码序列中的非同义替换。恶性黑色素瘤中碱基置换数目比其他癌症至少高了一个数量级。大多数体细胞碱基置换中，C ： G 高于 T ： A 转换，在 510 个核苷酸置换中，360 个是 CC.TT/GG.AA 改变，这与以前在黑色素瘤中报道的紫外线暴露导致的突变结果一致[14]。从最全面的体细胞突变目录所获得的结果不仅能够深入了解这种癌症类型的 DNA 损伤的特征，也能用于确定一些获得性突变的相对顺序。事实上，该研究表明与晚期的突变率（53%）相比，黑色素瘤早期存在较高比例的 C.A/G.T 转换（82%），两者存在显著的相关性。另一方面，对该黑色素瘤的全面研究发现了癌症突变在整个基因组分布的不均一性，转录的基因区域突变率较低，表明 DNA 修复主要发生在这些区域。

利用全基因组测序破解癌症基因突变演进很有作用，一个吸引人且具有开创性的例子是，对来自同一个患者的基底样乳腺癌、脑转移瘤、来源于原位肿瘤的异种移植瘤和该患者外周血进行比较（图 1.5）[85]。分析表明，在原发肿瘤中，等位基因突变频率范围很广，而在转移瘤和移植瘤中范围变窄了。这表明原发肿瘤的细胞群体，与经历了转移或移植过程中的选择压力后的转移瘤和移植瘤相比，有着更高的异质性。转移瘤和移植瘤之间有明显重叠的突变谱，表明移植瘤经历了和转移瘤相似的选择过程，因此是基因组分析的可靠来源。这一全基因组研究的主要结论是，虽然转移瘤遗传变异的数量增加，但绝大部分改变在原发性肿瘤中早已存在。令人感兴趣的是，乳腺原发肿瘤及其肝转移瘤的单个细胞基因组测序表明，单克隆扩增形成了原发肿瘤和转移瘤[90]。进一步的研究确定了这个发现，并且发现包括肾和胰腺肿瘤在内的不同类型肿瘤的转移瘤也适用这个结论[91]。

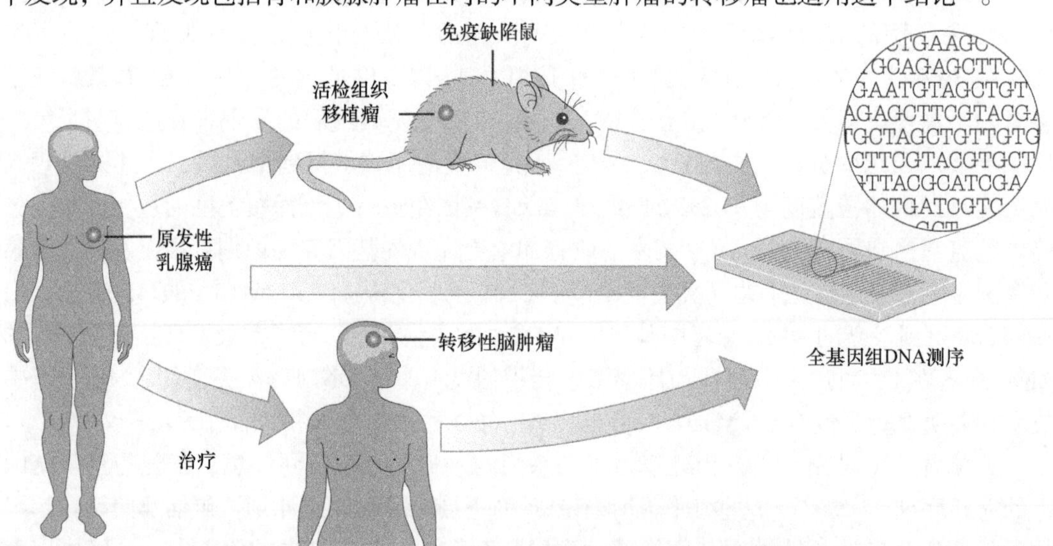

图 1.5　覆盖转移研究中的所有碱基。Ding 等[85]对三个肿瘤样本进行了全基因组分析：一个肿瘤患者的原发乳腺肿瘤、经过治疗后转移到脑的转移性脑瘤和来源于该患者乳腺肿瘤的小鼠移植瘤。他们发现原发性肿瘤与转移瘤和移植瘤相比，主要在基因组突变率方面存在差别（经许可引自 Gray J. Cancer：genomics of metastasis. Nature 2010；464：989-990）

最近鉴定体细胞调控序列的突变（这些突变也能引起肿瘤发生），再次强调了实施全基因组测序的重要性。一项研究检查了 19 个黑色素瘤全基因组样品的非编码突变，揭示了其中的 17 个病例的端粒酶反转录酶（TERT）启动子区的 2 个频发突变[92]。当对这 2 个突变的研究扩展到另外 51 个肿瘤和它们对应的正常组织，观察到 33 个肿瘤有 2 个突变中的 1 个，而且这 2 个突变的出现互相排斥。这 2 个突变引起含有 ETS 转录因子共有结合位点的 11 个相同碱基对的核苷酸延伸。当这些突变被克隆进荧光素酶报告基因实验系统中，使启动子转录活性在 5 个黑色素瘤细胞系中增高 2 ～ 4 倍。虽然这种变异在黑色素瘤中更加频繁，但是也存在于其他癌症类型中，因为在癌细胞系大全（Cancer Cell Line Encyclopedia）中列出的癌症中 16% 有两个 TERT 突变中的一个。总起来说，这些 TERT 突变比 BRAF 和 NRAS 激活的突变更加常见。两个 TERT 突变互相排斥，并且出现在没有表现出很大背景突变率的区域，表明这些突变对于肿瘤发生是重要的“驱动”事件。另外一项最近的研究在家族性黑色素瘤患者生殖细胞中确认了这两个突变，进一步支持了这个观点[93]。

正如 TERT 启动子突变的发现表现的那样，不编码蛋白质的基因组区域对我们了解肿瘤形成和进展的生物学机制同样非常重要。基因组中另一类非编码蛋白质区域是非编码 RNA（noncoding RNA）。一类非编码 RNA 是小 RNA（miRNA）。miRNA 发现于 20 年前，在一个组织中表达或者以特异性发育方式表达，并且它们的表达和癌症相关通路如凋亡或应激反应一起，能影响细胞生长和分化。miRNA 发挥这一作用，可通过过表达导致靶向和下调肿瘤抑制基因，或者相反，通过 miRNA 自身下调导致靶向的癌基因增加表达。miRNA 已经在癌症中被广泛研究，并且它们的功能在许多癌症中被观察到，仅举几个例子，如神经胶质瘤[94]和乳腺癌[95]。

另一类非编码 RNA（ncRNA）是长链非编码 RNA（lncRNA）。这些 RNA 一般大于 200bp，可长达 100kb。它们被 RNA 聚合酶Ⅱ转录，可被剪切并且多腺苷酸化。虽然与 miRNA 在癌症中的作用比较，lncRNA 的研究要少得多，但是 lncRNA 开始受到更多的关注。最近关于类固醇受体 RNA 激活剂（SRA）的研究揭示了共存于乳腺癌细胞的两个转录本，一个 lncRNA（SRA）和一个翻译的转录本 [类固醇受体 RNA 激活蛋白（SRAP）]。它们在不同表型的乳腺癌细胞系中表达不同。研究表明，在侵袭性更强的乳腺癌细胞中，非编码转录本的相对表达水平更高[96]。因为这类 ncRNA 作为募集到调控基因启动子区的核糖核蛋白复合体的一部分行使功能，所以猜测非编码和编码转录本平衡的改变可能与生长优势相关。当这种平衡在体外改变时，可导致与侵袭和迁移相关的转录本的大幅增加。这个研究结果强调了考察 ncRNA 在肿瘤形成和进展中作用的重要性，再一次证实了仅对于编码变异体的研究对确定癌症全基因组谱是不够的。

必须注意到，最近许多不同人类肿瘤的全基因组分析，使我们更加了解癌症演进。因此，证实多突变过程对癌症形成和进展起到了作用，每个突变都能在基因组中留下特异的突变标志。在这一点上有一项引人注意的创新性研究，旨在做出 21 个乳腺癌中体细胞突变的整个目录，并且鉴定出潜在过程的突变标志。这个分析揭示了多个独特的单碱基或双碱基替换标志。另外，据报道，具有 BRCA1 和 BRCA2 突变的乳腺癌表现出替换突变标志和一个特别的基因缺失谱的特征性组合。这个分析的另一个贡献是证实了局部高突变的独特现象，称为 kataegis（希腊语“暴风雨”），随后在乳腺癌之外其他恶性肿瘤中也观察到这种现象[87]。

人类恶性肿瘤的全基因组测序使我们能描述其他大量基因组变化的特征，称为染色体碎裂和染色体重组，发生于不同的癌症亚型[97]。染色体碎裂的现象，表明在癌症发展过程中一次灾难性事件获得大规模的基因组重排，已经在 2% ～ 3% 的肿瘤中检测到，但是在一些特定病例如骨癌中有更高的发生概率[98]。染色体重组最初在前列腺癌中被发现，涉及很多 DNA 易位和缺失，以高度相互依存的方式产生，导致多个癌症基因协同破坏[99]。这些新发现的现象代表了基因组快速演化的有效策略，可能在肿瘤发生中起到了关键作用。

利用第二代测序技术进行全外显子组分析

另一个第二代测序技术的应用涉及利用核苷酸“诱饵”捕获全部核苷酸中的目的片段。这些片段可以是前面提到的 DNA[100, 101]，也可以是 RNA[102]。实际上，基因组中大部分目的区域都可以被靶向捕获，包括外显子和 ncRNA。尽管外显子捕获过程效率不高，包括不同外显子的捕获效率不一导致无法对所有外显子进行测序，以及存在一些非特异性的杂交，外显子组测序的高覆盖率仍然使它成为发现癌症样本中突变的首选方法。

在过去的几年，数以千计的癌症样本进行了全外显子组测序。这些研究，与全外显子组测序数据一起，使关于人类最常见恶性肿瘤的突变全景的信息达到了一个前所未有的水平[74-76]。另外，全外显子组测序已经被用来鉴定罕见肿瘤和在特定地理区域流行的肿瘤的体细胞突变的特征[76]。

总之，这些研究提供了不同癌症类型和亚型中的突变率和突变图谱的非常有价值的信息[87, 103, 104]。引人注目的是，不同肿瘤之间突变频率的变异是显著的，血液肿瘤和儿童肿瘤突变率最低（DNA 每百万个碱基对有 0.001 个突变），而黑色素瘤和肺癌突变率最高（每百万个碱基对超过 400 个突变）。全外显子组测序也有助于鉴定新的癌症基因，这些基因以前未被描述与癌症形成过程有因果关系。这些基因属于不同的功能类别，包括信号转导、RNA 成熟、代谢调节、表观遗传学、染色质重塑、蛋白质平衡[74]。最终，全外显子组和全基因组测序的数据结合，使我们鉴定出不同癌症类型中突变过程的标志[87]。因此，30 种不同类型的超过 7000 个癌症组织的大约 500 万个突变的数据集的分析，使我们发现了超过 20 个不同的突变特征。其中一些特征如来源于 APOBEC 胞苷脱氨酶的活性的特征，存在于大多数癌症类型中，其他则存在于特定肿瘤。已知的与年龄、吸烟、紫外线照射和 DNA 修复缺陷相关的特征，已经在这项工作中被鉴定出来，但是许多被检测的突变特征来源不明。这些发现证实了引起肿瘤发展的突变过程的纷繁复杂的多样性，并且可能对将来理解癌症生物学、预防和治疗有巨大的意义。

通过癌症基因组分析检测体细胞变异类型

癌症基因组的全基因组测序对检测恶性肿瘤中存在的体细胞突变的主要类型具有巨大的潜力。这些大量的基因组异常包括单核苷酸改变、小的插入和缺失、染色体大片段的重排和拷贝数变异（图 1.6）。

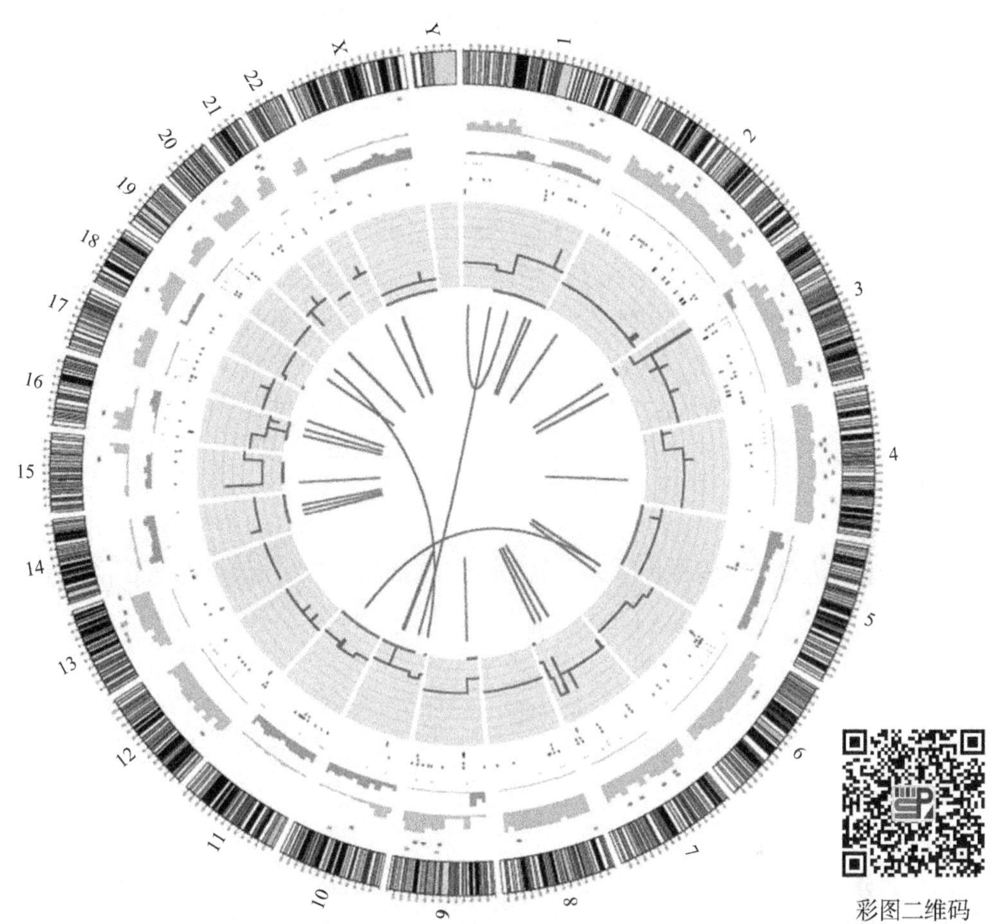

图 1.6　COLO-829 中体细胞突变的分类。外面的圆代表染色体区带，从染色体短臂末端到长臂末端按顺时针方向排列，着丝点用红色标记。其他通道代表体细胞的改变（从外到内）：已证实的插入（浅绿色方框）；已证实的缺失（深绿色方框）；每 10M 碱基对中的杂合性（浅橙色柱状图）和纯合性（深橙色柱状图）置换。编码区的置换（有颜色的正方形：灰色是沉默突变，紫色是错义突变，红色是无义突变，黑色是剪接位点）；拷贝数（蓝色线条）；杂合性丢失（LOH）区域（红色线条）；已证实的染色体内重排（绿色线条）；已证实的染色体间重排（紫色线条）（引自 Pleasance ED，Cheetham RK，Stephens PJ，et al. A comprehensive catalogue of somatic mutations from a human cancer genome. Nature 2010；463：191-196）

尽管在不同的肿瘤类型中突变频率有很大的差异，核苷酸置换仍然是恶性肿瘤中最常见的体细胞突变[60]。人类恶性肿瘤中平均每百万个碱基就有一个核苷酸置换。但黑色素瘤中的突变率高出 10 倍以上，那些由于 DNA 错配修复缺陷引起的具有突变表型的黑色素瘤，每百万个核苷酸可累积几十个突变。相比之下，血液系统起源的肿瘤每百万个碱基的置换率则低于一个。已经开发了一些生物信息学工具和技术，通过比较同一患者的肿瘤样本及对应正常组织的基因组信息，高效地检测肿瘤组织中的体细胞核苷酸置换。同样，也有大量公开的计算方法用于预测这些癌症样本中鉴定出突变的功能[60]。这些生物信息学工具大部分仅处理蛋白编码区的核苷酸改变，评估这些氨基酸置换对于特定蛋白质结构或功能的潜在影响，因此忽略了基因组其他区域中的改变，而这些改变在癌症中其实同样至关重要。在目前的情况下，使用的任何一种计算机方法在这方面都远没有达到最佳效果，仍然需要通过实验验证癌症基因组中发现的碱基置换功能。

几年来，癌症基因组分析主要聚焦在鉴定引起一个基因的氨基酸序列改变的编码突变。这背后的理由是很充分的，因为形成一个新蛋白的突变或者一个必需蛋白的截短突变有可能导致细胞环境改变很大。本章前面部分已经举例了 BRAF 和 KRAS 及其他许多例子。随着新一代测序技术的进步，已经能进行大规模的研究。这些研究能检测发生在癌症基因组中的较低频率的突变。值得指出的是，这些研究发现癌症中经常发生同义突变。以前认为纯粹的中性突变在肿瘤发生中没有作用，在很大程度上忽视了这些突变，但是最近研究表明 [105]，简单地认为这些突变没有作用是草率的。

在一篇只有 29 个黑色素瘤外显子和基因组的研究中，发现了 16 个常见的同义突变。当筛选另外 285 个样品的突变时，有 12 个样品在 BCL2L12 基因中发现了一个同义突变。这个常见突变的出现频率比想象要高，表明在肿瘤发展中它承受了某种选择压力 [105]。鉴于 BCL2L12 以前就被认为与肿瘤发生有关，所以进一步评估了这个突变的作用，研究发现它能破坏 miRNA 功能，导致 BCL2L12 的表达调控紊乱。BCL2L12 是 p53 基因的负调控因子，在神经胶质瘤中通过结合和抑制凋亡发挥作用 [106]。因此，BCL2L12 中观察到的失调现象导致 p53 靶基因的表达减少。

小的插入和缺失是癌症样本全基因组测序发现的第二种体细胞突变类型，这些突变的频率大约为核苷酸置换频率的 1/10，但对癌症的进展也具有明显的影响。因此，已有特殊的生物信息学技术用于从全基因组测序计划产生的大量信息中检测这些小的插入和缺失 [107]。

在癌症基因组中系统鉴定染色体的大片段重排是新一代测序技术最成功的应用之一。以前这方面的主要策略是在造血系统肿瘤中利用细胞遗传学方法鉴定常见的易位。最近，结合生物信息学和功能检测方法，发现了一些上皮来源实体肿瘤中的常见易位，如前列腺癌中的 TMPRSS2-ERG 易位和非小细胞肺癌中的 EML4-ALK 易位 [108, 109]。目前，通过新一代测序技术分析基因组和转录组，使得在癌症样本中系统查找染色体内和染色体间的重排成为可能。在前列腺癌、胃癌和黑色素瘤中发现了 RAF 激酶通路相关基因高频染色体易位，证明新一代测序技术对于在癌症研究中发现染色体重排是非常有用的 [110]。同样，大规模并行末端配对（massively parallel paired-end）基因组和转录组测序已用于检测癌症中新的基因融合，并用于对一些肿瘤样本和细胞系中的所有重要的结构重排进行分类 [63, 111-113]。正在进行的癌症基因组计划涉及数千份癌症样本，很可能会检测出特定癌症亚型中相关的其他类型的染色体重排。很明显，全基因组测序也非常有助于鉴定其他类型的基因组改变，包括重复元件的重排，如活跃的反转录转座子；或外源基因序列的插入，如在癌症发展过程中起作用的病毒基因组。事实上，通过新一代测序技术对 Merkell 细胞癌（Merkell cell carcinoma）转录组测序，发现一个以前不知道的多瘤病毒（polyomavirus）整合到了该肿瘤的基因组中，很可能参与了这一罕见但侵袭性较强的皮肤癌的发生 [114]。

最后，新一代测序技术也可以用来分析癌症基因组的拷贝数变异模式。研究人员通过统计肿瘤样本和正常样本中任一特定基因组区域的读取片段（reads）的数目，然后计算这一特定区域内的肿瘤 / 正常样本的拷贝数比值。与基于微阵列的方法相比，这些新的方法具有很多优点，包括分辨率更高、确定涉及的断裂点更精确、没有数据饱和的问题，使之更有利于准确评估发生在恶性肿瘤某一基因组位点的高拷贝数水平[60]。

癌症基因组分析中的信号通路导向模型

全基因组突变分析表明，癌症突变的全景图由一小部分高频率突变基因和大多数低频率突变基因构成，前者也可称为“山峰”，后者也可称为“丘陵”（图 1.7）[29]。“山峰”可能给予突变细胞很高的选择性优势，而“丘陵”可能给予的选择性优势较低，很难与“乘客”突变区分。由于癌症之间的“丘陵”的不同，导致癌症基因组似乎比预期更复杂，异质性更高。虽然癌症基因组具有高度的异质性，但生物信息学研究表明“山峰”和“丘陵”可以在信号通路和生物学过程中被归为一类。有的信号通路仅受少数信号通路成员突变影响，其他则存在大量信号通路成员的突变。例如，信号通路分析可将胰腺癌中突变的基因归类到 12 个核心信号通路中，这些通路中至少有一个成员在 67% ～ 100% 的被检胰腺癌中有突变[45]（图 1.8）。这些核心通路可以分为以下几类：只有一个基因存在高频突变，如 KRAS 所在的 G_1/S 细胞周期转换通路；通路中有少数几个基因突变，如转化生长因子（TGF-β）信号通路；以及有许多不同基因存在突变，如侵袭调控分子、细胞黏附分子和整合素信号通路。更重要的是，不管相同通路上有多少基因受到影响，如果它们在同一个肿瘤中以互斥方式存在，它们在肿瘤的克隆扩增过程中可能施加相同的选择性压力。

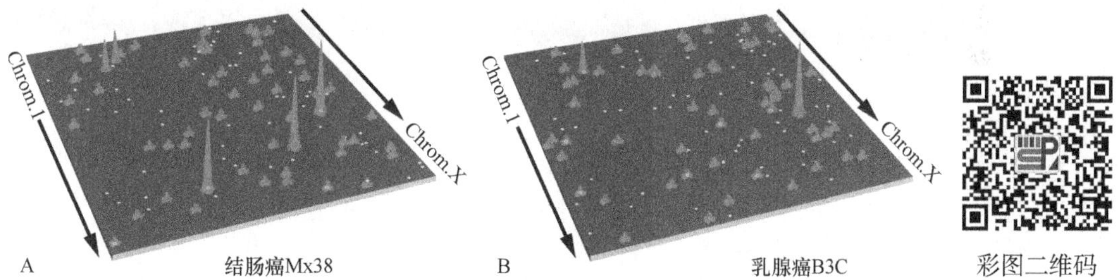

图 1.7　癌症基因组全景图。体细胞非沉默突变被绘制到代表 RefSeq 数据库基因所在染色体位置的二维空间中。绿色平台的左后角代表 1 号染色体短臂的端粒。后面染色体位点沿箭头方向逐个排列。排到平台前沿后，染色体位点又从平台后面从下一列位置沿着箭头方向继续延伸，染色体一个接一个地排列。图中的峰代表每种肿瘤类型中 60 个排名最高的癌基因，峰的高度反映了 CaMP 值。点代表结肠癌（Mx38）（A）或乳腺癌（B3C）（B）中的体细胞突变基因。代表突变的点发生于“丘陵”或“山峰”内时为黑色带有白边；其余的点则是白色带有红边。两个全景图右边的山峰代表 TP53（17 号染色体），另一个在乳腺癌和结肠癌中都存在的峰为 PIK3CA（左上方，3 号染色体）（根据 Wood LD，Parsons DW，Jones S，et al. The genomic landscapes of human breast and colorectal cancers. Science 2007；318：1108-1113 重新绘制。美国科学发展协会允许重印）

从遗传学而不是从单个基因的角度分析信号通路的理念以前就有，该概念阐述了相互排斥的观点。KRAS 和 BRAF 就是突变互斥的良好范例，KRAS 突变的癌症通常不会有 BRAF 的突变，因为 KRAS 与 BRAF 位于同一条信号通路上，且是 BRAF 的上游基因[9]。PI3CA 和 PTEN 基因也是如此，即在同一个肿瘤中二者通常不会同时突变[23]。

随着收集的遗传信息越来越多，在癌症中寻找受影响的信号通路的能力越来越强。开始出现的一个新的信号通路是谷氨酸信号通路。谷氨酸失调与许多癌症有关。在胰腺导管腺癌（PDAC）的研究中，慢性胰腺炎（CP）和 PDAC 个体胰腺组织中的谷氨酸水平显著高于正常胰腺组织[115]。谷氨酸水平增加通过活化 AMPA 受体激活侵袭前和抗凋亡信号通路实现。

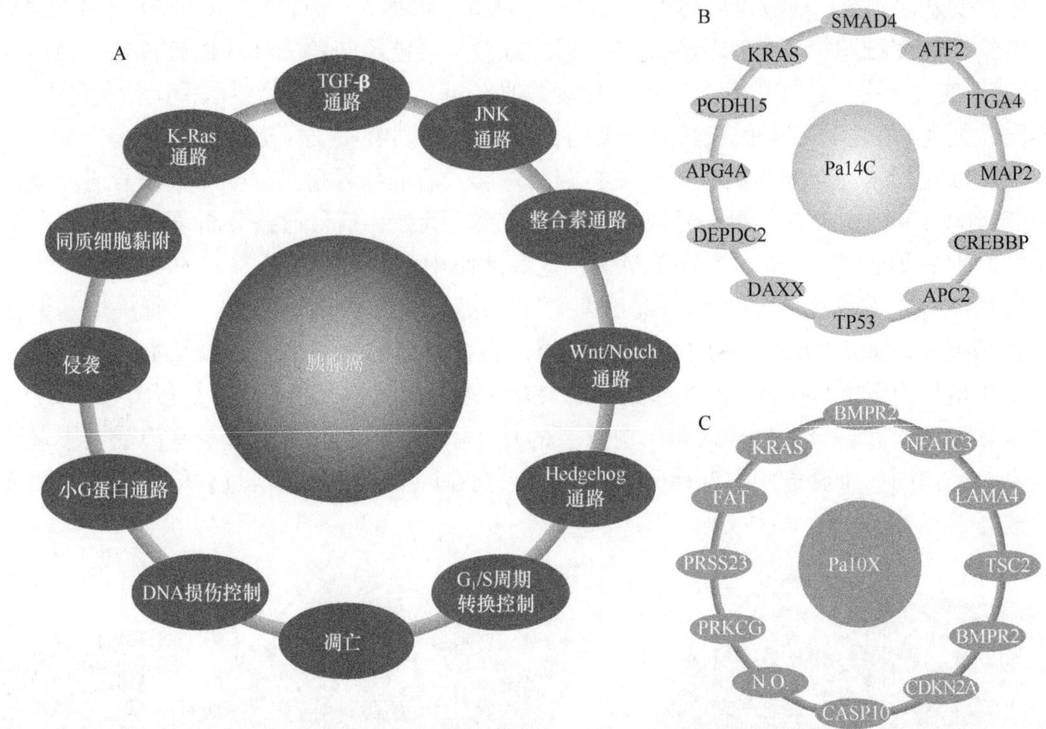

图 1.8　信号通路和生物学过程。A：在大多数胰腺癌中，组成基因存在遗传学改变的 12 条信号通路及生物学过程。B，C：两例胰腺癌（Pa14C 和 Pa10X）及其样本中突变的特定基因。在图 B 和图 C 中圆圈上的位置与图 A 中的通路和生物学过程相对应。有些通路的成员存在交叉，如图所示的 Pa10X 中 BMPR2 基因突变被认为同时影响了 SMAD4 和 hedgehog 信号通路。另外，并非全部 12 条通路或过程在每一例胰腺癌中都有突变，如 Pa10X 中就没有观察到影响 DNA 损伤控制的基因突变。NO，表示没有观察到（根据 Jones S，Zhang X，Parsons DW，et al. Core signaling pathways in human pancreatic cancers revealed by global genomic analyses. Science 2008; 321：1801-1806. 重新绘制。美国科学发展协会允许重印）

在这方面，最近通过使用全基因组测序表明，谷氨酸受体基因 GRIN2A 在黑色素瘤中高度突变。其中很多突变是无义突变，表明 GRIN2A 是一个新的抑癌基因。谷氨酸通路中的另外一些基因也在黑色素瘤中发现了突变[116]。对全外显子组数据进行信号通路分析和数据检验，也揭示了谷氨酸信号通路失调现象。在另一个研究中报道了在黑色素瘤中促代谢型谷氨酸受体 GRM3[117, 118] 存在突变，进一步证实了这些结论。对在黑色素瘤样品 GRM3 中发现的突变进行功能分析，显示 MEK1/2 激酶激活增加、迁移增加和锚定非依赖性生长现象[117]。

“乘客”和“驱动”突变

癌症确诊时，数以十亿计的细胞 DNA 异常，其中有些在恶性增殖中有作用，然而也有许多在肿瘤形成过程中获得的遗传损伤并没有功能[14]。新兴的癌症基因组全景图中包含了数以千计的以前认为和肿瘤发生没有联系但是在体细胞中发生突变的基因。其中很多基因的突变可能是“乘客”突变，或者说是对肿瘤生长没有功能的中性突变[14]。仅有一小部分遗传改变可使细胞获得比相邻细胞更多的选择优势，从而“驱动”癌症的演进。“乘客”突变偶然发生在一个细胞，这个细胞在其后或者同时发生“驱动”突变，但“乘客”突变最终不具有病理作用[119]。虽然“乘客”突变是中性的，但对它进行分类也非常重要，因为它们体现了癌症细胞以前所经历环境导致的印记和 DNA 修复缺陷。由于在许多情况下“乘客”和“驱动”突变发生的频率相似，鉴定“乘客”与“驱动”突变就显得很有意义，这也是癌症遗传学中一个很大的挑战[120-122]。这一目标将通过结合遗传学与功能研究的方法而实现，下面列举其中几种方法。

判断一个基因是否在发病中起作用的最可靠指标是高频突变，不管这些高频突变在不同患者中是发生在完全相同的氨基酸位点，还是在邻近的氨基酸位点上。进一步来说，如果同一基因发生体细胞突变的频率非常高（即肿瘤基因组全景图中的“山峰”），就可以把这些基因归为驱动基因。举个例子，在多种肿瘤类型、多个患者中鉴定出来的癌症等位基因，如 KRAS、TP53、PTEN 和 PIK3CA 等基因中的突变，在肿瘤发生过程中明显被筛选形成驱动因素。

然而，大多数已发现的基因仅在相对较小比例的肿瘤中发生突变（肿瘤基因组全景图中的“丘陵”），现已清楚，这些在不到 1% 的患者中存在突变的基因仍然可以作为驱动基因[123]。在大量肿瘤患者样本中对新鉴定的潜在的癌基因进行系统测序，对于鉴定“驱动”突变非常有帮助。然而，尽管在大量样本中进行检测为区分“驱动”和“乘客”突变提供了非常有用的信息，仅仅使用这一方法还是存在局限性，因为在各个肿瘤之间及各个基因之间，突变频率存在显著差异。在这种情况下，可采用统计检验来计算特定基因中的突变数目反映的突变频率是否高于从非功能性背景突变率预测的频率[29, 124]，非功能性背景突变率在不同癌症类型之间是不同的。这些分析方法结合了观察到的体细胞突变数目、研究的肿瘤数目和成功测序与分析的核苷酸数目。

另一种常用于区分“乘客”和“驱动”突变的方法是，对同义突变和非同义突变进行统计分析[125]。与非同义突变相比，同义突变不改变蛋白序列。因此，通常认为它们没有促进肿瘤生长的优势，在肿瘤的形成过程中这些基因没有被选择。这一策略通过比较同义和非同义突变的观察数与预期数比率来实现。非同义突变的比率增加，观察数与预期数比例为 2 ∶ 1，提示在肿瘤发生过程中存在选择压力。

其他方法所基于的理念是“驱动”突变发生在生殖细胞时与导致孟德尔遗传病的突变相似，可以通过突变位点的氨基酸残基的功能消失来识别。相反，“乘客”突变则与那些具有最小等位基因频率较高的非同义 SNP 更相似。基于这些前提，监督机器学习方法（supervised machine learning methods）已被用来预测哪些错义突变是“驱动”突变[126]。区分“乘客”突变和“驱动”突变的方法还包括从那些已发现同一基因家族成员可导致癌症的基因中鉴定突变。进化保守的残基中突变的富集由计算程序分析，如 SIFT（sorting intolerant from tolerant）[127]，可以评估不同突变的效应。

识别“驱动”突变的最有效方法也许将是使用生化分析和模式生物或者培养细胞，通过基因敲除和基因敲入各个癌症等位基因，进行严格的功能研究[128]。不幸的是，这些方法不适合对大规模癌症基因组计划中筛选出来的数以百计的候选基因进行分析。总之，客观地说，对肿瘤基因组进行测序仅仅是一个开始，当数以千计的新发现的等位基因被确定是该疾病的驱动基因时，该研究才算最终完成。图 1.9 和表 1.2 总结了各种新一代测序技术的应用及其分析方法。

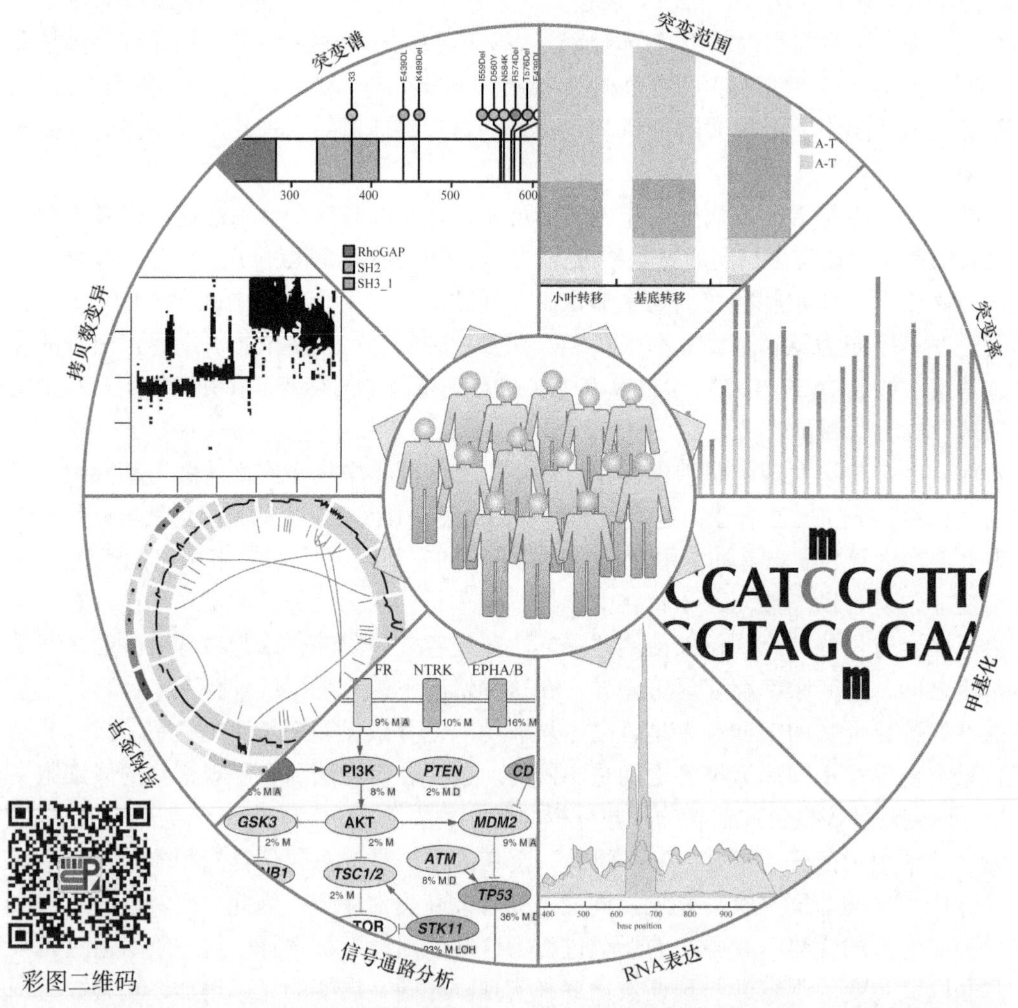

图 1.9　癌症基因组分析的全景图。不久的将来，将从所有主要肿瘤类型中产生几百种肿瘤的新一代测序数据。整合分析 DNA、RNA 和甲基化测序数据将会帮助阐明癌症中所有相关的遗传学改变（经许可引自 Ding L，Wendl MC，Koboldt DC，et al. Analysis of next-generation genomic data in cancer：accomplishments and challenges. Hum Mol Genet 2010；19：R188-R196）

表 1.2 癌症基因组分析所使用的计算工具和数据库

目录	工具 / 数据库	URL
比对	Maq[a]	http：//maq.sourceforge.net
	Burrows-Wheeler Aligner（BWA）[b]	http：//bio-bwa.sourceforge.net
突变检出	SNVMix[c]	http：//www.bcgsc.ca/platform/bioinfo/software/SNVMix
	SAMtools[d]	http：//samtools.sourceforge.net
	VarScan[e]	http：//varscan.sourceforge.net
	MuTect[f]	http：//broadinstitute.org/cancer/cga/mutect
缺失检出	Pindel[g]	http：//www.ebi.ac.uk/-kye/pindel
拷贝数分析	CBS[h]	http：//www.bioconductor.org
	SegSeq[i]	http：//www.broadinstitute.org/cgi-bin/cancer/publications/pub_paper.cgi?mode=view&paper_id=182
功能影响	SIFT[j]	http：//blocks.fhcrc.org/sift/SIFT.html
	Polyphen-2[k]	http：//genetics.bwh.harvard.edu/pph2
可视化	CIRCOS[l]	http：//mkweb.bcgsc.ca/circos
	Integrative Genomic Viewer（IGV）[m]	http：//www.broadinstitute.org/igv
贮存库	Catalogue of Somatic Mutaions in Cancer（COSMIC）[n]	http：//www.sanger.ac.uk/genetics/CGP/cosmic
	Cancer Genome Project（CGP）[o]	http：//www.sanger.ac.uk/genetics/CGP
	DbSNP[p]	http：//www.ncbi.nlm.nih.gov/SNP
	Gene Ranker[q]	http：//cbio.mskcc.org/tcga-generanker/

a Li H，Durbin R. Fast and accurate short read alignment with Burrows-Wheeler transform. Bioinformatics 2009；25：1754-1760；

b Li H，Durbin R. Fast and accurate long-read alignment with Burrows-Wheeler transform. Bioinformatics 2010；26：589-595；

c Goya R，Sun MG，Morin RD，et al. SNVMix：predicting single nucleotide variants from next-generation sequencing of tumors. Bioinformatics 2010；26：730-736；

d Li H，Handsaker B，Wysoker A，et al. The Sequence Alignment/Map format and SAMtools. Bioinformatics 2009；25：2078-2079；

e Koboldt DC，Chen K，Wylie T，et al. VarScan：variant detection in massively parallel sequencing of individual and pooled samples. Bioinformatics 2009；25：2283-2285；

f Cibulski K，Lawrence MS，Carter SL，et al. Sensitive detection of somatic point mutations in impure and heterogeneous cancer samples. Nat Biotechnol 2013；31：213-219；

g Ye K，Schulz MH，Long Q，et al. Pindel：a pattern growth approach to detect break points of large deletions and medium sized insertions from paired-end short reads. Bioinformatics 2009；25：2865-2871；

h Venkatraman ES，Olshen AB. A faster circular binary segmentation algorithm for the analysis of array CGH data. Bioinformatics 2007；23：657-663；

i Chiang DY，Getz G，Jaffe DB，et al. High-resolution mapping of copy-number alterations with massively parallel sequencing. Nature Methods 2009；6：99-103；

j Ng PC，Henikoff S. Predicting deleterious amino acid substitutions. Genome Res 2001；11：863-874；

k Idzhubei IA，Schmidt S，Peshkin L，et al. A method and server for predicting damaging missense mutations. Nature Methods 2010；7：248-249；

l Krzywinski M，Schein J，Birol I，et al. Circos：an information aesthetic for comparative genomics. Genome Res 2009；19：1639-1645；

m Robinson JT，Thorvaldsdóttir H，Winckler W，et al. Integrative Genomics Viewer. Nat Biotechnol 2011；29：24-26；

n Forbes SA，Bhamra S，Dawson E，et al. The catalogue of somatic mutations in cancer（COSMIC）. Curr Protoc Hum Genet 2008；Chapter 10：Unit 10.11；

o Futreal PA，Coin L，Marshall M，et al. A census of human cancer genes. Nat Rev Cancer 2004；4：177-183；

p Sherry ST，Ward MH，Kholodov M，et al. dbSNP：The NCBI Database of genetic variation. Nucleic Acids Res 2001；29：308-311；

q The Cancer Genome Atlas Research Network. Comprehensive genomic characterization defi nes human glioblastoma genes and core pathways. Nature 2008；455：1061-1068。

资料来源：Meyerson M，Stacey G，Getz G. Advances in understanding cancer genomes through second generation sequencing. Nature Rev Genet 2010；11：685-696，表 2。

癌症基因组计划网络

癌基因突变是高度异质性的，说明要通过独立的癌症基因组计划获得广泛的人类恶性肿瘤全面的突变目录是很困难的。因此，有一些在全世界范围内协同进行癌症基因组测序计划的尝试，包括癌症基因组图谱（the Cancer Genome Atlas，TCGA）和国际癌症基因组联盟（the International Cancer Genome Consortium，ICGC）。此外，还有其他一些尝试聚焦在特殊肿瘤，如由孟菲斯圣犹大儿童研究医院和华盛顿大学的科学家们领导的对多种儿科肿瘤基因组测序的计划[129]。

TCGA 于 2006 年启动，是由美国国立卫生研究院（NIH）支持的一个癌症基因组学的综合性研究计划。该计划最初主要聚焦在三种肿瘤：多形性胶质母细胞瘤（glioblastoma multiforme）、卵巢浆液性囊腺癌（serous cystadenocarcinoma of the ovary）和肺鳞癌（lung squamous carcinoma）。该研究已经在这些恶性肿瘤中获得了一些新的令人感兴趣的基因突变信息[134]。在这些阳性成果的基础上，美国国立卫生研究院宣布了一项 TCGA 的扩展计划，目的是在未来几年至少获得 20 ～ 25 种癌症的基因组数据。

国际癌症基因组联盟（ICGC）成立于 2008 年，其目的是协同获得全世界最具临床和社会价值的 50 种不同的癌症或癌症亚型的全基因组异常的综合目录[130]。该项目旨在对 25 000 例癌症在基因组水平进行系统研究，并将这些信息与相同病例的表观基因组、转录组学信息，以及患者的临床资料进行整合分析。目前，已有至少 16 个国家的 69 个确定的计划在 ICGC 协调下启动了。所有这些计划对影响人类各种器官和组织的肿瘤的每一种类型至少检测 500 例样品，包括血液、脑、乳房、食管、肾、肝、口腔、卵巢、胰腺、前列腺、皮肤和胃[130]。

这些计划都已为癌症突变基因目录提供了新的发现，并揭示了参与不同恶性肿瘤发展的致突变机制的特异性特征，包括致癌物的暴露或 DNA 修复缺陷[83, 84, 87, 131]。此外，这些癌症基因组研究也有助于确定临床上有关肿瘤亚型，用于预后和治疗评估，同时，有的研究已确定了用于癌症治疗的新的靶标和策略[74-76]。DNA 测序技术的迅速发展将有可能使癌症基因组测序成本下降到目前价格的一小部分，并使研究人员能够克服目前全球性测序工作面临的限制。希望全世界癌症基因组计划的协作，包括泛癌症计划（Pan-Cancer Initiative），以及那些涉及细胞和动物模型中大规模的功能分析可能为我们提供迄今为止最全面的关于肿瘤病因及其分子机制方面的信息采集。

癌症基因组全景图

通过考察鉴定出的基因突变的整体分布情况，重新定义了癌症基因组全景图，发现少数几个常见的突变基因形成了“山峰”，而“丘陵”则代表绝大多数低频突变基因。肿瘤基因组全景图最吸引人的一点是，不同的癌症基因集合的突变存在组织特异性[132, 133]。继续用这个比喻，我们观察结肠癌、肺癌或乳腺肿瘤，会看到完全不同的景色。这表明，尽管许多基因在各种胚胎和成人组织中表达，但特定基因的突变可以导致特定位置发生肿瘤，或者与发育、细胞分化或者肿瘤形成的特定阶段相关。此外，不同类型的肿瘤根据其必须获得的遗传变异的组合遵循特定的遗传通路。例如，非肠道癌症从不遵循结直肠癌发生的经典遗传通路。又如，KRAS 基因突变几乎存在于所有的胰腺癌，但在乳腺癌中却很罕见，甚至没有。同样，在 60% 的黑色素瘤中存在 BRAF 突变，但在肺癌中的突变频率却非常低[1]。癌症基因组全景图的另外一个有趣的特点是，普遍存在的管家基因，如参与 DNA 修复或制造能量的基因，它们的改变仅仅发生在某些特定的肿瘤类型。

除了组织特异性，肿瘤基因组全景图也与性别和激素状态相关。例如，两种与乳腺癌的发展有关的遗传变异 HER-2 扩增和 PIK3C2A 突变，与雌激素受体的激素状态相关[134]。研究者对癌症基因突变谱存在组织和性别特异性的分子基础仍然知之甚少。器官特异性表达谱和细胞特异性的恶性转化是这种现象的可能原因。鉴定不同组织和性别的癌症突变模式对确定个性化的治疗途径具有重要的意义。

癌症基因组的综合分析

除了那些来自全外显子组或全基因组测序的信息，新的高通量技术的应用从很多不同途径为我们提供了癌症样本的海量信息。因此，越来越需要整合肿瘤样本的基因组、表观基因组、转录组和蛋白质组全景图的信息，然后与癌症患者的临床结果联系起来。有一些人类恶性肿瘤病例已使用了这种综合方法，如急性粒细胞白血病、胶质母细胞瘤、髓母细胞瘤、肾细胞癌、大肠癌、卵巢癌、子宫内膜癌、前列腺癌和乳腺癌[135-142]。在这些病例中，整合了全外显子组和全基因组测序，并涉及基因组 DNA 拷贝数阵列、DNA 甲基化、转录组阵列、miRNA 测序和蛋白质表达谱的研究，有助于改进复杂的异质性肿瘤的分子分类。这些综合的分子分析为特定肿瘤类型或亚型中的破坏机制提供了新的见解，并加强了基因组信息与癌症患者的不同临床参数、新治疗靶点发现的联系[143]。确定癌症基因组和表观基因组相互影响与相互合作促进肿瘤形成的机制方面也有了巨大的进步[144, 145]。因此，许多抑癌基因因突变或表观遗传沉默失活，并且在一些病例中，如结直肠癌，两种机制协调合作，为肿瘤形成创造了合适的环境[146]。另外，表观遗传调节因子突变，如 DNA 甲基转移酶、染色质重塑、组蛋白和组蛋白修饰，在许多肿瘤中经常出现，这些肿瘤包括肝细胞癌、肾癌、白血病、淋巴瘤、胶质母细胞瘤和髓母细胞瘤。表观遗传调节因子的遗传改变引起广泛的转录组改变，从而放大了在癌症基因组水平发生突变的初始效果[145]。

最近，不同的综合癌症基因组分析平台的应用，将会对人类癌症的分类、生物学特性的鉴定和个性化的临床管理有很大帮助（表 1.3）[144, 147]。

表 1.3　癌症描述和管理的有用信息

生物信息学工具或网络服务器	使用的数据库	网络服务器或工具	是否能上传数据	基因搜索	染色体区域搜索	mRNA 表达	SNV	CNV	甲基化	miRNA 表达	蛋白质	通路
cBioPortal for Cancer Genomics	TCGA	网络服务器	—	√	—	√	√	√	—	—	√	√
PARADIGM，Broad GDAC Firehose	TCGA	网络服务器	√	√	—	√	√	√	√	—	—	√
WashU Epigenome Brower	ENCODE	网络服务器	√	√	√	√	√	√	√	—	—	√
UCSC Cancer Genomics Browser	UCSC	网络服务器	√	√	√	√	√	√	√	√	—	—
The Cancer Genome Workbench	TCGA	网络服务器	—	√	√	√	√	√	√	—	—	—
EpiExplorer	ENCODE 和 ROADMAP	网络服务器	√	√	√	√	√	√	√	—	—	—
EpiGRAPH	ENCODE	网络服务器	√	√	√	√	√	√	√	—	—	—
Catalogue of Somatic Mutations in Cancer（COSMIC）	TCGA 和 ICGC	网络服务器	—	√	—	√	√	—	—	—	—	—
PCmtl，MAGIA，miRvar，CoMeTa，etc.*	GEO 和 TCGA	网络服务器	√	√	—	√	—	—	—	√	—	√
ICGC	ICGC	网络服务器	—	√	—	√	√	√	—	—	—	—
Genomatix	用户自定义	工具	—	√	—	√	√	√	√	—	—	√
Caleydo	TCGA	工具	—	√	√	√	√	√	√	√	—	√
Integrative Genomics Viewer（IGV）	ENCODE	工具	—	√	√	√	√	√	√	—	—	—
iCluster and iCluster Plus	用户自定义	工具	—	√	—	√	—	√	—	—	—	—

* 网站有 microRNA 和 mRNA 表达的整合分析。

注：CNV，拷贝数变异；ENCODE，DNA 元件百科全书；ICGC，国际癌症基因组联盟；GDAC，基因组数据分析中心；GEO，基因表达综合数据库；miRNA，微小 RNA；SNV，单核苷酸变异；TCGA，癌症基因组图谱；USCS，加州大学圣克鲁兹分校。

资料来源：Plass C，Pfister SM，Lindroth AM，et al. Mutations in regulators of the epigenome and their connections to global chromatin patterns in cancer. Nat Rev Genet 2013；14：765-780，表 1。

癌症基因组与肿瘤的新分类

破译癌症基因组已在多个层面影响了临床实践。一方面，鉴定了新的癌症基因，如最近在胶质瘤中鉴定出的 IDH1 基因（如前所述），另一方面，它已重新划分了肿瘤的分类。

基因组革命之前，肿瘤基本上按两个标准进行分类：它们的定位（发生的部位）和外观（组织学）。这些标准目前仍是决定预后，以及确定最佳治疗方案的主要因素。几十年来，人们已经知道，组织学类型相似的肿瘤患者具有不同的临床治疗效果。此外，组织学分析无法区分的肿瘤对于相同的治疗方案也会有完全不同的治疗效果[148]。

研究者越来越清楚的是，癌症基因的突变频率和分布可用于某些肿瘤基因组织学分类的重新划分。肺癌和结直肠癌就是典型的例子。基因组分析发现了肺腺癌中的酪氨酸激酶受体 EGFR 中的激活突变[149]。EGFR 突变的存在在分子水平上定义了非小细胞肺癌（NSCLC）的一个亚型，这个亚型主要发生在不吸烟的妇女中，预后较好，并且对表皮生长因子受体（EGFR）的靶向治疗效果较好[150-152]。同样，最近发现的 EML4-ALK 融合基因也界定了非小细胞肺癌的另一个亚型，这种亚型与存在 EGFR 突变的亚型有着完全不同的流行病学和生物学特征，对 ALK 抑制剂敏感[109, 153]。

第二个例子就是结肠癌（colorectal cancers，CRC），这是目前基因组全景图精度最高的肿瘤类型。根据 KRAS 基因通路涉及的基因突变谱可以将 CRC 进行清楚的分类（图 1.10）。目前已知约 40% 的 CRC 都有 KRAS 基因突变。另一种 CRC 亚型（大约 10%）存在 BRAF 基因的突变。BRAF 是 KRAS 的直接下游基因[10]。

在 CRC 和其他类型的肿瘤中，KRAS 和 BRAF 基因突变是相斥的。相斥模式表明这些基因在同一条信号通路上发挥作用。大规模流行病学研究表明，具有野生型 KRAS/BRAF 基因的 CRC 患者的预后通常比具有 KRAS/BRAF 基因突变的患者更好[154, 155]。值得注意的是，最近发现 KRAS 和 BRAF 的突变削弱了 CRC 患者对于抗 EGFR 单克隆抗体的治疗反应[156-158]。在预后和治疗反应方面，NSCLC 和 CRC 可以在遗传学上清楚地鉴定出明显不同的亚型。可能一旦定义了其他肿瘤类型的基因组全景图，类似于前面所述的分子亚型就可以被定义。

在临床肿瘤学中，对肿瘤组织进行基因分型以寻找具有可操作信息的体细胞遗传改变已经成为常规做法。实体瘤的遗传谱已经从外科手术和活检标本中获得。分析肿瘤组织的技术变得越来越复杂，我们已经认识到这种方法的局限性。正如前面讨论的，癌症具有异质性，同一个肿瘤的不同区域表现出不同的基因特征（即瘤内异质性）；同样，异质性也存在于同一患者的转移灶内（即转移灶间异质性）[159]。从部分单个肿瘤中取得的组织切片（或活检标本）将会丢失瘤内及转移灶间异质性。为了捕捉肿瘤的异质性，需要能够对单一患者整体疾病的遗传全景进行探查的技术。

1948 年发表的一篇文章描述了人类血液中的循环游离 DNA（cfDNA）的存在，为这一领域创造了前所未有的机会（当时很可能没有重视）[160]。就在最近，人们才认识到这一空前的发现的巨大潜力。几个研究团队报道了循环肿瘤DNA（ctDNA）的分析，原则上可以提供和肿瘤组织中一致的遗传信息[161]。肿瘤患者cfDNA的水平通常比健康人高，表明通过简单的血液测试筛选疾病是可能的。此外，特异性检测肿瘤来源的cfDNA已表明与荷瘤相关，并且随着对治疗或手术的反应而变化[162-164]。

虽然ctDNA检测具有巨大的潜力，但由于几个原因，也面临着很大的挑战。首先，需要从正常的循环DNA中区分出肿瘤细胞释放的DNA（即ctDNA）。从正常的游离环状DNA分辨ctDNA可以依靠肿瘤DNA具有突变的事实而获得。这些体细胞突变，一般是单碱基对置换，只存在于癌细胞或癌前细胞基因组中，在同一个体正常细胞的DNA中不存在。因此，ctDNA有精确的特征作为标志物。不幸的是，源于肿瘤细胞的cfDNA往往代表所有cfDNA的很小一部分（1%），因此限制了这种方法的应用。新一代测序技术及最近发展的数字PCR技术的发展和改良，可以从复杂DNA混合物中定义罕见的突变体。应用这些方法可以从几毫升血浆中检测个体基因的点突变、重排和基因拷贝数变异[165]。最近，几个团队开辟了一个新领域，即从癌症患者血液中提取循环DNA进行外显子组分析[166]。

从患者血液中检测肿瘤特异性遗传变异（通常称为液体活检），在肿瘤学领域有以下几个用处。当组织样本不能得到或很难得到时，cfDNA分析可用于肿瘤基因型分型。ctDNA片段包含和肿瘤本身相同的遗传缺陷，因此血液能揭示肿瘤点突变（EGFR、KRAS、BRAF和PIK3CA）、重排（如EML4-ALK）及肿瘤扩增（MET）[167-169]。液体活检也可用于监测肿瘤负荷，这是癌症患者管理的核心，通常靠影像学评估。在这方面，一些调查研究表明ctDNA可以作为肿瘤负荷的替代性指标，很像病毒负载的变化（如HIV病毒载量水平），也表明了ctDNA水平与临床疗程相关。ctDNA的另一个应用是手术或肿瘤根治性治疗后检测微小残留病灶[163]。最后，液体活检可用于监测治疗后肿瘤的基因组漂移（克隆进化）[166]。在这种情况下，血浆样本经过治疗前、治疗中和治疗后，进行ctDNA分析，使我们了解了原发治疗抵抗，特别是获得性抵抗治疗的机制[170, 171]。

重要的是，测序技术的进步使癌症个性化治疗成为现实，这在过继细胞治疗（ACT）领域最为明显。虽然使用患者自体肿瘤浸润淋巴细胞（TIL）的治疗已经用于临床，但是它从测序技术的进步中获益很大。最近研究表明，全外显子组数据结合主要组织相容性复合体（MHC）的算法，可用于鉴定被患者TIL识别的候选肿瘤抗原表位[172]。这项研究使未来直接测序患者肿瘤获得的信息可以快速用于产生肿瘤反应性T细胞，然后用于个性化治疗。

总之，遗传学病变作为主要标准的肿瘤分类学正在被改写。基于基因组的信息可以提高诊断水平，基于肿瘤个体的遗传全景图可以用于确定个体化的治疗方案。

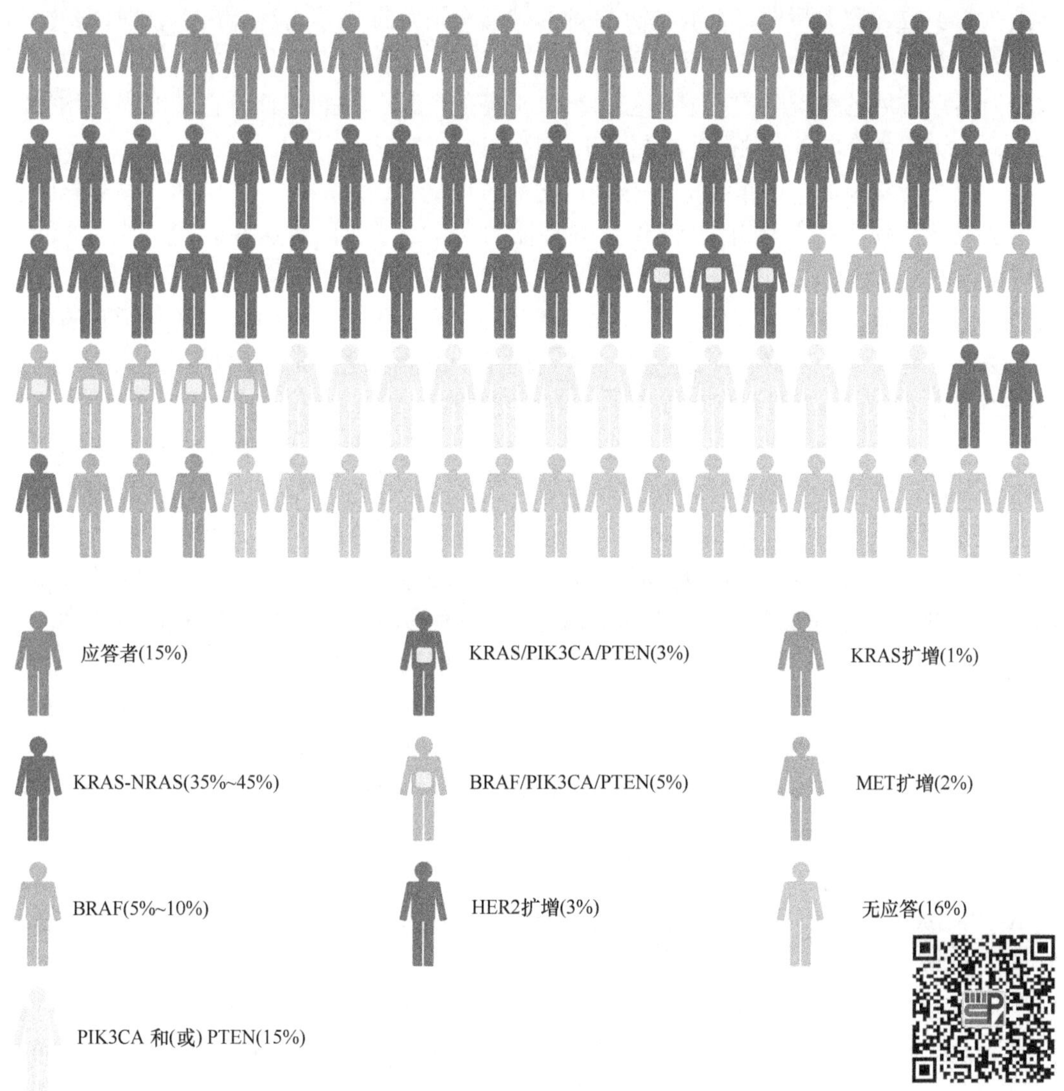

彩图二维码

图 1.10　用西妥昔单抗或帕尼单抗治疗 100 例结肠癌患者的图示。图中列出了肿瘤个体的遗传学背景及它们对临床反应的影响。不同的颜色代表 KRAS、BRAF 和 PIK3CA 的体细胞突变及 PTEN 蛋白表达的缺失。肿瘤个体中存在的相互排斥或共存的分子改变用不同的颜色变化来表示。图中描述了结肠癌中不同分子改变的相对频率（根据 Bardelli A，Siena S. Molecular mechanisms of resistance to cetuximab and panitumumab in colorectal cancer. J Clin Oncol 2010；28：1254-1261. 重新绘制）

癌症基因组学与耐药性

癌症基因组学极大地影响了疾病管理，应用基因组学有助于研究人员确定哪些患者可能从哪种药物中获益。在第 6 章会详细讨论，这个实例包括使用伊马替尼治疗慢性骨髓白血病（CML）患者的靶向治疗，以及使用吉非替尼和厄洛替尼治疗非小细胞肺癌（NSCLC）患者。

更好地了解治疗方案的效果和可能产生的耐药机制是抗癌药物成功开发和应用的关

键。在大多数肿瘤类型中，都有部分患者的肿瘤有治疗抵抗（固有抵抗），即使初次治疗有效，但绝大多数肿瘤随后变得耐药，患者最终死于疾病进展。因此，继发性耐药应被视为治疗进展的关键障碍。癌症基因组分析是一个强有力的工具，它既能识别化疗的特征，又能了解治疗药物的耐药机制，下面将描述一些实例。

系统测序实验的一个重要应用是鉴定化疗对癌症基因组的影响。例如，替莫唑胺治疗后复发的胶质瘤携带具有DNA烷化剂特征的大量突变。因为这些改变是使用Sanger测序检出的，如前所述，其灵敏度是有限的，这些数据表明检测到的改变是具有克隆性的。从这项研究中获得的模式表明，尽管替莫唑胺的功效有限，但胶质瘤中几乎所有的细胞都对该药物有反应。然而，对这种化疗耐药的单个细胞增殖并形成了细胞的克隆。随后对这个细胞克隆的基因组分析可以识别潜在的突变抗性基因。

单分子靶向治疗几乎总是伴随着获得性耐药的发生。基因组分析可以用来成功地破译这些抑制剂的抗性机制。以下是几个例子，该观点还将在其他章节中广泛讨论。尽管吉非替尼和厄洛替尼在非小细胞肺癌的表皮生长因子突变的病例中具有有效性，但在开始治疗后的6～12个月内出现药物的耐药性[178]。这种耐药的根本原因是表皮生长因子受体第20号外显子中的二级突变T790M，这在50%的复发患者中是可检测到的[179-181]。重要的是，一些研究表明，在患者接受该药物治疗之前已经出现突变[182, 183]，表明药物暴露对于这些细胞的选择作用[184]。因为耐药性EGFR突变在结构上类似于BCR-ABL中的管家基因T315I残基突变，c-Kit中的T670I和EML4-ALK中的L1196M突变，先前已经证实这些突变使细胞表现出对伊马替尼和其他激酶抑制剂的抗性[175, 185, 186]，因此这种抵制机制代表着需要克服的一个普遍问题。

最近一项非常成功的研究发现基因组学在耐药机制研究方面的应用，聚焦于激活性BRAF（V600E）突变的抑制，激活性BRAF（V600E）突变发生在7%的人类恶性肿瘤和60%的黑色素瘤中[9]。一项临床试验应用一种新型Ⅰ型RAF选择性抑制剂——PLX4032，在BRAF（V600E）突变的黑色素瘤患者显示具有80%的抗肿瘤反应；然而，仍然有耐药病例的存在[187]。应用基因芯片和测序技术表明，在这种情况下，抗性不是由于BRAF的二次突变，而是由于PDGFRB的上调或NRAS突变导致[188]。

两种抗EGFR单克隆抗体，西妥昔单抗和帕尼单抗，可以用于治疗转移性结直肠癌，为肿瘤基因型与靶向治疗反应的相关性提供了最大限度的了解。初步临床分析指出，只有一小部分转移性CRC患者受益于这种新型治疗。与NSCLC不同，EGFR突变在这种药物反应中不起主要作用。相反，从初步回顾性分析中可以看出，目前比较明确的是，存在于35%～40%转移性结直肠癌中的体细胞KRAS突变是患者对于帕尼单抗或西妥昔单抗治疗效果的负性预测因子[156-158]。在携带野生型KRAS的肿瘤中，BRAF或PIK3CA的突变或磷酸酶和张力蛋白同源物（PTEN）表达的丧失也可预测对EGFR靶向单克隆抗体的耐药性，尽管后者作为生物标志物在进入临床实验之前需要进一步验证。从这几个例子可以看出，未来更深入地了解靶向药物耐药基因组对于有效开发其他或者替代疗法来克服这种抵抗机制至关重要。

癌症基因组分析的展望

人类基因组计划的完成标志着生物医学科学的一个新开端。因为人类癌症是一种遗传性疾病，肿瘤学领域首先受到这场历史性革命的影响。对人类基因组序列和构成的了解使得可以系统地分析肿瘤起源和肿瘤演进的遗传改变。常见肿瘤包括肺癌、皮肤癌、乳腺癌和结直肠癌的高通量突变分析，以及下一代测序技术应用于癌症样本的全基因组、全外显子组及全转录组分析，这些通过检测所有主要类型的体细胞癌基因组改变，使人们对这一疾病的了解有了实质性的进展。这些也带来了历史性的成果，如鉴定这些疾病的主要驱动基因的遗传改变。

然而，癌症的遗传全景还绝不完善，迄今为止我们已经了解但又产生了新的问题亟待解决。体细胞突变的检测仍然面临着重要的技术挑战。与外周血样本进行生殖细胞基因组研究相似性的分析相比，临床肿瘤样品通常含有大量的非恶性细胞，这使得癌症基因组突变的识别更具挑战性。此外，癌症发展和进程中所固有的基因组不稳定性大大增加了恶性肿瘤的基因组改变的复杂性和多样性，使得有必要区分“驱动”突变和“乘客”突变。同样的，恶性肿瘤在遗传上具有异质性，并且在同一肿瘤内包含多个克隆的同时生长，这就引发了关于目前从癌症基因组中获得的信息质量的另外一些问题。希望在不久的将来，第三代测序技术的进展将使从单个细胞中分离出的基因组获得高质量的序列数据成为可能，这是癌症研究的一个重要方面。

下一个当务之急是对所有癌症类型的癌基因组图谱的定义。特别是那些不常见的、但是致命性并不弱的癌症，这些疾病对科学家来说依然神秘，对临床医生来说仍是无法治愈的。对于这些疾病，在过去几年中几乎没有发现任何新的可以用于治疗的分子靶点。例如，与胰腺癌和卵巢癌相关的可用于药物靶点的遗传性病变的鉴定可能会对这些侵袭性疾病的新的治疗策略的确定有所帮助。为了实现这一目标，必须勾画相应肿瘤详细的癌基因组图谱。由于目前正在系统进行癌症基因组计划，后者有望在未来几年内完成。

即使在常见癌症病例中，仍有许多基因组分析工作需要进行。例如，在很大一部分乳腺癌和肺癌中，发挥驱动作用的突变还未被发现。这并不奇怪，到目前为止即使在这些肿瘤类型中，也只有有限数量的样本已被系统地分析过。因此，在一些肿瘤亚型中，某些低频发生的代表关键治疗靶点的突变可能没有被检测到。因此，有必要对每种肿瘤类型的突变谱扩大样本量分析。

最后，了解几百个新近发现的癌症等位基因赋予的细胞特性是另一个必须发展的领域。事实上，与基因组发现阶段相比，新的假定的癌症等位基因的功能验证，尽管具有强大的临床相关性，但远远滞后了。为了实现这一点，必须发展模式生物系统中高通量的功能研究，可以准确概括人类癌症中发现的遗传变异。

总而言之，分析癌症基因组的最终目标不仅仅是进一步了解疾病的分子基础，也是发现新型诊断和药物的靶标。人们可能会预料到，这些新技术的最直接应用将是无创性早期癌症检测的策略。考虑到致癌突变仅存在于癌细胞中，筛选患者血液中的肿瘤衍生突变体 DNA 具有很大的潜力，并将逐步替代目前的敏感性差、缺乏特异性的生物标志物。进一步改进新一代测序技术可能会降低成本，并使这些分析在未来变得更容易。一旦这种情况发生，大多数癌症患者就会接受深入的基因组分析作为他们最初评价和整个治疗的一部分。这将提供更精确的诊断和预后信息，影响治疗决定。尽管存在许多挑战，但从新一代测序平台获得的信息正在为个性化医疗奠定基础，针对患者肿瘤中发现的特异性基因突变而定制的方法用于患者的治疗。最终，与伊马替尼在 CML 患者[189,190]、PLX4032 在黑色素瘤患者[187]，以及吉非替尼和厄洛替尼在 NSCLC 患者获得的成功相似，这些应该也会带来治疗上的成功[178]。显然，这是所有此类工作的绝对目标。

致谢

这项工作得到了美国国立卫生研究院（National Institutes of Health）国家人类基因组计划研究院（National Human Genome Research Institute）院内研究项目（Intramural Research Programs）的支持。YS（Yardena Samuels）由以下机构支持：Henry Chanoch Krenter 生物医学成像和基因组学研究所、Louis and Fannie Tolz 合作研究计划、Dukler 癌症研究基金、De Benedetti 基金会 -Cherasco 1547、Peter and Patricia Gruber 奖、以色列 Gideon Hamburger、Alice Schwarz Gardos 地产、John Hunter and the Knell Family 地产支持。YS（Yardena Samuels）受到以色列科学基金会（Israel Science Foundation）基金编号 1604/13、877/13、ERC（stg-335377）的支持。A.B.（Alberto Bardelli）由以下机构支持：欧洲共同体第七次框架计划（European Community's Seventh Framework Programme）基金协议编号 259015 COLTHERES、意大利癌症研究（AIRC）基金编号 12812 和皮埃蒙特癌症研究基金会。C.L-O.（Carlos Lopez-Otin）是 Botin 研究员，由西班牙经济部和卡洛斯三世卫生研究所（RTICC）基金支持。

（武明花　彭淑平）

参考文献

1. Vogelstein B, Kinzler KW. Cancer genes and the pathways they control. *Nat Med* 2004;10:789-799.
2. Kinzler KW, Vogelstein B. Lessons from hereditary colon cancer. *Cell* 1996;87:159-170.
3. International Human Genome Sequencing Consortium. Finishing the euchromatic sequence of the human genome. *Nature* 2004;431:931-945.
4. Stehelin D, Varmus HE, Bishop JM, et al. DNA related to the transforming gene(s) of avian sarcoma viruses is present in normal avian DNA. *Nature* 1976;260:170-173.
5. Rous P. Transmission of a malignant new growth by means of a cell-free filtrate. *J Am Med Assoc* 1911;56:198.
6. International HapMap Consortium. The International HapMap Project. *Nature* 2003;426:89-96.
7. International HapMap Consortium. A haplotype map of the human genome. *Nature* 2005;437:1299-1320.
8. Sanger F, Nicklen S, Coulson AR. DNA sequencing with chain-terminating inhibitors. *Proc Natl Acad Sci U S A* 1977;74:5463-5467.
9. Davies H, Bignell GR, Cox C, et al. Mutations of the BRAF gene in human cancer. *Nature* 2002;417:949-954.
10. Rajagopalan H, Bardelli A, Lengauer C, et al. Tumorigenesis:RAF/RAS oncogenes and mismatch-repair status. *Nature* 2002;418:934.
11. Moodie SA, Wolfman A. The 3Rs of life: Ras, Raf and growth regulation. *Trends Genet* 1994;10:44-48.

12. Hafen E, Dickson B, Brunner D, et al. Genetic dissection of signal transduction mediated by the sevenless receptor tyrosine kinase in Drosophila. *Prog Neurobiol* 1994;42:287-292.
13. Bardelli A, Parsons DW, Silliman N, et al. Mutational analysis of the tyrosine kinome in colorectal cancers. *Science* 2003;300:949.
14. Greenman C, Stephens P, Smith R, et al. Patterns of somatic mutation in human cancer genomes. *Nature* 2007;446:153-158.
15. Samuels Y, Wang Z, Bardelli A, et al. High frequency of mutations of the PIK3CA gene in human cancers. *Science* 2004;304:554.
16. Wang Z, Shen D, Parsons DW, et al. Mutational analysis of the tyrosine phosphatome in colorectal cancers. *Science* 2004;304:1164-1166.
17. Vivanco I, Sawyers CL. The phosphatidylinositol 3-Kinase AKT pathway in human cancer. *Nat Rev Cancer* 2002;2:489-501.
18. Broderick DK, Di C, Parrett TJ, et al. Mutations of PIK3CA in anaplastic oligodendrogliomas, high-grade astrocytomas,and medulloblastomas. *Cancer Res* 2004;64:5048-5050.
19. Lee JW, Soung YH, Kim SY, et al. PIK3CA gene is frequently mutated in breast carcinomas and hepatocellular carcinomas. *Oncogene* 2005;24:1477-1480.
20. Bachman KE, Argani P, Samuels Y, et al. The PIK3CA gene is mutated with high frequency in human breast cancers. *Cancer Biol Ther* 2004;3:772-775.
21. Oda K, Stokoe D, Taketani Y, et al. High frequency of coexistent mutations of PIK3CA and PTEN genes in endometrial carcinoma. *Cancer Res* 2005;65:10669-10673.
22. Samuels Y, Waldman T. Oncogenic mutations of PIK3CA in human cancers. *Curr Top Microbiol Immunol* 2010;2:21-42.
23. Parsons DW, Wang TL, Samuels Y, et al. Colorectal cancer:mutations in a signalling pathway. *Nature* 2005;436:792.
24. Lopez-Otin C, Overall CM. Protease degradomics: a new challenge for proteomics. *Nat Rev Mol Cell Biol* 2002;3:509-519.
25. Liotta LA, Tryggvason K, Garbisa S, et al. Metastatic potential correlates with enzymatic degradation of basement membrane collagen. *Nature* 1980;284:67-68.
26. Lopez-Otin C, Hunter T. The regulatory crosstalk between kinases and proteases in cancer. *Nat Rev Cancer* 2010;10:278-292.
27. Egeblad M, Werb Z. New functions for the matrix metalloproteinases in cancer progression. *Nat Rev Cancer* 2002;2:161-174.
28. Lopez-Otin C, Matrisian LM. Emerging roles of proteases in tumour suppression. *Nat Rev Cancer* 2007;7:800-808.
29. Wood LD, Parsons DW, Jones S, et al. The genomic landscapes of human breast and colorectal cancers. *Science* 2007;318:1108-1113.
30. Palavalli LH, Prickett TD, Wunderluch JR, et al. Analysis of the matrix metalloproteinase family reveals that MMP8 is often mutated in melanoma. *Nat Genet* 2009;41:518-520.
31. Lopez-Otin C, Palavalli LH, Samuels Y. Protective roles of matrix metalloproteinases: from mouse models to human cancer. *Cell Cycle* 2009;8:3657-3662.
32. Hanahan D, Weinberg RA. The hallmarks of cancer. *Cell* 2000;100:57-70.
33. Teitz T, Wei T, Valentine MB, et al. Caspase 8 is deleted or silenced preferentially in childhood neuroblastomas with amplification of MYCN. *Nat Med* 2000;6:529-535.
34. Mandruzzato S, Brasseur F, Andry G, et al. A CASP-8 mutation recognized by cytolytic T lymphocytes on a human head and neck carcinoma. *J Exp Med* 1997;186:785-793.
35. Soung YH, Lee JW, Kim SY, et al. CASPASE-8 gene is inactivated by somatic mutations in gastric carcinomas. *Cancer Res* 2005;65:815-821.

36. Fraile JM, Quesada V, Rodríguez D, et al. Deubiquitinases in cancer: new functions and therapeutic options. *Oncogene* 2012;31:2373-2388.
37. Bignell GR, Warren W, Seal S, et al. Identification of the familial cylindromatosis tumour-suppressor gene. *Nat Genet* 2000;25:160-165.
38. Schmitz R, Hansmann ML, Bohle V, et al. TNFAIP3 (A20) is a tumor suppressor gene in Hodgkin lymphoma and primary mediastinal B cell lymphoma. *J Exp Med* 2009;206:981-989.
39. Compagno M, Lim WK, Grunn A, et al. Mutations of multiple genes cause deregulation of NF-kappaB in diffuse large B-cell lymphoma. *Nature* 2009;459:717-721.
40. Kato M, Sanada M, Kato I, et al. Frequent inactivation of A20 in B-cell lymphomas. *Nature* 2009;459: 712-716.
41. Novak U, Rinaldi A, Kwee I, et al. The NF-kappa B negative regulator TNFAIP3 (A20) is inactivated by somatic mutations and genomic deletions in marginal zone lymphomas. *Blood* 2009;113: 4918-4921.
42. Harbour JW, Onken MD, Roberson ED, et al. Frequent mutation of BAP1 in metastasizing uveal melanomas. *Science* 2010;330:1410-1413.
43. Carbone M, Yang H, Pass HI, et al. BAP1 and cancer. *Nat Rev Cancer* 2013;13:153-159.
44. Sjölom T, Jones S, Wood LD, et al. The consensus coding sequences of human breast and colorectal cancers. *Science* 2006;314:268-274.
45. Jones S, Zhang X, Parsons DW, et al. Core signaling pathways in human pancreatic cancers revealed by global genomic analyses. *Science* 2008;321:1801-1806.
46. Parsons DW, Jones S, Zhang X, et al. An integrated genomic analysis of human glioblastoma multiforme. *Science* 2008;321:1807-1812.
47. Jones S, Wang TL, Shih leM, et al. Frequent mutations of chromatin remodeling gene ARID1A in ovarian clear cell carcinoma. *Science* 2010;330:228-231.
48. Parsons DW, Li M, Zhang X, et al. The genetic landscape of the childhood cancer medulloblastoma. *Science* 2011;331:435-439.
49. Yan H, Parsons DW, Jin G, et al. IDH1 and IDH2 mutations in gliomas. *N Engl J Med* 2009;360:765-773.
50. Bleeker FE, Lamba S, Leenstra S, et al. IDH1 mutations at residue p.R132 (IDH1(R132)) occur frequently in high-grade gliomas but not in other solid tumors. *Hum Mutat* 2009;30:7-11.
51. Hartmann C, Meyer J, Balss J, et al. Type and frequency of IDH1 and IDH2 mutations are related to astrocytic and oligodendroglial differentiation and age: a study of 1,010 diffuse gliomas. *Acta Neuropathol* 2009;118:469-474.
52. Hayden JT, Frühwald MC, Hasselblatt M, et al. Frequent IDH1 mutations in supratentorial primitive neuroectodermal tumors (sPNET) of adults but not children. *Cell Cycle* 2009;8:1806-1807.
53. Ichimura K, Pearson DM, Kocialkowski S, et al. IDH1 mutations are present in the majority of common adult gliomas but rare in primary glioblastomas. *Neuro Oncol* 2009;11:341-347.
54. Kang MR, Kim MS, Oh JE, et al. Mutational analysis of IDH1 codon 132 in glioblastomas and other common cancers. *Int J Cancer* 2009;125:353-355.
55. Watanabe T, Nobusawa S, Kleihues P, et al. IDH1 mutations are early events in the development of astrocytomas and oligodendrogliomas. *Am J Pathol* 2009;174:1149-1153.
56. Mardis ER, Ding L, Dooling DJ, et al. Recurring mutations found by sequencing an acute myeloid leukemia genome. *N Engl J Med* 2009;361:1058-1066.
57. Green A, Beer P. Somatic mutations of IDH1 and IDH2 in the leukemic transformation of myeloproliferative neoplasms. *N Engl J Med* 2010;362:369-370.
58. Gross S, Cairns RA, Minden Md, et al. Cancer-associated metabolite 2-hydroxyglutarate accumulates in acute myelogenous leukemia with isocitrate dehydrogenase 1 and 2 mutations. *J Exp Med* 2010;207: 339-344.
59. Mardis ER, Wilson RK. Cancer genome sequencing: a review. *Hum Mol Genet* 2009;18:R163-R168.

60. Meyerson M, Gabriel S, Getz G. Advances in understanding cancer genomes through second-generation sequencing. *Nat Rev Genet* 2010;11:685-696.
61. Metzker ML. Sequencing technologies - the next generation. *Nat Rev Genet* 2010;11:31-46.
62. Bell DW. Our changing view of the genomic landscape of cancer. *J Pathol* 2010;220:231-243.
63. Campbell PJ, Pleasance ED, Stephens PJ, et al. Subclonal phylogenetic structures in cancer revealed by ultra-deep sequencing. *Proc Natl Acad Sci U S A* 2008;105:13081-13086.
64. Kidd JM, Cooper GM, Donahue WF, et al. Mapping and sequencing of structural variation from eight human genomes. *Nature* 2008;453:56-64.
65. Drmanac R, Sparks AB, Callow MJ, et al. Human genome sequencing using unchained base reads on self-assembling DNA nanoarrays. *Science* 2010;327:78-81.
66. Clarke J, Wu HC, Jayasinghe L, et al. Continuous base identify cation for single-molecule nanopore DNA sequencing. *Nat Nanotechnol* 2009;4:265-270.
67. Schadt EE, Turner S, Kasarskis A. A window into third generation sequencing. *Hum Mol Genet* 2010;19:R227-R240.
68. Dressman D, Yan H, Traverso G, et al. Transforming single DNA molecules into fluorescent magnetic particles for detection and enumeration of genetic variations. *Proc Natl Acad Sci U S A* 2003;100:8817-8822.
69. Fedurco M, Romieu A, Williams S, et al. BTA, a novel reagent for DNA attachment on glass and efficient generation of solid-phase amplified DNA colonies. *Nucleic Acids Res* 2006;34:e22.
70. Harris TD, Buzby PR, Babcock H, et al. Single-molecule DNA sequencing of a viral genome. *Science* 2008;320:106-109.
71. Morozova O, Hirst M, Marra MA. Applications of new sequencing technologies for transcriptome analysis. *Annu Rev Genomics Hum Genet* 2009;10:135-151.
72. Pop M, Salzberg SL. Bioinformatics challenges of new sequencing technology. *Trends Genet* 2008;24:142-149.
73. Ley TJ, Mardis ER, Ding L, et al. DNA sequencing of a cytogenetically normal acute myeloid leukaemia genome. *Nature* 2008;456:66-72.
74. Garraway LA, Lander ES. Lessons from the cancer genome. *Cell* 2013;15:17-37.
75. Vogelstein B, Papadopoulos N, Velculescu VE, et al. Cancer genome landscapes. *Science* 2013;339:1546-1558.
76. Watson IR, Takahashi K, Futreal PA, et al. Emerging patterns of somatic mutations in cancer. *Nat Rev Genet* 2013;14:703-718.
77. Campbell PJ, Yachida S, Mudie LJ, et al. The patterns and dynamics of genomic instability in metastatic pancreatic cancer. *Nature* 2010;467:1109-1113.
78. Lee W, Jiang Z, Liu J, et al. The mutation spectrum revealed by paired genome sequences from a lung cancer patient. *Nature* 2010;465:473-477.
79. Marcucci G, Maharry K, Wu YZ, et al. IDH1 and IDH2 gene mutations identify novel molecular subsets within de novo cytogenetically normal acute myeloid leukemia: a Cancer and Leukemia Group B study. *J Clin Oncol* 2010;28:2348-2355.
80. Paschka P, Schlenk RF, Gaidzik VI, et al. IDH1 and IDH2 mutations are frequent genetic alterations in acute myeloid leukemia and confer adverse prognosis in cytogenetically normal acute myeloid leukemia with NPM1 mutation without FLT3 internal tandem duplication. *J Clin Oncol* 2010;28:3636-3643.
81. Shah SP, Morin Rd, Khattra J, et al. Mutational evolution in a lobular breast tumour profi led at single nucleotide resolution. *Nature* 2009;461:809-813.
82. Yachida S, Jones S, Bozic I, et al. Distant metastasis occurs late during the genetic evolution of pancreatic cancer. *Nature* 2010;467:1114-1117.
83. Pleasance ED, Cheetham RK, Stephens PJ, et al. A comprehensive catalogue of somatic mutations from a human cancer genome. *Nature* 2010;463:191-196.

84. Pleasance ED, Stephens PJ, O'Meara S, et al. A small-cell lung cancer genome with complex signatures of tobacco exposure. *Nature* 2010;463:184-190.

85. Ding L, Ellis MJ, Li S, et al. Genome remodelling in a basal-like breast cancer metastasis and xenograft. *Nature* 2010;464:999-1005.

86. Ley TJ, Ding L, Walter MJ, et al. DNMT3A mutations in acute myeloid leukemia. *N Engl J Med* 2010;363:2424-2433.

87. Alexandrov LB, Nik-Zainal S, Wedge DC, et al. Signatures of mutational processes in human cancer. *Nature* 2013;500:415-421.

88. Ward PS, Patel J, Wise DR, et al. The common feature of leukemia-associated IDH1 and IDH2 mutations is a neomorphic enzyme activity converting alpha-ketoglutarate to 2-hydroxyglutarate. *Cancer Cell* 2010;17: 225-234.

89. Jones SJ, Laskin J, Lu YY, et al. Evolution of an adenocarcinoma in response to selection by targeted kinase inhibitors. *Genome Biol* 2010;11:R82.

90. Navin N, Kendall J, Troge J, et al. Tumour evolution inferred by single-cell sequencing. *Nature* 2011;472: 90-94.

91. Vanharanta S, Massague J. Origins of metastatic traits. *Cancer Cell* 2013;24:410-421.

92. Huang FW, Hodis E, Xu MJ, et al. Highly recurrent TERT promoter mutations in human melanoma. *Science* 2013;339:957-959.

93. Horn S, Figl A, Rachakonda PS, et al. TERT promoter mutations in familial and sporadic melanoma. *Science* 2013;339:959-961.

94. Ying Z, Li Y, Wu J, et al. Loss of miR-204 expression enhances glioma migration and stem cell-like phenotype. *Cancer Res* 2013;73:990-999.

95. Liang YJ, Wang QY, Zhou CX, et al. MiR-124 targets Slug to regulate epithelial-mesenchymal transition and metastasis of breast cancer. *Carcinogenesis* 2013;34:713-722.

96. Cooper C, Guo J, Yan Y, et al. Increasing the relative expression of endogenous non-coding Steroid Receptor RNA Activator (SRA) in human breast cancer cells using modified oligonucleotides. *Nucleic Acids Res* 2009;37:4518-4531.

97. Stephens PJ, Greenman CD, Fu B, et al. Massive genomic rearrangement acquired in a single catastrophic event during cancer development. *Cell* 2011;144:27-40.

98. Korbel JO, Campbell PJ. Criteria for inference of chromothripsis in cancer genomes. *Cell* 2013;152:1226-1236.

99. Baca SC, Prandi D, Lawrence MS, et al. Punctuated evolution of prostate cancer genomes. *Cell* 2013;153:666-677.

100. Turner EH, Lee C, Ng SB, et al. Massively parallel exon capture and library-free resequencing across 16 genomes. *Nat Methods* 2009;6:315-316.

101. Gnirke A, Melnikov A, Maguire J, et al. Solution hybrid selection with ultra-long oligonucleotides for massively parallel targeted sequencing. *Nat Biotechnol* 2009;27:182-189.

102. Levin JZ, Berger MF, Adiconis X, et al. Targeted next generation sequencing of a cancer transcriptome enhances detection of sequence variants and novel fusion transcripts. *Genome Biol* 2009;10:R115.

103. Lawrence MS, Stojanov P, Polak P, et al. Mutational heterogeneity in cancer and the search for new cancer-associated genes. *Nature* 2013;499:214-218.

104. Kandoth C, McLellan MD, Vandin F, et al. Mutational landscape and significance across 12 major cancer types. *Nature* 2013;502:333-339.

105. Gartner JJ, Parker SC, Prickett TD, et al. Whole-genome sequencing identifies a recurrent functional synonymous mutation in melanoma. *Proc Natl Acad Sci U S A* 2013;110:13481-13486.

106. Stegh AH, Brennan C, Mahoney JA, et al. Glioma oncoprotein Bcl2L12 inhibits the p53 tumor suppressor. *Genes Dev* 2010;24:2194-2204.

107. Mullaney JM, Mills RE, Pittard WS, et al. Small insertions and deletions (INDELs) in human genomes.

Hum Mol Genet 2010;19:R131-R136.

108. Tomlins SA, Rhodes DR, Perner S, et al. Recurrent fusion of TMPRSS2 and ETS transcription factor genes in prostate cancer. *Science* 2005;310:644-648.
109. Soda M, Choi YL, Enomoto M, et al. Identification of the transforming EML4-ALK fusion gene in non-small-cell lung cancer. *Nature* 2007;448:561-566.
110. Palanisamy N, Ateeq B, Kalyana-Sundaram S, et al. Rearrangements of the RAF kinase pathway in prostate cancer, gastric cancer and melanoma. *Nat Med* 2010;16:793-798.
111. Leary RJ, Kinde I, Diehl F, et al. Development of personalized tumor biomarkers using massively parallel sequencing. *Sci Transl Med* 2010;2:20ra14.
112. Maher CA, Kumar-Sinha C, Cao X, et al. Transcriptome sequencing to detect gene fusions in cancer. *Nature* 2009;458:97-101.
113. Stephens PJ, McBride DJ, Lin ML, et al. Complex landscapes of somatic rearrangement in human breast cancer genomes. *Nature* 2009;462:1005-1010.
114. Feng H, Shuda M, Chang Y, et al. Clonal integration of a polyomavirus in human Merkel cell carcinoma. *Science* 2008;319:1096-1100.
115. Herner A, Sauliunaite D, Michalski CW, et al. Glutamate increases pancreatic cancer cell invasion and migration via AMPA receptor activation and Kras-MAPK signaling. *Int J Cancer* 2011;129:2349-2359.
116. Wei X, Walia V, Lin JC, et al. Exome sequencing identifies GRIN2A as frequently mutated in melanoma. *Nat Genet* 2011;43:442-446.
117. Prickett TD, Wei X, Cardenas-Navia I, et al. Exon capture analysis of G protein-coupled receptors identifies activating mutations in GRM3 in melanoma. *Nat Genet* 2011;43:1119-1126.
118. Krauthammer M, Kong Y, Ha BH, et al. Exome sequencing identifies recurrent somatic RAC1 mutations in melanoma. *Nat Genet* 2012;44:1006-1014.
119. Davies H, Hunter C, Smith R, et al. Somatic mutations of the protein kinase gene family in human lung cancer. *Cancer Res* 2005;65:7591-7595.
120. Bozic I, Antal T, Ohtsuki H, et al. Accumulation of driver and passenger mutations during tumor progression. *Proc Natl Acad Sci U S A* 2010;107:18545-18550.
121. Parmigiani G, Boca S, Lin J, et al. Design and analysis issues in genome-wide somatic mutation studies of cancer. *Genomics* 2009;93:17-21.
122. Kaminker JS, Zhang Y, Waugh A, et al. Distinguishing cancer associated missense mutations from common polymorphisms. *Cancer Res* 2007;67:465-473.
123. Futreal PA. Backseat drivers take the wheel. *Cancer Cell* 2007;12:493-494.
124. Greenman C, Wooster R, Futreal PA, et al. Statistical analysis of pathogenicity of somatic mutations in cancer. *Genetics* 2006;173:2187-2198.
125. Baudot A, Real FX, Izarzugaza JM, et al. From cancer genomes to cancer models: bridging the gaps. *EMBO Rep* 2009;10:359-366.
126. Carter H, Chen S, Isik L, et al. Cancer-specific highthroughput annotation of somatic mutations: computational prediction of driver missense mutations. *Cancer Res* 2009;69:6660-6667.
127. Ng PC, Henikoff S. SIFT: Predicting amino acid changes that affect protein function. *Nucleic Acids Res* 2003;31: 3812-3814.
128. Kohli M, Rago C, Lengauer C, et al. Facile methods for generating human somatic cell gene knockouts using recombinant adeno-associated viruses. *Nucleic Acids Res* 2004;32:e3.
129. Downing JR, Wilson RK, Zhang J, et al. The Pediatric Cancer Genome Project. *Nat Genet* 2012;44: 619-622.
130. Hudson TJ, Anderson W, Artez A, et al. International network of cancer genome projects. *Nature* 2010;464:993-998.
131. Bignell GR, Greenman CD, Davies H, et al. Signatures of mutation and selection in the cancer genome.

Nature 2010;463:893-898.

132. Sieber OM, Tomlinson SR, Tomlinson IP. Tissue, cell and stage specifi city of (epi)mutations in cancers. *Nat Rev Cancer* 2005;5:649-655.
133. Benvenuti S, Frattini M, Arena S, et al. PIK3CA cancer mutations display gender and tissue specificity patterns. *Hum Mutat* 2008;29:284-288.
134. Karakas B, Bachman KE, Park BH. Mutation of the PIK3CA oncogene in human cancers. *Br J Cancer* 2006;94:455-459.
135. Brennan CW, Werhaak RG, McKenna A, et al. The somatic genomic landscape of glioblastoma. *Cell* 2013;155:462-477.
136. Cancer Genome Atlas Network. Comprehensive molecular characterization of human colon and rectal cancer. *Nature* 2012;487:330-337.
137. Cancer Genome Atlas Network. Comprehensive molecular portraits of human breast tumours. *Nature* 2012;490:61-70.
138. Cancer Genome Atlas Research Network. Integrated genomic analyses of ovarian carcinoma. *Nature* 2011;474:609-615.
139. Cancer Genome Atlas Research Network. Comprehensive molecular characterization of clear cell renal cell carcinoma. *Nature* 2013;499:43-49.
140. Cancer Genome Atlas Research Network. Integrated genomic characterization of endometrial carcinoma. *Nature* 2013;497:67-73.
141. Weischenfeldt J, Simon R, Feuerbach L, et al. Integrative genomic analyses reveal an androgen-driven somatic alteration landscape in early-onset prostate cancer. *Cancer Cell* 2013;23:159-170.
142. Cancer Genome Atlas Research Network. Genomic and epigenomic landscapes of adult de novo acute myeloid leukemia. *N Engl J Med* 2013;368:2059-2074.
143. Dawson SJ, Rueda OM, Aparicio S, et al. A new genome driven integrated classification of breast cancer and its implications. *EMBO J* 2013;32:617-628.
144. Plass C, Pfister SM, Lindroth AM, et al. Mutations in regulators of the epigenome and their connections to global chromatin patterns in cancer. *Nat Rev Genet* 2013;14:765-780.
145. Shen H, Laird PW. Interplay between the cancer genome and epigenome. *Cell* 2013;153:38-55.
146. Yamamoto E, Suzuki H, Yamano HO, et al. Molecular dissection of premalignant colorectal lesions reveals early onset of the CpG island methylator phenotype. *Am J Pathol* 2012;181:1847-1861.
147. Gao J, Aksoy BA, Dogrusoz U, et al. Integrative analysis of complex cancer genomics and clinical profiles using the cBioPortal. *Sci Signal* 2013;6:pl1.
148. Bleeker FE, Bardelli A. Genomic landscapes of cancers: prospects for targeted therapies. *Pharmacogenomics* 2007;8:1629-1633.
149. Paez JG, Jäne PA, Lee JC, et al. EGFR mutations in lung cancer: correlation with clinical response to gefitinib therapy. *Science* 2004;304:1497-1500.
150. Ciardiello F, Tortora G. EGFR antagonists in cancer treatment. *N Engl J Med* 2008;358:1160-1174.
151. Janku F, Stewart DJ, Kurzrock R. Targeted therapy in nonsmall cell lung cancer—is it becoming a reality? *Nat Rev Clin Oncol* 2010;7:401-414.
152. Pao W, Chmielecki J. Rational, biologically based treatment of EGFR- mutant non-small-cell lung cancer. *Nat Rev Cancer* 2010;10:760-774.
153. Gerber DE, Minna JD. ALK inhibition for non-small cell lung cancer: from discovery to therapy in record time. *Cancer Cell* 2010;18:548-551.
154. Andreyev HJ, Norman AR, Cunningham D, et al. Kirsten ras mutations in patients with colorectal cancer: the multicenter "RASCAL" study. *J Natl Cancer Inst* 1998;90:675-684.
155. Roth AD, Tejpar S, Delorenzi M, et al. Prognostic role of KRAS and BRAF in stage II and III resected colon cancer: results of the translational study on the PETACC-3, EORTC 40993, SAKK 60-00 trial. *J Clin*

Oncol 2010;28:466-474.

156. Bardelli A, Siena S. Molecular mechanisms of resistance to cetuximab and panitumumab in colorectal cancer. *J Clin Oncol* 2010;28:1254-1261.
157. Siena S, Sartore-Bianchi A, Di Nicolantonio F, et al. Biomarkers predicting clinical outcome of epidermal growth factor receptor-targeted therapy in metastatic colorectal cancer. *J Natl Cancer Inst* 2009;101: 1308-1324.
158. Tejpar S, Bertagnolli M, Bosman F, et al. Prognostic and predictive biomarkers in resected colon cancer: current status and future perspectives for integrating genomics into biomarker discovery. *Oncologist* 2010;15:390-404.
159. Gerlinger M, Rowan AJ, Horswell S, et al. Intratumor heterogeneity and branched evolution revealed by multiregion sequencing. *N Engl J Med* 2012;366:883-892.
160. Mandel P, Metais P. [Not Available]. *C R Seances Soc Biol Fil* 1948;142:241-243.
161. Crowley E, Di Nicolantonio F, Loupakis F, et al. Liquid biopsy: monitoring cancer-genetics in the blood. *Nat Rev Clin Oncol* 2013;10:472-484.
162. Diehl F, Li M, Dressman D, et al. Detection and quantification of mutations in the plasma of patients with colorectal tumors. *Proc Natl Acad Sci U S A* 2005;102:16368-16373.
163. Diehl F, Schmidt K, Choti MA, et al. Circulating mutant DNA to assess tumor dynamics. *Nat Med* 2008;14:985-990.
164. Frattini M, Gallino G, Signoroni S, et al. Quantitative and qualitative characterization of plasma DNA identifies primary and recurrent colorectal cancer. *Cancer Lett* 2008;263:170-181.
165. Chan KC, Jiang P, Zheng YW, et al. Cancer genome scanning in plasma: detection of tumor-associated copy number aberrations, single-nucleotide variants, and tumoral heterogeneity by massively parallel sequencing. *Clin Chem* 2013;59:211-224.
166. Murtaza M, Dawson SJ, Tsui DW, et al. Non-invasive analysis of acquired resistance to cancer therapy by sequencing of plasma DNA. *Nature* 2013;497:108-112.
167. Bardelli A, Corso S, Bertotti A, et al. Amplification of the MET receptor drives resistance to anti-EGFR therapies in colorectal cancer. *Cancer Discov* 2013;3:658-673.
168. Higgins MJ, Jelovac D, Barnathan E, et al. Detection of tumor PIK3CA status in metastatic breast cancer using peripheral blood. *Clin Cancer Res* 2012;18:3462-3469.
169. Leary RJ, Sausen M, Kinde I, et al. Detection of chromosomal alterations in the circulation of cancer patients with whole genome sequencing. *Sci Transl Med* 2012;4:162ra154.
170. Misale S, Yaeger R, Hobor S, et al. Emergence of KRAS mutations and acquired resistance to anti-EGFR therapy in colorectal cancer. *Nature* 2012;486:532-536.
171. Diaz LA Jr, Williams RT, Wu J, et al. The molecular evolution of acquired resistance to targeted EGFR blockade in colorectal cancers. *Nature* 2012;486:537-540.
172. Robbins PF, Lu YC, El-Gamil M, et al. Mining exomic sequencing data to identify mutated antigens recognized by adoptively transferred tumor-reactive T cells. *Nat Med* 2013;19:747-752.
173. Hunter C, Smith R, Cahill DP, et al. A hypermutation phenotype and so matic MSH6 mutations in recurrent human malignant gliomas after alkylator chemotherapy. *Cancer Res* 2006;66:3987-3991.
174. Cahill DP, Levine KK, Betensky RA, et al. Loss of the mismatch repair protein MSH6 in human glioblastomas is associated with tumor progression during temozolomide treatment. *Clin Cancer Res* 2007;13:2038-2045.
175. Engelman JA, Zejnullahu K, Mitsudomi T, et al. MET amplifi cation leads to gefitinib resistance in lung cancer by activating ERBB3 signaling. *Science* 2007;316:1039-1043.
176. Gorre ME, Mohmmed M, Ellwood K, et al. Clinical resistance to STI-571 cancer therapy caused by BCR-ABL gene mutation or amplification. *Science* 2001;293:876-880.
177. Heinrich MC, Corless CL, Blanke CD, et al. Molecular correlates of imatinib resistance in gastrointestinal

stromal tumors. *J Clin Oncol* 2006;24:4764-4774.

178. Shepherd FA, Rodrigues Pereira J, Ciuleanu T, et al. Erlotinib in previously treated non-small-cell lung cancer. *N Engl J Med* 2005;353:123-132.
179. Kobayashi S, Boggon TJ, Dayaram T, et al. EGFR mutation and resistance of non-small-cell lung cancer to gefi tinib. *N Engl J Med* 2005;352:786-792.
180. Kwak EL, Sordella R, Bell DW, et al. Irreversible inhibitors of the EGF receptor may circumvent acquired resistance to gefitinib. *Proc Natl Acad Sci USA* 2005;102:7665-7670.
181. Pao W, Miller VA, Politi KA, et al. Acquired resistance of lung adenocarcinomas to gefitinib or erlotinib is associated with a second mutation in the EGFR kinase domain. *PLoS Med* 2005;2:e73.
182. Shih JY, Gow CH, Yang PC. EGFR mutation conferring primary resistance to gefi tinib in non-small-cell lung cancer. *N Engl J Med* 2005;353:207-208.
183. Bell DW, Gore I, Okimoto Ra, et al. Inherited susceptibility to lung cancer may be associated with the T790M drug resistance mutation in EGFR. *Nat Genet* 2005;37:1315-1316.
184. Inukai M, Toyooka S, Ito S, et al. Presence of epidermal growth factor receptor gene T790M mutation as a minor clone in non-small cell lung cancer. *Cancer Res* 2006;66:7854-7858.
185. Daub H, Specht K, Ullrich A. Strategies to overcome resistance to targeted protein kinase inhibitors. *Nat Rev Drug Discov* 2004;3:1001-1010.
186. Choi YL, Soda M, Yamashita Y, et al. EML4-ALK mutations in lung cancer that confer resistance to ALK inhibitors. *N Engl J Med* 2010;363:1734-1739.
187. Flaherty KT, Puzanov I, Kim KB, et al. Inhibition of mutated, activated BRAF in metastatic melanoma. *N Engl J Med* 2010;363:809-819.
188. Nazarian R, Shi H, Wang Q, et al. Melanomas acquire resistance to B-RAF(V600E) inhibition by RTK or N-RAS upregulation. *Nature* 2010;468:973-977.
189. Pompetti F, Spadano A, Sau A, et al. Long-term remission in BCR/ABL-positive AML-M6 patient treated with Imatinib Mesylate. *Leuk Res* 2007;31:563-567.
190. Druker BJ, Builhot F, O'Brien SG, et al. Five-year follow-up of patients receiving imatinib for chronic myeloid leukemia. *N Engl J Med* 2006;355:2408-2417.

第二章　癌症的标志性特征：癌症医学遵循的法则

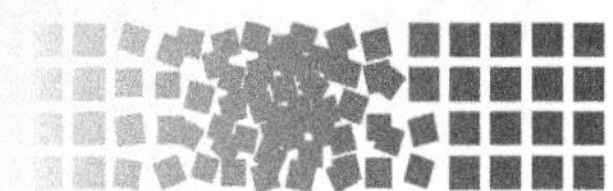

Douglas Hanahan, Robert A. Weinberg

引言

癌症的特征包括人类肿瘤多步骤的发展过程中，初期的癌细胞所获得的八项生物学性能。这些特征使得肿瘤这一疾病的复杂性得以合理化地组成一个整体。它们包括持续的增殖信号、逃避生长抑制、抵抗细胞死亡、无限复制潜能、诱导血管生成、激活侵袭和转移、对能量代谢的重编程和对免疫破坏的逃逸。基因组不稳定性促进这些特征性能力的获得，它可以使标志性特征产生基因发生突变性变化，以及免疫性炎症，它也能促进多种标志性功能的获得。除了癌细胞，肿瘤还呈现出另一维度的复杂性：它们往往包含一群募集到的、表面看似正常的、通过形成肿瘤微环境而有助于标志性特征获得的细胞。这些概念的广泛适用性的认识对人类癌症治疗方法的开发将产生越来越多的影响。

在 21 世纪初我们就曾指出，癌症的 6 项标志性特征可以体现一个组织原则，为理解肿瘤性疾病显著多样性提供了一个逻辑框架[1]。我们的讨论中暗含一个概念，即正常细胞向癌变状态逐步演化时，它们获得了一连串特征性能力；而人类肿瘤这一病理发生的多步骤过程，可以被自然而然地理解为初期癌细胞因需要获得多种特性而表现出的一种需求，这些特性一起使得它们逐渐变得致瘤，并且最终成为恶性的。

作为一个辅助性的事件，我们注意到，肿瘤不仅仅是一团由增殖中的癌细胞组成的孤岛。相反，它们是由多种独特类型的肿瘤细胞和正常细胞构成的复杂组织，参与相互间的异质性交互作用。我们描述过招募到的正常细胞，它们形成肿瘤相关基质，是作为肿瘤发生过程中活跃的参与分子而非被动的旁观者；就其本身而言，这些基质细胞促进了特定标志性能力的发展和表达。这一观念在干预时期中得以巩固和延伸，而现在更加清楚：肿瘤生物学再也不能被简单理解为列举癌细胞特性，而是必须涵盖肿瘤微环境对于肿瘤发生的作用。在 2011 年，我们重温了最初提出的那些特性，并且新增两点，将募集的基质细胞的功能延伸、融入肿瘤生物学中[2]。在这里我们重申并进一步提炼在 2000 年和 2011 年提出的癌症标志性特征的观点，以便向学生们传授癌症医学的有关概念并理解人类癌症发病机制的潜在用途，以及该概念与癌症这一疾病更有效的治疗发展的潜在相关性。

本质上的标志性能力

癌症的 8 个特征独特、互补并促进肿瘤生长和转移性散播的能力，继续为理解癌症生物学提供一种坚实的根基（图 2.1）。本章后文概述了每一特征的本质，并洞悉其调控过程和功能表现形式。

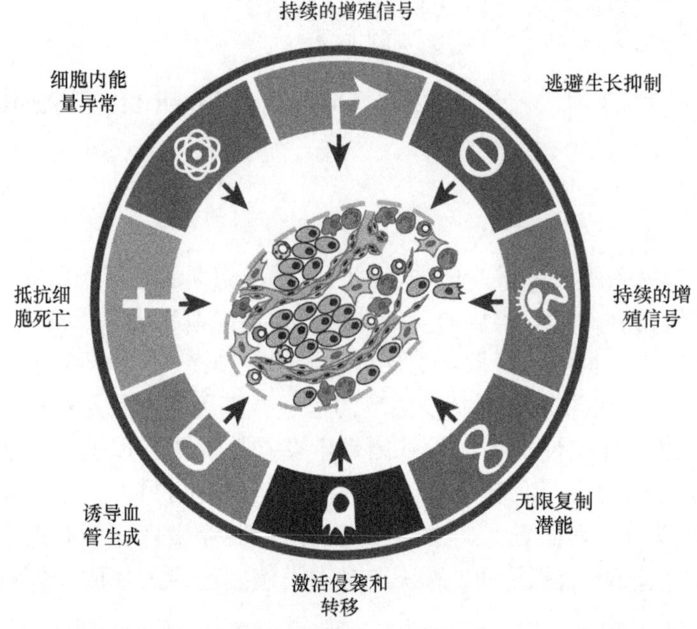

图 2.1　癌症的标志性特征。8 个功能性能力（癌症的标志性特征）被认为是大多数形式的人类癌症的多步癌变过程中发展为癌症所需的。这些标志性能力获得的顺序，以及它们对于恶性疾病的作用的相对平衡和重要性，在人类癌症的范围内似乎是变化的（改编引自 Hanahan D，Weinberg R. The hallmarks of cancer. Cell 2000；100：57-70；Hanahan D，Weinberg RA. Hallmarks of cancer：the next generation. Cell 2011；144：646-674）

持续的增殖信号

可以说，癌细胞最基本的特性是它们维持慢性增殖的能力。正常组织小心地控制着生长促进信号的产生和释放，指引细胞进入和通过生长与分裂循环，由此确保对细胞数量的正确控制，因而维持着正常组织的结构和功能。癌细胞通过解除对这些信号的控制，成为自身命运的主宰。这种赋能性信号，大部分经由结合细胞表面受体的生长因子传递，一般包括细胞内酪氨酸激酶功能域。后者通过胞内分支信号通路发出信号，调控细胞周期和细胞生长（即细胞大小的增长）；这类信号经常影响其他细胞生物学特性，如细胞存活和能量代谢。

值得注意的是，在正常组织内运转的增殖信号的精确身份和来源尚未被完全理解。并且，对于这些丝裂原信号的释放的控制机制，我们知道得仍然相对较少。对于这些机制的研究，部分程度上，被正常组织内控制细胞数量和位置的生长因子信号以时空调控方式从一个细胞传至相邻细胞这一事实所复杂化。而这种旁分泌信号转导很难用实验进行评估。此外，生长因子的生物利用度，被在细胞外空间和相关胞外基质中的隔离调节。而且，这些胞外丝裂原蛋白的活动明显是通过一种特殊的、局部化的方式被一种复杂网络调控，这个复杂网络由蛋白酶、硫酸酯酶，可能还有其他释放和激活这些因子的酶构成。

相比之下，我们对癌细胞中运作的丝裂原信号活动了解得更深入[3-6]。癌细胞可以通过以下几条通路，获得用于维持增殖性信号的能力：它们能够自身产生生长因子配体，它们可以共表达同源受体并对此做出反应，导致自分泌增殖性刺激。作为替代方式，癌细胞能够放出信号，来刺激支持性的肿瘤相关基质中的正常细胞；基质细胞随后回报式地给癌细胞提供各种生长因子[7,8]。丝裂原信号还可以因癌细胞表面呈现出的受体蛋白水平的增高而解除调控，使得细胞对于生长因子配体做出高度反应，这些生长因子配体的量在其他情况下是被限制的；同样结果也可以由促进配体非依赖性信号的受体分子的结构性变化导致。

外部供给的生长因子的非依赖性还可以来源于癌细胞中这些受体下游的胞内信号级联中组成型组分的活化。这些胞内变化不需要通过配体介导的细胞表面受体的激活来刺激细胞增殖通路。重要的是，由于一些独特的下游信号通路从配体刺激的受体辐射而来，这类下游分支（如对于 Ras 信号转导做出反应的通路）中的一个或另一个的激活可能仅能提供配体激活的受体传递的一小部分调控指令。

体细胞突变激活其他下游通路

癌细胞基因组的 DNA 测序分析揭示了在某些肿瘤中体细胞突变可以预测前文提及的通常由激活的生长因子受体触发的信号通路的组成型活化。过去的 30 年，人类见证了在成千上万个人类肿瘤中鉴定了突变的、RAS 原癌基因的致癌性等位基因，它们中的绝大多数存在着第 12 位密码子上的持续性点突变，导致下游信号通路中组成型激活的 RAS 蛋白。因而，超过 90% 的胰腺癌携带有突变型 K-RAS 等位基因。近来，高频变异基因的全部列表延展到包括那些编码 RAS 蛋白下游的效应因子。例如，我们现在已经知道约 40% 的人类黑色素瘤含有可以影响 B-RAF 蛋白结构的激活性突变，导致经由 RAF 到丝裂原激活蛋白激酶通路的组成型信号活动[9]。类似的，PI3K 异构酶催化亚基的突变，正在一系列肿瘤类型中被检测到，这些突变经典地高度激活 PI3K 信号通路，随之造成过多的经由关键性 Akt/PKB 信号传感器的信号活动[10-11]。肿瘤细胞激活上游（受体）而非下游（传感器）信号活动的优势仍然不明，与从单个生长因子受体引发出的多条分支通路口之间的“对话”，引起的功能性影响不甚清晰相同。

减弱增殖性信号的负反馈机制的扰乱

近期的研究还强调了负反馈环路的重要性，该环路正常情况下，用于抑制各种类型信号，从而确保行经细胞内部回路的信号流动的自稳态调控[12-15]。这些负反馈机制的缺陷，可以增强增殖性信号。这种调节的原型涉及 RAS 癌蛋白。突变型 RAS 蛋白的致癌效果并非从其下游信号功能的高度活跃而来；相反，影响 RAS 基因的致癌突变破坏了 RAS 内源性 GTP 酶活性，正常条件下，GTP 酶用于关闭其自身的活性，确保了活跃的信号传递（如从上游的生长因子受体）是瞬时的；这样，致癌性的 RAS 突变扰乱了一种自我调节性的负反馈机制，缺失了它，RAS 则可以释放慢性的增殖性信号。

类似的负调控机制在增殖性信号回路的多个节点上运作。一个明显的例子就是 PTEN，它通过降解 PI3K 底物 PIP3 与其对抗。PTEN 功能缺失性的突变扩增 PI3K 信号并在多种癌症实验模型中促进肿瘤发生；在人类肿瘤中，PTEN 表达经常通过与 PTEN 基因的启动子相关位点的 DNA 甲基化而丢失，导致其转录的关闭[10,11]。

然而另一个例子涉及 mTOR 激酶，一个在 PI3K 激酶上下游密切关联的细胞生长和代谢的协调因子。在一些癌细胞的回路中，mTOR 激活经过负反馈方式导致 PI3K 信号通路的抑制。相应的，当 mTOR 在这种癌细胞中被药物抑制时（如西罗莫司），相关联的负反馈丧失导致 PI3K 和其效应子即 Akt/PKB 的活性上升，因此阻断了 mTOR 抑制的抗增殖效果[16,17]。在这一通路和其他通路中被损伤的负反馈环有可能在人类癌细胞中广泛存在，借此，癌细胞通过这些通路能长期获得信号。而且，打乱这些正常的自我衰减信号，可以促进针对靶向丝裂原信号药物的适应性抵抗的发展。

过多的增殖性信号能够激发细胞衰老

关于癌基因的早期研究，激发了这样一种观念的产生：这些基因及其蛋白产物释放的信号不断增长，会导致癌细胞增殖的成比例上升，以及由此引发的肿瘤生长。更多的近期研究削弱了这一观点，因为现在很清楚，如 RAS、MYC 和 RAF 等癌基因的过分上调，可以激发细胞的对抗性（保护性）反应，如细胞死亡的诱导；另外，高表达这些癌蛋白的癌细胞可能被强迫进入非增殖但可存活的一种状态，称为衰老。这类反应与这些蛋白低水平表达的细胞中所见相反，这些蛋白低水平表达使细胞避免衰老或死亡，从而导致增殖[18-21]。

具有衰老形态特征，包括膨大的细胞质、增殖标记的缺失和衰老诱导 β- 半乳糖苷酶表达等的细胞在小鼠组织中大量存在，这些细胞的基因组被重新改造从而引起特定癌蛋白高表达[19,20]；这种衰老细胞在人类黑色素瘤的一些病例也普遍存在[22]。

表面看上去，这些存在矛盾的反应似乎反映了内源性细胞防御机制，专门用于清除那类经历了过多特定类型丝裂原信号的细胞。相应的，自然产生的癌细胞中癌基因信号的强度，可能代表了在最大丝裂原刺激和避免这些抗增殖性防御之间的妥协。此外，一些癌细胞会通过关闭它们的衰老或凋亡诱导性回路，而适应高水平的癌基因信号。

逃避生长抑制因子

除了诱导和维持积极的生长刺激信号的标志性能力，癌细胞还必须能绕开负向调节细胞增殖的强大程序；而许多这种程序依赖于抑癌基因的活动。数十个作用于不同通路以限制细胞增殖或存活的抑癌基因，通过它们在一种或另一种动物或人类癌症的失活而被发现；这些基因中，已有不少经过小鼠中功能获得性或功能缺失性实验证实为真正的抑癌基因。两个典型抑癌基因编码 RB 相关和 TP53 蛋白；它们在两个关键的互补的细胞调节回路的中心调节节点发挥作用，这个回路支配细胞增殖，或激活生长停滞、衰老，抑或称为凋亡细胞自杀程序。

RB 蛋白将各种胞外和胞内来源的信号予以整合，并且做出反应，决定细胞是否继续进入其生长 - 分裂循环[23-25]。RB 通路功能缺陷的癌细胞，因失去了一个关键细胞周期进程管家因子，其功能丧失使细胞持续性增殖。RB 转导的生长抑制信号大部分来源于胞外，而 TP53 接收从应激和异常感应器输入的信号，这些感应器在细胞内部操作系统发挥作用。例如，如果对于细胞基因组的破坏程度过高，或者核苷酸库、生长促进信号、葡萄糖或氧合作用的水平不足，TP53 可以对细胞周期进程叫停，直到这些条件恢复正常。或者，当面对过度的或对细胞系统造成不可修复损伤的警示信号时，TP53 能够激发凋亡。值得注意的是，活化的 TP53 的替代效果是复杂的、高度背景依赖性的，会根据细胞类型及细胞生理应激和基因组损伤的严重程度和持久性而变动。

尽管这两个经典的增殖抑制子 ——TP53 和 RB，在调节细胞增殖方面具有突出的重要价值，不同来源的证据表明，每一个均为一个更大网络的一部分，这个网络以功能冗余方式装配而成。例如，身体各处都缺失一个功能性 RB 基因细胞的嵌合体小鼠，出人意料的没有增殖异常，尽管预测 RB 基因缺失应该会引起这些细胞和它们的直系子代不受阻地通过细胞分裂周期；由此而生成的 RB 缺失细胞集群都应当发展为新生肿瘤。恰恰相反的是，在这种嵌合小鼠中的 RB 缺失细胞，被发现参与了周身机体中相对正常的组织形成；唯一被观察到的新生肿瘤则是生命晚期才出现的垂体瘤[26]。同样，TP53 缺陷型小鼠正常地发育，显现出大部分正常的细胞和组织自稳态，并且，仍然只在生命晚期才发生白血病和肉瘤等形式的异常[27]。

接触抑制及其侵袭的机制

40 年的研究已经证实了在二维培养中生长的高密度正常细胞群形成的细胞 - 细胞接触，可以抑制进一步细胞增殖，获得汇合的细胞单层。重要的是，这种接触性抑制在培养条件下的各种癌细胞中被破坏，表明接触抑制是一种体内确保正常组织稳态机制的体外替代，接触抑制在肿瘤形成过程中被破坏。直到最近，这种生长控制模式的机制基础仍然不明。然而现在，接触抑制的有关机制开始浮出水面[28]。

一个涉及 NF2 基因产物的机制，因其丧失的情况下，可以激发一种人类神经纤维瘤而长期被当作抑癌基因。Merlin 是细胞质中 NF2 基因的产物，通过偶联细胞表面黏附分子 [如 E- 钙黏蛋白（E-cadherin）] 到跨膜受体酪氨酸激酶（如 EGF 受体）而统筹协调接触抑制。通过这种方式，Merlin 增强了钙黏蛋白介导的细胞 - 细胞依附的黏附性。此外，通过滞留这类生长因子受体，Merlin 限制了它们有效发出丝裂原信号的能力[28-31]。

TGF-β 通路的破坏促进恶性发展

转化生长因子 β（TGF-β）因其对上皮细胞的抗增殖作用而被广为熟知。癌细胞对于 TGF-β 增殖抑制效果的反应，现在被认为远比一个简单的信号关闭更为精细[32-35]。在正常细胞中，与 TGF-β 的接触可以阻止细胞通过细胞周期 G_1 期。然而，在许多晚期肿瘤中，TGF-β 信号从抑制细胞增殖被转向，反而发现其激活另外一个细胞程序，称为上皮间质转换（EMT），赋予细胞高度恶性相关的多种特质。这一点随后会在本章中详细谈论。

抵抗细胞死亡

激活正常潜伏性凋亡性细胞死亡程序，似乎跟整个身体大多数正常细胞有关。在很多（并非所有的）多细胞有机体中，这一活动似乎可以反映清除异常细胞的需要，否则异常细胞一旦持续存在就有可能威胁机体完整性。该基本原理可以解释为什么癌细胞经常甚至是必然在其进展过程中失活或者衰减这一程序[21, 36-38]。

对于支配凋亡程序的信号通路结构的阐释，揭示了不论在肿瘤发生过程中，还是作为抗癌治疗的结果，癌细胞经历的各种生理应激做出的反应，以及如何激发凋亡。在诱导凋亡的应激中值得注意的是，由于癌基因信号上调和 DNA 损伤而导致的信号失衡。这些凋亡反应的调节子，可以划分到两种主要线路中，一种接收和处理胞外死亡诱导信号（外源凋亡程序，涉及如 Fas 配体 /Fas 受体），另一种感应和整合各种细胞内部起源（内部程序）信号。这些线路的每一条均以达到正常条件下处于休眠的蛋白酶（胱天蛋白酶 8 或 9）的活化为终点，而这些酶继而引起一种涉及凋亡执行期密切相关的效应子胱天蛋白酶的蛋白降解信号级联。在最后阶段，一个凋亡细胞越发被其邻近的专门吞噬细胞解体和消耗。目前，内源凋亡程序更加广泛地作为一个障碍参与癌症发病。

在凋亡调节子和效应子之间传递信号的分子机制，通过 Bcl-2 家族调节蛋白促凋亡和抗凋亡成员的平衡所控制[36, 37]。原型蛋白、Bcl-2 及其近亲（Bcl-XL、Bcl-W、Mcl-l、Al）都是凋亡抑制子，大部分通过结合并由此抑制两个促凋亡激活蛋白（Bax 和 Bak）而发挥作用；后者嵌入线粒体的外膜中。当它们从抗凋亡的结合蛋白的抑制中释放出来，Bax 和 Bak 扰乱外层线粒体膜的完整性，引起促凋亡信号蛋白释放进入胞质，其中最为重要的当属细胞色素 C。当正常情况下被螯合的细胞色素 C 释放，它可以激活一个胞质胱天蛋白酶级联反应，使得多种细胞结构碎片化，因此执行凋亡死亡程序[37, 39]。

几个异常感应器因在激发凋亡方面起到关键作用而被识别[21, 37]。最值得注意的是，通过 TP53 抑癌基因而行使功能的一个 DNA 损伤感应器[40]；TP53 通过上调促凋亡的 Bcl-2 相关 Noxa 和 Puma 蛋白来诱导细胞凋亡，这是对大量 DNA 断裂和其他染色体异常做出的反应。另外，不充分的生存因子信号（如淋巴细胞中不充足的 IL-3 水平或上皮细胞中不充足的 IGF1/2 水平）可以通过另外一个名为 Bim 的促凋亡的 Bcl-2 相关蛋白引发细胞凋亡。然而激起凋亡的另外一种条件则涉及某些癌基因造成的过度活跃信号，如 Myc，部分通过 Bim 和其他 Bcl-2 相关蛋白而行使功能[18, 21, 40]。

肿瘤细胞进化出一系列策略来限制或规避凋亡。最常见的是 TP53 肿瘤抑制功能的丧失，消除了从凋亡诱导线路发出的关键损伤感应器。此外，肿瘤细胞可以通过升高抗凋亡调节子（Bcl-2、Bcl-XL）的表达，降低促凋亡的 Bcl-2 相关因子（Bax、Bim、Puma），或者使外源配体诱导的死亡通路短路，而达到类似的结果。凋亡躲避机制的多元性，可能反映了癌细胞群体从正常到癌变状态过渡过程中遇到的凋亡诱导信号的多样性。

自噬介导肿瘤细胞存活和死亡

自噬代表一种重要的细胞生理反应，与凋亡相同，正常情况下以较低、基础水平运作，但在特定的细胞应激状态下，最明显的是营养缺乏时，可以被强烈诱导[41-43]。自噬程序使得细胞可以降解其细胞器，如核糖体和线粒体，允许由此产生的分解代谢产物用于再循环，并因而参与生物合成和能量代谢。作为该程序的一部分，胞内载体（称为自噬小体）包裹需要降解的细胞器；产生的载体而后与溶酶体融合，降解由此发生。在这种模式中，产生了低分子量代谢物，在很多肿瘤细胞经历的应激、营养受限环境中，支持细胞存活。当以这种模式起作用时，自噬有利于癌细胞存活。

然而，这种自噬程序同癌细胞生命和死亡过程中的更多复杂通路相互交叉。类似于凋亡，自噬机器既有调控性组分也有效应性组分[41-43]。后者中有可以介导自噬小体形成和运往溶酶体的一些蛋白。值得注意的是，近期研究揭示了控制自噬、凋亡和细胞自稳态的调节性线路之间的交叉作用。例如，涉及 PI3K、AKT 和 mTOR 的信号通路，它们被存活信号刺激，用于阻断凋亡，并同样地抑制自噬；而当存活信号不足时，PI3K 信号通路则被下调，由此导致自噬和（或）凋亡被诱导[41, 42, 44, 45]。

在这两个程序之间的另外一个交叉连接存在于 Beclin-1 蛋白，遗传学研究表明，其对于自噬的诱导是必需的[41-44]。Beclin-1 是 Bcl-2 凋亡调控蛋白家族的成员，其 BH3 功能域使它可以结合 Bcl-2/Bcl-XL 蛋白。应激感应器偶联包括 BH3 的蛋白（如 Bim、Noxa）可以将 Beclin-1 从与 Bcl-2/Bcl-XL 的结合中取代下来，使得被释放的 Beclin-1 激发自噬，非常类似于它们可以释放促凋亡的 Bax 和 Bak 蛋白以激发凋亡。故而，根据细胞的生理状态，应激诱导性的 Bcl-2 相关蛋白能够诱导凋亡和（或）自噬。

携带失活的 Beclin-1 等位基因或者特定的自噬装置的其他组分的基因工程小鼠，呈现出对癌症的高度易感性[42-46]。这些结果提示自噬的诱导可以作为肿瘤发生的一种障碍，不依赖于凋亡或与凋亡协同。例如，自噬程序的过多激活可以导致细胞绕开它们自身很多关键的细胞器，以至于细胞生长和分裂陷于瘫痪。相应的，自噬可能代表多步骤的肿瘤进展过程中肿瘤细胞需要规避的另外一种屏障[41, 46]。

或许看起来自相矛盾，营养缺陷、放射治疗和特定的细胞毒药物可以导致自噬水平的增高，明显具有保护肿瘤细胞的作用[45-48]。再者，严重应激的肿瘤细胞，经过自噬而收缩至一种可逆性休眠状态[46, 49]。这种特别的存活反应使得一些晚期肿瘤在强烈的抗癌药物处理之后，存在持久性，甚至可能再生长。总体来说，许多像这样的观察结果表明，自噬对肿瘤细胞也可以说对肿瘤演进，具有双重效应[46, 47]。将来研究的一个重要方向涉及决定自噬何时和怎样允许癌细胞生存或死亡的遗传和细胞生理状态。

坏死具有促炎和促肿瘤潜力

相比于凋亡使死亡细胞收缩至一团几乎看不到的尸体并随即被邻近细胞消耗，坏死细胞变得膨大并且炸开，向局部微环境释放出它们的内含物。一系列的证据显示，因坏死而致的细胞死亡与凋亡相同，是被遗传性程序控制的一个有组织的过程，而非随机无序的过程[50-52]。

重要的是，坏死性细胞死亡向周边组织微环境释放促炎信号，而凋亡却并非如此。结果是，坏死细胞可以招募免疫系统的炎症细胞[51, 53, 54]，而它们的专一功能则是传输组织破坏的程度，并清除相关的坏死性碎片。然而在肿瘤发生的情况下，多项证据表明，免疫性炎症细胞可以通过促进血管生成、癌细胞增殖和侵袭（后续部分将讨论）来活跃地促进癌症进展。此外，坏死性细胞能释放有生物活性的调控因子，如 IL1α，它可以直接刺激邻近细胞增殖，并具有促进肿瘤进展的潜力[53]。因而，坏死性细胞死亡，尽管看上去对癌症相关的增殖起有利的平衡作用，却可能最终造成对患者的破坏性而非帮助性效果。

无限复制潜能

癌细胞需要无限的复制潜能来形成肉眼可见的肿瘤。这一能力与机体中绝大多数正常细胞系的细胞行为构成鲜明对比，后者仅能通过有限次数的连续性细胞生长和分裂循环。这种限制与两个独特的增殖障碍有关：复制性衰老和危机，前者是一种典型的不可逆进入非增殖却有细胞活性的状态，后者涉及细胞死亡。相应的，当细胞在培养条件下增殖，细胞分裂的重复循环首先导致复制性衰老，然后，对于那些成功绕开这一屏障的细胞，随后会进入危机阶段，在后者群体中的绝大多数细胞会死亡。在极少的场合下，危机中群体内的少数细胞会展现出无限复制的潜力。这种转换称为永生化，这是一种多数已经建立起来的细胞系在培养条件下增殖、没有衰老或危机的迹象而普遍拥有的特质。

多个证据表明端粒保护染色体末端这一行为主要参与无限增殖的能力[55-58]。端粒相关DNA，由多个六碱基串联重复组成，在培养条件下繁殖的非永生化的细胞染色体不断缩短，最终失去保护染色体 DNA 末端的能力，不能形成末端 - 末端融合；这种融合异常产生不稳定的双着丝粒染色体，在细胞有丝分裂后期的解析，导致染色体核型混乱，以及进入危及细胞生存力的危机。相应的，细胞中的端粒 DNA 长度决定了在端粒被大部分磨损并因此而失去它们的保护功能之前，细胞后代能连续传代的次数。

端粒酶是加载端粒重复区段到端粒 DNA 末端的特殊 DNA 聚合酶，在非永生化细胞几乎缺失而在绝大多数（0 ～ 90%）自发性永生细胞（包括人类癌症细胞）中以功能显著性水平表达。通过延伸端粒 DNA，端粒酶能够对抗进展性端粒侵蚀，而这种侵蚀，在端粒酶不存在时，则得以进行。端粒酶活性的存在，无论在自发性永生细胞中，还是在工程性表达这种酶的细胞中，同衰老和危机 / 凋亡诱导抵抗相关；反之，端粒酶活性的抑制导致端粒缩短，导致一种或其他形式的这些增殖性障碍被激活。

增殖的两个障碍，即复制性衰老和危机 / 凋亡，被合理解释为一种重要的抗癌防御体系，这种防御机制被植入细胞中并布署阻碍癌前克隆，坦率地说，是癌变细胞的克隆生长。根据这种思路，多数初期的肿瘤耗尽了它们复制性倍增的能力，被这些障碍中的一种阻滞在其轨道中。进展到形成肿瘤的少量变异细胞的最终永生化，归因于它们能够维持端粒 DNA 在足以避免激发衰老或凋亡的长度的能力，这一点在多数情况下通过上调端粒酶的表达来获得，较少情况下，以一种基于重组（ALT）的端粒维持替代机制来实现[59]。因此，端粒缩短至今被认为是一种计时装置，决定正常细胞有限复制潜能，癌细胞必须克服这种端粒缩短。

重评估复制性衰老

如同先前描述的，癌基因诱导的衰老状态与细胞从活体组织引入培养条件时被诱导的状态惊人地相似，后者是刚刚讨论过的复制性衰老。重要的是，复制诱导性衰老是普遍的障碍这一概念，需要优化和重述。近期实验揭示了在特定培养细胞中衰老的诱导可以被延迟，甚至可能通过改进细胞培养条件消除，表明最近接种的原代细胞，可能会在培养条件下不受阻碍地内在性增殖，直到端粒严重缩短，引起危机和相关的凋亡[60-63]。这一结果表明，端粒缩短并非一定会在危机到来之前诱导衰老。此外，有关的认识还来自使用基因工程性端粒缺失的小鼠开展的实验；这一工作揭示了缩短端粒可以使癌前病变细胞进入衰老状态，有助于（跟凋亡一起）在注定会发展到癌症特定形式的基因工程鼠中减少肿瘤的产生[58]。这种端粒缺失小鼠有高度磨损的端粒，表现出多器官失调和异常，呈现衰老和凋亡的证据，可能与细胞培养中看到的衰老和凋亡相似[58, 64]。因而，根据细胞环境，端粒缩短的增殖性障碍，可以通过衰老和（或）凋亡的诱导来表现。

延迟激活端粒酶既可能限制也可能助长癌变进展

现在已有证据表明，在自发产生的肿瘤中初期癌细胞的克隆因其不能显著表达端粒酶，会在多步骤的肿瘤进展过程中经历相对较早的端粒丢失诱导的危机。因此，文献记载中显示，通过荧光原位杂交可以发现癌前生长阶段存在着广泛磨损的端粒，这一技术还可以显示标志端粒衰竭和危机的末端 - 末端染色体融合[65, 66]。这些结果表明，初期癌细胞在从完全正常的细胞起源开始的进化中，就已经历了大量的、连续的端粒缩短型细胞分裂。相应的，一些人类肿瘤进展到肉眼可见的肿瘤之前，其发展可能被端粒诱导的危机终止。

在缺乏 TP53 介导的基因组完整性监控的细胞，以及因此经历严重端粒磨损的细胞中可以观察到差别很大的情况。TP53 DNA 损伤感应器的丢失，可以使细胞避免因端粒失调造成的 DNA 损伤引发的凋亡。反而，TP53 缺陷型细胞继续分裂，遭受重复性的染色体间融合与随后在有丝分裂期染色体的断裂的循环。这种断裂 - 融合 - 桥循环（BFB）导致染色体片段的缺失和扩增，明显诱变基因组，由此促进了已经获得突变的癌基因和抑癌基因的癌细胞的产生及随后的克隆性选择[58, 67]。然而，有人推断，从端粒崩溃中存活下来的癌细胞克隆一定最终获得了稳定化能力，并通过端粒酶的激活或者之前注意到的 ALT 机制来保护它们的端粒。

这些考虑提出了一种有趣的二分法：尽管失调的端粒是慢性增殖的明显障碍，它们却可以促进基因组不稳定性，产生标志性突变，这一点随后将进一步探讨。这两种机制可能通过端粒稳定化之前的短暂性端粒缺陷，而在某种特定癌变形式中发挥作用。对于短暂性端粒缺陷促进恶性进展的观点的详细支持证据，来自对人类乳腺癌前病变和癌变的比较分析[68, 69]。癌前病变不表达高水平的端粒酶，以端粒缩短和染色体异常为特征。相比之下，明显的上皮细胞癌端粒酶表达，与长端粒的重建和异常核型的固定一起出现，这些特征似乎是在端粒衰竭之后但端粒酶活性获得之前获取的。当以这种方式描绘时，延迟获得的端粒酶功能对促瘤突变的产生发挥了作用，随后的表达却稳定了突变基因组并赋予了癌细胞其需要的无限复制的能力，以产生临床上可见的肿瘤。

诱导血管生成

与正常组织相同，肿瘤需要营养和氧气，以及排空代谢废物和二氧化碳的能力。肿瘤相关新生血管满足了这些需求，通过血管生成这一过程来产生。胚胎发育期间，除了新血管从已有血管出芽（血管生成），脉管系统的发展涉及新内皮细胞的生成及其组装成为管腔（血管新生）。在这种形态发生之后，正常的血管大部分休眠了。在成人，作为生理过程的一部分如伤口愈合和雌性生殖周期，血管新生就开启了，但只是瞬时的。相比之下，在肿瘤进展期间，这种血管生成开关（angiogenic switch）总是被激活并保持开放状态，引起正常休眠血管持续出芽产生新血管，协助维持扩增中的肿瘤的生长[70]。

一项令人信服的证据表明，血管开关由可以诱导或者对抗血管新生的两种对抗性因素支配[71, 72]。一些这类血管生成调节因子是血管内皮细胞表达的、结合到刺激性或抑制性细胞表面受体的信号蛋白。众所周知的血管新生诱导因子和抑制因子的典型因子分别是血管内皮生长因子 A（VEGF-A）和凝血酶敏感蛋白 -1（Tsp-1）。

VEGF-A 基因编码配体，在胚胎期和出生后的发育过程中支配新血管生长，参与已经形成的血管中内皮细胞的存活，以及成人特定生理及病理状态。经过三个受体酪氨酸激酶（VEGFR1-3）转导的 VEGF 信号在多个水平受到调控，反映出其目的的多样性。VEGF 基因表达可被低氧和癌基因信号调控[73-75]。此外，VEGF 配体以休眠的形式被滞留在细胞外基质，被细胞外基质降解蛋白酶 [如基质金属蛋白酶 9（MMP9）] 释放和激活[76]。此外，其他促血管生成蛋白，如成纤维生长因子（FGF）家族成员，参与肿瘤血管生成的维持[71]。TSP-1 是血管新生开关中的关键抗衡蛋白，也结合到内皮细胞表达的跨膜受体中，因而激发对抗新生血管刺激的抑制性信号[77]。

不平衡的促血管生成混合信号产生的肿瘤内血管具有典型异常性：肿瘤新生血管的特征为早熟的血管出芽，卷绕和过多的血管分支，扭曲和放大的血管，不稳定的血流量，微小出血血浆渗入组织实质，以及异常水平的内皮细胞增殖和凋亡[78, 79]。

在动物模型和人类侵袭性癌症的多阶段发展过程中，血管生成令人吃惊地发生得早。多种器官的癌前病变、非侵袭性病变，包括不典型增生和原位癌的组织分析表明，血管生成开关的早期启动[70, 80]。组织学上，血管生成被认为只有当迅速生长的宏观肿瘤已经形成时才非常重要，但更多的近期数据表明，血管生成也能促进肿瘤进展的微小癌前病变阶段，进一步巩固了其作为一个完整的癌症标志的地位。

血管生成开关的分级

一旦血管生成被激活，肿瘤即表现出新生血管生成的各种模式。一些肿瘤，包括高度侵袭性的胰腺导管腺癌，是低血管性质的，并含有丰富的大部分无血管型基质，这些基质可能实际上具有活跃的抗血管生成能力[81]。相比之下，许多其他肿瘤，包括人类肾脏和胰腺神经内分泌癌，是高度血管生成性的，并因此具有高密集的血管[82, 83]。

总体上，这些观察表明肿瘤发展过程中的血管生成开关的早期启动，随后则是各种强度的进行中的新生血管，后者被一种复杂的、涉及癌细胞和相关基质微环境的生物电阻控制[71, 72]。值得注意的是，这种开关机制是可变的，尽管结果是一个常见的诱导性信号（如 VEGF）。在一些肿瘤中，肿瘤细胞中发挥作用的显性癌基因如 Ras 和 Myc，可以上调血管生成因子的表达，然而在其他肿瘤中，如此的诱导信号由免疫炎症细胞间接产生，随后会具体讨论。

内源血管生成抑制剂是肿瘤血管生成的天然屏障

据报道，多种分泌蛋白具有帮助关闭正常瞬时血管生成的能力，包括凝血酶致敏蛋白（TSP-1）、血纤维蛋白溶酶片段和第 18 型胶原蛋白（内皮抑素），连同其他十几个候选抗血管生成蛋白[77, 84-88]。大多数由结构蛋白的蛋白质水解衍生而来，这些结构蛋白本身并不是血管生成调控子。

许多这类血管生成内源抑制子，可在正常小鼠和人体的血液循环中检测得到。编码几个内源血管生成抑制子的基因从小鼠生殖细胞中删除，并未造成意外的发育或生理影响，却促进了原发和移植瘤的生长[84, 85, 88]。相反，如果内源抑制子的循环水平被遗传性提高（如通过在转基因小鼠或在移植瘤中过表达），肿瘤生长则被削弱[85, 88]。有趣的是，伤口愈合与脂肪沉积被这些基因的升高或削弱性表达损害或加速[89, 90]。这些数据表明，在正常条件下，内源性血管生成抑制子在组织重塑和伤口愈合过程中瞬时血管生成时，充当生理性调节子；它们还可能担任初期肿瘤血管生成的诱导和（或）维持内源性障碍。

周细胞是肿瘤新生脉管系统的重要组分

周细胞一直被认为是紧密结合在正常组织脉管系统内皮管外表面的支持性细胞，在那里它们给内皮细胞提供重要的机械和生理支持。近年开展的显微研究揭示了周细胞与大多数肿瘤，甚至是全部肿瘤的新生脉管系统相互关联，尽管关联度较低[91, 93]。更重要的是，机械研究（随后会讨论）已经揭示周细胞覆盖对于功能性肿瘤新生血管的维持很重要。

各种骨髓 - 衍生细胞促进肿瘤血管生成

现在很清楚的是，起源于骨髓的全部细胞类型在病理性血管生成中具有关键的作用[94-97]，包括固有免疫系统的细胞，值得注意的是巨噬细胞、中性粒细胞、肥大细胞、髓系祖细胞，均于病变边缘处聚集或在其中深度渗透；肿瘤相关炎症细胞有助于在休眠组织中通过血管开关，支撑肿瘤生长相关的血管生成。此外，它们能帮助保护脉管系统不受内皮细胞信号靶向药物的影响[98]。而且，有人观察到几种骨髓起源的血管祖细胞类型，能够迁移进入肿瘤病变处并嵌入已有的新生脉管系统中，在那里它们假扮了周细胞或内皮细胞的角色[92, 99, 100]。

激活侵袭和转移

侵袭和转移的多步过程，已经被模式化为一系列不连续的步骤，经常被称为侵袭 - 转移级联[101, 102]。这一模式描绘了一连串的细胞生物学变化，自局部侵袭开始，然后是癌细胞内渗进入邻近的血管和淋巴管，癌细胞经淋巴和血液系统运送，而后癌细胞从这些血管管腔逃出，进入远处组织实质（外渗），癌细胞小巢形成（微小转移灶），以及最后微小转移病变生长到肉眼可见的肿瘤，最后一步称为克隆化。以上步骤大部分在癌症发病机制的背景中被研究过。实际上，从侵袭 - 转移级联的角度来看，这一类型的多种肿瘤似乎表现相似。

在癌症的恶性进展过程中，肿瘤细胞在其形状及其与其他细胞和胞外基质（ECM）的黏附上发生典型的改变。研究得最深入的变化涉及癌细胞 E- 钙黏蛋白的缺失，E- 钙黏蛋白是一种关键的上皮细胞 - 细胞间黏附分子。通过在邻近上皮细胞间形成紧密连接，E- 钙黏蛋白有助于装配上皮细胞层，并且保持这些上皮细胞层的细胞的静息状态。而且 E- 钙黏蛋白表达的上升已经成为一种公认的侵袭和转移的拮抗力量，反之，其表达的下降可以增强这些行为。经常观察到的 E- 钙黏蛋白编码基因，CDH1 在人类癌症中的下调和偶尔突变型失活，为其作为侵袭 - 转移特征性能力的关键抑制子，提供了强有力的支持[103, 104]。

值得注意的是，编码其他细胞 - 细胞和细胞 -ECM 间黏附分子的基因的表达，在许多高侵袭性癌症的细胞中发生了显著变化，而那些有助于细胞增殖抑制的基因则通常被下调。相反的，在胚胎形成和炎症期间发生的细胞迁移相关的黏附分子，则经常被上调。例如，正常表达于器官形成过程中的迁移神经元和基质细胞的 N- 钙黏蛋白，在很多侵袭性癌细胞中上调，取代了之前表达的 E- 钙黏蛋白[104]。

对于侵袭和转移能力的研究，由于强大的新型工具和实验模型的优化，在过去十几年中显著加快了。尽管作为新兴领域，仍然充满关键的未回答问题，在描绘这一复杂特征性能力上，已经有了重大进展。有关这些进展的不完全的描述介绍如下。

上皮 - 间质转化程序广泛地调控侵袭和转移

一项被称为 EMT 的发育调控程序，是涉及肿瘤上皮细胞可借以获得侵袭、抗凋亡和播散的一种途径[105-110]。通过涉及胚胎形态形成和伤口愈合的各种步骤的过程，癌细胞可以同时获得多种启动侵袭和转移的属性。这一多面的 EMT 程序可被癌细胞在侵袭和转移过程中短暂或稳定地不同程度地激活。

一套多效性地起作用的转录因子（TF），包括 Snail、Slug、Twist 和 Zeb1/2，协调胚胎发育中的 EMT 和相关的迁移过程；它们中的大多数最初被发育遗传学研究发现。这些转录调节子以各种组合表达于很多类型的恶性肿瘤。在肿瘤形成实验模型中，一些此类 EMT-TF 对于程序性侵袭具有因果重要性；其他 EMT-TF 则在实验性表达于原发肿瘤细胞时被发现可以引发转移[105, 111-114]。EMT-TF 唤起的细胞生物学特性包括黏附连接的丧失和从多角形 / 上皮到纺锤形 / 成纤维形态的相关转换，伴随有分泌性基质降解酶的表达、增强的运动性和升高的凋亡抗性，这些均参与侵袭和转移过程。这类转录因子中的几个可以直接抑制 E-钙黏蛋白的表达，因而使得肿瘤上皮细胞从这一运动和侵袭的关键抑制子中释放出来[115]。

目前已有的数据表明，EMT-TF 彼此调节并调节多个重叠的靶基因。发育遗传学的结果显示，胚胎中从邻近细胞获取的环境信号参与了启动这些转录因子在细胞中的表达，这些细胞注定要历经 EMT 过程[111]；以一种相似的模式，癌细胞同相邻的肿瘤相关基质细胞之间的异源性相互作用，诱导恶性细胞表型的出现，这些恶性表型由一种或多种 EMT-TF 调控[116-117]，此外，可以看到在特定癌症的侵袭边缘的癌细胞可以发生 EMT，表明这些癌细胞容易遭受微环境的刺激，这些刺激与那些位于病变核心处的癌细胞遭受的刺激不同[118]。尽管证据依然不全，EMT-TFs 看起来能够统筹侵袭 - 转移的大多数步骤，除了可能是定植的最后一步，后者涉及某一处组织的细胞对一个异质的、潜在的不适于居住组织微环境的适应。

我们对于 EMT 造成的间质状态的各种表现和时间稳定性仍然知之甚少。的确，看起来越来越有可能的是许多人类癌细胞，经历部分 EMT，即获得间质细胞标志但仍然保留了很多先前就有的上皮细胞标志。虽然在某些非上皮肿瘤类型中观察到 EMT-TF 的表达，如肉瘤和神经外胚层肿瘤，它们在这些肿瘤中编程恶性特征上的作用至今报道的不多。除此之外，侵犯性癌细胞是否始终通过激活 EMT 程序组分来获得其恶性能力，还是不同的调控程序也能使得此类特质表达，有待进一步确定。

基质细胞对于侵袭和转移的异源性作用

正如之前提到的，癌细胞和肿瘤基质细胞间的对话参与了侵袭和转移能力的获得[94, 119-121]。例如，作为对于癌细胞所释放信号的反应，在肿瘤基质中存在的间充质干细胞（MSC）可以分泌 CCL5/RANTES；CCL5 继而反过来作用于癌细胞以刺激其侵袭性行为[122]。在另一项工作中，分泌 IL-1 的癌细胞诱导 MSC 来合成一系列其他细胞因子，随后进一步促进癌细胞的 EMT 程序的激活；这些因子包括 IL-6、IL-8、生长调节癌基因 α（GRO-α）和前列腺素 E2[123]。

肿瘤外围的巨噬细胞能够通过提供基质降解酶如金属蛋白酶和半胱氨酸组织蛋白酶来促进局部侵袭[76, 120, 124, 125]；在一个模式系统中，促进侵袭的巨噬细胞被癌细胞产生的 IL-4 激活[126]。并且在转移性乳腺癌的实验模型中，肿瘤相关巨噬细胞（TAM）产生表皮生长因子（EGF）作用于乳腺癌细胞，而癌细胞反过来以集落刺激因子 1（CSF-1）刺激巨噬细胞。以上协调性相互作用促进癌细胞向循环系统的内渗和转移性散播[94, 127]。

诸如此类的观察表明，高级别恶性肿瘤的表型，并非以一种严格的细胞自主方式产生，它们的表现，不能仅仅通过分析肿瘤细胞中的信号得以理解。EMT 模型的一个至今仍未验证的重要含义，是原发瘤中的癌细胞在某些肿瘤参与协同侵袭 - 转移级联反应中的大多数步骤，该能力的获得除了原发肿瘤形成需要的突变以外，不需要经历额外的突变。

侵袭性生长程序的可塑性

背景信号在诱导侵袭性生长能力（经常经由 EMT）中的作用暗示着可逆性的可能，从原发肿瘤扩散到更远处组织部位的肿瘤细胞可能不再从活化的基质及它们在肿瘤原发部位经历的 EMT 诱导信号中获益。当不持续接触这些信号时，癌细胞在其新的组织微环境恢复至一种非侵袭性状态。因此，在最初的侵袭和转移性播散中经历 EMT 的癌细胞可能逆转这一形态改变，通过一种间质上皮转变（EMT）的过程来实现。这种可塑性会导致新的肿瘤细胞克隆的形成，表现出的构成和组织病理学与从未经历 EMT 的原位癌相似[128]。

侵袭的独特形式可能构成不同肿瘤的基础

EMT 程序调控一种特别的侵袭类型，即间质性侵袭。此外，两种独特侵袭模式已被发现参与癌细胞的侵袭[129, 130]。群体性侵袭涉及癌细胞的组织全体侵袭至邻近组织，表现出如鳞状细胞癌的特征。有趣的是，这些癌症很少是转移性的，表明这种形式的侵袭缺乏某些促进转移的功能属性。阿米巴形式侵袭的普遍性还不太清楚[131, 132]，在这种方式中个别癌细胞表现出形态上的可塑性，使得它们能够通过 ECM 中现存的空隙得以滑行，而不是如同间质性和群体性侵袭，为自己清理出一条通路。至今尚未阐明的是参与群体性和阿米巴性侵袭的癌细胞是否使用了 EMT 程序的组分，抑或完全不同的细胞生物学程序负责调控这些替代性侵袭程序。

以前已经注意到另一种新型的概念，涉及在肿瘤边界聚集的炎症细胞促进癌细胞侵袭，炎症细胞生成降解 ECM 的酶和其他启动侵袭性生长的因子[76, 94, 120, 133]。这些功能可能消除了侵袭性癌细胞通过 EMT 程序的激活来产生这类蛋白的需求。因此，并非癌细胞自身合成这些蛋白，而是癌细胞可能分泌招募促侵袭的炎症细胞的趋化因子；后者继续产生启动侵袭性生长的基质降解酶。

转移性定植的令人畏惧的复杂性

转移可以被划分为两个主要阶段：癌细胞从原发肿瘤向远处组织的物理性播散，以及这些细胞在远处组织微环境中的适应，从而成功定植（即微小灶生长到肉眼可见的肿瘤）。这种播散的多个步骤看起来位于 EMT 和类似的迁移性程序的范围中。然而定植并非严格地与物理性播散相耦合，许多患者有无数已经播散的微小转移灶，但从未进展形成肉眼可见的转移性肿瘤证实了这一点[101, 102, 134-136]。

在某些类型的肿瘤中，原发瘤可能释放系统性抑制因子，使得这种微转移休眠，临床上原发性肿瘤切除之后的暴发性转移生长揭示了这一点[87, 137]。但是在其他肿瘤中，如乳腺癌和黑色素瘤，肉眼可见的转移灶可能在原发瘤被手术移除或药物破坏之后的几十年后暴发。这些转移性肿瘤的生长明显地反映了经过多次尝试和错误后，休眠的微小转移灶已经解决了适应异源组织微环境的复杂问题，允许随后发生组织定植[135, 136, 138]。在这里隐含一个概念，即大多数播散肿瘤细胞可能对它们抵达的组织微环境适应性差，至少在初期是这样的。因此，每种类型的播散肿瘤细胞可能需要开发它自身的一套特别的方案来解决在一个或另一个异源组织微环境中茁壮成长的问题[139]。

有人会从这些自然进程中推断，微转移可能缺乏旺盛生长必要的能力，如激活血管生成的能力。实际上，某些实验中产生的休眠性微转移，不能形成宏观肿瘤，被归因于它们不能活化肿瘤血管生成[135, 140]。此外，最近的实验已经显示营养性饥饿可以诱导强烈自噬，引起癌细胞收缩并采用一种可逆性休眠的状态。当组织微环境变化时，如可获得的营养增加，感染或伤口愈合或其他局部异常等原因造成的炎症等情况下，可能退出这一状态，恢复活跃的生长和增殖[49, 141]。微转移性休眠的其他机制可能涉及嵌入正常组织 ECM[138] 抗生长信号和免疫系统的抑瘤性活动[135, 142]。

转移性播散过去长期被描述成多步骤的原发肿瘤进展中的最后一步；实际上，对于许多肿瘤而言，可能的确如此，正如近期基因组测序研究提供的遗传学证据说明胰腺导管腺癌发展到转移阶段的克隆性进化[143-145]。然而，重要的是，最近的结果揭示了在小鼠和人类一些癌细胞可以在非常早期，明显非侵袭性癌前病变阶段发生播散[146, 147]。另外，微转移可以由没有明显侵袭性，但却有缺乏管腔完整性的新生脉管的原发瘤引起[148]。尽管癌细胞可以从这些癌前病变播散，种植在骨髓和其他组织中，它们定植于这些位点并发展成病理学上明显的宏转移的能力尚未经证实。目前，我们仍然将这种早期的转移性播散当作小鼠和人类的可以论证的现象，而其临床意义尚未建立。

在发展了这样一种组织特异性定植能力之后，转移性克隆中的细胞可能会继续播散，不仅到达体内的新位点，而且会回到它们祖先起始的原发位点。相应的，在原发肿瘤中某些细胞具有很明显的组织特异性定植程序，可能不是从原发病变位点的经典肿瘤进展而来，而是从已经回巢的迁移性细胞而来[149]。这种再种植同上述人类胰腺癌转移的研究一致[143-145]。即在原发肿瘤癌细胞中的病灶亚群的表型和潜在的基因表达程序，可能部分地反映了它们远端转移后代的反向迁移。

在这一自我种植过程中暗含另一个观点：原发肿瘤中的支持性基质促进肿瘤恶性特征的获得，为那些从转移病变部位释放出来的循环肿瘤细胞提供了再种植和定植的适宜部位。

明确促进转移性定植的调节程序是未来研究的一个重要方向。已经取得了大量进展，如定义了那些与特异性组织中宏转移灶有关并起促进作用的基因群（转移性特征）[139, 146, 150-152]。重要的是，转移性定植几乎一定需要建立由关键基质支持细胞组成的宽松的肿瘤微环境。为此目的，定植过程几乎涵盖了大量的细胞生物学程序，后者归结起来远比转移播散前面的步骤更为复杂和具有多样性，转移播散前面的步骤使肿瘤细胞离开原发肿瘤部位，到达栖身场所和身体各部位外侵。

重编程能量代谢

代表肿瘤疾病本质的慢性和经常失控的细胞增殖，不仅涉及失调的细胞增殖控制，也包括激起细胞生长和分裂的能量代谢的相应调整。在有氧条件下，正常细胞首先通过胞质中糖酵解处理葡萄糖生成丙酮酸，此后在线粒体中经过氧化磷酸化形成二氧化碳。在无氧条件下，优先选择糖酵解，产生相对少量的丙酮酸，被运送到消耗氧气的线粒体。Otto Warburg 首先观察到癌细胞能量代谢的反常特征[153-155]：即便在有氧条件下，癌细胞也会重编程其葡萄糖代谢，因而其能量产生过程也被改变，导致一种被称为有氧糖酵解的状态。

癌细胞中的代谢被特别化，在随后几十年里被大量证实。有氧糖酵解的关键特征是葡萄糖转运蛋白的上调，值得注意的是 GLUT1，该蛋白可显著促进葡萄糖运输到细胞质[156-158]。实际上，显著上升的葡萄糖摄取和利用在很多人类肿瘤类型中均有报道，主要通过无创性可视化葡萄糖摄取的方法，这种方法应用正电子发射显像（PET）结合放射性元素标记的葡萄糖类似物（^{18}F- 氟脱氧葡萄糖，FDG）作为报告信号。

糖酵解供能与活化的癌基因（如 RAS、MYC）和突变的抑癌基因（TP53）[18, 156, 157, 159]相关，这些基因改变在肿瘤细胞中被选择主要因为它们可促进细胞增殖、破坏生长抑制控制，以及减少凋亡等标志性能力。这种对于糖酵解的依赖在缺氧条件下被进一步加强，缺氧条件在许多肿瘤中发挥作用：缺氧反应系统发挥多效性作用，上调葡萄糖转运蛋白和糖酵解通路中的多种酶[156, 157, 160]。因而，Ras 癌蛋白和缺氧可以彼此独立地提高缺氧反应转录因子 HIF1α 和 HIF2α，二者转而可以上调糖酵解[160-162]。

能量代谢重编程表面看起来是违反常理的，因为癌细胞必须补偿糖酵解相比于线粒体氧化磷酸化降低了 18 倍之多的 ATP 生成效率。根据一个早已被长期忘却的[163]但近期被重提和优化的假说[164]，增强的糖酵解允许其中间产物转移至不同的生物合成路径，包括那些产生核苷酸和氨基酸的路径。转而，这却促进了装配新细胞所需的大分子和细胞器的生物合成。并且，类似于 Warburg 代谢似乎存在于许多迅速分裂的胚胎组织，再次提示其在支持用于活跃的细胞增殖所需的大规模生物合成程序方面的作用。

有趣的是，一些肿瘤被发现含有两种癌细胞亚群，在能量产生路径上不同。其中一个亚群由分泌乳酸的葡萄糖依赖型（Warburg 效应）细胞组成，而另一个亚群倾向于输入和利用邻近细胞产生的乳酸作为它们主要的能源，应用柠檬酸循环的一部分来实现[165-168]。这两个亚群明显是功能性共生的，缺氧癌细胞依赖葡萄糖作为燃料而分泌乳酸作为废料，乳酸被输入并优先被它们处于更好供氧状态的同胞用作燃料。尽管这种肿瘤内共生的刺激性模式还没有被推广，促进肿瘤生长的乳酸分泌型和乳酸利用型细胞之间的合作实际上并非肿瘤独有，而是再次反映了对于正常生理机制的一种借鉴，在正常的肌肉[165, 167, 168]和大脑中也发挥作用[169]。此外，越发明显的是，从常氧到缺氧状态下的氧化，在肿瘤中不必是静态的，而是随时间和区域波动着[170]，可能是肿瘤相关新生血管系统的不稳定和混乱组织的一种结果。

最后，有关 Warburg 效应的观点需要对多数，甚至是所有表现有氧糖酵解的肿瘤进行优化。这种效应不包括糖酵解激活同时发生的氧化磷酸化的关闭，糖酵解则起到唯一能源的作用。相反的，癌细胞变得高度适应，通过不同比例利用线粒体氧化磷酸化和糖酵解产生慢性细胞增殖所需的能量 ATP 和生物合成前体。最后，这种重编程能量代谢的能力，于 2011 年被喻为“新兴的标志”（emerging hallmarks）[2]，与前面讨论的失调性增殖信号和逃避生长抑制因子的标志特征相互交织。因此，作为一种分离的、独立获得的标志其作用和地位仍然不明，尽管其作为肿瘤生长状态的关键组分的重要性已经越来越得到认可。

逃避免疫破坏

第 8 个标记性特征，反映了免疫系统在抗肿瘤形成和进展过程中发挥的作用。免疫监控长期盛行的理论是假定细胞和组织被一个一直处于警觉中的免疫系统监控，而这种免疫监控负责识别和清除绝大多数初期癌细胞，以及初生的肿瘤[171, 172]。根据这一逻辑，临床上可检测的癌症，通过某些方式设法逃避免疫系统各种方式的识别，或能够限制被免疫性杀死的程度，因而可以逃避被清除的命运。

缺陷型肿瘤免疫监控的作用，被免疫受损患者体内某些肿瘤的惊人增长所证实[173]。然而，其中大多数是病毒诱导的肿瘤，表明这类癌症的控制很大程度上依赖于受感染患者的病毒负担的减轻，部分通过消除病毒感染的细胞。这些观察并未能揭示免疫系统限制大于 80% 的非病毒导致的肿瘤形成中的可能作用。然而，在近些年，从基因工程小鼠和临床流行病学得来的不断增多的证据表明，免疫系统在肿瘤形成和进展中发挥显著的屏障作用，至少在一些非病毒诱导形成的肿瘤中如此[174-177]。

当将具有免疫系统的不同组分缺陷的基因工程小鼠，用于评估致癌剂诱导的肿瘤进展时，与免疫完整的条件相比，免疫缺陷小鼠肿瘤生长更频繁、更快。尤其是 $CD8^+$ 细胞毒 T 淋巴细胞（CTL）、$CD4^+$Th1 helper 细胞、自然杀伤（NK）细胞发育或功能的缺陷，任意一种均能导致肿瘤发生率的上升。而且，具有 T 细胞和 NK 细胞联合缺陷的小鼠对于肿瘤发展更易感。这些结果表明，至少在某些实验模型中，免疫系统的固有性和适应性细胞途径均能显著促进免疫监控，从而导致肿瘤根除[142, 178]。

此外，移植试验显示，免疫缺陷型小鼠的癌细胞在同基因型免疫完整型小鼠中经常无法形成二级肿瘤，然而从免疫完整型小鼠肿瘤中产生的癌细胞在两种类型的宿主中产生移植瘤的能力是相当的[142, 178]。这些行为被解释为，高度的免疫原性癌细胞克隆在免疫完整型宿主中被常规性清除，这是一个免疫编辑的过程，最终只剩下较弱的免疫原性变异体细胞生长和形成实体瘤。这种弱免疫原性细胞因此可以在免疫缺陷型和免疫完整型宿主中连续克隆。相反，当在免疫缺陷型宿主中产生时，具有免疫原性的癌细胞不会被选择性剔除，相反却会同其他弱免疫原性细胞一起繁衍。这种来自未经编辑的肿瘤细胞被连续接种到同基因型受体小鼠，当它们在二级宿主中第一次遇到完整的免疫系统时，具有免疫原性的癌细胞将被清除[179]（这些特别的实验未回答的是，用于诱导这些肿瘤的化学致癌剂是否倾向于产生具有特别免疫原性的癌细胞）。

临床流行病学越来越支持在一些人类癌症中抗肿瘤免疫反应的存在[180-182]。例如，具有 CTL 和 NK 细胞高度浸润的结肠癌或卵巢癌的患者，比那些缺乏这些丰富的杀伤性淋巴细胞的患者有更好的预后[176, 177, 182, 183]。对其他癌症病例仅是建议性的，结论不十分令人信服，还在进行研究。此外，一些免疫抑制性的器官移植受体被观察到产生了供体来源的肿瘤，这表明在表面看起来无瘤的供体器官中，癌细胞处于被功能性的免疫系统检查并滞留于休眠状态[184]，一旦这些移植器官中的“乘客”细胞发现它们处在免疫缺陷型患者体内，即发动增殖性扩增，免疫缺陷型患者缺乏产生免疫反应的重要生理能力，这种免疫反应可以使休眠癌细胞处于监控之下或被清除。

慢性免疫缺陷型患者的流行病学，仍然无法表明非病毒性人类癌症主要形式的发生率显著增长。这可以作为针对免疫监控为肿瘤发生和发展的有效屏障重要性的一项论据。然而我们注意到，HIV 和药物造成免疫抑制的患者主要是在 T 细胞和 B 细胞部分出现免疫缺陷，因而并不出现多组分的免疫缺陷，多组分免疫缺陷往往在缺乏 NK 和 CTL 细胞的基因工程突变小鼠中产生。而这就使得此类患者可能仍有残余能力产生由 NK 和其他固有免疫细胞介导的抗癌免疫防御。

实际上，过去讨论的癌症免疫学简化了肿瘤 - 宿主免疫相互作用，因为高度免疫原性肿瘤细胞通过使那些被派遣去消除肿瘤细胞的免疫系统组分失能，成功逃避免疫破坏。例如，癌细胞可能通过分泌 TGF-β 或其他免疫抑制因子而抑制侵袭性 CTL 和 NK 细胞[32, 185, 186]。另外，癌细胞可能表达免疫抑制性细胞表面配体，如 PD-L1，它可以阻止 CTLs 细胞毒性机制的激活。这些 PD-L1 分子作为 PD-1 受体的配体，PD-1 受体表达于 CTLs，共同体现了一个由检查点配体和受体组成的系统，限制免疫反应从而避免自体免疫[187-189]。然而其他局部免疫抑制机制通过招募可以活跃抑制 CTLs 活性的炎症细胞发挥作用，包括调节性 T 细胞（Tregs）和髓系衍生抑制细胞（MDSC）[174, 190-193]。

总之，以上 8 项标志性特征，每一个都发挥性质独特的功能，似乎是最致命的人类癌症的组成部分。当然，它们各自对疾病病理学的贡献和相对重要性在不同肿瘤类型中有所不同，而一些标志性特征在一些情况下可能会丢失或变得不重要。然而，有理由假定它们的普遍性，因此，也有理由假定它们适用于了解人类癌症的生物学。继而，我们将转向讨论这些能力在癌细胞得以发展的多步骤道路上是如何获得的，重点研究最常涉及的两个促进因素。

两个普遍的特性协助标志性特征的获得

我们已经定义了癌症的标志性特征作为获得性的、功能性的能力，其允许癌细胞存活、增殖和播散。两个促癌因素使它们的获得成为可能（图 2.2）。最为突出的是癌细胞中基因组不稳定的发展，癌细胞产生随机突变，包括染色体重排，其中有罕见的遗传变化，可以协调个体标志性特征能力。第二个促癌因素涉及癌前病变和恶性病变的炎性状态。各种固有性和适应性免疫细胞浸润肿瘤，其中某些细胞通过不同的方式促进肿瘤进展。

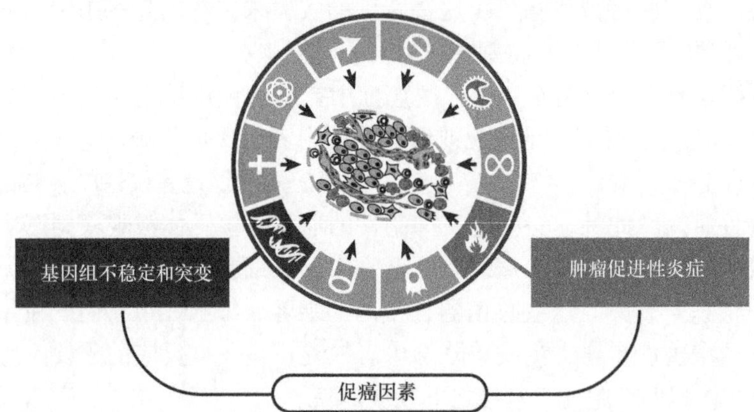

图 2.2　促癌因素。两个表面上通用的癌细胞的特征和它们产生的新生瘤参与到标志性特征获得的过程中。第一个也是最重要的是，在异常增生的癌细胞中的基因组维护系统的损坏，促进多种标志性特征的基因突变的产生。其次，新生瘤总是吸引先天免疫系统的细胞，被重编程用于愈合伤口和同感染战斗，包括巨噬细胞、中性粒细胞和部分分化的髓系细胞，能够功能性促进很多标志性特征的获得（改编自 Hanahan D，Weinberg RA. Hallmarks of cancer：the next generation. Cell 2011；144：646-674）

促癌因素：基因组不稳定和突变

之前列举的多个标志性特征的获得，很大程度上依赖于癌变细胞基因组中的连续改变。基本上，某些突变基因型可以赋予初期癌细胞的增殖性巢穴的特定亚克隆选择性优势，使得它们在局部组织环境中生长并最终成为优势群体。相应的，多阶段的肿瘤进展，可被描述为连续的克隆扩增，其中大多数可因促癌因素获得激发。

实际上很明显的是，几乎每个人类癌细胞基因组均携带一个或几个生长调节基因的突变等位基因，这就强调了这些遗传突变在驱动恶性进展中的中心作用[194]。我们仍然注意到，许多可遗传的表型（尤其是抑癌基因的失活）可以通过表观遗传机制，如 DNA 甲基化和组蛋白修饰而获得[195-198]。因而，很多克隆性扩增还可以被影响基因表达性调节的遗传性非突变激发。目前，对于不同的克隆性扩增，遗传性相对于可遗传的表观基因性修饰的重要性仍然不甚清楚，并且可能在不同类型人类癌症中变化很大。

基因组维护系统检测和解决DNA缺陷的超常能力确保了在机体正常细胞中的自发突变频率通常很低，不论在静息态细胞中还是在细胞分裂过程中。多数癌细胞的基因组，相比之下，有很多这些改变，反映了随着突变频率的上升基因组完整性丧失。这个高度易变性似乎加快了变异体细胞的产生，促进了使克隆扩增的优势表型细胞的筛选[199, 200]。这种易变性是通过增加对致突变剂的敏感性，或者通过在基因组维持系统中的一个或几个组分的改变，或者通过这两者来获得的。除此之外，突变的积累可被那些破坏监控系统的异常加速，监控系统正常情况下监控基因组完整性并强迫那些在基因水平发生损伤的细胞进入休眠、衰老或凋亡[201-203]。TP53的作用在此是具有核心性的，故被称为基因组卫士（guardian of the genome）[204]。

已经报道了多种缺陷影响DNA维持系统的不同组分，DNA维持系统被认为是基因组的守护者[205]。而这些守护者基因的缺陷记录包括其产物参与以下过程。①检测DNA损伤和激活修复装置；②直接修复损伤DNA；③在致突变分子损伤DNA之前就将其失活和拦截[199, 201, 202, 206-208]。从遗传学角度，这类守护者基因在行为上很像抑癌基因，因其功能在肿瘤进展过程中经常丢失，通过失活性突变或经过表观遗传性抑制，这些丢失得以发生。很多这种守护者基因的突变拷贝，被引入到小鼠生殖细胞，不意外地导致肿瘤发生率上升，因而支持它们参与人类癌症的进展这一事实[209]。

此外，过去十年的研究揭示了肿瘤相关基因组不稳定性的另一个主要来源。正如之前已经描述过的，在很多肿瘤中，端粒DNA的丧失造成核型不稳定和染色体片段相关扩增及缺失[58]。当从这个角度审视时，端粒已经不仅仅是一个无限复制潜能的标志性特征的促进者。它必须被加入负责维持基因组完整性的关键守护者这一列表中。

在癌细胞基因组的分子遗传分析领域的进步，提供了肿瘤进展过程中，功能改变型突变和进行中的基因组不稳定性最令人信服的证明。有一种类型的分析 - 比较基因组杂交（CGH）记载了细胞全基因组的基因拷贝数的增加或丧失。在很多肿瘤中，CGH所展示的遍布性的基因组异常，为基因组稳定性控制的丧失提供了清晰的证据。重要的是，在基因组特定位点的特异性变异（包括扩增和缺失）的反复发生，表明这些位点可能包含了那些一旦发生变化就有利于肿瘤进展的基因[210]。

最近，随着高效而经济的DNA测序技术的发展，癌细胞基因组的高分辨率分析已经成为可能。早期研究揭示了不同肿瘤中DNA突变的不同模式（查阅http：//cancergenome.nih.gov/）。在不久的将来，整个癌细胞基因组的测序有望清楚地说明遍布癌细胞全基因组中那些表面随机突变的重要性[194]。因此，全基因组测序的应用提供了揭示少数特定肿瘤类型中反复发生的遗传变化（如那些多个独立发生的肿瘤中的突变）的前景。这种突变的发生，即便并不经常，为肿瘤发病机制中发挥关键作用的调控通路的研究提供了线索。

这些癌症基因组的调查表明，基因组改变的特异性在不同肿瘤类型之间会有显著变化。然而，大量的已有报道的基因组维持和修复缺陷，以及基因拷贝数和核苷酸序列的普遍不稳定性的证据，都在说服我们相信基因组不稳定性是形成几乎所有类型人类肿瘤细胞所固有的。从而可引出结论，基因组维持和修复的缺陷具有选择性优势，因而其促进肿瘤进展仅仅是因为它们加快了进化中的癌前病变细胞积累有利的表型的频率。因此，基因组不稳定性显然是一个与肿瘤标志性能力的获得因果相关的促癌因素。

促癌因素：促癌性的炎症

在被招募到癌症基质的细胞中，有大量的介导炎性功能的免疫系统细胞类型。病理学家早已发现一些（如果不是所有）肿瘤被免疫系统的固有性和适应性类别的细胞密集浸润，因此反映了炎症条件是产生于非肿瘤组织[211]。随着更好的标志物的出现，可以精确识别免疫系统的不同细胞类型，现在已经清楚的是，几乎每一个肿瘤病变均有免疫细胞的存在，密度上从仅能通过细胞类型特异性抗体检测得到的不易察觉的浸润，到即便用标准组化染色程序也可以清楚显示的炎症[183]。历史上，这样一种免疫反应曾被认为是反映了免疫系统试图消灭肿瘤，而实际上如前所述，越来越多的证据显示许多肿瘤类型的抗肿瘤反应伴随一种压力使肿瘤逃避免疫破坏[174, 176, 177, 183]。

然而，到了 2000 年，也有线索表明肿瘤相关炎症反应有意想不到的促进肿瘤进展的多个步骤的作用，可帮助初期肿瘤获得标志性能力。在随后几年里，有关炎症和癌症发生之间相互交叉的研究开始激增，产生了大量的、令人信服的证据，表明了免疫细胞，大部分是固有免疫系统对肿瘤进展有重要的促肿瘤效应[19, 53, 94, 174, 212, 213]。炎症细胞可以通过给肿瘤微环境提供信号分子，包括维持增殖性信号的生长分子，限制细胞死亡的因子，促血管生成因子，促进血管生成、侵袭和转移的胞外基质修饰酶，导致 EMT 和其他促进标志型能力的程序激活的分子[53, 94, 116, 212, 213]，促进多种标志性能力的获得。

重要的是，局部炎症经常在肿瘤进展的最早阶段很明显，能够促进早期阶段肿瘤向成熟癌症发展[94, 214]。此外，炎症信号可以释放化学物质，尤其是活性氧，对邻近的癌细胞具有活跃的致突变效果，因而向着高度恶性方向加速遗传进化[53]。因此，免疫系统的选择性细胞类型引起的炎症，对于促进标志性特征的获得显然是一种有利的特性。这种有利特性的相关细胞将在随后章节描述。

构成肿瘤微环境的细胞类型

在过去的 20 年里，肿瘤越来越被认为是复杂性接近甚至超过正常健康组织的一种组织。这一认识同早期的还原论者的观点形成鲜明对比，早期观点认为肿瘤仅仅是一群相对同质的肿瘤细胞，其整个生物学可以通过阐释癌细胞自主性特性而理解（图 2.3A）。相反，与恶性病变相关的不同类型细胞的集合，被越来越多地报道，对有症状的疾病的表现具有功能重要性（图 2.3B）。从这一角度看，肿瘤生物学只能通过研究肿瘤中个别特异性的细胞类型来全面理解。我们在下文列举了一套被肿瘤细胞直接或间接招募到肿瘤部位的附属性细胞类型，它们通过很多重要途径促进了肿瘤的生物学机制，我们要讨论它们个体和整体功能的调控机制。大多数观察源于癌症研究，肿瘤上皮细胞组成一个区域（肿瘤实质），与形成肿瘤相关基质的间质细胞形成鲜明的区别。

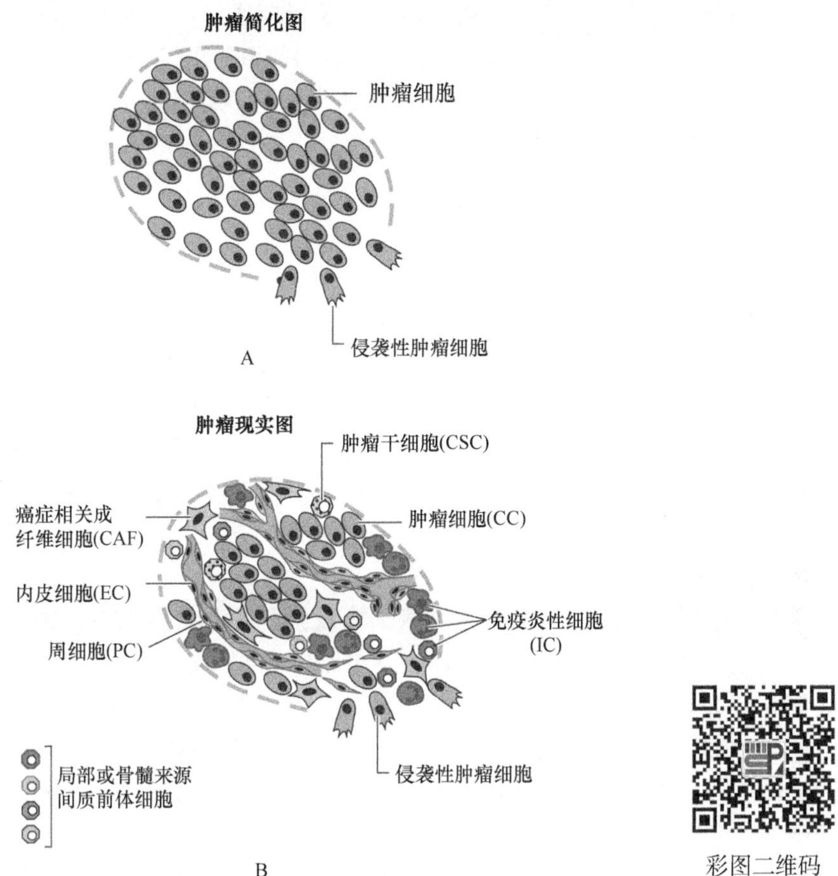

图 2.3 肿瘤是一个“不合法”的器官。肿瘤生物学研究既往聚焦于肿瘤细胞，肿瘤细胞构成肿瘤的驱动者。这一看法把肿瘤仅仅看作一团肿瘤细胞（A）而忽视了一个重要的事实，即肿瘤细胞招募并损坏多种形成肿瘤相关基质的正常细胞类型。一旦形成，基质与肿瘤细胞相互作用，影响几乎所有定义整体的肿瘤行为的特征（B）。癌细胞和基质细胞异质性群体的聚集经常被称为肿瘤微环境（改编自 Hanahan D，Weinberg R. The hallmarks of cancer. Cell 2000；100：57-70；Hanahan D，Weinberg RA. Hallmarks of cancer：the next generation. Cell 2011；144：646-674）

癌症相关成纤维细胞

成纤维细胞在各种癌症谱中以不同的比例存在，在很多情况下构成肿瘤基质中占有优势的一个细胞群。癌症相关成纤维细胞（CAF）包括至少两种独特的细胞类型：①与成纤维细胞相似的、产生用以支持大多数正常上皮细胞的结构基础的细胞；②肌成纤维细胞，其生物作用和特性显著区别于那些广泛分布的组织来源成纤维细胞。肌成纤维细胞可被其表达的 α 平滑肌肌动蛋白（αSMA）鉴别。它们在多数健康的上皮组织中较为少见，尽管某些组织如肝和胰腺包含大量表达 αSMA 的细胞。肌成纤维细胞在伤口处瞬时大量增加，在慢性炎症处也可以发现。尽管有助于组织修复，肌成纤维细胞在慢性炎症时促进了病理性纤维化，这些病理性纤维化可以在肺、肾和肝等组织中观察到。

被招募的肌成纤维细胞和正常组织衍生的成纤维细胞变体已被证实可以促成肿瘤表型，尤其是癌细胞增殖、血管生成、侵袭和转移。它们的促瘤活性大部分是通过向小鼠移植癌细胞混合癌症相关成纤维细胞，以及近期通过在易成瘤小鼠中遗传性或药物性干扰其功能的实验来明确的[8, 121, 133, 215-219]。因其分泌各种 ECM 组分，癌症相关成纤维细胞参与了许多晚期癌症特征性纤维间质的形成。两种癌症相关成纤维细胞促进肿瘤发病机制的全部功能有待进一步阐释。

内皮细胞

在肿瘤微环境的基质组分中十分突出的是形成肿瘤相关血管的内皮细胞。静息态的血管内皮细胞被血管生成调节因子激活，产生新生脉管系统，维持伴随着持续内皮细胞增殖和血管形态发生的肿瘤生长。除了之前提到的起平衡作用的 VEGF 和 TSP 信号，一个涉及信号转导受体的配体 [如血管生成素 1/2（angiopoeitin-1/2）、Notch 配体、脑信号蛋白（semaphorin）、神经纤毛蛋白（neuropilin）、Robo 和肝配蛋白（ephrin-A/B）] 的互相连接的信号通路网络，已知参与了调控静态与活化血管内皮细胞的过程。这个信号通路网络参与到发育性的、肿瘤相关性的血管生成中，进一步例证了内皮细胞表型的复杂调控[220-224]。

其他途径的研究正在揭示肿瘤相关内皮细胞的独特基因表达谱，研究也在识别正常内皮细胞和肿瘤内皮细胞管腔表面表达的细胞表面标志物[78, 225, 226]。信号转导、转录组表达谱和血管 ZIP 编码方面的差异对于准确理解正常内皮细胞转换为肿瘤相关内皮细胞是重要的。这些认识将产生研发新型治疗的机会，利用这些差异进行选择性靶向肿瘤相关内皮细胞。此外，活化的（血管生成的）肿瘤血管被揭示是细胞毒性 T 细胞有效渗透的屏障和功能性抑制因子[227]，因此，肿瘤内皮细胞有助于形成逃逸免疫破坏这一标志性能力。这样，另外一个正在兴起的观念则是使内皮细胞正常化而非消除它们，以便改善免疫治疗[190]及化疗[228]药物的传递。

与循环系统的内皮细胞密切相关的是那些形成淋巴管的细胞[229]。它们在肿瘤相关基质中的作用，尤其在支持肿瘤生长方面，我们的理解是有限的。实际上，因为实体瘤中的较高间质压力，肿瘤内淋巴管通常是崩溃了的、没有功能的；然而相反，在肿瘤周边和癌细胞侵袭的邻近正常组织也有功能性的、活跃生长的（淋巴生成的）淋巴管。这些相关的淋巴系统可能作为渠道，用于引流淋巴结中的转移性细胞，这些转移性细胞在很多肿瘤类型中常见。最近的尚需普及的一些研究表明，活化的（淋巴生成的）肿瘤相关的淋巴内皮细胞还有其他作用，与血管支持肿瘤生长不同，而是诱导（通过 VEGF-C 介导的信号）生成一种淋巴组织肿瘤微环境，抑制通常从引流淋巴结成熟的免疫反应[230]。因此，配体 VEGF-C 和其受体 VEGFR3 的激活性信号回路对于肿瘤的实际价值，可能是通过破坏引流性淋巴管和淋巴结的免疫刺激功能而促进抗肿瘤的免疫逃逸，而其间接结果则是诱导淋巴内皮细胞形成新的和肿瘤相关的淋巴管。

周细胞

周细胞代表一种特异性的、同平滑肌细胞密切相关的间质细胞类型，有缠绕血管内皮细胞管腔的指状突起。已知在正常组织中，周细胞为静息态内皮提供旁分泌支持信号。

例如，周细胞分泌的 Ang-1 传输抗增殖稳定信号，该信号被内皮细胞表面表达的 Tie2 受体接收。一些周细胞还产生低水平的 VEGF，在内皮细胞自稳态中发挥营养功能[93, 231]。周细胞还跟内皮细胞合作，合成血管基底膜，锚定周细胞和内皮细胞，协助管壁抵抗血液产生静液压。

针对周细胞的招募和结合而进行的遗传性和药物学干扰，证明了这些细胞在支持肿瘤内皮细胞功能的重要性[93, 217, 231]。例如，通过药物抑制肿瘤周细胞和骨髓来源周细胞前体细胞表达的血小板衍生生长因子（PDGF）受体介导的信号，导致肿瘤血管的周细胞覆盖度下降，这又进一步破坏血管完整性和功能[91, 217, 231]。有趣的是，相比之下，正常血管的周细胞不太易受这种药物性干扰，为正常静息型和肿瘤相关血管调节方面的区别又提供了很好的一个例子。一个有待完全证实的有趣的假说是，有着较差周细胞覆盖的肿瘤血管，可能更易于让癌细胞通过内渗进入循环系统，因而使得随后的血液散播成为可能[91, 148]。

免疫炎症细胞

免疫系统的浸润细胞越来越被认为是肿瘤的通用组分。这些炎症细胞通过几种相互冲突的方式运作：肿瘤拮抗性和肿瘤促进性白细胞可以在大多数肿瘤病变处以不同比例存在。在 20 世纪 90 年代晚期，越来越多的证据表明，免疫系统细胞浸润肿瘤组织促进肿瘤进展，这可能是违反常理的。这种工作追溯到其概念根源，是观察到肿瘤形成与慢性炎症部位的关联。实际上，这导致一些人将肿瘤喻为“永不愈合的伤口”[211, 232]。在正常组织愈合与感染控制过程中，免疫炎症细胞短暂出现随后消失，与它们在慢性炎症部位的持续留存形成对照，在慢性炎症部位它们的存在与多种组织病理包括纤维化、异常血管生成及已经提到过的肿瘤相关[53, 233]。

我们现在已经知道免疫细胞在促瘤方面发挥广泛和关键的作用。促瘤炎症细胞包括巨噬细胞亚群、肥大细胞和中性粒细胞，以及 T 细胞和 B 细胞[96, 97, 119, 133, 212, 234, 235]。对这些细胞的研究正在总结出一个不断增长的促瘤信号分子的列表，这些促瘤信号分子包括肿瘤生长因子 EGF、血管生成因子 VEGF-A/-C、其他促血管生成因子如 FGF2，以及放大炎症状态的趋化因子和细胞因子。此外，这些细胞可能产生促血管生成和（或）促侵袭基质降解酶，包括 MMP-9 和其他 MMPs、半胱氨酸组织蛋白酶和类肝素酶[94, 96]。与这些不同信号的表达一致，肿瘤浸润炎症细胞被发现可以诱导和帮助维持肿瘤血管生成，以刺激癌细胞增殖，促进组织侵袭和支持癌细胞转移性播散和种植[94, 96, 97, 119, 120, 234-237]。

除了肿瘤基质中完全分化的免疫细胞，在肿瘤中还发现了各种部分分化的髓细胞前体细胞[96]。这些细胞代表着在骨髓起源的循环细胞和正常细胞与炎症组织中已经分化的免疫细胞的中间体。重要的是，这些前体细胞，与它们分化程度更高的衍生细胞相同，具有明显的促瘤活性。十分有趣的是，肿瘤浸润性髓系细胞，已被确认为 MDSC，被发现可以抑制 CTL 和 NK 细胞活性，能够阻止适应性（如 CTL）和固有免疫系统（如 NK）肿瘤的攻击[94, 133, 193]。因而，某些髓系细胞的招募通过直接促进肿瘤血管生成和肿瘤进展，同时提供一种逃避免疫破坏的途径，可能对于发展中的肿瘤有双重益处。

这些免疫系统在面对肿瘤方面的相互冲突的作用，似乎反映了经常发生于正常组织的相似的情况。因而，免疫系统通过适应性免疫反应的细胞，检测和靶向感染性物质。相比之下，固有免疫系统的细胞参与伤口愈合与清除死亡细胞和细胞碎片。在特定肿瘤类型（实际上是在个体患者的肿瘤组织）中相互冲突的免疫反应之间的平衡，可能证明其在确定肿瘤生长特性和向高度侵袭阶段（侵袭和转移）逐步发展过程中是非常关键的。而且，越来越多的证据支持这一主张，即这种平衡可被调整应用于治疗，重新定向或者重编程免疫反应，重点集中于破坏肿瘤这一功能[133, 238, 239]。

肿瘤基质的干细胞和祖细胞

构成肿瘤微环境的不同类型基质细胞可从邻近的正常组织招募而来，邻近的正常组织是该类细胞最明显的储存组织。近些年，骨髓（BM）越来越被认为是肿瘤相关基质细胞的关键来源[99, 100, 240-243]。因此，间充质干细胞和祖细胞可从骨髓招募到肿瘤中，在那里分化成不同的特征明确的基质细胞类型。某些新近到达的间充质干细胞可以保持未分化或部分分化状态，展现出它们分化的后代细胞欠缺的功能。

基质细胞类型的骨髓起源通过荷瘤小鼠得到了证实，其中 BM 细胞（及它们播散的后代）已经被选择性标记报告基因 [如绿色荧光蛋白（GFP）]。尽管免疫炎症细胞早已认可其来源于 BM，最近在不同的癌症小鼠模型中，内皮细胞、周细胞、几种亚型的癌症相关成纤维细胞的祖细胞被证实起源于 BM[100, 240-243]。然而，内皮祖细胞在肿瘤血管生成的普遍性和重要性目前还未知[99, 242]。总体而言，不同来源的证据均表明肿瘤相关基质细胞可以掺入到正在生长的肿瘤中（通过原有的基质细胞的增殖或 BM 来源的干 / 祖细胞的招募）。

归纳起来，已经很明显的是，几乎所有的癌症，甚至包括造血系统恶性肿瘤等“液体肿瘤”，不仅依赖于肿瘤细胞的病理作用，也依赖于从局部和远处组织招募而来的多种细胞类型装配的特异性的、支持性的肿瘤微环境。重要的是，支持某种特定癌症的基质细胞的组成在各种肿瘤类型之间有明显的不同；即便在一种肿瘤内部，其模式和丰度也都能为恶性分级和预后提供信息。得出必然结论，癌细胞不是完全自主的，而是不同程度地依赖于肿瘤微环境中的基质细胞，后者促成了癌症 8 个标志性特征中的 7 个（图 2.4）。

异源性信号控制肿瘤微环境中的细胞

我们身体中的每一个细胞均被精细的胞内信号回路，实际上，是它自身的“微电脑”所支配。在癌细胞中，整合性通路中的关键亚通路被重编程以便激活和维持标志性能力。这些变化是被细胞基因组中的突变、被影响基因表达的表观遗传修饰，以及被从肿瘤微环境发出的大量信号的接收所诱导。图 2.5 说明了一些通路被重编程以使癌细胞能够慢性增殖，避免增殖性抑制和死亡，并变得具有侵袭性和转移性。类似的，胞内调整基质细胞活性的整合性通路也很明显地被重编程了。目前证据表明，基质细胞重编程主要是被胞外信号和基因表达的表观遗传修饰，而非受基因突变的影响。

由于肿瘤细胞和它们的基质性“邻居”中的信号的变化，肿瘤可被描述为相互连接的（细胞的）微型计算机的网络。这表明对于一个特定肿瘤生物学的彻底阐释比仅仅阐

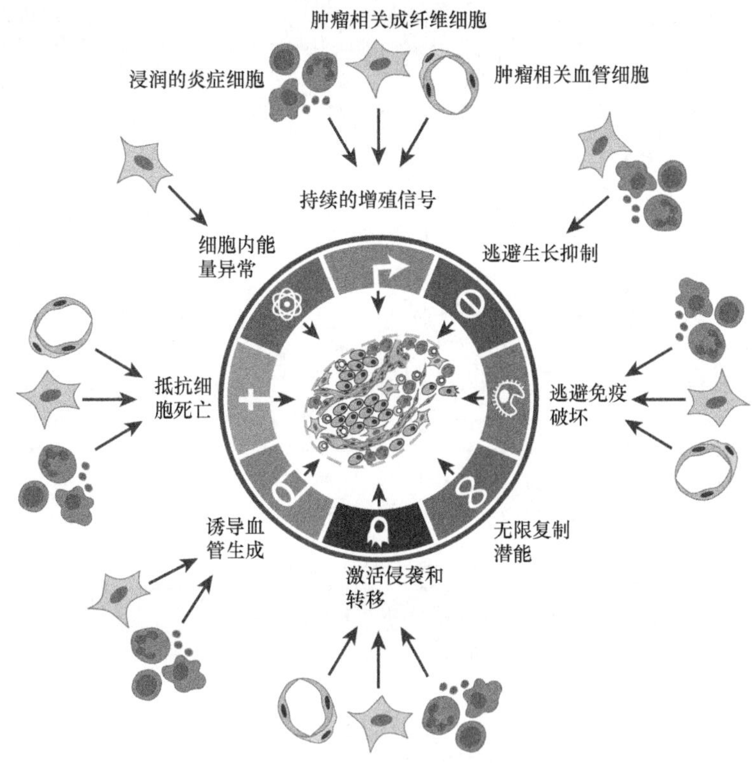

图 2.4　基质细胞对癌症标志性特征的多种贡献。在癌细胞获得的 8 个标志性特征中，7 个依赖组成肿瘤微环境的基质细胞[2, 213]。基质细胞通常可被分为三类：渗透性的免疫细胞、癌症相关成纤维细胞、肿瘤相关血管细胞。这些被破坏的细胞与这些标志性特征获得的相关性，通过多种经常被人类癌症的描述性研究所支持的实验手段报道。这些基质细胞种类中的每一种对特定的标志性特征的相对重要性，根据肿瘤类型和进展阶段各有不同（改编自 Hanahan D，Coussens LM. Accessories to the crime：functions of cells recruited to the tumor microenvironment. Cancer Cell 2012；21：309-322）

述肿瘤细胞中发挥异常功能的整合性通路要多得多。相应的，癌细胞基因组[194]中快速增加的功能性基因突变列表，仅为这个问题提供了一个维度。对微环境信号相互作用网络完整图形化的描述还远未达到，因为绝大多数信号分子和它们的通路依然有待鉴定。相反的，我们在图 2.5B 中提供了这种相互作用的一些线索。这些不太成熟的例子旨在说明一个对肿瘤发病机制至关重要的显著复杂的信号网络。

癌症发生过程中肿瘤微环境的共进化

先前讨论过的肿瘤微环境在多步骤的肿瘤发展和进展过程中并非静态的，因而形成了另一个维度的复杂性。相反的，肿瘤病变部位的基质细胞的丰度和功能在进展过程中可能在两个方面有所不同。首先，随着肿瘤细胞的进化，在基质中将有一种平行的共进化，基质相关细胞类型的构成变化表明了这一点。其次，当癌细胞进入不同的位置时，它们将遭遇不同的基质微环境。因而，在原发肿瘤内部的微环境可能与局部侵袭性突破性的病变及播散细胞在远处器官遭遇的微环境不同（图 2.6A）。这表明了肿瘤中观察到的组织病理进展反映了肿瘤实质和基质之间的异源性信号的潜在变化。

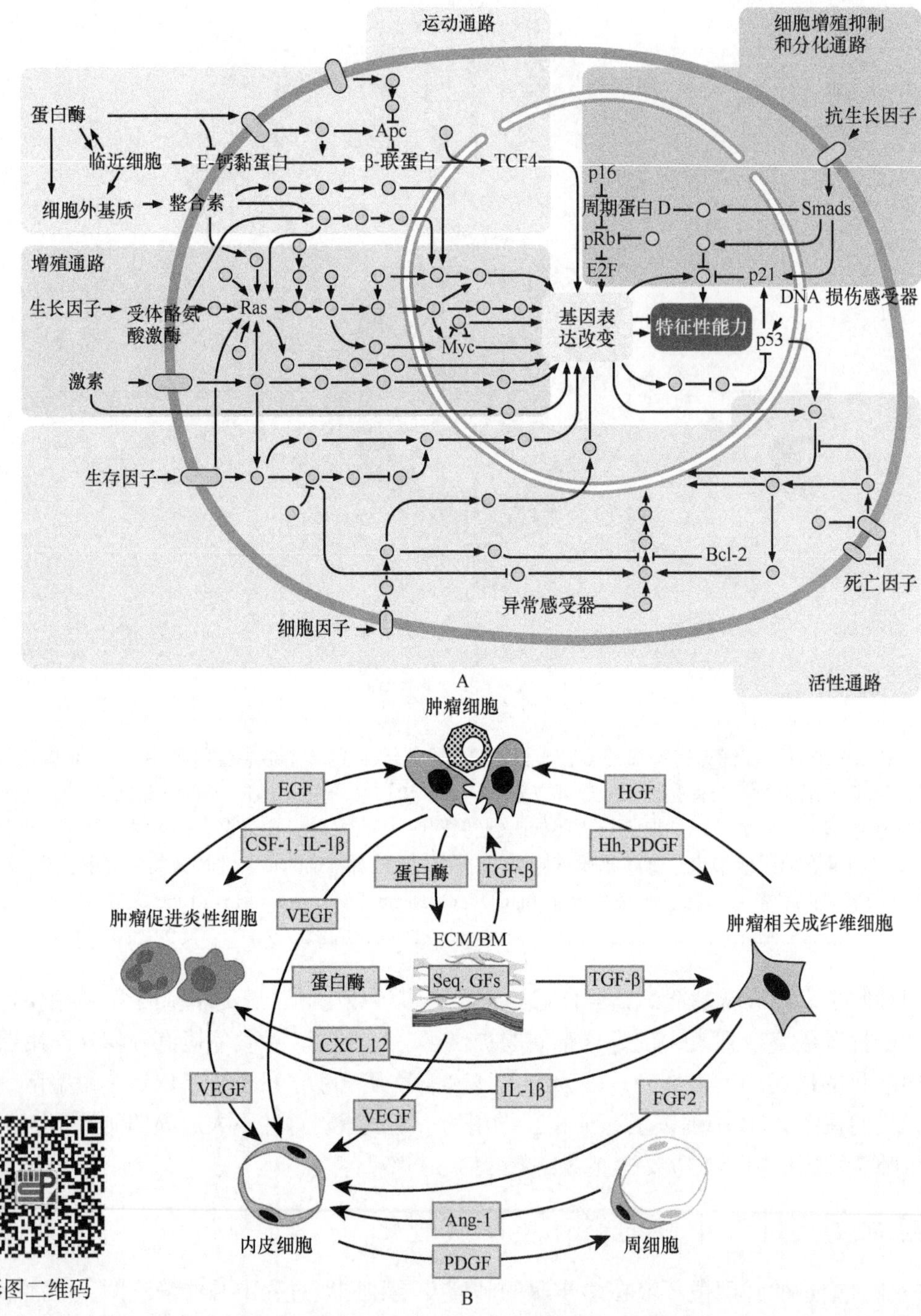

图 2.5　重编程胞内通路和细胞 - 细胞信号通路决定了肿瘤起始和进展。正常细胞中一个精细整合的通路被重编程以调节被癌细胞和相关基质细胞获得的标志性特征（A）。在图中用不同颜色的视野所描述的分开的环路，专门用来编排不同的功能。在某一个水平，这种描述是过分简单化的，因为在这些亚环路之间有大量的对话。更广泛地说，在癌细胞和基质细胞内运作的整合的环路，通过肿瘤微环境不同的细胞传递的信号的复杂网络互相连接 [在某些情况下通过它们合成的胞外基质（ECM）和基底膜（BM）]，其中的某些信号在这里作为例证（B）。HGF，肝细胞生长因子，作为 cMet 受体；Hh，作为 Patched（PTCH）受体的配基；Seq. GF，螯合在 ECM/BM 中的生长因子（改编自 Hanahan D，Weinberg RA. Hallmarks of cancer：the next generation. Cell 2011；144：646-674）

我们设想肿瘤细胞和支持性基质细胞之间的相互作用，在肿瘤多步骤进展过程中发生变化（图 2.6B）。因而，初期肿瘤通过招募和激活基质细胞类型开始交互作用，基质细胞在早期癌前病变基质中装配，通过提高邻近癌细胞的肿瘤相关表型而做出反应。癌细胞随后进一步遗传进化，向基质反馈信号。最终，从原发瘤基质传来的信号使癌细胞侵袭正常的邻近组织并播散，种植于远端组织，并且以较低的效率形成转移性克隆（图 2.6B）。

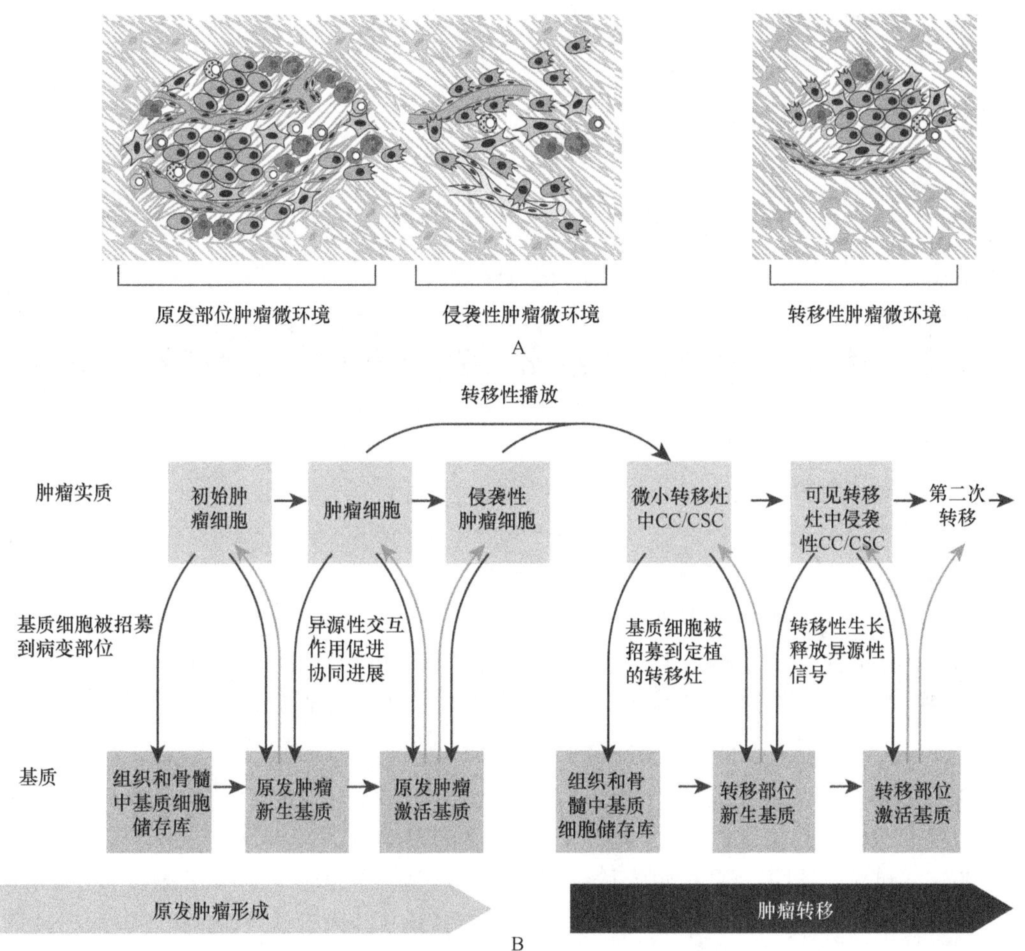

图 2.6　在癌症病变进展过程中肿瘤微环境的动态变化和共进化。A. 多种基质细胞类型和异质性进化的突变癌细胞产生一个连续的肿瘤微环境，后者在肿瘤起始、侵袭正常组织，随后定植远端组织时发生动态的变化。基质细胞类型和相关胞外基质（斜纹背景）的丰度、组织学构成和特性，在进展过程中进化，因而使得原发癌、侵袭癌和转移癌的生长成为可能。B. 重要的是，图 2.5 中描述的涉及癌细胞和它们基质合作者的信号网络作为这些不同细胞之间交互信号作用的结果而在肿瘤进展过程中变化着。CC，癌细胞；CSC，癌症干细胞（改编自 Hanahan D，Weinberg RA. Hallmarks of cancer：the next generation. Cell 2011；144：646-674）

从原发瘤而来的循环肿瘤细胞离开了这种共进化基质支持的微环境。然而，一旦着陆于远处的器官，播散肿瘤细胞必须找到一个可以生长于不同微环境的方式。在某些情况下，新种植的癌细胞必须在未受影响的、完全正常的组织中存活并扩展。而在其他情况下，这种新的刚被癌细胞遭遇到的组织微环境可能已对这种播散的癌细胞具有支持功能，在肿瘤细胞到达之前被预先处理好了。这些环境宽容的部位被称为转移前龛（premetastatic niche）[146, 244, 245]。这些支持性的壁龛可能因不同的生理原因[101]（包括原发肿瘤系统性播散的循环因子的作用）早已在远处组织中存在了[245]。癌细胞及其支持的基质之间信号的相互作用可能在多阶段原发肿瘤发展和转移性定植过程中不断进化，这一事实显然使充分阐明癌症发病机制的目标复杂化了。例如，这种复杂性给系统生物学家带来了挑战，他们试图绘制控制癌症恶性进展的关键调控网络，因为很多关键信号不是癌细胞固有的，而是通过这些细胞与它们的“邻居”交互作用而建立的。

癌细胞、癌症干细胞和肿瘤内异质性

癌细胞是疾病的根基。它们引发肿瘤发展，并驱动肿瘤进展，获得癌基因和抑癌基因突变，癌症被定义为一种遗传性疾病。传统观点中，肿瘤内的癌细胞被描画为相当同质的细胞群体，直到肿瘤进展过程中的相对晚期，高度增殖与基因组不稳定性增加共同产生遗传上显著不同的克隆亚群体。作为这种克隆异质性的反映，很多人类肿瘤在组织病理学上呈多样性，包括被不同程度的分化、增殖、血管分布和侵袭性分界的区域。然而，近年来，证据逐渐累积，表明存在肿瘤内异质性的新维度和肿瘤中迄今还未被识别的肿瘤细胞亚群，称为癌症干细胞（CSC）。

癌症干细胞最早被认为参与造血恶性肿瘤的发病[246, 247]，而数年后，在实体瘤中被鉴定出来，特别是乳腺癌和神经外胚层肿瘤[248, 249]。根据细胞表面标志物进行癌细胞分离获得了肿瘤细胞的一种亚群，相比于相应的大部分非癌症干细胞，这种亚群的癌细胞移植到免疫缺陷型小鼠种植产生新肿瘤的能力显著提高。这些通常罕见的肿瘤起始细胞已被证明同某些正常组织干细胞具有相同的转录谱，因而将它们称为干细胞样。

尽管证据依然是零星的，CSC 可能被证实是很多（如果不是所有的）肿瘤的组分，尽管丰度不一。CSC 是通过移植到受体宿主小鼠后形成有效种植肿瘤的能力而定义的[250-253]。这一功能性定义经常被特定 CSC 相关标志物的表达谱补充，这些标志物经常表达于相应的正常组织来源的正常干细胞[249]。重要的是，近期的体内谱系追踪实验为 CSC 提供了一个额外的功能试验，证明 CSC 产生大量子代细胞，包括肿瘤内的非 CSC 细胞[250]。与此同时，这些实验提供了至今最令人信服的证据，表明 CSC 的确存在，CSC 细胞可以通过功能测试来定义，这些测试不依赖于将肿瘤细胞植入适当的小鼠宿主体内。

CSC 在实体瘤中的起源并未阐明，实际上，起源在不同肿瘤可能显著不同[250, 251, 254]。在一些肿瘤中，正常组织的干细胞可能是 CSC 细胞起源，经历癌基因转化产生 CSC；而在其他肿瘤中，部分分化的转换 - 扩增性细胞，亦称祖细胞，可能遭受最初的癌基因转化，因而假设有更多的干细胞样特征。一旦原发肿瘤形成，CSC 与它们的正常同伴相同，可能自我更新并产生更多分化的衍生体。在肿瘤 CSC 情况下，这些子代细胞形成很多肿瘤的大块实体，因而促进很多肿瘤相关表型的形成。尚未澄清的是，在肿瘤开始和后续多步骤进展过程中是否有多个不断增长的肿瘤干细胞不同种类形成，并最终产生了完全发展成癌症的 CSC。

最近的研究将 CSC 特征的获得和以前讨论过的 EMT 转分化程序相互关联[250, 255]。在特定模式系统中这一程序的诱发可以诱导干细胞的很多特征，包括自我更新能力，以及与正常、癌症干细胞相关的抗原表型。这种一致性表明 EMT 程序可能不仅使癌细胞从原发瘤中进行物理性播散成为可能，更赋予了这些细胞自我更新能力，对于它们随后在播散部位的新生肿瘤克隆的“创始人”作用很关键[256]。如果被推广，这一联系将产生一个重要的推论性假说：激发 EMT 的异源性信号，如那些被活化的、炎性基质所释放的信号，在产生和维持 CSC 上也很重要。

越来越多的人类肿瘤被报道具有包含 CSC 特征的细胞亚群，通过它们被异种移植到小鼠中便表现出来的高效肿瘤起始能力来区分。然而，CSC 作为一种肿瘤细胞的独特表型亚类的重要性，仍然是一个争议性问题，正如它们在肿瘤中常被提及的稀有性[254, 257-259]。实际上，在肿瘤中表型可塑性可能会在 CSC 和非 CSC 之间产生双向转换，导致 CSC 相对丰度的动态变化，这是合理的[250, 260]。这种可塑性会使明确检测 CSC 特征性丰度复杂化。相似的可塑性参与到 EMT 程序中，可发生可逆的变化[261]。

尽管有这些复杂性，已经很清楚的是肿瘤异质性的新维度对于成功的癌症治疗有重要意义。在多种肿瘤类型中越来越多的证据表明，表现 CSC 特性的细胞对于常用的化疗更为耐受[255, 262, 263]。初次治疗之后它们的持续存在可能会帮助解释几乎不可避免的疾病复发，复发发生在放疗和不同形式的化疗成功消灭人类实体瘤后。此外，CSC 可能被很好地证明是某些形式的肿瘤休眠的基础，在最初的手术切除或放 / 化疗之后潜伏癌细胞可以坚持数年甚至数十年，会突然暴发并造成威胁生命的疾病。因此，CSC 代表着一种双重危险，因为它们对于治疗性杀伤更为抵抗，而同时它们被赋予了一旦治疗停止便重新生成肿瘤的能力。

隐含在 CSC 状态中的表型可塑性也可能会使功能不同的亚群在肿瘤内形成，以不同方式支持总体肿瘤生长。因此，一种 EMT 可以将上皮癌细胞转换为间质——成纤维样的癌细胞，可能在一些肿瘤中发挥 CAF 的职责（如胰腺导管癌）[264]。有趣的是，几项近期还未在通用性、功能重要性和普遍性完全证实的研究表明，神经胶质瘤细胞（或者它们相关的 CSC 亚群）能转分化为内皮样细胞，能替代真正宿主来源的内皮细胞，形成肿瘤相关新生血管系统[265-267]。这些例子表明，某些肿瘤可以诱导一些它们自身的癌细胞经历不同类型的变型以便产生支持肿瘤生长和进展所需的基质细胞类型，而非依赖于招募的宿主细胞来提供必需的标志性特征功能。

另外一种形式的表型多变性存在于肿瘤中癌细胞的遗传异质性。在同一肿瘤[145]的不同区域显微切割来的癌细胞的全基因组测序揭示了惊人的肿瘤内遗传异质性。一些这样的遗传多样性可能反映在人类个体肿瘤中的已被长期公认的组织异质性中。因而，遗传多样性可能会产生癌细胞亚群，产生独特的、互补的能力，然后归类于对总体肿瘤生长、进展和治疗抵抗的共同促进因素，如前所述。此外，这种异质性可能简单地反映了遗传混沌，在肿瘤细胞基因组逐渐变得不稳定时才出现。

癌症标志性特征的靶向治疗

我们在这里并不试图列举目前正在开发或者已经于近期被引入临床的无数的疗法。

相反，我们考虑的是现在标志性特征的原理的描述如何为治疗发展提供信息，将来可能会有越来越多的尝试。因此，迅速增多的治疗方法针对特异性分子靶标，可以根据它们各自对于一个或更多个标志性特征的效果来进行分类（图 2.7）。实际上，观察到的这些药物的效果代表着在每一种情况下，对某一特定能力的确认：假如一种能力对于肿瘤生物学确实很关键，那么针对它的抑制手段应该会破坏肿瘤的生长和进展。

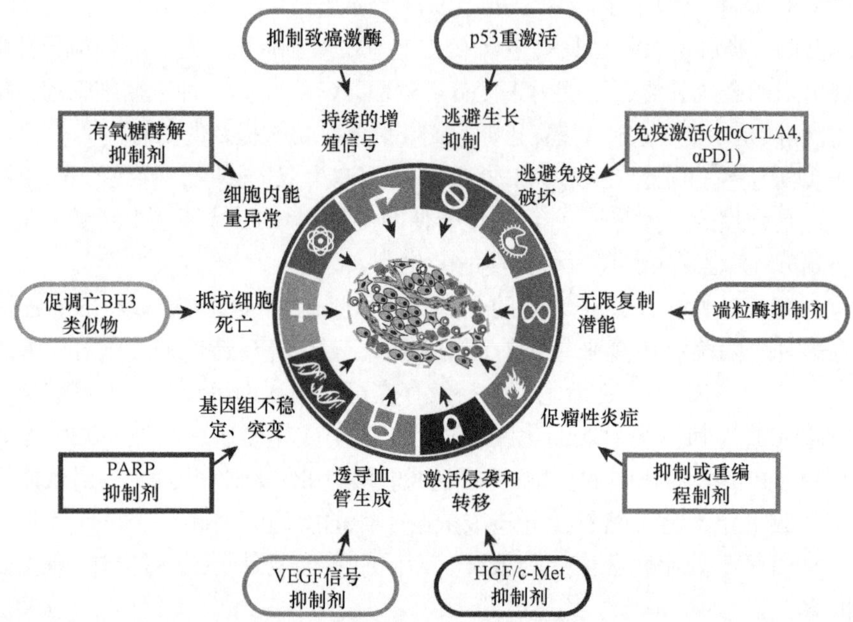

图 2.7　癌症标志性特征的靶向治疗。干扰这些标志性特征和特征赋予性过程的每一个药物已被研发并处于临床前和（或）临床测试阶段，在一些情况下，已被批准用于治疗特定类型的人类癌症。拮抗特定标志性特征的聚焦有可能产生开发新型、高度有效治疗策略的真知灼见。PARP，多聚 ADP 核糖聚合酶（改编自 Hanahan D，Weinberg RA. Hallmarks of cancer：the next generation. Cell 2011）

然而不幸的是，这些靶向治疗引发的临床反应一般是短暂的，频繁复发。一种解释被逐渐增长的实验性证据所支持：每一种这样的核心标志性能力均被一组部分冗余的信号通路调控。结果是抑制肿瘤中一个关键通路的靶向药物可能无法彻底消除一个标志性特征，允许一些癌细胞继续存活并保留残余功能直到它们或它们的子代细胞最终适应起初使用的治疗所施加的选择压力。这种适应可以重新建立功能性能力的表达，使肿瘤重新生长及复发。因为支持某一个特定的标志性特征的平行信号通路的数量必须是限定的，因而治疗的同时靶向所有这些支持性通路从而避免适应性抵抗的发展成为可能。

对抗血管生成治疗的预料之外的反应说明在治疗攻击下肿瘤可塑性的另一方面，在这种情况下癌细胞通过增加彼此之间的相互依赖而降低它们对于某一标志性特征的依赖性。因此，很多观察者预料强有力的血管生成抑制可以使肿瘤缺乏关键营养和氧气，强迫肿瘤进入休眠并可能导致肿瘤崩溃[86, 87, 268]。相反，有人发现对于抗血管生成治疗的临床反应是短暂的，随后便是复发，暗示存在着适应性或逃避性抵抗机制[220, 269-271]。这种逃避性抵抗机制在某些抗血管生成治疗的临床前模型中可以看到，涉及通过增强另外两种能力，即侵袭和转移的活性，而降低对于持续血管生成的依赖[269-271]。通过侵袭邻近和远端组织，起初缺氧的癌细胞获得接近正常的，预先已经存在组织脉管系统的机会。这种适应性 / 逃避性抵抗的临床验证结果是很明显的，当人类胶质细胞瘤被给予抗血管生成性治疗时可以发现侵袭和局部转移增强[272-274]。这种经验对于其他人类癌症的适用性还有待建立。

对于其他标志性特征的依赖性相似的适应性转换可能会限制相似的标志靶向性治疗的效力。例如，凋亡诱导性药物的应用可能会诱导癌细胞过度活化促有丝分裂信号，使得它们补偿这些治疗所激发的最初的消耗。这些考虑表明，药物开发和治疗方案的设计将会从整合功能上不相关联的标志性特征和参与支持它们的每一个多种生化途径的概念中获益。为此原因，我们设想以标志性特征靶向性药物来攻击多种标志性特征（图 2.7），仔细考虑组合、顺序和时间性的治疗方案[275]，将会形成越来越多产生更持久临床反应的有效疗法。

结论和对未来的展望

展望未来，我们可以设想随后十年会有对于侵袭和转移的理解上的重大进步。同样，在恶性生长中改变的能量代谢的作用将会被阐述，包括解决这种代谢重编程是否是一种不相关联的能力，与长期维持增殖的核心标志可以分离。我们为免疫治疗的前沿而兴奋不已，免疫治疗将利用免疫反应调节的具体信息，为了有效地、持久地攻击肿瘤，最重要的是攻击它们的转移，开发治疗性调节免疫反应的药物工具。

其他领域目前正处于快速发展阶段。近些年，通过染色质修饰而调控转录的精细分子机制已被发现，有线索表明，某些标志性特征获得的过程中发生染色体构造的特异性改变[195, 196]。功能上重要的表观遗传修饰似乎不仅在癌细胞，也在已经改变的肿瘤相关基质细胞中发挥作用。目前，还不清楚这些表观遗传机制的阐述是否会极大地改变我们对于标志性特征获得方式的整体理解，还是仅仅在已经知晓的调控回路添加额外的细节。

同样，几百个独特的调控性 miRNA 的发现已经使我们对于在健康和疾病中运作的分子控制机制的理解发生了深刻变化。到目前为止，几十个 miRNA 已经被发现参与多种肿瘤表型[276, 277]。然而，这些仅“擦过”真正复杂性的表面，因为在细胞中存在的数百个 miRNA 的功能，以及在不同肿瘤中被改变了表达水平，依然完全神秘。在此再一次强调，我们不清楚将来的进步是否会引起对于癌症病理机制理解上的基本转换，还是仅仅在已经被绘图标示的精细调控性回路添加一些细节。

最后，合作产生恶性肿瘤的多种不同的细胞类型之间的异源性交互作用的示意图仍旧是初步的。我们期待在另一个十年中，描述肿瘤中的不同细胞类型之间交互通信的信号通路，将被描绘得更具体和更清晰，超过我们当前的结果。并且，像以往那样[1, 2]，我们可以继续预见癌症研究作为愈加有逻辑的一门科学，无数的表型复杂性是其中一种基本组织原则的表现。

致谢

本章改编自 Hanahan D，Weinberg RA. Hallmarks of cancer：the next generation. Cell. 2011；144（5）：646-674。

（孙　宇　向娟娟）

参考文献

1. Hanahan D, Weinberg R. The hallmarks of cancer. *Cell* 2000;100:57-70.
2. Hanahan D, Weinberg RA. Hallmarks of cancer: the next generation. *Cell* 2011;144:646-674.
3. Lemmon MA, Schlessinger J. Cell signaling by receptor tyrosine kinases. *Cell* 2010;141:1117-1134.
4. Witsch E, Sela M, Yarden Y. Roles for growth factors in cancer progression. *Physiology* 2010;25:85-101.
5. Hynes NE, MacDonald G. ErbB receptors and signaling pathways in cancer. *Curr Opin Cell Biol* 2009;21:177-184.
6. Perona T. Cell signalling: growth factors and tyrosine kinase receptors. *Clin Transl Oncol* 2006;8:77-82.
7. Franco OE, Shaw AK, Strand DW, et al. Cancer associated fibroblasts in cancer pathogenesis. *Semin Cell Dev Biol* 2010;21:33-39.
8. Bhowmick NA, Neilson EG, Moses HL. Stromal fibroblasts in cancer initiation and progression. *Nature* 2004;432:332-337.
9. Davies MA, Samuels Y. Analysis of the genome to personalize therapy for melanoma. *Oncogene* 2010;29:5545-5555.
10. Jiang BH, Liu LZ. PI3K/PTEN signaling in angiogenesis and tumorigenesis. *Adv Cancer Res* 2009;102:19-65.
11. Yuan TL, Cantley LC. PI3K pathway alterations in cancer: variations on a theme. *Oncogene* 2008;27:5497-5510.
12. Wertz IE, Dixit VM. Regulation of death receptor signaling by the ubiquitin system. *Cell Death Differ* 2010;17:14-24.
13. Cabrita MA, Christofori G. Sprouty proteins, masterminds of receptor tyrosine kinase signaling. *Angiogenesis* 2008;11:53-62.
14. Amit I, Citri A, Shay T, et al. A module of negative feedback regulators defines growth factor signaling. *Nature Genet* 2007;39:503-512.
15. Mosesson Y, Mills GB, Yarden Y. Derailed endocytosis: an emerging feature of cancer. *Nat Rev Cancer* 2008;8:835-850.
16. Sudarsanam S, Johnson DE. Functional consequences of mTOR inhibition. *Curr Opin Drug Discov Devel* 2010;13:31-40.
17. O'Reilly KE, Rojo F, She QB, et al. mTOR inhibition induces upstream receptor tyrosine kinase signaling and activates Akt. *Cancer Res* 2006;66:1500-1508.
18. Dang CV. MYC on the path to cancer. *Cell* 2012;149:22-35.
19. Collado M, Serrano M. Senescence in tumours: evidence from mice and humans. *Nat Rev Cancer* 2010;10:51-57.
20. Evan GI, d'Adda di Fagagna F. Cellular senescence: hot or what? *Curr Opin Genet Dev* 2009;19:25-31.
21. Lowe SW, Cepero E, Evan G. Intrinsic tumour suppression. *Nature* 2004;432:307-315.
22. Mooi WJ, Peeper DS. Oncogene-induced cell senescence— halting on the road to cancer. *N Engl J Med* 2006;355:1037-1046.
23. Burkhart DL, Sage J. Cellular mechanisms of tumour suppression by the retinoblastoma gene. *Nat Rev Cancer* 2008;8:671-682.
24. Deshpande A, Sicinski P, Hinds PW. Cyclins and cdks in development and cancer: a perspective. *Oncogene* 2005;24:2909-2915.

25. Sherr CJ, McCormick F. The RB and p53 pathways in cancer. *Cancer Cell* 2002;2:103-112.
26. Lipinski MM, Jacks T. The retinoblastoma gene family in differentiation and development. *Oncogene* 1999;18:7873-7882.
27. Ghebranious N, Donehower LA. Mouse models in tumor suppression. *Oncogene* 1998;17: 3385-3400.
28. McClatchey AI, Yap AS. Contact inhibition (of proliferation) redux. *Curr Opin Cell Biol* 2012;24:685-694.
29. Curto M, Cole BK, Lallemand D, et al. Contact-dependent inhibition of EGFR signaling by Nf2/Merlin. *J Cell Biol* 2007;177:893-903.
30. Okada T, Lopez-Lago M, Giancotti FG. Merlin/NF-2 mediates contact inhibition of growth by suppressing recruitment of Rac to the plasma membrane. *J Cell Biol* 2005;171:361-371.
31. Stamenkovic I, Yu Q. Merlin, a "magic" linker between the extracellular cues and intracellular signaling pathways that regulate cell motility, proliferation, and survival. *Curr Protein Pept Sci* 2010;11:471-484.
32. Pickup M, Novitskiv S, Moses HL. The roles of TGFβ in the tumour micro-environment. *Nat Rev Cancer* 2013;13:788-799.
33. Ikushima H, Miyazono K. TGFbeta signalling: a complex web in cancer progression. *Nat Rev Cancer* 2010;10:415-424.
34. Massagué J. TGF-beta in cancer. *Cell* 2008;134:215-230.
35. Bierie B, Moses HL. Tumour microenvironment: TGF-beta:the molecular Jekyll and Hyde of cancer. *Nat Rev Cancer* 2006;6:506-520.
36. Strasser A, Cory S, Adams JM. Deciphering the rules of programmed cell death to improve therapy of cancer and other diseases. *EMBO J* 2011;30:3667-3683.
37. Adams JM, Cory S. The Bcl-2 apoptotic switch in cancer development and therapy. *Oncogene* 2007;26: 1324-1337.
38. Evan G, Littlewood T. A matter of life and cell death. *Science* 2004;281:1317-1322.
39. Willis SN, Adams JM. Life in the balance: how BH3-only proteins induce apoptosis. *Curr Opin Cell Biol* 2005;17:617-625.
40. Junttila MR, Evan GI. p53 — a jack of all trades but master of none. *Nat Rev Cancer* 2009;9:821-829.
41. White E. Deconvoluting the context-dependent role for autophagy in cancer. *Nat Rev Cancer* 2012;12:401-410.
42. Levine B, Kroemer G. Autophagy in the pathogenesis of disease. *Cell* 2008;132:27-42.
43. Mizushima N. Autophagy: process and function. *Genes Dev* 2007;21:2861-2873.
44. Sinha S, Levine B. The autophagy effector Beclin 1: a novel BH3-only protein. *Oncogene* 2008;27:S137-S148.
45. Mathew R, Karantza-Wadsworth V, White E. Role of autophagy in cancer. *Nat Rev Cancer* 2007;7:961-967.
46. White E, DiPaola RS. The double-edged sword of autophagy modulation in cancer. *Clin Cancer Res* 2009;15:5308-5316.
47. Apel A, Zentgraf H, Büchler MW, et al. Autophagy—A doubleedged sword in oncology. *Int J Cancer* 2009;125:991-995.
48. Amaravadi RK, Thompson CB. The roles of therapy-induced autophagy and necrosis in cancer treatment. *Clin Cancer Res* 2007;13:7271-7279.
49. Lu Z, Luo RZ, Lu Y, et al. The tumor suppressor gene ARHI regulates autophagy and tumor dormancy in human ovarian cancer cells. *J Clin Invest* 2008;118:3917-3929.
50. Vanden Berghe T, Linkermann A, Jouan-Lanhouet S, et al. Regulated necrosis: the expanding network of non-apoptotic cell death pathways. *Nat Rev Mol Cell Biol* 2014;15:135-147.
51. Galluzzi L, Kroemer G. Necroptosis: a specialized pathway of programmed necrosis. *Cell* 2008;135:1161-1163.
52. Zong WX, Thompson CB. Necrotic death as a cell fate. *Genes Dev* 2006;20:1-15.
53. Grivennikov SI, Greten FR, Karin M. Immunity, inflammation, and cancer. *Cell* 2010;140:883-899.
54. White E, Karp C, Strohecker AM, et al. Role of autophagy in suppression of inflammation and cancer. *Curr Opin Cell Biol* 2010;22:212-217.

55. Blasco MA. Telomeres and human disease: ageing, cancer and beyond. *Nat Rev Genet* 2005;6:611-622.
56. Shay JW, Wright WE. Hayflick, his limit, and cellular ageing. *Nat Rev Mol Cell Biol* 2000;1:72-76.
57. Shay JW, Wright WE. Telomeres and telomerase in cancer. *Sem Cancer Biol* 2011;21:349-353.
58. Artandi SE, DePinho RA. Telomeres and telomerase in cancer. *Carcinogenesis* 2010;31:9-18.
59. Cesare AJ, Reddel RR. Alternative lengthening of telomeres: models, mechanisms and implications. *Nat Rev Genet* 2010;11:319-330.
60. Ince TA, Richardson AL, Bell GW, et al. Transformation of different human breast epithelial cell types leads to distinct tumor phenotypes. *Cancer Cell* 2007;12:160-170.
61. Passos JF, Saretzki G, von Zglinicki T. DNA damage in telomeres and mitochondria during cellular senescence: is there a connection? *Nucleic Acids Res* 2007;35:7505-7513.
62. Zhang H, Herbert BS, Pan KH, et al. Disparate effects of telomere attrition on gene expression during replicative senescence of human mammary epithelial cells cultured under different conditions. *Oncogene* 2004;23:6193-6198.
63. Sherr CJ, DePinho RA. Cellular senescence: mitotic clock or culture shock? *Cell* 2000;102:407-410.
64. Feldser DM, Greider CW. Short telomeres limit tumor progression in vivo by inducing senescence. *Cancer Cell* 2007;11:461-469.
65. Kawai T, Hiroi S, Nakanishi K, et al. Telomere length and telomerase expression in atypical adenomatous hyperplasia and small bronchioloalveolar carcinoma of the lung. *Am J Clin Pathol* 2007;127:254-262.
66. Hansel DE, Meeker AK, Hicks J. Telomere length variation in biliary tract metaplasia, dysplasia, and carcinoma. *Mod Pathol* 2006;19:772-779.
67. Artandi SE, DePinho RA. Mice without telomerase: what can they teach us about human cancer? *Nature Med* 2000;6:852-855.
68. Raynaud CM, Hernandez J, Llorca FP, et al. DNA damage repair and telomere length in normal breast, preneoplastic lesions,and invasive cancer. *Am J Clin Oncol* 2010;33:341-345.
69. Chin K, de Solorzano CO, Knowles D, et al. In situ analyses of genome instability in breast cancer. *Nature Genet* 2004;36:984-988.
70. Hanahan D, Folkman J. Patterns and emerging mechanisms of the angiogenic switch during tumorigenesis. *Cell* 1996;86:353-364.
71. Baeriswyl V, Christofori G. The angiogenic switch in carcinogenesis. *Semin Cancer Biol* 2009;19:329-337.
72. Bergers G, Benjamin LE. Tumorigenesis and the angiogenic switch. *Nat Rev Cancer* 2003;3:401-410.
73. Ferrara N. Vascular endothelial growth factor. *Arterioscler Thromb Vasc Biol* 2009;29:789-791.
74. Mac Gabhann F, Popel AS. Systems biology of vascular endothelial growth factors. *Microcirculation* 2008;15:715-738.
75. Carmeliet P. VEGF as a key mediator of angiogenesis in cancer. *Oncology* 2005;69:4-10.
76. Kessenbrock K, Plaks V, Werb Z. Matrix metalloproteinases: regulators of the tumor microenvironment. *Cell* 2010;141:52-67.
77. Kazerounian S, Yee KO, Lawler J. Thrombospondins in cancer. *Cell Mol Life Sci* 2008;65:700-712.
78. Nagy JA, Chang SH, Shih SC, et al. Heterogeneity of the tumor vasculature. *Semin Thromb Hemost* 2010;36:321-331.
79. Baluk P, Hashizume H, McDonald DM. Cellular abnormalities of blood vessels as targets in cancer. *Curr Opin Genet Dev* 2005;15:102-111.
80. Raica M, Cimpean AM, Ribatti D. Angiogenesis in pre-malignant conditions. *Eur J Cancer* 2009;45:1924-1934.
81. Olive KP, Jacobetz MA, Davidson CJ, et al. Inhibition of Hedgehog signaling enhances delivery of chemotherapy in a mouse model of pancreatic cancer. *Science* 2009;324:1457-1461.
82. Zee YK, O'Connor JP, Parker GJ, et al. Imaging angiogenesis of genitourinary tumors. *Nat Rev Urol* 2010;7:69-82.
83. Turner HE, Harris AL, Melmed S, et al. Angiogenesis in endocrine tumors. *Endocr Rev* 2003;24:600-632.

84. Xie L, Duncan MB, Pahler J, et al. Counterbalancing angiogenic regulatory factors control the rate of cancer progression and survival in a stage-specific manner. *Proc Natl Acad Sci U S A* 2011;108:9939-9944.
85. Ribatti D. Endogenous inhibitors of angiogenesis: a historical review. *Leuk Res* 2009;33:638-644.
86. Folkman J. Angiogenesis. *Annu Rev Med* 2006;57:1-18.
87. Folkman J. Role of angiogenesis in tumor growth and metastasis. *Semin Oncol* 2002;29:15-18.
88. Nyberg P, Xie L, Kalluri R. Endogenous inhibitors of angiogenesis. *Cancer Res* 2005;65:3967-3979.
89. Cao Y. Adipose tissue angiogenesis as a therapeutic target for obesity and metabolic diseases. *Nat Rev Drug Discov* 2010;9:107-115.
90. Seppinen L, Sormunen R, Soini Y, et al. Lack of collagen XVIII accelerates cutaneous wound healing, while overexpression of its endostatin domain leads to delayed healing. *Matrix Biol* 2008;27:535-546.
91. Raza A, Franklin MJ, Dudek AZ. Pericytes and vessel maturation during tumor angiogenesis and metastasis. *Am J Hematol* 2010;85:593-598.
92. Kovacic JC, Boehm M. Resident vascular progenitor cells: an emerging role for non-terminally differentiated vessel-resident cells in vascular biology. *Stem Cell Res* 2009;2:2-15.
93. Bergers G, Song S. The role of pericytes in blood-vessel formation and maintenance. *Neuro Oncol* 2005;7:452-464.
94. Qian BZ, Pollard JW. Macrophage diversity enhances tumor progression and metastasis. *Cell* 2010;141:39-51.
95. Zumsteg A, Christofori G. Corrupt policemen: inflamatory cells promote tumor angiogenesis. *Curr Opin Oncol* 2009;21:60-70.
96. Murdoch C, Muthana M, Coffelt SB, et al. The role of myeloid cells in the promotion of tumour angiogenesis. *Nat Rev Cancer* 2008;8:618-631.
97. De Palma M, Murdoch C, Venneri MA, et al. Tie2-expressing monocytes: regulation of tumor angiogenesis and therapeutic implications. *Trends Immunol* 2007;28:519-524.
98. Ferrara N. Pathways mediating VEGF-independent tumor angiogenesis. *Cytokine Growth Factor Rev* 2010;21:21-26.
99. Patenaude A, Parker J, Karsan A. Involvement of endothelial progenitor cells in tumor vascularization. *Microvasc Res* 2010;79:217-223.
100. Lamagna C, Bergers G. The bone marrow constitutes a reservoir of pericyte progenitors. *J Leukoc Biol* 2006;80:677-681.
101. Talmadge JE, Fidler IJ. AACR centennial series: the biology of cancer metastasis: historical perspective. *Cancer Res* 2010;70:5649-5669.
102. Fidler IJ. The pathogenesis of cancer metastasis: the "seed and soil" hypothesis revisited. *Nat Rev Cancer* 2003;3:453-458.
103. Berx G, van Roy F. Involvement of members of the cadherin superfamily in cancer. *Cold Spring Harb Perspect Biol* 2009;1:a003129.
104. Cavallaro U, Christofori G. Cell adhesion and signaling by cadherins and Ig-CAMs in cancer. *Nat Rev Cancer* 2004;4:118-132.
105. De Craene B, Berx G. Regulatory networks defining EMT during cancer initiation and progression. *Nat Rev Cancer* 2013;13:97-110.
106. Klymkowsky MW, Savagner P. Epithelial-mesenchymal transition: a cancer researcher's conceptual friend and foe. *Am J Pathol* 2009;174:1588-1592.
107. Polyak K, Weinberg RA. Transitions between epithelial and mesenchymal states: acquisition of malignant and stem cell traits. *Nat Rev Cancer* 2009;9:265-273.
108. Thiery JP, Acloque H, Huang RY, et al. Epithelial-mesenchymal transitions in development and disease. *Cell* 2009;139: 871-890.
109. Yilmaz M, Christofori G. EMT, the cytoskeleton, and cancer cell invasion. *Cancer Metastasis Rev* 2009;28:15-33.

110. Barrallo-Gimeno A, Nieto MA. The Snail genes as inducers of cell movement and survival: implications in development and cancer. *Development* 2005;132:3151-3161.

111. Micalizzi DS, Farabaugh SM, Ford HL. Epithelial-mesenchymal transition in cancer: parallels between normal development and tumor progression. *J Mammary Gland Biol Neoplasia* 2010;15:117-134.

112. Taube JH, Herschkowitz JI, Komurov K, et al. Core epithelialtomesenchymal transition interactome gene-expression signature is associated with claudin-low and metaplastic breast cancer subtypes. *Proc Natl Acad Sci U S A* 2010;107:15449-15454.

113. Schmalhofer O, Brabletz S, Brabletz T. E-cadherin, betacatenin, and ZEB1 in malignant progression of cancer. *Cancer Metastasis Rev* 2009;28:151-166.

114. Yang J, Weinberg RA. Epithelial-mesenchymal transition: at the crossroads of development and tumor metastasis. *Develop Cell* 2008;14:818-829.

115. Peinado H, Marin F, Cubillo E, et al. Snail and E47 repressors of E-cadherin induce distinct invasive and angiogenic properties in vivo. *J Cell Sci* 2004;117:2827-2839.

116. Karnoub AE, Weinberg RA. Chemokine networks and breast cancer metastasis. *Breast Dis* 2006;26:75-85.

117. Brabletz T, Jung A, Reu S, et al. Variable beta-catenin expression in colorectal cancers indicates tumor progression driven by the tumor environment. *Proc Natl Acad Sci U S A* 2001;98:10356-10361.

118. Hlubek F, Brabletz T, Budczies J, et al. Heterogeneous expression of Wnt/beta-catenin target genes within colorectal cancer. *Int J Cancer* 2007;121:1941-1948.

119. Egeblad M, Nakasone ES, Werb Z. Tumors as organs: complex tissues that interface with the entire organism. *Dev Cell* 2010;18:884-901.

120. Joyce JA, Pollard JW. Microenvironmental regulation of metastasis. *Nat Rev Cancer* 2009;9:239-252.

121. Kalluri R, Zeisberg M. Fibroblasts in cancer. *Nat Rev Cancer* 2006;6:392-401.

122. Karnoub AE, Dash AB, Vo AP, et al. Mesenchymal stem cells within tumour stroma promote breast cancer metastasis. *Nature* 2007;449:557-563.

123. Li HJ, Reinhart F, Herschman HR, et al. Cancer-stimulated mesenchymal stem cells create a carcinoma stem cell niche via prostaglandin E2 signaling. *Cancer Discov* 2012;2:840-855.

124. Palermo C, Joyce JA. Cysteine cathepsin proteases as pharmacological targets in cancer. *Trends Pharmacol Sci* 2008;29:22-28.

125. Mohamed MM, Sloane BF. Cysteine cathepsins: multifunctional enzymes in cancer. *Nat Rev Cancer* 2006;6:764-775.

126. Gocheva V, Wang HW, Gadea BB, et al. IL-4 induces cathepsin protease activity in tumor-associated macrophages to promote cancer growth and invasion. *Genes Dev* 2010;24:241-255.

127. Wyckoff JB, Wang Y, Lin EY, et al. Direct visualization of macrophage-assisted tumor cell intravasation in mammary tumors. *Cancer Res* 2007;67:2649-2656.

128. Hugo H, Ackland ML, Blick T, et al. Epithelial-mesenchymal and mesenchymal-epithelial transitions in carcinoma progression. *J Cell Physiol* 2007;213:374-383.

129. Friedl P, Wolf K. Plasticity of cell migration: a multiscale tuning model. *J Cell Biol* 2009;188:11-19.

130. Friedl P, Wolf K. Tube travel: the role of proteases in individual and collective cancer cell invasion. *Cancer Res* 2008;68:7247-7249.

131. Madsen CD, Sahai E. Cancer dissemination—lessons from leukocytes. *Dev Cell* 2010;19:13-26.

132. Sabeh F, Shimizu-Hirota R, Weiss SJ. Protease-dependent versus-independent cancer cell invasion programs: three dimensional amoeboid movement revisited. *J Cell Biol* 2009;185:11-19.

133. Quail DF, Joyce JA. Microenvironmental regulation of tumor progression and metastasis. *Nat Med* 2013;19:1423-1437.

134. McGowan PM, Kirstein JM, Chambers AF. Micrometastatic disease and metastatic outgrowth: clinical issues and experimental approaches. *Future Oncol* 2009;5:1083-1098.

135. Aguirre-Ghiso JA. Models, mechanisms and clinical evidence for cancer dormancy. *Nat Rev Cancer*

2007;7:834-846.
136. Townson JL, Chambers AF. Dormancy of solitary metastatic cells. *Cell Cycle* 2006;5:1744-1750.
137. Demicheli R, Retsky MW, Hrushesky WJ, et al. The effects of surgery on tumor growth: a century of investigations. *Ann Oncol* 2008;19:1821-1828.
138. Barkan D, Green JE, Chambers AF. Extracellular matrix: a gatekeeper in the transition from dormancy to metastatic growth. *Eur J Cancer* 2010;46:1181-1188.
139. Gupta GP, Minn AJ, Kang Y, et al. Identifying site-specific metastasis genes and functions. *Cold Spring Harb Symp Quant Biol* 2005;70:149-158.
140. Naumov GN, Folkman J, Straume O, et al. Tumor-vascular interactions and tumor dormancy. *APMIS* 2008;116:569-585.
141. Kenifi c CM, Thorburn A, Debnath J. Autophagy and metastasis:another double-edged sword. *Curr Opin Cell Biol* 2010;22:241-245.
142. Teng MW, Swann JB, Koebel CM, et al. Immune-mediated dormancy: an equilibrium with cancer. *J Leukoc Biol* 2008;84:988-993.
143. Campbell PJ, Yachida S, Mudie LJ, et al. The patterns and dynamics of genomic instability in metastatic pancreatic cancer. *Nature* 2010;467:1109-1113.
144. Luebeck EG. Cancer: genomic evolution of metastasis. *Nature* 2010;467:1053-1055.
145. Yachida S, Jones S, Bozic I, et al. Distant metastasis occurs late during the genetic evolution of pancreatic cancer. *Nature* 2010;467:1114-1117.
146. Coghlin C, Murray GI. Current and emerging concepts in tumour metastasis. *J Pathol* 2010;222:1-15.
147. Klein CA. Parallel progression of primary tumours and metastases. *Nat Rev Cancer* 2009;9:302-312.
148. Gerhardt H, Semb H. Pericytes: gatekeepers in tumour cell metastasis? *J Mol Med* 2008;86:135-144.
149. Kim MY, Oskarsson T, Acharyya S, et al. Tumor self-seeding by circulating cancer cells. *Cell* 2009;139:1315-1326.
150. Bos PD, Zhang XH, Nadal C, et al. Genes that mediate breast cancer metastasis to the brain. *Nature* 2009;459:1005-1009.
151. Olson P, Lu J, Zhang H, et al. MicroRNA dynamics in the stages of tumorigenesis correlate with hallmark capabilities of cancer. *Genes Dev* 2009;23:2152-2165.
152. Nguyen DX, Bos PD, Massagué J. Metastasis: from dissemination to organ-specific colonization. *Nat Rev Cancer* 2009;9:274-284.
153. Warburg OH. *The Metabolism of Tumours: Investigations from the Kaiser Wilhelm Institute for Biology, Berlin-Dahlem.* London, UK: Arnold Constable; 1930.
154. Warburg O. On the origin of cancer cells. *Science* 1956;123: 309-314.
155. Warburg O. On respiratory impairment in cancer cells. *Science* 1956;124:269-270.
156. Jones RG, Thompson CB. Tumor suppressors and cell metabolism: a recipe for cancer growth. *Genes Dev* 2009;23:537-548.
157. DeBerardinis RJ, Lum JJ, Hatzivassiliou G, et al. The biology of cancer: metabolic reprogramming fuels cell growth and proliferation. *Cell Metab* 2008;7:11-20.
158. Hsu PP, Sabatini DM. Cancer cell metabolism: Warburg and beyond. *Cell* 2008;134:703-707.
159. Ward PS, Thompson CB. Metabolic reprogramming: a cancer hallmark even warburg did not anticipate. *Cancer Cell* 2012;21:297-308.
160. Semenza GL. HIF-1: upstream and downstream of cancer metabolism. *Curr Opin Genet Dev* 2010;20:51-56.
161. Semenza GL. Defi ning the role of hypoxia-inducible factor 1 in cancer biology and therapeutics. *Oncogene* 2010;29:625-634.
162. Kroemer G, Pouyssegur J. Tumor cell metabolism: cancer's Achilles' heel. *Cancer Cell* 2008;13:472-482.
163. Potter V. The biochemical approach to the cancer problem. *Fed Proc* 1958;17:691-697.
164. Vander Heiden MG, Cantley LC, Thompson CB. Understanding the Warburg effect: the metabolic

requirements of cell proliferation. *Science* 2009;324:1029-1033.
165. Semenza GL. Tumor metabolism: cancer cells give and take lactate. *J Clin Invest* 2008;118:3835-3837.
166. Nakajima EC, Van Houten B. Metabolic symbiosis in cancer: refocusing the Warburg lens. *Mol Carcinog* 2013;52:329-337.
167. Kennedy KM, Dewhirst MW. Tumor metabolism of lactate: the influence and therapeutic potential for MCT and CD147 regulation. *Future Oncol* 2010;6:127-148.
168. Feron O. Pyruvate into lactate and back: from the Warburg effect to symbiotic energy fuel exchange in cancer cells. *Radiother Oncol* 2009;92:329-333.
169. Magistretti PJ. Neuron-glia metabolic coupling and plasticity. *J Exp Biol* 2006;209:2304-2311.
170. Hardee ME, Dewhirst MW, Agarwal N, et al. Novel imaging provides new insights into mechanisms of oxygen transport in tumors. *Curr Mol Med* 2009;9:435-441.
171. Burnet FM. The concept of immunological surveillance. *Prog Exp Tumor Res* 1970;13:1-27.
172. Thomas L. On immuosurveillance in human cancer. *Yale J Biol Med* 1982;55:329-333.
173. Vajdic CM, van Leeuwen MT. Cancer incidence and risk factors after solid organ transplantation. *Int J Cancer* 2009;125:1747-1754.
174. Elinav E, Nowarski R, Thaiss CA, et al. Inflammation induced cancer: crosstalk between tumours, immune cells and microorganisms. *Nat Rev Cancer* 2013;13:759-771.
175. Swann JB, Smyth MJ. Immune surveillance of tumors. *J Clin Invest* 2007;117:1137-1146.
176. Fridman WH, Mlecnik B, Bindea G, et al. Immunosurveillance in human non-viral cancers. *Curr Opin Immunol* 2011;23:272-278.
177. Galon J, Angell HK, Bedognetti D, et al. The continuum of cancer immunosurveillance: prognostic, predictive, and mechanistic signatures. *Immunity* 2013;39:11-26.
178. Kim R, Emi M, Tanabe K. Cancer immunoediting from immune surveillance to immune escape. *Immunology* 2007; 121:1-14.
179. Smyth MJ, Dunn GP, Schreiber RD. Cancer immunosurveillance and immune-editing: the roles of immunity in suppressing tumor development and shaping tumor immunogenicity. *Adv Immunol* 2006;90:1-50.
180. Bindea G, Mlecnik B, Fridman WH, et al. Natural immunity to cancer in humans. *Curr Opin Immunol* 2010;22:215-222.
181. Ferrone C, Dranoff G. Dual roles for immunity in gastrointestinal cancers. *J Clin Oncol* 2010;28:4045-4051.
182. Nelson BH. The impact of T-cell immunity on ovarian cancer outcomes. *Immunol Rev* 2008;222:101-116.
183. Pagès F, Galon J, Dieu-Nosjean MC, et al. Immune infiltration in human tumors: a prognostic factor that should not be ignored. *Oncogene* 2010;29:1093-1102.
184. Strauss DC, Thomas JM. Transmission of donor melanoma by organ transplantation. *Lancet Oncol* 2010;11:790-796.
185. Yang L, Pang Y, Moses HL. TGF-beta and immune cells: an important regulatory axis in the tumor microenvironment and progression. *Trends Immunol* 2010;31:220 -227.
186. Shields JD, Kourtis IC, Tomei AA, et al. Induction of lymphoidlike stroma and immune escape by tumors that express the chemokine CCL21. *Science* 2010;328:749-752.
187. Korman AJ, Peggs KS, Allison J. Checkpoint blockade in cancer immunotherapy. *Adv Immunol* 2006;90:297-339.
188. Fife BT, Pauken KE, Eagar TN, et al. Interactions between programmed death-1 and programmed death ligand-1 promote tolerance by blocking the T cell receptor-induced stop signal. *Nat Immunol* 2009;10:1185-1192.
189. Pardoll DM. The blockade of immune checkpoints in cancer immunotherapy. *Nat Rev Cancer* 2012;12:252-264.
190. Motz GT, Coukos G. Deciphering and reversing tumor immune suppression. *Immunity* 2013;39:61-73.
191. Gabrilovich DI, Nagaraj S. Myeloid-derived suppressor cells as regulators of the immune system. *Nat Rev Immunol* 2009;9:162-174.
192. Mougiakakos D, Choudhury A, Lladser A, et al. Regulatory T cells in cancer. *Adv Cancer Res* 2010;107:57-117.

193. Ostrand-Rosenberg S, Sinha P. Myeloid-derived suppressor cells: linking inflammation and cancer. *J Immunol* 2009;182:4499-4506.

194. Garraway LA, Lander ES. Lessons from the cancer genome. *Cell* 2013;153:17-37.

195. You JS, Jones PA. Cancer genetics and epigenetics: two sides of the same coin? *Cancer Cell* 2012;22:9-20.

196. Berdasco M, Esteller M. Aberrant epigenetic landscape in cancer: how cellular identity goes awry. *Dev Cell* 2010;19:698-711.

197. Esteller M. Cancer epigenomics: DNA methylomes and histone-modification maps. *Nat Rev Genet* 2007;8:286-298.

198. Jones PA, Baylin SB. The epigenomics of cancer. *Cell* 2007;128:683-692.

199. Negrini S, Gorgoulis VG, Halazoneitis TD. Genomic instability—an evolving hallmark of cancer. *Nat Rev Mol Cell Bio* 2010;11:220-228.

200. Loeb LA. A mutator phenotype in cancer. *Cancer Res* 2001;61: 3230-3239.

201. Jackson SP, Bartek J. The DNA-damage response in human biology and disease. *Nature* 2009;461:1071-1078.

202. Kastan MB. DNA damage responses: mechanisms and roles in human disease. *Mol Cancer Res* 2008;6:517-524.

203. Sigal A, Rotter V. Oncogenic mutations of the p53 tumor suppressor: the demons of the guardian of the genome. *Cancer Res* 2000;60:6788-6793.

204. Lane DP. Cancer. p53, guardian of the genome. *Nature* 1992;358:15-16.

205. Kinzler KW, Vogelstein B. Cancer-susceptibility genes. Gatekeepers and caretakers. *Nature* 1997;386:761-763.

206. Ciccia A, Elledge SJ. The DNA damage response: making it safe to play with knives. *Mol Cell* 2010;40:179-204.

207. Harper JW, Elledge SJ. The DNA damage response: ten years after. *Mol Cell* 2007;28:739-745.

208. Friedberg EC, Aguilera A, Gellert M, et al. DNA repair: from molecular mechanism to human disease. *DNA Repair (Amst)*2006;5:986-996.

209. Barnes DE, Lindahl T. Repair and genetic consequences of endogenous DNA base damage in mammalian cells. *Annu Rev Genet* 2004;38:445-476.

210. Korkola J, Gray JW. Breast cancer genomes—form and function. *Curr Opin Genet Dev* 2010;20:4-14.

211. Dvorak HF. Tumors: wounds that do not heal. Similarities between tumor stroma generation and wound healing. *N Engl J Med* 1986;315:1650-1659.

212. De Nardo DG, Andreu P, Coussens LM. Interactions between lymphocytes and myeloid cells regulate pro-versus anti-tumor immunity. *Cancer Metastasis Rev* 2010;29:309-316.

213. Hanahan D, Coussens LM. Accessories to the crime: functions of cells recruited to the tumor microenvironment. *Cancer Cell* 2012;21:309-322.

214. de Visser KE, Eichten A, Coussens LM. Paradoxical roles of the immune system during cancer development. *Nat Rev Cancer* 2006;6:24-37.

215. Servais C, Erez N. From sentinel cells to inflammatory culprits: cancer-associated fibroblasts in tumour-related infl ammation. *J Pathol* 2013;229:198-207.

216. Dirat B, Bochet L, Escourrou G, et al. Unraveling the obesity and breast cancer links: a role for cancer-associated adipocytes?*Endocr Dev* 2010;19:45-52.

217. Pietras K, Ostman A. Hallmarks of cancer: interactions with the tumor stroma. *Exp Cell Res* 2010;316:1324-1331.

218. Räsäen K, Vaheri A. Activation of fibroblasts in cancer stroma. *Exp Cell Res* 2010;316:2713-2722.

219. Shimoda M, Mellody KT, Orimo A. Carcinoma-associated fibroblasts are a rate-limiting determinant for tumour progression. *Sem Cell Dev Biol* 2010;21:19-25.

220. Welti J, Loges S, Dimmeler S, et al. Recent molecular discoveries in angiogenesis and antiangiogenic therapies in cancer. *J Clin Invest* 2013;123:3190-3200.

221. Pasquale EB. Eph receptors and ephrins in cancer: bidirectional signalling and beyond. *Nat Rev Cancer* 2010;10:165-180.

222. Ahmed Z, Bicknell R. Angiogenic signalling pathways. *Methods Mol Biol* 2009;467:3-24.

223. Dejana E, Orsenigo F, Molendini C, et al. Organization and signaling of endothelial cell-to-cell junctions in

various regions of the blood and lymphatic vascular trees. *Cell Tissue Res* 2009;335:17-25.

224. Carmeliet P, Jain RK. Angiogenesis in cancer and other diseases. *Nature* 2000;407:249-257.
225. Ruoslahti E, Bhatia SN, Sailor MJ. Targeting of drugs and nanoparticles to tumors. *J Cell Biol* 2010;188:759-768.
226. Ruoslahti E. Specialization of tumour vasculature. *Nat Rev Cancer* 2002;2:83-90.
227. Motz GT, Coukos G. The parallel lives of angiogenesis and immunosuppression: cancer and other tales. *Nat Rev Immunol* 2011;11:702-711.
228. Carmeliet P, Jain RK. Principles and mechanisms of vessel normalization for cancer and other angiogenic diseases. *Nat Rev Drug Discov* 2011;10:417-427.
229. Tammela T, Alitalo K. Lymphangiogenesis: Molecular mechanisms and future promise. *Cell* 2010;140:460-476.
230. Card CM, Yu SS, Swartz MA. Emerging roles of lymphatic endothelium in regulating adaptive immunity. *J Clin Invest* 2014;124:943-952.
231. Gaengel K, Genové G, Armulik A, et al. Endothelial-mural cell signaling in vascular development and angiogenesis. *Arterioscler Thromb Vasc Biol* 2009;29:630-638.
232. Schäfer M, Werner S. Cancer as an overhealing wound: an old hypothesis revisited. *Nat Rev Mol Cell Biol* 2008;9:628-638.
233. Karin M, Lawrence T, Nizet V. Innate immunity gone awry:linking microbial infections to chronic infl-ammation and cancer. *Cell* 2006;124:823-835.
234. Coffeldt SB, Lewis CE, Naldini L, et al. Elusive identities and overlapping phenotypes of proangiogenic myeloid cells in tumors. *Am J Pathol* 2010;176:1564-1576.
235. Johansson M, Denardo DG, Coussens LM. Polarized immune responses differentially regulate cancer development. *Immunol Rev* 2008;222:145-154.
236. Mantovani A. Molecular pathways linking inflammation and cancer. *Curr Mol Med* 2010;10:369-373.
237. Mantovani A, Allavena P, Sica A, et al. Cancer-related inflammation. *Nature* 2008;454:436-444.
238. DeNardo DG, Brennan DJ, Rexhepaj E, et al. Leukocyte complexity predicts breast cancer survival and functionally regulates response to chemotherapy. *Cancer Discov* 2011;1:54-67.
239. De Palma M, Coukos G, Hanahan D. A new twist on radiation oncology: low-dose irradiation elicits immunostimulatory macrophages that unlock barriers to tumor immunotherapy. *Cancer Cell* 2013;24:559-561.
240. Koh BI, Kang Y. The pro-metastatic role of bone marrowderived cells: a focus on MSCs and regulatory T cells. *EMBO Rep* 2012;13:412-422.
241. Bergfeld SA, DeClerck YA. Bone marrow-derived mesenchymal stem cells and the tumor microenvironment. *Cancer Metastasis Rev* 2010;29:249-261.
242. Fang S, Salven P. Stem cells in tumor angiogenesis. *J Mol Cell Cardiol* 2011;50:290-295.
243. Giaccia AJ, Schipani E. Role of carcinoma-associated fibroblasts and hypoxia in tumor progression. *Curr Top Microbiol Immunol* 2010;345:31-45.
244. Labelle M, Hynes RO. The initial hours of metastasis: the importance of cooperative host-tumor cell interactions during hematogenous dissemination. *Cancer Discov* 2012;2:1091-1099.
245. Peinado H, Lavothskin S, Lyden D. The secreted factors responsible for pre-metastatic niche formation: old sayings and new thoughts. *Semin Cancer Biol* 2011;21:139-146.
246. Reya T, Morrison SJ, Clarke MF, et al. Stem cells, cancer, and cancer stem cells. *Nature* 2001;414:105-111.
247. Bonnet D, Dick JE. Human acute myeloid leukemia is organized as a hierarchy that originates from a primitive hematopoietic cell. *Nature Med* 1997;3:730-737.
248. Gilbertson RJ, Rich JN. Making a tumour's bed: glioblastoma stem cells and the vascular niche. *Nat Rev Cancer* 2007;7:733-736.
249. al-Hajj M, Wicha M, Benito-Hernandez A, et al. Prospective identification of tumorigenic breast cancer cells. *Proc Natl Acad Sci U S A* 2003;100:3983-3988.
250. Beck B, Blanpain C. Unravelling cancer stem cell potential. *Nat Rev Cancer* 2013;13:727-738.

251. Magee JA, Piskounova E, Morrison SJ. Cancer stem cells: impact, heterogeneity, and uncertainty. *Cancer Cell* 2012;21:283-296.
252. Cho RW, Clarke MF. Recent advances in cancer stem cells. *Curr Opin Genet Devel* 2008;18:1-6.
253. Lobo NA, Shimono Y, Qian D, et al. The biology of cancer stem cells. *Annu Rev Cell Dev Biol* 2007;23:675-699.
254. Meacham CE, Morrison SJ. Tumour heterogeneity and cancer cell plasticity. *Nature* 2013;501:328-337.
255. Singh A, Settleman J. EMT, cancer stem cells and drug resistance: an emerging axis of evil in the war on cancer. *Oncogene* 2010;29:4741-4751.
256. Brabletz T, Jung A, Spaderna S, et al. Opinion: migrating cancer stem cells-an integrated concept of malignant tumor progression. *Nat Rev Cancer* 2005;5:744-749.
257. Boiko AD, Razorenova OV, van de Rijn M, et al. Human melanoma-initiating cells express neural crest nerve growth factor receptor CD271. *Nature* 2010;466:133-137.
258. Gupta P, Chaffer CL, Weinberg RA. Cancer stem cells: mirage or reality? *Nature Med* 2009;15:1010-1012.
259. Quintana E, Shackleton M, Sabel MS, et al. Efficient tumour formation by single human melanoma cells. *Nature* 2008;456:593-598.
260. Chaffer CL, Brueckmann I, Scheel C, et al. Normal and neoplastic nonstem cells can spontaneously convert to stem-like state. *Proc Natl Acad Sci U S A* 2011;108:7950-7955.
261. Thiery JP, Sleeman JR. Complex networks orchestrate epithelial-mesenchymal transitions. *Nat Rev Mol Cell Biol* 2006;7:131-142.
262. Creighton CJ, Li X, Landis M, et al. Residual breast cancers after conventional therapy display mesenchymal as well as tumor-initiating features. *Proc Natl Acad Sci U S A* 2009;106:13820-13825.
263. Buck E, Eyzaguirre A, Barr S, et al. Loss of homotypic cell adhesion by epithelial-mesenchymal transition or mutation limits sensitivity to epidermal growth factor receptor inhibition. *Mol Cancer Therap* 2007;6:532-541.
264. Rhim AD, Mirek ET, Aiello NM, et al. EMT and dissemination precede pancreatic tumor formation. *Cell* 2012;148:349-361.
265. Soda Y, Marumoto T, Friedmann-Morvinski D, et al. Transdifferentiation of glioblastoma cells into vascular endothelial cells. *Proc Natl Acad Sci U S A* 2011;108:4274-4280.
266. El Hallani S, Boisselier B, Peglion F, et al. A new alternative mechanism in glioblastoma vascularization: tubular vasculogenic mimicry. *Brain* 2010;133:973-982.
267. Wang R, Chadalavada K, Wilshire J, et al. Glioblastoma stemlike cells give rise to tumour endothelium. *Nature* 2010;468: 829-833.
268. Folkman J, Kalluri R. Cancer without disease. *Nature* 2004; 427:787.
269. Azam F, Mehta S, Harris AL. Mechanisms of resistance to antiangiogenesis therapy. *Eur J Cancer* 2010;46:1323-1332.
270. Ebos JM, Lee CR, Kerbel RS. Tumor and host-mediated pathways of resistance and disease progression in response to antiangiogenic therapy. *Clin Cancer Res* 2009;15:5020-5025.
271. Bergers G, Hanahan D. Modes of resistance to anti-angiogenic therapy. *Nat Rev Cancer* 2008;8:592-603.
272. Ellis LM, Reardon DA. Cancer: the nuances of therapy. *Nature* 2009;458:290-292.
273. Norden AD, Drappatz J, Wen PY. Antiangiogenic therapies for high-grade glioma. *Nat Rev Neurol* 2009;5:610-620.
274. Verhoeff JJ, van Tellingen O, Claes A, et al. Concerns about anti-angiogenic treatment in patients with glioblastoma multiforme. *BMC Cancer* 2009;9:444.
275. Hanahan D. Rethinking the war on cancer. *Lancet* 2014;383: 558-563.
276. Pencheva N, Tavazoie SF. Control of metastatic progression by microRNA regulatory networks. *Nat Cell Biol* 2013;15: 546-554.
277. Garzon R, Marcucci G, Croce CM. Targeting microRNAs in cancer: rationale, strategies and challenges. *Nat Rev Drug Discov* 2010;9:775-789.

第三章　肿瘤分子检测方法

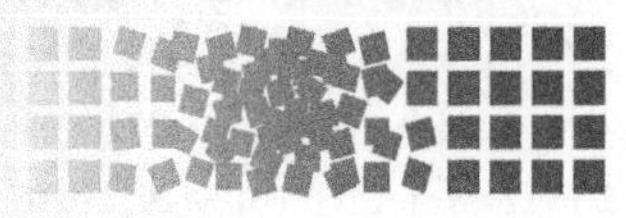

Larissa V. Furtado, Jay L. Hess, Bryan L. Betz

分子诊断在肿瘤研究中的应用

分子诊断越来越多地影响癌症患者诊疗（cancer care delivery）的各个部分，包括肿瘤诊断、预后、特殊治疗疗效预测及微小残留病的监测。这些均取决于检测或评估一个或多个疾病特异性地控制细胞增殖、分化或细胞死亡的异常遗传或表观遗传分子标志物（表 3.1）。另外，分子诊断也开始应用于预测体内药物代谢过程，如利用 TPMT 等位基因的多态性预测巯基嘌呤代谢的速度，进一步确定患者使用巯基类药物的剂量。同时，分子诊断在骨髓移植后的评估，以及骨髓及实体器官移植的组织分型中也起着非常重要的作用。

理想的肿瘤标志物仅与疾病相关，而与机体正常状态无关。肿瘤标志物的应用主要依赖于标志物能预测何种临床效应、此临床效应的大小，以及此效应的证据强度。应用于临床的生物标志物需要高水平的分析有效性，临床有效性和临床应用可行性。分析有效性是指整个实验过程能够准确地检测到，要求很多病例均能测量到的标志物。临床有效性是指生物标志物能够预测特定疾病行为及治疗反应。临床应用的可行性是最难评估的，旨在设法解决通过生物标志物获得的信息是否真正有利于患者健康。

标志物可以是多种形式的，包括染色体易位和其他染色体重排、基因扩增、拷贝数异常、点突变、单核苷酸多态性、基因表达的改变（包括 microRNAs）及表观遗传学的改变。广泛应用的大部分标志物，可以代表在关键的信号转导通路中的功能获得或缺失。那些发生在肿瘤早期并且发生频率较高的标志物，很可能是驱动突变，并且其功能对肿瘤细胞的增殖和（或）生存很重要。这些生物标志物，非常有用，因为它们通常代表重要的治疗靶点。然而，肿瘤细胞可以积累很多遗传学改变，称为“乘客”突变（passenger mutations），这些突变发生频率较低，主要存在于一小群肿瘤异质细胞中，作用于肿瘤的表型但并不是肿瘤细胞绝对必需的[2]。利用不同的功能实验区分驱动突变中的“乘客”突变成为肿瘤转化研究中的主要焦点。同一个标志物在不同的情况下发挥作用。例如，慢性粒细胞白血病特征性的 BCR-ABL1 易位的检测不仅可用于诊断、治疗方案的选择，还可以用于治疗过程中或治疗后微小残留的监测。

表 3.1 基因组改变作为癌症治疗的预测生物标志物

基因	通路	畸变类型	疾病案例	预测或认证的药物
PIK3CA、[51, 52]PIK3R1、[53]PIK3R2、AKT1、AKT2 和 AKT3[54, 55]	磷酸肌醇-3-激酶（PI3K）	突变或扩增	乳腺癌、结直肠癌和子宫内膜癌	PI3K 抑制剂 AKT 抑制剂
PTEN[56]	PI3K	删除	许多癌症类型	PI3K 抑制剂
MTOR、[57]TSC1[58] 和 TSC2[59]	mTOR	突变	结节性硬化症、膀胱癌	mTOR 抑制剂
RAS 家族（HRAS、NRAS、KRAS），BRAF[60] 和 MEK1	RAS-MEK ww	突变、重排或扩增	许多癌症，如黑色素瘤和前列腺癌	RAF 抑制剂 MEK 抑制剂 PI3K 抑制剂
成纤维细胞生长因子受体 1（FGFR1）、FGFR2、FGFR3、FGFR4[36]	FGFR	突变、扩增或重排	骨髓癌、肉瘤、膀胱癌、乳腺癌、卵巢癌、肺癌、子宫内膜癌和髓样癌	FGFR 抑制剂 FGFR 抗体
表皮生长因子受体（EGFR）	EGFR	突变、删除或扩增	肺癌和胃癌	EGFR 抑制剂 EGFR 抗体
ERBB2[61]	ERBB2	扩增或突变	乳腺癌、膀胱癌、胃癌和肺癌	ERBB2 抑制剂 ERBB2 抗体
SMO[62, 63] 和 PTCH1[64]	Hedgehog	突变	基底细胞癌	Hedgehog 抑制剂
MET[65]	MET	扩增或突变	膀胱癌、胃癌和肾癌	MET 抑制剂 MET 抗体
JAK1、JAK2、JAK3[66]、STAT1、STAT3	JAK-STAT	突变或重排	白血病和淋巴瘤	JAK-STAT 抑制剂 STAT 诱饵
盘状结构域受体蛋白 2（DDR2）	RTK	突变	肺癌	一些酪氨酸激酶抑制剂
红细胞生成素受体（EPOR）	JAK-STAT	重排	白血病	JAK-STAT 抑制剂
白介素 -7 受体（IL-7R）	JAK-STAT	突变	白血病	JAK-STAT 抑制剂
细胞周期蛋白依赖激酶（CDKs67；CDK4，CDK6，CDK8），CDKN2A 和细胞周期蛋白 D1（CCND1）	CDK	扩增、突变删除或重排	肉瘤、结直肠癌、黑色素瘤和淋巴瘤	CDK 抑制剂
ABL1	ABL	重排	白血病	ABL 抑制剂
视黄酸受体 -α（RARA）	RARα	重排	白血病	全反式视黄酸
Aurora 激酶 A（AURKA）[68]	Aurora 激酶	扩增	前列腺癌和乳腺癌	Aurora 激酶抑制剂
雄性激素受体（AR）[69]	雄性激素	突变、扩增或拼接变体	前列腺癌	雄性激素合成抑制剂 雄性激素受体抑制剂
FLT3[70]	FLT3	突变或删除	白血病	FLT3 抑制剂
MET	MET-HGF	突变或扩增	肺癌和胃癌	MET 抑制剂
骨髓增生性白血病（MPL）	THPO、JAK-STAT	突变	骨髓增生性肿瘤	JAK-STAT 抑制剂

续表

基因	通路	畸变类型	疾病案例	预测或认证的药物
KIT[72]	KIT	突变	GIST、肥大细胞增多症和白血病	KIT 抑制剂
PDGFRA 和 PDGFRB	PDGFR	删除、重排或扩增	血液癌、GIST、肉瘤和脑癌	PDGFR 抑制剂
间变性淋巴瘤激酶（ALK）[9, 37, 73, 74]	ALK	重排或突变	肺癌和神经母细胞瘤	ALK 抑制剂
RET	RET	重排或突变	肺癌和甲状腺癌	RET 抑制剂
ROS1[75]	ROS1	重排	肺癌和胆管细胞型肝癌	ROS1 抑制剂
NOTCH1 和 NOTCH2	Notch	重排和乳腺癌	白血病和乳腺癌	Notch 信号通路抑制剂

注：PIK3CA，PI3K 催化亚单位 -α；PIK3R1，PI3K 调节亚基 1；PI3K，磷酸肌醇 -3- 激酶；AKT，v-akt 鼠胸腺瘤病毒致癌基因同源物；PTEN，磷酸酶和张力蛋白同源物；mTOR，雷帕霉素靶蛋白；TSC1，结节性硬化蛋白 1；RAS-MEK，大鼠肉瘤；MEK，MAPK / ERK（丝裂原活化蛋白激酶 / 细胞外信号调节激酶）激酶；RAF，v-raf 鼠肉瘤病毒致癌基因同源物；ERBB2，也称为 HER2；SMO，平滑同源物；PTCH1，修补同源物；MET，肝细胞生长因子受体；JAK，Janus 激酶；THPO，血小板生成素；STAT，信号转导和转录激活子；RTK，受体酪氨酸激酶；CDKN2A，细胞周期蛋白依赖性激酶抑制剂 2A；ABL，Abelson 鼠白血病病毒癌基因同源物 1；FLT3，FMS 样酪氨酸激酶 3；HGF，肝细胞生长因子；MDM2，小鼠双微粒体 2；KIT，v-kit Hardy-Zuckerman 4 猫肉瘤病毒癌基因同源物；GIST，胃肠道基质肿瘤；PDGFR，血小板衍生生长因子受体；ROS1，v-ros 禽类 UR2 肉瘤病毒致癌基因同源物。

已得到 Macmillan Publishers Limited 的许可。Nature Reviews Drug Discovery，Simon，R. and Rowchodhury，S.12：358-369，2013，©2013。

肿瘤研究中应用最多的遗传学标志物，特别是在血液系统肿瘤中，主要是染色体易位。根据目前的 WHO 指南，对于某些疾病，如慢性粒细胞白血病，BCR-ABL 的易位，以及在伯基特淋巴瘤中免疫球蛋白基因与 MYC 的易位检测对于诊断是必需的。鉴定染色体易位在急性白血病的分型与诊断中很重要（如急性早幼粒细胞白血病中 PML-RARA 和变异易位的检测），同样在肉瘤的诊断中，如尤因肉瘤也很重要。染色体易位的发现，如前列腺癌中 TMPRSS-ETS 的易位和非小细胞肺癌中 ALK 的易位，凸显了染色体易位在实体肿瘤中检测的重要性[3]。检测染色体易位经典的方法主要为染色体核型分析，特别是血液系统恶性肿瘤。这种方法的局限性主要在于检测细胞为有活性的和正在分裂期的细胞，而这种细胞在实体肿瘤的活检中经常无法获得。除此之外，通过传统的染色体核型分析，相当一部分染色体易位无法获取。例如，5% ～ 10% 的 CML 中，G 显带无法检测到 t（9; 22）的易位。这些隐匿型易位需要用其他方式检测，下文会讨论，包括荧光原位杂交（fluorescent in situ hybridization，FISH），聚合酶链反应（polymerase chain reaction，PCR）和单核苷酸测序。

某些情况下，如果细胞是克隆形成的，可能对检测有帮助。例如，在淋巴细胞浸润中，这些细胞分化良好，可能很难去判断淋巴细胞是反应性浸润，还是恶性浸润。如果细胞被分散开，可以获得细胞，通过流式细胞仪检测是否存在表达免疫球蛋白 κ 或 λ 链的单克隆种群。理论上，可以通过免疫组化检测轻链上的免疫球蛋白去判断是否源于同一克隆，然而在实际中，应用 RNA 原位杂交检测轻链上的免疫球蛋白 κ 或 λ 的转录更敏感。检测 B 细胞群克隆性最敏感的方法是利用 PCR 方法分析由 VDJ 重排后断点簇区的大小。反应性 B 细胞会显示 VDJ 重排后 IGH、IGK 或 IGL 大小的不同分布，而克隆性细胞只有代表主克隆 VDJ 区域大小的主带。同样，有时也难以区分反应性 T 细胞浸润中的肿瘤细胞。考虑到 T 细胞有大量抗原受体，在 T 细胞恶性增殖中，很难通过简单的 IHC 和流式方法检测克隆性。一种方法是利用 T 细胞抗原受体的异常缺失帮助诊断 T 细胞恶性疾病。另一种方法是通过 PCR 方法检测新鲜或石蜡包埋组织中的 T 细胞受体 γ 基因（TCRγ）的 VDJ 区域的克隆性重排。

基因扩增在肿瘤中是另一种重要的分子机制，目前发现在一部分肿瘤中很有效用。MYCN 扩增发生在 40% 的未分化及分化不良的神经母细胞瘤的亚型中[4, 5]，以双微体或均质染色区形式存在。MYCN 扩增强烈提示不良预后，特别是处于局部病变（第一或第二期）的患者，或出现四期转移的婴儿，小于 50% 的患者生存期超过 5 年[6]。

染色体其他异常的检测大部分局限于血液系统疾病的诊断及预后判断。近一半的髓系疾病存在细胞遗传学异常，如 5 号或 7 号染色体单体、部分染色体缺失（5q−，7q−）或复杂性染色体异常。有些染色体异常是独立发生的（5q−），这种异常患者有良好预后。相反其他大部分细胞学检测异常（有 3 个及以上的异常复杂核型），预后较差。在儿童急性白血病中染色体倍体差异性被证明是有价值的预测指标，与低倍和近二倍体相比，具有多倍染色体（大于 50 条染色体）的患者预后明显更好。总体来说，DNA 倍性可以通过流式细胞分析检测。特定染色体的拷贝数改变可以通过常规核型分析、阵列杂交法或 FISH 来检测。

拷贝数变异（copy number variation，CNV）为染色体结构异常改变中的最常见类型，受拷贝数变异影响的区域通常从 1 千到几兆碱基不等，变异方式为扩增或缺失。据估计，健康人基因组中存在 0.4% 的不同拷贝数。拷贝数变异导致的某些基因缺失，如 BRCA1、BRCA2、APC、错配修复基因和 TP53 等在很多高外显性的肿瘤中发挥作用[9, 10]。拷贝数变异可以通过 FISH、比较或阵列基因组杂交检测或者应用单核苷酸多态性微阵列进行虚拟核型分析。拷贝数变异也越来越多地通过二代测序的方法检测。

肿瘤的大规模测序已经找到许多与预后及治疗相关的基因突变。下面将讨论的是已经用来检测点突变的一系列方法（图 3.1）。需要引起重视的是许多核苷酸变异发生在人群中的任意等位基因上。正规来讲，单核苷酸多态性是存在于大于 1% 的人群中的遗传差异，相反突变是较低频的差异。然而，实际上，不管发生频率如何，多态性通常用于描述非病理性改变，而突变描述有害性改变。

根据突变对基因结构的影响，可以对突变进行分类。这些与疾病相关的改变最常见的是单核苷酸置换（点突变）；然而其他很多缺失、插入、基因重排、扩增、拷贝数改变也都被发现具有重要的临床意义。点突变可能影响启动子、剪切位点及编码区。根据对密码子的影响，编码区突变可以根据对密码子的影响分为三类：错义突变，指核苷酸的改变使一种氨基酸改变为另一种氨基酸；无义突变，指核苷酸置换引起密码子提前终止出现截短蛋白质；沉默突变，指核苷酸改变没有影响氨基酸编码。

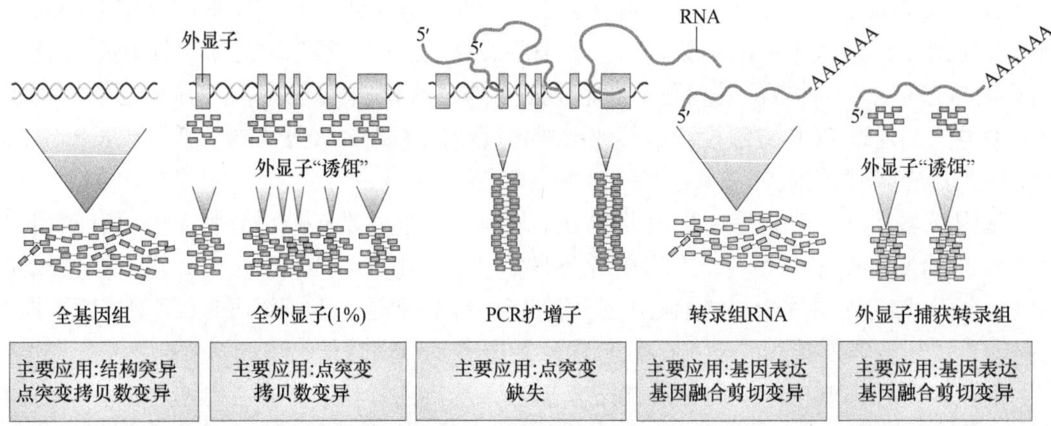

图 3.1　肿瘤中突变、易位和其他基因组结构异常的检测策略。全基因组测序，涉及确定内含子和外显子的完整序列，是最全面的，但是也是最费力的，费用最高。外显子测序使用“诱饵”捕获全外显子（约 20 000 个基因，占基因组 1%）或者部分目的基因。基于扩增子的测序使用 PCR 或其他扩增技术扩增目的基因，用于测序。转录组测序，也称为 RNAseq，是以测序表达 RNA 为基础，可以用于检测突变、易位和其他结构异常，以及表达水平差异。它可以与外显子捕获技术结合起来，更灵敏地分析目的基因（经许可引自 Macmillan Publishers Limited：Nature Reviews Drug Discovery，Simon，R. and Rowchodhury，S. 12：358-369，2013，©2013）

功能缺失性突变是肿瘤中最常见的突变，通过抑癌基因中的点突变或缺失，如 APC 和 TP53。抑癌基因需要经过双重打击突变，突变使基因的两个拷贝均失活，从而导致肿瘤的发生。第一次打击通常是一个遗传性或体细胞点突变，第二次打击被认为是一个获得性的缺失突变，使抑癌基因的第二个拷贝缺失。抑癌基因启动子区的甲基化也是肿瘤发生的另一个途径，目前还没有常规应用于分子诊断。

癌基因来源于正常情况下编码与细胞生长、分化、凋亡及信号转导相关的蛋白基因的异常调控（原癌基因，如 BRAF 和 KRAS）。原癌基因成为癌基因往往需要一个获得性功能或激活突变。常见的导致原癌基因激活的突变类型包括点突变、基因扩增和染色体易位。一个突变的例子是肺癌中表皮生长因子受体（epidermal growth factor receptor，EGFR）的突变，此突变几乎仅见于非黏液性支气管肺泡癌。EGFR 的体细胞突变组成性地激活受体酪氨酸激酶（tyrosine kinase，TK）。重要的是，携带这些突变的肿瘤对抑制剂吉非替尼的反应与 EGFR TK 结构域的突变高度协调。

将突变作为分子标志物的挑战之一是多种核苷酸改变可以影响一个特定基因。例如，在非小细胞肺癌中，据报道有上百种不同类型 EGFR 点突变。许多突变的发生频率较低，临床意义也未知[13, 14]。另外一个重要的概念是，在不同的肿瘤中可能存在同样的癌基因驱动突变。例如，在肺癌中存在的许多突变也常发生在其他实体肿瘤中，这些突变较 EGFR 相比发生频率更小，如 KRAS、BRAF 和 HER2。一些肺癌中存在涉及 ALK 激酶基因的易位。有趣的是，ALK 在神经母细胞瘤中也通过点突变激活，而它在间变性大细胞淋巴瘤通过易位被激活（图 3.2）。因此，针对一种肿瘤中的遗传学改变的靶向治疗在其他肿瘤中也可能是有效的。

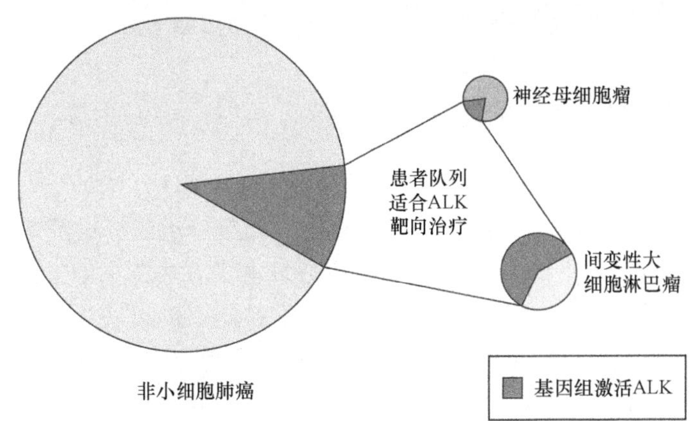

图 3.2 各种肿瘤类型发生激活性基因组改变。非小细胞肺癌、神经母细胞瘤、间变性大细胞淋巴瘤发生 ALK 易位、突变和扩增。肿瘤中这些多发改变和这些通路的有效抑制正在将肿瘤治疗从器官特异性转化为通路特异性干预，正在进行多种肿瘤类型驱动分子诊断的应用（引自 ©2009 American Society of Clinical Oncology. 版权所有，McDermott，U. 和 Settleman，J. J Clin Oncol 2009；27：5650-5659）

检测突变对于评价化疗抵抗也是很有意义的。1/3 的慢性粒细胞白血病患者对一线治疗方案 ABL1 激酶抑制剂伊马替尼产生抵抗，有的发生在治疗初期，更多是继发性的。在那些初期和继发性治疗失败的病例中，发现超过 100 种不同 ABL1 的突变，包括特别常见的突变，T315I 和 P 环突变。一些突变，如 Y253H 对二代 TK 抑制剂（TKI）敏感，但是其他突变位点，如 T3151 突变值得注意，因为这个突变的存在不仅对伊马替尼，同样对尼罗替尼和达沙替尼都耐药。

突变同样可以作为重要的预测标志物（表 3.1）。最显著的 2 个例子是将 BRCA1 和 BRCA2 突变分析用于有乳腺癌家族史的女性。在 BRCA 基因中存在超过 200 个突变位点（主要为功能缺失的点突变、小片段丢失或插入突变），这些突变分布在整个基因中，突变的检测需要进行基因的完整测序。这些突变在一般人群中的总发生率约为 0.1%。携带有 BRCA1 的女性发生乳腺癌的终身风险是 47% ～ 66%，而携带有 BRCA2 的终身风险是 40% ～ 57%[17, 18]。此外，患其他肿瘤，如卵巢癌、输卵管癌和胰腺癌的风险也增高。因此检测 BRCA1 和 BRCA2 突变对于肿瘤的预测和降低风险是非常重要的。

临床分子诊断实验室：原则和法规

按照 1988 年制定的临床实验室改进修正案（Clinical Laboratory Improvement Amendments，CLIA），美国从事分子诊断的实验室归类为高复杂性实验室[19]。CLIA 设置了最低的行政与技术标准，这些标准必须确保优质的实验室检测。大多数美国的实验室都按 CLIA 标准从事临床检测。CLIA 认证的实验室必须由专业组织授权，如联合委员会（Joint Commission）、美国病理学家学院（College of American Pathologists），或由美国医疗保险和医疗补助服务中心（CMS）官方认可的其他机构，且必须符合 CLIA 标准和指南以保证质量。虽然美国实验室服务监管是由美国食品与药物监督管理局（FDA）管辖，但是 FDA 历史上一直行使自由裁量权。因此，只要其他法规符合要求，目前分子试验的临床实施不需要 FDA 的批准[20, 21]。

分子诊断的样本要求

用于分子肿瘤学测试的样品主要包括血液、骨髓穿刺液和活检标本、体液，保存在生理盐水或组织培养基中，如 RPMI 中的器官特异性新鲜组织、甲醛溶液固定后石蜡包埋的组织（FFPE）和细胞团块。分子测试可以通过电子方式或书面申请表订购，但不能仅通过口头要求方式订购。提交的分子检测所有样品需要进行适当地标记。为确保测试结果的有效性，样本类型、数量和样本处理和运输要求应符合实验室的要求。

血液和骨髓样品应被抽入抗凝试管中。对于大多数分子检测，优选的抗凝血剂为乙二胺四乙酸（EDTA，紫色）。其他可接受的收集管包括 ACD（黄色）溶液 A 和 B。肝素化管通常不建议用于大多数分子测试，因为肝素抑制 PCR 中所用的聚合酶，它可能会导致试验失败。血液和骨髓样品可在室温下进行运输。血样标本在分离细胞成分之前绝对不能冷冻，因为这将导致溶血而干扰 DNA 扩增。体液应在冰上运输。组织应尽可能冷冻，越快越好（优选方法）并用干冰运输以减少降解。保存于 RPMI 中的新鲜组织应用冰或冰袋运输。细胞应保持冷冻并用干冰运输；DNA 样本可以在室温或在冰上运输。

一般来说，对于 FFPE 组织块，常用的收集和处理程序包括切 4 ～ 6 张、每张厚度为 10μm 的切片，置于未包被载玻片上，在室温下风干空白片，对其中一张切片进行 HE 染色。由委员会认证的病理学家评判 HE 染色切片，确保组织块包含足够量的肿瘤组织细胞，并在 HE 染色的切片上圈出一个区域，这个区域可以用作模板，指导相邻的未染色切片的手工刮取或显微切割。病理学家还对该区域进行检测的肿瘤细胞的百分比进行评估，肿瘤细胞数量应该超出已知的检测极限（limit of detection，LOD）值。

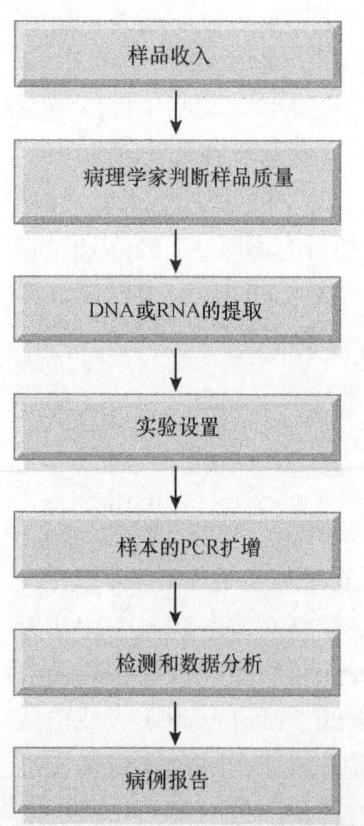

图 3.3　临床分子检测流程简图

分子诊断的检测过程

一个分子检测的工作流程是从临床分子诊断实验室收到并登记样品开始的，随后是提取核酸（DNA 或 RNA）、测试设置、分析物的检测（如 PCR 产物）、数据分析的提取，最后是将结果报告到患者的医疗记录卡上（图 3.3）。

抽提完整的、高质量的 DNA 是分子检测的基础。对于 DNA 提取，样本的保存时间，如血液、骨髓和液体样品最好不要超过 5 天；冷冻的或固定的组织，时间不受限制；新鲜组织是最好不过夜。虽然使用固定和包埋的组织标本进行分析没有时间限制，但是时间较长的样本可能会影响 DNA 的质和量。因为 RNA 相对 DNA 更加不稳定，血液和骨髓中的时间最好是少于 48 小时（从收集的时间）。用于 RNA 分析的组织样品，应在新鲜的状态下及时处理，快速冷冻，或保存在 RNA 稳定试剂中运输。

DNA 和 RNA 提取程序的各个阶段有指定的专用区域、设备和材料。DNA 和 RNA 分离可通过手动或自动方式进行。目前，大多数临床实验室使用的是基于液体或固相萃取的商品化的产品步骤。有核细胞会先于核酸从生物样本中被提取出。血液和骨髓样品中的 WBC 可用不同的方法进行分离。一种方法是用氯化铵溶液使红细胞溶解，获得完整的 WBC 和其他有核细胞。另一种方法是使用聚蔗糖溶液（Ficoll）梯度制备方法，这一方法只产生单核细胞群。FFPE 组织块切片在 DNA 提取前，首先去除石蜡并用蛋白酶 K 消化进行破膜。新鲜和冷冻的组织在核酸抽提前也要先进行蛋白酶 K 消化处理。DNA 抽提包括以下步骤：细胞裂解，通过盐析蛋白质和其他碎片（无机法）的 DNA 纯化，或通过用苯酚和氯仿溶液（有机方法）萃取蛋白质。随后，将 DNA 从异丙醇或乙醇的溶液中沉淀出来。DNA 沉淀用 70% ～ 80% 的乙醇清洗，然后用缓冲液，如 Tris-EDTA 溶解。蛋白酶 K 的添加可帮助裂解并防止 DNA 的非特异性降解。有时添加核糖核酸酶（RNase）去除 RNA 的污染。DNA 产量通过定量的分光光度计测定。如果有必要，可用琼脂糖凝胶和溴化乙锭染色目测鉴定 DNA 样品的完整性。完整 DNA 显示为高分子量单一条带，而降解的 DNA 则显示为大小不一的碎片。PCR 分析之前，萃取的 DNA 储存于 4℃，并随后在测试结束后保存于 -70℃。因为从甲醛溶液固定的组织中提取的 DNA 会不同程度降解，通过凝胶电泳对提取产物的分析并不能提供太多信息。DNA 的产量和完整性最好通过扩增对照来评估，以确保 DNA 的质量和数量足够获得可靠的结果。

RNA 分离步骤与前面描述的 DNA 提取步骤类似。但是，由于其单链构象和对普遍存在于环境中的 RNA 酶降解的易感性，RNA 相对 DNA 是不稳定的。为确保目标 RNA 的完善保存，就需要一些特别的预防措施，包括在 RNA 的抽提过程中使用的所有试剂都使用焦碳酸二乙酯（DEPC）水处理，以及工作区和移液器特殊去污处理防止 RNase 污染。提取的 RNA 通常有不同程度的降解，所以通过凝胶电泳对提取产物的分析不能提供完整信息。RNA 的质量及评估 RNA 是否适用于以反转录聚合酶链反应（RT-PCR）为基础的检测，最适合的方法是通过一个管家基因，如 ABL1 和 GAPDH 的 RNA 转录检测实验的阳性结果来评估。任一 RNA 若 260/280 的吸收比值低于 1.9 或高于 2.0 则可能包含污染，在分析之前需进行净化处理。

核酸提取之后，实验是由合格的实验室工作人员根据确认 / 验证试验过程中已确定成文的程序建立起来的。实验的各个阶段（如提取、基于扩增试验的 PCR 前后）都指定了专用区域、设备和材料。作为常规质量的评估，对于每一个分子肿瘤学试验，每个测试反应都包含阳性和阴性对照标本。一个含有除了核酸以外完整反应混合物的没有模板（空白）的对照，也要包含在基于扩增的测试反应体系中，来评估在实验试剂中是否有扩增子污染而导致的不准确结果。这些对照用与患者样本相同的处理方法，以确保建立的实验体系符合用于测试反应的各个步骤（提取、扩增和检测）。所有试验的对照和运行的整体性能必须在结果解读之前进行检查。验收对照之后，结果以电子报告形式输入。最终报告由实验室主任或由 CLIA 确认的与主任同样资格的特定人员（见前面）审查和签字。

技术

一些传统的和新兴的技术目前可用于癌症突变检测（表 3.2）。在个体化医疗的时代，

表 3.2 肿瘤学中的分子技术

方法	优点	缺点	分析敏感性	肿瘤中应用例子
实时 PCR（q-PCR） 等合基因特异性 PCR（AS-PCR） 反转录 PCR（RT-PCR）	灵活的操作平台，可以检测各种保守的突变，包括核酸突变率，小长度变异（缺失和插入）和易位；高敏感度对残余的病变和有限的样本容量检测比较有利；适用于定量分析	只检测到特定的目标，突变或染色体易位，不适合可变突变，不能鉴定核苷酸序列明显的变化	非常高	实体瘤中 KRAS、BRAF 和 EGFR 的突变；骨髓增生性肿瘤中 JAK2 V617F 和 MPL 的突变；KIT D816V 在系统性肥大细胞增多症及 AML 中的突变；PML-RARA 和 BCR-ABL1 的定量用于 CML 和 APL 的检测
片段分析	检测中小插入和删除；检测变量的插入和删除，非特异性变更；提供半定量信息；突变水平	不确定确切的核苷酸变化序列；不能检测单一的核苷酸被置换突变；多渠道功能有限	高	NPM1 在 AML 的插入突变；FLT3 在 AML 中的内部串联重复；JAK2 在 PV 中外显子 12 插入或删除；EGFR 在 NSCLC 中外显子 19 缺失
Sanger 测序	检测可变的单核苷酸置换和小片段插入和缺失；突变水平的半定量信息；目前检测突变的金标准	低输出；低分析敏感度限制了肿瘤低负荷样本的应用；检测不到拷贝数改变和大片段（500bp）的缺失和插入	低	GIST 和黑色素瘤中 KIT 的突变 AML 中 CEBPA 的突变 NSCLC 中 EGFR 的突变
焦磷酸测序	分析灵敏度高于 Sanger 测序；检测可变的单核苷酸置换和小的插入和缺失；提供突变水平的定量信息	突变热点的短阅读框长度分析的限制；低产出	中	实体瘤中 KRAS 和 BRAF 的突变
单核苷酸延伸实验	同步检测目标核苷酸的替换突变；多重检测功能	只能检测靶标突变	高	黑色素瘤、非小细胞肺癌、乳腺癌和转移的结直肠癌中少数基因阵列的检测（3～10 个）
第二代测序（NGS）	定量检测可变单核苷酸置换的变化和小片段插入和缺失，染色体易位，基因拷贝数增加；高度的多重检测功能；高输出率	仪器和信息学分析需要较高费用投入；插入和缺失突变错误率较高；G-C 富集区检测受限	高	实体肿瘤和恶性血液病中由小到大的基因阵列分析（3～500 个）
基因组微阵列	同时检测拷贝数变异和杂合性丢失（SNP 分析）	不能检测石蜡包埋组织；不能检测平衡易位；可能检测不到低水平的等位基因突变	中	慢性淋巴瘤和骨髓增生性肿瘤中反复出现的拷贝数变异和杂合性丢失的分析

分子肿瘤学试验迅速由单个基因突变的分析转变为多基因组合分析。随着“可操作”（经认证批准可用于临床检测的突变）的突变，如 ALK、EGFR、BRAF，以及其他基因数目的增加，第二代测序平台有望得到更加普遍的使用。无论是传统的还是新兴的检测方法都有其优缺点，测试平台在实际应用之前需要平衡优、缺点。

要在临床实验室添加一个新的肿瘤试验时，需要重点考虑的是明确该试验的预期用途（如诊断、预后、预测治疗反应）。该试验的临床效用、适当的样本类型、在目标基因组区域中找到可能的突变谱和可用的检测方法也应该予以确定。实验室主任和开实验单的医生还应就这个新测试讨论检测容量、最佳报告格式和所需的周转时间[21, 23]。

聚合酶链反应（PCR）

聚合酶链反应（PCR）[24, 25] 被广泛应用于所有的分子诊断实验室中，进行目标 DNA 序列的快速扩增。该反应包括样本的模板 DNA、正向和反向引物（18 ～ 24 个碱基长度寡核苷酸）、Taq DNA 聚合酶，以及四种核苷酸碱基（dATP、dTTP、dCTP 和 dGTP）。在 PCR 过程中，所选择的基因组序列，进行重复温度循环（按顺序加热和冷却）使双链 DNA 模板变性、引物退火结合到 DNA 模板上的互补序列，Taq 聚合酶以引物作为起点，聚合核苷酸延伸新的 DNA 链。每个循环使下一轮 PCR 聚合酶模板拷贝数翻倍，从而使选择的靶序列呈指数扩增。 PCR 产物（扩增子）通过电泳检测或在与扩增反应同时的实时系统中检测（参见下文实时 PCR）。

PCR 是特定为 DNA 模板而设计的，因为 Taq 聚合酶不能识别 RNA 作为起始材料。然而，PCR 方法也适用于 RNA 的检测，这就需要在 PCR 反应前通过反转录步骤将 RNA 序列转变成其同源 cDNA 序列（参见下文反转录 PCR）。多重 PCR 反应可设计多个引物，进行多个基因组靶基因的同时扩增。 PCR 是一个高度敏感和高度特异的技术，可以应用在不同特性的检测，包括点突变、小的缺失、插入或重复及基因重排和克隆性评估。检测范围最小可以达到 0.1% 的突变等位基因，甚至更低，这对于肿瘤学中体细胞突变的检测是很重要的，因为肿瘤样品通常为肿瘤细胞和正常细胞的混合物。反转录 PCR 也可以用于微小残留病变检测中的目标 RNA 相对定量，如慢性粒细胞白血病中 BCR-ABL1 的转录子的检测。 PCR 的另一个优点是它可以扩增少量低质量的 FFPE 来源的 DNA。然而，PCR 方法的应用是有限的，因为它不能扩增较大的或高度重复的基因组区域。另外，如果提取的 DNA 中存在肝素或黑色素，PCR 反应则可能会被抑制，从而导致实验失败。最后，使用 PCR 技术时，由于标本或扩增子污染造成的假阳性风险也是一个重要的问题；因此，正如前文所述，要使用严格的实验方法减少污染。除了杂交实验，如荧光原位杂交和基因组微阵列外，PCR 是目前所有的分子肿瘤学实验中必需的初始步骤。

靶向性突变检测方法

实时 PCR

实时 PCR（real-time PCR，q-PCR）是一个以荧光双链 DNA 结合染料或荧光报告探针为 PCR 报告基团进行的聚合酶链反应（PCR）。实时监测每个扩增循环中产生的荧光强度，在 PCR 扩增反应进行时，在反应管中可以同时完成 PCR 扩增的量化和靶序列的检测。

基于 PCR 循环中荧光在背景之上升高 [交叉阈值（Ct）或交叉点（Cp）][26]，因此既定 DNA 片段（野生型或突变体）的荧光信号的强度与它的量相关。该 Ct 值可用于定性或定量分析。定性分析将 Ct 作为截断值，用于确定在反应中既定目标基因的“存在”或“不存在”。q-PCR 的定性分析，对于位于突变热点的点突变靶向检测是非常有用的。例如，位于外显子 14 的 JAK2 V617F 突变在几种骨髓增殖性肿瘤中发现（真性红细胞增多症、原发性血小板增多和原发性骨髓纤维化）[27]，位于外显子 15 的 BRAF V600E 点突变 [28]，也存在于不同的肿瘤类型中，包括黑色素瘤、甲状腺癌和肺癌。

对于定量分析，用已知模板浓度的标准 Ct 来做标准曲线，与未知浓度的样品 Ct 值进行比较。因此可以从标准曲线的数值推算出未知样品的浓度。在 PCR 反应中产生的扩增子的量与靶序列的数量成正比；因此，具有较高的模板浓度的样品达到的 Ct 值的 PCR 循环数比低浓度扩增靶序列的循环数更早。定量 q-PCR 在检测低突变等位基因负荷中有很高的分析灵敏度。出于这个原因，这种方法已被广泛地用于监测微小残留病变。

等位基因特异性 PCR

等位基因特异性 PCR（AS-PCR）是常规 PCR 的变体。该方法是基于 Taq 聚合酶在引物的 3′ 端与模板 DNA 之间有错配存在的情况下不能催化链延伸的原理。AS-PCR 选择性扩增可以通过在引物 3′ 端设计正向引物匹配突变序列来实现。引物中的第二错配可以在相邻的 -1 或 -2 位引入以减少错配扩增产物的效率。因此，这将减少扩增和检测到野生型靶点的机会。AS-PCR 通常为两个 PCR 反应在进行，一个采用突变序列特异性正向引物；另一个使用相应的野生型序列特异性的正向引物。在这种情况下，两个反应共用一个反向引物。扩增后，PCR 产物通过电泳检测（毛细管或琼脂糖凝胶）或在 q-PCR 系统中检测。野生型扩增反应中足够量的 PCR 产物的检出是足够样本的质量和数量的重要对照，特别是突变特异性 PCR 反应中检测样品是阴性时。

AS-PCR 对检测目标基因点突变非常有用。多重 AS-PCR 反应可以通过设计多个特定突变引物来同时检测多个突变位点。该方法具有较高的分析灵敏度和特异性，并容易在大多数临床实验室开展。然而，一个很重要的局限性是这种方法不能检测特异性引物以外的其他突变。因此，它通常被用于检测发生在基因内特定位点的高发突变，而不是用于检测整个基因可能出现的任意位点的突变。

AS-PCR 在肿瘤研究中的应用包括骨髓增殖性肿瘤 [原发性骨髓纤维化、原发性血小板增多症，和（或）真性红细胞增多症][29] 中 JAK2 V617F 和 MPL 突变的检测，以及系统性肥大细胞增生症和急性髓系白血病（AML）中 BRAF V600E 突变 [30] 和 KIT D816V 突变检测。

反转录聚合酶链反应

反转录 PCR（RT-PCR）技术用于 RNA 转录的检测和定量。使用 RNA 作为起始材料的所有基于扩增的实验的第一步是将 RNA 反转录成 cDNA，因为 RNA 不是 Taq 聚合酶合适的作用底物。在 RT-PCR 中，RNA 被分离提取，并在反转录酶和以下引物之一的作用下反转录为 cDNA：①随机六聚体引物，该引物随机退火结合到 RNA 上，并可以反转录细胞内所有的 RNA；②寡聚 dT 引物，该引物退火结合到 mRNA 的 polyA 尾，并且只能反转录 mRNA；③基因特异性引物，只反转录目的靶 RNA。之后就是利用目的基因特异性的正向和反向引物在 cDNA 上进行 PCR 反应。在标准的 PCR 反应中，RT-PCR 产物可以用毛细管电泳或实时系统进行分析。

在易位分析中，RT-PCR 常用于检测基因融合，因为基因断裂点经常出现在参与易位的伙伴基因的内含子内，但精确的内含子断裂位点是多变的。这种多变性使得基于 DNA 的 PCR 实验的引物设计复杂化。RT-PCR 的优越性在于成熟的 mRNA 的内含子序列已被剪切，这样可以再简化引物设计，在每个伙伴基因的受累的外显子内设计引物。易位的两个伙伴基因都是高频断裂位点或者每一个伙伴基因中都有一个或多个外显子参与的情况下，RT-PCR 用于检测是非常有用的。例如，95% 的急性早幼粒细胞白血病携带有 t（15；17）染色体的相互易位，这些断裂点总是出现在 RARA 基因的 2 号内含子内。相反，涉及 15 号染色体三个不同的断裂点都发生在 PML 基因内，分别发生在内含子 6、外显子 6 和内含子 3。因为这些断裂点在这两个基因高频发生，可以通过靶向这三个转录亚型检测到大部分已报道的 PML-RARA 的融合。

当检测基因易位需要高度的敏感性时，RT-PCR 是一种可以选择的方法。例如，在 100 000 个正常细胞中，低至一个肿瘤细胞的 PML-RARA 融合转录产物也可以通过 RT-PCR 检测出来。检测低水平的融合转录产物可以揭示疾病稳定后的复发并引导进一步的治疗[31]。RT-PCR 也可用于定量检测一个基因表达。在这方面，RT-PCR 一个主要的应用是在 CML 中定量检测 BCR-ABL1 融合转录产物来预测预后和检测微小残留病灶（图 3.4）。在这项应用中，BCR-ABL1 三个对数水平的下降与患者良好的预后相关[32,33]。

片段分析

片段分析是一项检测 PCR 扩增子大小的技术，该技术可用于检测短的、中等长度的突变（缺失、插入、重复）。该技术是通过毛细管电泳来实施的，可以分辨 1 ～ 500 个碱基对大小的突变。

片段分析代表了一项实用性的策略，因为它可以广泛检测可能发生的各种长度突变，并且具有较高的分析灵敏性。此外，它可以对突变等位基因的相对含量进行半定量。这种方法的局限性在于不能客观地定量突变等位基因的负荷，不能确定核苷酸序列精确的改变，也不能检测到不影响长度的突变，如置换突变。

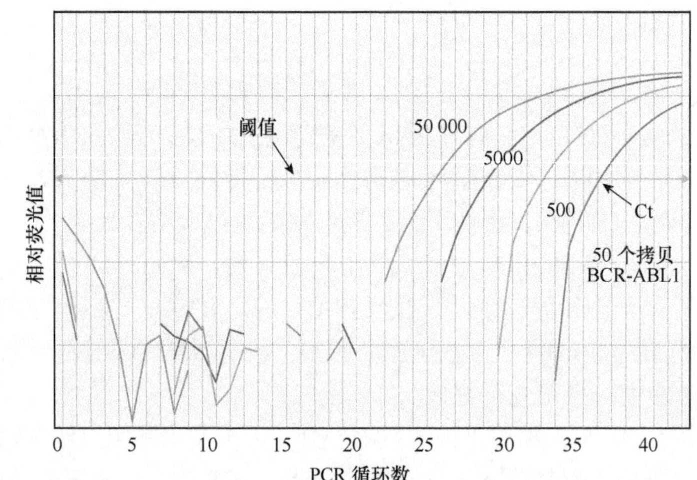

图 3.4 反转录聚合酶链反应（RT-PCR）是一种检测 CML 中 BCR-ABL1 融合转录本的灵敏方法。RT-PCR 可以结合实时 PCR（q-PCR）根据 4 ～ 6 个对数变化水平对 BCR-ABL1 转录本进行定量。利用 PCR 产物特异的荧光探针，在每个 PCR 循环中都可以检测到扩增产物。以 log（10）表示的累计荧光值根据 PCR 循环数绘图。对某一样品来说，当荧光值呈指数增加并超过阈值时，可以得出 PCR 循环数。这个值就叫 Ct 值，它与样品中 PCR 靶标的含量成反比（较低的 Ct 值表明更多的靶标基因含量）。已知量的校正标准用于标准曲线的制作，并且可以利用标准曲线计算检测样品中靶标基因的含量。如图中不同颜色线条所示。要注意在每一个循环中，PCR 增加扩增产物两倍。因此，样品检测中产生低一个循环的 Ct 值可以认为目的基因的浓度高两倍。样品中目的基因浓度相差 10 倍，Ct 值相差 3.3 个循环（$2^{3.3}$=10）（如图所示）

在肿瘤学中应用片段分析的例子包括检测 NPM1 的插入突变（图 3.5）[34]、EGFR 19 号外显子的缺失、FLT3 内部的串联重复和 JAK2 的 12 号外显子的突变[35]。

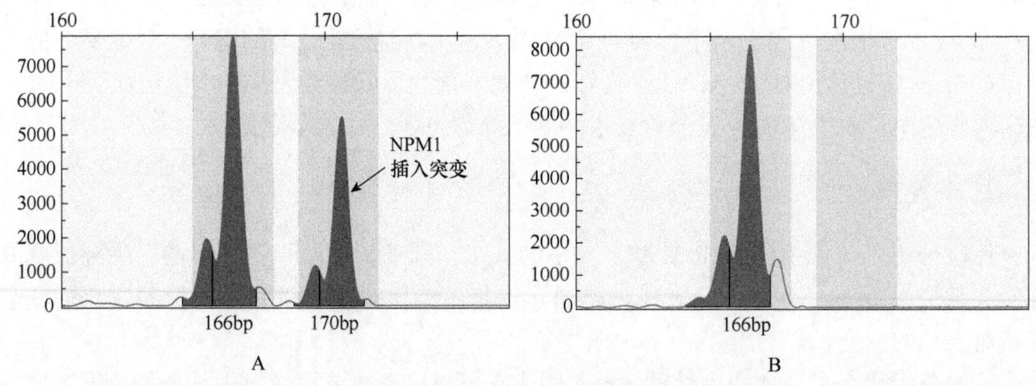

图 3.5 片段分析。NPM1 突变为急性髓性白血病中重要的预后标志物。实际上，所有的 NPM1 突变都可以导致 4 个核苷酸在 12 号外显子的插入。通过利用突变区域侧翼的引物进行 PCR 检测这些突变。毛细管电泳可以确定扩增产物的大小。突变的片段比野生型的片段大 4bp。如图所示：突变阳性（A）和突变阴性（B）

高分辨率溶解曲线分析

高分辨率溶解（HRM）曲线分析是一种突变筛选的方法，基于 PCR 产物特异性序列相关溶解特征检测 DNA 序列的变异[36]。由于 DNA 双链的溶解特性取决于核苷酸序列的生物、物理和化学特性，所以，基于它们的溶解特性，可以区分突变型和野生型的 DNA 序列。

高分辨率溶解分析首先要做的是 PCR。该反应需要一对基因特异的正向引物和反向引物、模板 DNA 和一个报告基因（reporter），报告子可以是双链 DNA 结合的染料，也可以是荧光报告探针。在 PCR 的最后一个循环后，扩增产物经过一个冷却的步骤，产生同源双链（等位基因双链分子完美互补）和异源双链（等位基因双链分子序列不匹配），紧接着通过一个加热的步骤使得双链产物变性。异源双链（突变 DNA）产生一个不同于野生型双链（同源双链）的溶解谱。在大部分情况下，该反应在 q-PCR 系统中进行，这样可以在一个封闭管的模式中分析扩增和溶解的数据，因此可以使扩增子被污染的风险最小化。

高分辨率分析对于定性检测出现在突变热点区域的各种点突变和短长度突变是非常有用的。该方法有高度的分析灵敏性，可以在野生型 DNA 的背景下检测到小部分等位基因中的突变。然而，这个试验不能得出突变等位基因中特异序列的改变，可能很难解释，尤其是具有接近检测极限的突变水平的情况。突变等位基因低丰度的样品，产生的异源双链也较少，因此在溶解分析中产生荧光衰减，这样生成的溶解曲线与野生型样品可能没有显著的差异。同样的，重复突变的检测也可能会被突变序列和重复野生型基因组序列的相似性影响，因为在 DNA 双链的溶解特性中它们只产生微弱的区别，尤其是在突变等位基因较少的样品中。因此，突变序列和等位基因的负荷在高分辨率溶解分析检测突变的能力中起作用[37]。质量较差和纯度不纯的基因组 DNA 也可能降低高分辨率溶解分析的灵敏性[38]。在一个突变等位基因低负荷的患者中，通过这种方法确认的可疑突变可能无法通过其他方法如 Sanger 测序法证实。

高分辨率溶解分析在肿瘤学的应用实例包括 KRAS 基因第 12、13 和 61 密码子突变的分析[39]；BRAF 第 600 密码子突变的筛选[39]；还有 JAK2 第 12 外显子突变的检测（图 3.6）[40]。

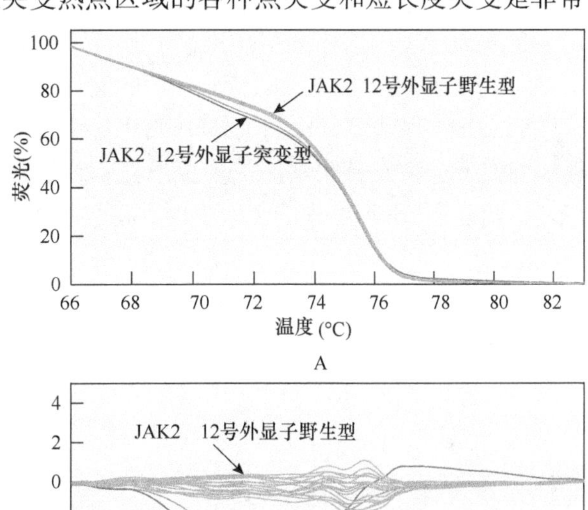

A

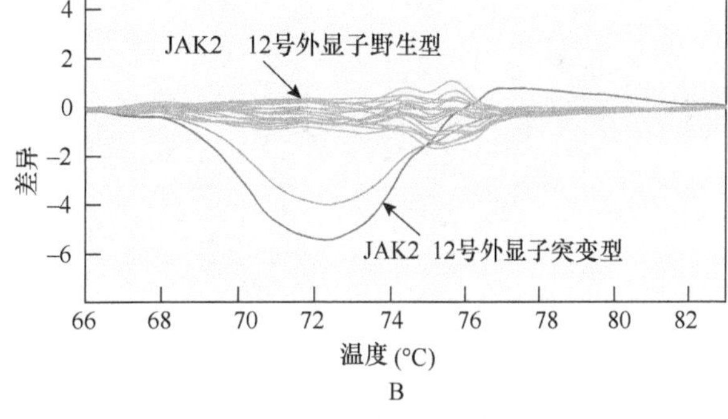

B

图 3.6　高分辨率溶解曲线分析。高分辨率溶解曲线分析在检测各种基因突变中是一种有效的筛选方法，这些基因可能聚集在一个或多个热点区域，如在红细胞增多症中出现 JAK2 在 12 号外显子的突变。利用 PCR 结合 DNA 双链结合的荧光染料扩增特定的靶向区域。紧随 PCR 之后，扩增产物逐步被溶解变性，并测量其发射出的荧光值。A. 根据荧光值和温度绘制出每个扩增产物的溶解曲线。突变的存在改变了突变的异源双链和野生型双链的溶解谱。B. 样品曲线值减去野生型曲线值的差异可以更好地反映不同的溶解谱

彩图二维码

Sanger 测序法

常用的单基因突变分析试验是靶向核苷酸序列的测序法，最常用的是 Sanger 测序法[41]。这个方法又称为双脱氧测序法，是基于在模板延伸的循环中随机插入经过修饰的核苷酸 [双脱氧核苷酸（ddNTP）]，这样可以导致在不同片段长度链反应终止。因为双脱氧核苷酸在 DNA 戊糖环缺少 3′ 羟基，这在 DNA 新链合成的延伸过程中下一个核苷酸的合成是必需的，随着 ddNTP 随机掺入到序列中，链反应在不同长度终止。除了双脱氧修饰外，每个 ddNTP（ddATP、ddTTP、ddCTP、ddGTP）还标记了不同荧光波长的荧光标志。

在这个方法中，引物延伸的重复循环是用变性的 PCR 产物（扩增产物）作为模板。不同于 PCR 反应的正向引物和反向引物都被加到相同的反应管中，Sanger 测序的正向和逆向反应是分开进行的。进行双向测序是为了保证整个目标序列在每个分析中充分的可视化从而使读出的序列更加准确。长度不断增加的测序产物可以被毛细管电泳分辨，DNA 的序列取决于检测到的荧光标记的核苷酸序列。

Sanger 测序法可以检测到 DNA 中广泛的核苷酸改变，包括点突变、缺失、插入和重复。当突变分散在整个基因的多个位置；或当基因突变还没有充分研究而不能确定突变热点；或确定 DNA 序列确切改变时，这项技术就显得格外有用。基于评估测序图谱的正向和反向突变峰的平均下降峰值，Sanger 测序法可以提供样品突变水平的半定量信息。这个方法的局限性在于低通量和有限的诊断灵敏性。总之，在等位基因水平的杂合性突变低于 20% 时，Sanger 测序法将很难检测到。当检测体细胞的癌基因突变时，如在红细胞增多症中突变水平较低的 JAK2 第 12 号外显子突变时，这个问题尤其明显[35]。

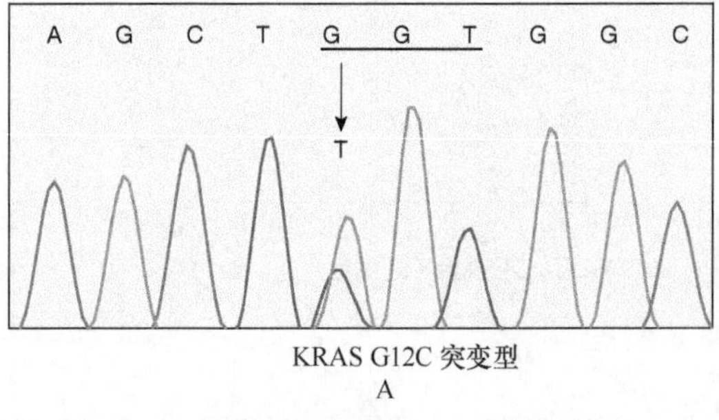

KRAS G12C 突变型

A

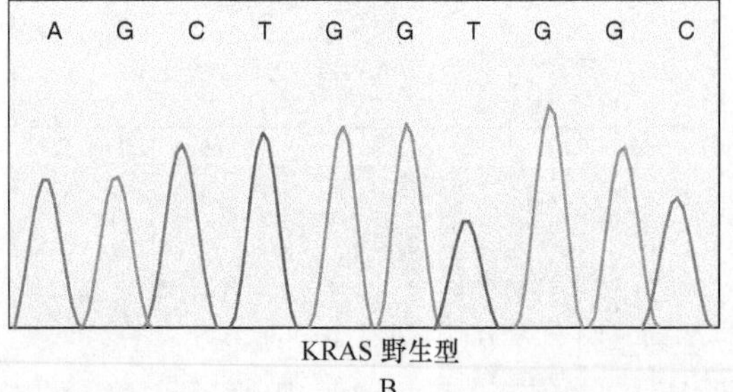

KRAS 野生型

B

图 3.7　Sanger 测序法。KRAS 突变的检测需要像 Sanger 测序这样的技术，可以检测各种跨越多个核苷酸的突变点。在 DNA 测序图谱中，重叠峰表明突变的存在。A. 12 号密码子 G 和 T 的核苷酸置换，导致甘氨酸与半光氨酸（G12C）的氨基酸置换。KRAS 的突变激活，如 G12C 与结肠癌表皮生长因子受体靶向治疗的耐药相关。B. KRAS 的野生型序列

彩图二维码

Sanger 测序法在肿瘤学的应用例子包括胃肠道间质瘤（GIST）和黏膜与肢端皮肤来源的黑色素瘤中 KIT 的突变检测、非小细胞肺癌中 EGFR 的突变检测，以及结直肠癌和肺癌中 KRAS 突变的检测（图 3.7）。

焦磷酸测序法

焦磷酸测序法又名合成测序法，该法是基于焦磷酸的实时检测，焦磷酸是在 DNA 合成过程中核苷酸掺入时释放的[42]。在焦磷酸测序反应中，核苷酸通过聚合酶被添加到核酸链时，焦磷酸分子被释放，随后通过 ATP 硫酸化酶转化成 ATP。通过 ATP 驱动的荧光素酶反应氧化一个荧光素分子，可以

产生光。产生的光强度与序列中掺入的核苷酸数成正比。在反应中，如果一个核苷酸没被掺入链中，其上的焦磷酸也没被释放，这个没被用到的核苷酸就会被三磷酸腺苷双磷酸酶降解。光在电荷耦合装置（CCD）的相机中转换成峰值。单个脱氧核苷酸被依次加到反应中，生成的核苷酸序列可以产生化学发光信号从而确定模板序列。在测序图谱中，突变表现为新峰的出现或预期峰高度的改变[43]。

焦磷酸测序法对出现在突变热点的点突变和一小段的插入 / 缺失突变的检测非常有用。这个方法比 Sanger 测序法具有更高的分析灵敏性，并可对样品的基因的突变水平进行定量。焦磷酸测序法也可以用来检测和定量基因特异的甲基化和基因拷贝数的评估。微流体焦磷酸测序平台可用于大规模的平行测序。然而，这个方法不是很适于检测分散在整个基因的突变，因为焦磷酸测序法读取的长度限制在 100 ～ 250 个碱基对[43]。

焦磷酸测序法在肿瘤学的应用包括 BRAF（密码子 600）[44, 45]，KRAS（密码子 12、密码子 13、密码子 61）[45]，NRAS（密码子 61）的突变分析，还有多形性胶质母细胞瘤中 MGMT 的甲基化分析[46, 47]。

单核苷酸延伸试验法

单核苷酸延伸试验法（SNaPshot®）是双脱氧测序法的一个变体。该方法包括一个没有标记的引物的单碱基的延伸，这个引物退火结合在带有荧光标记的双脱氧核苷酸（ddNTP）相关突变上游的一个碱基处。设计不同长度的多种引物进行多重反应，同时扩增出多个目的基因[48]。基于扩增片段的大小和不同荧光颜色检测，可以通过毛细管电泳确认突变。当一个突变存在时，一个替代性的双脱氧核苷酸三磷酸盐碱基掺入，导致出现与野生型不同扩增长度的不同颜色的峰。

单核苷酸延伸实验法非常适用于高频点突变的同步检测。临床上，它已经用于黑色素瘤、非小细胞肺癌、乳腺癌和转移性的结直肠癌中多种基因的突变热点的分析[49]。该试验比 Sanger 测序法有更高的分析灵敏性，可在甲醛固定石蜡包埋来源的 DNA 检测到低水平的突变，使得它在肿瘤较少的活检样本中有优越性。然而，这个试验只能检测 3′ 到引物末端邻近的突变。

荧光原位杂交

荧光原位杂交（FISH）可以在细胞内显现特异的染色体核苷酸序列。这个方法包括大片段的荧光标记的单链寡核苷酸探针的退火，以便与组织或细胞样品中的 DNA 靶序列互补结合。这些探针与核内特异的 DNA 区域杂交可以通过荧光显微镜直接检测荧光而实现可视化。

FISH 可用于定量评估基因的扩增或缺失，也可用于定性评估基因的重排。许多肿瘤学的 FISH 试验用到两种类型的探针：与目的基因互补的位点特异性探针；与特异染色体的着丝粒附近的 α-卫星区域结合的着丝粒探针，有助于计算该染色体拷贝数目。

对于定量评估基因的扩增，位点特异性探针和着丝粒探针分别被标记不同的荧光基团。每种探针产生的信号可以计数，靶基因与染色体拷贝数的比例也可以计算。位点特异性探针产生的信号量与细胞中靶基因的拷贝数成正比。这一类型的基因扩增实验可用于 HER2 基因扩增的检测，作为目前已有的临床和病理信息的辅助工具，帮助评估二期、淋巴结阳性的乳腺癌患者应用曲妥珠单抗（赫赛汀）治疗的评估。FISH 也可用于神经母细胞瘤 MYCN 扩增的评估。

对于缺失突变的检测，通常应用位点特异性探针进行双重探针杂交。例如，为检测少突神经胶质瘤中 1p/19q 的共缺失，需要用到针对 1p36、19q13、1q25 和 19p（对照）的探针。这几个位点中的每个位点信号图像的频率都被评估。信号图像中 1p 和 19q 信号比对照组的低可认为这些位点存在缺失。

血液或实体肿瘤的基因重排 / 染色体易位可以应用位点特异性的双重融合或分离探针来检测。双色的、双重融合的易位实验用两个探针，这两个探针位于参与特异性重排的两个基因。每个探针分别标记不同的颜色。这个设计通过检测两个探针信号的并置来检测易位。双色、双重融合易位实验对于检测选择性易位是非常特异的。但它只用于检测涉及固定伴侣的易位，即这些染色体易位基因都是已知的。这种方法不能检测不同融合伙伴的其他易位。肿瘤学中双重融合探针应用实例包括 IGH-BCL2 易位的检测，该易位发生在大多数滤泡性淋巴瘤和弥漫性大 B 细胞淋巴瘤（图 3.8）的一个亚型中，以及检测套细胞淋巴瘤中 IGH-CCND1 的重排。

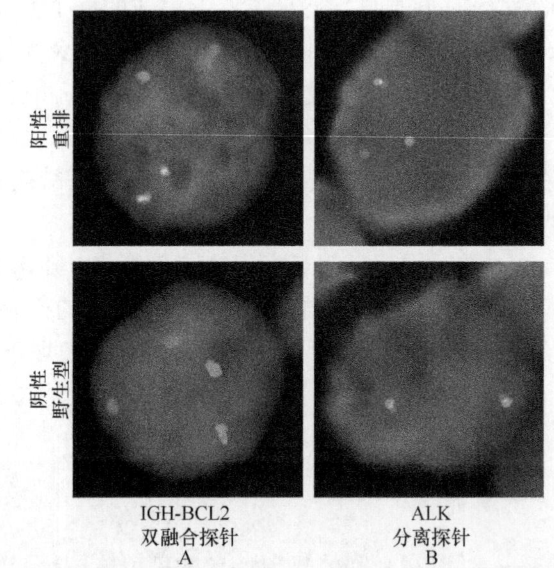

彩图二维码

图 3.8　荧光原位杂交（FISH）。A. 应用双重融合的探针策略可有效地检测到常见的染色体易位，如 IGH-BCL2（发生在 B 细胞淋巴瘤）。这个设计利用一个靶向 IGH 位点的绿色荧光探针和一个靶向 BCL2 基因的红色荧光探针，每个探针分别横跨它们断点的区域。单独的绿色和红色信号表明没有易位。当 IGH-BCL2 易位存在时，可以观察到绿色荧光与红色荧光共同存在。B. 在非小细胞肺癌中，ALK 重排可能涉及很多易位基因，包括 EML4、TFG 和 KIF5B。因此，断裂开的 FISH 探针将用于检测任何一个 ALK 的重排，不考虑 ALK 的伴侣基因。绿色和红色标记的荧光探针被设计在 ALK 基因断点区域的对侧，因为这样设计，正常的 ALK 基因就会被观测到绿色和红色荧光的重叠，而重排的 ALK 基因将是分开的红色和绿色荧光信号。由于有效的指导治疗，在肺癌中已经广泛应用 ALK 检测

在分离探针 FISH 试验中，两个探针位于一个基因断裂点的旁侧，代表易位的恒定伴侣。通过这个方法，重排的等位基因显示两个分离的信号，而正常的等位基因则显示

融合信号。这个设计对与多个易位伴侣融合的基因检测非常有用 [如 EWSR1 基因，在尤因肉瘤 / 原始的神经外胚层肉瘤（PNET）中，可能与多个伴侣基因，包括 FLI1、ERG、ETV1、FEV 和 EIAF 发生重排；WT1 在促结缔组织增生性小圆细胞肿瘤中；CHN 在骨外黏液样软骨肉瘤中；ATF1 在透明细胞肉瘤和血管瘤样纤维组织细胞瘤中存在与多个伙伴基因重排][50]。这个方法的不足之处在于在分离探针的 FISH 中，不能识别易位过程中未知的易位伴侣。

FISH 有一个优点即可以应用到各种标本类型，包括石蜡包埋的组织。因为探针与组织是原位杂交，因此肿瘤的形态也被保存下来了，即使在异质性样品中，也可以为实验提供解释。然而，FISH 是一种只能检测特异性突变的靶向方法。因为大多数探针都很大（如 > 100kb），不能检测到一些小片段的缺失或插入。此外，组织固定不佳，组织切片上固定组织碎片和核的断裂，还有核的重叠，都是这个技术的潜在缺陷，这些因素可能影响这项技术对结果的解释。应用 FISH 来解释一些染色体内的重排（如 RET-PTC 和 EML4-ALK）也许将会是一个挑战，因为在同一条染色体臂上染色体重排探针信号很微弱。

甲基化分析

在富含 CpG 序列的 DNA 区域（又名 CpG 岛），存在着胞嘧啶甲基化状态的改变，这些改变是很多肿瘤的早期事件，并且在很多肿瘤中发现这些改变持续存在。肿瘤相关基因的异常甲基化的检测可能有助于肿瘤的诊断、预后和（或）确定肿瘤的转移潜能。

大多数常用的检测甲基化的方法都是基于未甲基化的胞嘧啶在经过亚硫酸钠处理后可以转化为尿嘧啶，在接下来的 PCR 过程中又被转化为胸腺嘧啶。通过这个方法，亚硫酸盐处理甲基化等位基因和相应的未甲基化基因有不同的 DNA 序列。这些不同的 DNA 序列可以通过以下几种方法来评估，包括甲基化敏感的限制性酶分析、甲基化特异性 PCR、半定量 qPCR、Sanger 测序法、焦磷酸测序法和新一代测序方法。

癌基因的甲基化状态也可以通过甲基化敏感的多重连接探针扩增技术（methylation-sensitive multiplex ligation-dependent probe amplification，MS-MLPA）来评估[51, 52]。MS-MLPA 是多重聚合酶链反应的一个变体，在多重聚合酶链反应中，寡核苷酸探针结合到样品靶 DNA 上，并用一对通用引物直接扩增。这个方法不是基于亚硫酸盐把未甲基化的胞嘧啶转化为尿嘧啶。这个反应是通过 MS-MLPA 探针检测包含了甲基化敏感的内切酶识别的限制性酶切位点的靶基因。该探针只有 CpG 位点被甲基化才能在 PCR 过程中被扩增，因为在 PCR 反应中被酶切消化了的探针不会被扩增。甲基化水平可以通过毛细管电泳分析 PCR 产物，并计算消化和未消化样品中每个靶探针峰面积的标准化比值而确定。该比值与样品中甲基化的比例一致。

甲基化分析在肿瘤学的应用实例包括在微卫星不稳定的散发性结直肠癌中 MLH1 启动子的高甲基化分析，在经过烷化剂化疗的多形性胶质母细胞瘤患者中 MGMT 启动子甲基化状态的分析，还有来自结直肠癌患者血清 DNA 的 SEPT9 启动子甲基化的分析[53]。

微卫星不稳定性分析

微卫星是一些短串联重复 DNA 序列，这些重复序列由 1 ～ 6 个碱基对组成。微卫星的分布遍及人类的整个基因组，不同个体在重复位点的长度各有不同。微卫星不稳定性（MSI）主要表现为微卫星等位基因长度的改变，这些改变是由于重复序列的插入或缺失，或者 DNA 错配修复（MMR）系统复制错误的修复失误。这种基因组不稳定性出现在人类多种肿瘤中，在这些肿瘤中，肿瘤细胞准确复制 DNA 的能力下降。MSI 尤其与结直肠癌相关，15% ～ 20% 的散发性肿瘤有 MSI 存在，与更为常见的染色体不稳定性不同，MSI 可以作为一个独立的预后指标。临床上，MSI 分析对遗传性非息肉结直肠癌（HNPCC）/ Lynch 综合征患者风险评估是非常有用的，该病中 MMR 基因的生殖细胞突变引起结直肠癌的家族遗传倾向。由于结直肠肿瘤散发的 MSI 阳性肿瘤发生率较高，单独的 MSI 分析还不足以确定 MMR 的生殖细胞突变，但 MSI 阳性提示进一步可以做遗传检测和咨询。

在 MSI 分析中，先从肿瘤组织和相应的邻近正常黏膜中提取 DNA。之后用荧光标记的引物进行多重 PCR，共扩增五个单核苷酸重复标志物来检测 MSI，共扩增两个五核苷酸标志物用于确认肿瘤 / 正常样品。产生的 PCR 片段用毛细管电泳分离和检测。比较正常组织和肿瘤组织的等位基因谱，与正常 DNA 比较，肿瘤 DNA 新出现的微卫星长度用于 MSI 的评分。与正常 DNA 相比，肿瘤 DNA 五个单核苷酸微卫星标志存在两个或两个以上不稳定者，定义为 MSI-H（high）。若在五个单核苷酸标记中存在一个不稳定，则定义为 MSI-L（low）。肿瘤中没有不稳定性（五个单核苷酸标记中没有不稳定）则定义为微卫星稳定（MSS）[54, 55]。

杂合性丢失分析

杂合性丢失（LOH）是肿瘤中常见的事件，主要为染色体片段的缺失而导致等位基因一个拷贝的丢失。抑癌基因（TSG）中 LOH 的发生是一个常见事件，当第二个等位基因由于突变或缺失经历二次打击而失活之后，这可能就促进了肿瘤的发生。

LOH 研究用于发现肿瘤中的基因组不平衡，提示抑癌基因缺失的可能位点。LOH 可以通过微卫星 [短串联重复（STRs）] 多重 PCR 分析、FISH 和基因芯片进行研究。在 PCR 中，位于抑癌基因附近的微卫星作为目的基因的替代标志物。首先在肿瘤组织和相应的邻近正常黏膜中提取 DNA，之后用荧光标记的 STR 引物进行多重 PCR。计算肿瘤和正常组织中每个等位基因位点的峰高比值（非纯合子）。相对于正常样品中等位基因的峰高，两个等位基因中有一个基因的峰高比值是下降的则定义为 LOH。

LOH 研究在肿瘤学的应用实例包括在少突神经胶质瘤中分析 1p/19q 的丢失和在甲状旁腺瘤中分析 1p 的丢失。

全基因组分析方法

新一代测序法

新一代测序法（NGS）又名大规模并行测序或深度测序，是一项新兴的技术，该技术彻底改变了速度、通量和测序的成本，并促进临床相关的用于诊断、预后和个体化治疗基因生物标志物的发现。通过这项技术，在多重平行反应中可以同时检测多个基因或全外显子或基因组，取代了基于单个基因的 Sanger 测序法和焦磷酸测序法。目前，在临床肿瘤检测中，最常用的 NSG 方法是特定基因和突变热点区域的靶向测序。这种靶向测序通过增加测序覆盖深度来提高检测低水平突变的灵敏度。

目前存在众多采用不同测序技术的 NGS 平台。全面综述比较不同 NGS 平台的差异不在本章的范围，在其他文献中有综述[56, 57]。常见的临床工作流程如图（图 3.9）。通常情况下，多个 DNA 样本分别编号和集中在一起，扩大平台通量。准备好富集样本文库，将单个 DNA 分子排列在固体表面、载玻片或磁珠上，并使用可逆 DNA 链终止子或寡核苷酸连接的反复循环进行原位测序。NGS 信号输出基于化学发光、荧光或离子浓度的改变。需要强大的生物信息学渠道与参考基因组序列、变异体识别，变异体注释进行比较匹配，并协助结果报告[58]。

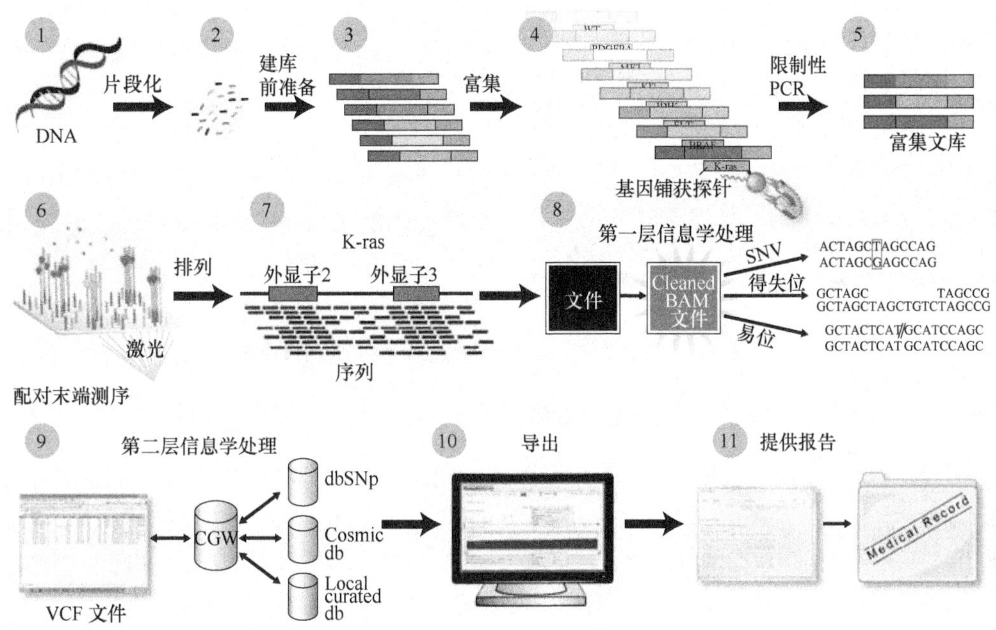

图 3.9 NGS 在临床实验室的工作流程。由于测序的通量、速度和成本的极大改善，靶向目标基因测序给癌症诊断提供了广阔的前景。NGS 是一个复杂的、长时间的过程，临床应用需要重大基础设施和专业技术的投入。该过程开始于基因组 DNA 的提取 DNA 片段化，并连接上接头。这个基于目的基因组合的测序中，测序文库根据目的基因富集，在测序之前进行限制性 PCR。序列读数映射到参考基因组，并使用若干生物信息学工具，以提供变异体识别和注释结果。由具备分子病理学专业知识的医生来做临床分析和报告输出。BAM，二进制序列比对 / 图谱；SNV，单核苷酸变异；VCF，不同的调用格式；CGW，临床基因组学家工作站；dbSNP 数据库，单核苷酸多态性数据库（来自 Shashikant Kulkarni 博士和 Eric Duncavage MD 的数据，许可使用）

由于 NGS 技术对于基因组 DNA 测序的足够深度，其可用于检测单核苷酸变异，小片段的插入和缺失、易位、倒位、剪接和拷贝数变异（图 3.10）。这种技术的局限性在于富含鸟嘌呤 - 胞嘧啶（GC）基因组区域的测序困难，同源 DNA 区域的测序错误（如假基因）从而可能会造成序列解读混乱。

肿瘤学的 NGS 应用的例子包括检测非小细胞肺癌、黑色素瘤、结肠癌和急性骨髓

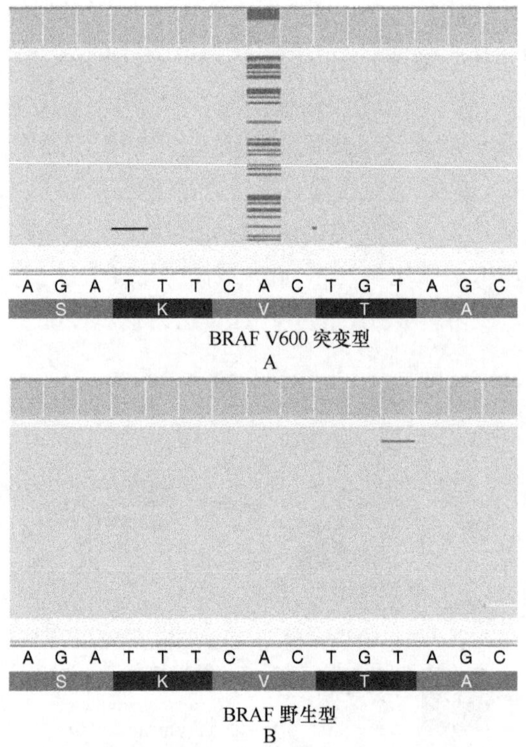

图 3.10　新一代测序（NGS）。数百至数千序列的读取序列被作图和水平比对（映射）在参照基因组的特定目标区域（每个基因的底部标出序列）。软件辅助分析协助检测基因突变，显示为每一个读取突变位点上方的彩色条。每次读取的野生型序列显示为灰色。与突变序列的次数相关的突变频率通过与该核苷酸位置的总读取次数比较来检测。BRAF V600E 突变阳性（A）和阴性（B）的黑色素瘤测序结果。由 A 替换为 T 的碱基替换导致 V600E 突变并显示为红色。伴有 BRAF V600E 突变的转移性黑色素瘤患者是靶向治疗的候选者

彩图二维码

性白血病的小目标基因群（3 ～ 50 个基因）[57, 59-62]。目前越来越多地应用大的目标基因群（50 ～ 500 个基因），尤其是在临床试验和研究中。

大规模的 RNA（RNA 测序）并行测序可用于确定序列变异体、剪切体、基因重排和突变转录本的等位基因表达。目前为止，这种技术主要用于探索，而不是临床应用，但很可能随着技术的改进在临床诊断中发挥日益重要的作用。对于转录组测序，RNA 必须首先被转化为 cDNA，然后将其片段化和构建文库。测序后，读取序列与参考基因组匹配，并与已知的转录序列进行比较，或从头装配构建基因组水平的转录图谱。表达水平的确定来自定位到一个特定基因的外显子序列读数总和，与特定位点的外显子长度进行标化。与基因组芯片相比，RNA 测序具有更强的区分 RNA 亚型、确定等位基因表达和揭示序列变异体的能力。

染色质免疫沉淀测序（ChIP-Seq）可用于确定结合染色质的转录因子或组蛋白特异的表观遗传修饰的全基因组位置。这已被证明是一种非常强有力的研究工具，到目前为止还没有被用于临床诊断。与基因组 DNA 结合的蛋白质化学交联到结合位点（通常是用甲醛处理），DNA 被片段化，与 DNA 交联的蛋白质用特定的蛋白质抗体（或特定组蛋白的表观遗传学修饰抗体）免疫共沉淀。从免疫沉淀收获的 DNA 转换成用于 NGS 的文库。所获得的读取定位到目的参考基因组，以产生一个全基因组蛋白结合的图谱[63, 64]。ChIP-Seq 由于其较高的灵敏度和分辨率[66]而迅速取代染色质免疫沉淀和芯片杂交（ChIP-on-chip）技术[65]。

基因组微阵列

高密度的基因组微阵列被广泛地用于检测拷贝数的变化、杂合性丢失和基因分型的全基因组评估。在阵列比较基因组杂交（aCGH）中，克隆的基因组探针被排列到玻片上，并作为正常 DNA 和肿瘤 DNA 的竞争性杂交的靶标。在 aCGH 反应中，将肿瘤 DNA 和对照组样品正常 DNA 标以不同的荧光。这些样品变性后与单链探针阵列一起杂交。数字

成像系统用于定量已杂交到每个靶标的标记的DNA探针的相对荧光强度。测定肿瘤和对照在基因组中不同位置的杂交信号的荧光比值[67]，该比值提供了与正常基因组相比后，肿瘤基因组序列的相对拷贝数的信息。该方法能够检测基因拷贝数变异，如缺失、重复、基因扩增，但它不能检测等位基因多态性的改变。

SNP阵列除了能高分辨率检测拷贝数变化，如基因的扩增和缺失，还具有检测杂合性丢失的能力。这种方法采用成千上万的特异的荧光标记核苷酸探针序列排列在芯片上，片段化的单链样本DNA与其互补链结合在芯片上。可以通过与每个SNP位点完美匹配和不匹配的互补探针来查询SNP位点。每个探针与一个SNP的两个等位基因（也称为A和B）中的一个相关联。相对荧光强度取决于样品中两个靶DNA的量，以及靶基因与探针之间的亲和力。计算方法将原始荧光强度转换成基因型。缺失的基因组区域被确定为与基因拷贝数减少相关的杂合性丢失。当在正常对照样品中SNPs预计为杂合子，而在没有拷贝数变异的肿瘤样品中被检测为纯合子，则该SNPs为中性杂合性丢失。中性杂合性丢失可能会发生于突变的抑癌基因的等位基因和其周围的取代另一个等位基因的DNA[单亲二倍体（UPD）]发生体细胞同源重组时。SNP微阵列是唯一的能够识别UPD的基因组微阵列。阵列技术不能检测真正的平衡染色体异常和低水平嵌合。

肿瘤学中基因组微阵列应用的例子包括在慢性淋巴细胞性白血病中基因拷贝数变异和杂合性丢失的检测[68]与骨髓异常综合征中高频细胞遗传学异常的检测（如5q−，−7或7q−，+8，20q−）[69]。

表达谱

多种癌症生物标志物的基因表达标记已经开始被纳入临床实践并作为在多种癌症管理环境中临床和病理资料的一种辅助手段。目前使用的基于多基因表达测试的实例包括Oncotype DX，这是一个基于定量RT-PCR的测定法，用于测量石蜡包埋的乳腺肿瘤组织中21个基因的表达。设计该实验的目的是预测淋巴结阴性或阳性、ER阳性及HER2阴性的浸润性乳腺癌妇女化疗的潜在获益和乳腺癌远处复发的可能性。目前，该测试已被美国临床肿瘤学会（ASCO）和美国国家综合癌症网络（NCCN）纳入，用于乳腺癌的管理[70]。其他早期乳腺癌检测的多基因测试正在进行前瞻性试验。

随着分子诊断技术的迅速发展，很多基于突变或表达的阵列用于分析成百上千的基因，甚至是完整基因组或转录组，可能被广泛应用。其中大量需要解决的挑战在于提供基于证据的、可操作的报告来指导肿瘤科医生应用更有效的治疗，从这样的实验结果中学习如何来改进指导治疗的算法，以符合伦理的方式处理这些试验中的偶然发现，最终，为可以获取的药物提供足够的改善，使得整个社会愿意承担为之付出的费用。

（周　文　向娟娟）

参考文献

1. Lennard L, Cartwright CS, Wade R, et al. Thiopurine methyltransferase genotype-phenotype discordance and thiopurine active metabolite formation in childhood acute lymphoblastic leukaemia. *Br J Clin Pharmacol*

2013;76(1):125-136.
2. Haber DA, Settleman J. Cancer: drivers and passengers. *Nature* 2007;446(7132):145-146.
3. Hayashi T, Sudo J. Relieving effect of saline on cephaloridine nephrotoxicity in rats. *Chem Pharm Bull (Tokyo)* 1989;37(3):785-790.
4. Brodeur GM, Seeger RC, Schwab M, et al. Amplification of N-myc in untreated human neuroblastomas correlates with advanced disease stage. *Science* 1984;224(4653):1121-1124.
5. Seeger RC, Brodeur GM, Sather H, et al. Association of multiple copies of the N-myc oncogene with rapid progression of neuroblastomas. *N Engl J Med* 1985;313(18):1111-1116.
6. Weinstein JL, Katzenstein HM, Cohn SL. Advances in the diagnosis and treatment of neuroblastoma. *Oncologist* 2003;8(3):278-292.
7. Pui CH, Crist WM, Look AT. Biology and clinical significance of cytogenetic abnormalities in childhood acute lymphoblastic leukemia. *Blood* 1990;76(8):1449-1463.
8. Lee JA, Lupski JR. Genomic rearrangements and gene copynumber alterations as a cause of nervous system disorders. *Neuron* 2006;52(1):103-121.
9. Kuiper RP, Ligtenberg MJ, Hoogerbrugge N, et al. Germline copy number variation and cancer risk. *Curr Opin Genet Dev* 2010;20(3):282-289.
10. Shlien A, Malkin D. Copy number variations and cancer. *Genome Med* 2009;1(6):62.
11. Lynch TJ, Bell DW, Sordella R, et al. Activating mutations in the epidermal growth factor receptor underlying responsiveness of non-small-cell lung cancer to gefitinib. *N Engl J Med* 2004;350(21):2129-2139.
12. Paez JG, Janne PA, Lee JC, et al. EGFR mutations in lung cancer: correlation with clinical response to gefitinib therapy. *Science* 2004;304(5676):1497-1500.
13. Forbes SA, Bindal N, Bamford S, et al. COSMIC: mining complete cancer genomes in the Catalogue of Somatic Mutations in Cancer. *Nucleic Acids Res* 2011;39(Database issue):D945-950.
14. Van Allen EM, Wagle N, Levy MA. Clinical analysis and interpretation of cancer genome data. *J Clin Oncol* 2013;31(15):1825-1833.
15. Newman B, Mu H, Butler LM, et al. Frequency of breast cancer attributable to BRCA1 in a population-based series of American women. *JAMA* 1998;279(12):915-921.
16. Ford D, Easton DF, Stratton M, et al. Genetic heterogeneity and penetrance analysis of the BRCA1 and BRCA2 genes in breast cancer families. The Breast Cancer Linkage Consortium. *Am J Hum Genet* 1998;62(3):676-689.
17. Antoniou A, Pharoah PD, Narod S, et al. Average risks of breast and ovarian cancer associated with BRCA1 or BRCA2 mutations detected in case series unselected for family history:a combined analysis of 22 studies. *Am J Hum Genet* 2003;72(5):1117-1130.
18. Chen S, Iversen ES, Friebel T, et al. Characterization of BRCA1 and BRCA2 mutations in a large United States sample. *J Clin Oncol* 2006;24(6):863-871.
19. Bachner P, Hamlin W. Federal regulation of clinical laboratories and the Clinical Laboratory Improvement Amendments of 1988—Part II. *Clin Lab Med* 1993;13(4):987-994.
20. Halling KC, Schrijver I, Persons DL. Test verification and validation for molecular diagnostic assays. *Arch Pathol Lab Med* 2012;136(1):11-13.
21. Jennings L, Van Deerlin VM, Gulley ML, College of American Pathologists Molecular Pathology Resource C. Recommended principles and practices for validating clinical molecular pathology tests. *Arch Pathol Lab Med* 2009;133(5):743-755.
22. Jennings LJ, Smith FA, Halling KC, et al. Design and analytic validation of BCR-ABL1 quantitative reverse transcription polymerase chain reaction assay for monitoring minimal residual disease. *Arch Pathol Lab Med* 2012;136(1):33-40.
23. Pont-Kingdon G, Gedge F, Wooderchak-Donahue W, et al. Design and analytical validation of clinical DNA sequencing assays. *Arch Pathol Lab Med* 2012;136(1):41-46.

24. Saiki RK, Gelfand DH, Stoffel S, et al. Primer-directed enzymatic amplification of DNA with a thermostable DNA polymerase. *Science* 1988;239(4839):487-491.
25. Mullis KB. The unusual origin of the polymerase chain reaction. *Sci Am* 1990;262(4):56-61, 64-65.
26. Bernard PS, Wittwer CT. Real-time PCR technology for cancer diagnostics. *Clin Chem* 2002;48(8):1178-1185.
27. Bench AJ, Baxter EJ, Green AR. Methods for detecting mutations in the human JAK2 gene. *Methods Mol Biol* 2013;967:115-131.
28. Halait H, Demartin K, Shah S, et al. Analytical performance of a real-time PCR-based assay for V600 mutations in the BRAF gene, used as the companion diagnostic test for the novel BRAF inhibitor vemurafenib in metastatic melanoma. *Diagn Mol Pathol* 2012;21(1):1-8.
29. Furtado LV, Weigelin HC, Elenitoba-Johnson KS, et al. Detection of MPL mutations by a novel allele-specifi c PCRbased strategy. *J Mol Diagn* 2013;15(6):810-818.
30. Lang AH, Drexel H, Geller-Rhomberg S, et al. Optimized allelespecific real-time PCR assays for the detection of common mutations in KRAS and BRAF. *J Mol Diagn* 2011;13(1):23-28.
31. Wang ZY, Chen Z. Acute promyelocytic leukemia: from highly fatal to highly curable. *Blood* 2008;111(5):2505-2515.
32. O'Brien SG, Guilhot F, Larson RA, et al. Imatinib compared with interferon and low-dose cytarabine for newly diagnosed chronic-phase chronic myeloid leukemia. *N Engl J Med* 2003;348(11):994-1004.
33. Hughes TP, Kaeda J, Branford S, et al. Frequency of major molecular responses to imatinib or interferon alfa plus cytarabine in newly diagnosed chronic myeloid leukemia. *N Engl J Med* 2003;349(15):1423-1432.
34. Szankasi P, Jama M, Bahler DW. A new DNA-based test for detection of nucleophosmin exon 12 mutations by capillary electrophoresis. *J Mol Diagn* 2008;10(3):236-241.
35. Furtado LV, Weigelin HC, Elenitoba-Johnson KS, et al. A multiplexed fragment analysis-based assay for detection of JAK2 exon 12 mutations. *J Mol Diagn* 2013;15(5):592-599.
36. Reed GH, Kent JO, Wittwer CT. High-resolution DNA melting analysis for simple and efficient molecular diagnostics. *Pharmacogenomics* 2007;8(6):597-608.
37. Palais RA, Liew MA, Wittwer CT. Quantitative heteroduplex analysis for single nucleotide polymorphism genotyping. *Anal Biochem* 2005;346(1):167-175.
38. Carillo S, Henry L, Lippert E, et al. Nested high-resolution melting curve analysis a highly sensitive, reliable, and simple method for detection of JAK2 exon 12 mutations—clinical relevance in the monitoring of polycythemia. *J Mol Diagn* 2011;13(3):263-270.
39. Ney JT, Froehner S, Roesler A, et al. High-resolution melting analysis as a sensitive prescreening diagnostic tool to detect KRAS, BRAF, PIK3CA, and AKT1 mutations in formalin fixed, paraffin-embedded tissues. *Arch Pathol Lab Med* 2012;136(9):983-992.
40. Jones AV, Cross NC, White HE, et al. Rapid identification of JAK2 exon 12 mutations using high resolution melting analysis. *Haematologica* Oct 2008;93(10):1560-1564.
41. Sanger F, Nicklen S, Coulson AR. DNA sequencing with chain-terminating inhibitors. *Proc Natl Acad Sci U S A* 1977;74(12):5463-5467.
42. Ronaghi M, Uhlén M, Nyrén P. A sequencing method based on real-time pyrophosphate. *Science* 1998;281(5375):363, 365.
43. Ronaghi M, Shokralla S, Gharizadeh B. Pyrosequencing for discovery and analysis of DNA sequence variations. *Pharmacogenomics* 2007;8(10):1437-1441.
44. Shigaki H, Baba Y, Watanabe M, et al. KRAS and BRAF mutations in 203 esophageal squamous cell carcinomas: pyrosequencing technology and literature review. *Ann Surg Oncol* 2013;20:485-491.
45. Vaughn CP, Zobell SD, Furtado LV, et al. Frequency of KRAS, BRAF, and NRAS mutations in colorectal cancer. *Genes Chromosomes Cancer* 2011;50(5):307-312.
46. Everhard S, Tost J, El Abdalaoui H, et al. Identification of regions correlating MGMT promoter methylation

and gene expression in glioblastomas. *Neuro Oncol* 2009;11(4):348-356.

47. Mikeska T, Bock C, El-Maarri O, et al. Optimization of quantitative MGMT promoter methylation analysis using pyrosequencing and combined bisulfite restriction analysis. *J Mol Diagn* 2007;9(3):368-381.
48. Dias-Santagata D, Akhavanfard S, David SS, et al. Rapid targeted mutational analysis of human tumours: a clinical platform to guide personalized cancer medicine. *EMBO Mol Med* 2010;2(5):146-158.
49. Su Z, Dias-Santagata D, Duke M, et al. A platform for rapid detection of multiple oncogenic mutations with relevance to targeted therapy in non-small-cell lung cancer. *J Mol Diagn* 2011;13(1):74-84.
50. Lazar A, Abruzzo LV, Pollock RE, et al. Molecular diagnosis of sarcomas: chromosomal translocations in sarcomas. *Arch Pathol Lab Med* 2006;130(8):1199-1207.
51. Nygren AO, Ameziane N, Duarte HM, et al. Methylationspecific MLPA (MS-MLPA): simultaneous detection of CpG methylation and copy number changes of up to 40 sequences. *Nucleic Acids Res* 2005;33(14):e128.
52. Hömig-Hölzel C, Savola S. Multiplex ligation-dependent probe amplification (MLPA) in tumor diagnostics and prognostics. *Diagn Mol Pathol* 2012;21(4):189-206.
53. Warren JD, Xiong W, Bunker AM, et al. Septin 9 methylated DNA is a sensitive and specific blood test for colorectal cancer. *BMC Med* 2011;9:133.
54. Boland CR, Thibodeau SN, Hamilton SR, et al. A National Cancer Institute Workshop on Microsatellite Instability for cancer detection and familial predisposition: development of international criteria for the determination of microsatellite instability in colorectal cancer. *Cancer Res* 1998;58(22):5248-5257.
55. Umar A, Boland CR, Terdiman JP, et al. Revised Bethesda Guidelines for hereditary nonpolyposis colorectal cancer (Lynch syndrome) and microsatellite instability. *J Natl Cancer Inst* 2004;96(4):261-268.
56. Voelkerding KV, Dames SA, Durtschi JD. Next-generation sequencing: from basic research to diagnostics. *Clin Chem* 2009;55(4):641-658.
57. Cronin M, Ross JS. Comprehensive next-generation cancer genome sequencing in the era of targeted therapy and personalized oncology. *Biomarker Med* 2011;5(3):293-305.
58. Coonrod EM, Durtschi JD, Margraf RL, et al. Developing genome and exome sequencing for candidate gene identification in inherited disorders: an integrated technical and bioinformatics approach. *Arch Pathol Lab Med* 2013;137(3):415-433.
59. Grossmann V, Kohlmann A, Klein HU, et al. Targeted nextgeneration sequencing detects point mutations, insertions, deletions and balanced chromosomal rearrangements as well as identifies novel leukemia-specific fusion genes in a single procedure. *Leukemia* 2011;25(4):671-680.
60. Marchetti A, Del Grammastro M, Filice G, et al. Complex mutations & subpopulations of deletions at exon 19 of EGFR in NSCLC revealed by next generation sequencing: potential clinical implications. *PloS One* 2012;7(7):e42164.
61. McCourt CM, McArt DG, Mills K, et al. Validation of next generation sequencing technologies in comparison to current diagnostic gold standards for BRAF, EGFR and KRAS mutational analysis. *PloS One* 2013;8(7):e69604.
62. Thol F, Kölking B, Damm F, et al. Next-generation sequencing for minimal residual disease monitoring in acute myeloid leukemia patients with FLT3-ITD or NPM1 mutations. *Genes Chromosomes Cancer* 2012;51(7):689-695.
63. Barski A, Cuddapah S, Cui K, et al. High-resolution profiling of histone methylations in the human genome. *Cell* 2007;129(4):823-837.
64. Schones DE, Zhao K. Genome-wide approaches to studying chromatin modifications. *Nat Rev Genet* 2008;9(3):179-191.
65. Ren B, Robert F, Wyrick JJ, et al. Genome-wide location and function of DNA binding proteins. *Science* 2000;290(5500):2306-2309.
66. Robertson G, Hirst M, Bainbridge M, et al. Genome-wide profiles of STAT1 DNA association using chromatin immunoprecipitation and massively parallel sequencing. *Nat Methods* 2007;4(8):651-657.

67. Shinawi M, Cheung SW. The array CGH and its clinical applications. *Drug Discov Today* 2008;13(17-18):760-770.

68. Iacobucci I, Lonetti A, Papayannidis C, Martinelli G. Use of single nucleotide polymorphism array technology to improve the identification of chromosomal lesions in leukemia. *Curr Cancer Drug Targets* 2013;13(7):791-810.

69. Ahmad A, Iqbal MA. Significance of genome-wide analysis of copy number alterations and UPD in myelodysplastic syndromes using combined CGH - SNP arrays. *Curr Med Chem* 2012;19(22):3739-3747.

70. Goncalves R, Bose R. Using multigene tests to select treatment for early-stage breast cancer. *J Natl Compr Canc Netw* 2013;11(2):174-182.

第四章　致瘤病毒

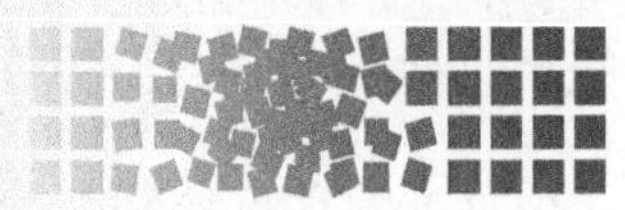

Christopher B. Buck, Lee Ratner

肿瘤病毒学原理

据估计，病毒感染至少在 11% 的全世界新诊断的肿瘤中发挥关键的作用。绝大多数患者（85%）发生在发展中国家，因卫生条件差，协同致癌因素如人类免疫缺陷病毒（HIV）/获得性免疫缺陷综合征（AIDS）发生比例高，缺乏获得疫苗和癌症筛查的途径，增加了病毒引起的癌症发病率。即使在有效的对抗措施广泛使用的发达国家，病毒感染相关的癌症在新发病例中至少占 4%[2,3]。

被认为导致各种形式的人类癌症的病毒来自具有一系列物理特性的 6 个不同的病毒家族（表 4.1）。所有已知的人类癌症病毒能够建立持久、长期感染，却只在少数持续感染的个体中引发癌症。诱发癌症呈现低外显率，与能够建立一种持久有效的感染的病毒不会受益于引发一种疾病来杀死宿主的看法是一致的[4]。诱发癌症的缓慢过程（通常在最初感染后多年）表明，单独的病毒感染是不足以引起人类恶性肿瘤和病毒引起的癌症，只有在额外的致癌“打击”，并随时间随机积累后才出现。

从广义上讲，病毒可以通过直接或间接两大机制或其中之一引起癌症。直接机制中，病毒感染的细胞最终成为恶性的，通常是由病毒癌基因的表达效应，或通过病毒基因产物的直接毒性作用驱动。在大多数建立的直接病毒致癌的病例中，为了保持持续的增长和活力，癌细胞保持对病毒癌基因表达的“成瘾性”。

依赖于宿主细胞 DNA 聚合酶进行复制的 DNA 病毒（如乳头状瘤病毒、疱疹病毒和多瘤病毒）的共同特点是，表达病毒基因产物促进宿主细胞进入细胞周期。一个直接致癌作用的典型机制是通过肿瘤抑制蛋白的失活，如基因组卫士 p53 和视网膜母细胞瘤蛋白（pRB）。这有效地引导细胞表达病毒 DNA 复制所需的宿主机制。肿瘤病毒的研究在发现关键肿瘤抑制蛋白，以及关键的细胞原癌基因的存在与功能中发挥了作用，如 Src 和 Myc。

从理论上讲，病毒可能通过直接的“打了就跑”效应（hit-and-run）导致癌症。在这个模型中，肿瘤发展的早期阶段，病毒基因产物可能有助于保持细胞活力和促进细胞生长。另一方面，这些病毒基因产物可能产生促凋亡的基因损伤。原则上，癌前病变细胞可能不依赖于病毒癌基因的表达，最终积累足够的额外的遗传打击，以支持细胞生长和存活。这将允许病毒核酸从新生肿瘤随机丢失，也许由于“异己”的病毒抗原的丢失，给细胞一

表 4.1　致瘤病毒

病毒	分类	病毒基因组	病毒体	感染率（%）	寄生位置	正常宿主疾病	免疫受损宿主疾病	相关癌症（例）
高危人乳头状瘤病毒类型（如 HPV16）	阿尔法乳头状瘤病毒	8kb 环状双链 DNA	非包膜	＞ 70	肛门与生殖器黏膜，口腔黏膜	子宫颈、阴茎、肛门、阴道、外阴、扁桃体、舌底	相同疾病，发病率增加	610 000
乙型肝炎病毒（HBV）	嗜肝 DNA 病毒	3kb 单链 / 双链 DNA	包膜	2% ～ 8	肝细胞	肝硬化、肝细胞癌	同样的疾病，AIDS 的发病率增加	380 000
丙型肝炎病毒（HCV）	黄病毒科	10kb +RNA	包膜	0 ～ 3	肝细胞	肝硬化、肝细胞癌、脾边缘区淋巴瘤	同样的疾病，AIDS 的发病率增加	220 000
EB 病毒（EBV，HHV-4）	丙型疱疹病毒亚科	170kb 线性 DNA	包膜	90	B 细胞，咽黏膜	单核细胞增多症、伯基特淋巴瘤、其他非霍奇金淋巴瘤、鼻咽癌	相同疾病，淋巴组织增生性疾病，其他淋巴瘤，口腔毛状白斑，平滑肌肉瘤的发病率增加	110 000
伊氏肉瘤疱疹病毒（KSHV，HHV-8）	丙型疱疹病毒亚科	170kb 线性 DNA	包膜	2% ～ 60	口腔黏膜，内皮细胞，B 细胞	卡波西肉瘤（KS）、多中心 Castleman 病（MCD）	增加 KS，MCD 发生率，原发性渗液淋巴瘤	43 000
梅克尔细胞多瘤病毒（MCPyV，MCV）	正常多瘤病毒	5kb 环状双链 DNA	非包膜	75	皮肤（淋巴细胞）	梅克尔细胞癌（MCC）	增加 MCC 发生率	1500（US）
人类 T 细胞白血病病毒（HTLV-1）	δ-反转录病毒属	9kb +RNA（RT）	包膜	0.01 ～ 6	T 细胞和 B 细胞	成人 T 细胞白血病 / 淋巴瘤，热带痉挛性瘫痪，脊髓病，葡萄膜炎，皮炎	未知	2100

注：感染率范围，表明世界不同地区人口中流行率的重大变化。相关癌症，表明每年新发病例数明显归因于病毒感染。目前还没有估计全球梅克尔细胞癌的发病率，而是仅在美国估计每年的新病例。

资料来源：de Martel C，Ferlay J，Franceschi S，et al.Global burden of cancers attributable to infections in 2008：a review and synthetic analysis. Lancet Oncol 2012；13（6）：607-615；Schiller JT，Lowy DR. Virus infection and human cancer：an overview. Recent Results Cancer Res 2014；193：1-10；Chen CJ，Hsu WL，Yang HI，et al. Epidemiology of virus infection and human cancer. Recent Results Cancer Res 2014；193：11-32；and Virgin HW，Wherry EJ，Ahmed R. Redefning chronic viral infection. Cell 2009；138（1）：30-50。

种生长优势。而这种病毒抗原可能成为免疫介导的新生肿瘤的清除靶标。虽然已经在病毒诱导的肿瘤动物模型中观察到“打了就跑”的效应[5]，这些影响在人类极其难以阐述。目前，在人类癌症中“打了就跑”的效应还没有明确的例子。

在间接致癌机制中，引起恶性肿瘤的细胞从未被病毒感染。相反，被认为导致癌症的病毒感染通过引发炎症免疫反应，进而导致非感染细胞组织损伤和再生的循环加速。在某些情况下，病毒感染的细胞可分泌旁分泌信号，驱动未感染细胞的增殖。在理论层面，可能难以区分间接致癌和“打了就跑”的直接致癌，因为在这两种情况下，转移性肿瘤可能不包含任何病毒核酸。

多种方法已被用于揭示人类肿瘤中病毒的病因作用。高危型人乳头状瘤病毒（HPV）、EB 病毒（EBV）、卡波西肉瘤相关疱疹病毒（KSHV）和梅克尔细胞多瘤病毒（MCPyV）可能致癌的提示基于在这些病毒引起的肿瘤中发现病毒子、病毒 DNA 或病毒 RNA。已知的病毒引起的癌症的一个共同的特征是，它们在免疫抑制的个体中更普遍，如 AIDS 患者或器官移植后免疫抑制治疗的患者。这个想象被认为反映了对于致癌病毒缺乏免疫控制。AIDS 相关的癌症的研究为 KSHV 和 MCPyV 潜在致癌性提供了第一个证据。这种方法的理论缺陷是一些病毒引起的癌症发生率不是在所有类型的免疫抑制者中显著升高，尤其是病毒导致的病例只占一小部分的情况下（如 HPV 引起的头部和颈部癌症）。幸运的是，由于深度测序方法价格持续下降，肿瘤核酸序列的无偏分析变得更容易。在未来，没有起始假设所有病毒诱导的肿瘤与免疫抑制相关的情况下，寻找病毒序列应该是越来越有可能的[6]。

肿瘤测序方法的一个限制是，可能会错过在有广泛的序列多样性的病毒家族中发现不同的病毒物种[7]，也可能错过还没有被发现的病毒家族[8]。肿瘤的测序方法也可能会错过以“打了就跑”的方式或间接机制导致癌症的病毒。这个限制有可能通过重点进行最终解决导致转移癌的早期癌前病变的测序。

另外一个寻找肿瘤病毒的成功的方法包括发现感染特殊病毒的人有增加特殊癌症的长期风险。这种方法被成功用于鉴别和确认高危型 HPV、乙型肝炎病毒（HBV）、丙型肝炎病毒（HCV）和人类 T 淋巴细胞白血病病毒 1 型（HTLV-1）的致癌作用。虽然某些非常流行的病毒，如 EB 病毒与 MCPyV，本身不适合这种方法，但仍然可以说明癌症风险和针对病毒抗原异常高的血清抗体滴度或异常高的病毒载量之间的相关性。较高的血清抗体滴度反映了个体对病毒感染的控制较差或肿瘤细胞、肿瘤前体细胞中病毒抗原的表达[9,10]。

病毒导致癌症这一理论的发现可以提供在临床干预上的可能途径，包括疫苗或抗病毒药物的研制，减轻或消除病毒感染，从而预防癌症；基于病毒核酸或基因产物的检测实验发展早期检测或诊断癌症的方法；研发药物或免疫疗法靶向病毒基因产物治疗癌症。然而，建立一个既定病毒种的致癌性是一个艰巨的过程，必然要整合多项证据[11]。证明病毒能在体外培养导致细胞转化和（或）在动物模型中引发癌症提供了一个病毒致癌潜能的间接证据。所有已知的人类肿瘤病毒都符合这个标准。然而，重要的是，认识到病毒理论上可以在原宿主（如人类）不断进化成不具备致癌性，只在非原宿主动物失调的环境下引发癌症。这个警示可能适用于人类腺病毒。

在原发肿瘤及其转移灶发现病毒DNA克隆整合有助于说明解释一个值得注意的可能，那就是病毒可能只是一个搭便车的人，只是发现肿瘤细胞有利于复制的环境（而不是扮演一个因果致癌作用）。通过观察，在大多数情况下，在肿瘤中发现的病毒已经失去了退出病毒潜伏期的能力，无法产生新的子代病毒，也同样说明了问题。这样一个不幸的后果是，靶向病毒蛋白（如靶向高危HPV和HBV的疫苗）或在病毒生命周期的后期表达的基因产物（如疱疹病毒胸苷激酶是药物如更昔洛韦的治疗靶点）的疫苗或抗病毒药物在治疗已有的病毒诱导的肿瘤时几乎无效。

论证针对病毒的疫苗或抗病毒药物，无论是预防或治疗人类癌症，都是迄今为止表明一个特定的病毒会导致人类癌症的最强烈的证据。这种类型的证据充分验证了乙肝病毒在人肝癌中的因果关系。临床试验数据还表明，抗单纯疱疹病毒治疗可以防止KSHV或EBV相关的淋巴组织增生性疾病，而HPV疫苗可以预防宫颈癌癌前病变的发展。

乳头状瘤病毒

历史

在19世纪中叶，由Dominico Rigoni-Stern最初提出宫颈癌可能与性行为相关。他观察到修女很少患宫颈癌，而女性性工作者患宫颈癌往往比一般人群概率大[12]。Georgios Papanikolaou研制的称为巴氏涂片的方法作为宫颈癌癌前病变的早期细胞学检测是宫颈癌研究的另一个重要的里程碑[13]。这种形式的筛选有助于手术治疗去除癌前病变，在发达国家，公共卫生运动使这项检查广泛使用，已拯救了数百万的生命。

虽然早在20世纪80年代的研究认为，单纯疱疹病毒在宫颈癌中可能通过“打了就跑”效应发挥作用[14]，但是根据Harald zur Hausen的研究，这个假说被弃置。非严格杂交方法结果显示，各种宫颈癌细胞系包括著名的HeLa细胞系有两个之前未知的病毒类型存在，HPV16和HPV18[15,16]。现在有大量证据表明，十余种性传播HPV类型，包括HPV16和HPV18，在所有的宫颈癌病例中发挥关键作用。与癌症高风险相关的HPV也导致约50%的阴茎癌、88%的肛门癌、43%的外阴癌、70%的阴道癌[2]，以及增加头部和颈部癌症的患病风险（如下）。由于建立了HPV与人类癌症之间的联系的开创性工作，2008年zur Hausen被授予诺贝尔奖。

乳头状瘤病毒科根据病毒家族中某些成员引发良性皮肤疣（瘤）而命名。在20世纪30年代早期，Richard Edwin Shope等在兔模型中论证了乳头状瘤病毒的传播[17]。利用该系统，Peyton Rous等研究表明，棉尾兔乳头状瘤病毒引起的病变可以进展为恶性皮肤癌[18,19]。在Rous验证了病毒（Rous肉瘤病毒）在鸡中能导致癌症的前期工作的基础上，这是第一个哺乳动物致癌病毒的论证。

组织嗜性与基因功能

虽然乳头状瘤病毒可以在体外和体内感染各种细胞类型，病毒生命周期的后期阶段严格依赖于宿主细胞因子，这些细胞因子只在靠近皮肤或黏膜表面分化的角质形成细胞中存在，在这个阶段病毒基因组无性复制，以及 L1 和 L2 衣壳蛋白表达。有趣的是，大多数 HPV 起始癌症发生似乎首先在子宫颈内膜、肛门的内表面和扁桃体隐窝的复层扁平上皮和单层（柱状）上皮之间的过渡区。有研究认为，在鳞柱过渡区细胞混合表型的环境可能造成与角质细胞分化偶联的 HPV 生命周期的失调控。

有近 200 种已知的乳头状瘤病毒类型[20]。在一般情况下，每种乳头状瘤病毒类型是一个功能独特的血清型，这意味着中和一种乳头状瘤病毒类型的血清抗体，不能强力中和其他人乳头状瘤病毒类型。不同类型的人乳头状瘤病毒类型优先感染不同的皮肤或黏膜表面。不同类型倾向于建立数月可能被清除的瞬时感染，或者是稳定感染，稳定感染时，在宿主生命周期中，病毒从被感染皮肤的表面慢性脱落。人乳头状瘤病毒感染也可能与可见疣或其他病变的形成相关。与人类癌症明确相关的高风险 HPV 类型，优先感染肛门生殖器黏膜和口腔黏膜，通常是通过性接触传播，很少引起可见的疣，通常在大多数接触的人中只建立短暂的感染。终身性暴露于高危 HPV 的风险预计大于 70%。没有清除高危型人乳头状瘤病毒感染并保持持续感染的人，发展为癌症的风险更大。基于聚合酶链反应筛查高风险乳头状瘤病毒的存在是一个有用的辅助手段，甚至可以替代传统的巴氏试验[21]。

乳头状瘤病毒生命周期严格的组织分化特异性使 HPV 在标准的单层细胞培养中不能复制。乳头状瘤病毒似乎也有高度的物种限制性，还没有已知能够感染动物的 HPV 类型的例子[22]。因此，研究乳头状瘤病毒生物学关键特征详述几乎完全依赖于现代重组 DNA 与分子生物学分析。

乳头状瘤病毒基因组约 8kb，为双链闭合环状 DNA 分子（本质上使人想起质粒）。在正常病毒生命周期中，基因组不采用线性形式，不整合到宿主细胞的染色体，保持一个染色体外游离体或微小染色体。所有的病毒蛋白编码序列被安排在基因组的一条链。各种蛋白质的表达受转录和多聚腺苷酸化调节，以及受到 RNA 剪接水平、核输出与翻译的影响。除了编码的 L1 和 L2 衣壳蛋白的病毒基因组的晚期区，所有的乳头状瘤病毒编码 6 个关键的早期区基因：E1、E2、E4、E5、E6、E7。

主要转录调节因子 E2 是转录抑制因子，E2 的表达缺失（通常是通过病毒游离体整合到宿主细胞的 DNA）引起早期基因表达上调。研究最深入的早期区域蛋白是 HPV16 和 HPV18 的 E6 和 E7 癌基因。高危型 HPV 的 E6 蛋白通过招募宿主细胞泛素蛋白连接酶 E6AP 促发 p53 的降解[23-25]。E6 的另一个重要的致癌作用是激活细胞端粒酶[26]。目前已经确认了多种高危 E6 的功能不涉及 p53[27]。

大部分 E7 蛋白，包括许多低危型 HPV 的 E7 蛋白，含有一个保守 LXCXE 基序，该基序介导了 E7 蛋白与 pRB 及相关的“口袋”蛋白 p107 和 p130 的交互作用[28]。有趣的是，LXCXE 基序在很多其他癌基因存在，尤其是多瘤病毒的 T 抗原和腺病毒 E1A 癌基因[29]。E7 与 pRB 的相互作用破坏了 pRB 和 E2F 转录因子之间的复合物的形成，从而阻止 pRb 触发细胞周期阻滞的能力。高危 HPV 的 E7 蛋白也有助于染色体错误分离和非整倍体形成，这可能促进恶性进展[30]。如 E6、E7 可以与多种其他细胞靶分子交互作用，靶分子的范围似乎根据不同的 HPV 类型而不同[27]。

一些类型的人乳头状瘤病毒表达 E5 癌基因，E5 是细胞表面生长因子受体如血小板源性生长因子 β（PDGF-β）和表皮生长因子（EGF）受体的激动剂[31]。因为 E5 基因的表达在宫颈肿瘤中不常见，这个蛋白在人类肿瘤中是否发挥关键作用还不确定。

人乳头状瘤病毒疫苗

两个预防引起癌症的 HPV 的疫苗，商品名 Gardasil（Merck 公司）和 Cervarix（GSK 公司）目前在全球销售，预防宫颈癌。两种疫苗都包含基于 HPV16 和 HPV18 的重组 L1 衣壳蛋白，体外组装成病毒样颗粒（VLPs）。HPV16 和 HPV18 引起的宫颈癌病例占全球病例的 70%。Gardasil 还包括基于 HPV 6 和 HPV11 的病毒样颗粒，HPV6 和 HPV11 很少引起宫颈癌，但是导致所有生殖器疣中的 90%。在疫苗中的病毒样颗粒对于人类具有高度免疫原性，产生高滴度的对抗 L1 血清抗体反应，能够中和疫苗中代表的同源 HPV 类型感染。目前的 HPV 疫苗可以提供针对疫苗的 HPV 类型的新感染的终身免疫[32]。疫苗引起低滴度的交叉中和反应，对抗引起肿瘤的与 HPV16 和 HPV18 密切相关的 HPV 亚型[33]。虽然这些交叉中和反应可以至少部分地保护接种者对其他高危型 HPV，如 HPV31 和 HPV45 发生新感染，目前尚不清楚这种低水平的交叉保护将持续多久[33]。

因为 L1 不在位于上皮基底膜的潜伏感染的表皮干细胞表达，目前的 HPV 疫苗很可能不能清除已有感染[34, 35]。就像表皮干细胞，宫颈癌和宫颈癌前病变很少或从不表达 L1。因此，现有的基于 L1 疫苗似乎不太可能成为治疗宫颈癌的药物。

目前，有三种类型的新一代人乳头状瘤病毒疫苗在进行人类临床试验。Merck 公司最近宣布一个新版本的 Gardasil，其中包含基于共有 9 种不同类型的 HPV 病毒样颗粒，对 HPV16 和 HPV18 仍然非常有效，也可以保护多种高危型 HPV 引起的 97% 的宫颈癌前病变[36]。另一类第二代疫苗靶向乳头状瘤病毒小衣壳蛋白 L2。L2 的 N 端部分似乎是一个高度保守的“阿喀琉斯的脚跟”（致命软肋——译者注），它包含了感染进入过程中关键步骤所需的保守蛋白质基序[37]。L2 抗体可以中和一系列不同的人类和动物的 HPV 类型，因此，希望 L2 疫苗能提供对所有引起宫颈癌的 HPV、所有引起巴氏涂片异常的低危型 HPV，以及引起皮肤疣的所有 HPV 类型的保护。最终，各种针对 E6 和 E7 癌蛋白引起细胞介导的免疫反应的疫苗旨在对宫颈癌提供治疗性干预[38]。

口咽癌

烟草制品和乙醇可以导致头颈癌已经获得公认。20 世纪 90 年代末，Maura Gillison 等发现，在非吸烟者中大量扁桃体癌的新病例。在许多非吸烟者的肿瘤中发现野生型 p53 基因，增加了肿瘤依赖于抑制 p53 的病毒癌基因的可能性（宫颈癌中可见）。Gillison 等进一步研究显示，近一半的扁桃体癌中有 HPV DNA，最常见的是 HPV16。有趣的是，HPV 阳性的口咽癌往往比烟草相关的 HPV 阴性的口咽癌致命性弱。这个发现对治疗 HPV 阳性的头颈癌具有重要意义[40]。

虽然由于减少烟草使用，近几十年来烟草相关的头部和颈部癌症的发病率降低，最近的研究表明，HPV 相关癌症的扁桃体癌和舌根癌的发生率不断增加。到 2025 年，预计在美国的新发的 HPV 引起的头部和颈部癌症将与新发的宫颈癌病例数大致相等[39]。部分基于这些观察，美国疾病控制和预防中心建议，除了女性，男性也应接种预防高危 HPV 的疫苗。

非黑色素瘤皮肤癌

疣状表皮发育不良（EV）是一种罕见的免疫缺陷病，以皮肤大面积伴有大量外观扁平、疣状病变为特征。病变通常含有β-乳头状瘤病毒属，如 HPV5 或 HPV8。在阳光下暴露的皮肤区域，疣状表皮发育不良患者经常发展成鳞状细胞癌（这表明，紫外线暴露是一种致癌辅助因子）。获得公认的还有，其他免疫功能低下的人，如器官移植和 HIV 感染者，患鳞状细胞癌的风险增加[41, 42]。虽然β-乳头状瘤病毒的 E6 和 E7 蛋白与宫颈癌相关的 HPV E6 和 E7 蛋白产生不同的影响[43-45]，β-乳头状瘤病毒癌基因可以在体外进行细胞转化。虽然这些间接证据表明，传染性病原体，如β-乳头状瘤病毒，可能在鳞状细胞癌中起重要作用，但是最近的深度测序研究表明，在鳞状细胞癌中没有或很少发现病毒序列[47]。虽然结果不支持鳞状细胞癌中任何已知的持续的病毒直接致癌效应，应用牛乳头状瘤病毒 4 型进行的动物模型表明，乳头状瘤病毒可以通过“打了就跑”机制引起癌症[5]。因此，在人类鳞状细胞癌中，HPV 通过“打了就跑”机制或者间接致癌机制发挥作用的问题仍然没有结论。

多瘤病毒

历史

在 20 世纪 50 年代早期，Ludwik Gross 的研究表明，滤过性病原体可以引起实验小鼠唾液腺癌[48]。Bernice Eddy 和 Sarah Stewart 在以后的工作中证明小鼠多瘤病毒在实验性感染小鼠中引起了许多不同类型的癌症[49]。小鼠多瘤病毒能在细胞培养中生长的发现重燃了肿瘤病毒学，以及是否病毒导致人类癌症的问题的研究兴趣。

如乳头状瘤病毒，多瘤病毒有无包膜病毒衣壳，由 72 个主要衣壳蛋白（VP1）五聚体组装而成。这个病毒家族也有双链环状 DNA 基因组。这些物理特性相似性最初导致两种病毒分类到一个家族，乳多空病毒科。测序研究最终表明，多瘤病毒有一个独特的基因组结构（早期和晚期基因分布在基因组的反向链上），与乳头状瘤病毒几乎没有序列同源性，这两组病毒才被分到了两个病毒家族。

在 20 世纪 60 年代早期，Bernice Eddy、Maurice Hilleman 和 Benjamin Sweet 报道了猿猴空泡病毒 40（SV40），SV40 以前在脊髓灰质炎病毒疫苗中被发现的，被认为是污染的一个未知的多瘤病毒[50, 51]。SV40 来自恒河猴肾细胞，该细胞用于体外培养扩增脊髓灰质炎病毒[52]。SV40 迅速成为一个重要的模型多瘤病毒，研究其主要和次要肿瘤抗原（大 T、小 T）对于了解致瘤性的不同方面发挥了重要作用。尽管 SV40 对暴露个人可能有风险，但一项数十年的全面研究没有发现令人信服的证据表明 SV40 与人类癌症的因果关系[53]。

两个自然嗜人类细胞的多瘤病毒，BK 病毒（BKV）和 John Cunningham 病毒（JCV），在 1971 年第一次在连续出版物中报道[54, 55]。BKV 和 JCV 在免疫抑制的个体中分别引起肾脏疾病和称为渐进多灶性白质脑病的致命的脑部疾病。虽然这两种病毒可能在实验暴露的动物中引起癌症，目前还不清楚这两种病毒是否在人类癌症中起因果作用。虽然 BKV LT 经常可以观察到在炎症前体病变中表达，炎症前体病变被认为可以引起前列腺癌[56]，但是没有证据表明在恶性前列腺肿瘤中 BKV DNA 的持久表达[57]。有病例研究发现，在膀胱癌中 BKV 的 T 抗原表达[58]，一些报道显示结直肠肿瘤中 JCV DNA 的存在。关于在人类癌症中 BKV 或 JCV 的可能作用，相互矛盾的证据由来已久，已有综述描述[59,60]。

梅克尔细胞多瘤病毒

在 2008 年，Yuan Chang 和 Patrick Moore 报道了在他们实验室发现了第五种已知的人类多瘤病毒种类，由于其存在于梅克尔细胞癌（MCC），他们将这种病毒命名为梅克尔细胞多瘤病毒（MCV 或 MCPyV）[61]。他们应用称为数字转录组学消减法（digital transcriptome subtraction）的 RNA 深度测序的方法发现了这种病毒。采用经典的 Southern 杂交，证明了 MCPyV 在 MCC 和远处转移的克隆整合。世界各地许多其他实验室已独立证实了在大于 80% 的 MCC 有 MCPyV DNA 的存在[11]。

MCC 是一种罕见但高度致命的恶性肿瘤，通常表现为在阳光暴露的皮肤表面快速增长的病变（图 4.1）[62]。MCC 的风险大大高于 HIV 感染者 /AIDS 患者，这提供了 MCC 可能是病毒引起的癌症的最初线索[63]。虽然 MCC 表达与表皮细胞感官梅克尔细胞相关的神经内分泌标志物，最近的一份报道显示，一些 MCC 也表达 B 细胞标志物，包括重排的抗体基因位点[64]。目前，对于 MCPyV 的神经内分泌功能在其他肿瘤的作用还没有明确的证据。

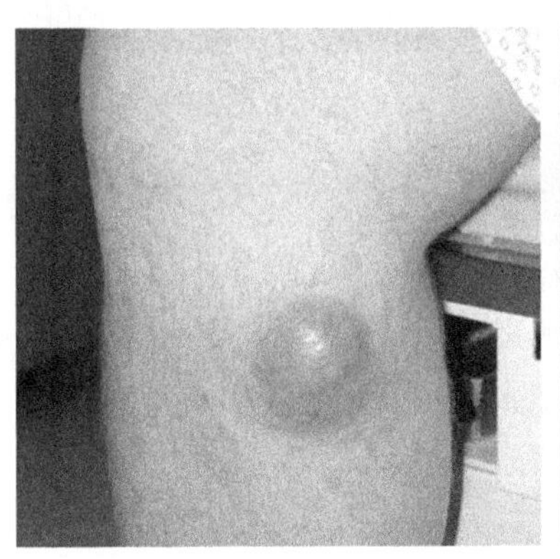

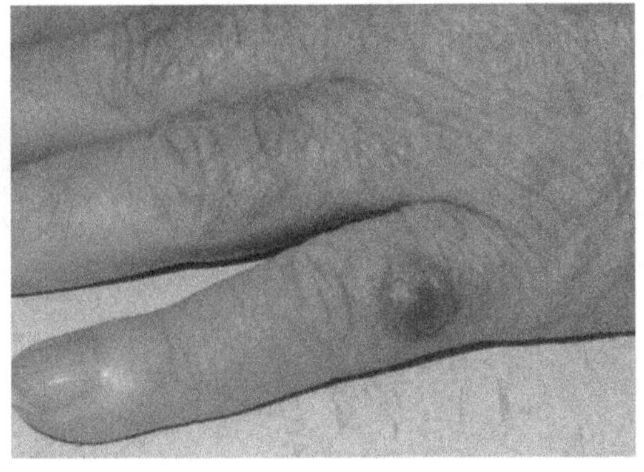

彩图二维码

图 4.1 梅克尔细胞瘤（MCC）。左图，位于小腿的 MCC。右图，位于手指的 MCC。引自 Dr. Paul Nghiem（University of Washington，www.merkelcell.org）

2012 年，国际癌症研究机构（the International Agency for Research on Cancer，IARC）认为，MCPyV 是一类 2A 级致癌物质（很可能对人类致癌）[10,53]。应该指出的是，国际癌症研究机构的评估在很大程度上依赖于动物的致癌性研究，2A 的界定是在最近的一份报告之前作出的，而这份报告显示，MCV 阳性的 MCC 细胞系在小鼠模型系统中具有致瘤性[65]。

绝大多数健康成人都有 MCPyV 主要衣壳蛋白 VP1 特异性的血清抗体。大多数明显健康的皮肤表面有脱落的 MCPyV，个体的抗 VP1 血清滴度和脱落的 MCPyV DNA 有很强的相关性[66, 68]。有趣的是，MCC 患者往往有特别强的抗 VP1 的血清滴度[69]。MCC 却检测不到 VP1 蛋白的表达，所以不太可能反映病毒直接暴露于肿瘤，相反可能反映了 MCC 患者既往 MCPyV 高负载史。最近的一项存档的血清样本研究表明，异常高的 MCPyV VP1 血清滴度往往先于 MCC 发生很多年[70]。

与 SV40 LT 蛋白（与高危型 HPV 的 E7 蛋白）相同，MCPyV LT 蛋白的 N 端包含一个 LXCXE 基序，介导 Rb 蛋白功能失活。SV40 LT 蛋白携带一个使 p53 失活结构域，该结构域与 C 端的解旋酶域重叠，与 SV40 LT 蛋白相反，MCPyV LT 没有使 p53 失活的功能[71]。相反，MCPyV LT 解旋酶域激活 DNA 损伤反应，在体外培养的细胞株诱导细胞周期阻滞[72]。这也许可以解释为什么在 MCC 发现 LT 基因基本上总是携带突变，该突变在解旋酶域上游截断 LT 蛋白。siRNA 实验表明，大多数（虽然可能不是全部）MCC 对 MCPyV T 抗原的表达“成瘾”[73-75]。有趣的是，肿瘤中具有较高水平 MCPyV DNA 的患者，T 抗原表达更强，$CD8^+$T 细胞浸润的肿瘤预后较好[76]。这与细胞介导的免疫可以帮助清除表达 MCPyV 抗原的 MCC 细胞的观点一致。

最近的工作表明，LT 蛋白的 pRb 相互作用结构域介导细胞 Survivin 基因表达的增加。使用 siRNA 封闭 Survivin 的表达引起 MCC 细胞死亡，Survivin 表达的小分子抑制剂 YM155，可以在异种移植系统保护小鼠免患 MCC[77, 78]。

在 SV40，LT 蛋白似乎是显性癌基因，而与之相反，MCPyV ST 蛋白似乎在细胞转化中发挥关键作用。除了修饰细胞原癌基因 PP2A 的信号转导功能，ST 触发翻译起始因子 4E 结合蛋白 1 的磷酸化[79]。这导致帽依赖性翻译和细胞转化的失调控。

虽然 MCC 和慢性淋巴细胞性白血病（CLL）之间有流行病学相关性[80]，关于慢性淋巴细胞性白血病和其他癌症中 MCPyV 的存在有相互矛盾的报道[81-83]。

其他人类多瘤病毒

近年来，已知的人类多瘤病毒的数量已经急剧扩大。目前已知的 12 种多瘤病毒种属，只有 MCPyV 与人类肿瘤有明显相关性。一个新的多瘤病毒，TSV 或 TSPyV（trichodysplasia spinulosa 多瘤病毒）已被发现与少数免疫功能低下人群的面部皮肤异常棘状增生相关。

EB 病毒

历史

1958 年，Denis Burkitt 第一次明确了在临床上描述的经常影响非洲赤道儿童颌骨的一种不寻常 B 细胞来源的肿瘤[84]。1961 年 Burkitt 做了以“在热带的非洲最常见的儿童癌症 —— 迄今未确认的综合征”为题目的演讲，听完演讲后，Michael Epstein 对昆虫媒介传播感染可能是热带非洲 Burkitt 淋巴瘤发病率高的原因的观点产生了兴趣。Epstein 与当时还是博士生的 Yvonne Barr，开始检查 Burkitt 送给他们的肿瘤样本。体外培养长成肿瘤细胞的淋巴样细胞的电子显微照片显示病毒粒子形态与单纯疱疹病毒惊人地相似[85]。很快发现 EB 病毒 [EBV，后来被指定人疱疹病毒 4 型（HHV-4）] 可以将培养的 B 细胞转化，是引起传染性单核细胞增多症的病毒[86-88]。

虽然最初猜测，热带地方性 Burkitt 淋巴瘤取决于地理限制的传染性物质最终被证明是正确的，但是很快证实 EBV 感染并不限于热带地区。反而疟疾寄生虫恶性疟原虫似乎是地方性 Burkitt 淋巴瘤致病的一个关键的地理限制的共致癌物[53]。儿童反复感染疟疾的地区，似乎寄生虫触发异常 B 细胞的反应，以及削弱细胞免疫功能，反复疟疾感染又反过来促进或允许 EB 病毒引起的 Burkitt 淋巴瘤的发展[11]。

EB 病毒生命周期

EB 病毒几乎慢性感染所有的人。对绝大多数人，感染最初是在童年的早期，没有任何明显症状。病毒子从慢性感染的个体的唾液与一个未感染的个人口咽部上皮细胞接触而传播。虽然感染的上皮细胞，如角质形成细胞，在某些情况下，可以扩增病毒[89]，慢性感染的建立最终依赖于成熟 B 细胞，如 X 连锁无丙种球蛋白血症者（它们缺乏成熟的 B 细胞）似乎对 EB 病毒感染具有免疫性[90]。在童年期没有被感染的人在青春期或成年期首次被感染，出现单核细胞增多症晚感染和 EB 病毒高载量患 EBV 阳性的霍奇金病风险增加[91]。

EBV 感染的 B 细胞或者继续产生与细胞裂解典型相关的新病毒，或者病毒进入非生产状态称为潜伏期。病毒潜伏期被定义为一种病毒表达非常少（或没有）的基因产物的状态，但是在一定条件下，可以“唤醒”表达病毒基因全系列产物并产生新的子代病毒。潜伏感染的细胞对于免疫清除高度耐受。

有三种确认的 EBV 潜伏形式。在潜伏Ⅰ型，仅表达 EBV 核抗原 -1（EBNA1），EBNA1 是环状病毒 DNA 微小染色体维持稳定所需的。EB 病毒来源 microRNA（miR）也可能表达。潜伏Ⅲ型的特点是表达 EBNA1 ～ EBNA6，几个潜伏膜蛋白（LMP1，LMP2A 和 LMP2B），两个非编码 RNA（EBER1 和 EBER2），Bcl-2 同源 BHRF1、barf0 和多种 microRNA。虽然最初发现 EBV 可见病毒子，表明病毒已经退出潜伏状态并进入生命周期裂解状态，EBV 诱发癌症的病毒基因表达通常遵循三种潜伏模式中的一种。各种病毒基因产物的致癌活性最近已有综述报道[87, 88]。

在大多数健康人，EB 病毒几乎只存在一个潜在状态，偶尔出现无症状的唾液中的病毒脱落。感染至少部分由各种潜伏蛋白特异性 $CD8^+$T 细胞控制。EB 病毒，与其他疱疹病毒相同，表达多种蛋白质干扰细胞介导的免疫反应。有趣的是，小鼠模型的研究结果表明，从健康宿主体内病毒潜伏的持续的 γ 疱疹病毒出现（或顿挫感染）引起的慢性免疫刺激作用可以提高对其他感染的非特异性免疫[92]。

淋巴瘤

除了地方性 Burkitt 淋巴瘤，EB 病毒经常存在于没有接触到疟疾的 Burkitt 淋巴瘤的散发病例。虽然几乎所有的地方性 Burkitt 淋巴瘤病例的肿瘤中含有 EB 病毒 DNA（典型的潜伏Ⅰ型状态），只有 20% 的散发病例来源于含有 EB 病毒的免疫功能正常的个体。Burkitt 淋巴瘤发生率在 HIV 感染者中增高，在约 30% 的病例中 AIDS 相关的 Burkitt 淋巴瘤含有 EB 病毒。

所有类型的 Burkitt 淋巴瘤的共同特征是 Myc 原癌基因的失调控。一个经典的突变包括 Myc 基因和抗体重链基因染色体易位。未检出 EB 病毒 DNA 的 Burkitt 淋巴瘤肿瘤在宿主细胞基因组携带多个额外的突变，使原来的 EBV 阳性细胞累积突变的可能性增加，这些突变最终使它不依赖于病毒基因[88, 93]。

除了 Burkitt 淋巴瘤，EB 病毒在不同程度上与各种各样的其他淋巴组织肿瘤相关，包括霍奇金病、自然杀伤（NK）/T 细胞淋巴瘤，原发性中枢神经系统（CNS）淋巴瘤和弥漫性大 B 细胞淋巴瘤。这些不同形式的淋巴瘤的发病率在 AIDS 患者，以及医源性和先天性免疫抑制的个体中明显增加[88]。特别是在 AIDS 患者，中枢神经系统淋巴瘤 EBV 的普遍存在使得可以用 PCR 检测 EB 病毒诊断疾病，结合影像学表现，可以排除脑活检的需要。

EBV 与淋巴组织增生性疾病几乎总是相关的，如浆细胞增生和多形性 B 细胞的增生，常可在器官移植受者中观察到。这些多克隆淋巴细胞增殖反应，在某些情况下，可以进展为不同类型寡克隆或单克隆淋巴瘤。在免疫抑制患者的 EBV 相关的淋巴增殖性疾病的发生一般都预先表现为外周血和口腔中 EB 病毒 DNA 增加。这大概反映细胞免疫反应驱动病毒潜伏的失败或许也是一种细胞介导的靶向新生的肿瘤潜伏相关 EB 病毒基因产物免疫反应的破坏。

癌

在华南地区，鼻咽癌的发病率约为 25/10 万，占我国所有癌症的 18%[94]，世界其他大多数地区鼻咽癌的发病率降低了 25% ～ 100%。EB 病毒存在于几乎所有流行区和非流行区的鼻咽癌病例。虽然有观点支持咸鱼等腌制食品的膳食摄入量是地方性鼻咽癌的一个发病因素，遗传性状或目前还未确认的环境协同致癌因素也可能发挥作用。针对 EBNA1、Dnase 和（或）EB 病毒衣壳抗原 IgA 抗体反应增高的个人患鼻咽癌的风险大大增加，为高危人群提供了早期检测方法[87]。

EB 病毒也在少部分胃腺癌（5% ～ 15%）和超过 90% 胃淋巴上皮瘤样癌中存在。与鼻咽癌不同的是，EB 病毒相关胃癌的患病率在世界所有地区类似。与鼻咽癌相同，EB 病毒抗原的抗体反应性升高可能提供了一种识别患胃癌风险更高的个体的方法。

预防和治疗

改善 EB 病毒负荷增加引起免疫抑制是防止 T 细胞免疫缺陷患者 EB 病毒相关疾病的标准方法。针对 EB 病毒的预防疾病的另一种方法依赖于更昔洛韦（或相关的抗疱疹病毒药物），可触发表达 EB 病毒胸苷激酶基因的细胞死亡。用更昔洛韦预处理高风险人群，如器官移植受者，已被证明能有效地防止 EB 病毒诱发的淋巴组织增生性异常的发展[95]。然而，重要的是，需要注意胸苷激酶只在病毒生命周期的裂解阶段表达，而且这类药物对于已存在的肿瘤一般都没有效果，大概是由于在肿瘤组织中 EB 病毒基因的表达通常是潜伏的状态。

虽然最近开发的针对 EB 病毒 gp350 表面抗原疫苗没有为 EB 病毒感染产生消除性免

疫，疫苗接种还是使感染后 EB 病毒载荷峰值较低[96]。鉴于高 EB 病毒负荷和 EB 病毒疾病的发展之间的强相关性，希望仅针对急性感染的疫苗可以显著预防疾病。

大部分 EB 病毒相关的淋巴瘤表达 B 细胞标志物 CD20，使利妥昔单抗（抗 CD20 单克隆抗体）成为一种有效的辅助治疗[97, 98]。最近已进入临床试验阶段的新兴治疗方法包括体外刺激 T 细胞针对 EB 病毒抗原或抗自体 EB 病毒转化的 B 细胞产生的肽。

Kaposi 肉瘤疱疹病毒

历史和流行病学

在 19 世纪末，匈牙利皮肤科医生 Moritz Kaposi 描述了一种较罕见的累及老年男性的无痛皮肤色素性肉瘤[99]。卡波西肉瘤（Kaposi 肉瘤，KS）后来被发现在地中海地区和撒哈拉以南的非洲东部地区更为普遍[100]。20 世纪 80 年代，HIV/AIDS 出现的早期线索是高致病性的 Kaposi 肉瘤的发病率急剧增加，特别是在男同性恋者，他们比典型的 Kaposi 肉瘤患者年轻。HIV 被发现后，有人简单地推测 HIV 可能是 Kaposi 肉瘤的直接原因。然而，这个假说不能解释 HIV 的流行之前的很长时间的 Kaposi 肉瘤的存在和通过血液制品感染 HIV 的 Kaposi 肉瘤发生率低的情况。除了 HIV 以外的性传播的辅助因子的存在更容易解释后者的存在[101]。

使用代表性差异分析消减 DNA 杂交的方法，Yuan Chang、Patrick Moor 等发现了一个之前未知的 Kaposi 肉瘤疱疹病毒的存在[102]。这一新的研究领域迅速确立了重要证据，支持 KSHV[后来被命名为人疱疹病毒 8 型（HHV-8）] 是 Kaposi 肉瘤的关键致病因素[11]。

现在清楚的是，KSHV 感染率在世界不同地区有很大的不同[11, 103]。在北美和西欧，KSHV 血清阳性率在一般人群为 1% ～ 7%。在这些地区的男同性恋者血清阳性率更高（25% ～ 60%），提示可能与性传播相关。KSHV 感染在非洲中部和东部的人群中更为普遍，血清阳性率为 23% ～ 70%。在流行地区，多达 15% 的儿童为阳性，提示存在垂直传播或通过无性接触传输（可能通过唾液）。在流行地区，估计 Kaposi 肉瘤是成年人第三大常见的癌症[104]。

Kaposi 肉瘤中的 Kaposi 肉瘤相关疱疹病毒

Kaposi 肉瘤在多层面上很复杂。与大多数癌症通常是单一的细胞类型增殖失控相比，Kaposi 肉瘤由多种细胞类型组成（图 4.2）。肿瘤 KSHV 感染的细胞往往是梭形。有趣的是，梭形细胞没有表现出高度转化的表型，往往表现出相对较少的染色体不稳定。在培养中，细胞高度依赖于外源性细胞因子，以及在体内肿瘤微环境中存在的其他因子。虽然梭形细胞表达某些内皮细胞的标志物，其是否起源于成熟内皮细胞，或产生平滑肌和血管内皮细胞的早期前体细胞，或淋巴管内皮细胞还不确定。Kaposi 肉瘤也含有浸润淋巴细胞和单核细胞，以及异常新生血管间隙排列了感染和未感染的内皮细胞。Kaposi 肉瘤中病变血管容易破裂并发生红细胞泄漏，使出现经典的暗红色、棕色或紫色。

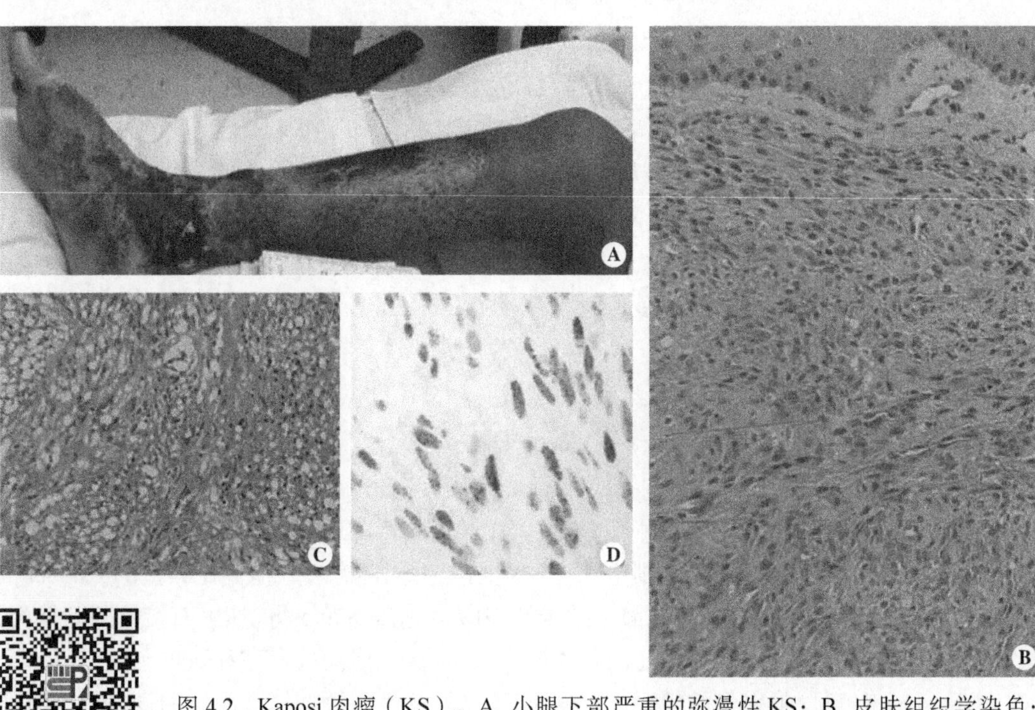

彩图二维码

图 4.2 Kaposi 肉瘤（KS）。A. 小腿下部严重的弥漫性 KS；B. 皮肤组织学染色；C. 肺部出现纺锤样与上皮样细胞的混合物，血管间隙呈狭缝状并含有红细胞及其碎片；D. 皮肤肿瘤中 KSHV LANA 的免疫组织化学检测（引自 Dr. Odey Ukpo 和 Dr. Ethel Cesarman）

在 Kaposi 肉瘤中，KSHV 的潜伏状态也很复杂，有典型潜伏基因产物（如 LANA）及裂解基因产物（如 RTA / ORF50）表达。这些基因的产物，如病毒 IL-6 同源物（vIL-6），引起肿瘤内非感染细胞增殖和继发性细胞因子信号转导。KSHV 基因产物的致瘤作用最近已有文献综述[88, 103]。与 EBV 的致瘤作用是由潜伏基因表达驱动不同的是，Kaposi 肉瘤的发病往往依赖裂解期基因的表达。这也许可以解释为什么更昔洛韦对于 EBV 肿瘤的治疗并不是特别有效，却能阻止 HIV 阳性患者产生新的 Kaposi 肉瘤病变[105]。然而，应该指出的是，这一结果最近被证明难以重复[106]。目前未对患 Kaposi 肉瘤有风险的个人推荐预防性治疗，但这是一个活跃的研究领域。

对于肿瘤发展过程中需要 KSHV 裂解期基因的表达有多种可能的解释。例如，感染的梭形细胞可能在细胞分裂过程中失去病毒 DNA，在致癌过程中需要重复感染。另外，一小部分进入裂解状态的肿瘤细胞分泌因子参与致癌过程。目前研究的一个重点领域是 KSHV 基因产物在 Kaposi 肉瘤病变[107]中血管生成调节中的作用和目前的一些治疗 Kaposi 肉瘤的血管生成通路抑制剂的试验。

淋巴组织增殖性疾病

KSHV 引起 B 细胞增殖性疾病有两种形式：多中心 Castleman 病（MCD）和原发性渗出性淋巴瘤（PEL）。这两种疾病与 HIV 感染相关最常见。在 HIV 感染者中，几乎所有的 MCD 肿瘤均有 KSHV 感染，而 HIV 阴性个体的肿瘤含有 KSHV 者仅有约 50% 的病例[108]。在 MCD 肿瘤中，KSHV 表现出裂解性复制周期性激活，裂解期基因表达[109]。在疾病的发作期 vIL-6 的表达似乎在 MCD 发病中发挥作用，提高了托珠单抗（tocilizumab）（靶向 IL-6 受体的单抗）可能发挥治疗作用的可能性。

PEL 在 HIV 相关的非霍奇金淋巴瘤约占 4%[110]。通常，PEL 肿瘤同时表达浆细胞（类似于多发性骨髓瘤）和免疫母细胞（类似于一些 EB 病毒诱导的肿瘤）标志物。在 AIDS 患者中，基本上所有的 PEL 肿瘤感染 KSHV，绝大多数也同时感染 EB 病毒[88]。虽然 PEL 在 HIV 阴性人群中罕见，在 HIV 阴性人群中，PEL 肿瘤在约 50% 的病例中存在 KSHV 感染。

针对所有 KSHV 相关疾病治疗常用的方法是通过针对 HIV/AIDS 的抗反转录病毒疗法或通过减少免疫抑制使免疫功能恢复。在许多 KSHV 相关疾病的免疫重建的成功包括免疫攻击表达 KSHV 基因产物的细胞，特别是在各种疾病状态下病毒产生的许多裂解期基因产物。

动物和人类反转录病毒

第一个致癌基因的反转录病毒在 1908 年和 1911 年分别由 Ellerman、Bang 及 Rous 发现，但很多年后这些发现的意义才被认可[111]。这个研究领域受阻的原因之一是未能识别在感染细胞的病毒基因组是 RNA 形式。这导致了 Baltimore 和 Temin 在 1970 年独立发现了反转录酶。另一个重要的发展是在 1976 年发现了来源于细胞基因的病毒癌基因，Varmus 和 Bishop 首次确认显性癌基因 SRC。随着 1976 年 Gallo 发现 IL-2，使得在体外培养 HTLV-1 成为可能，这种病毒从一种成人 T 细胞白血病 / 淋巴瘤（ATLL）患者提取，是由 Takatsuki 等首先确认的[112]。这些进展为 Montagnier 等在 1983 年分离 HIV-1 打开了大门，这一发现也被 Gallo 和 Levy 独立确认了。这一突破使得 1985 年 HIV 检测首先获得许可。

反转录病毒是正义单链 RNA 病毒，在病毒复制过程利用其 RNA 基因组转录成 DNA[111]。因为这个过程与真核生物的遗传信息的正常传递相反，这解释了它们名字的由来，反转录病毒。它们感染广泛的脊椎动物物种，与人类基因组中的称为反转录转座子的重复元件远距离关联。反转录病毒也与嗜肝病毒、双链 DNA 病毒，如乙型肝炎病毒相关，这些病毒在复制过程中也发生反转录。

反转录病毒可根据是否出现在宿主的基因组而分为内源性或外源性。在人类基因组中约有 100 000 个内源性反转录病毒，几乎占遗传信息的 8%，但它们在疾病中的作用尚不清楚[113]。反转录病毒根据它们是否感染来源相同的同物种动物细胞，或者不同的物种细胞，或两者都感染，也可分为同嗜性、异嗜性，或多嗜性。双嗜性反转录病毒感染来源物种的细胞，不产生病变，但感染其他物种的细胞可能产生病变。

在长期潜伏后产生疾病的反转录病毒称为慢病毒，包括人、猴、猫、绵羊、山羊、牛免疫缺陷病毒。另一组没有明确的与疾病相关的病毒称为泡沫病毒（spumaviruses），包括人类和类人猿泡沫病毒。HTLV-1，属于 δ 反转录病毒属，是唯一已知的人类致癌病毒。2008 年确认的 γ 反转录病毒属的成员，命名为异嗜性小鼠白血病病毒相关病毒（XMRV），认为与人类前列腺癌相关；然而，最近的研究显示 XMRV 是实验室源性人工病毒[114]。与小鼠乳腺肿瘤病毒相关的 β 反转录病毒属被认为与胆汁性肝硬化相关，但是这个发现还需要独立的验证[115]。

在动物或鸟类产生肿瘤的反转录病毒被命名为转化病毒，可分为急性或慢性转化反转录病毒。急性转化反转录病毒获得突变的细胞基因，称为癌基因，可以在几周内诱导动物发生肿瘤。许多人类显性原癌基因（如 ras、myc 和 ErbB），刚开始被鉴定为反转录病毒癌基因。

慢性转化反转录病毒随机在基因组中整合，但是整合到特异性基因附近时，可能扰乱基因的调控，诱导细胞增殖和抗凋亡作用。慢性转化反转录病毒仅在感染后数周到数月诱导恶性肿瘤。应用小鼠白血病病毒载体对 IL-2 受体 γ 链基因表达缺陷的联合免疫缺陷综合征的儿童进行基因治疗，导致了 T 细胞急性淋巴细胞白血病。这是由于反转录病毒载体的整合引发附近的 LIM 结构域 2（LMO2）基因的持续表达[116]。

除了急性或慢性的转化机制，反转录病毒可以通过结构或非结构的病毒蛋白介导对细胞生理直接影响而恶性转化细胞。HTLV-1 转化基因，是激活宿主细胞信号转导通路的非结构病毒蛋白。因为 HTLV-1 转化基因的致癌效应通常需要许多年才能导致癌症，因此病毒不适合精确定义急性或慢性致癌机制。

HIV-1 感染还与各种恶性肿瘤相关，但仅通过抑制致癌病毒感染，如 γ 疱疹病毒、高危型人乳头状瘤病毒、肝炎病毒引起的免疫反应产生的间接效应。

人 T 细胞白血病病毒流行病学

已鉴别了 4 种人类 T 细胞白血病病毒。1980 年，HTLV-1 是第一个鉴定的与癌症有关的人类反转录病毒，这是本节剩余部分的描述重点。1982 年发现的 HTLV-2 与 HTLV-1 有 70% 的基因组同源性[119]。HTLV-3 和 HTLV-4 是从与猴有过接触的人中零星分离出来的[120]。HTLV-2、THLV-3 和 HTLV-4 似乎与人类疾病无相关性。

全世界有 1500 万～ 2000 万人有 HTLV-1 感染，最常见于加勒比群岛、美国南部、日本南部、澳大利亚部分地区、美拉尼西亚、非洲和伊朗[121]。在美国、加拿大和欧洲国家，0.01% ～ 0.03% 的献血员感染 HTLV-1。在大部分从流行区移民的人或非洲裔美国人中发现，HTLV-1 通过性传播，通过污染的细胞的相关血液制品，或通过母乳喂养传播[122]。只有 2% ～ 5% 感染 HTLV-1 的人发生了疾病，ATLL 只发生在通过母乳喂养感染 HTLV-1 的人。

人 T 细胞白血病病毒分子生物学

HTLV-1 与其他反转录病毒相似，编码 Gag、蛋白酶、Pol 和包膜蛋白[123]。Gag 蛋白构成病毒核衣壳核心。Pol 蛋白包括反转录酶和整合酶。反转录酶复制单链病毒 RNA 为双链 DNA，它可被一些核苷类似物抑制，但不被 HIV-1 非核苷类反转录酶抑制剂抑制[124]。整合酶负责将反转录的线性双链 DNA 产物整合到宿主染色体 DNA。至少有一个整合酶抑制剂雷特格韦（raltegravir）可以对抗 HTLV-1，雷特格韦现在已被批准用于抑制 HIV-1[125]。整合发生在整个人类基因组，但有整合入转录活跃的基因区域的偏好[126]。病毒蛋白酶水解处理 Gag，蛋白酶和 Pol 前体至成熟蛋白，但它不受 HIV-1 蛋白酶抑制剂的影响。包膜蛋白包括跨膜蛋白，跨膜蛋白锚定在病毒包膜蛋白的表面，介导与病毒受体的结合[127]。

病毒基因组也编码调节蛋白，包括Tax和HTLV-1 bZIP因子（HBZ）[117]。Tax是一种转录的反式激活蛋白，是cAMP反应元件结合蛋白/活化转录因子家族成员（CREB/ATF）、核因子κB（NF-κB），与血清反应因子（SRF）通路激活共刺激因子。Tax激活CREB/ATF通路，上调病毒启动子。Tax诱导NF-κB，促进细胞增殖和凋亡抵抗。Tax还结合和激活细胞周期蛋白依赖性激酶和抑制细胞周期检查点蛋白。Tax对于肿瘤的发生是非常重要的，而HBZ可能对于肿瘤的维持非常重要[128]。

HTLV-1优先永生化$CD4^+$T淋巴细胞，在小鼠引发肿瘤[129]。Tax也能在小鼠模型中促进ATLL细胞的白血病起始作用[130]。在免疫缺陷小鼠中输入人造血细胞，HTLV-1可以引起$CD4^+$淋巴瘤[131]。

HTLV相关恶性肿瘤的临床特征和治疗

HTLV-1的诊断是基于血清学检测[132]。HTLV-1与各种炎症性疾病相关，包括葡萄膜炎、多肌炎、肺炎、Sjögren综合征、脊髓病。感染的患者易患某些感染性疾病（如金黄色葡萄球菌性皮炎）和机会性感染如卡氏肺孢子虫肺炎、播散性隐球菌病、粪类圆线虫病或弓形体病[133]。针对HTLV感染的疫苗还没有被开发出来。

T淋巴细胞增殖性疾病在1%～5%的感染者中发生，一般是CD2、CD3、CD4、CD5、CD25、CD29、CD45RO、CD52，HLA-DR抗原，T细胞受体αβ阳性和可变的CD30，缺乏CD7、CD8和CD26的表达。该病毒克隆性整合到恶性细胞中。复杂核型常见，而细胞遗传学分析很少有用。ATLL淋巴结的组织学特征与其他外周T细胞淋巴瘤不能区分[134]。循环肿瘤“花细胞”对于诊断有帮助（图4.3）。

ATLL分四型[135]。①隐匿型ATLL的异常T细胞占5%或更多，乳酸脱氢酶（LDH）水平达到正常上限的1.5倍，淋巴细胞计数和血钙正常，除了皮肤或肺部疾病，无淋巴结或内脏疾病。②慢性ATLL，以淋巴细胞增多为特征，LDH高达正常上限的2倍，无中枢神经系统、骨、胸膜、腹膜、胃肠道受累，但淋巴结、肝、脾、皮肤或肺部可能累及。这种ATLL的平均生存期为2～5年[136]。目前还没有阻止这种亚型的ATLL进展到更恶性型ATLL的干预手段。虽然慢性或隐匿型ATLL对齐多夫定（zidovudine）和干扰素有治疗反应，尚未进行随机研究[137]。③淋巴瘤型ATLL的特点是异常的T细胞小于1%，呈现非霍奇金淋巴瘤的特点。④其他为急性型ATLL。即使有最佳的治疗，淋巴瘤和急性型ATLL的中位生存期小于1年[138]。淋巴瘤和急性ATLL类型是最常见的亚型。其他主要的预后因素包括机能状况、年龄、存在超过三种累及病变和高钙血症[139]。

淋巴瘤或急性型ATLL的联合化疗与静脉滴注依托泊苷、泼尼松、长春新碱、多柔比星（EPOCH）的方案或LSG-15方案的完全缓解率为15%～40%[140, 141]。然而，反应是短暂的，小于10%患者无病生存时间为4年。Mogamulizumab加入抗-CCR4抗体可以提高反应速率，但研究还正在进行中[142]。干扰素与齐多夫定在有砷剂和无砷剂条件下联用可能导致急性症状缓解，但在淋巴瘤亚型中无效[143]。同种异体移植可能导致完全或接近完全缓解患者长期无病生存，虽然感染性并发症在这些研究中很显著[144]。

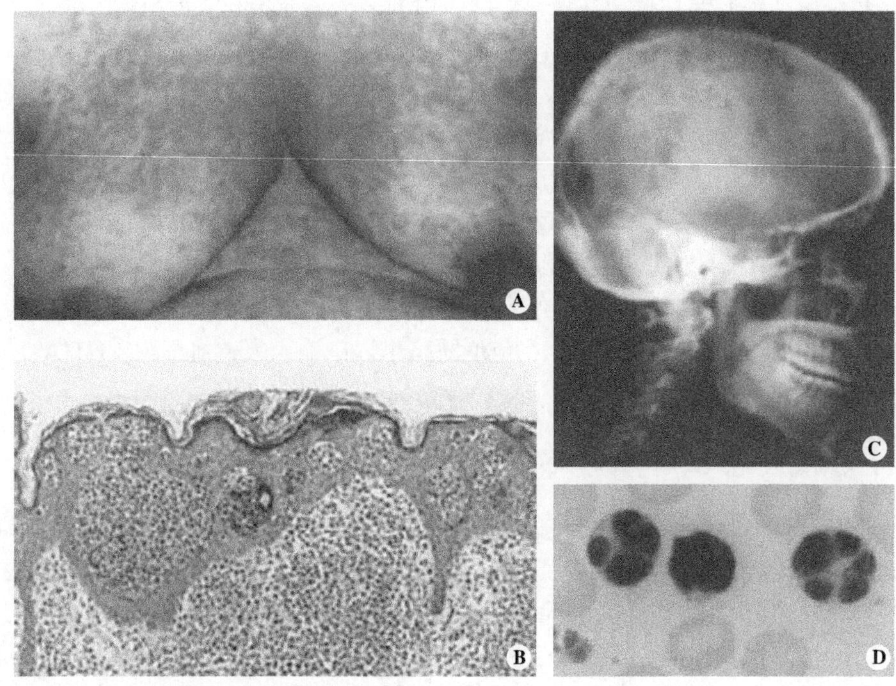

图 4.3　成人 T 细胞白血病 / 淋巴瘤的临床表现。A，B. 恶性 T 细胞渗入皮肤；C. 外侧颅骨 X 线片上显示的裂纹骨病变；D. 血液中的“花状细胞”

肝炎病毒

肝炎病毒引起传染病的最早记录是在 1885 年，发生在接种了其他人淋巴来源的天花疫苗人群[145]。流行性乙肝病毒的原因直到1966年才确定，Blumberg发现了“澳大利亚抗原”，现称为乙型肝炎表面抗原（HBsAg）。紧接着，在 1970 年 Dane 发现了乙型肝炎病毒颗粒。20 世纪 80 年代早期，HBV 基因组进行了测序，第一批疫苗进行了测试。20 世纪 70 年代中期，Alter 描述了不是由 HAV 和 HBV 引起的肝癌病例，这种疑似物质被命名为非甲非乙型肝炎病毒，现称为丙型肝炎病毒（HCV）[146]。1987 年 Houghton 用分子克隆法确定 HCV 基因组和开发诊断测试，于 1990 年被授权使用。

据世界卫生组织（WHO）统计，全世界约有 2.4 亿人慢性感染 HBV，1.5 亿～2 亿人感染 HCV。每年约有 100 万人死于病毒性肝炎感染引起的慢性疾病，如肝硬化和肝癌（HCC）。在世界上，HBV 和 HCV 感染是肝癌的主要原因，约占病例的 80%。在美国、欧洲、埃及和日本，超过 60% 的肝癌与丙型肝炎病毒相关，20% 与乙肝和慢性乙醇中毒有关[147]。在非洲和亚洲，60% 的肝癌与 HBV 相关、20% 与 HCV 相关，剩下的与其他风险因素有关，如乙醇和黄曲霉毒素。肝癌是世界第六大常见肿瘤，是癌症死亡的第三大原因[148]。

在亚洲和非洲，高达 70% 的人有当前或既往感染 HBV 的血清学证据，其中 8%～15% 的人有慢性活动性感染。HCV 感染率发生在中亚、东亚、北非和中东地区大于 3.5%。在美国，有 80 万～140 万人感染 HBV，320 万人感染 HCV。美国肝癌的发病率在 1975～2005 年增加了两倍，尤其是在非洲裔和西班牙裔男性[149]。

HBV 主要通过接触受污染的血液、精液和体液传播，而 HCV 主要通过接触受污染的血液传播。急性 HCV 感染在 15% 个体中引起温和和轻微的症状，在 10% ～ 50% 的病例中自发消退[150]。慢性 HCV 感染者有 5% ～ 50% 肝酶是正常的[151]。在 HCV 感染后 20 年，患肝硬化的可能在男性为 10% ～ 15%，女性为 1.5%[152]。增加患肝硬化可能性的辅助因子包括两种肝炎病毒同时感染，持续的高水平的 HBV 和 HCV 血症，HBeAg，某些病毒基因型，血吸虫，AIDS，酗酒，男性，感染时年龄较大，糖尿病和肥胖[153, 154]。

乙型肝炎病毒

乙型肝炎病毒（HBV）是一种有包膜的 DNA 病毒，是肝脱氧核糖核酸病毒科家族成员。HBV 有强烈地感染肝细胞的偏好，但少量的病毒 DNA 可以在肾、胰腺和单核细胞中发现，虽然与肝外疾病无相关性。病毒的基因组是一个 3.2kb 的松弛环状、部分双链 DNA（dsDNA）。基因组作为一个游离的共价闭合环状双链 DNA（cccDNA）存在于感染细胞的核内，虽然病毒基因组序列的染色体整合在肝细胞的再生和增殖周期中也可能发生。除了 40 ～ 42nm 的病毒，HBV 感染的细胞也产生非感染性的 20nm 的球形颗粒和丝状颗粒。病毒基因组编码四个开放阅读框。前表面 - 表面（pres-s）区域从不同的翻译起始位点编码三个蛋白，包括 S（HBsAg）、M（或前 S2）和 L（或前 S1）蛋白。L 蛋白负责受体结合和病毒粒子的装配。C- 核心（prec-c）区域编码 HBcAg 和 HBeAg。P 区编码病毒聚合酶和 X（HBx）蛋白调节宿主细胞信号转导。

感染后，病毒基因组被宿主核糖核酸聚合酶Ⅱ转录，病毒蛋白被翻译[155]。核衣壳在细胞质中组装，前基因组 RNA 分子掺入病毒核心，在病毒核心发生反转录，产生双链 DNA 病毒基因组。病毒的核心被细胞内膜，病毒 L、M、S 表面抗原包裹，运输到细胞外。

HBV 复制是没有细胞毒性的。相反，肝损伤是由于宿主的免疫反应，主要是 T 细胞和促炎性细胞因子的反应。慢性 HBV 携带者病毒特异性 T 细胞反应减弱，尽管体液反应依然明显。约 5% 的成人感染和 90% 的新生儿感染导致持续性感染，这与症状和血清转氨酶水平升高可能相关也可能不相关。约有 20% 的人会发展为肝硬化。免疫功能低下者也有较高的可能性形成持续性感染。

急性感染有每毫升 10^9 ～ 10^{10} 个病毒颗粒存在，在持续感染者的血液中，每毫升有 10^7 ～ 10^9 个病毒粒子和 HBsAg 存在，在某些情况下也有 HBeAg 的存在。每年有 5% ～ 10% 的持续感染者感染消退，与病毒 DNA 滴度下降相关。然而，即使是那些感染已经消退者，在他们的生命中仍然保持较低水平的病毒 DNA（每毫升 10^3 ～ 10^5 拷贝）。

HBV 感染可用 α- 干扰素或核苷类似物治疗，抑制病毒的聚合酶（如 lamivudine、telbivudine、entecavir、adefovir、tenofovir）[156]。entecavir 和 tenofovir 均可有效地诱导病毒抑制，可在高 HBV DNA 或者多药耐药患者联合应用。因为这些药物都具有一定的毒性，目前指南只在有明显临床症状的肝脏疾病应用，HBeAg 和 HBsAg 清除后推荐持续治疗 6 ～ 12 个月。虽然这些药物能有效控制乙肝病毒，它们通常无法治愈病毒基因组中的 cccDNA 的长期持续性感染。其他核苷类似物及一种新型的干扰素和病毒释放抑制剂目前正在进行临床试验[157]。

丁型肝炎病毒（HDV）只发生在合并 HBV 感染的个体。HDV 是由 1679 个核苷酸的单链环状病毒 RNA 基因组组成，有 HDAg 中心核，并包含三个 HBV 包膜蛋白的外壳。HDV 感染导致比 HBV 单独感染更严重的并发症，进展为肝硬化和肝癌的可能性更高、更快速。

丙型肝炎病毒

HCV 是有包膜的 RNA 病毒，与癌症有关，主要是肝癌，少部分与脾边缘区淋巴瘤相关[158]。HCV 是黄病毒科的一种正义单链 RNA 病毒[159]，有七种基因型；在美国，约 70% 的感染是由基因型 1 引起的[160]。HCV 在细胞质中复制，不整合到宿主细胞的基因组。病毒 RNA 为 9.6 kb，编码一个 3010 个氨基酸的蛋白，可被蛋白水解加工成结构和非结构蛋白。核心蛋白除了构成结构，它也被报道能影响各种宿主细胞的功能。包膜糖蛋白 E1 和 E2，通过四跨膜蛋白 CD81 和其他受体介导感染肝细胞和 B 淋巴细胞。

HCV 非结构蛋白包括 NS2、NS3、NS4A、NS4B、NS5A 和 NS5B，P7 是病毒复制和装配必需的。NS2 是膜相关的半胱氨酸蛋白酶。NS3 是解旋酶和 NTP 酶，解开 RNA 和 DNA 底物。NS3 与 NS4A 复合物形成丝氨酸蛋白酶。NS4B 诱导与病毒 RNA 复制酶相关膜性网络的形成。NS5A 是一种 RNA 结合磷酸化蛋白，而 NS5B 是 RNA 依赖的 RNA 聚合酶。P7 蛋白在受感染的细胞形成阳离子通道，在病毒粒子的成熟和释放中发挥作用。

治疗 HCV 感染通常采用聚乙二醇干扰素和利巴韦林 24 ～ 48 周[161]。单独用干扰素和利巴韦林治疗，在 70% ～ 80% 的基因型 2 或 3 的感染者产生持续病毒学应答。最近批准的 NS3-4A 蛋白酶抑制剂（如 telaprevir、boceprevir、simeprevir）可以包含在干扰素为基础的方案中，特别是针对有治疗失败史者。蛋白酶抑制剂目前被批准用于干扰素 / 利巴韦林联合治疗 HCV 基因型 1 或 4 感染。一种病毒 NS5B 聚合酶的核苷类似物抑制剂（sofosbuvir），最近被批准用于与利巴韦林联合治疗基因型 2 或 3，或三联疗法治疗基因型 1 和 4。最近，无干扰素治疗方案也被批准。其他蛋白酶和聚合酶抑制剂目前正在开发中。最近的一项综合 8 个随机对照试验比较抗病毒治疗与安慰剂的荟萃分析建议，抗病毒治疗可以降低 50% 的肝癌患病风险[162]。

病毒性肝炎的发病机制

HBV 和 HCV 通过 HBx 和 ns3-4a 抑制 Toll 样受体信号，从而抑制先天免疫反应[147]。此外丙型肝炎病毒 C 蛋白抑制 Janus 激酶（JAK）- 信号转导和转录激活因子（STAT）信号，NS5A 和 E2 抑制 IFN 信号。通过一个还未确认的机制，HBV 也可抑制 JAK-STAT 信号。

HBV 和 HCV 通过直接和间接机制诱导肝癌[147]。HBV 和 HCV 编码促进凋亡和抗凋亡的蛋白。高水平的 HBx 抑制 NF-κB 信号通路的活化，而 HCV C 蛋白和 NS5A 通过激活 Akt 和 NF-κB 抑制凋亡。C 蛋白和 NS5A 蛋白通过转化生长因子和 Src 信号诱导上皮间质转化（EMT），EMT 对于肝纤维化非常重要。NS5A 转基因小鼠能发生脂肪肝和肝癌。

HBx 与 HCV C 蛋白与线粒体相关，在线粒体其触发氧化应激，诱导细胞凋亡。此外，HBs、HBx 和 NS3-4A 改变钙离子信号和增加活性氧，从而触发未折叠蛋白反应 - 内质网（ER）应激，增加促炎细胞因子的生成，诱导胶原合成生产，促使纤维化的发展。HBV 和 HCV 均可触发自噬，恢复内质网的完整性，从而促进细胞的存活和病毒的持续。

HBV 和 HCV 也破坏肿瘤抑制蛋白。HCV NS5B 招募泛素连接酶蛋白，修饰 PRB 和诱导其降解，而 HBx 与 HCV C 蛋白抑制 $p16^{INK4a}$ 和 p21 基因等细胞周期抑制蛋白，导致磷酸化的 pRb 失活。HBx 和 HCV C、NS3 和 NS5A 蛋白通过影响 p53 介导的 DNA 修复，下调 p53 抑癌活性。HBV 和 HCV 也诱导 microRNA 的改变，microRNA 有部分调节细胞周期的作用。

虽然不是正常病毒复制周期的一部分，HBV 基因组序列整合在宿主细胞染色体的趋势也作用于乙肝相关肝癌的发病机制。在大多数肝癌细胞中，HBV 复制被消灭，病毒在特定位点的整合提供了一个增长或生存的优势，导致病毒整合克隆生长而致肿瘤。全基因组测序的研究已经发现了一些 HBV 整合的细胞位点，包括 TERT 和 MLL，与肝癌相关[163, 164]。

HBV 和 HCV 都有促进肿瘤干细胞的特征。HBx 促进 Nanog、Kruppel 样因子 4、八聚体结合转录因子 4 和 myc 的表达。HBV 和 HCV 引起的缺氧和缺氧诱导因子也诱导了这些肿瘤干细胞标志物的产生。

肝炎病毒相关恶性肿瘤的临床特点及治疗

HBV 和 HCV 感染可通过血清学检测诊断，HBV 可通过抗原检测诊断[153]。定量 HBV DNA 和 HCV RNA 聚合酶链反应被用来测量病毒载量。目前还没有已确认的预防 HCV 的疫苗，因为感染由遗传异质性的病毒颗粒“群”引起，其中的某些病毒颗粒逃避了疫苗的中和作用。然而，利用重组 HBsAg 在酵母细胞产生的疫苗用于 HBV 的预防已超过 30 年。乙肝疫苗可降低 70% 以上的感染风险[157]。引起成人 HBV 免疫失败的因素包括年龄增长、肥胖、吸烟、糖尿病、终末期肾病、HIV 感染、乙醇中毒或肝肾移植受者。最近有观点认为，对现有疫苗中和性抗体的逃避是由于新型病毒株进化[165]。新型疫苗佐剂目前在临床试验中，治疗性乙肝疫苗也在研究中。

由于肝癌的早期诊断是治疗成功的关键，因此对 HBV 和 HCV 感染的个人监测技术有广泛深入的研究[166]。美国疾病预防和控制中心最近建议，所有的出生于 1945 ～ 1965 年的人均进行 HCV 感染的检测。美国肝脏疾病研究协会及欧洲和亚洲太平洋肝脏研究协会，支持患有肝硬化的 HCV 感染者每 6 个月用超声监测一次。病毒根除并不能完全消除肝癌的风险，因而，仍然建议肝硬化患者继续病毒监测。

肝癌的治疗方案，不仅取决于肝癌结节的数量和大小，以及是否有血管浸润和转移，也与肝功能和是否有门静脉高压有关[167]。适合肝移植的肝癌适应证通常被确定为单个肿瘤测量直径≤ 50mm 或 2 ～ 3 个肿瘤测量直径≤ 30mm，无血管扩张或转移（米兰标准）[168]。高达 30% 的肝癌病例是多结节的肝癌，这表明了乙型和丙型肝炎病毒的区域致癌效应[169]。HBV 和 HCV 感染者可能比非感染患者肝移植术后存活率低[170]。乙型肝炎免疫球蛋白和核苷类似物被推荐用于 HBV 感染者移植后再感染的预防[171]。针对进行肝移植的 HCV 感染者的抗病毒治疗研究正在进行。

化疗或单克隆抗体为基础的免疫抑制治疗时 HCV 可能发生重新激活，但是没有 HBV 感染频繁[172]。利妥昔单抗治疗时，HBV 感染已清除或者检测不到病毒载量者可能发生 HBV 的再激活。HBV 或 HCV 阳性患者进行化学免疫治疗时，可以监测肝功能和病毒载量[173]。虽然对化疗患者行病毒筛查的作用有争论，高危 HBV 感染者接受化学免疫治疗如利妥昔单抗为基础的化疗方案时，仍推荐抗病毒治疗[174]。

HCV 和 B 细胞非霍奇金淋巴瘤（NHL）之间的关联也已在高流行地区证明[175]。在很多患者中发现淋巴细胞增生与Ⅱ型混合型冷球蛋白血症相关。除了弥漫性大 B 细胞淋巴瘤，边缘区淋巴瘤和淋巴浆细胞性淋巴瘤等组织学亚型与丙型肝炎病毒感染密切相关。干扰素联合或不联合利巴韦林的抗病毒治疗在 HCV 感染的缓慢进展的淋巴瘤患者已被证实有效，但在侵袭性淋巴瘤的患者很少有效。

结论

致瘤性病毒是癌症发生的重要原因，特别是在欠发达国家和免疫抑制的个体。致瘤性病毒是肛门、生殖器癌，淋巴瘤，口腔和肝细胞癌的常见原因，与其他多种恶性肿瘤的发生密切相关。疫苗和抗病毒药物在预防病毒诱发的癌症中发挥重要作用。病毒发病机制的研究将继续建立模式，这种模式对于我们理解一般癌症病因是至关重要的。

（向娟娟　周　文）

参考文献

1. de Martel C, Ferlay J, Franceschi S, et al. Global burden of cancers attributable to infections in 2008: a review and synthetic analysis. *Lancet Oncol* 2012;13(6):607-615.
2. Schiller JT, Lowy DR. Virus infection and human cancer: an overview. *Recent Results Cancer Res* 2014;193:1-10.
3. Chen CJ, Hsu WL, Yang HI, et al. Epidemiology of virus infection and human cancer. *Recent Results Cancer Res* 2014;193:11-32.
4. Virgin HW, Wherry EJ, Ahmed R. Redefining chronic viral infection. *Cell* 2009;138(1):30-50.
5. Campo MS, O'Neil BW, Barron RJ, et al. Experimental reproduction of the papilloma-carcinoma complex of the alimentary canal in cattle. *Carcinogenesis* 1994;15(8):1597-1601.
6. Khoury JD, Tannir NM, Williams MD, et al. Landscape of DNA virus associations across human malignant cancers: analysis of 3,775 cases using RNA-Seq. *J Virol* 2013;87(16):8916-8926.
7. zur Hausen H, de Villiers EM. TT viruses: oncogenic or tumor-suppressive properties? *Curr Top Microbiol Immunol* 2009;331:109-116.
8. Mizutani T, Sayama Y, Nakanishi A, et al. Novel DNA virus isolated from samples showing endothelial cell necrosis in the Japanese eel, Anguilla japonica. *Virology* 2011;412(1):179-187.
9. Paulson KG, Carter JJ, Johnson LG, et al. Antibodies to merkel cell polyomavirus T antigen oncoproteins reflect tumor burden in merkel cell carcinoma patients. *Cancer Res* 2010;70:8388-8397.
10. International Agency for Research on Cancer (IARC) Working Group. I*ARC Monographs on the Evalation of Carcinogenic Risks to Humans. Malaria and Some Polyomaviruses (SV40, BK, JC, and Merkel Cell Viruses)*, Vol. 104. Lyon,France: IARC; 2013.
11. Moore PS, Chang Y. The conundrum of causality in tumor virology: the cases of KSHV and MCV. *Semin*

Cancer Biol 2013;26C:4-12.

12. Rigoni-Stern D. Fatti statistici relativi alle malattie cancrose. *Giornale Service Progr Pathol Terap Ser* 1842;2:507-517.
13. Lowy DR. History of papillomavirus research. In: Garcea RL, DiMaio D, eds. *The Papillomaviruses*. New York, NY:Springer; 2007:13-28.
14. zur Hausen H. Herpes simplex virus in human genital cancer. *Int Rev Exp Pathol* 1983;25:307-326.
15. Durst M, Gissmann L, Ikenberg H, et al. A papillomavirus DNA from a cervical carcinoma and its prevalence in cancer biopsy samples from different geographic regions. *Proc Natl Acad Sci U S A* 1983;80(12):3812-3815.
16. Boshart M, Gissmann L, Ikenberg H, et al. A new type of papillomavirus DNA, its presence in genital cancer biopsies and in cell lines derived from cervical cancer. *Embo J* 1984;3(5):1151-1157.
17. Christensen ND. Cottontail rabbit papillomavirus (CRPV)model system to test antiviral and immunotherapeutic strategies. *Antivir Chem Chemother* 2005;16(6):355-362.
18. Rous P, Beard J. The progression to carcinoma of virus induced rabbit papillomas (Shope). *J Exp Med* 1935;62:523-545.
19. Syverton JT, Berry GP. Carcinoma in the cottontail rabbit following spontaneous virus papilloma (Shope). *Proc Soc Exp Biol Med* 1935;33:399-400.
20. de Villiers EM. Cross-roads in the classification of papillomaviruses. *Virology* 2013;445(1-2):2-10.
21. Bosch FX, Broker TR, Forman D, et al. Comprehensive control of human papillomavirus infections and related diseases. *Vaccine* 2013;31 Suppl 8:I1-I31.
22. Van Doorslaer K. Evolution of the papillomaviridae. *Virology* 2013;445(1-2):11-20.
23. Scheffner M, Werness BA, Huibregtse JM, et al. The E6 oncoprotein encoded by human papillomavirus types 16 and 18 promotes the degradation of p53. *Cell* 1990;63(6):1129-1136.
24. Scheffner M, Huibregtse JM, Vierstra RD, Howley PM. The HPV-16 E6 and E6-AP complex functions as a ubiquitin-protein ligase in the ubiquitination of p53. *Cell* 1993;75(3):495-505.
25. Huibregtse JM, Scheffner M, Howley PM. Cloning and expression of the cDNA for E6-AP, a protein that mediates the interaction of the human papillomavirus E6 oncoprotein with p53. *Mol Cell Biol* 1993;13(2):775-784.
26. Klingelhutz AJ, Foster SA, McDougall JK. Telomerase activation by the E6 gene product of human papillomavirus type 16. *Nature* 1996;380(6569):79-82.
27. White EA, Howley PM. Proteomic approaches to the study of papillomavirus-host interactions. *Virology* 2013;435(1):57-69.
28. Dyson N, Howley PM, Munger K, et al. The human papilloma virus-16 E7 oncoprotein is able to bind to the retinoblastoma gene product. *Science* 1989;243(4893):934-937.
29. Munger K, Howley PM. Human papillomavirus immortalization and transformation functions. *Virus Res* 2002;89(2):213-228.
30. Duensing S, Lee LY, Duensing A, et al. The human papillomavirus type 16 E6 and E7 oncoproteins cooperate to induce mitotic defects and genomic instability by uncoupling centrosome duplication from the cell division cycle. *Proc Natl Acad Sci U S A* 2000;97(18):10002-10007.
31. DiMaio D, Petti LM. The E5 proteins. *Virology* 2013;445 (1-2):99-114.
32. Schiller JT, Lowy DR. Understanding and learning from the success of prophylactic human papillomavirus vaccines. *Nat Rev Microbiol* 2012;10(10):681-692.
33. Kemp TJ, Safaeian M, Hildesheim A, et al. Kinetic and HPV infection effects on cross-type neutralizing antibody and avidity responses induced by Cervarix(R). *Vaccine* 2012;31(1):165-170.
34. Haupt RM, Wheeler CM, Brown DR, et al. Impact of an HPV6/11/16/18 L1 virus-like particle vaccine on progression to cervical intraepithelial neoplasia in seropositive women with HPV16/18 infection. *Int J Cancer* 2011;129(11):2632-2642.
35. Kreuter A, Wieland U. Lack of effi cacy in treating condyloma acuminata and preventing recurrences with

the recombinant quadrivalent human papillomavirus vaccine in a case series of immunocompetent patients. *J Am Acad Dermatol* 2013;68(1):179-180.

36. Joura E, Team V-S, eds. Abstract SS 8-4: Efficacy and immunogenicity of a novel 9-valent HPV L1 virus-like particle vaccine in 16- to 26-year-old women. Paper presented at: Eurogin 2013 International Multidisciplinary Congress; 2013; Florence, Italy.
37. Wang JW, Roden RB. L2, the minor capsid protein of papillomavirus. *Virology* 2013;445(1-2):175-186.
38. Ma B, Maraj B, Tran NP, et al. Emerging human papillomavirus vaccines. *Expert Opin Emerg Drugs* 2012;17(4):469-492.
39. Scudellari M. HPV: sex, cancer and a virus. *Nature* 2013; 503(7476):330-332.
40. Gillison ML, Alemany L, Snijders PJ, et al. Human papillomavirus and diseases of the upper airway: head and neck cancer and respiratory papillomatosis. *Vaccine* 2012;30 Suppl 5:F34-54.
41. Silverberg MJ, Leyden W, Warton EM, et al. HIV infection status, immunodeficiency, and the incidence of non-melanoma skin cancer. *J Natl Cancer Inst* 2013;105(5):350-360.
42. Kempf W, Mertz KD, Hofbauer GF, et al. Skin cancer in organ transplant recipients. *Pathobiology* 2013;80(6):302-309.
43. Wallace NA, Gasior SL, Faber ZJ, et al. HPV 5 and 8 E6 expression reduces ATM protein levels and attenuates LINE-1 retrotransposition. *Virology* 2013;443(1):69-79.
44. White EA, Kramer RE, Tan MJ, et al. Comprehensive analysis of host cellular interactions with human papillomavirus E6 proteins identifies new E6 binding partners and reflects viral diversity. *J Virol* 2012;86(24):13174-13186.
45. White EA, Sowa ME, Tan MJ, et al. Systematic identification of interactions between host cell proteins and E7 oncoproteins from diverse human papillomaviruses. *Proc Natl Acad Sci U S A* 2012;109(5):E260-267.
46. Caldeira S, Zehbe I, Accardi R, et al. The E6 and E7 proteins of the cutaneous human papillomavirus type 38 display transforming properties. *J Virol* 2003;77(3):2195-2206.
47. Arron ST, Ruby JG, Dybbro E, et al. Transcriptome sequencing demonstrates that human papillomavirus is not active in cutaneous squamous cell carcinoma. *J Invest Dermatol* 2011;131(8):1745-1753.
48. Gross L. A filterable agent, recovered from Ak leukemic extracts, causing salivary gland carcinomas in C3H mice. *Proc Soc Exp Biol Med* 1953;83(2):414-421.
49. Eddy BE, Stewart SE. Characteristics of the SE polyoma virus. *Am J Public Health Nations Health* 1959;49:1486-1492.
50. Sweet BH, Hilleman MR. The vacuolating virus, S.V. 40. *Proc Soc Exp Biol Med* 1960;105:420-427.
51. Eddy BE, Borman GS, Grubbs GE, et al. Identification of the oncogenic substance in rhesus monkey kidney cell culture as simian virus 40. *Virology* 1962;17:65-75.
52. Dang-Tan T, Mahmud SM, Puntoni R, et al. Polio vaccines, simian virus 40, and human cancer: the epidemiologic evidence for a causal association. *Oncogene* 2004;23(38):6535-6540.
53. Bouvard V, Baan RA, Grosse Y, et al. Carcinogenicity of malaria and of some polyomaviruses. *Lancet Oncol* 2012;13(4):339-340.
54. Gardner SD, Field AM, Coleman DV, et al. New human papovavirus (B.K.) isolated from urine after renal transplantation. *Lancet.*1971;1(7712):1253-1257.
55. Padgett BL, Walker DL, ZuRhein GM, et al. Cultivation of papova-like virus from human brain with progressive multifocal leucoencephalopathy. *Lancet* 1971;1(7712):1257-1260.
56. Das D, Wojno K, Imperiale MJ. BK virus as a cofactor in the etiology of prostate cancer in its early stages. *J Virol* 2008;82(6):2705-2714.
57. Akgul B, Pfi ster D, Knuchel R, et al. No evidence for a role of xenotropic murine leukaemia virus-related virus and BK virus in prostate cancer of German patients. *Med Microbiol Immunol* 2012;201(2):245-248.
58. Alexiev BA, Randhawa P, Vazquez Martul E, et al. BK virus associated urinary bladder carcinoma in transplant recipients: report of 2 cases, review of the literature, and proposed pathogenetic model. *Human*

Pathol 2013;44(5):908-917.

59. Abend JR, Jiang M, Imperiale MJ. BK virus and human cancer: innocent until proven guilty. *Semin Cancer Biol* 2009;19(4):252-260.
60. Maginnis MS, Atwood WJ. JC virus: an oncogenic virus in animals and humans? *Semin Cancer Biol* 2009;19(4):261-269.
61. Feng H, Shuda M, Chang Y, et al. Clonal integration of a polyomavirus in human Merkel cell carcinoma. *Science* 2008;319(5866):1096-1100.
62. Hodgson NC. Merkel cell carcinoma: changing incidence trends. *J Surg Oncol* 2005;89(1):1-4.
63. Engels EA, Frisch M, Goedert JJ, et al. Merkel cell carcinoma and HIV infection. *Lancet* 2002;359(9305):497-498.
64. Zur Hausen A, Rennspiess D, Winnepenninckx V, et al. Early B-cell differentiation in Merkel cell carcinomas: clues to cellular ancestry. *Cancer Res* 2013;73(16):4982-4987.
65. Guastafi erro A, Feng H, Thant M, et al. Characterization of an early passage Merkel cell polyomavirus-positive Merkel cell carcinoma cell line, MS-1, and its growth in NOD scid gamma mice. *J Virol Methods* 2013;187(1):6-14.
66. Schowalter RM, Pastrana DV, Pumphrey KA, et al. Merkel cell polyomavirus and two previously unknown polyomaviruses are chronically shed from human skin. *Cell Host Microbe* 2010;7(6):509-515.
67. Faust H, Pastrana DV, Buck CB, et al. Antibodies to Merkel cell polyomavirus correlate to presence of viral DNA in the skin. *J Infect Dis* 2011;203(8):1096-1100.
68. Pastrana DV, Wieland U, Silling S, et al. Positive correlation between Merkel cell polyomavirus viral load and capsid-specifi c antibody titer. *Med Microbiol Immunol* 2011;201(1):17-23.
69. Pastrana DV, Tolstov YL, Becker JC, et al. Quantitation of human seroresponsiveness to Merkel cell polyomavirus. *PLoS Pathog* 2009;5(9):e1000578.
70. Faust H, Andersson K, Ekstrom J, et al. Prospective study of Merkel cell polyomavirus and risk of Merkel cell carcinoma. *Int J Cancer* 2014;134(4):844-848.
71. Cheng J, Rozenblatt-Rosen O, Paulson KG, et al. Merkel cell polyomavirus large T antigen has growth-promoting and inhibitory activities. *J Virol* 2013;87(11):6118-6126.
72. Li J, Wang X, Diaz J, et al. Merkel cell polyomavirus large T antigen disrupts host genomic integrity and inhibits cellular proliferation. *J Virol* 2013;87(16):9173-9188.
73. Houben R, Shuda M, Weinkam R, et al. Merkel cell polyomavirus infected Merkel cell carcinoma cells require expression of viral T antigens. *J Virol* 2010;84(14):7064-7072.
74. Houben R, Grimm J, Willmes C, et al. Merkel cell carcinoma and Merkel cell carcinoma polyomavirus: evidence for hit and run oncogenesis. *J Invest Dermatol* 2012;132(1):254-256.
75. Shuda M, Chang Y, Moore PS. Merkel cell polyomavirus positive Merkel cell carcinoma requires viral small T antigen for cell proliferation. *J Invest Dermatol* 2013 [Epub ahead of print].
76. Paulson KG, Iyer JG, Tegeder AR, et al. Transcriptome-wide studies of merkel cell carcinoma and validation of intratumoral $CD8^+$ lymphocyte invasion as an independent predictor of survival. *J Clin Oncol* 2011;29(12):1539-1546.
77. Arora R, Shuda M, Guastafi erro A, et al. Survivin is a therapeutic target in Merkel cell carcinoma. *Sci Transl Med* 2012; 4(133):133ra56.
78. Dresang LR, Guastafi erro A, Arora R, et al. Response of merkel cell polyomavirus-positive merkel cell carcinoma xenografts to a survivin inhibitor. *PloS One* 2013;8(11):e80543.
79. Shuda M, Kwun HJ, Feng H, et al. Human Merkel cell polyomavirus small T antigen is an oncoprotein targeting the 4EBP1 translation regulator. *J Clin Invest* 2011;121(9):3623-3634.
80. Howard RA, Dores GM, Curtis RE, et al. Merkel cell carcinoma and multiple primary cancers. *Cancer Epidemiol Biomarkers Prev* 2006;15(8):1545-1549.
81. Pantulu ND, Pallasch CP, Kurz AK, et al. Detection of a novel truncating Merkel cell polyomavirus large T

antigen deletion in chronic lymphocytic leukemia cells. *Blood* 2010;116(24):5280-5284.
82. Tolstov YL, Arora R, Scudiere SC, et al. Lack of evidence for direct involvement of Merkel cell polyomavirus (MCV) in chronic lymphocytic leukemia (CLL). *Blood* 2010;115(23):4973-4974.
83. Cimino PJ, Jr., Bahler DW, Duncavage EJ. Detection of Merkel cell polyomavirus in chronic lymphocytic leukemia T-cells. *Exp Mol Pathol* 2013;94(1):40-44.
84. Burkitt D. A sarcoma involving the jaws in African children. *Br J Surg* 1958;46(197):218-223.
85. Epstein MA, Achong BG, Barr YM. Virus particles in cultured lymphoblasts from Burkitt's lymphoma. *Lancet* 1964; 1(7335):702-703.
86. Henle G, Henle W, Diehl V. Relation of Burkitt's tumor associated herpes-ytpe virus to infectious mononucleosis. *Proc Natl Acad Sci U S A* 1968;59(1):94-101.
87. Longnecker RM, Kieff E, Cohen JI. Epstein-Barr virus. In: Knipe DM, Howley PM, eds. *Fields Virology*. 6th ed. Philadelphia, PA: Lippincott Williams & Wilkins; 2013.
88. Cesarman E. Gammaherpesviruses and lymphoproliferative disorders. *Annu Rev Pathol* 2014;9:349-372.
89. Shannon-Lowe C, Rowe M. Epstein-Barr virus infection of polarized epithelial cells via the basolateral surface by memory B cell mediated transfer infection. *PLoS Pathog* 2011;7(5):e1001338.
90. Faulkner GC, Burrows SR, Khanna R, et al. X-Linked agammaglobulinemia patients are not infected with Epstein Barr virus: implications for the biology of the virus. *J Virol* 1999;73(2):1555-1564.
91. Hjalgrim H, Smedby KE, Rostgaard K, et al. Infectious mononucleosis, childhood social environment, and risk of Hodgkin lymphoma. *Cancer Res* 2007;67(5):2382-2388.
92. Barton ES, White DW, Cathelyn JS, et al. Herpesvirus latency confers symbiotic protection from bacterial infection. *Nature* 2007;447(7142):326-329.
93. Giulino-Roth L, Cesarman E. Molecular biology of Burkitt lymphoma. In: Robertson E, ed. *Burkitt's Lymphoma*. New York, NY: Springer; 2013: 211-226.
94. Chang ET, Adami HO. The enigmatic epidemiology of nasopharyngeal carcinoma. *Cancer Epidemiol Biomarkers Prev* 2006;15(10):1765-1777.
95. Murukesan V, Mukherjee S. Managing post-transplant lymphoproliferative disorders in solid-organ transplant recipients: a review of immunosuppressant regimens. *Drugs* 2012;72(12):1631-1643.
96. Cohen JI, Mocarski ES, Raab-Traub N, et al. The need and challenges for development of an Epstein-Barr virus vaccine. *Vaccine* 2013;31(Suppl 2):B194-196.
97. Choquet S, Leblond V, Herbrecht R, et al. Efficacy and safety of rituximab in B-cell post-transplantation lymphoproliferative disorders: results of a prospective multicenter phase 2 study. *Blood* 2006;107(8):3053-3057.
98. Barnes JA, Lacasce AS, Feng Y, et al. Evaluation of the addition of rituximab to CODOX-M/IVAC for Burkitt's lymphoma: a retrospective analysis. *Ann Oncol* 2011;22(8):1859-1864.
99. Kaposi M. Idiopathisches multiples Pigmentsarkom der Haut. *Archiv für Dermatologie und Syphilis* 1872;4(2):265-273.
100. Antman K, Chang Y. Kaposi's sarcoma. *N Engl J Med* 2000;342(14):1027-1038.
101. Beral V, Peterman TA, Berkelman RL, et al. Kaposi's sarcoma among persons with AIDS: a sexually transmitted infection? *Lancet* 1990;335(8682):123-128.
102. Chang Y, Cesarman E, Pessin MS, et al. Identification of herpesvirus-like DNA sequences in AIDS-associated Kaposi's sarcoma. *Science* 1994;266(5192):1865-1869.
103. Damania BA, Cesarman E. Kaposi's sarcoma-associated herpesvirus. In: Knipe DM, Howley PM, eds. *Fields Virology*. 6th ed. Philadelphia, PA: Lippincott Williams & Wilkins; 2013.
104. Cook-Mozaffari P, Newton R, Beral V, et al. The geographical distribution of Kaposi's sarcoma and of lymphomas in Africa before the AIDS epidemic. *Br J Cancer* 1998;78(11):1521-1528.
105. Martin DF, Kuppermann BD, Wolitz RA, et al. Oral ganciclovir for patients with cytomegalovirus retinitis treated with a ganciclovir implant. Roche Ganciclovir Study Group. *N Engl J Med* 1999;340(14):1063-1070.
106. Krown SE, Dittmer DP, Cesarman E. Pilot study of oral valganciclovir therapy in patients with classic

Kaposi sarcoma. *J Infect Dis* 2011;203(8):1082-1086.

107. Sakakibara S, Tosato G. Regulation of angiogenesis in malignancies associated with Epstein-Barr virus and Kaposi's sarcoma associated herpes virus. *Future Microbiol* 2009;4(7):903-917.
108. Soulier J, Grollet L, Oksenhendler E, et al. Kaposi's sarcoma associated herpesvirus-like DNA sequences in multicentric Castleman's disease. *Blood* 1995;86(4):1276-1280.
109. Polizzotto MN, Uldrick TS, Wang V, et al. Human and viral interleukin-6 and other cytokines in Kaposi sarcoma herpesvirus-associated multicentric Castleman disease. *Blood* 2013;122(26):4189-4198.
110. Simonelli C, Spina M, Cinelli R, et al. Clinical features and outcome of primary effusion lymphoma in HIV-infected patients: a single-institution study. *J Clin Oncol* 2003;21(21):3948-3954.
111. Coffi n JM, Hughes SH, Varmus HE, eds. The interactions of retroviruses and their hosts. *Retroviruses.* Cold Spring Harbor, NY: Cold Spring Harbor Laboratory Press; 1997.
112. Gallo RC. History of the discovery of the first human retroviruses: HTLV-1 and HTLV-2. *Oncogene* 2005;24:5926-5930.
113. Smit AF, Riggs AD. Tiggers and DNA transposon fossils in the human genome. *Proc Natl Acad Sci U S A* 1996;93:1443-1448.
114. Delviks-Frankenberry K, Paprotka T, Cingöz O, et al. Generation of multiple replication-competent retroviruses through recombination between PreXMRV-1 and PreXMRV-2. *J Virol* 2013;87:11525-11537.
115. Mason AL, Zhang G. Linking human beta retrovirus infection with primary biliary cirrhosis. *Gastroenterol Clin Biol* 2010;34:359-366.
116. Hacein-Bey-Abina S, VonKalle C, Schmidt M, et al. LMO2-associated clonal T cell proliferation in two patients after gene therapy for SCID-X1. *Science* 2003;302:415-419.
117. Matsuoka M, Jeang K-T. Human T-cell leukaemia virus type 1 (HTLV-1) infectivity and cellular transformation. *Nat Rev Cancer* 2007;7:270-280.
118. Poiesz BJ, Ruscetti FW, Mier JW, et al. T-cell lines established from human T-lymphocytic neoplasias by direct response to Tcell growth factor. *Proc Natl Acad Sci U S A* 1980;77:6815-6819.
119. Kalyanaraman VS, Sarngadharan MG, Robert-Guroff M, et al. A new subtype of human T-cell leukemia virus (HTLV-II) associated with a T-cell variant of hairy cell leukemia. *Science* 1982;218:571-573.
120. Wolfe ND, Heneine W, Carr JK, et al. Emergence of unique primate T-lymphotropic viruses among central African bushmeat hunters. *Proc Natl Acad Sci U S A* 2005;102:7994-7999.
121. Goncalves DU, Prioietti FA, Ribas JGR, et al. Epidemiology, treatment, and prevention of human T-cell leukemia virus type 1-associated diseases. *Clin Microbiol Rev* 2010;23:577-589.
122. Hino S, Sugiyama H, Doi H, et al. Breaking the cycle of HTLV-1 transmission via carrier mothers' milk. *Lancet Oncol* 1987;2:158-159.
123. Kannian P, Green PL. Human T lymphotropic virus type 1 (HTLV-1): molecular biology and oncogenesis. *Viruses* 2010;2:2037-2077.
124. Hill SA, Lloyd PA, McDonald S, et al. Susceptibility of human T cell leukemia virus type I to nucleoside reverse transcriptase inhibitors. *J Infec Dis* 2003;188:424-427.
125. Seegulam ME, Ratner L. Integrase inhibitors effective against human T-cell leukemia virus type 1. *Antimicrob Agents Chemother* 2011;55:2011-2017.
126. Derse D, Crise B, Li Y, et al. Human T-cell leukemia virus type 1 integration target sites in the human genome: comparison with those of other retroviruses. *J Virol* 2007;81:6731-6741.
127. Jones KS, Lambert S, Bouttieer M, et al. Molecular aspects of HTLV-1 entry: functional domains of the HTLV-1 surface subunit (SU) and their relationships to the entry receptors. *Viruses* 2011;3:794-810.
128. Matsuoka M, Green PL. The HBZ gene, a key player in HTLV-1 pathogenesis. *Retrovirology* 2009;6:71.
129. Grossman WJ, Kimata JT, Wong FH, et al. Development of leukemia in mice transgenic for the tax gene of human T cell leukemia virus type I. *Proc Natl Acad Sci U S A* 1995;92:1057-1061.
130. El Hajj H, El-Sabban M, Hasegawa H, et al. Therapy-induced selective loss of leukemia-initiating activity

in murine adult T cell leukemia. *J Exp Med* 2010;207:2785-2792.

131. Villaudy J, Wencker M, Gadot N, et al. HTLV-1 propels thymic human T cell development in "human immune system" Rag2-/-IL-2Rgammac-/- mice. *PLoS Pathog* 2011;7:e1002231.

132. Costa EAS, Magri MC, Caterino-de-Arujo A. The best algorithm to confirm the diagnosis of HTLV-1 and HTLV-2 in at-risk individuals from Sao Paulo, Brazil. *J Virol Methods* 2011;173:280-286.

133. Barros N, Woll F, Watanabe L, et al. Are increased Foxp3+ regulatory T cells responsible for immunosuppression during HTLV-1 infection? Case reports and review of the literature. *BMJ Case Rep* 2012;bcr2012006574.

134. Cook LB, Rowan AG, Melamed A, et al. HTLV-1-infected T cells contain a single integrated provirus in natural infection. *Blood* 2012;120:3488-3490.

135. Shimoyama M. Diagnostic criteria and classification of clinical subtypes of adult T-cell leukemia-lymphoma: a report from the Lymphoma Study Group. *Br J Hematol* 1991;79:426-437.

136. Takasaki Y, Iwanaga M, Imaizumi Y, et al. Long-term study of indolent adult T-cell leukemia-lymphoma. *Blood* 2010;115:4337-4343.

137. Bazarbachi A, Plumelle Y, Ramos JC, et al. Meta-analysis on the use of zidovudine and interferon-alfa in adult T-cell leukemia/lymphoma showing improved survival in the leukemic subtypes. *J Clin Oncol* 2010;28:4177-4183.

138. Katsuya H, Yamanka T, Ishitsuka K, et al. Prognostic index for acute- and lymphoma-type adult T-cell leukemia/lymphoma. *J Clin Oncol* 2012;30:1635-1640.

139. Tsukasaki K, Hermine O, Bazarbachi A, et al. Definition, prognostic factors, treatment, and reponse criteria of adult T-cell leukemia-lymphoma: a proposal from an international consensus meeting. *J Clin Oncol* 2009;27:453-459.

140. Yamada Y, Tomonaga M, Fukuda H, et al. A new G-CSF supported combination chemotherapy, LSG15, for adult T-cell leukaemia-lymphoma: Japan Clinical Oncology Group Study 9303. *Br J Hematol* 2001;113:375-382.

141. Ratner L, Harrington W, Feng X, et al. Human T cell leukemia virus reactivation with progression of adult T-cell leukemia-lymphoma. AIDS Malignancy Consortium. *PLoS One* 2009;4:e4420.

142. Tatsuro J, Ishida T, Takemoto S, et al., eds. Randomized phase II study of mogamulizumab (KW-0761) plus VCAP-AMPVECP (mLSG15) versus mLSG15 alone for newly diagnosed aggressive adult T-cell leukemia-lymphoma (ATL). Paper presented at: 2013 ASCO Annual Meeting; 2013; Chicago, IL.

143. Bazarbachi A, Suarez F, Fields P, et al. How I treat adult T-cell leukemia/lymphoma. *Blood* 2011;118:1736-1745.

144. Utsonomiya A, Miyazaki Y, Takasuka Y, et al. Improved outcome of adult T cell leukemia/lymphoma with allogeneic hematopoietic stem cell transplanation. *Bone Marrow Transplant* 2001;27:15-20.

145. Blumberg BS. The discovery of the hepatitis B virus and the intervention of the vaccine: a scientific memoir. *J Gastroenterol Hepatol* 2002;17(Supplement s4):S502-S503.

146. Houghton M. Discovery of the hepatitis C virus. *Liver Int* 2009;29(Supplement 1):82-88.

147. Arzumanyan A, Reis HM, Feitelson MA. Pathogenic mechanisms in HBV- and HCV-associated hepatocellular carcinoma. *Nat Rev Cancer* 2013;13:123-135.

148. Soerjomataram I, Lortet-Tieulent J, Parkin DM, et al. Global burden of cancer in 2008: a systematic analysis of disability-adjusted life-years in 12 world regions. *Lancet* 2012;380:1840-1850.

149. Altekruse SF, McGlynn KA, Reichman ME. Hepatocellular carcinoma incidence, mortality, and survival trends in the United States from 1975 to 2005. *J Clin Oncol* 2009;27:1485-1491.

150. Shiffman ML, ed. *Chronic Hepatitis C Virus: Advances in Treatment, Promise for the Future*. New York: Springer Verlag; 2011.

151. Nicot F, Nassim K, Lionel R, et al. Occult hepatitis C virus infection: Where are we now? *Liver Biopsy in Modern Med* 2004;307-334.

152. Freeman AJ, Dore GJ, Law MG, et al. Estimating progression to cirrhosis in chronic hepatitis C virus

infection. *Hepatology* 2001;34:809-816.

153. Wilkins T, Malcom JK, Raina D, et al. Hepatitis C: diagnosis and treatment. *Am Fam Physician* 2010;81:1351-1357.
154. Fallot G, Neuveut C, Buendia M-A. Diverse roles of hepatitis B virus in liver cancer. *Curr Opin Virol* 2012;2:467-473.
155. Ganem D, Prince AM. Hepatitis B virus infection - natural history and clinical consequences. *N Engl J Med* 2004;350:1118-1129.
156. Tujios SR, Lee WM. Update in the management of chronic hepatitis B. *Curr Opin Gastroenterol* 2013;29:250-256.
157. Seto W-K, Fung J, Yuen M-F, et al. Future prevention and treatment of chronic hepatitis B infection. *J Clin Gastroenterol* 2012;46:725-734.
158. Wang WK, Levy S. Hepatitis C virus (HCV) and lymphomagenesis. *Leuk Lymphoma* 2003;44:1113-1120.
159. Fernandez-Garcia M-D, Mazzon M, Jacobs M, et al. Pathogenesis of flavivirus infections: using and abusing the host cell. *Cell Host Microbe* 2009;318:318-328.
160. Moradpour D, Penin F, Rice CM. Replication of hepatitis c virus. *Nat Rev Microbiol* 2007;5:453-463.
161. Liang TJ, Ghany MG. Current and future therapies for hepatitis C virus infection. *N Engl J Med* 2013;368:1907-1917.
162. Kimer N, Dahl EK, Gluud LL, et al. Antiviral therapy for prevention of hepatocellular carcinoma in chronic hepatitis C:systematic review and meta-analysis of randomised controlled trials. *BMJ Open* 2012;2:e001313.
163. Fujimoto A, Totoki Y, Abe T, et al. Whole-genome sequencing of liver cancers identifies etiological influences on mutation patterns and recurrent mutations in chromatin regulators. *Nat Genet* 2012;44:760-764.
164. Sung WK, Zheng H, Li S, et al. Genome-wide survey of recurrent HBV integration in hepatocellular carcinoma. *Nat Genet* 2012;44:765-769.
165. Devi U, Locarnini S. Hepatitis B antivirals and resistance. *Curr Opin Virol* 2013;3:495-500.
166. Aghemo A, Colombo M. Hepatocellular carcinoma in chronic hepatitis C: from bench to bedside. *Semin Immunopathol* 2013;35:111-120.
167. Bruix J, Sherman M. Management of hepatocellular carcinoma: an update. *Hepatology* 2011;53:1020-1022.
168. Mazzaferro V, Regalia E, Doci R, et al. Liver transplantation for the treatment of small hepatocellular carcinomas in patients with cirrhosis. *N Engl J Med* 1996;334:693-699.
169. Mino M, Lauwers GY. Pathologic spectrum and prognostic significance of underlying liver disease in hepatocellular carcinoma. *Surg Oncol Clin N Am* 2003;12:13-24.
170. Burton JR, Everson GT. Management of the transplant recipient with chronic hepatitis C. *Clin Liver Dis* 2013;17:73-91.
171. Beckebaum S, Kabar I, Cicinnati VR. Hepatitis B and C in liver transplantation: new strategies to combat the enemies. *Rev Med Virol* 2012;23:172-193.
172. Torres HA, Davila M. Reactivation of hepatitis B virus and hepatitis C virus in patients with cancer. *Nat Rev Clin Oncol* 2012;9:156-166.
173. Huang Y-H, Hsaio L-T, Hong Y-C, et al. Randomized controlled trial of entecavir prophylaxis for rituximab-associated hepatitis B virus reactivation in patients with lymhoma and resolved hepatitis. *J Clin Oncol* 2013;31:2765-2772.
174. Artz AS, Somerfield MR, Feld JJ, et al. American Society of Clinical Oncology provisional clinical opinion: chronic hepatitis B virus infection screening in patients receiving cytotoxic chemotherapy for treatment of malignant diseases. *J Clin Oncol* 2010;28:3199-3202.
175. Forghieri F, Luppi M, Barozzi P, et al. Pathogenetic mechanisms of hepatitits C virus-induced B-cell lymphomagenesis. *Clin Dev Immunol* 2012;2012:807351.

第五章　炎　　症

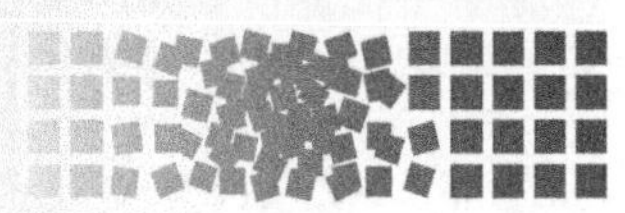

Sahdeo Prasad, Bharat B. Aggarwal

引言

大量研究已经表明，炎症在肿瘤的发生发展中扮演着重要的角色。虽然急性炎症可能发挥着治疗的作用，但是长期慢性炎症却能促进肿瘤的发生。目前，有关炎症细胞的类别、促进炎症发生的各种细胞信号通路，以及炎症的生物标志物等均取得了良好的进展。这些炎症信号通路主要由转录因子 NF-κB 和 STAT3 介导，并与细胞转化、肿瘤存活、细胞增殖、细胞侵袭、血管生成和肿瘤转移密切相关，也与肿瘤的放化疗抵抗密切相关。本章主要探讨炎症在肿瘤发生发展中的作用及其在肿瘤预防和治疗中的潜能。

炎症是机体对刺激、损伤或感染的复杂生物学反应。对于炎症的认识可以追溯到古代。根据公元 1 世纪罗马人 Aulus Cornelius Celsus 记录，炎症的特点是组织对损伤的反应，表现为组织发红（充血导致），肿（肿胀、微血管的通透性增加、蛋白渗透到组织间隙），热（与血液流动增加、炎症细胞介质的代谢活动增强有关），疼痛（部分是由于脉管周围和神经末梢的改变导致）。19 世纪 50 年代，Rudolf Virchow 记录了炎症可以导致功能丧失（器官的功能失调）。这个过程包括在血液流动增加的同时，白细胞和其他化学物质流出也增多，从而加快了治愈的速度。炎症也被认为是机体的一种自我保护，炎症发生时，机体试图除去有害刺激，包括去除损伤的细胞、刺激物或病原体。

炎症一词来源于拉丁字母 *inflammo*（意思是“燃烧了，点燃了”）。由于炎症是一种机体固定反应，因此，相对于适应性免疫而言，炎症通常被认为是固有免疫反应的重要机制。从发生时程来讲，炎症又分为急性或慢性。急性炎症通常表现为几分钟或几小时，损伤刺激去除之后即停止，属于良性过程。如果组织损伤反应持续时间较长，即为慢性炎症，慢性刺激可以导致炎性过程被破坏，进而导致包括肿瘤在内的各种疾病的发生。肿瘤的发生通常和生活方式有关，30% 与吸烟相关，35% 与饮食相关，14% ～ 20% 与肥胖相关，18% 与感染相关，7% 与环境污染和辐射相关（图 5.1）[1]。众所周知，吸烟、肥胖、感染、污染和辐射可以活化促炎通路[2]。因此，阐明炎症对于肿瘤病因的作用，对肿瘤预防和治疗具有重要的意义[3]。

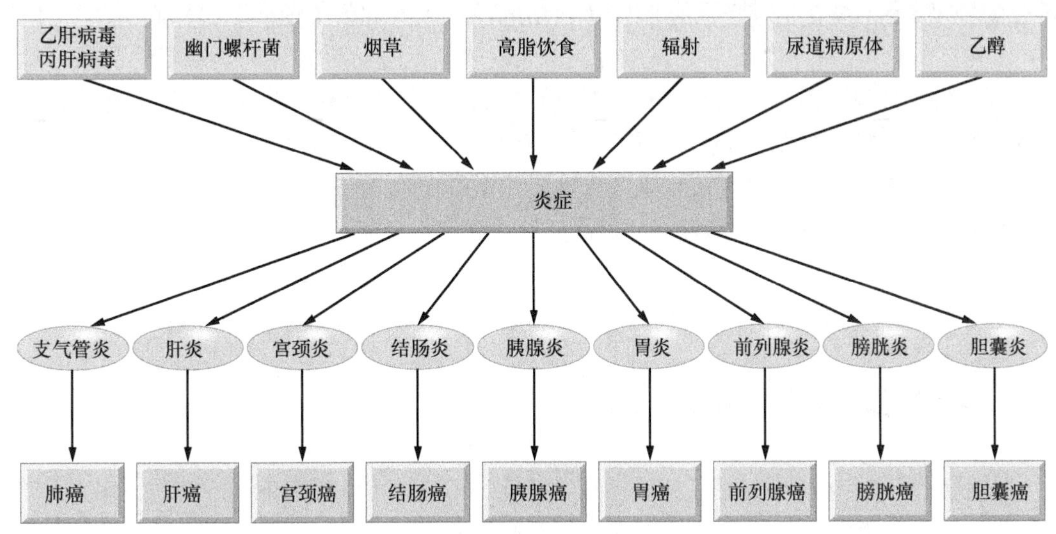

图 5.1 不同肿瘤中炎症的起源和作用

炎症的分子基础

尽管人们已经明晰了炎症和肿瘤之间存在密切关联，但是在慢性疾病中，慢性炎症的持续刺激导致肿瘤发生的机制还不清楚。已经证实，很多细胞因子都和炎症有直接的联系，包括肿瘤坏死因子（TNF）、干扰素（IL）-1、IL-6、IL-8、IL-17 和血管内皮生长因子（VEGF），其中，TNF 是与肿瘤相关的重要炎症介导子[4]。此外，促炎转录因子 [如 AP-1、STAT3、NF-κB、HIF-1 和 β-联蛋白（β-catenin）/Wnt] 均在慢性疾病中广泛表达并调控疾病的各种生理过程，如发育、分化、免疫和代谢。尽管这些转录因子被不同的信号通路调控，但机体在应对各种刺激（应激和细胞因子）反应时，这些因子均被活化并参与炎症诱导的肿瘤进展和转移[5]。有趣的是，炎症在肿瘤的始发、进展和转移各阶段均扮演着重要的作用[2]。在肿瘤始发阶段，炎症诱导各种细胞因子和化学因子释放，这些因子可以促进炎性细胞和相关因子的释放，进一步导致氧化损伤、DNA 突变和组织微环境的改变，使细胞更加容易发生恶性转化，细胞增殖和存活增强。炎症还可以增加组织损伤、细胞外基质重塑、血管生成和组织纤维化。在所有炎性细胞通路中，NF-κB 被认为在肿瘤中发挥主要作用[6,7]，TNF 是 NF-κB 信号通路活化的最重要的分子之一[8,9]。

炎症在细胞转化中的作用

细胞恶性转化指一个细胞内的细胞结构和分子结构的改变，包括炎症在内的多种因素参与细胞的恶性转化。临床研究表明，沉积在淋巴结中的重金属引发的炎症可以导致细胞的恶性转化，最终导致患者死亡[10]。最近的研究也表明，长期暴露于香烟提取物[11]或亚砷酸盐[12]刺激的慢性炎症可诱发上皮 - 间质转化和支气管上皮细胞（human bronchial epithelial，HBE）的转化。更近的研究表明，NF-κB 和 HIF-2α 的活化增加了促炎因子 IL-6、IL-8 和 IL-1β 的水平，这些因子对于 HBE 的恶性转化是必不可少的因素。另一个重要的分子 Sox2 与炎症所诱导的 STAT3 通路的活化，共同促进前肠基底祖细胞的恶性转化[13]。临床试验报道，p53 突变是鼻腔鼻窦内翻性乳头状瘤恶性转化的关键事件，p53 基因的突变导致了环氧合酶（COX-2）介导的炎性信号，晚期鼻腔鼻窦内翻性乳头状瘤增生[14]。另外一项研究也表明，YKL-40 蛋白参与了慢性炎症和人类乳腺组织致癌性转化[15]。在小鼠模型中，MyD88 通过 Ras 信号通路调控炎性细胞恶性转化也被发现[16]。此外，炎症还可以导致 EGFR 活化，EGFR 与 PKCδ 相互作用增加，导致正常的食管上皮细胞向鳞状细胞癌转化[17]。Src 癌蛋白的活化启动了 NF-κB 介导的炎性反应，直接活化了 Lin28 转录，快速诱导了 let-7 水平减少。炎性细胞因子 IL-6 介导的 STAT3 转录因子的活化也可以促进细胞的恶性转化[18]。

炎症在细胞存活中的作用

大量证据已经表明，炎症在不同肿瘤的发生发展和其他疾病进展中均发挥着重要作用[19, 20]。系统性炎症反应的分子标志物主要有血浆 C 反应蛋白（CRP）浓度[21, 22]和低蛋白血症[23]，格拉斯哥预后评分（Glasgow prognostic score，GPS）结合 CRP 和白蛋白也是一个重要的标志[24, 25]。此外，系统性炎症反应的血液学指标有白细胞计数及分类（中性粒细胞、中性粒细胞与淋巴细胞比率，NLR）[26-28]和血小板，以及血小板 / 淋巴细胞比率[29, 30]也是肿瘤临床预后的重要指标。本章将继续探讨这些炎性标志物对肿瘤患者存活的影响。

在一项有 416 例肾细胞癌患者参与的炎性标志物与患者的预后分析中，发现有 362 例患者的中性粒细胞数和血小板数增多，NLR 增高，患者的预后生存期较短[31]。在另外一项关于不能手术切除的恶性胆管癌阻塞的患者预后生存率的调查中发现，相比于 GPS 评分较高的患者，GPS 评分低（0 和 1）的患者术后生存时间明显延长。GPS 评分低的患者半年生存率为 58.1%，一年生存率为 27.3%。而 GPS 评分高的患者半年生存率为 25%，一年生存率为 6.2%[32]。对于进展性前列腺癌患者，GPS 评分越高，死亡率越高[33]。在胃癌的预后生存研究中发现，除了 GPS 评分外，年龄和胃大部切除术是影响胃癌患者疾病特异性生存和无进展生存率的独立影响因素[34]。血液 NLR，作为一个系统性炎症的分子标志物，可以预测肝动脉化疗栓塞后肝细胞癌（HCC）患者的生存时间。与 NLR 持续异常的肝动脉化疗栓塞后 HCC 患者的生存期相比，血液 NLR 稳定或者肝动脉化疗栓塞后恢复正常的 HCC 患者的总生存期明显延长[35]。

进一步研究发现，炎性转录因子和细胞因子对肿瘤患者总生存期也有重要影响。97% 的上皮性恶性胸膜间皮瘤患者和 95% 的非上皮性恶性胸膜间皮瘤患者均表达 IL-4Rα，IL-4Rα 高表达与恶性胸膜间皮瘤患者的不良预后密切相关。外界 IL-4 的刺激对恶性胸膜间皮瘤细胞的增殖或凋亡均无影响，但细胞中磷酸化的 STAT6 表达增加，IL-6、IL-8 和 VEGF 分泌均增多，表明高表达的 STAT6、STAT3 和细胞因子与恶性胸膜间皮瘤患者的存活时间呈负相关[36, 37]。NF-κB 和 IL-6 在乳腺癌来源的乳腺球群细胞中是呈高度活化的，NF-κB 和 IL-6 与体外培养的乳腺球群细胞的生存时间密切相关[38]。此外，高水平的 CRP 和 SAA（血清淀粉样蛋白 A，serum amyloid A）与乳腺癌患者较短的无病生存期密切相关[39]。在胃食管癌患者中，促炎细胞因子 IL-1β、IL-6、IL-8、TNF-α 和 CRP 均增高，这些细胞因子的表达水平越高，患者预后越差[40]。此外，Bcl-2 家族蛋白 COX-2 主要受炎性转录因子调控，与肿瘤患者的预后也密切相关[41, 42]。综上所述，一般情况下，炎症使得肿瘤患者的预后较差。

但是，也有一些与上述研究相反的发现。一项有关骨肉瘤犬体内研究模型中，在炎症存在或者淋巴细胞浸入评分大于1，以及犬细胞凋亡评分大于50%的情况下，患有骨肉瘤的犬的存活时间明显延长[43]。上皮性恶性胸膜间皮瘤基质中大量慢性炎性细胞的浸入也可以改善患者的预后[44]。

炎症在细胞增殖中的作用

研究已经表明，炎症可以影响细胞增殖[45]。非常有意义的是，慢性炎症刺激的细胞增殖可以诱发肿瘤，包括食管癌、胃癌、结肠癌、肝癌和膀胱癌[46]。在胃切除术后，幽门螺杆菌诱发的炎症和上皮性细胞增生密切相关[47]。在鼠模型中，幽门螺杆菌的慢性感染也诱导了肝细胞炎症，从而导致肝细胞增生[48]。其他的报道也发现，相比于非炎性病变，炎性牙源性角化囊肿中细胞增殖标志物PCNA和Ki-67的表达增加[49, 50]。这些发现表明，炎症可以极大地促进细胞的增生。Wang等[51]表明，在45例前列腺增生患者中均存在PCNA和Ki-67的表达增高。

炎性生物标志分子COX-2也与细胞增殖密切相关。COX-2阳性表达的上皮中，PCNA和Ki-67的表达水平非常高[51]。COX-2和增生的关系在大鼠模型中也得到验证。致癌物二甲基肼（dimethylhydrazine，DMH）诱导了大鼠结肠上皮细胞的增生和COX-2的高表达[52]。紫外照射可引起皮肤组织增生，这种增生与炎症刺激密切相关，其主要机制是Erbb2激酶通过诱导NF-κB、Comp1、IL-1β、COX-2和大量的细胞因子的分泌调控了皮肤组织炎症的发生[53]。

炎症在细胞侵袭中的作用

侵袭性肿瘤细胞的一个特点是细胞可以在无黏附的情况下存活和增殖。肿瘤细胞的侵袭可以导致肿瘤细胞扩散，患者预后差[54]。炎症和肿瘤细胞侵袭之间存在密切联系[55, 56]。一项150例肝细胞癌患者研究表明，GPS评分高和癌细胞的高血管侵袭性相关[57]。另一项结肠癌的研究也支持了炎症和肿瘤细胞侵袭之间的关系，高GPS评分增加了结肠癌细胞的侵袭[58]。有关食管鳞状细胞癌的研究也表明，高GPS评分的患者与增加的淋巴和脉管浸润密切相关[59]。

在分子水平，各种蛋白也参与肿瘤细胞的侵袭。MMP-9是一种明胶酶，主要降解Ⅳ型胶原蛋白，后者是细胞外基质和基底膜中的主要结构蛋白成分，在细胞侵袭中发挥重要作用，并在各种恶性肿瘤中高表达[60, 61]。此外，HIF-1α的高表达被认为与HCC血管侵袭相关。HIF-1α的高表达与炎性分子COX-2的高表达相关[62]。

乳腺癌细胞侵袭与肿瘤细胞表面蛋白水解酶的活性有直接联系。在炎性乳腺癌细胞（inflammatory breast cancer，IBC）中，组织蛋白酶B的高表达（一种细胞表面蛋白水解酶）与IBC侵袭相关。此外，在IBC患者的活检组织中，组织蛋白酶B和陷窝蛋白-1共同高表达。这样，组织蛋白酶B和共表达的陷窝蛋白-1促进IBC的侵袭[63]。在IBC，

RhoC GTPase 也作用于其侵袭表型 [64]，此外，PI3K/AKT 信号通路在 IBC 侵袭中也发挥着关键作用。相比于细胞类型起源相同和疾病进展阶段相同的非 IBC 患者，参与细胞运动的分子在 IBC 患者中特异性表达上调。Akt 的底物 RhoC GTPase 的磷酸化对于 IBC 细胞的侵袭是至关重要的 [65]。

炎症在血管生成中的作用

血管生成主要指新生血管的形成。血管生成与慢性炎症和肿瘤密切相关，是联系炎症和肿瘤的分子桥梁，是多种信号作用于内皮细胞的结果。成熟的血管控制着血液和周围组织之间的造血细胞和物质的交换，周围组织和血液之间交换的物质主要由包括炎症在内的微环境调控。虽然炎症在帮助机体抵抗病原物质的入侵时起重要的防御作用，但是，它也可以对周围组织起到不利的作用，如炎症可以诱导血管生成。炎症和血管生成是一个紧密联系的过程，二者紧密联系的具体机制还不清楚。已有的研究表明，细胞因子 / 趋化因子、生长因子、蛋白水解酶、蛋白糖原、脂质介质和前列腺素等产物的增加，炎症和血管生成会加剧。

在乳腺癌中，炎症和肿瘤之间的密切联系已经被报道。组织切片染色表明，乳腺癌中随着炎症弥漫，血管分布增加 [66]。Offersen 等 [67] 发现炎症和膀胱癌密切相关，在膀胱癌中，微血管密度增加。白细胞通常被认为是炎症和血管相关性的介导子。此外，内皮细胞中 TNF-α 的稳定表达增加了血管生成性出芽形成，这种作用与血管生成生长因子无关。再者，体内 Matrigel plug 分析实验表明，内皮细胞中 TNF-α 高表达的小鼠血管生成增加。因此，TNF-α 介导的慢性炎症在体内外均可以诱导血管生成，炎症和血管生成之间存在直接的联系 [68]。TNF-α 可以诱导 IKK-β 的活化，进而促进血管生成。IKK-β 活化 mTOR 通路，通过调控 VEGF 产生而促进血管生成 [66]。除了 TNF-α，促炎性细胞因子 IL-1（主要是 IL-1β）和 IL-8 也是主要的生理性和病理性血管生成的促血管生成的刺激物 [69, 70]。最近，另外一个细胞因子巨噬细胞迁移抑制因子（macrophage migration inhibitory factor，MIF）被发现在新生血管 / 血管生成中起重要作用，MIF 可以促进炎症的发生和内皮细胞的活化 [71]。

Benest 等 [72] 发现，已知的血管生成素Ⅱ（Ang Ⅱ）能够上调炎症反应，能够介导炎症和血管生成，表明炎症和血管生成具有共同的信号通路。在人类头颈上皮和头颈鳞状细胞癌中 TGF-β 的升高伴有严重的炎症和血管生成 [73]。肿瘤来源的细胞因子内皮单核细胞活化的多肽Ⅱ（endothelial monocyte-activating polypeptide Ⅱ，EMAP- Ⅱ）对于炎症和血管生成均有重要影响 [74]。NF-κB 在炎症和血管生成中均发挥重要作用，抑制 NF-κB 和 IκB-2A，阻断了体内成纤维生长因子诱导的血管生成。NF-κB 通过 α5β1 整合素调控血管生成蛋白 VEGF 表达增加，α5β1 整合素可同时调控炎症和血管生成 [75]。在炎性细胞因子的刺激下，肿瘤细胞和巨噬细胞共培养可以促进血管生成相关因子的增加。这种炎性血管生成主要通过 NF-κB 和 Jun/Fos 的活化介导，因为给予 NF-κB 靶向药物或 COX-2 抑制剂或去除巨噬细胞可以阻断炎性血管生成。

在小鼠模型中，吸烟可以诱导炎性蛋白 5- 脂氧合酶（5-LOX）表达增加，5-LOX 可以活化 MMP-2 和 VEGF 而诱导血管生成[77]。TBK（Tank-binding kinase）是一种细胞激酶，是一种潜在的肿瘤血管生成的介导子。TBK-1 通过上调 VEGF 介导血管生成，通过诱导炎性细胞因子发挥促炎效应。因此，包括 TBK-1 在内的这些信号通路是血管生成和炎症之间的重要链接[78]。

炎症在肿瘤转移中的作用

炎症在肿瘤进展和转移中发挥着调控作用。慢性或肿瘤细胞源性的炎症和肿瘤微环境中炎症的刺激都可以促进血管和淋巴管的生成，促进肿瘤细胞侵袭和转移[79, 80]。炎症和肿瘤转移之间的关系在各种肿瘤中均有证实。肺癌的免疫组化分析表明，伴有严重炎症的肺癌患者，肿瘤容易发生转移[81]。乳腺癌的小鼠模型研究表明，乳腺肿瘤发生肺转移的频率最高，这与炎性细胞被招募到肺组织有关，肺气道中 IL-6 表达水平升高[82]。另外一项小鼠模型中，把人卵巢癌细胞移植到重症免疫缺陷鼠的卵巢中，可以导致腹膜炎症和肿瘤细胞从卵巢播散。此外，巯基乙酸刺激的炎性反应可以加速腹水的形成和肿瘤的转移。用乙酰水杨酸抑制炎性反应可以推迟腹水的形成和肿瘤的转移[83]。总之，细胞因子介导的炎症加速了卵巢癌的转移。

肿瘤细胞可以转移到远处器官并引起该器官发生炎症反应，如肿瘤细胞转移到肝脏可以启动促炎反应，涉及 Kupffer 细胞介导 TNF-α 的释放，E-选择素等血管内皮细胞黏附受体上调[84]。选择素的生理性表达受到严密调控，以限制炎性反应，但选择素的失调也会引起炎症反应、血栓性疾病和肿瘤转移[85]。利用 P- 选择素敲除的小鼠已经证实，P-选择素介导的细胞黏附性相互作用在炎症伴有肿瘤转移时发挥重要作用[86]。

肿瘤相关的炎性单核细胞和巨噬细胞是肿瘤细胞迁移、侵袭和转移的主要促进因素[87]。巨噬细胞和它们的介导因子影响了肿瘤细胞侵袭和转移的多个阶段，包括从细胞外基质的相互作用到转移前龛。肿瘤细胞或肿瘤微环境中的细胞释放的细胞因子和趋化因子（如 CSF-1、GM-CSF 和 MCP-1）能够招募单核细胞，然后这些单核细胞又可以分泌促血管和促转移的因子，包括 VEGF、成纤维生长因子（FGF）-2、血小板衍生性生长因子（PDGF）、细胞间黏附分子（ICAM）-1、血管细胞黏附分子（VACM-1）、E- 选择素、P- 选择素和 MMP9[88]。聚糖（versican）是一种大的细胞外基质糖原，可以通过 Toll 样受体 -2（TLR2）及其共受体 TLR6 和 CD14 活化肿瘤浸润性髓细胞，并诱导促炎因子的释放，促进肿瘤的转移。TLR2 增加了 IL-8 的分泌，IL-8 可促进肿瘤的转移性生长。聚糖与 TLR2 诱导了炎性细胞因子的分泌，在炎症和肿瘤的转移过程中起到了重要的连接作用[89]。

IKK-α 在炎症相关的肿瘤细胞的转移中扮演着重要角色。Luo 等[90]证明，在前列腺上皮性肿瘤中，肿瘤浸润性免疫细胞可以活化 IKK-α 并促进其入核，IKK-α 的活化和核定位导致了恶性前列腺上皮性肿瘤发生转移。Src 家族激酶一旦异常活化就会促进病理性炎症反应和肿瘤转移，这种作用部分是由于它们影响了内皮单层细胞通透性所致[91]。血小板活化因子（platelet-activating factor，PAF）是一种炎性生物脂，可促进肿瘤转移。特别是

Melnikova 等[92]阐明了 PAF 受体拮抗剂可以有效地抑制裸鼠中人类黑色素瘤细胞的转移。间充质干细胞通过 TGF-β 影响炎症，促进 HCC 转移[93]。

表观遗传学改变和炎症

表观遗传学主要是指不涉及 DNA 序列改变的基因表达变化。表观遗传改变和包括肿瘤在内的许多疾病密切相关[94]。DNA 甲基化和组蛋白修饰是最重要的两种表观遗传学改变形式，它们的改变可以引起基因的活化或失活[94-96]。DNA 甲基化主要发生在基因启动子区的 CpG 岛和转录因子调控位点[96-98]。表观遗传学异常导致了基因表达和功能异常，进而促进肿瘤发生。肿瘤中炎症和表观遗传学异常是高度相关的。炎症可以在肿瘤形成的早期阶段诱导异常的表观遗传学改变。Yara 等[99]已经表明，炎症存在时 NF-κB、IL-6、COX-2 和 IκB 的活化促进了基因启动子区的甲基化。使用去甲基化药物可以预防炎症的发生。

传染性病原体也通过炎症诱导表观遗传学改变。幽门螺杆菌、HCV 和诱导炎症反应的介导子，如促炎性细胞因子等可以诱导遗传性和表观遗传性改变，包括点突变、缺失、复制、重组和各种肿瘤相关基因的甲基化改变。非常有趣的是，细胞因子、趋化因子等信号通路和细胞增殖之间的失衡对于炎症诱导的甲基化异常是非常重要的。研究已经表明，胃黏膜感染幽门螺杆菌后可以诱发慢性胃炎和胃癌的发生[100]。炎症与高甲基化水平或甲基化的高发生率密切相关[101-103]。

此外，大量报道已经证实，在肿瘤发生中，炎症与表观遗传学改变紧密相连。最近，Achyut[104]报道了基质成纤维细胞的炎症导致 p21 的表观沉默和肿瘤进展。慢性炎症导致肺癌模型中 p16 的表观遗传学调控异常和 DNA 损伤[105]。

研究已经表明，炎症信号通过 NF-κB、Lin28、let-7 和 IL-6 的正反馈环路启动表观遗传学，促使正常细胞向肿瘤细胞转化。IL-6 诱导 STAT3 直接活化 miR-21 和 miR-181b-1，进而诱导表观遗传学改变。因此，STAT3 是 miR-21 和 miR-181b-1 连接炎症和肿瘤的表观遗传开关[106]。另有报道表明，Src 癌蛋白的活化介导的表观遗传学改变使得永生化的乳腺细胞变为含有肿瘤干细胞的转化细胞。因此，在没有刺激信号存在的情况下，炎症活化的正反馈环路能够维持几代的表观遗传转化状态[18]。

启动子 CpG 岛的高甲基化是抑癌基因失活的一个非常重要的机制。异常的 CpG 岛高甲基化在慢性炎症和癌前病变中也频繁存在，这一现象再次表明炎症和表观遗传改变之间存在密切的联系[107]。此外，炎症可以诱导胞嘧啶核苷酸的卤化，炎症所介导的卤化的胞嘧啶干扰了正常的表观遗传学修饰，从而影响了 DNA 和蛋白之间的相互作用，进而干扰了基因的表达调控和甲基化修饰模式的遗传传递。炎症介导的 DNA 损伤也为炎症和肿瘤之间的关联提供了证据[108]。

炎症在肿瘤诊断中的作用

慢性炎症在包括肿瘤在内的慢性疾病的病因和进展中发挥重要作用。因此，慢性炎症对于肿瘤的诊断也是非常重要的。浸润性细胞和间质细胞等炎症细胞可以释放各种蛋白，如 PDGF、IL-8、单核细胞趋化因子肽（monocyte chemotactic peptide，MCP-1）、一氧化氮、胶原蛋白、抗氧化物酶和纤溶酶原激活抑制物（plasminogen activation inhibitor，PAI）。此外，有些炎症介导子被检测到浓度增高，因此可以用来指导疾病诊断[109]。

一项研究发现，通过使用傅里叶变换红外光谱法（FT-1R）对患者进行胃活检，可以检测炎性疾病，通过内镜样本，可以对胃炎和胃癌进行诊断[110]。此外，前列腺炎症的程度可以用来决定偶发性前列腺炎的水平[111]。对促进 B 细胞活化的细胞因子和免疫刺激分子表达的评估也为肿瘤的病因发病学提供了很好的思路。研究已经证明，细胞因子的失调控可以比霍奇金病的诊断发生得早[112]。

炎性参数已经被用于肿瘤患者的诊断，炎性参数包括 CRP 在癌症患者和非癌症患者有差异。然而，在临床实践中，这些参数被认为对肿瘤的诊断价值有限[113]。在一项有 1275 位患者的调查研究中，154 人伴有肉芽肿性炎症（12.1%），154 人中又有 12 人被诊断为肿瘤。另一项研究也表明，在 173 个被调查的患者中，52% 的患者被诊断为肺腺癌，其中，伴有全身性炎症的患者更多发生 2 个以上的转移灶，而且一般情况差，不适合接受化疗。全身性炎症通常被认为是晚期非小细胞肺癌的独立的预后风险标志[115]。

炎症和转化医学

炎症常作为肿瘤预防和治疗的靶点，事实上，美国 FDA 批准的一些抗癌药物实际上是调控促炎性通路的。例如，EGFR、HER2、VEGF、CXCR4 和前列腺素均可活化 NF-κB 介导的促炎性通路的，其抑制剂均已经被 FDA 批准为抗癌药物。同样，类固醇类药物，如地塞米松、非甾体抗炎药物（NSAIDs）和他汀类药物也是可以抑制 NF-κB 通路的。因此，炎性通路是肿瘤治疗的非常好的靶点。

结论

根据 Colditz 等报道[118]，基于目前我们对肿瘤的了解，50% 以上的肿瘤都是可以预防的。所有目前的研究总结来说，炎症和肿瘤紧密相关，通过抑制炎症可以使肿瘤的发生率大大降低。炎症环境如结肠炎、支气管炎、肝炎和胃炎均可以促进肿瘤的发生。因此，非常有必要在肿瘤发生之前想办法治疗炎症，大量的研究也已经表明，抑制慢性炎症的生活方式在肿瘤预防和治疗中发挥重要的作用。

（武明花 彭淑平）

参考文献

1. Anand P, Kunnumakkara AB, Sundaram C, et al. Cancer is a preventable disease that requires major lifestyle changes. *Pharm Res* 2008;25:2097-2116.

2. Aggarwal BB, Gehlot P. Inflammation and cancer: how friendly is the relationship for cancer patients? *Curr Opin Pharmacol* 2009;9:351-369.

3. Coussens LM, Zitvogel L, Palucka AK. Neutralizing tumorpromoting chronic inflammation: a magic bullet? *Science* 2013;339:286-291.
4. Sethi G, Sung B, Aggarwal BB. TNF: a master switch for inflammation to cancer. *Front Biosci* 2008;13:5094-5107.
5. Karin M. Nuclear factor-kappaB in cancer development and progression. *Nature* 2006;441:431-436.
6. Aggarwal BB. Nuclear factor-kappaB: the enemy within. *Cancer Cell* 2004;6:203-208.
7. Chaturvedi MM, Sung B, Yadav VR, et al. NF-kappaB addiction and its role in cancer: 'one size does not fit all'. *Oncogene* 2011;30:1615-1630.
8. Aggarwal BB. Signalling pathways of the TNF superfamily: a double-edged sword. *Nat Rev Immunol* 2003;3:745-756.
9. Aggarwal BB, Gupta SC, Kim JH. Historical perspectives on tumor necrosis factor and its superfamily: 25 years later, a golden journey. *Blood* 2012;119:651-665.
10. Iannitti T, Capone S, Gatti A, et al. Intracellular heavy metal nanoparticle storage: progressive accumulation within lymph nodes with transformation from chronic inflammation to malignancy. *Int J Nanomed* 2010;5:955-960.
11. Zhao Y, Xu Y, Li Y, et al. NF-kappaB-mediated inflammation leading to EMT via miR-200c is involved in cell transformation induced by cigarette smoke extract. *Toxicol Sci* 2013;135:265-276.
12. Xu Y, Zhao Y, Xu W, et al. Involvement of HIF-2alphamediated inflammation in arsenite-induced transformation of human bronchial epithelial cells. *Toxicol Appl Pharmacol* 2013;272:542-550.
13. Liu K, Jiang M, Lu Y, et al. Sox2 cooperates with inflammationmediated Stat3 activation in the malignant transformation of foregut basal progenitor cells. *Cell Stem Cell* 2013;12:304-315.
14. Yoon BN, Chon KM, Hong SL, et al. Inflammation and apoptosis in malignant transformation of sinonasal inverted papilloma: the role of the bridge molecules, cyclooxygenase-2, and nuclear factor kappaB. *Am J Otolaryngol* 2013;34:22-30.
15. Roslind A, Johansen JS. YKL-40: a novel marker shared by chronic inflammation and oncogenic transformation. *Methods Mol Biol* 2009;511:159-184.
16. Coste I, Le Corf K, Kfoury A, et al. Dual function of MyD88 in RAS signaling and inflammation, leading to mouse and human cell transformation. *J Clin Invest* 2010;120:3663-3667.
17. Parthasarathy S, Dhayaparan D, Jayanthi V, et al. Aberrant expression of epidermal growth factor receptor and its interaction with protein kinase C delta in inflammation associated neoplastic transformation of human esophageal epithelium in high risk populations. *J Gastroenterol Hepatol* 2011;26:382-390.
18. Iliopoulos D, Hirsch HA, Struhl K. An epigenetic switch involving NF-kappaB, Lin28, Let-7 MicroRNA, and IL6 links inflammation to cell transformation. *Cell* 2009;139:693-706.
19. Colotta F, Allavena P, Sica A, et al. Cancer-related inflammation, the seventh hallmark of cancer: links to genetic instability. *Carcinogenesis* 2009;30:1073-1081.
20. Hanahan D, Weinberg RA. Hallmarks of cancer: the next generation. *Cell* 2011;144:646-674.
21. Canna K, McMillan DC, McKee RF, et al. Evaluation of a cumulative prognostic score based on the systemic infl ammatory response in patients undergoing potentially curative surgery for colorectal cancer. *Br J Cancer* 2004;90:1707-1709.
22. Hilmy M, Bartlett JM, Underwood MA, et al. The relationship between the systemic inflammatory response and survival in patients with transitional cell carcinoma of the urinary bladder. *Br J Cancer* 2005;92:625-627.
23. Forrest LM, McMillan DC, McArdle CS, et al. Evaluation of cumulative prognostic scores based on the systemic inflamatory response in patients with inoperable non-small-cell lung cancer. *Br J Cancer* 2003;89:1028-1030.
24. Ramsey S, Lamb GW, Aitchison M, et al. Evaluation of an inflammation-based prognostic score in patients with metastatic renal cancer. *Cancer* 2007;109:205-212.
25. Crumley AB, Stuart RC, McKernan M, et al. Comparison of an inflammation-based prognostic score (GPS)

with performance status (ECOG-ps) in patients receiving palliative chemotherapy for gastroesophageal cancer. *J Gastroenterol Hepatol* 2008;23:e325-329.

26. Yamanaka T, Matsumoto S, Teramukai S, et al. The baseline ratio of neutrophils to lymphocytes is associated with patient prognosis in advanced gastric cancer. *Oncology* 2007;73:215-220.
27. Halazun KJ, Aldoori A, Malik HZ, et al. Elevated preoperative neutrophil to lymphocyte ratio predicts survival following hepatic resection for colorectal liver metastases. *Eur J Surg Oncol* 2008;34:55-60.
28. Huang ZL, Luo J, Chen MS, et al. Blood neutrophil-tolymphocyte ratio predicts survival in patients with unresectable hepatocellular carcinoma undergoing transarterial chemoembolization. *J Vasc Interv Radiol* 2011;22:702-709.
29. Heng DY, Xie W, Regan MM, et al. Prognostic factors for overall survival in patients with metastatic renal cell carcinoma treated with vascular endothelial growth factor-targeted agents: results from a large, multicenter study. *J Clin Oncol* 2009;27:5794-5799.
30. Smith RA, Bosonnet L, Raraty M, et al. Preoperative plateletlymphocyte ratio is an independent significant prognostic marker in resected pancreatic ductal adenocarcinoma. *Am J Surg* 2009;197:466-472.
31. Fox P, Hudson M, Brown C, et al. Markers of systemic inflammation predict survival in patients with advanced renal cell cancer. *Br J Cancer* 2013;109:147-153.
32. Iwasaki Y, Ishizuka M, Kato M, et al. Usefulness of an inflammation-based prognostic score (mGPS) for predicting survival in patients with unresectable malignant biliary obstruction. *World J Surg* 2013;37:2222-2228.
33. Shafi que K, Proctor MJ, McMillan DC, et al. Systemic inflammation and survival of patients with prostate cancer: evidence from the Glasgow Inflammation Outcome Study. P*rostate Cancer Prostatic Dis* 2012;15:195-201.
34. Kunisaki C, Takahashi M, Ono HA, et al. Inflammation-based prognostic score predicts survival in patients with advanced gastric cancer receiving biweekly docetaxel and s-1 combination chemotherapy. *Oncology* 2012;83:183-191.
35. Pinato DJ, Sharma R. An inflammation-based prognostic index predicts survival advantage after transarterial chemoembolization in hepatocellular carcinoma. *Transl Res* 2012;160:146-152.
36. Burt BM, Bader A, Winter D, et al. Expression of interleukin-4 receptor alpha in human pleural mesothelioma is associated with poor survival and promotion of tumor inflammation. *Clin Cancer Res* 2012;18:1568-1577.
37. Sethi G, Shanmugam MK, Ramachandran L, et al. Multifaceted link between cancer and inflammation. *Biosci Rep* 2012;32:1-15.
38. Papi A, Guarnieri T, Storci G, et al. Nuclear receptors agonists exert opposing effects on the inflammation dependent survival of breast cancer stem cells. *Cell Death Differ* 2012;19:1208-1219.
39. Pierce BL, Ballard-Barbash R, Bernstein L, et al. Elevated biomarkers of inflammation are associated with reduced survival among breast cancer patients. *J Clin Oncol* 2009;27:3437-3444.
40. Deans DA, Wigmore SJ, Gilmour H, et al. Elevated tumour interleukin-1beta is associated with systemic infl-ammation: a marker of reduced survival in gastro-oesophageal cancer. *Br J Cancer* 2006;95:1568-1575.
41. Chen LS, Balakrishnan K, Gandhi V. Inflammation and survival pathways: chronic lymphocytic leukemia as a model system. *Biochem Pharmacol* 2010;80:1936-1945.
42. Sharma-Walia N, Paul AG, Bottero V, et al. Kaposi's sarcoma associated herpes virus (KSHV) induced COX-2: a key factor in latency, inflammation, angiogenesis, cell survival and invasion. *PLoS Pathog* 2010;6:e1000777.
43. Modiano JF, Bellgrau D, Cutter GR, et al. Inflammation, apoptosis, and necrosis induced by neoadjuvant fas ligand gene therapy improves survival of dogs with spontaneous bone cancer. *Mol Ther* 2012;20:2234-2243.
44. Suzuki K, Kadota K, Sima CS, et al. Chronic inflammation in tumor stroma is an independent predictor of prolonged survival in epithelioid malignant pleural mesothelioma patients. *Cancer Immunol Immunother* 2011;60:1721-1728.

45. Hu B, Elinav E, Flavell RA. Inflammasome-mediated suppression of inflammation-induced colorectal cancer progression is mediated by direct regulation of epithelial cell proliferation. *Cell Cycle* 2011;10:1936-1939.
46. Sugar LM. Inflammation and prostate cancer. *Can J Urol* 2006;13(Suppl 1):46-47.
47. Safatle-Ribeiro AV, Ribeiro U Jr., Clarke MR, et al. Relationship between persistence of *Helicobacter pylori* and dysplasia, intestinal metaplasia, atrophy, inflammation, and cell proliferation following partial gastrectomy. *Dig Dis Sci* 1999;44:243-252.
48. Ihrig M, Schrenzel MD, Fox JG. Differential susceptibility to hepatic inflammation and proliferation in AXB recombinant inbred mice chronically infected with *Helicobacter hepaticus*. *Am J Pathol* 1999;155:571-582.
49. de Paula AM, Carvalhais JN, Domingues MG, et al. Cell proliferation markers in the odontogenic keratocyst: effect of inflammation. *J Oral Pathol Med* 2000;29:477-482.
50. Kaplan I, Hirshberg A. The correlation between epithelial cell proliferation and inflammation in odontogenic keratocyst. *Oral Oncol* 2004;40:985-991.
51. Wang W, Bergh A, Damber JE. Chronic inflammation in benign prostate hyperplasia is associated with focal upregulation of cyclooxygenase-2, Bcl-2, and cell proliferation in the glandular epithelium. *Prostate* 2004;61:60-72.
52. Demarzo MM, Martins LV, Fernandes CR, et al. Exercise reduces inflammation and cell proliferation in rat colon carcinogenesis. *Med Sci Sports Exerc* 2008;40:618-621.
53. Madson JG, Lynch DT, Tinkum KL, et al. Erbb2 regulates inflammation and proliferation in the skin after ultraviolet irradiation. *Am J Pathol* 2006;169:1402-1414.
54. Bondong S, Kiefel H, Hielscher T, et al. Prognostic significance of L1CAM in ovarian cancer and its role in constitutive NF-kappaB activation. *Ann Oncol* 2012;23:1795-1802.
55. Wu Y, Zhou BP. Inflammation: a driving force speeds cancer metastasis. *Cell Cycle* 2009;8:3267-3273.
56. Aggarwal BB, Vijayalekshmi RV, Sung B. Targeting inflamatory pathways for prevention and therapy of cancer: shortterm friend, long-term foe. *Clin Cancer Res* 2009;15:425-430.
57. Kinoshita A, Onoda H, Imai N, et al. The Glasgow Prognostic Score, an inflammation based prognostic score, predicts survival in patients with hepatocellular carcinoma. B*MC Cancer* 2013;13:52.
58. Toiyama Y, Miki C, Inoue Y, et al. Evaluation of an inflammation-based prognostic score for the identification of patients requiring postoperative adjuvant chemotherapy for stage Ⅱ colorectal cancer. *Exp Ther Med* 2011;2:95-101.
59. Kobayashi T, Teruya M, Kishiki T, et al. Inflammation-based prognostic score, prior to neoadjuvant chemoradiotherapy, predicts postoperative outcome in patients with esophageal squamous cell carcinoma. *Surgery* 2008;144:729-735.
60. Nelson AR, Fingleton B, Rothenberg ML, et al. Matrix metalloproteinases: biologic activity and clinical implications. *J Clin Oncol* 2000;18:1135-1149.
61. Clark ES, Weaver AM. A new role for cortactin in invadopodia: regulation of protease secretion. *Eur J Cell Biol* 2008;87:581-590.
62. Dai CX, Gao Q, Qiu SJ, et al. Hypoxia-inducible factor-1 alpha, in association with inflammation, angiogenesis and MYC, is a critical prognostic factor in patients with HCC after surgery. *BMC Cancer* 2009;9:418.
63. Victor BC, Anbalagan A, Mohamed MM, et al. Inhibition of cathepsin B activity attenuates extracellular matrix degradation and inflammatory breast cancer invasion. *Breast Cancer Res* 2011;13:R115.
64. van Golen KL, Bao LW, Pan Q, et al. Mitogen activated protein kinase pathway is involved in RhoC GTPase induced motility, invasion and angiogenesis in inflammatory breast cancer. *Clin Exp Metastasis* 2002;19:301-311.
65. Lehman HL, Van Laere SJ, van Golen CM, et al. Regulation of inflammatory breast cancer cell invasion through Akt1/ PKBalpha phosphorylation of RhoC GTPase. *Mol Cancer Res* 2012;10:1306-1318.
66. Lee DF, Kuo HP, Chen CT, et al. IKK beta suppression of TSC1 links inflammation and tumor angiogenesis via the mTOR pathway. *Cell* 2007;130:440-455.

67. Offersen BV, Knap MM, Marcussen N, et al. Intense inflammation in bladder carcinoma is associated with angiogenesis and indicates good prognosis. *Br J Cancer* 2002;87:1422-1430.
68. Rajashekhar G, Willuweit A, Patterson CE, et al. Continuous endothelial cell activation increases angiogenesis: evidence for the direct role of endothelium linking angiogenesis and inflammation. *J Vasc Res* 2006;43:193-204.
69. Voronov E, Carmi Y, Apte RN. Role of IL-1-mediated inflammation in tumor angiogenesis. *Adv Exp Med Biol* 2007;601: 265-270.
70. Qazi BS, Tang K, Qazi A. Recent advances in underlying pathologies provide insight into interleukin-8 expression-mediated inflammation and angiogenesis. *Int J Inflam* 2011;2011:908468.
71. Asare Y, Schmitt M, Bernhagen J. The vascular biology of macrophage migration inhibitory factor (MIF). Expression and effects in inflammation, atherogenesis and angiogenesis. *Thromb Haemost* 2013;109:391-398.
72. Benest AV, Kruse K, Savant S, et al. Angiopoietin-2 is critical for cytokine-induced vascular leakage. *PLoS One* 2013;8: e70459.
73. Lu SL, Reh D, Li AG, et al. Overexpression of transforming growth factor beta1 in head and neck epithelia results in inflammation, angiogenesis, and epithelial hyperproliferation. *Cancer Res* 2004;64:4405-4410.
74. Berger AC, Tang G, Alexander HR, et al. Endothelial monocyte-activating polypeptide Ⅱ, a tumor-derived cytokine that plays an important role in inflammation, apoptosis, and angiogenesis. *J Immunother* 2000;23:519-527.
75. Klein S, de Fougerolles AR, Blaikie P, et al. Alpha 5 beta 1 integrin activates an NF-kappa B-dependent program of gene expression important for angiogenesis and inflammation. *Mol Cell Biol* 2002;22:5912-5922.
76. Ono M. Molecular links between tumor angiogenesis and inflammation: inflammatory stimuli of macrophages and cancer cells as targets for therapeutic strategy. *Cancer Sci* 2008;99: 1501-1506.
77. Ye YN, Liu ES, Shin VY, et al. Contributory role of 5-lipoxygenase and its association with angiogenesis in the promotion of inflammation-associated colonic tumorigenesis by cigarette smoking. *Toxicology* 2004;203:179-188.
78. Czabanka M, Korherr C, Brinkmann U, et al. Influence of TBK-1 on tumor angiogenesis and microvascular inflammation. *Front Biosci* 2008;13:7243-7249.
79. Solinas G, Marchesi F, Garlanda C, et al. Inflammation mediated promotion of invasion and metastasis. *Cancer Metastasis Rev* 2010;29:243-248.
80. Affara NI, Coussens LM. IKKalpha at the crossroads of inflammation and metastasis. *Cell* 2007;129:25-26.
81. Kayser K, Bulzebruck H, Ebert W, et al. Local tumor inflammation, lymph node metastasis, and survival of operated bronchus carcinoma patients. *J Natl Cancer Inst* 1986;77:77-81.
82. Hobson J, Gummadidala P, Silverstrim B, et al. Acute inflammation induced by the biopsy of mouse mammary tumors promotes the development of metastasis. *Breast Cancer Res Treat* 2013;139:391-401.
83. Robinson-Smith TM, Isaacsohn I, Mercer CA, et al. Macrophages mediate inflammation-enhanced metastasis of ovarian tumors in mice. *Cancer Res* 2007;67:5708-5716.
84. Khatib AM, Auguste P, Fallavollita L, et al. Characterization of the host proinflammatory response to tumor cells during the initial stages of liver metastasis. *Am J Pathol* 2005;167:749-759.
85. McEver RP. Selectin-carbohydrate interactions during inflammation and metastasis. *Glycoconj J* 1997;14:585-591.
86. Geng JG, Chen M, Chou KC. P-selectin cell adhesion molecule in inflammation, thrombosis, cancer growth and metastasis. *Curr Med Chem* 2004;11:2153-2160.
87. Condeelis J, Pollard JW. Macrophages: obligate partners for tumor cell migration, invasion, and metastasis. *Cell* 2006; 124:263-266.
88. Siegel G, Malmsten M. The role of the endothelium in inflammation and tumor metastasis. *Int J Microcirc Clin Exp* 1997;17:257-272.
89. Wang W, Xu GL, Jia WD, et al. Ligation of TLR2 by versican: a link between inflammation and metastasis.

Arch Med Res 2009;40:321-323.

90. Luo JL, Tan W, Ricono JM, et al. Nuclear cytokine-activated IKKalpha controls prostate cancer metastasis by repressing Maspin. *Nature* 2007;446:690-694.
91. Kim MP, Park SI, Kopetz S, et al. Src family kinases as mediators of endothelial permeability: effects on inflammation andmetastasis. *Cell Tissue Res* 2009;335:249-259.
92. Melnikova V, Bar-Eli M. Inflammation and melanoma growth and metastasis: the role of platelet-activating factor (PAF) and its receptor. *Cancer Metastasis Rev* 2007;26:359-371.
93. Jing Y, Han Z, Liu Y, et al. Mesenchymal stem cells in inflammation microenvironment accelerates hepatocellular carcinoma metastasis by inducing epithelial-mesenchymal transition. *PLoS One* 2012;7:e43272.
94. Jones PA, Baylin SB. The epigenomics of cancer. *Cell* 2007;128:683-692. 95. Esteller M. Aberrant DNA methylation as a cancer-inducing mechanism. *Annu Rev Pharmacol Toxicol* 2005;45:629-656.
95. Esteller M. Aberrant DNA methylation as a cancer-inducing mechanism. *Annu Rev Pharmacol Toxicol* 2005: 45: 629-656.
96. Thiagalingam S, Cheng KH, Lee HJ, et al. Histone deacetylases: unique players in shaping the epigenetic histone code. *Ann N Y Acad Sci* 2003;983:84-100.
97. Li E, Beard C, Jaenisch R. Role for DNA methylation in genomic imprinting. *Nature* 1993;366:362-365.
98. Antequera F, Bird A. Number of CpG islands and genes in human and mouse. *Proc Natl Acad Sci U S A* 1993;90: 11995-11999.
99. Yara S, Lavoie JC, Beaulieu JF, et al. Iron-ascorbate- mediated lipid peroxidation causes epigenetic changes in the antioxidant defense in intestinal epithelial cells: impact on inflammation. *PLoS One* 2013;8:e63456.
100. Uemura N, Okamoto S, Yamamoto S, et al. Helicobacter pylori infection and the development of gastric cancer. *N Engl J Med* 2001;345:784-789.
101. Maekita T, Nakazawa K, Mihara M, et al. High levels of aberrant DNA methylation in Helicobacter pylori-infected gastric mucosae and its possible association with gastric cancer risk. *Clin Cancer Res* 2006;12:989-995.
102. Nakajima T, Maekita T, Oda I, et al. Higher methylation levels in gastric mucosae significantly correlate with higher risk of gastric cancers. *Cancer Epidemiol Biomarkers Prev* 2006;15:2317-2321.
103. Perri F, Cotugno R, Piepoli A, et al. Aberrant DNA methylation in non-neoplastic gastric mucosa of H. Pylori infected patients and effect of eradication. *Am J Gastroenterol* 2007;102:1361-1371.
104. Achyut BR, Bader DA, Robles AI, et al. Inflammation-mediated genetic and epigenetic alterations drive cancer development in the neighboring epithelium upon stromal abrogation of TGF-beta signaling. *PLoS Genet* 2013;9:e1003251.
105. Blanco D, Vicent S, Fraga MF, et al. Molecular analysis of a multistep lung cancer model induced by chronic inflammation reveals epigenetic regulation of p16 and activation of the DNA damage response pathway. *Neoplasia* 2007;9:840-852.
106. Iliopoulos D, Jaeger SA, Hirsch HA, et al. STAT3 activation of miR-21 and miR-181b-1 via PTEN and CYLD are part of the epigenetic switch linking inflammation to cancer. *Mol Cell* 2010;39:493-506.
107. Suzuki H, Toyota M, Kondo Y, et al. Inflammation-related aberrant patterns of DNA methylation: detection and role in epigenetic deregulation of cancer cell transcriptome. *Methods Mol Biol* 2009;512:55-69.
108. Valinluck V, Sowers LC. Inflammation-mediated cytosine damage: a mechanistic link between inflammation and the epigenetic alterations in human cancers. *Cancer Res* 2007;67: 5583-5586.
109. Kroegel C, Antony VB. Immunobiology of pleural inflammation: potential implications for pathogenesis, diagnosis and therapy. *Eur Respir J* 1997;10:2411-2418.
110. Li QB, Sun XJ, Xu YZ, et al. Use of Fourier-transform infrared spectroscopy to rapidly diagnose gastric endoscopic biopsies. *World J Gastroenterol* 2005;11:3842-3845.
111. Difuccia B, Keith I, Teunissen B, et al. Diagnosis of prostatic inflammation: efficacy of needle biopsies versus tissue blocks. *Urology* 2005;65:445-448.

112. Vendrame E, Martinez-Maza O. Assessment of pre-diagnosis biomarkers of immune activation and inflammation: insights on the etiology of lymphoma. *J Proteome Res* 2011;10:113-119.
113. Baicus C, Caraiola S, Rimbas M, et al. Utility of routine hematological and inflammation parameters for the diagnosis of cancer in involuntary weight loss. *J Investig Med* 2011;59:951-955.
114. DePew ZS, Gonsalves WI, Roden AC, et al. Granulomatous inflammation detected by endobronchial ultrasound-guided transbronchial needle aspiration in patients with a concurrent diagnosis of cancer: a clinical conundrum. *J Bronchology Interv Pulmonol* 2012;19:176-181.
115. Jafri SH, Shi R, Mills G. Advance lung cancer inflammation index (ALI) at diagnosis is a prognostic marker in patients with metastatic non-small cell lung cancer (NSCLC): a retrospective review. *BMC Cancer* 2013;13:158.
116. Vogelstein B, Papadopoulos N, Velculescu VE, et al. Cancer genome landscapes. *Science* 2013;339:1546-1558.
117. Lippitz BE. Cytokine patterns in patients with cancer: a systematic review. *Lancet Oncol* 2013;14:e218-228.
118. Colditz GA, Wolin KY, Gehlert S. Applying what we know to accelerate cancer prevention. *Sci Transl Med* 2012;4(127):127rv4.

第六章 抗肿瘤药物——激酶抑制剂

Charles L. Sawyers

引言

伊马替尼作为第一个酪氨酸激酶抑制剂，于2001年被批准用于慢性粒细胞白血病（chronic myeloid leukemia，CML）的临床治疗。这一项令人瞩目的成就，引领了抗癌药物发展的转变，从主要基于新型细胞毒性化疗药物的开发向几乎完全横跨制药、生物技术产业界和学术界的分子靶向药物的转变。本章概括了这15年的显著进展，集中阐述这个模式转变的概念基础及尚存的相当大的挑战（表6.1）。关注更多特定药物及其适应证的读者，可查阅本部分中的其他相应章节及本章引用的参考文献。读者还应该注意，这里介绍的表皮生长因子受体（EGFR）和人表皮生长因子受体2（HER2）的酪氨酸激酶也已经被用于成功开发针对这些细胞表面蛋白质的单克隆抗体。这些药物，通常被称为生物抑制剂而不是小分子抑制剂，会在其他章节中论述。本章以激酶而不是疾病为靶标，有意识地以历史顺序列举一些专题，并将这些令人兴奋的药物临床开发中已经汲取并将继续获得的广泛教训进行论述。

ABL激酶抑制剂伊马替尼的临床试验的最惊人发现也许是认识到肿瘤细胞对费城染色体易位产生的BCR-ABL融合癌基因的异常依赖[1]。虽然这初看可能比较直观，但需要考虑到这样一个事实：易位出现在一个在其他方面均正常的造血干细胞，而造血干细胞的生存是由一系列复杂的生长因子，以及与骨髓微环境的相互作用来调节的。当BCR-ABL明确地给这种细胞提供了生长优势，数年后，这种生长优势引起慢性粒细胞白血病的临床表型，因此并没有理由期望这些细胞在面临抑制剂时会依赖于BCR-ABL而生存。BCR-ABL缺乏时，这些肿瘤细胞可能可以依赖于骨髓微环境而生存，就像正常的没有转化的相邻细胞。因此，BCR-ABL抑制剂似乎更有可能通过关闭驱动癌基因而不是消除既存的肿瘤细胞来停止慢性粒细胞白血病的进展。然而事实上，仅数月的抗BCR-ABL治疗，慢性粒细胞白血病祖细胞被消除，这表明它们依赖驱动癌基因而生存，并且已经“忘记”了如何恢复到正常。这种现象，在随后的多种人类恶性肿瘤中得到证实，并且俗称“癌基因成瘾”[2]。尽管这种成瘾的分子基础还需要界定，为每种癌症找到一个“致命弱点”的想法，已让癌症研究者着迷，为此付出了大量的努力来阐明这些目标分子的特性并发现其相关抑制剂。

表 6.1 2014 年已批准或者预期批准的激酶抑制剂

靶基因	药物	批准的适应证	预期未来的适应证
ALK	克唑替尼 色瑞替尼	ALK 突变的肺癌	ALK 突变的神经母细胞瘤、间变性淋巴瘤
BCR-ABL	伊马替尼 达沙替尼 尼洛替尼 博舒替尼 帕纳替尼	慢性粒细胞白血病 费城染色体阳性的急性淋巴细胞白血病 T315 仅突变（帕纳替尼）	
BRAF	维罗非尼 达拉非尼	BRAF 突变的黑色素瘤	BRAF 突变的其他肿瘤
BTK	伊鲁替尼	慢性淋巴细胞性白血病 套细胞淋巴瘤	
EGFR	吉非替尼 厄洛替尼 阿法替尼	EGFR 突变的肺腺癌	
HER2	拉帕替尼	$HER2^+$ 的乳腺癌	
JAK2	鲁索替尼	JAK2 突变的骨髓纤维化	
KIT	伊马替尼 舒尼替尼	胃肠道间质瘤	
MEK	曲美替尼	BRAF 突变的黑色素瘤	
PI3K delta[a]	艾德拉尼	慢性淋巴细胞性白血病 无痛非霍奇金淋巴瘤	
PDGFR-α/β	伊马替尼	慢性粒细胞白血病（有 TEL-PDGFRA-β 融合）嗜酸性细胞增多综合征（与 PDGFRA-β 融合）隆突性皮肤	
RET	凡德他尼 索拉非尼 卡博替尼	甲状腺髓样癌	
TORC1	西罗莫司 雷帕霉素	肾癌	
mTOR	依维莫司 替西罗莫司	乳腺癌、结节性硬化症	
VEGF 受体	索拉非尼 舒尼替尼 阿西替尼 帕唑替尼	肾癌 肝细胞癌（仅索拉非尼） 胰腺神经内分泌肿瘤（舒尼替尼）	

a 抑制剂批准是基于阳性的三期临床数据和 FDA 接受的声明，该声明由赞助商提交。

早期的成功：靶向已知激酶突变的癌症

从一开始，伊马替尼的临床适用范围只限于费城染色体阳性的慢性粒细胞白血病患者。似乎从未有过任何认真的讨论用伊马替尼治疗费城染色体阴性白血病患者，理由很明显，因为假定只有出现了 BCR-ABL 融合基因的患者才有机会对伊马替尼做出反应。很明显这是一项很明智的决定，因为在早期阶段的研究中，血液学反应率接近 90%，近一半的患者细胞遗传学得以缓解[3]。很明显伊马替尼有效，此药物在创纪录的时间内就被批准应用。基于基因组选择患者的作用，在第一个激酶抑制剂的临床研发中不知不觉得到证明。正如我们将看到的，这个认知用了近十年才被充分了解。今天，许多肿瘤类型的不同激酶抑制剂的临床经验大大增加，使对癌基因成瘾的原理有了更好的理解。现在回想起来，癌基因成瘾一直存在于研究者面前，其中最重要的概念是体细胞突变或激酶药物靶点扩增的肿瘤更可能依赖这个靶基因来生存。因此，具有这种突变的肿瘤患者更容易对适当的抑制剂治疗做出反应。这也产生了药物批准监管的新范例，需要开发与新药同步的伴随诊断（基于分子的诊断测试，能可靠地识别突变患者）。

除了慢性粒细胞白血病，阐明这个原理的另一个例子是胃肠道间质瘤（gastrointestinal stromal tumor，GIST），这种疾病与 KIT 酪氨酸激酶受体突变相关，或更为罕见地与血小板源性生长因子受体（platelet-derived growth factor receptor ，PDGFR）突变有关[4, 5]。偶然发现，伊马替尼对 KIT 和 PDGFR 均有抑制作用。因此在慢性粒细胞白血病临床实验成功后，KIT 抑制对 GIST 的临床试验也紧随其后[6]。回顾过去，在这两种疾病取得的治疗上的迅速进展部分基于这样一个事实，即驱动分子病变（分别为 BCR-ABL 或 KIT 突变）几乎存在于所有确诊患者。这种分子分析仅仅证实了临床和病理指标做出的诊断。因此，临床医生可以通过临床标准，而不是依靠一个详尽的分子图谱来预筛患者，识别最有可能对治疗有反应的患者。结果，评估激酶抑制剂在 GIST 和 CML 上的临床试验迅速增加，治疗效应也立刻变得清晰。

驱动激酶的分子变化决定对同源激酶抑制剂的敏感性，这一概念在开发 EGFR/HER2 双重激酶抑制剂拉帕替尼的进程中得到进一步证实。这种激酶抑制剂的临床试验在晚期 HER2 阳性乳腺癌的女性中进行，这些患者在以前使用针对 HER2 激酶的胞外域的单克隆抗体曲妥珠单抗治疗获得了成功。拉帕替尼最初被批准用于对曲妥珠单抗耐受的女性中，与细胞毒性药物卡培他滨结合使用[7]，随后在治疗转移性乳腺癌中被批准与化疗或根据雌激素受体水平与激素治疗联合应用作为一线用药。促进拉帕替尼临床发展的关键要素是，在诊断乳腺癌的过程中 HER2 基因扩增的检测已常规使用，这个检测在数年前曲妥珠单抗研发过程中已经开展。这种广泛的临床检测可以快速鉴定那些最可能受益的患者。如果在未经筛选的患者中应用拉帕替尼进行试验，在乳腺癌中的临床信号将可能被错过。

意外的临床效应：肺癌中的 EGFR

与伊马替尼和拉帕替尼在分子诊断确诊的患者人群中合乎常理的发展不同，表皮生长因子受体激酶抑制剂吉非替尼和厄洛替尼进入临床之前并没有集中的临床开发计划。虽然大量的临床数据提示 EGFR 是癌症的药物靶标，对于哪些患者最有可能从中受益几乎并没有认识。对于 EGFR 抑制剂在肺癌中的作用的首条线索，来自于几个杰出医生的发现，一小部分患有肺腺癌的人对于 EGFR 抑制剂有明显的反应[8]。进一步研究出现了某些奇怪的临床情况，即最可能从 EGFR 抑制剂受益的患者倾向于不吸烟、女性及亚裔人士[9]。显然，这在一小部分有这些临床特征的患者表明一个强烈的信号，但似乎存在一个统一的分子病变。三个学术团体同时得到了这个答案。有 10% ～ 15% 的肺腺癌患者在影像学上表明治疗有反应，他们被检测到 EGFR 基因突变[10-12]。如 EGFR 这样的一个很容易被注意到的基因突变，在这样一个普遍的癌症中没有被早些发现，它可能看起来令人觉得惊讶。直到看到临床效应，才开始有了积极寻找 EGFR 突变的动力。也许更令人惊讶的是生产两个最先进化合物吉非替尼和厄洛替尼的制药公司赞助商的失败，它们并没有抓住这个重大发现，而重新调整 EGFR 突变肺腺癌患者相关的临床发展计划。

2004 年，当时细胞毒性药物的临床开发一直是经验推动的。通常情况下，少数不同癌症患者参与“all comer” Ⅰ期实验研究（没有进一步细分成亚群），这个研究中的目标是至少在一种肿瘤类型中引发一个临床信号。在疾病特异性Ⅱ期试验中，单一药物的反应率达 20% ～ 30%，可以进入随机Ⅲ期试验，药物临床实验的主要终点指标是疾病进展时间或生存时间。通常还结合现有的治疗标准（典型的被认可的化疗药物）来评估细胞毒性，目的是提高应答率或延长响应的持续时间（注：在这里是特意使用过去时态。稍后将在本章中介绍到，今天几乎所有的抗癌药物的发展都是基于某类分子谱筛选的患者）。

吉非替尼和厄洛替尼的临床开发效仿了细胞毒性的模型。这两种药物在化疗难治性晚期肺癌有着同样低但很确切的单剂量反应率（10% ～ 15%）。事实上，基于这些令人印象深刻的反应，以及正式的Ⅲ期试验以生存为终点的结果，吉非替尼最初是由美国 FDA 2003 年授权加速审批的[13]。随后，这两种药物的制造商，在化疗难治性晚期肺癌进行了Ⅲ期临床试验研究，但是没有预期筛选 EGFR 突变状态的患者（公平地说，这些实验在肺癌 EGFR 突变发现前就开始了，但是补充研究时可能已经考虑过）。厄洛替尼基于相比安慰剂略好的生存优势（BR.21 试验）于 2004 年被批准，而吉非替尼在同一群患者中未能证实其生存优势[14, 15]。这种结果上的差异令人惊讶，因为这两种药物具有高度相似的化学结构和生物学特性。也许这两项试验最重要的区别在于药物剂量。厄洛替尼给的是最大耐受剂量，产生皮疹和腹泻的频率很高。这两种副作用假定是 EGFR 抑制剂对“靶标”作用的结果，因为 EGFR 在皮肤和胃肠道上皮细胞有高表达。相反，吉非替尼的剂量略低，以减轻这些毒性，依据是在较低剂量的反应是有过明确报道的。

在平行的单个药物Ⅲ期试验阶段治疗化疗难治性患者，对吉非替尼和厄洛替尼用于晚期肺癌的前期治疗进行了研究，以确定当三种药物组合使用时，它们是否会提高标准双重化疗（卡铂 / 紫杉醇或吉西他滨 / 顺铂）的效率。这些试验共入组了超过 3000 例患者，被称为 INTACT-1、INTACT-2（吉非替尼与吉西他滨 / 顺铂或与卡铂 / 紫杉醇）和 TRIBUTE（厄洛替尼与卡铂 / 紫杉醇）[16-18]。这两种 EGFR 抑制剂展示出来的明确的单药有效性使得肿瘤研究界很兴奋。但是，这两项试验却出现了惊人的失败 —— 两种药物都未显示其疗效好于单独化疗。EGFR 突变仅存在于 10% ～ 15% 的患者（即可能受益的患者）为上述的实验提供了一个合乎逻辑的解释。因为有 EGFR 突变的肿瘤患者的临床效应被那些没有 EGFR 突变的肿瘤患者削弱了，那些没有 EGFR 突变的肿瘤患者更多受益于化疗。

EGFR 突变的发现与这些临床试验结果是癌症靶向治疗历史上一个重要的时刻，不只是由于这些药物对肺癌治疗的重要作用，而且也由于在决定 EGFR 的基因型应该主导治疗筛选方面所犯的错误。也许最令人震惊的错误来自在BR.21 试验治疗患者的回顾性分析，得出结论 EGFR 突变并没有预测到生存优势[19]（EGFR 基因扩增只在单因素分析时与生存相关）。这个结论使人担心，因为实验中低于 30% 患者的活检组织进行了 EGFR 突变分析，有人质疑样本量的充足性。而且，作者所用的 EGFR 突变检测的方法后来被批评，因为在这些患者中报道的大量 EGFR 突变残基先前未被其他人发现，他们对数千个肿瘤进行了测序。这些突变中有许多被怀疑是来自福尔马林固定活检组织产生的人为现象。幸运的是，随着最近 DNA 突变检测的进步，采用大规模新一代测序技术已经基本上消除了这种担忧。这些新平台现在已用于临床检测。

由于在亚洲大部分肺癌（约 30%）为 EGFR 突变阳性，因此亚洲的临床研究者在前瞻性试验中着手研究突变是否能预测临床受益。在这项被称为 IPASS 的研究中，吉非替尼在晚期 EGFR 突变阳性肺腺癌患者的一线治疗中明显优于标准的双重化疗[20]。反过来，EGFR 突变阴性患者使用吉非替尼情况会糟糕得多，而受益于化疗。而且，不论应用何种治疗方法，EGFR 突变阳性患者总体预后更好，这提示 EGFR 突变也是一个预后生物标志物。IPASS 试验成为正确设计（和执行）生物标志物驱动的临床试验的典范。虽然这一临床开发策略的原理在数年前在白血病中的 BCR-ABL、GIST 中的 KIT、乳腺癌中的 HER2 就已经被证实，但是要超越在细胞毒性药物开发中使用了数十年的经验性的方法还很困难。

科学与意外发现的组合：PDGF 受体驱动的白血病和肉瘤

肺癌中 EGFR 突变的发现（出于一部分患者 EGFR 激酶抑制剂治疗后强烈的临床反应）是“从临床到实验台”科学最有力的可见例证，但它在激酶抑制剂时代不是唯一的（或第一的）例子。在 2001 年伊马替尼对慢性粒细胞白血病治疗批准后不久，有两个病例的报告证明嗜酸细胞增多综合征（hypereosinophilic syndrome，HES）患者使用伊马替尼时出现了显著的缓解现象，HES 是一种以嗜酸粒细胞计数持续增加和由于嗜酸粒细胞浸润引起的器官功能障碍为特征的血液系统疾病[21, 22]。虽然 HES 类似于慢性粒细胞白血病这样的骨髓增殖性疾病，可在当时 HES 的分子机制还完全不知。推测这些临床反应必须由驱动激酶抑制来解释，一个以实验室为基础的医生科学家团队快速搜索了三个已知的被伊马替尼抑制的激酶（ABL、KIT 和 PDGFR）突变。ABL 和 KIT 被迅速排除，PDGFRα 基因被发现间隙性缺失使上游 FIP1L1 基因与 PDGFRα 融合[23]。FIP1L1-PDGFRα 是一个结构组成性激活的酪氨酸激酶，类似于 BCR-ABL，也被伊马替尼抑制。随着 EGFR 突变在肺癌的研究，通过对所用药物的反应机制的剖析，发现了 HES 的分子病理生理学机制。

早期的研究表明 t（5; 12）染色体易位很少在慢性粒细胞白血病患者中发现，HES/FIP1L1-PDGFRα 的发现，改变了上述观念，该易位产生了 TEL-PDGFRβ 融合酪氨酸激酶[24]。类似于 HES，用伊马替尼治疗 t（5; 12）染色体易位阳性的白血病患者也证明是成功的[25]。第三个例子来自隆突性皮肤纤维肉瘤，是一种以 t（17; 22）染色体易位形成

COL1A 基因到 PDGFB 配体基因（非受体）融合为特征的肉瘤。COL1A-PDGFB 是一个癌基因通过自分泌刺激这些肿瘤细胞正常的 PDGF 受体。隆突性皮肤纤维肉瘤患者对伊马替尼治疗有反应，因为伊马替尼靶向 PDGFR，正是针对致癌性病变下游的步骤[26]。

开拓新的范例：搜寻其他激酶驱动的癌症

尽管意外的发现带来了好处，在有突变或药物靶标扩增的肿瘤中激酶抑制剂治疗成功的例子越来越多，这就要求有更合理的方法来发现药物和进行药物开发。2002 年，已知的有激酶突变的人类肿瘤还很少。自动化基因测序的发展，使我们有可能通过一种强有力的方法来分析是否在更大部分的人类癌症中也可能存在这样的突变。要综合回答这个问题，我们就要对每种肿瘤类型的数百个样品中的激酶进行基因组测序。几个早期的试验研究证明了这种方法在揭示药物开发的重要新靶标的潜力。也许最引人注目的是在一半以上的黑色素瘤患者，以及结肠和甲状腺癌中的一小部分患者发现有 BRAF 激酶突变[27]。另外就是在几乎所有的真性红细胞增多症患者、大部分骨髓纤维化和原发性血小板增多症患者中发现 Janus 相关的酪氨酸激酶 2（JAK2）突变[28-30]。第三个例子就是在多种肿瘤中鉴定了 PIK3CA 突变，突变频率最高的是乳腺癌、子宫内膜癌和大肠癌[31]。PIK3CA 编码一种脂质激酶，产生第二信使磷脂酰肌醇 -3- 磷酸（PIP3）。PIP3 通过 AKT 激酶家族及其他下游效应分子激活生长和生存信号。加上已经确认的 PTEN（磷酸酶和与张力蛋白同源）脂质磷酸酶去磷酸化 PIP3 作用，PIK3CA 突变的发现使这条通路的多个抑制剂的发展引起了巨大的关注，下文将进一步讨论。

这些重要发现中的每一个，BRAF、JAK2、PIK3CA 均来自相对较小的试验（不到 100 个肿瘤），这些试验重点放在其他激酶已发现有突变的（通常是近膜及激酶结构域）编码激酶区域的外显子的重新测序。这些规模有限的搜寻大部分使用 Sanger 测序法，花费高昂。2006 年，在 100 种肿瘤中将所有激酶的所有外显子的测序可以很轻易地超过数百万美元。因为风险 / 回报比率过高，这些项目不容易通过传统的筹资机构获得财政支持。而且，样品采集所需的大量硬件基础设施，将肿瘤组织和正常组织分开的显微切割、核酸制备、高通量的自动测序及实验结果的计算机分析都很重要。能应对这些挑战的配备完善的机构极少。作为回应，美国国家癌症研究所（与国家人类基因组研究所合作）和 ICGC 启动了一个高通量的研究尝试，为成千上万的癌症进行全基因组测序。同时，下一代测序技术导致成本大量减少，使对更多肿瘤做更全面的分析成为可能。在撰写本文时，美国的癌症基因组图谱（TCGA）已上传 29 种不同类型肿瘤的数据（https://tcga-data.nci.nih.GOV / TCGA/）。该国际小组已承诺测序代表 50 个不同的癌症亚型的 25 000 例肿瘤[32]。这两个团队将已测出的所有序列信息免费向科学界立即开放，使整个科学界可以从数据中获益。这一政策从癌症基因组总体出发，广泛分析癌症突变，为癌症研究人员和药物开发商组织提供了蓝图[33-34]。

完善骨髓增生性疾病的治疗：JAK2 和骨髓纤维化

总结慢性粒细胞白血病的 BCR-ABL 易位，嗜酸细胞增多综合征中的 FIP1L1-PDGFRα，红细胞增多症、原发性血小板增多症和骨髓纤维化中 JAK2 突变为骨髓增生性疾病是异常激酶活化疾病，提供了对该类疾病的一个统一的认识。JAK 家族激酶是炎性细胞因子受体信号的主要效应子，因此曾认为是抗炎性药物的令人信服的靶标。但 JAK2 突变的发现使骨髓增生紊乱的治疗立刻转向为发展 JAK2 的抑制剂。由于大部分患者都有共同的 JAK2 V617F 突变，这可以迅速集中进行针对单一基因型的筛选，进展非常迅速。初始测试目标选定为骨髓纤维化（而不是原发性血小板增多症或真性红细胞增多症），因为注册预期时间最短。目前鲁索替尼批准用于骨髓纤维化，主要基于以脾缩小作为主要观察终点。原发性血小板增多症和真性红细胞增多症（和羟基脲联合）的临床试验正在进行中。其他 JAK2 抑制剂也处于临床开发中。

BRAF 基因突变的黑色素瘤：几经失误才得到的抑制剂

就像骨髓增生紊乱中的 JAK2 突变，黑色素瘤患者 BRAF 突变的发现推动了 BRAF 抑制剂的研发。一个早期的候选药物索拉非尼已被优化，以抑制 RAF 激酶 [索拉非尼也抑制血管内皮生长因子（VEGF）受体，这导致其在肾细胞癌的治疗中得到批准，将在本章后面讨论]。尽管引人注目的分子原理为靶向 BRAF，索拉非尼治疗黑色素瘤的临床结果非常令人失望，追踪其作为药物靶标的热情也由此降低[35]。现在回想起来，这个担心是完全被误导的。索拉非尼的剂量由于其毒性而被限制，使其不能达到血清水平，而其如果达到血清水平，则强烈抑制 RAF（但也足以抑制 VEGFR）。而且，招募的肿瘤患者并没有筛查 BRAF 突变。尽管在黑色素瘤中 BRAF 突变的频率高，无 BRAF 突变的患者的加入稀释了看见任何临床信号的机会。简而言之，假设 BRAF 作为治疗靶标，索拉非尼在黑色素瘤中的临床评估是设计不当的。危险的是这些临床试验得到的阴性数据能够阻碍后续进展。关键是解释阴性研究结果时要知道药物的药效和患者的分子表型。

事实上，RAF 激酶是了解得很透彻的 RAS/MAP 激酶通路（转导信号从 RAS 到 RAF 到 MEK 到 ERK）的媒介，这提示有 BRAF 突变的肿瘤可能对这些下游激酶之一的抑制剂有反应（图 6.1）。临床前研究显示，有 BRAF 突变的肿瘤细胞系对下游激酶 MEK 抑制剂非常敏感[36]（相比之下，索拉非尼并没有显示出此活性[37]。因此，适当的临床前筛选会显示索拉非尼作为 BRAF 抑制剂的缺点）。奇怪的是，在这条通路的上游，有 EGFR 或 HER2 突变或扩增的细胞系，对 MEK 抑制不敏感。甚至有 RAS 突变的肿瘤细胞系对于 MEK 抑制的敏感性也不同。简而言之，临床前数据提出了强有力的事实：MEK 抑制剂应该对有 BRAF 突变的黑色素瘤有效，但是对其他亚型的黑色素瘤无效。有 HER2、EGFR 和 RAS 突变的肿瘤对 MEK 抑制剂不敏感，这个原因至少可以部分解释为通过 MEK 调节信号转导的负反馈环路存在[38]。

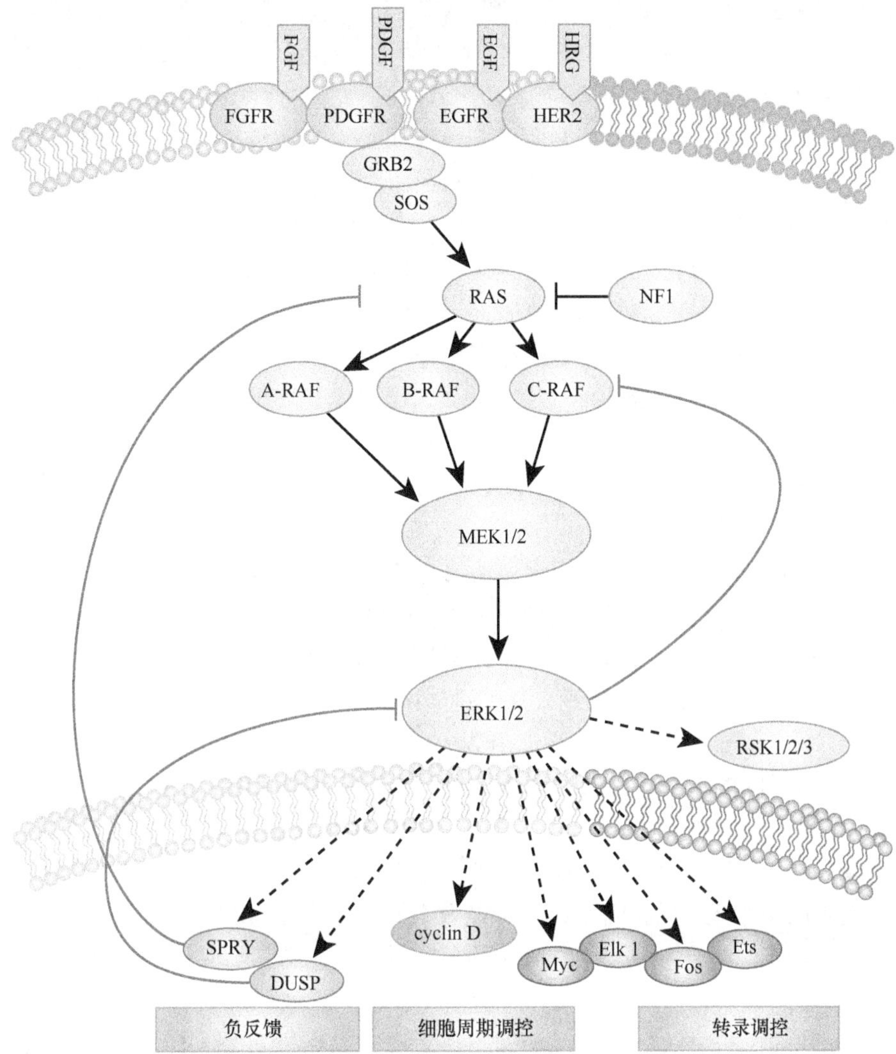

图 6.1　RAS-RAF-MEK-ERK 信号通路。经典 MAPK 通路在人类肿瘤中通过几种机制被激活，包括配体结合受体酪氨酸激酶（RTK）、抑癌基因 NF1 的缺失，或 RAS、BRAF 和 MEK1 中的突变导致的 RTK 突变激活。ERK 磷酸化激活，调节靶基因的转录，促进细胞周期进程和肿瘤生存。ERK 通路包含一个经典的反馈回路，其中反馈元件如 SPRY 和 DUSP 家族蛋白的表达受 ERK 活性水平的调节。SPRY 和 DUSP 家族成员由于启动子甲基化或缺失导致的表达缺失，从而使通路持续激活。在 BRAF 突变的肿瘤，上游反馈调节受损使通路活化。FGF，成纤维细胞生长因子；HRG，神经调节蛋白，NF1，神经纤维瘤因子 1[引自 Bernt KM，Zhu N，Sinha AU，et al. MLL-rearranged leukemia is dependent on aberrant H3K79 methylation by DOT1L. Cancer Cell 2011；20（1）：66-78]

与这些临床试验前的发现相对应的是，几种 MEK 抑制剂的临床试验启动。不同癌症患者参加了早期的研究，但这个研究明确地偏向选择黑色素瘤患者。利用免疫组化的方法在转移性患者的活检组织中检测直接下游底物 ERK 的磷酸化状态，来证实肿瘤细胞中 MEK 抑制剂的作用，这一工作付出了巨大的努力。两种最早的化合物（PD325901 和 AZD6244）临床开发的 Ⅰ 期研究证实，在几例患者治疗前后的活检组织中 ERK 磷酸化水平在多个药物剂量水平均降低[39, 40]（下文我们将了解到这些药效学研究虽然有针对性，但量的变化不足以证明这些患者的 MEK 抑制程度）。此外，只是在少数有 BRAF 突变的黑色素瘤患者身上观察到了临床反应。以此为前提，将化疗药物替莫唑胺（批准用于胶质母细胞瘤）作为对照，在晚期黑色素瘤患者中进行了 AZD6244 的随机Ⅱ期试验（因为对眼和神经系统的毒性的安全问题，PD325901 的临床研发被停止了）。令人失望的是，接受了 AZD6244 的患者与替莫唑胺治疗的患者相比，无进展生存并没有提高，这引发了 BRAF 作为药物靶标的可行性的进一步担心[41]。仔细检查数据显示，接受 AZD6244 治疗的患者确实可见临床反应。在这个研究的招募时，没有进行 BRAF 突变状态的检测，可能减少了 AZD6244 的临床信号，这是从肺癌 EGFR 抑制剂治疗试验中得到的教训。事实上，基于 BRAF 突变存在黑色素瘤患者中，另一个不同的 MEK 抑制剂，曲美替尼于 2013 年获得 FDA 的批准[42]。

随着观察到新的 BRAF 抑制剂（PLX4032）的强烈的临床反应，所有的关于 BRAF 作为靶标的疑问都在 2009 ～ 2010 年消除了。例如，索拉非尼不仅被优化抑制 RAF，而且还针对突变的 BRAF。PLX4032 与索拉非尼截然不同，因为它有效地抑制 BRAF，没有像索拉非尼那样还具有抑制其他激酶如 VEGFR 的额外的广泛活性[43]。PLX4032 相对索拉非尼具有更大的选择性，这导致它有更大的耐受性，这样它就可以高剂量使用，同时避免毒性。使药物的口服生物利用度最大化的挑战困扰了 PLX4032 的早期临床研发[44]。因此，最初的临床Ⅰ期试验暂时停止了，而去开发一种新的剂型（在药物胶囊或片剂中提高胃肠道的溶解度和吸收的成分）。使用新的 PLX4032 剂型的患者，药物血清水平高得多，此后不久，在具有 BRAF 突变的黑色素瘤患者中，80% 观察到完全和部分反应，而具有野生型 BRAF 的肿瘤患者未观察到活性[45, 46]。这些数据是如此引人注目，以致 PLX4032 立即被提前到Ⅲ期临床试验。应用第二种强效 RAF 抑制剂达拉非尼在 BRAF 突变的黑色素瘤患者也观察到了同样的令人印象深刻的药物反应[47]，进一步的证据说明，BRAF 是一个重要的癌症靶点。

维罗非尼和达拉非尼的数据也解释了为何索拉非尼和早期的 MEK 抑制剂试验没有显示出活性。一个教训就是达到足够的靶标抑制是至关重要的。维罗非尼的临床反应只有在药物经过重新制备，达到更高的血清水平后才能观察到。早期试验记录了 ERK 的磷酸化染色的减少（采用免疫组织化学纪录），回顾起来，这个实验的灵敏度不足以区别中等激酶抑制（约 50%）和更完全的 BRAF 或 MEK 抑制。使用高于 80% 的抑制作用的剂量显著改善了临床前模型的疗效，人体试验结果表明更高的临床反应率要求达到这种程度的通路阻断[46]。总的来说，这些经验说明进行靶标抑制剂的定量药物动力学测定是临床开发早期的关键需求。第二个教训是，根据相关药物靶点的突变和扩增检测对患者进行基因分型是非常重要的。这不仅确保了足够数量的有目标生物标志物患者被招募到研究中，而且试验结果也在早期临床开发中提供了令人信服的证据来支持（或不支持）临床前的假设。

正确的处理：ALK 与肺癌

ALK 抑制剂克唑替尼（PF02341066）的开发说明了在少数患者中获得的意外信号可

以迅速使计划改变到一个成功概率大的全新的方向上。这个研究中一个关键因素是大家熟悉的——一小部分精心挑选的患者的临床反应结果支持一个强大的临床假设。Pfizer的一个药物开发计划发现了克唑替尼，这个开发计划聚焦于发现MET受体酪氨酸激酶的抑制剂，并将其作为进入临床试验的首要指征[48]。正如上面讨论的伊马替尼，基本上所有的激酶抑制剂对其他靶点也有活性（所谓的脱靶活性），有时可以证明是有利的。脱靶活性通常是通过针对大面积的激酶筛选化合物时发现的，即确定目标靶点的相对选择性特征。脱靶活性、药性和药理特征（可吸收性、半衰期）都是决定哪一种化合物可以推进到临床开发的影响因素。克唑替尼主要的脱靶活性是针对ALK酪氨酸激酶。

1994年，ALK首先通过在间变性大细胞淋巴瘤相关的t（2; 5）染色体易位的克隆而被鉴定为候选驱动癌基因，这个易位产生了核磷酸蛋白/间变性淋巴瘤激酶（NPM-ALK）融合基因[49]。这项发现与NPM-ALK在小鼠中引发淋巴瘤一起，为ALK在这种疾病中作为药物靶点提供了一个令人信服的例子。但是对于发展ALK抑制剂的兴趣并不大，因为这个特殊的淋巴瘤亚型很罕见，而且最常见于儿童（因为剂量选择的复杂性和额外的应用指南，公司一般都不愿意开发仅适用于儿童的药物。现在正在努力进行尝试使这一开发过程顺利进行，如创立希望法案，为企业开发儿童用药提供新的激励机制）。2007年，在一小部分肺腺癌患者中发现了另一个ALK融合基因，称为EML4-ALK，估计频率为1%～5%[50]。这项发现并没有立即得到药物开发商的关注，但有几个学术团队已经开始检测肺癌患者EGFR突变，只是在筛查芯片上增加了一个EML4-ALK融合检测。克唑替尼的Ⅰ期临床试验本来是设计招募广泛的晚期癌症患者，参与这项试验的临床调查人员在研究中意识到ALK的脱靶活性，于是招募了几例EML4-ALK融合的肺癌患者到试验中。这些患者发生了显著的临床反应[51]。这项在ALK阳性患者中的偶然发现在更大的群体中得到了证实，导致在发现EML4-ALK融合后的短短2年就在ALK阳性患者中启动了Ⅲ期研究[52]。克唑替尼也正在其他与ALK基因组改变相关的疾病中进行评估，包括大细胞间变性淋巴瘤、神经母细胞瘤[53]和炎性成纤维细胞肉瘤[54]。

模型扩展到甲状腺癌RET基因突变

部分甲状腺乳头状或甲状腺髓样癌亚型的患者有RET酪氨酸激酶受体的激活突变或易位，这提出了一个问题：RET抑制剂在这种疾病中是否有作用[55]？虽然没有特定的抑制RET的药物进入临床，4种对RET具有脱靶活性的化合物凡德他尼（vandetanib）、索拉非尼、莫特沙芬（motesanib）和卡博替尼（cabozantinib）在Ⅱ期甲状腺癌研究中显示了单剂活性[56-60]。基于临床Ⅲ期试验中改善的无进展生存期，凡德他尼和卡博替尼（cabozantinib）目前已经批准应用于甲状腺髓样癌[61, 62]。因为所有这4种化合物也抑制VEGFR，目前在这些研究中观察到的临床效应是否可以由RET、VEGFR，或这两者的抑制作用来解释，这个问题尚不清楚。不像在ALK阳性肺癌患者中的克唑替尼试验，这些临床Ⅲ期试验中的患者的征集没有限制在有RET突变的患者。除此之外，甲状腺癌患者并不常规检测这些突变，在这些研究中包含所有没有被筛选患者的主要理由是相比基于RET突变的疑似频率，其在更大部分患者中观察到了临床反应。无RET突变患者的反应（如果发生）原因可能是由于RAS-MAP激酶通路中其他基因如BRAF或HRAS的基因突变，这在相当一部分患者中发现，并且通常与 RET 突变不重叠[55]。显然，正如在肺癌和黑色素瘤中所证实的，详细的基因型 / 反应的关系将明晰这些突变在预测药物反应中的作用。与上述在黑色素瘤中讨论的类似，在甲状腺癌也是一个令人信服的使用 BRAF 和 MEK 抑制剂的指征。

FLT3 抑制剂在急性白血病中的研究：基因组学是否误导了我们

伊马替尼成功被批准后不久，由于约在 1/3 急性髓细胞性白血病（AML）患者上存在受体酪氨酸激酶 FLT3 的激活突变，受体酪氨酸激酶 FLT3 成为一个引人注目的药物候选靶标[63]。实验室研究证明，具有这些突变的 FLT3 等位基因，以近膜区结构域的内部串联复制（internal tandem duplications ，ITDs）或激酶结构域的点突变的形式出现，在小鼠模型中起驱动癌基因、提供类似 BCR-ABL 表型的作用[64]。正如甲状腺癌中的 RET，没有化合物被特异优化以针对 FLT3，但有几个具有 FLT3 脱靶活性的化合物被用于 AML。令人失望的是，首先试验的三个化合物 [米哚妥林（midostaurin）、来也替尼（lestaurtinib）、舒尼替尼] 在复发的 AML 患者，甚至在那些 FLT3 突变的患者中只显示临界值的单剂活性[65-67]。尽管 FLT3 作为一个主要损伤有充分的分子论据，但其作为药物靶点还存在问题。药效学研究提供了在肿瘤细胞中 FLT3 激酶抑制剂作用的证据，但这些影响的大小及持续时间还很难量化，增加了靶点抑制不充分的可能性[65]。的确，所有 3 个化合物因为其毒性而使其剂量受到了限制，这种毒性被认为不依赖于 FLT3。一个更悲观的解释为尽管 FLT3 对于 AML 的起始非常重要，但是因为累积了额外的驱动基因组的变化，在肿瘤的维持过程中已不再需要 FLT3。如果这是真的，即便是高度选择性的完全的 FLT3 阻断抑制剂预计也将失败。但这种观点不被临床现象支持，因为用单剂 ABL 激酶抑制剂治疗急性发作的慢性粒细胞白血病时，观察到了类似的临床反应，虽然 BCR-ABL 仅仅是导致疾病进展的众多基因组改变之一，但单剂 ABL 激酶抑制剂治疗在许多患者中观察到了完全缓解。

尽管 FLT3 作为药物靶点的可行性令人悲观，但有数种药物正在走向药物注册授权试验。米哚妥林，早期化合物中的一种，在复发的 AML 中显示了其令人失望的单剂活性。但在新诊断的 AML 患者中，正在进行与标准诱导化疗联合用药的随机Ⅲ期试验。单臂Ⅱ期试验研究已表明，与以前的研究相对照，FLT3 突变患者具有更高和更持久的缓解率[68]。第 2 个化合物 AC220，是第二代 FLT3 抑制剂，在 FLT3 突变复发的 AML 患者中有更强效特异的单药活性，准确说是那些用米哚妥林和其他治疗失败的患者[69, 70]。一些治疗有效的患者由于存在 FLT3 激酶结构域的耐药相关突变而后期复发，证实了 FLT3 是一个 AML 的治疗靶标[71]。假设这些化合物在 AML 中被证明是成功的，在那些与 FLT3 突变相关的罕见的小儿急性粒细胞白血病中考察它们的活性是非常重要的。虽然对于 FLT3 抑制剂仍然没有定论，AML 早期化合物的失败让人想起早期黑色素瘤中 RAF 和 MEK 抑制剂的失败。总的来说，这些例子强调了使用优化的化合物来确证分子基础假说的重要性，并强调招募有相关分子病变的患者进入药物试验。

肾癌：mTOR 和 EGFR 抑制剂靶向肿瘤及宿主

本章中反复出现的主题是驱动激酶突变在指导激酶抑制剂发展中的关键作用。让人哭笑不得的是，在过去的 5 年，4 个激酶抑制剂被批准用于没有已知激酶突变的肾癌。肾癌中最常见的分子改变是 Von Hippel-Lindau（VHL）抑癌基因的功能丢失，导致低氧诱导因子[68]通路活化[72]。VHL 通常通过泛素蛋白酶体途径，降解低氧诱导因子（HIF）蛋白，由于 VHL 丢失，HIF1 和 HIF2 作为持续性激活转录因子，激活一批下游靶基因而发挥原癌基因的功能。下游的靶基因包括促血管生成因子 VEGF，由表达 HIF 的细胞分泌，促进肿瘤新生血管的发展与维持。肿瘤细胞中 HIF 介导的 VEGF 的分泌有可能可以解释肾透明细胞癌组织病理学上的高度血管变化。所有 3 个当前批准的血管生成抑制剂 [针对 VEGF 的单克隆抗体贝伐单抗（bevacizumab）、激酶抑制剂索拉非尼和针对其受体 VEGFR 的舒尼替尼] 在透明细胞肾癌中有单剂临床活性[73-75]。由于贝伐单抗对于 VEGF 的高度特异性，这种药物的活性可以解释为对抗血管生成的影响是毫无疑问的。相比之下，索拉非尼和舒尼替尼的脱靶活性包括在肾肿瘤细胞、基质和炎症细胞中表达的几个激酶（PDGFR、RAF、RET、FLT3 和其他）。有趣的是，贝伐单抗对肾癌的主要影响是使疾病病情稳定，而索拉非尼和舒尼替尼有确定的部分反应率。这就提出了一个问题，VEGFR 激酶抑制剂突出的抗肿瘤活性是否应归因于对其他激酶的共同抑制作用？然而，有更强的活性和高度选择性的下一代 VEGFR 抑制剂 [阿西替尼、帕唑替尼和替沃扎尼（tivozanib）] 的部分反应率同样高，加强了 VEGFR 作为肾癌的关键靶点的重要性[76-78]。帕唑替尼被批准用于晚期肾癌的治疗，而阿西替尼则被批准作为二线治疗药物。

两个哺乳动物雷帕霉素（mTOR）激酶的抑制剂（替西罗莫司和依维莫司）也被批准用于晚期肾细胞癌[79, 80]。替西罗莫司和依维莫司都被认为是雷帕霉素结构类似物（rapalogs），因为这两者都是天然产物西罗莫司（雷帕霉素）的化学衍生物。西罗莫司基于其对 T 细胞的免疫抑制特征，在 10 多年前就已经批准用于移植接受者，防止移植物排斥。西罗莫司也有很强的抗血管内皮细胞增殖效应，由于这个特性，被用于血管成形术后冲洗心脏支架，以防止冠状动脉再狭窄[81]。雷帕霉素结构类似物不同于本章中讨论的其他激酶抑制剂，雷帕霉素结构类似物通过构象变化机制而不是通过针对 mTOR 激酶结构域来抑制激酶活性。因为雷帕霉素结构类似物也抑制不同组织来源的癌细胞系的生长，所以启动了一些临床试验来研究它们在广泛的肿瘤类型中作为抗肿瘤药物的潜在作用。基于在Ⅰ期试验中几个不同肿瘤类型（包括肾癌）患者的反应，探索性的Ⅱ期试验在几种疾病中进行了研究。在Ⅱ期肾癌研究中观察到替西罗莫司的单剂活性[82]，然后在Ⅲ期试验中得到了证实[79]。在替西罗莫司之后开始的依维莫司的Ⅲ期试验是值得注意，因为在用 VEGFR 抑制剂索拉非尼或舒尼替尼治疗后疾病进展的患者使用舒尼替尼获得了临床效果[80]。

经验性临床开发雷帕霉素结构类似物的同时，不同实验室探索了癌细胞中 mTOR 依赖的分子基础。从生长因子受体和营养传感器的信号整合，mTOR 在这一复杂的网络中心行使功能，调节细胞生长和大小（图 6.2），一部分是通过调控具有复杂 5′ 端非翻译区的不同 mRNA 的蛋白质翻译。mTOR 存在于两个不同的复合物中，TORC1 和 TORC2。雷帕霉素结构类似物只是抑制 TORC1 复合物，这个复合物主要通过下游 S6K1/2 和 4EBP1/2 靶点的磷酸化来调节蛋白质的翻译[83]。TORC2 复合物通过调节丝氨酸残基 S473 磷酸化来促进 AKT 激活，且不受雷帕霉素结构类似物影响。

已经出现两种假说来解释雷帕霉素结构类似物在肾癌中的临床活性。这些化合物为

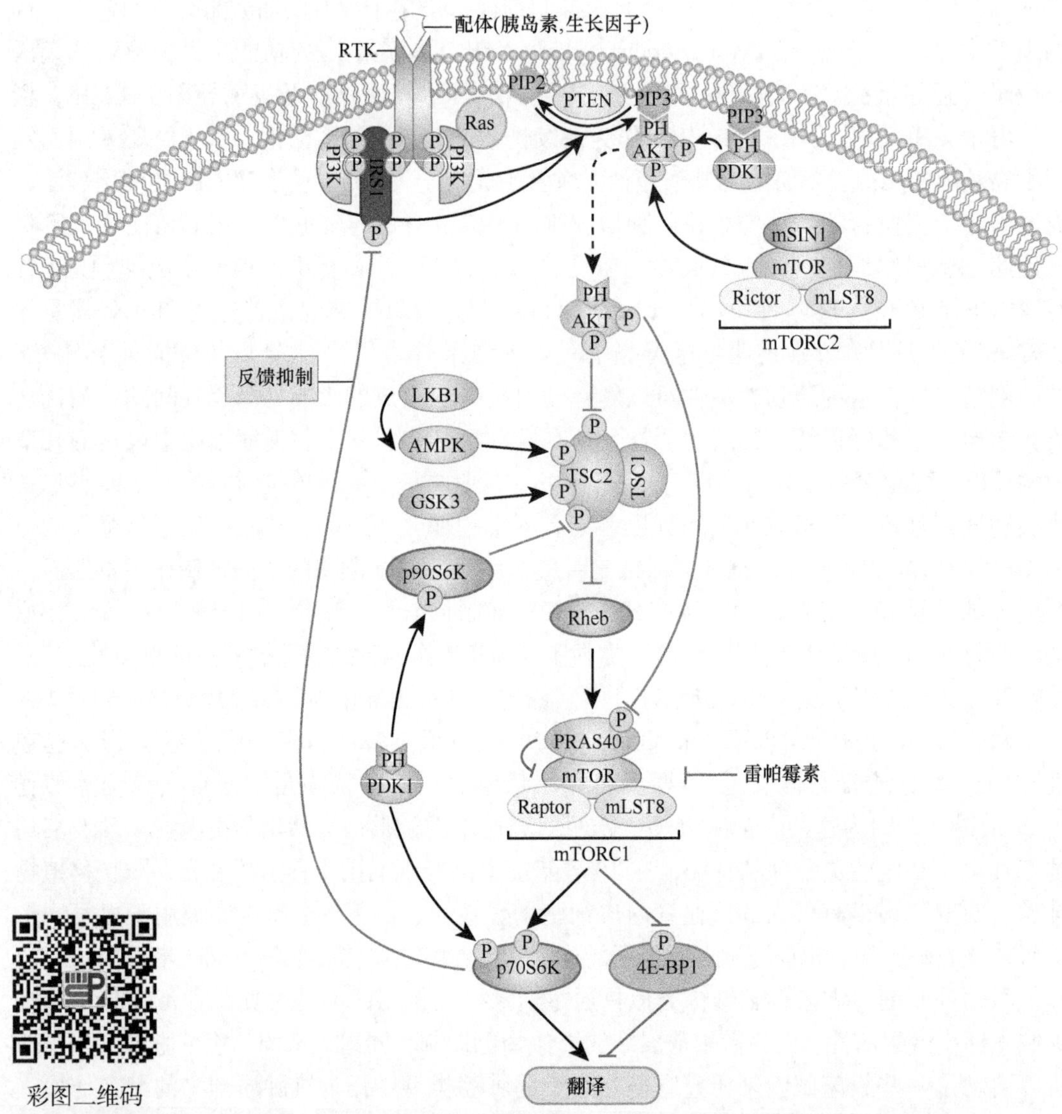

彩图二维码

图 6.2　磷脂酰肌醇 -3- 激酶（PI3K）途径的反馈抑制。活化的 AKT 通过哺乳动物雷帕霉素（mTOR）靶点调节细胞生长，是蛋白质合成和翻译的关键作用分子。mTOR 是两个不同的复合物的组成部分，称为 mTORC1（包含 mTOR、Raptor、mLST8、PRAS40）和 mTORC2（包含 mTOR、Rictor、mLST8 和 mSINI）。mTORC1 对雷帕霉素敏感，至少部分通过 p70S6K 及真核翻译起始因子 4E 结合蛋白 1（4E-BP1）控制蛋白质的合成和翻译。AKT 磷酸化并抑制结节性硬化症复合物 2（TSC2），导致 mTORC1 活性增强。AKT 还使 PRAS40 磷酸化，从而减轻 PRAS40 对 mTOR 和 mTORC1 复合物的抑制作用。mTORC2 和 3- 磷酸肌醇依赖性蛋白激酶（PDK1）分别使 AKT 的 Ser473 和 Thr308 磷酸化，使其充分活化。mTORC1 活化的 P70S6K 可以使胰岛素受体底物 1（IRS1）磷酸化而抑制 PI3K 活性。此外，PDK1 磷酸化，激活 P70S6K 和 P90S6K。后者已被证明能够直接使 TSC2 磷酸化而抑制其活性。相反，LKB1 活化 AMPK 和糖原合酶激酶 3（GSK3），通过将 TSC2 直接磷酸化而激活 TSC1/TSC2 复合物。因此，通过 PI3K 的信号，以及通过 LKB1 和 AMPK 的信号在 mTORC1 衔接。mTORC1 的抑制作用可导致胰岛素受体介导信号的增强，矛盾的是，PDK1 的抑制作用可能导致 mTORC1 的活化并可能促进肿瘤的生长［引自 From Daigle SR，Olhava EJ，Therkelsen CA，et al. Selective killing of mixed lineage leukemia cells by a potent small-molecule DOT1L inhibitor. Cancer Cell 2011；20（1）：53-65，经授权许可］

内皮细胞的抗增殖活性提示了一个抗血管生成机制，这与 VEGFR 抑制剂的临床活性一致。但是在实验室模型中，即使消除了对肿瘤血管生成的影响，雷帕霉素结构类似物也抑制肾癌细胞系的生长。有趣的是，HIF1/2 的 mRNAs 翻译被雷帕霉素结构类似物破坏，这种效应被认为是雷帕霉素结构类似物在肾癌异种移植模型中显示活性的主要机制[84]。正如 VEGFR 抑制剂，来自有反应和无反应患者肿瘤的详细分子注释将有利于揭示这些问题。

mTOR 抑制剂的其他适应证：乳腺癌和 TSC 突变型肿瘤

其他两个针对 mTOR 的适应证的出现都是基于实验室研究，但是完全来自于不同的角度。雌激素受体（ER）治疗乳腺癌的临床前研究表明，磷脂酰肌醇 -3- 激酶（PI3K）途径的激活可能是耐药机制的原因，并且可以通过联合 ER 相关药物和雷帕霉素结构类似物如依维莫司来克服这一耐药表现。证据表明，一些疾病进展期的女性在接受芳香化酶抑制剂来曲唑的同时加入依维莫司能够临床受益。已经启动了随机试验比较了依维莫司联合依西美坦和单独依西美坦（称为 BOLERO-2），或依维莫司联合他莫昔芬和单独他莫昔芬（称为 TAMRAD）。这两项研究证实，联合用药能够明显改善单一的芳香酶抑制剂治疗失败的转移性乳腺癌患者的进展时间，因而 FDA 批准了依维莫司 / 依西美坦的联合用药。 PI3K 途径和激素受体信号之间（ER 在乳腺癌，雄激素受体在前列腺癌）存在交互作用的证据为联合用药的临床获益提供了分子证据，目前正在转移性前列腺癌中进行研究。

然而，从结节性硬化症儿童遗传学出现了另一个雷帕霉素结构类似物治疗的指征，结节性硬化症由于结节性硬化复合物 1（TSC1）和 TSC2 的功能缺失性突变引起，TSC1 和 TSC2 编码蛋白错构瘤蛋白（hamartin）和结节蛋白（tuberin），作用于 mTOR 上游的 PI3K 信号通路。实验室研究表明，TSC1 或 TSC2 缺失的细胞对雷帕霉素结构类似物极其敏感，在结节性硬化症患者中的临床试验显示，28 个良性室管膜下巨细胞星形细胞瘤（SEGA）患者中 21 个出现了缩小[88]。TSC 缺失肿瘤对于 mTOR 的遗传学依赖在膀胱癌中也有发现。一个全面 DNA 测序的引人注目的例子可以帮助提供对罕见临床表型的认识，研究人员检测了膀胱癌依维莫司Ⅱ期临床试验中单个完全应答患者的肿瘤基因组，发现 TSC2 体细胞突变及第二个基因 NF2 的体细胞突变，NF2 也控制 mTOR 的激活。这里还有一些其他例子，在有良好反应的患者进行回顾性的基因组分析已引导国家努力捕捉这些病例，以及在相关肿瘤基因型的患者进行前瞻性临床试验而并不考虑肿瘤的组织学来源（称为篮子试验）。

目前还不清楚为什么雷帕霉素结构类似物在其他类型的肿瘤中失败。一个可能的解释是，PI3K 通路突变与其他减轻对雷帕霉素结构类似物灵敏度的通路的改变同时发生。另一种可能就是，由 mTOR 调节的抑制上游受体酪氨酸激酶信号的负反馈环中断。由于负反馈的丢失雷帕霉素结构类似物错误地通过 PI3K 增强上游信号。一个主要后果是 AKT 活化的增强，通过一系列信号通路下游底物增强细胞增殖与生存（除了 TORC1，雷帕霉素结构类似物能保持其抑制作用，图 6.2）。这个问题可以通过将雷帕霉素结构类似物与反馈环中的上游激酶抑制剂，如 HER 酶或 IGFR 相结合来克服，阻断雷帕霉素结构类似物对于 PI3K 活化的副作用[90]。

直接靶向 PI3K 通路

在 PI3K 通路中的基因（PIK3CA、PIK3R1、PTEN、AKT1 和其他）突变或拷贝数的改变（癌基因或抑癌基因的扩增或缺失）在癌症中是最常见的异常。因此，许多制药公司致力于开发针对 PI3K 通路中激酶的小分子抑制剂。PI3K、AKT 的抑制剂和针对 TORC1 和 TORC2 复合物的 mTOR 的 ATP 竞争性（不是构象变化的）抑制剂都在进行临床开发。整体来说，Ⅰ期临床试验已经证实可以高效靶向该通路，除了容易解决的在糖代谢方面的副作用（基于在胰岛素信号中 PI3K 信号的重要性，这个副作用能被预见），没有严重的毒性。不幸的是，尽管选择性 PI3Kα 抑制剂 BYL719 在 PIK3CA 基因突变的乳腺癌中的应用前景可观，至今没有证据表明这些药物具有显著的单剂临床活性[91]。

然而，PI3K 直接抑制剂首先被批准用于慢性淋巴细胞白血病及淋巴瘤，并不是基于肿瘤基因组学。正常和恶变的 B 细胞的增殖和存活都依赖于 PI3Kδ 和 Bruton 酪氨酸激酶（BTK），这些激酶的抑制剂可能在 B 细胞恶性肿瘤中具有广泛的活性。早些时候的抗 CD20 抗体利妥昔单抗在淋巴瘤的临床成功部分缓解了人们对于 PI3K 抑制剂对正常 B 细胞毒性的担忧，利妥昔单抗也能清除循环中的正常 B 细胞，但却无明显临床后遗症。第一个 PI3Kδ 抑制剂艾代拉利司（idelalisib）单药治疗惰性非霍奇金淋巴瘤及与利妥昔单抗联合用于复发的慢性淋巴细胞白血病均表现出令人印象深刻的活性。BTK 抑制剂伊鲁替尼通过相似的临床研发途径，目前被批准用于慢性淋巴细胞白血病及套细胞淋巴瘤的二线治疗。

激酶抑制剂的组合诱导反应和预防抵抗性

临床前研究表明，作为抗癌药物的激酶抑制剂的组合可以充分发挥其抗癌效力。最常见的原理是，针对在不同通路同时发生突变的问题，减轻对单一的驱动癌基因的依赖。最好的例子是在 RAS / MAP 激酶通路（RAS 或 BRAF 基因）和 PI3K 通路（PIK3CA 或 PTEN 基因）都有基因突变的癌症。在小鼠模型中，这种双重突变的肿瘤无法响应 AKT 抑制剂或 MEK 抑制剂的单剂治疗。然而，联合治疗可以引起肿瘤显著消退[94]。同样，KRAS 驱动的肺癌的遗传工程小鼠只对 PI3K 抑制剂和 MEK 抑制剂的联合治疗有响应[95]。迄今为止，不同的 PI3K 通路和 Ras / MAP 激酶通路抑制剂的联合治疗试验遭遇了挑战，因为连续合用 PI3K 和 RAS/MAP 激酶抑制剂产生了相关毒性。

在本章所讨论的许多类型肿瘤，确实对单剂激酶抑制剂治疗有反应，但是，尽管持续性地使用抑制剂治疗，仍然有复发。研究“获得性的”激酶抑制剂抵抗的原因揭示了两个主要的机制：①药物靶点的激酶结构域的新突变阻止了抑制作用；②由一个平行激酶通路激活绕过了驱动激酶信号。在这两种情况下，解决方案是联合治疗，以防止出现抗药性。这种联合用药的方法在 BCR-ABL 激酶结构域突变引起的对伊马替尼抵抗的慢性粒细胞白血病得到了证实[96, 97]。第二代 ABL 抑制剂达沙替尼和尼罗替尼对大多数伊马替尼抵抗的 BCR - ABL 突变型是有效的，最初是被批准为用于伊马替尼抵抗的慢性粒细胞白血病的单药治疗[98, 99]。最近，这两种药物已被证明在慢性粒细胞白血病的前期治疗优于伊马替尼，由于效能增加和获得性耐药的减少[100-102]。然而，有一种 BCR-ABL 突变称为 T315I，对所有这三种药物都有抗药性。第三代 ABL 激酶抑制剂普纳替尼（ponatinib）阻断 T315I，在 T315I 突变的 CML 患者的Ⅱ期临床试验中显示了活性[103]，从而被 FDA 批准上市。然而，严重的血管闭塞性事件，如脑卒中和心力衰竭等后续报道，导致其从市场撤出，随后批准在 T315I 突变的患者中限制性使用。类似的方法在其他疾病如表皮生长因子受体突变的肺癌中正在试验中，这些疾病对一线激酶抑制剂的获得性抵抗也与靶向激酶突变相关[104, 105]。不可逆的 EGFR 抑制剂如 CO-1686 和 AZD9291 已经被报道有良好的临床结果。

临床开发激酶抑制剂合用以防止产生获得性耐药相对比较简单。由于一线药物已经获得批准，决定药物组合成功的标准是改善反应的持续时间。当两种实验性化合物连用，它们都未显示明显的单剂活性（如 PI3K 通路抑制剂和 MEK 抑制剂）时，情况会更复杂。旧的指南要求四臂研究，即比较每一个单一的药物与组合及对照组，才能获得药物组合的批准。这种设计可能使药物研发者及患者失去信心而不愿意进入试验，因为它需要大的样本量，FDA 已经就联合用药发布了新的指南，需要双臂配准研究比较联合用药和常规治疗（http://www.fda.gov/downloads/Drugs/GuidanceComplianceRegulatoryInformation/Guidances/UCM236669.pdf）。为了将两种药物安全组合，一个更具挑战性的问题可能是剂量和方案的优化。正如几十年前化疗联合的发展，选择没有重叠毒性的化合物，以达到每种药物的足够剂量是很重要的。

对未来的思考：激酶抑制剂在癌症医学中的作用

基因组学在预测激酶抑制剂治疗反应中的作用，现在是无可辩驳的。由于激酶驱动突变的数量继续增长，该领域有可能会偏离目前针对每种药物的辅助诊断策略。而且，考察每一种肿瘤的数百个潜在癌症突变的综合性基因突变谱平台，更可能成为诊断平台。“有作用的”突变（这意味着临床试验数据支持一个突变的存在就决定了治疗）数目是很少的，但毫无疑问这个数字将增长。此外，很明显，许多患者有罕见的基因突变（组织学肿瘤类型被定义为罕见），但在理论上是“有作用的”。因为这些例子都不太可能在临床试验进行正式评估，很多中心都开放了篮子试验（仅根据突变状态来获得资格）来捕获这些病例，已有报道获得了巨大的成功。

必须投入更多的精力去制订激酶抑制剂治疗的剂量和方案，以最大限度地提高疗效和降低毒性。迄今为止，所有的激酶抑制剂的开发都基于一种假设，这种假设认为发挥效率是需要对靶标 24/7 的覆盖。因此，大多数化合物进行了优化，使其有很长的血清半衰期（12 ～ 24 小时）。根据每日用药的最大耐受剂量选定Ⅱ期试验的剂量。但最近 ABL 抑制剂达沙替尼在慢性粒细胞白血病的临床试验表明，可用间歇疗法实现抗肿瘤活性[106]。通过间歇给予更大剂量，可以实现更高的最大药物浓度，获得等价且可能更优的疗效[107]。在 EGFR 突变的肺癌，EGFR 抑制剂的实验室研究中观察到了类似的结果。临床上需要对靶标抑制剂自动地、定量地分析来加速这一领域的发展。

虽然本章的重点是激酶抑制剂，在这里发展的主题观念也广泛适用于其他癌症的靶标抑制剂。G 蛋白偶联受体 SMO 抑制剂在转移性基底细胞癌或髓母细胞瘤患者的应用证明驱动突变假说延伸到了激酶抑制剂以外。SMO 是一个 hedgehog 信号通路的组成部分，由于 hedeghog 配体结合受体 Patched-1 基因突变在基底细胞癌和髓母细胞瘤部分患者引起 hedeghog 通路组成性激活。SMO 抑制剂 GDC-0449 治疗在携带 Patched-1 基因突变的基底细胞癌和髓母细胞瘤患者中产生了令人印象深刻的反应[108, 109]，获得了 FDA 的批准。癌症基因组测序产生了其他新的癌症靶标。三羧酸循环酶异柠檬酸脱氢酶（IDH1/2）的体细胞突变在胶质母细胞瘤、AML、软骨肉瘤和胆管癌的患者中被发现[110-112]。第一个 IDH2 抑制剂治疗白血病患者已进入临床试验。酶的突变涉及染色质重塑，如组蛋白甲基转移酶 EZH2，在淋巴瘤已有报道，并促使了 EZH2 抑制剂的开发[113, 114]。另一个维持混合谱系白血病（MLL）融合蛋白所必需的蛋白甲基转移酶 DOT1L[115, 116]，其抑制剂目前也进入了临床开发。激酶抑制剂只是通过对癌细胞分子基础的认识迎来的第一波分子靶向药，后续还将有更多。

（周 文 李 征）

参考文献

1. Sawyers CL. Shifting paradigms: the seeds of oncogene addiction. *Nat Med* 2009;15(10):1158-1161.
2. Weinstein IB. Cancer. Addiction to oncogenes—the Achilles heal of cancer. *Science* 2002;297(5578):63-64.
3. Druker BJ, Talpaz M, Resta DJ, et al., Efficacy and safety of a specific inhibitor of the BCR-ABL tyrosine kinase in chronic myeloid leukemia. *N Engl J Med* 2001;344(14):1031-1037.
4. Hirota S, Isozaki K, Moriyama Y, et al. Gain-of-function mutations of c-kit in human gastrointestinal stromal tumors. *Science* 1998;279(5350):577-580.
5. Heinrich MC, Corless CL, Duensing A, et al. PDGFRA activating mutations in gastrointestinal stromal tumors. *Science* 2003;299(5607):708-710.
6. Demetri GD, von Mehren M, Blanke CD, et al. Efficacy and safety of imatinib mesylate in advanced gastrointestinal stromal tumors. *N Engl J Med* 2002;347(7):472-480.
7. Geyer CE, Forster J, Lindquist D, et al. Lapatinib plus capecitabine for HER2-positive advanced breast cancer. *N Engl J Med* 2006;355(26):2733-2743.
8. Kris MG, Natale RB, Herbst RS, et al. Efficacy of gefitinib, an inhibitor of the epidermal growth factor receptor tyrosine kinase, in symptomatic patients with non-small cell lung cancer: a randomized trial. *JAMA* 2003;290(16):2149-2158.
9. Miller VA, Kris MG, Shah N, et al. Bronchioloalveolar pathologic subtype and smoking history predict sensitivity to gefitinib in advanced non-small-cell lung cancer. *J Clin Oncol* 2004;22(6):1103-1109.
10. Paez JG, Jänne PA, Lee JC, et al. EGFR mutations in lung cancer: correlation with clinical response to gefitinib therapy. *Science* 2004;304(5676):1497-1500.
11. Lynch TJ, Bell DW, Sordella R, et al. Activating mutations in the epidermal growth factor receptor underlying responsiveness of non-small-cell lung cancer to gefitinib. *N Engl J Med* 2004;350(21):2129-2139.
12. Pao W, Miller V, Zakowski M, et al. EGF receptor gene mutations are common in lung cancers from "never smokers" and are associated with sensitivity of tumors to gefitinib and erlotinib. *Proc Natl Acad Sci U S A* 2004;101(36):13306-13311.
13. Cohen MH, Williams GA, Sridhara R, et al. FDA drug approval summary: gefitinib (ZD1839) (Iressa) tablets. *Oncologist* 2003;8(4):303-306.

14. Shepherd FA, Rodrigues Pereira J, Ciuleanu T, et al. Erlotinib in previously treated non-small-cell lung cancer. *N Engl J Med* 2005;353(2):123-132.
15. Thatcher N, Chang A, Parikh P, et al. Gefitinib plus best supportive care in previously treated patients with refractory advanced non-small-cell lung cancer: results from a randomised, placebo-controlled, multicentre study (Iressa Survival Evaluation in Lung Cancer). *Lancet* 2005;366(9496):1527-1537.
16. Herbst RS, Giaccone G, Schiller JH, et al. Gefitinib in combination with paclitaxel and carboplatin in advanced non-smallcell lung cancer: a phase III trial—INTACT 2. *J Clin Oncol* 2004;22(5):785-794.
17. Giaccone G, Herbst RS, Manegold C, et al. Gefitinib in combination with gemcitabine and cisplatin in advanced nonsmallcell lung cancer: a phase III trial—INTACT 1. *J Clin Oncol* 2004;22(5):777-784.
18. Herbst RS, Prager D, Hermann R, et al. TRIBUTE: a phase III trial of erlotinib hydrochloride (OSI-774) combined with carboplatin and paclitaxel chemotherapy in advanced nonsmallcell lung cancer. *J Clin Oncol* 2005;23(25):5892-5899.
19. Tsao MS, Sakurada A, Cutz JC, et al. Erlotinib in lung cancer - molecular and clinical predictors of outcome. *N Engl J Med* 2005;353(2):133-144.
20. Mok TS, Wu YL, Thongprasert S, et al. Gefitinib or carboplatinpaclitaxel in pulmonary adenocarcinoma. *N Engl J Med* 2009;361(10):947-957.
21. Schaller JL, Burkland GA. Case report: rapid and complete control of idiopathic hypereosinophilia with imatinib mesylate. *MedGenMed* 2001;3(5):9.
22. Ault P, Cortes J, Koller C, et al. Response of idiopathic hypereosinophilic syndrome to treatment with imatinib mesylate. *Leuk Res* 2002;26(9):881-884.
23. Cools J, DeAngelo DJ, Gotlib J, et al. A tyrosine kinase created by fusion of the PDGFRA and FIP1L1 genes as a therapeutic target of imatinib in idiopathic hypereosinophilic syndrome. *N Engl J Med* 2003;348(13):1201-1214.
24. Golub TR, Barker GF, Lovett M, et al. Fusion of PDGF receptor beta to a novel ets-like gene, tel, in chronic myelomonocytic leukemia with t(5;12) chromosomal translocation. *Cell* 1994;77(2):307-316.
25. Apperley JF, Gardembas M, Melo JV, et al. Response to imatinib mesylate in patients with chronic myeloproliferative diseases with rearrangements of the platelet-derived growth factor receptor beta. *N Engl J Med* 2002;347(7):481-487.
26. Rutkowski P, Van Glabbeke M, Rankin CJ, et al. Imatinib mesylate in advanced dermatofibrosarcoma protuberans: pooled analysis of two phase II clinical trials. *J Clin Oncol* 2010; 28(10):1772-1779.
27. Davies H, Bignell GR, Cox C, et al. Mutations of the BRAF gene in human cancer. *Nature* 2002;417(6892):949-954.
28. Baxter EJ, Scott LM, Campbell PJ, et al. Acquired mutation of the tyrosine kinase JAK2 in human myeloproliferative disorders. *Lancet* 2005;365(9464):1054-1061.
29. James C, Ugo V, Le Couédic JP, et al. A unique clonal JAK2 mutation leading to constitutive signalling causes polycythaemia vera. *Nature* 2005;434(7037):1144-1148.
30. Levine RL, Wadleigh M, Cools J, et al. Activating mutation in the tyrosine kinase JAK2 in polycythemia vera, essential thrombocythemia, and myeloid metaplasia with myelofibrosis. *Cancer Cell* 2005;7(4):387-397.
31. Samuels Y, Wang Z, Bardellli A, et al. High frequency of mutations of the PIK3CA gene in human cancers. *Science* 2004;304(5670):554.
32. International Cancer Genome Consortium, Hudson TJ, Anderson W, et al. International network of cancer genome projects. *Nature* 2010;464(7291):993-998.
33. Vogelstein B, Papadopoulos N, Velculescu VE, et al. Cancer genome landscapes. *Science* 2013;339(6127):1546-1558.
34. Lawrence MS, Stojanov P, Mermel CH, et al. Discovery and saturation analysis of cancer genes across 21 tumour types. *Nature* 2014;505(7484):495-501.
35. Eisen T, Ahmad T, Flaherty KT, et al. Sorafenib in advanced melanoma: a Phase II randomised

discontinuation trial analysis. *Br J Cancer* 2006;95(5):581-586.
36. Solit DB, Garraway LA, Pratilas CA, et al. BRAF mutation predicts sensitivity to MEK inhibition. *Nature* 2006;439(7074):358-362.
37. McDermott U, Sharma SV, Dowell L, et al. Identification of genotype-correlated sensitivity to selective kinase inhibitors by using high-throughput tumor cell line profiling. *Proc Natl Acad Sci U S A* 2007;104(50):19936-19941.
38. Pratilas CA, Taylor BS, Ye Q, et al. (V600E)BRAF is associated with disabled feedback inhibition of RAF-MEK signaling and elevated transcriptional output of the pathway. *Proc Natl Acad Sci U S A* 2009;106(11):4519-4524.
39. LoRusso PM, Krishnamurthi SS, Rinehart JJ, et al. Phase I pharmacokinetic and pharmacodynamic study of the oral MAPK/ERK kinase inhibitor PD-0325901 in patients with advanced cancers. *Clin Cancer Res* 2010;16(6):1924-1937.
40. Adjei AA, Cohen RB, Franklin W, et al. Phase I pharmacokinetic and pharmacodynamic study of the oral, small- molecule mitogen-activated protein kinase kinase 1/2 inhibitor AZD6244 (ARRY-142886) in patients with advanced cancers. *J Clin Oncol* 2008;26(13):2139-2146.
41. Dummer R, Chapman PB, Sosman JA, et al. AZD6244 (ARRY-142886) vs temozolomide (TMZ) in patients (pts) with advanced melanoma: An open-label, randomized, multicenter, phase II study. *J Clin Oncol* 2008;26(May 20 suppl):9033.
42. Flaherty KT, Robert C, Hersey P, et al. Improved survival with MEK inhibition in BRAF-mutated melanoma. *N Engl J Med* 2012;367(2):107-114.
43. Joseph EW, Pratillas CA, Poulikakos PI, et al. The RAF inhibitor PLX4032 inhibits ERK signaling and tumor cell proliferation in a V600E BRAF-selective manner. *Proc Natl Acad Sci U S A* 2010;107(33):14903-14908.
44. Flaherty K, Puzanov I, Sosman J, et al. Phase I study of PLX4032: proof of concept for V600E BRAF mutation as a therapeutic target in human cancer. *J Clin Oncol* 2009;27(15s):abstract 9000.
45. Flaherty KT, Puzanov I, Kim KB, et al. Inhibition of mutated, activated BRAF in metastatic melanoma. *N Engl J Med* 2010;363(9):809-819.
46. Bollag G, Hirth P, Tsai J, et al. Clinical efficacy of a RAF inhibitor needs broad target blockade in BRAF-mutant melanoma. *Nature* 2010;467(7315):596-599.
47. Hauschild A, Grob JJ, Demidov LV, et al. Dabrafenib in BRAF mutated metastatic melanoma: a multicentre, open-label, phase 3 randomised controlled trial. *Lancet* 2012;380(9839):358-365.
48. Kwak EL, Camidge DR, Clark J, et al. Clinical activity observed in a phase I dose escalation trial of an oral c-MET and ALK inhibitor, PF-02341066. *J Clin Oncol* 2009;27(Suppl):148s.
49. Morris SW, Kirstein MN, Valentine MB, et al. Fusion of a kinase gene, ALK, to a nucleolar protein gene, NPM, in nonHodgkin's lymphoma. *Science* 1994;263(5151):1281-1284.
50. Soda M, Choi YL, Enomoto M, et al. Identification of the transforming EML4-ALK fusion gene in non-small-cell lung cancer. *Nature* 2007;448(7153):561-566.
51. Bang Y, Kwak EL, Shaw AT, et al. Clinical activity of the oral ALK inhibitor PF-02341066 in ALK-positive patients with nonsmall cell lung cancer (NSCLC). *J Clin Oncol* 2010;28:18s.
52. Shaw AT, Kim DW, Nakagawa K, et al. Crizotinib versus chemotherapy in advanced ALK-positive lung cancer. *N Engl J Med* 2013;368(25):2385-2394.
53. Chen Y, Takita J, Choi YL, et al. Oncogenic mutations of ALK kinase in neuroblastoma. *Nature* 2008;455(7215):971-974.
54. Sirvent N,Hawkins AL, Moeglin D, et al. ALK probe rearrangement in a t(2;11;2)(p23;p15;q31) translocation found in a prenatal myofibroblastic fibrous lesion: toward a molecular definition of an inflammatory myofibroblastic tumor family? *Genes Chromosomes Cancer* 2001;31(1):85-90.
55. Fagin JA, Mitsiades N. Molecular pathology of thyroid cancer: diagnostic and clinical implications. *Best Pract Res Clin Endocrinol Metab* 2008;22(6):955-969.

56. Wells SA Jr, Gosnell JE, Gagel RF, et al. Vandetanib for the treatment of patients with locally advanced or metastatic hereditary medullary thyroid cancer. *J Clin Oncol* 28(5):767-772.
57. Lam ET, Ringel MD, Kloos RT, et al. Phase II clinical trial of sorafenib in metastatic medullary thyroid cancer. J *Clin Oncol* 28(14):2323-2330.
58. Kloos RT, Ringel MD, Knopp MV, et al. Phase II trial of sorafenib in metastatic thyroid cancer. *J Clin Oncol* 2009;27(10): 1675-1684.
59. Schlumberger MJ, Elisei R, Bastholt L, et al. Phase II study of safety and efficacy of motesanib in patients with progressive or symptomatic, advanced or metastatic medullary thyroid cancer. *J Clin Oncol* 2009;27(23):3794-3801.
60. Kurzrock R, Cohen EE, Sherman SI, et al. Long-term results in a cohort of medullary thyroid cancer (MTC) patients (pts) in a phase I study of XL184 (BMS 907351), an oral inhibitor of MET, VEGFR2, and RET. *J Clin Oncol* 2010;28(Suppl):15s.
61. Wells SA Jr, Robinson BG, Gagel RF, et al. Vandetanib in patients with locally advanced or metastatic medullary thyroid cancer: a randomized, double-blind phase III trial. *J Clin Oncol* 2012;30(2):134-141.
62. Elisei R, Schlumberger MJ, Müller SP, et al. Cabozantinib in progressive medullary thyroid cancer. *J Clin Oncol* 2013;31(29):3639-3646.
63. Sawyers CL. Finding the next Gleevec: FLT3 targeted kinase inhibitor therapy for acute myeloid leukemia. *Cancer Cell* 2002;1(5):413-415.
64. Kelly LM, Qing L, Jeffery L, et al. FLT3 internal tandem duplication mutations associated with human acute myeloid leukemias induce myeloproliferative disease in a murine bone marrow transplant model. *Blood* 2002;99(1):310-318.
65. Stone RM, DeAngelo DJ, Klimek V, et al. Patients with acute myeloid leukemia and an activating mutation in FLT3 respond to a small-molecule FLT3 tyrosine kinase inhibitor, PKC412. *Blood* 2005;105(1):54-60.
66. Knapper S, Burnett AK, Littlewood T, et al. A phase 2 trial of the FLT3 inhibitor lestaurtinib (CEP701) as first-line treatment for older patients with acute myeloid leukemia not considered fit for intensive chemotherapy. *Blood* 2006; 108(10):3262-3270.
67. Fiedler W, Serve H, Döhner H, et al. A phase 1 study of SU11248 in the treatment of patients with refractory or resistant acute myeloid leukemia (AML) or not amenable to conventional therapy for the disease. *Blood* 2005;105(3):986-993.
68. Stone RM, Fischer T, Paquette R, et al. A Phase 1b study of midostaurin (PKC412) in combination with daunorubicin and cytarabine induction and high-dose cytarabine consolidation in patients under age 61 with newly diagnosed de novo acute myeloid leukemia: overall survival of patients whose blasts have FLT3 mutations is similar to those with wild-type FLT3. Paper presented at: 2009 American Society of Hematology Annual Meeting; 2009; New Orleans, LA.
69. Zarrinkar PP, Gunawardane RN, Cramer MD, et al. AC220 is a uniquely potent and selective inhibitor of FLT3 for the treatment of acute myeloid leukemia (AML). *Blood* 2009; 114(14):2984-2992.
70. Cortes J, et al. AC220, a potent, selective, second generation FLT3 receptor tyrosine kinase (RTK) inhibitor, in a first-inhuman (FIH) phase 1 AML study. Paper presented at: 2009 American Society of Hematology Annual Meeting; 2009;New Orleans, LA.
71. Smith CC, Wang Q, Chin CS, et al. Validation of ITD mutations in FLT3 as a therapeutic target in human acute myeloid leukaemia. *Nature* 2012;485(7397):260-263.
72. Kaelin WG Jr. The von Hippel-Lindau tumour suppressor protein: O_2 sensing and cancer. *Nat Rev Cancer* 2008; 8(11):865-873.
73. Yang JC, Haworth L, Sherry RM, et al. A randomized trial of bevacizumab, an anti-vascular endothelial growth factor antibody, for metastatic renal cancer. *N Engl J Med* 2003; 349(5):427-434.
74. Escudier B, Eisen T, Stadler WM, et al. Sorafenib in advanced clear-cell renal-cell carcinoma. *N Engl J Med* 2007; 356(2):125-134.

75. Motzer RJ, Hutson TE, Tomczak P, et al. Sunitinib versus interferon alfa in metastatic renal-cell carcinoma. *N Engl J Med* 2007;356(2):115-124.
76. Rini BI, Wilding G, Hudes G, et al. Phase II study of axitinib in sorafenib-refractory metastatic renal cell carcinoma. *J Clin Oncol* 2009;27(27):4462-4468.
77. Sonpavde G, Hutson TE, Sternberg CN. Pazopanib, a potent orally administered small-molecule multitargeted tyrosine kinase inhibitor for renal cell carcinoma. *Expert Opin Investig Drugs* 2008;17(2):253-261.
78. Bhargava P, Esteves B, Al-Adhami M, et al. Activity of tivozanib (AV-951) in patients with renal cell carcinoma (RCC): Subgroup analysis from a phase II randomized discontinuation trial (RDT). *J Clin Oncol* 2010;28(suppl):15s.
79. Hudes G, Carducci M, Tomczak P, et al. Temsirolimus, interferon alfa, or both for advanced renal-cell carcinoma. *N Engl J Med* 2007;356(22):2271-2281.
80. Motzer RJ, Escudier B, Oudard S, et al. Efficacy of everolimus in advanced renal cell carcinoma: a double-blind, randomised, placebo-controlled phase III trial. *Lancet* 2008;372(9637):449-456.
81. McKeage K, Murdoch D, Goa FL. The sirolimus-eluting stent: a review of its use in the treatment of coronary artery disease. *Am J Cardiovasc Drugs* 2003;3(3):211-230.
82. Atkins MB, Hidalgo M, Stadler WM, et al. Randomized phase II study of multiple dose levels of CCI-779, a novel mammalian target of rapamycin kinase inhibitor, in patients with advanced refractory renal cell carcinoma. *J Clin Oncol* 2004;22(5):909-918.
83. Guertin DA, Sabatini DM. Defining the role of mTOR in cancer. *Cancer Cell* 2007;12(1):9-22.
84. Thomas GV, Tran C, Mellinghoff IK, et al. Hypoxia-inducible factor determines sensitivity to inhibitors of mTOR in kidney cancer. *Nat Med* 2006;12(1):122-127.
85. Bachelot T, Bourgier C, Cropet C, et al. Randomized phase II trial of everolimus in combination with tamoxifen in patients with hormone receptor-positive, human epidermal growth factor receptor 2-negative metastatic breast cancer with prior exposure to aromatase inhibitors: a GINECO study. *J Clin Oncol* 2012;30(22):2718-2724.
86. Baselga J, Campone M, Piccart M, et al. Everolimus in postmenopausal hormone-receptor-positive advanced breast cancer. *N Engl J Med* 2012;366(6):520-529.
87. Carver BS, Chapinski C, Wongvipat J, et al. Reciprocal feedback regulation of PI3K and androgen receptor signaling in PTEN deficient prostate cancer. *Cancer Cell* 2011;19(5):575-586.
88. Krueger DA, Care MM, Holland K, et al. Everolimus for subependymal giant-cell astrocytomas in tuberous sclerosis. *N Engl J Med* 2010;363(19):1801-1811.
89. Iyer G, Hanrahan AL, Milowsky MI, et al. Genome sequencing identifies a basis for everolimus sensitivity. *Science* 2012;338(6104):221.
90. O'Reilly KE, Rojo F, She QB, et al. mTOR inhibition induces upstream receptor tyrosine kinase signaling and activates Akt. *Cancer Res* 2006;66(3):1500-1508.
91. Gonzalez-Angulo AM, Juric D, Argilis G, et al. Safety, pharmacokinetics, and preliminary activity of the alpha-specific P13K inhibitor BYL719: results from the first-in-human study. *J Clin Oncol* 2013;31(15 Suppl):2531.
92. Byrd JC, Furman RR, Coutre SE, et al. Targeting BTK with ibrutinib in relapsed chronic lymphocytic leukemia. *N Engl J Med* 2013;369(1):32-42.
93. Wang ML, Rule S, Martin P, et al. Targeting BTK with ibrutinib in relapsed or refractory mantle-cell lymphoma. *N Engl J Med* 2013;369(6):507-516.
94. She QB, Halilovic E, Ye Q, et al. 4E-BP1 is a key effector of the oncogenic activation of the AKT and ERK signaling pathways that integrates their function in tumors. *Cancer Cell* 18(1):39-51.
95. Engelman JA, Chen L, Tan X, et al. Effective use of PI3K and MEK inhibitors to treat mutant Kras G12D and PIK3CA H1047R murine lung cancers. *Nat Med* 2008;14(12):1351-1356.
96. Gorre ME, Mohammed M, Ellwood K, et al. Clinical resistance to STI-571 cancer therapy caused by BCR-

ABL gene mutation or amplifi cation. *Science* 2001;293(5531):876-880.

97. Shah NP, Nicoll JM, Nagar B, et al. Multiple BCR-ABL kinase domain mutations confer polyclonal resistance to the tyrosine kinase inhibitor imatinib (STI571) in chronic phase and blast crisis chronic myeloid leukemia. *Cancer Cell* 2002;2(2):117-125.
98. Shah NP, Tran C, Lee FY, et al. Overriding imatinib resistance with a novel ABL kinase inhibitor. *Science* 2004;305(5682): 399-401.
99. Talpaz M, Shah NP, Kantarjian H, et al. Dasatinib in imatinib resistant Philadelphia chromosome-positive leukemias. *N Engl J Med* 2006;354(24):2531-2541.
100. Kantarjian H, Shah NP, Hochhaus A, et al. Dasatinib versus imatinib in newly diagnosed chronic-phase chronic myeloid leukemia. *N Engl J Med* 2010;362(24):2260-2270.
101. Sawyers CL. Even better kinase inhibitors for chronic myeloid leukemia. *N Engl J Med* 2010;362(24): 2314-2315.
102. Saglio G, Kim DW, Issaragrisil S, et al. Nilotinib versus imatinib for newly diagnosed chronic myeloid leukemia. *N Engl J Med* 362(24):2251-2259.
103. Cortes JE, Kim DW, Pinilla-Ibarz J, et al. A phase 2 trial of ponatinib in Philadelphia chromosome-positive leukemias. *N Engl J Med* 2013;369(19):1783-1796.
104. Pao W, Miller VA, Politi KA, et al. Acquired resistance of lung adenocarcinomas to gefitinib or erlotinib is associated with a second mutation in the EGFR kinase domain. *PLoS Med* 2005;2(3):e73.
105. Antonescu CR, Besmer P, Guo T, et al. Acquired resistance to imatinib in gastrointestinal stromal tumor occurs through secondary gene mutation. *Clin Cancer Res* 2005;11(11):4182-4190.
106. Shah NP, Kantarjian HM, Kim DW, et al. Intermittent target I nhibition with dasatinib 100 mg once daily preserves efficacyand improves tolerability in imatinib-resistant and-intolerant chronic-phase chronic myeloid leukemia. *J Clin Oncol* 2008;26(19):3204-3212.
107. Shah NP, Kasap C, Weier C, et al. Transient potent BCR-ABL inhibition is sufficient to commit chronic myeloid leukemia cells irreversibly to apoptosis. *Cancer Cell* 2008;14(6):485-493.
108. Von Hoff DD, LoRusso PM, Rudin CM, et al. Inhibition of the hedgehog pathway in advanced basal-cell carcinoma. *N Engl J Med* 2009;361(12):1164-1172.
109. Rudin CM, Hann CL, Laterra J, et al. Treatment of medulloblastoma with hedgehog pathway inhibitor GDC-0449.*N Engl J Med* 2009;361(12):1173-1178.
110. Parsons DW, Jones S, Zhang X, et al. An integrated genomic analysis of human glioblastoma multiforme. *Science* 2008; 321(5897):1807-1812.
111. Mardis ER, Ding L, Dooling DJ, et al. Recurring mutations found by sequencing an acute myeloid leukemia genome. *N Engl J Med* 2009;361(11):1058-1066.
112. Ward PS, Patel J, Wise DR, et al. The common feature of leukemia-associated IDH1 and IDH2 mutations is a neomorphic enzyme activity converting alpha-ketoglutarate to 2-hydroxyglutarate. *Cancer Cell* 2010;17(3):225-234.
113. McCabe MT, Ott HM, Ganji G, et al. EZH2 inhibition as a therapeutic strategy for lymphoma with EZH2-activating mutations. *Nature* 2012;492(7427):108-112.
114. Morin RD, Johnson NA, Severson TM, et al. Somatic mutations altering EZH2 (Tyr641) in follicular and diffuse large B-cell lymphomas of germinal-center origin. *Nat Genet* 2010;42(2):181-185.
115. Bernt KM, Zhu N, Sinha AU, et al. MLL-rearranged leukemia is dependent on aberrant H3K79 methylation by DOT1L. *Cancer Cell* 2011;20(1):66-78.
116. Daigle SR, Olhava EJ, Therkelsen CA, et al. Selective killing of mixed lineage leukemia cells by a potent small-molecule DOT1L inhibitor. *Cancer Cell* 2011;20(1):53-65.

第七章　抗血管生成制剂

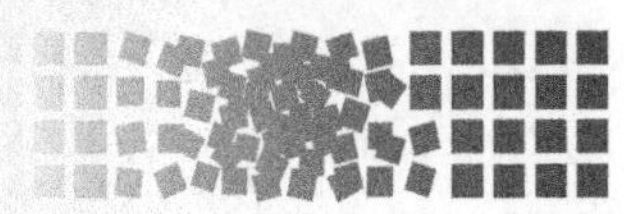

Cindy H. Chau, William Douglas Figg, Sr.

引言

血管是肿瘤生长和转移中不可缺少的部分。血管生成是指在已有的脉管系统基础上形成新的血管网络，是肿瘤发展的重要标志之一[1]。事实上，早在70年前就已经提出肿瘤源性因子促进新的血管形成这一理论[2]，认为肿瘤的生长根本上依赖血管诱导和新生血管的供应[3]。20世纪60年代，Judah Folkman博士和他的同事已经开始寻找肿瘤血管生成因子[4]。在1971年一个里程碑式的报告中，Folkman[5]提出通过对血管生成的抑制从而达到肿瘤处于非血管化的休眠状态是一种有效治疗人类癌症的策略，因此奠定了研发抗血管生成剂的理论基础。在接下来的几十年里，该理论促进了血管生成因子、血管生成调节因子及抗血管生成分子的筛选，并为血管生成作为治疗癌症和其他疾病的一个重要的治疗靶点提供线索。

第一个抗血管生成药物贝伐单抗审批通过已经过去10年了。尽管最初的结果认为该药是非常有前途的，然而临床证据表明抗血管生成治疗也有一定的局限性。成功开发与临床转化此类新型药物主要取决于对血管生成的生物学和调节血管生成过程的调节蛋白的透彻理解，在本书的另一个部分对这个主题有更详细的讨论。本章将简要回顾肿瘤血管生成的机制，随后将深入讨论抗血管生成治疗，肿瘤血管生成抑制剂的作用方式和这种治疗方式的成功经验与挑战。

血管生成过程

血管生成开关和调节蛋白

肿瘤的发生和发展依赖于血管生成。新生血管被招募到肿瘤部位是输送肿瘤生长所需营养和氧气及排出废物所必需的。在肿瘤发生的早期，肿瘤细胞即促进血管生成，始于释放分子，向周围的正常宿主组织发送信号和趋化微血管内皮细胞（EC）向血管生成刺激部位的迁移。这些血管生成因子不仅介导内皮细胞的迁移，而且在发生血管生成表型转换的肿瘤中介导内皮细胞的增殖和微血管形成[7]。转基因小鼠（RIP-Tag模型）中胰岛增生从小的（＜1mm）、白色的休眠肿瘤到红色、迅速生长的肿瘤，证实了血管生成转换[7]。休眠肿瘤发现于非肿瘤死亡的尸检患者。这些尸检研究表明，绝大多数微小的原位癌在正常生命周期中并未转换为血管生成的表型[8]。这些初期的肿瘤通常没有新生血管，可以在宿主中作为处于休眠状态的微小病灶保持无危害状态很长时间[9, 10]。这些无血管的肿瘤生长不会超过最初的微观尺寸，临床上不能形成可检测到的致命肿瘤，直到它们通过新生血管和血管共择转换到血管生成表型[11-14]。根据肿瘤类型和肿瘤微环境，这种转换可以发生在肿瘤进展的不同阶段，并最终取决于正、负调节因子的平衡。因此，血管生成表型可能是由于肿瘤细胞分泌的生长因子和（或）负调控因子的下调。

血管生成平衡的变化影响激活分子和抑制分子的水平从而决定 EC 是在静止还是血管生成状态。通常情况下，抑制分子占主导地位，从而抑制生长。一旦平衡转换成有利于血管生成的状态，促血管生成因子就会促进血管 EC 的活化、生长和分裂，导致新生血管的形成。激活的 EC 产生和释放基质金属蛋白酶（MMP），进入周围组织，分解细胞外基质，从而使 EC 迁移和驱使自己进入空心管，最终演变成一个成熟的血管网络。促血管生成因子或血管生成正调控因子包括血管内皮生长因子（VEGF）、基础成纤维细胞生长因子（PLGF）、血小板源性生长因子（PDGF）、胎盘生长因子、转化生长因子 -β、多效蛋白（pleiotrophin）等其他因子[15]。肿瘤相关缺氧条件激活的缺氧诱导因子 1（HIF-1）也参与了多种血管因子的上调[16]。血管生成的转换，也涉及血管生成抑制蛋白的下调，其中包括内皮抑素、血管抑素、凝血酶敏感蛋白等[17, 18]。然而，最值得注意的是，许多癌基因和血管生成之间的关联，以及癌基因在驱动血管生成转换中的重要作用[19, 20]。这些促血管生成癌基因不仅诱导刺激因子的表达，也可能下调血管生成抑制因子的表达[21]。

血管生成的内源性抑制因子

发生血管生成转换的微小原位肿瘤较少见（＜ 1%），这表明存在于机体内自然产生的内源性抑制因子可以抵御病理条件下的血管生成转换，抑制生理性血管生成。这些循环的内源性抑制因子也可以阻止微小的转移生长为可见的肿瘤。Langer 等[22、23]的早期研究证明，可能存在这样一种从缺乏血管的软骨组织中提取出的有功能的抑制剂。此后，数十个内源性血管生成抑制因子被鉴定，其中一些列在表 7.1 中[17, 18, 24]。迄今为止，许多内源性血管生成抑制因子，被发现是较大的蛋白质的蛋白水解片段，这些较大的蛋白质主要为凝血系统成员或糖蛋白的细胞外基质家族成员[25.26]。内皮抑素是研究得最深入的内源性血管生成抑制剂。其他强效内源性血管生成抑制因子包括血小板反应蛋白 1（thrombospondin-1）[27]和肿瘤抑素（tumstatin）[28]。促血管生成刺激因子，如 VEGF 选择性地诱导 EC 中内源性抑制剂血管生成抑制蛋白（vasohibin）的表达。血管生成抑制蛋白的发现证明了一种内在的和 EC 特异性反馈抑制剂控制机制的存在，而大多数血管生成的内源性抑制因子[29, 30]是在 EC 以外的。最近，第二种内皮细胞产生的血管生成负性调节因子被发现，即 Dll4-Notch 信号系统[31.32]。两种内在因子均已经被证明，通过一个自调节或者负反馈机制来控制肿瘤血管生成。Dll4-Notch 信号轴，已成为肿瘤血管生成的重要调节因子，而这一途径的抑制剂 [如抗 Dll4 单克隆抗体登西珠单抗（demcizumab）] 目前正在实体瘤中开展早期临床试验[33]。

表 7.1 血管生成内源性抑制因子举例

肿瘤血管抑制肽（Alphastatin）
血管抑素（Angiostatin）
抗凝血酶（Antithrombin）Ⅲ（剪切体）
视紫红质抑制蛋白（Arrestin）
血管能抑素（Canstatin）
α/β-干扰素（Interferon alpha/beta，IFN-α/β）
2-甲氧雌二醇（2-Methoxyestradiol，2-ME）
色素上皮衍生因子（Pigment epithelial-derived factor，PEDF）
血小板因子（Platelet factor 4，PF-4）
四氢皮质醇（Tetrahydrocortisol-S）
血小板反应蛋白（Thrombospondin 1）
基质金属蛋白酶组织抑制因子 2（Tissue inhibitor of metalloproteinase 2，TIMP-2）
肿瘤抑素（Tumstatin）
血管生成抑制蛋白（Vasohibin）

也许有关内源性抑制剂可以抑制病理性血管生成的最令人信服的遗传证据是在肿瘤抑素、内皮抑素或血小板反应蛋白 1（TSP-1）缺乏的小鼠中观察到的[34]。这些实验表明，正常生理水平的抑制剂，可以延缓肿瘤生长，而它们的缺失会导致血管生成和加快肿瘤生长 2～3 倍，强烈提示内源性血管生成抑制因子可以作为内皮细胞特异性肿瘤抑制因子。抑瘤蛋白与血管生成之间的相关性可以通过经典的抑癌基因 p53 做最好的说明。p53 通过增加 TSP-1 的表达[35]，抑制 VEGF[36] 和碱性成纤维细胞生长因子[37]，以及降解 HIF-1[38]，阻断下游 VEGF 表达，从而抑制血管生成。新的证据提示，在持续缺氧的状态下，p53 可以间接下调 VEGF 的表达，这种作用是通过 p21 依赖性的视网膜母细胞瘤基因（Rb）通路实现的[39]。此外，p53 介导的血管生成抑制也可能部分通过内皮抑素和肿瘤抑素的抗血管生成活性实现[40]。这个标志性的发现，清楚地表明 p53 不仅控制细胞增殖，也能通过酶动员这些内源性血管生成抑制蛋白抑制 EC 被招募到休眠的、微小的肿瘤而抑制血管生成，从而防止转换到血管生成表型[41]。这些内源性血管生成抑制剂可抑制原发性肿瘤生长的这一发现，增加了这种抑制剂也能减缓肿瘤转移的可能性。确实，血管抑素抑制血管生成能显著降低转移扩散率。

血管生成抑制剂的药物开发

1980 年报道了第一个血管生成抑制剂，涉及 α- 干扰素（IFN-α）的低剂量用药[42-44]。在后来的十年中，数个化合物被发现具有强效抗血管生成活性，包括鱼精蛋白、血小板因子[45]、四氢皮质醇（trahydrocortisol）[46] 和烟曲霉素类似物 TNP470[47]。靶向血管生成是一个治疗癌症的有效策略的证据来自于 FDA 对第一个血管生成抑制剂贝伐单抗的批准。此后，一些抗血管生成药物已被 FDA 批准用于癌症治疗（表 7.2），三个额外的制剂

表 7.2　获得 FDA 批准的用于癌症治疗的抗血管生成药物

药物	分类	机制（靶细胞）	批准年份	适应证	剂量
贝伐单抗（阿瓦斯汀）	抗 -VEGF mAB	VEGF	2004	转移性结直肠癌一线和二线用药	5mg/kg IV 2 周 1 次 + 快速静脉推注；10mg/kg IV 2 周 1 次 + FOLFOX4
			2006	非小细胞肺癌一线用药	15mg / kg IV 3 周 1 次 + 卡铂 / 紫杉醇
			2009	胶质瘤二线用药	10mg/kg IV 2 周 1 次
			2009	转移肾细胞癌	10mg/kg IV 2 周 1 次 +IFN
			2013	转移性结直肠癌（先前使用贝伐单抗治疗方案）二线用药	5mg / kg IV 2 周 1 次或 7.5mg / kg IV 3 周 1 次 + 氟尿嘧啶 - 伊立替康或氟尿嘧啶 - 奥沙利铂方案
阿柏西普（Ziv-aflibercept，VEGFTrap）	抗 -VEGF mAB	VEGFA，VEGFB，PlGF1，PlGF2	2012	转移性 CRC（以前使用包括奥沙利铂的方案）	4mg / kg IV 2 周 1 次（静脉输注 1 小时完成）
索拉非尼（Nexavar，BAY 439006）	小分子 TKI	VEGFR2，VEGFR3，PDGFR，FLT3，c-Kit	2005	晚期肾细胞癌	400mg 口服每日 2 次（不与食物同时服用）
			2007	不可切除的肝细胞癌	400mg 口服每日 2 次（不与食物同时）
			2013	放射性碘 - 难治愈的分化型甲状腺癌	400mg 口服每日 2 次（不与食物同时）
舒尼替尼（SU11248）	小分子 TKI	VEGFR1，VEGFR2，VEGFR3，PDGFR，FLT3，c-Kit，RET	2006	伊马替尼耐药或耐药胃肠道间质瘤	50mg 每日口服，用药 4 周 / 停药 2 周
			2006	晚期肾细胞癌	50mg 每日口服，用药 4 周 / 停药 2 周
			2011	晚期胰腺神经内分泌肿瘤	37.5mg 每日口服
帕唑帕尼	小分子 TKI	VEGFR1，VEGFR2，VEGFR3，PDGFR，Itk，Lck，c-Fms	2009	晚期肾细胞癌	800mg 每日口服（不与食物同时）
			2012	晚期软组织肉瘤	800mg 每日口服（不与食物同时）
凡德他尼	小分子 TKI	RET，VEGFR，EGFR，BRK，TIE2	2011	晚期甲状腺髓样癌	300mg 每日口服
阿西替尼	小分子 TKI	VEGFR1，VEGFR2，VEGFR3	2012	晚期肾细胞癌（先前治疗失败后）	5mg 每日口服
卡博替尼（XL184，Cometrip）	小分子 TKI	MET，VEGFR2，RET，KIT，AXL，FLT3	2012	进行性、转移性甲状腺髓样癌	140mg 每日口服（不与食物同时）
瑞格非尼（Stivarga）	小分子 TKI	RET，VEGFR1，VEGFR2，VEGFR3，TIE2，KIT，PDGFR	2012	以前治疗的转移性结直肠癌	160mg 每日口服 ×21 日（每 28 日 1 个周期）
			2013	胃肠道间质瘤	160mg 每日口服 ×1 ～ 21 日（每 28 日 1 个周期）
西罗莫司（Torisel）	mTOR 抑制剂	mTOR	2007	晚期肾细胞癌	25mg IV 每周（30 ～ 60 分钟以上）

续表

药物	分类	机制（靶细胞）	批准年份	适应证	剂量
依维莫司（Afnitor，RAD-001）[a]	mTOR 抑制剂	mTOR	2009	晚期肾细胞癌（VEGFR TKI 失败后）二线用药	10mg 每日口服
			2010	子宫颈巨细胞星形细胞瘤相关 w / TSC	4.5mg/m^2 每日口服
			2011	胰腺神经内分泌肿瘤	10mg 每日口服
			2012	晚期 HR 阳性，HER2 阴性乳腺癌	10mg 每日口服
			2012	白血病相关 w/ 结节性硬化综合征	10mg 每日口服

a 2012 年批准 Afnitor Disperz（依维莫司片剂用于口服悬浮液）用于具有巨细胞星形细胞瘤的 1 岁及以上儿童的结节性硬化综合征。

注：mAB，单克隆抗体；CRC，结直肠癌；IV，静脉注射；IFL，伊立替康，5- 氟尿嘧啶和亚叶酸；FOLFOX4，5- 氟尿嘧啶，甲酰四氢叶酸和奥沙利铂；VEGFA，血管内皮生长因子 A；PIGF，胎盘生长因子；TKI，酪氨酸激酶抑制剂；VEGFR，VEGF 受体；PDGFR，血小板衍生生长因子受体；FLT，Fms 样酪氨酸激酶；c-Kit，干细胞因子受体；RET，神经胶质细胞系衍生的神经营养因子受体；Itk，白细胞介素 -2 受体诱导型 T 细胞激酶；Lck，白细胞特异性蛋白酪氨酸激酶；c-Fms，跨膜糖蛋白受体酪氨酸激酶；EGFR，表皮生长因子受体；BRK，蛋白酪氨酸激酶 6；mTOR，雷帕霉素的哺乳动物靶蛋白；TSC，结节性硬化综合征；HR，激素受体；HER2，人表皮生长因子受体 2。

（pegaptanib、ranibizumab 和 aflibercept）被批准用于年龄相关性黄斑变性的治疗。

抗血管生成治疗的原理

抗血管生成治疗来自一个基本概念，即肿瘤生长、侵袭和转移是血管生成依赖性的；因此，阻断血管招募，从而“饥饿”原发性和转移性肿瘤是一种合理的方法。肿瘤招募的微血管内皮细胞已成为肿瘤治疗的第二重要靶点。与具有不可预测突变的，遗传不稳定的肿瘤细胞不同（细胞毒性化疗的主要靶点），内皮细胞的遗传稳定性可能使它不容易发生获得性耐药[48]。此外，内皮细胞在肿瘤微血管床可支持 50 ～ 100 个肿瘤细胞。将这个扩大潜力和大部分血管生成抑制剂的低毒性结合起来，使得抗血管生成治疗得以应用，应该比传统的化疗毒性显著降低。然而，不同肿瘤类型对抗血管生成治疗的反应性各不相同，血管生成抑制剂还没有发挥最初设想的益处，表明血管生成抑制剂精确的作用机制很复杂，仍然没有被完全阐述。

抗血管生成药物的作用方式

多年来，一直在研究根据不同策略来发展抗血管生成的药物。根据作用方式，这些药物被分为不同的类型。有些直接抑制 EC 细胞，而有些血管生成信号级联反应，或阻断内皮细胞破坏细胞外基质[49]。抑制剂可以阻断一种主要的血管生成蛋白，两三个血管生成蛋白，或具有广谱作用，阻断位于肿瘤细胞和 EC 内的一系列血管生成调节因子。在某些情况下，某些药物由于其他主要功能被批准使用，后来发现其具备抗血管生成活性的辅助功能。例如，硼替佐米是一种蛋白酶抑制剂，被批准用于多发性骨髓瘤的治疗，后来发现其通过抑制血管内皮细胞生长因子而具有抗血管生成活性。一些小分子药物通过诱导内源性血管生成抑制剂显示出它们的抗血管生成能力，如环氧合酶 2（COX-2）抑制剂塞来昔布，通过增加内皮抑素水平来抑制血管生成。

有些药物具有抗血管生成的属性，但是是通过目前没有完全了解的机制，如沙利度胺及其类似物（来那度胺和泊马度胺），称为免疫调节药物[50]。1994 年，D’Amato 等报道，来那度胺具有抑制血管的作用，随后一些不同的体外和离体试验证实了这一点[51-54]。有趣的是，与其他作用机制不同，来那度胺的抗血管生成活性被认为是酶促反应。来那度胺和它的类似物抗血管生成特性在它们抗骨髓瘤活性中发挥多大的作用尚不清楚。目前已经提出了几种机制，包括在 EC 中下调细胞因子，抑制 EC 的增殖、降低循环 EC 的水平，或者调解骨髓瘤细胞与内源性骨髓基质细胞间的黏附分子，从而降低 VEGF 和 IL-6 的产生[55-59]。在这本书的另一个章对免疫调节剂进行了更详细的讨论。各种类型的血管生成抑制剂列在表 7.3 中。

抗血管生成活性的药物，可以分为直接或间接血管生成抑制剂。直接的血管生成抑制剂阻止 EC 增殖、迁移，或阻止促血管生成蛋白导致的 EC 生成增加。它们直接靶向有活性的 EC 和抑制多种血管生成蛋白。直接血管生成抑制剂的例子，包括很多内源性血管生成抑制剂，如内皮抑素、血管抑素和 TSP-1。间接血管生成抑制剂减少或阻断肿瘤细胞产物的表达、中和肿瘤细胞产物或阻断内皮细胞的受体。间接抑制剂的缺陷是，随着时间的推移，肿瘤细胞可能获得突变，这导致没有被间接抑制剂阻断的其他促血管生成蛋白的表达增加。这可能导致耐药性的出现，使得添加第二种抗血管生成制剂顺理成章，这一类制剂可以靶向这些上调的促血管生成蛋白。干扰血管生成信号通路的药物包括抗血管内皮生长因子单克隆抗体和小分子酪氨酸激酶抑制剂。这些药物靶向肿瘤血管生成的主要信号通路：VEGF、PDGF 及其各自受体，以及其他生长因子和（或）信号通路。

血管内皮生长因子（也称为血管通透性因子）是一种强效的促血管生成生长因子，它的表达在大多数癌细胞类型中是上调的。它可以刺激内皮细胞的增殖、迁移和生存，以及诱导血管通透性增加。不同类型的血管内皮生长因子结合内皮细胞的跨膜酪氨酸激酶受体（RTK）：VEGFR1（Flt-1）、VEGFR2（KDR/FLK-1 或激酶插入区域受体 / 胎肝激酶 1）、VEGFR3（Flt-4）[60]。这些导致了受体二聚化，酪氨酸激酶结构域的活化及自身磷酸化，从而触发下游信号通路。其他可能代表有吸引力的治疗靶点的信号分子包括血小板衍生生长因子（PDGF）和血管生成素（Ang Ⅰ、Ang Ⅱ）。PDGF-B/PDGF 受体 β 在周细胞的招募和微血管成熟中起重要作用[61]。与 Tie-2 受体结合的 Ang Ⅱ，主要在肿瘤诱导的新生血管中表达，因此其选择性抑制可以降低内皮细胞的增殖能力[62]。血管生成素也参与淋巴管的生成，淋巴管生成在肿瘤转移中起关键作用。在多种肿瘤中，Ang Ⅱ与 Ang Ⅰ的比例增加，与肿瘤血管生成和不良预后密切相关，从而使血管生成素成为一个有吸引力的治疗靶点。目前，血管生成素抑制剂正处于临床前期及临床试验阶段。

靶向血管生成的其他策略包括肿瘤微环境。细胞外基质的分解，是内皮细胞迁移到周围的组织和增殖为新血管的必要条件；因此，靶向分解基质的酶 MMP 的药物，可以抑制血管生成。然而，基质金属蛋白酶抑制剂（MMPI）的临床研发得到了令人失望的结果[63-66]。

整合素是细胞表面黏附分子，在细胞与细胞黏附、细胞与基质黏附中发挥重要的作用，传递对细胞迁移、侵袭、增殖和存活起重要作用的信号。研究证实了整合素参与肿瘤血管生成，发现整合素 β-4 亚基促进内皮细胞迁移和侵袭[67]。靶向整合素的药物（$\alpha_v\beta_3$、$\alpha_v\beta_5$ 抑制剂）已被评估认为是潜在的治疗选择方案包括达珠单抗、西仑吉肽和英妥木单抗（intetumumab）。然而，所有这三种整合素抑制剂，在多种早期和晚期癌症试验中，已被证明大部分无效[68-73]，总之，抗血管生成药物的下游效应除了阻断血管生成还可能涉及诱导血管退化，通过剥夺内皮细胞 VEGF 促生存信号促进放疗和化疗敏感性，抑制促血管形成的骨髓来源细胞的招募和减少肿瘤干细胞的自我更新能力。

已批准的抗血管生成药物在肿瘤治疗中的临床应用

下文综述了目前 FDA 批准的血管生成抑制剂（表 7.2）。这些药物包括：①抗血管内皮生长因子单克隆抗体 [贝伐单抗和阿柏西普]；②小分子酪氨酸激酶抑制剂（TKI）（索拉非尼、舒尼替尼、帕唑帕尼、凡德他尼、阿西替尼、卡博替尼和瑞格非尼）；③哺乳动物类雷帕霉素靶蛋白（mTOR）抑制剂（替西罗莫司和依维莫司），作为具有抗血管生成活性药物的范例。其他作为次级功能也抑制血管生成的已批准的药物，如反应停，在这本书的另一部分有更详细的讨论，在表 7.3 列出。

抗 VEGF 治疗

贝伐单抗（bevacizumab）

贝伐单抗是一种重组人源化抗 VEGF-A 单克隆抗体，在 2004 年 2 月获得 FDA 批准与氟尿嘧啶为基础的治疗方法联合应用治疗转移性结直肠癌。贝伐单抗与血管内皮生长因子结合，阻止血管内皮生长因子在内皮细胞的表面与其受体的相互作用（Flt-1 和 KDR）。它是第一个经过一个大型、随机、双盲的Ⅲ期临床研究证明可以延长生存的抗血管生成药物，在这项研究中，贝伐单抗与伊立替康、氟尿嘧啶和亚叶酸钙（IFL）联合应用，作为一线治疗转移性结直肠癌（CRC）的方案[75]。2006 年，贝伐单抗被批准扩大应用到作为结肠或直肠转移癌的患者的第一或第二线治疗。这项建议是基于与接受 FOLFOX4 单独治疗相比，接受贝伐单抗联合 FOLFOX4 方案（氟尿嘧啶、亚叶酸钙、奥沙利铂）治疗的患者的总生存期（OS）显著提高。2013 年 1 月，基于在随机Ⅲ期研究（ML18147）中观察到的获益，在应用包含贝伐单抗的一线治疗方案疾病进展后，贝伐单抗与氟尿嘧啶为基础（联合奥沙利铂或伊立替康）合用作为治疗转移性结直肠癌的二线治疗被批准[76]。尽管在发生转移的病例中获益，添加贝伐单抗并未改善结直肠癌辅助治疗的临床结果[77, 78]。2006 年，基于与单独接受化疗的患者比较，接受贝伐单抗治疗的患者的整体生存明显提高，贝伐单抗被批准用于与卡铂和紫杉醇联用，用于不能手术切除的、局部晚期、复发或转移性非鳞状非小细胞肺癌的一线治疗[79]。2008 年 2 月，FDA 给予了一项有条件的加速的批准：允许贝伐单抗联合紫杉醇，用于治疗未接受过化疗并且人表皮生长因子受体 2（HER2）阴性的转移性乳腺癌患者。然而，进行了额外的临床试验后，新数据表明该治疗只对无进展生存期有一点小作用，没有证据表明对总生存有提高作用或者对患者的临床获益大于风险[80-82]，因此 FDA 在 2011 年 11 月，取消了该批准，在药物标签上将乳腺癌移出了适应证。这个有争议的决定仍在被讨论，仍在进行亚类分析来确认可能从贝伐单抗的治疗获益的患者。

2009 年 5 月，贝伐单抗获得了另一个加速批准：批准其作为单药应用于治疗后进展的多形性胶质母细胞瘤（GBM）患者。这是基于两个单边试验 AVF3708g 和 NCI

表 7.3 具有抗血管生成活性或次级功能抑制血管生成的药物举例

药物	分类
西妥昔单抗 帕尼单抗 曲妥珠单抗	EGFR/HER 单克隆抗体
吉非替尼 厄洛替尼	EGFR 小分子酪氨酸激酶抑制剂
依维莫司 替西罗莫司	mTOR 抑制剂
沙利度胺 来那度胺 泊马度胺	免疫调节剂
贝利司他（PXD101） LBH589 伏立诺他（SAHA）	HDAC 抑制剂
塞来昔布	小分子 TKI
硼替佐米	蛋白酶体抑制剂
唑来膦酸	双膦酸盐
罗格列酮	PPAR-γ 激动剂
多西环素	抗生素

06-C-0064E 中观察到的长期的客观反应率[83]。目前没有数据显示，在前期经过治疗的GBM 患者中，贝伐单抗是否可以改善疾病相关症状或生存。此外，在新诊断的 GBM 患者中的Ⅲ期临床试验（RTOG 8025 和 AVAglio）显示，贝伐单抗使无进展生存期提高 3 个月或 4 个月，但总生存没有优于标准治疗。在 AVAglio 试验中，患者的生活质量提高了，而相反的是，在 RTOG 0825 试验中患者的生活质量没有提高，症状反而增加，并对患者认知能力产生了负性影响。尽管这两项研究表明，贝伐单抗作为初始治疗使GBM 患者的获益有限，但是它对于缺乏有效治疗方法的复发患者的治疗仍然有效。2009年 7 月，贝伐单抗被批准与 IFN 联合应用治疗转移性肾癌（RCC）患者。AVOREN 试验结果表明，与 IFN-α-2a 加安慰剂相比，贝伐单抗联合 IFN-α-2a 治疗使患者中位无进展生存期延长 5 个月[85]。另一项Ⅲ期临床试验（CALGB90206）比较了贝伐单抗和 IFN-α 联合与单用 IFN-α 在未经治疗的转移性透明细胞癌患者的治疗效果。结果显示，两组中位无进展生存期分别为 8.4 个月和 4.9 个月，贝伐单抗组具有显著优势[86]。在患者总生存期方面，两组均没有显著受益[87, 88]。

贝伐单抗与含奥沙利铂和氟尿嘧啶的化疗方案联合的临床研究表明，联合治疗耐受性好，毒性并不比单独化疗明显增加[89]。贝伐单抗治疗的副作用包括 3 级高血压反应、1 级或 2 级蛋白尿反应、略增加（＜ 2%）3 级或 4 级出血反应，以及在接受手术治疗时，伤口的愈合能力有损伤。然而，潜在的危及生命的事件（如动脉和静脉血栓栓塞事件、胃肠穿孔、咯血、卵巢衰竭）发生在一些患者中，因此需要对副反应风险较大的患者进行密切的监测[90]。在最近的一项荟萃分析的随机对照试验中，与单纯化疗相比，贝伐单抗联合化疗或生物治疗与治疗相关的死亡率增加相关[91]。

虽然四项Ⅲ期的随机临床研究显示，卵巢癌患者无进展生存提高，其中有两项一线试验（GOG218 和 ICON7）和两项在复发的卵巢癌患者 [铂类耐药（AURELIA 试验）或铂类敏感（OCEANS 试验）] 中进行的试验，贝伐单抗在卵巢癌的作用仍有争议。贝伐单抗在欧洲被批准联合化疗用于一线及二线晚期卵巢癌的治疗，但在美国这项适应证目前还没有获得许可。完善的总生存期数据和预测生物标志物是确定最可能受益患者亚群的关键。近期一项随机Ⅲ期临床试验（GOG240）首次表明，贝伐单抗可以延长标准化疗无法治愈的晚期的、复发性或持续性的宫颈癌女性的总生存期和无病生存期。至写作本章时为止，在不同的阶段和类型的癌症中，有超过 400 项正在招募或正在进行的针对贝伐单抗联用化疗或作为辅助治疗的方案的临床试验。

阿柏西普（ziv-aflibercept）

阿柏西普（曾称 aflibercept 或 VEGFTrap）是一种重组人源化融合蛋白，是血管内皮生长因子受体 1（VEGFR1）和 VEGFR2 的胞外结构域与结合 VEGF-A、VEGF-B、PIGF1 和 PIGF 的人免疫球蛋白（Ig）G1 恒定区（FC）的融合蛋白，从而防止这些配体结合和激活它们的同源受体[92]。相比贝伐单抗，阿柏西普与 VEGF-A 具有更高的亲和性，更有效地阻断 VEGFR1 或 VEGFR2 的活化。在肿瘤模型中，阿柏西普通过恢复肿瘤脉管系统和大小，重塑或正常化现存的脉管系统，抑制腹水形成，发挥其抗血管生成的作用[94]。2012 年 8 月，阿柏西普获得批准，联合氟尿嘧啶、亚叶酸钙和伊立替康（FOLFIRI）

用于含铂类药物治疗后耐药或进展的转移性结直肠癌患者。关键的Ⅲ期 VELOUR 临床研究表明，比较安慰剂联合 FOLFIRI 治疗，阿柏西普联合 FOLFIRI 明显提高无进展生存期（中位无进展生存期，分别为 6.90 个月和 4.67 个月），总生存期（中位总生存期，分别为 13.50 个月和 12.06 个月），和整体反应率（分别为 19% 和 11.1%）[95]。阿柏西普的相关毒性与预期的抗血管内皮生长因子药物一致。比较不同的临床试验，阿柏西普的血管相关不良反应的频率似乎高于贝伐单抗。现有的临床数据，不足以直接比较阿柏西普和贝伐单抗在一线或二线治疗转移性结直肠癌的作用。

酪氨酸激酶抑制剂治疗

索拉非尼（sorafenib）

索拉非尼是一种小分子 Raf 激酶和血管内皮生长因子受体激酶（VEGFR2 和 VEGFR3）抑制剂。它已被证明在多个靶点具有广谱作用（PDGFR，干细胞因子受体 c-kit，p38），从而影响肿瘤血管维持和血管生成[96]。2005 年 12 月，FDA 批准了索拉非尼，这被认为是第一个多激酶抑制剂，用于治疗晚期肾细胞癌（RCC）。在一项最大的晚期 RCC 患者的随机Ⅲ期临床试验证明索拉非尼的安全性和有效性，显示索拉非尼延长患者无进展生存期。2007 年 11 月，索拉非尼被批准用于不能手术切除的肝细胞癌（HCC）患者的治疗，这项批准是基于一项未接受过系统治疗的晚期肝细胞癌患者的研究结果[97,98]。与安慰剂组相比，用索拉非尼治疗的患者中位生存时间和影像学提示发生进展的时间几乎延长了 3 个月[99]。2013 年 11 月，根据Ⅲ期 DECISION 临床试验的阳性结果，在针对局部复发性或放射性碘治疗（RAI）抵抗的转移性、渐进分化型甲状腺癌（DTC）治疗的 FDA 优先审查计划中，索拉非尼被批准了这个新的适应证。比较安慰剂，索拉非尼治疗可使患者无进展生存期（试验主要终点）提高 41%[分别为 10.8 个月和 5.8 个月，危险比为 0.587，95% 可信区间（0.454 ～ 0.758），$P < 0.0001$][100]。总体反应率：索拉非尼治疗为 12%，安慰剂组为 1%。虽然只有 5% ～ 15% 甲状腺癌患者对放射性碘治疗抵抗，但因为没有其他有效的标准治疗方案，因此，索拉非尼成为特别针对放射性碘治疗抵抗的 DTC 患者的首选方案。索拉非尼治疗一般耐受性良好，可预见其安全性。常见不良事件包括腹泻、皮疹 / 脱屑、疲劳、手脚皮肤反应、脱发、恶心 / 呕吐。等级为 3/4 级的不良事件发生率：索拉非尼为 38%，安慰剂为 28%。索拉非尼诱导转移性肾癌患者发生高血压。治疗相关高血压被注意到不仅在 VEGFR 抑制剂中可见，也可以在血管内皮生长因子单克隆抗体中发生[90]。在评估索拉非尼引起的高血压机制的研究中，发现以前描述的介导血压增高介质与血压增加的幅度无显著相关性。

舒尼替尼（sunitinib）

舒尼替尼（SU11248）是一种小分子、多靶点的酪氨酸激酶抑制剂，具有强效抗肿瘤和抗血管形成的作用，抑制血管内皮生长因子受体 1、血管内皮生长因子受体 2、血管内皮生长因子受体 3、c-kit、PDGFR、FLT-3、集落刺激因子受体 1 和胶质细胞系来源神经营养因子受体。由于舒尼替尼高生物利用度和抗血管生成的受体酪氨酸激酶的纳摩尔范围的效力，它被合理设计并选择。舒尼替尼在 2006 年首次获得了 FDA 的批准，用于伊马替尼治疗后进展或不耐受的胃肠间质肿瘤（GIST），获得了加速审批用于晚期 RCC 患者的治疗[102]。舒尼替尼在伊马替尼耐药或不耐受的 GIST 中的随机Ⅲ期临床研究中具有显著效果（中位无进展生存期延长）[103]。作为肾细胞癌治疗药物的加速审批，是基于细胞因子难治性肾细胞癌的Ⅱ期单边试验患者的长期部分临床反应，反应率为 26% ～ 37%，中位反应持续时间为 54 周[104]。舒尼替尼在一项Ⅲ期临床研究中[105, 106]被确认可以延长患者无进展生存及总生存期，在 2007 年从加速审批转变成了常规审批，批准作为治疗初治的、转移性肾细胞癌的一线治疗方案。2011 年 5 月，该药获得了新的适应证，可用于治疗不可切除的、局部晚期或转移性病灶的进展性分化良好的胰腺神经内分泌瘤患者。独立数据监督委员会在安慰剂组发现了更严重的不良反应和死亡事件，以及无进展生存期在两组间的差异，在舒尼替尼组无进展生存期显著延长，因此随机Ⅲ期临床试验提前终止。患者的中位无进展生存期：舒尼替尼组为 10.2 个月，安慰剂组为 5.4 个月 [危险比为 0.427，95% 可信区间（0.271 ～ 0.673），$P < 0.001$][107]。常见不良反应包括腹泻、黏膜炎、乏力、皮肤异常和味觉改变，这些不良反应在接受舒尼替尼治疗组更常见。此外，左室射血分数减少和重度高血压也在舒尼替尼治疗组更常见。3 级或 4 级治疗紧急不良事件，在舒尼替尼和安慰剂组分别为 56% 与 51%。

帕唑帕尼（pazopanib）

帕唑帕尼是第二代多靶点的酪氨酸激酶抑制剂，可以与血管内皮生长因子受体 1、血管内皮生长因子受体 2、血管内皮生长因子受体 3、PDGFRα、PDGFRβ、c-kit 及其他影响血管生成、肿瘤生长和细胞生存的关键蛋白结合。帕唑帕尼在体内、体外显示了抗肿瘤生长的活性，早期的临床试验表明其具有强效抗肿瘤和抗血管生成活性[108]。在未经治疗和细胞因子预治疗的晚期和（或）转移的肾细胞癌患者的一项Ⅲ期临床试验显示，比较安慰剂，应用帕唑帕尼治疗可以延长无进展生存期和提高肿瘤反应，因此 2009 年 10 月帕唑帕尼在美国被批准应用[109]。最近的随机Ⅲ期临床试验（COMPARZ）比较了帕唑帕尼和舒尼替尼，作为一线药物治疗转移性肾细胞癌的有效性和安全性，发现两者具有相似的有效性，在安全性和生活质量方面，帕唑帕尼更有优势[110]。2012 年 4 月，帕唑帕尼通过Ⅲ期临床试验证实，可以显著提高患者无进展生存期，而被批准用于以前接受过化疗的转移性非脂肪软组织瘤患者的治疗。帕唑帕尼组和安慰剂组无进展生存期分别为 4.6 个月和 1.6 个月。药物总体耐受性良好，常见不良反应包括腹泻、乏力、厌食、高血压、毛发脱色，以及谷丙转氨酶、谷草转氨酶升高[111]。帕唑帕尼在乳腺癌、甲状腺癌、肝癌、宫颈癌等多种肿瘤中显示了临床活性[112]。正在进行的Ⅱ期和Ⅲ期临床试验正在深入评估帕唑帕尼在这些恶性肿瘤中的应用。

凡德他尼（vandetanib）

凡德他尼是口服小分子酪氨酸激酶抑制剂，可以抑制 RET 激酶、血管内皮生长因子受体（VEGFR）、表皮生长因子受体（EGFR）、蛋白酪氨酸激酶 6（BRK）、Tie2、Ephrin 受体激酶家族（EPH）和酪氨酸激酶 Src 家族成员等激酶活性[113]。凡德他尼在体外，可以抑制内皮细胞迁移、增殖、生存和血管生成，在体内可以降低肿瘤血管渗透性，抑制肿瘤的生长和转移。在 2011 年 4 月，凡德他尼获得美国常规批准，用于不能手术切除的、局部晚期或转移性的有症状或进展性甲状腺髓样癌（MTC）患者的治疗。直到凡德他尼被批准前，对于不能手术切除的甲状腺髓样癌患者没有系统性治疗被批准，这也使它成为第一个批准用于该病的分子靶向药物。一项针对不可切除的局部晚期或转移性甲状腺髓样癌患者的随机Ⅲ期临床试验的结果显示，与安慰剂相比，应用凡德他尼治疗可以显著并具有临床意义地改善患者无进展生存期 [危险比 0.46；95% 可信区间（0.31 ～ 0.69）；$P < 0.001$][114]。常见的 3 级和 4 级毒性反应（> 5%），包括腹泻和（或）肠炎、高血压和高血压危象，乏力、低钙血症、皮疹、校正 QT 间期延长。考虑到药物的毒性反应谱，包括校正 QT 间期延长和猝死，凡德他尼仅能通过严格限制的分配程序获得使用[115]。凡德他尼也是第一个在局部晚期或转移性分化型甲状腺癌的随机Ⅱ期临床试验中显示出疗效证据的靶向药物，Ⅲ期临床试验目前正在进行中。在实体瘤中的早期临床研究也正在进行，包括胃肠间质瘤和肾脏、胰腺肿瘤。

阿西替尼（axitinib）

阿西替尼是一种强效和选择性的二代 VEGFR-1，VEGFR-2 和 VEGFR-3 抑制剂。在体外，阿西替尼对血管内皮生长因子受体家族的半数抑制浓度（IC50），比其他酪氨酸激酶抑制剂如帕唑帕尼、舒尼替尼或索拉非尼低 10%[116]。2012 年 1 月，基于一项比较阿西替尼与索拉非尼作为转移性肾细胞癌二线治疗的疗效和安全性的Ⅲ期临床研究（AXIS），阿西替尼被批准用于一线系统性治疗失败的晚期肾细胞癌[117, 118]。中位无进展生存期分别为阿西替尼 6.7 个月、索拉非尼 4.7 个月 [危险比 0.67；95% 可信区间（0.54 ～ 0.81）；$P < 0.0001$]。无进展生存期的改善，在细胞因子预处理组比舒尼替尼预处理组更显著。阿西替尼常见不良反应是腹泻（各级）、高血压（各级）、疲劳、食欲下降、恶心、发声障碍。并且，高血压、恶心、声音嘶哑和甲状腺功能减退症在阿西替尼治疗中更常见，而掌 - 足底红斑、脱发、皮疹等在索拉非尼治疗中更频繁。一项Ⅲ期临床试验（AGILE）比较了阿西替尼与索拉非尼作为一线疗法对未经治疗的转移性肾癌患者的效果，结果显示两者在中位无进展生存期方面无显著差异[119]。此外，阿西替尼正作为单药及与化疗药物联合应用，在多种肿瘤类型中进行研究，包括肝癌、非小细胞肺癌、胰腺癌与甲状腺癌。

卡博替尼（cabozantinib）

卡博替尼（XL184）是小分子酪氨酸激酶抑制剂，具有强效活性，可以靶向 MET 和血管内皮生长因子受体 2，以及其他受体酪氨酸激酶，包括 RET、KIT、AXL 和 Flt-3。MET 是唯一已知的肝细胞生长因子（HGF）受体，其信号在肿瘤生长、转移及治疗耐药等方面发挥关键作用。HGF 和 MET 的异常表达和激活参与多种肿瘤的进展，包括恶性黑色素瘤、胶质瘤和肝细胞癌、胃癌、胰腺癌、前列腺癌、肾细胞癌、卵巢癌、乳腺癌、肺癌，经常与不良预后相关[120]。最近的研究发现，MET 通路在 VEGF 通路抑制抵抗的发展中发挥重要作用，应用血管内皮生长因子受体抑制剂，如舒尼替尼、索拉非尼，或靶向 VEGFR2 的抗体治疗，可能会导致侵袭与转移增加的侵袭性肿瘤表型的发展[121-123]。因此，同时靶向 MET 和 VEGFR 两条通路，对于破坏血管生成，抑制肿瘤发生和进展有优势[124]。2012 年 11 月，基于Ⅲ期临床试验表明，卡博替尼组无进展生存期显著延长，卡博替尼获得批准常规用于渐进性转移性甲状腺髓样癌患者的治疗。卡博替尼中位无进展生存期为 11.2 个月，安慰剂组为 4 个月 [危险比 0.28；95% 可信区间（0.19 ～ 0.40）；$P < 0.001$]。可控的毒性反应包括腹泻、掌足红肿、体重下降和厌食、恶心和疲劳。卡博替尼已证实对几种实体肿瘤有效，包括甲状腺髓样癌、乳腺癌、非小细胞肺癌、黑色素瘤和肝癌，目前还有多种肿瘤的研究处于临床试验中，结果最显著的是，可以减少去势抵抗性前列腺癌患者的骨转移[125]。

瑞格非尼（regorafenib）

瑞格非尼是多种膜结合和细胞内激酶的小分子酪氨酸激酶抑制剂，包括 RET、VEGFR1、VEGFR2、VEGFR3、KIT、PDGFRα、PDGFRβ、FGFR1、FGFR2、Tie2、DDR2、TrkA、Eph2A、RAF-1、BRAF、BRAFV600E、SAPK2、PTK5、Abl[126]。瑞格非尼的结构与索拉非尼相关，与后者不同的是，瑞格非尼有一个处于苯环中心的氟原子，导致与索拉非尼相比，瑞格非尼对各种促血管生成受体包括 VEGFR2 和 FGFR1 具有较高的抑制能力。2012 年 9 月，瑞格非尼被批准用于转移性结直肠癌患者的治疗，这部分患者为前期应用过氟尿嘧啶、奥沙利铂、伊立替康为基础的化疗，或应用过抗血管生成因子治疗的患者和应用过抗 EGFR 治疗的 KRAS 野生型患者。Ⅲ期临床试验（CORRECT）结果显示，瑞格非尼组和安慰剂组中位生存期分别为 6.4 个月和 5.0 个月 [危险比 0.77；95% 可信区间 0.64 ～ 0.94；P=0.0052]。瑞格非尼是首个使所有标准治疗后进展的转移性结直肠癌患者生存期受益的酪氨酸激酶抑制剂。2013 年 2 月，瑞格非尼获得另一个适应证的批准，用于治疗伊马替尼和舒尼替尼治疗后的局部晚期、不可切除的转移性胃肠道间质瘤的患者。根据Ⅲ期临床试验（GRID）的阳性结果，证明瑞格非尼组和安慰剂组，中位无进展生存期分别为 4.8 个月和 0.9 个月（危险比 0.27，95% 可信区间 0.19 ～ 0.39，$P < 0.0001$）[128]。在这两项研究中均发现，瑞格非尼对于标准治疗后进展的高度难治性患者，显著改善其无进展生存期。瑞格非尼相关的最常见的 3 级或以上不良反应为手足皮肤反应、乏力、腹泻、高血压和皮疹或脱皮。瑞格非尼作为单药或与标准化疗的联合用药，正在多种恶性肿瘤中进行临床研发，包括索拉非尼治疗后进展的肝细胞癌Ⅲ期临床试验。

mTOR 抑制剂

mTOR 通路是 PI3K/Akt 信号通路的重要组成部分，也参与许多生物学过程的调节，包括血管形成、细胞增殖和细胞代谢。抑制 mTOR 激酶，是通过 Akt 通路阻止下游信号，从而抑制蛋白的翻译和细胞增殖[129]。mTOR 在血管形成中起着关键作用，并且特异性调节 HIF-1 的表达，而在肾细胞癌中，von Hippel-Lindau 基因的缺失可以上调 HIF-1 的表达。2007 年 5 月，替西罗莫司批准用于晚期肾细胞癌的治疗。在一项Ⅲ期研究中证明了它的有效性和安全性，该研究在未经治疗的具有不良风险特征的转移性肾细胞癌患者（n=626）

中进行，将这些患者分配到三组治疗方案中：IFN-α 单独治疗、替西罗莫司（25mg）单独治疗、替西罗莫司（15mg）和 INF-α 联合治疗。单独替西罗莫司（25mg）治疗组与 INF-α 单独治疗相比，总生存期显著提高；但将替西罗莫司加入 IFN 并不提高患者总生存率[130]。Ⅲ期 INTORSECT 临床试验比较了替西罗莫司和索拉非尼作为舒尼替尼治疗后进展的转移性肾细胞癌患者的二线治疗的效果，结果表明替西罗莫司作为二线治疗改善患者生存的效果不优于索拉非尼。索拉非尼治疗后的总生存率的显著性差异 [分类危险比 1.31；95% 可信区间 1.05 ～ 1.63；双向 P=0.01] 表明，相对于 mTOR 抑制剂，VEGFR 抑制剂对舒尼替尼治疗后进展的患者，或许是一个更好的选择[131]。替西罗莫司最常见的不良反应是皮疹、乏力、黏膜炎、恶心、水肿和厌食。不常见的但严重的不良反应包括间质性肺疾病、肠穿孔和急性肾衰竭。

依维莫司（RAD001）于 2009 年 3 月被批准用于经过 VEGFR 靶向治疗（舒尼替尼或索拉非尼）后进展的晚期肾细胞癌患者。在一项Ⅲ期试验证明了其疗效，研究达到了主要终点，依维莫司组和安慰剂组的中位无进展存活期分别为 4.9 个月和 1.9 个月（危险比 0.33；$P < 0.0001$）[132]。依维莫司也被证明可联合依西美坦用于结节性硬化症（TSC）并室管膜下巨细胞星形胶质细胞瘤，结节性硬化症相关的肾脏血管平滑肌脂肪瘤，胰腺来源的进展性神经内分泌肿瘤和晚期的激素受体阳性、HER2 阴性的乳腺癌的治疗。其最常见的不良反应是口腔炎、感染、乏力、疲劳、咳嗽和腹泻[133]。最常见的 3/4 级不良反应是感染、呼吸困难、疲劳、口腔炎、脱水、肺炎、腹痛和乏力。替西罗莫司和依维莫司目前都在进行各种肿瘤的Ⅰ～Ⅲ期研究评估。mTOR 抑制剂通过下调肿瘤细胞中的 HIF-1，在内皮细胞水平达到酪氨酸激酶抑制的效应；因此，mTOR 抑制剂联合其他靶向药物，如贝伐单抗或索拉非尼 / 舒尼替尼也在研究中。

希望的曙光：抗 VEGFR2 单克隆抗体

雷莫芦单抗（IMC-1121B）是一个完全人的 IgG1 单克隆抗体，可高亲和性地与 VEGFR-2 的胞外 VEGF 结合结构域结合。在Ⅲ期临床试验（REGARD）中，与安慰剂相比，雷莫芦单抗二线治疗晚期胃癌或胃食管交界处腺癌患者，可以显著改善患者总生存期和无进展生存期，其安全性在可接受范围[134]。在这种情况下，雷莫芦单抗单一制剂治疗首先产生生存上的优势，基于这些发现，FDA 已经指定其为优先审查项目。目前正在进行Ⅲ期临床试验（RAINBOW）评估雷莫芦单抗联合化疗作为晚期胃癌的二线治疗方案，初步结果表明，这项试验达到了主要和次要试验终点。2014 年 4 月，美国 FDA 批准雷莫芦单抗作为单一制剂治疗氟尿嘧啶或含铂化疗后疾病进展的晚期或转移性胃癌或胃食管交界处腺癌。雷莫芦单抗推荐剂量和用药计划为 8mg/kg，每 2 周一次，约 60 分钟静脉输注。一个正在进行的Ⅲ期临床试验（REVEL）中，雷莫芦单抗作为二线用药治疗非小细胞肺癌药物，也小幅提高患者生存。

联合治疗

肿瘤血管生成是一个涉及多种生长因子和相应的受体信号通路高度复杂的过程[135]。

根据现有证据，有效的治疗方法可能会依赖于同时靶向多个信号通路的联合方法，但也有一些例外。但是，最近的研究已经证明，与联合应用化疗和 VEGF 通路单独抑制相比，联合化疗并同时抑制 VEGF 和 EGF 通路缩短而不是延长无进展生存期。当与 VEGF 抑制剂联用时，是否其他靶向药物表现出有益的效果还有待调查。此外，许多研究已经表明抗血管生成剂联合化疗或放疗，产生累加或协同效应。有一些研究模型已被提出以解释在抗血管生成治疗的化学增敏作用起关键作用的机制[136]。一个假说是，抗血管生成治疗可以使肿瘤血管正常化，从而提高了氧合作用，获得更好的血液灌注，因此改善了化疗药物递送[137]。第二个模型提出低剂量的、间隔时间短的常规化疗，没有延长的无药物休息期，会首先损伤肿瘤新生血管内皮细胞[138, 139]，并抑制循环内皮祖细胞[140, 141]。这个方案也称为节律化疗，维持抗血管生成活性，减少急性毒性[142]。因此，当与特定抗血管生成药物联用时，节律化疗的疗效可能会增加。另一种模式解决了在细胞毒性化疗连续循环应用间隙，使用抗血管生成药物减慢肿瘤细胞的增殖[143]。该模型强调了时间和顺序在联合治疗中最大获益的重要性。事实上，在小鼠肿瘤模型的临床前研究表明，使用舒尼替尼显著降低化疗引起的骨髓毒性，提示两药序贯治疗方案（抗血管生成后进行化疗）与同时应用两种药物相比，显示了更好的生存优势[144]。最后，其他机制可能也有助于协同作用，包括血管生成抑制剂引起的肿瘤血管消退，从周围健康组织预防肿瘤血管共择，以及异常血管在肿瘤微环境的形成[145]。然而，确定为什么贝伐单抗单药应用已经证明基本无效，而 VEGF 受体酪氨酸激酶抑制剂在与化疗联用的随机Ⅲ期临床试验反复失败的原因仍然是一个挑战。此外，另一个挑战在于确定最佳剂量和抗血管生成的药物的持续时间，以及药物组合排序方案对效应的影响。目前，确定贝伐单抗在大转移灶与微转移疾病的疗效差异是必要的[146, 147]。

抗血管生成疗法的生物标志物

抗血管生成治疗，目前的迫切需要，是开发有效的生物标志物，以评估这些抑制剂的活性。肿瘤血管生成活性的生物标志物对于指导这些试剂的临床研发和选择最可能受益的患者很重要。尽管目前还没有确定的生物标志物用于临床功效的评估或挑选对抗血管生成治疗有良好反应的患者，但是许多候选标志物，包括组织、影像和循环生物标志物正在出现并需要前瞻性的验证[148, 149]。目前正在研究的几种途径包括肿瘤活检分析、微血管密度、无创性血管成像模式（正电子发射断层扫描、动态对比增强磁共振成像）和测量循环生物标志物（血清、血浆、尿液或循环内皮细胞及其前体中的血管生成因子的水平）[150-152]。最近的研究主要集中于遗传性和毒性的生物标志物的鉴定，来预测哪些患者会在抗 VEGF /VEGFR 疗法获益，以及确认有不良事件风险的患者。血管内皮生长因子存在单核苷酸多态性(SNP),SNP 与临床预后的相关性可以预测患者对贝伐单抗治疗的反应。最近的一项研究鉴定了与 VEGFR1 的表达升高和贝伐单抗治疗的不良预后相关的 VEGFR 的位点[153]。此外，乳腺癌研究（E2100）报道了 VEGF-2578 AA 和 VEGF-1 AA 基因型成功预测了中位总生存期的提高，而 VEGF-634 CC 和 VEGF-1498 TT 基因型预测了在联合治疗时没有出现 3/4 级高血压[154]。高血压的程度可以作为患者在贝伐单抗或 TKI 治疗后的生存预测的生物标志物。尽管高血压和抗 VEGF 治疗之间的关联已有报道，但这种关联的临床意义和高血压的预测价值仍有待前瞻性验证。7 个大样本Ⅲ期临床试验进行了高血压和药物疗效结果的回顾性分析（6486 例），在这 7 个临床试验中的 6 个临床试验的研究，早期治疗相关性血压升高既不能预测贝伐单抗的临床效果，也与病程预后无关[155]。然而，一项研究（AVF2107g）表明早期血压升高，与无进展生存期和总生存期的延长相关。因为在高血压风险调节中，遗传起到重要的作用[156]，还有待确定的是 VEGF/VEGFR 通路的基因多态性是否可以作为潜在生物标志物，以预测治疗相关的高血压和抗 VEGF 疗法反应之间的关系，如之前 E2100 试验中显示的那样。其他治疗反应生物标志物，包括 VEGF 和胎盘生长因子水平的升高，而治疗抵抗的生物标志物，包括循环碱性成纤维细胞生长因子，基质细胞衍生因子 1α 的增加，可独立生存的循环内皮细胞在肿瘤逃逸治疗时水平增加[157]。第一个转移性乳腺癌的生物标志物的前瞻性研究（MERiDiAN）正在进行中，来评估贝伐单抗对血浆短的 VEGF-A 同种型患者的影响。这些标志物一旦证实，这些发现可能有助于确定哪些患者亚群应接受抗血管生成治疗，可能为将来个性化的抗血管生成治疗提供指导。

抗血管生成治疗的治疗抵抗

尽管，血管生成抑制剂试验已有十年之久，但是临床经验表明，由于肿瘤引发逃逸耐药，VEGF 靶向治疗通常仅能延长癌症患者几个月的生存期[158]。VEGF 抑制剂的治疗抵抗可以在肿瘤晚期观察到，抗血管生成制剂引起肿瘤生长抑制，经历初始的一段时间后，肿瘤在治疗过程中重新生长。这种抗性涉及肿瘤血管生成的再次激活，以及其他促血管生成因子表达增加。随着病情的发展，冗余通路可能牵涉其中，VEGF 被其他血管生成途径取代，需要加入第二代血管生成抑制剂，靶向这些辅助生长因子和（或）它们活化的受体途径，或使用多靶点酪氨酸激酶抑制剂抗血管生成药物（如舒尼替尼、索拉非尼）。然而，最后也会出现对这些药物的抵抗，表明存在其他通路介导血管生成治疗的抵抗。此外，肿瘤细胞具有 p53 基因的遗传改变，在低氧条件下表现出较低的凋亡率，这可能会减少对血管供应的依赖，因此，影响肿瘤细胞抗血管生成治疗的反应性。肿瘤变异性细胞对缺氧耐受，从而对血管生成和血管重塑依赖性较少，导致血管稳定，肿瘤变异性细胞的选择和过度生长也可以解释抗血管生成药物的抵抗。获得性耐药其他可能的机制包括肿瘤血管对抗血管生成制剂的敏感性降低，肿瘤通过反弹性血管重建和血管共择而重新生长[161-166]。也许最有趣的发现之一是，虽然内皮细胞被假定为遗传稳定的，但是它们可以在某些情况下出现遗传异常，并因此获得抗性。

最近的研究表明，VEGF 靶向疗法不仅能诱导原发肿瘤的缩小，抑制肿瘤的进展，但是也可能启动增加恶性程度机制，促进肿瘤侵袭和转移[167-169]。对抗血管生成治疗的抗性机制涉及肿瘤和宿主介导的通路，而且在疾病进展的不同阶段存在不同的效果。特别的是，抗血管生成药物抗性的机制涉及肿瘤介导的通路，对治疗产生的固有或者获得性反应，或者涉及宿主介导的通路，宿主对治疗产生直接反应或者对肿瘤细胞发出的信号产生间接反应。综上所述，抗血管生成治疗可增强肿瘤的侵袭和转移，促进和（或）加速微小肿瘤疾病的进展，因此降低患者总生存。了解在使用抗血管生成药物治疗后的耐药机制，无论是内在性或获得性的，对发展策略、优化 VEGF 抑制剂都是必要的。识别耐药的生物标志物和介导耐药的因子是同等重要的，因为可靠的生物标志物的发展，对检测血管形成抑制剂的抗性逃逸价值不可估量。

（周　文　向娟娟）

参考文献

1. Hanahan D, Weinberg RA. Hallmarks of cancer: the next generation. *Cell* 2011;144:646-674.
2. Ide AG, Baker NH, Warren SL. Vascularization of the Brown Pearce rabbit epithelioma transplant as seen in the transparent ear chamger. *Am J Roentgenol* 1939;42:891-899.
3. Algire GH, Chalkley HW, Legallais FY, et al. Vascular reactions of normal and malignant tissues in vivo. I. Vascular reactions of mice to wounds and to normal and neoplastic transplants. *J Natl Cancer Inst* 1945;6:73-85.
4. Folkman J, Merler E, Abernathy C, et al. Isolation of a tumor factor responsible for angiogenesis. *J Exp Med* 1971;133:275-288.
5. Folkman J. Tumor angiogenesis: therapeutic implications. *N Engl J Med* 1971;285:1182-1186.
6. Papetti M, Herman IM. Mechanisms of normal and tumor derived angiogenesis. *Am J Physiol Cell Physiol* 2002;282: C947-C970.
7. Hanahan D, Folkman J. Patterns and emerging mechanisms of the angiogenic switch during tumorigenesis. *Cell* 1996;86: 353-364.
8. Black WC, Welch HG. Advances in diagnostic imaging and overestimations of disease prevalence and the benefi ts of therapy. *N Engl J Med* 1993;328:1237-1243.
9. Folkman J, Kalluri R. Cancer without disease. *Nature* 2004;427:787.
10. Weidner N, Semple JP, Welch WR, et al. Tumor angiogenesis and metastasis—correlation in invasive breast carcinoma. *N Engl J Med* 1991;324:1-8.
11. Holmgren L, O'Reilly MS, Folkman J. Dormancy of micrometastases: balanced proliferation and apoptosis in the presence of angiogenesis suppression. *Nat Med* 1995;1:149-153.
12. Naumov GN, Bender E, Zurakowski D, et al. A model of human tumor dormancy: an angiogenic switch from the nonangiogenic phenotype. *J Natl Cancer Inst* 2006;98:316-325.
13. Udagawa T, Fernandez A, Achilles EG, et al. Persistence of microscopic human cancers in mice: alterations in the angiogenic balance accompanies loss of tumor dormancy. *Faseb J* 2002;16:1361-1370.
14. Holash J, Maisonpierre PC, Compton D, et al. Vessel cooption, regression, and growth in tumors mediated by angiopoietins and VEGF. *Science* 1999;284:1994-1998.
15. Relf M, LeJeune S, Scott PA, et al. Expression of the angiogenic factors vascular endothelial cell growth factor, acidic and basic fibroblast growth factor, tumor growth factor beta-1, platelet-derived endothelial cell growth factor, placenta growth factor, and pleiotrophin in human primary breast cancer and its relation to angiogenesis. *Cancer Res* 1997;57:963-969.
16. Carmeliet P, Dor Y, Herbert JM, et al. Role of HIF-1alpha in hypoxia-mediated apoptosis, cell proliferation and tumour angiogenesis. *Nature* 1998;394:485-490.
17. Folkman J. Endogenous angiogenesis inhibitors. *Apmis* 2004; 112:496-507.
18. Nyberg P, Xie L, Kalluri R. Endogenous inhibitors of angiogenesis. *Cancer Res* 2005;65:3967-3979.
19. Rak J, Yu JL. Oncogenes and tumor angiogenesis: the question of vascular "supply" and vascular "demand". *Semin Cancer Biol* 2004;14:93-104.
20. Bottos A, Bardelli A. Oncogenes and angiogenesis: a way to personalize anti-angiogenic therapy? *Cell Mol Life Sci* 2013;70:4131-4140.

21. Rak J, Yu JL, Klement G, et al. Oncogenes and angiogenesis: signaling three-dimensional tumor growth. *J Investig Dermatol Symp Proc* 2000;5:24-33.
22. Langer R, Brem H, Falterman K, et al. Isolations of a cartilage factor that inhibits tumor neovascularization. *Science* 1976;193:70-72.
23. Langer R, Conn H, Vacanti J, et al. Control of tumor growth in animals by infusion of an angiogenesis inhibitor. *Proc Natl Acad Sci U S A* 1980;77:4331-4335.
24. Ribatti D. Endogenous inhibitors of angiogenesis: a historical review. *Leuk Res* 2009;33:638-644.
25. Folkman J. Antiangiogenesis in cancer therapy—endostatin and its mechanisms of action. *Exp Cell Res* 2006;312:594-607.
26. Karamouzis MV, Moschos SJ. The use of endostatin in the treatment of solid tumors. *Expert Opin Biol Ther* 2009;9:641-648.
27. Lawler J. Thrombospondin-1 as an endogenous inhibitor of angiogenesis and tumor growth. *J Cell Mol Med* 2002;6:1-12.
28. Maeshima Y, Manfredi M, Reimer C, et al. Identification of the anti-angiogenic site within vascular basement membrane derived tumstatin. *J Biol Chem* 2001;276:15240-15248.
29. Kerbel RS. Vasohibin: the feedback on a new inhibitor of angiogenesis. *J Clin Invest* 2004;114:884-886.
30. Sato Y. The vasohibin family: a novel family for angiogenesis regulation. *J Biochem* 2013;153:5-11.
31. Noguera-Troise I, Daly C, Papadopoulos NJ, et al. Blockade of Dll4 inhibits tumour growth by promoting non-productive angiogenesis. *Nature* 2006;444:1032-1037.
32. Ridgway J, Zhang G, Wu Y, et al. Inhibition of Dll4 signalling inhibits tumour growth by deregulating angiogenesis. *Nature* 2006;444:1083-1087.
33. Kuhnert F, Kirshner JR, Thurston G. Dll4-Notch signaling as a therapeutic target in tumor angiogenesis. *Vasc Cell* 2011;3:20.
34. Sund M, Hamano Y, Sugimoto H, et al. Function of endogenous inhibitors of angiogenesis as endothelium-specifi c tumor suppressors. *Proc Natl Acad Sci U S A* 2005;102:2934-2939.
35. Dameron KM, Volpert OV, Tainsky MA, et al. Control of angiogenesis in fibroblasts by p53 regulation of thrombospondin1. *Science* 1994;265:1582-1584.
36. Zhang L, Yu D, Hu M, et al. Wild-type p53 suppresses angiogenesis in human leiomyosarcoma and synovial sarcoma by transcriptional suppression of vascular endothelial growth factor expression. *Cancer Res* 2000;60:3655-3661.
37. Sherif ZA, Nakai S, Pirollo KF, et al. Down modulation of bFGF-binding protein expression following restoration of p53 function. *Cancer Gene Ther* 2001;8:771-782.
38. Ravi R, Mookerjee B, Bhujwalla ZM, et al. Regulation of tumor angiogenesis by p53-induced degradation of hypoxia inducible factor 1alpha. *Genes Dev* 2000;14:34-44.
39. Farhang Ghahremani M, Goossens S, Nittner D, et al. p53 promotes VEGF expression and angiogenesis in the absence of an intact p21-Rb pathway. *Cell Death Differ* 2013;20:888-897.
40. Teodoro JG, Parker AE, Zhu X, et al. p53-mediated inhibition of angiogenesis through up-regulation of a collagen prolyl hydroxylase. *Science* 2006;313:968-971.
41. Folkman J. Tumor suppression by p53 is mediated in part by the antiangiogenic activity of endostatin and tumstatin. *Sci STKE* 2006;2006:pe35.
42. Brouty-Boye D, Zetter BR. Inhibition of cell motility by interferon. *Science* 1980;208:516-518.
43. Dvorak HF, Gresser I. Microvascular injury in pathogenesis of interferon-induced necrosis of subcutaneous tumors in mice. *J Natl Cancer Inst* 1989;81:497-502.
44. Sidky YA, Borden EC. Inhibition of angiogenesis by interferons: effects on tumor- and lymphocyte-induced vascular responses. *Cancer Res* 1987;47:5155-5161.
45. Taylor S, Folkman J. Protamine is an inhibitor of angiogenesis. *Nature* 1982;297:307-312.
46. Crum R, Szabo S, Folkman J. A new class of steroids inhibits angiogenesis in the presence of heparin or a

heparin fragment. *Science* 1985;230:1375-1378.
47. Ingber D, Fujita T, Kishimoto S, et al. Synthetic analogues of fumagillin that inhibit angiogenesis and suppress tumour growth. *Nature* 1990;348:555-557.
48. Kerbel RS. Inhibition of tumor angiogenesis as a strategy to circumvent acquired resistance to anti-cancer therapeutic agents. *Bioessays* 1991;13:31-36.
49. Folkman J. Angiogenesis: an organizing principle for drug discovery? *Nat Rev Drug Discov* 2007;6:273-286.
50. D'Amato RJ, Loughnan MS, Flynn E, et al. Thalidomide is an inhibitor of angiogenesis. *Proc Natl Acad Sci U S A* 1994;91: 4082-4085.
51. Bauer KS, Dixon SC, Figg WD. Inhibition of angiogenesis by thalidomide requires metabolic activation, which is species dependent. *Biochem Pharmacol* 1998;55:1827-1834.
52. Figg WD. The 2005 Leon I. Goldberg Young Investigator Award Lecture: development of thalidomide as an angiogenesis inhibitor for the treatment of androgen-independent prostate cancer. *Clin Pharmacol Ther* 2006;79:1-8.
53. Kenyon BM, Browne F, D'Amato RJ. Effects of thalidomide and related metabolites in a mouse corneal model of neovascularization. *Exp Eye Res* 1997;64:971-978.
54. Price DK, Ando Y, Kruger EA, et al. 5'-OH-thalidomide, a metabolite of thalidomide, inhibits angiogenesis. *Ther Drug Monit* 2002;24:104-110.
55. Dredge K, Marriott JB, Macdonald CD, et al. Novel thalidomide analogues display anti-angiogenic activity independently of immunomodulatory effects. *Br J Cancer* 2002;87: 1166-1172.
56. Gupta D, Treon SP, Shima Y, et al. Adherence of multiple myeloma cells to bone marrow stromal cells upregulates vascular endothelial growth factor secretion: therapeutic applications. *Leukemia* 2001;15:1950-1961.
57. Ng SS, Gutschow M, Weiss M, et al. Antiangiogenic activity of N-substituted and tetrafluorinated thalidomide analogues. *Cancer Res* 2003;63:3189-3194.
58. Zhang H, Vakil V, Braunstein M, et al. Circulating endothelial progenitor cells in multiple myeloma: implications and significance. *Blood* 2005;105:3286-3294.
59. De Sanctis JB, Mijares M, Suarez A, et al. Pharmacological properties of thalidomide and its analogues. *Recent Pat Inflamm Allergy Drug Discov* 2010;4:144-148.
60. Ferrara N, Gerber HP, LeCouter J. The biology of VEGF and its receptors. *Nat Med* 2003;9:669-676.
61. Lindahl P, Johansson BR, Leveen P, et al. Pericyte loss and microaneurysm formation in PDGF-B-deficient mice. *Science* 1997;277:242-245.
62. Oliner J, Min H, Leal J, et al. Suppression of angiogenesis and tumor growth by selective inhibition of angiopoietin-2. *Cancer Cell* 2004;6:507-516.
63. Fingleton B. MMPs as therapeutic targets—still a viable option? *Semin Cell Dev Biol* 2008;19:61-68.
64. Roy R, Yang J, Moses MA. Matrix metalloproteinases as novel biomarkers and potential therapeutic targets in human cancer. *J Clin Oncol* 2009;27:5287-5297.
65. Shi ZG, Li JP, Shi LL, et al. An updated patent therapeutic agents targeting MMPs. *Recent Pat Anticancer Drug Discov* 2012;7:74-101.
66. Gialeli C, Theocharis AD, Karamanos NK. Roles of matrix metalloproteinases in cancer progression and their pharmacological targeting. *FEBS J* 2011;278:16-27.
67. Nikolopoulos SN, Blaikie P, Yoshioka T, et al. Integrin beta4 signaling promotes tumor angiogenesis. *Cancer Cell* 2004;6:471-483.
68. Bradley DA, Daignault S, Ryan CJ, et al. Cilengitide (EMD 121974, NSC 707544) in asymptomatic metastatic castration resistant prostate cancer patients: a randomized phase II trial by the prostate cancer clinical trials consortium. *Invest New Drugs* 2011;29:1432-1440.
69. Desgrosellier JS, Cheresh DA. Integrins in cancer: biological implications and therapeutic opportunities. *Nat Rev Cancer* 2010;10:9-22.
70. Hersey P, Sosman J, O'Day S, et al. A randomized phase 2 study of etaracizumab, a monoclonal antibody

against integrin alpha(v)beta(3), + or − dacarbazine in patients with stage IV metastatic melanoma. *Cancer* 2010;116:1526-1534.

71. Heidenreich A, Rawal SK, Szkarlat K, et al. A randomized, double-blind, multicenter, phase 2 study of a human monoclonal antibody to human alphanu integrins (intetumumab) in combination with docetaxel and prednisone for the firstline treatment of patients with metastatic castration-resistant prostate cancer. *Ann Oncol* 2013;24:329-336.
72. O'Day S, Pavlick A, Loquai C, et al. A randomised, phase II study of intetumumab, an anti-alphav-integrin mAb, alone and with dacarbazine in stage IV melanoma. *Br J Cancer* 2011;105:346-352.
73. Stupp R, Hegi M, Gorlia T, et al. Standard chemoradiotherapy cilengitide in newly diagnosed glioblastoma (GBM): updated results and subgroup analyses of the international randomized phase III CENTRIC trial (EORTC trial #2607122072/Canadian Brain Tumor Consortium). Program and abstracts presented at: 2013 European Cancer Congress; 2013; Amsterdam.
74. Ellis LM, Hicklin DJ. VEGF-targeted therapy: mechanisms of anti-tumour activity. *Nat Rev Cancer* 2008;8:579-591.
75. Hurwitz H, Fehrenbacher L, Novotny W, et al. Bevacizumab plus irinotecan, fluorouracil, and leucovorin for metastatic colorectal cancer. *N Engl J Med* 2004;350:2335-2342.
76. Bennouna J, Sastre J, Arnold D, et al. Continuation of bevacizumab after first progression in metastatic colorectal cancer (ML18147): a randomised phase 3 trial. *Lancet Oncol* 2013;14:29-37.
77. Allegra CJ, Yothers G, O'Connell MJ, et al. Phase III trial assessing bevacizumab in stages II and III carcinoma of the colon: results of NSABP protocol C-08. *J Clin Oncol* 2011;29:11-16.
78. de Gramont A, Van Cutsem E, Schmoll HJ, et al. Bevacizumab plus oxaliplatin-based chemotherapy as adjuvant treatment for colon cancer (AVANT): a phase 3 randomised controlled trial. *Lancet Oncol* 2012;13:1225-1233.
79. Sandler A, Gray R, Perry MC, et al. Paclitaxel-carboplatin alone or with bevacizumab for non-small-cell lung cancer. *N Engl J Med* 2006;355:2542-2550.
80. Miles DW, Chan A, Dirix LY, et al. Phase III study of bevacizumab plus docetaxel compared with placebo plus docetaxel for the first-line treatment of human epidermal growth factor receptor 2-negative metastatic breast cancer. *J Clin Oncol* 2010;28:3239-3247.
81. Robert NJ, Dieras V, Glaspy J, et al. RIBBON-1: randomized, double-blind, placebo-controlled, phase III trial of chemotherapy with or without bevacizumab for first-line treatment of human epidermal growth factor receptor 2-negative, locally recurrent or metastatic breast cancer. *J Clin Oncol* 2011;29:1252-1260.
82. Brufsky AM, Hurvitz S, Perez E, et al. RIBBON-2: a randomized, double-blind, placebo-controlled, phase III trial evaluating the efficacy and safety of bevacizumab in combination with chemotherapy for second-line treatment of human epidermal growth factor receptor 2-negative metastatic breast cancer. *J Clin Oncol* 2011;29:4286-4293.
83. Cohen MH, Shen YL, Keegan P, et al. FDA drug approval summary: bevacizumab (Avastin) as treatment of recurrent glioblastoma multiforme. *Oncologist* 2009;14:1131-1138.
84. Soffi etti R, Trevisan E, Ruda R. What have we learned from trials on antiangiogenic agents in glioblastoma? *Expert Rev Neurother* 2014;14:1-3.
85. Escudier B, Pluzanska A, Koralewski P, et al. Bevacizumab plus interferon alfa-2a for treatment of metastatic renal cell carcinoma: a randomised, double-blind phase III trial. *Lancet* 2007;370:2103-2111.
86. Rini BI, Halabi S, Rosenberg JE, et al. Bevacizumab plus interferon alfa compared with interferon alfa monotherapy in patients with metastatic renal cell carcinoma: CALGB 90206. *J Clin Oncol* 2008;26:5422-5428.
87. Escudier B, Bellmunt J, Negrier S, et al. Phase III trial of bevacizumab plus interferon alfa-2a in patients with metastatic renal cell carcinoma (AVOREN): final analysis of overall survival. *J Clin Oncol* 2010;28:2144-2150.
88. Rini BI, Halabi S, Rosenberg JE, et al. Phase III trial of bevacizumab plus interferon alfa versus interferon

alfa monotherapy in patients with metastatic renal cell carcinoma: final results of CALGB 90206. *J Clin Oncol* 2010;28:2137-2143.

89. Hurwitz H, Saini S. Bevacizumab in the treatment of metastatic colorectal cancer: safety profile and management of adverse events. *Semin Oncol* 2006;33:S26-S34.
90. Chen HX, Cleck JN. Adverse effects of anticancer agents that target the VEGF pathway. *Nat Rev Clin Oncol* 2009;6:465-477.
91. Ranpura V, Hapani S, Wu S. Treatment-related mortality with bevacizumab in cancer patients: a meta-analysis. *JAMA* 2011;305:487-494.
92. Holash J, Davis S, Papadopoulos N, et al. VEGF-Trap: a VEGF blocker with potent antitumor effects. *Proc Natl Acad Sci U S A* 2002;99:11393-11398.
93. Papadopoulos N, Martin J, Ruan Q, et al. Binding and neutralization of vascular endothelial growth factor (VEGF) and related ligands by VEGF Trap, ranibizumab and bevacizumab. *Angiogenesis* 2012;15:171-185.
94. Gaya A, Tse V. A preclinical and clinical review of aflibercept for the management of cancer. *Cancer Treat Rev* 2012;38:484-493.
95. Van Cutsem E, Tabernero J, Lakomy R, et al. Addition of aflibercept to fluorouracil, leucovorin, and irinotecan improves survival in a phase III randomized trial in patients with metastatic colorectal cancer previously treated with an oxaliplatin-based regimen. *J Clin Oncol* 2012;30:3499-3506.
96. Wilhelm SM, Carter C, Tang L, et al. BAY 43-9006 exhibits broad spectrum oral antitumor activity and targets the RAF/MEK/ERK pathway and receptor tyrosine kinases involved in tumor progression and angiogenesis. *Cancer Res* 2004;64:7099-7109.
97. Escudier B, Eisen T, Stadler WM, et al. Sorafenib in advanced clear-cell renal-cell carcinoma. *N Engl J Med* 2007;356:125-134.
98. Escudier B, Eisen T, Stadler WM, et al. Sorafenib for treatment of renal cell carcinoma: Final efficacy and safety results of the phase III treatment approaches in renal cancer global evaluation trial. *J Clin Oncol* 2009;27:3312-3318.
99. Llovet JM, Ricci S, Mazzaferro V, et al. Sorafenib in advanced hepatocellular carcinoma. *N Engl J Med* 2008;359:378-390.
100. Brose MS, Nutting C, Jarzab B, et al. Sorafenib in locally advanced or metastatic patients with radioactive iodine refractory differentiated thyroid cancer: the phase III DECISION trial. *J Clin Oncol* 2013;31.
101. Veronese ML, Mosenkis A, Flaherty KT, et al. Mechanisms of hypertension associated with BAY 43-9006. *J Clin Oncol* 2006;24:1363-1369.
102. Goodman VL, Rock EP, Dagher R, et al. Approval summary: sunitinib for the treatment of imatinib refractory or intolerant gastrointestinal stromal tumors and advanced renal cell carcinoma. *Clin Cancer Res* 2007;13:1367-1373.
103. Demetri GD, van Oosterom AT, Garrett CR, et al. Efficacy and safety of sunitinib in patients with advanced gastrointestinal stromal tumour after failure of imatinib: a randomized controlled trial. *Lancet* 2006;368:1329-1338.
104. Motzer RJ, Michaelson MD, Redman BG, et al. Activity of SU11248, a multitargeted inhibitor of vascular endothelial growth factor receptor and platelet-derived growth factor receptor, in patients with metastatic renal cell carcinoma. *J Clin Oncol* 2006;24:16-24.
105. Motzer RJ, Hutson TE, Tomczak P, et al. Sunitinib versus interferon alfa in metastatic renal-cell carcinoma. *N Engl J Med* 2007;356:115-124.
106. Motzer RJ, Hutson TE, Tomczak P, et al. Overall survival and updated results for sunitinib compared with interferon alfa in patients with metastatic renal cell carcinoma. *J Clin Oncol* 2009;27:3584-3590.
107. Raymond E, Dahan L, Raoul JL, et al. Sunitinib malate for the treatment of pancreatic neuroendocrine tumors. *N Engl J Med* 2011;364:501-513.
108. Kumar R, Knick VB, Rudolph SK, et al. Pharmaco kinetic pharmaco dynamic correlation from mouse to

human with pazopanib, a multikinase angiogenesis inhibitor with potent antitumor and antiangiogenic activity. *Mol Cancer Ther* 2007;6:2012-2021.

109. Sternberg CN, Davis ID, Mardiak J, et al. Pazopanib in locally advanced or metastatic renal cell carcinoma: results of a randomized phase III trial. *J Clin Oncol* 2010;28:1061-1068.
110. Motzer RJ, Hutson TE, Cella D, et al. Pazopanib versus sunitinib in metastatic renal-cell carcinoma. *N Engl J Med* 2013;369:722-731.
111. van der Graaf WT, Blay JY, Chawla SP, et al. Pazopanib for metastatic soft-tissue sarcoma (PALETTE): a randomised, double-blind, placebo-controlled phase 3 trial. *Lancet* 2012;379:1879-1886.
112. Schutz FA, Choueiri TK, Sternberg CN. Pazopanib: Clinical development of a potent anti-angiogenic drug. *Crit Rev Oncol Hematol* 2011;77:163-171.
113. Thornton K, Kim G, Maher VE, et al. Vandetanib for the treatment of symptomatic or progressive medullary thyroid cancer in patients with unresectable locally advanced or metastatic disease: U.S. Food and Drug Administration drug approval summary. *Clin Cancer Res* 2012;18:3722-3730.
114. Wells SA, Jr., Robinson BG, Gagel RF, et al. Vandetanib in patients with locally advanced or metastatic medullary thyroid cancer: a randomized, double-blind phase III trial. *J Clin Oncol* 2012;30:134-141.
115. Leboulleux S, Bastholt L, Krause T, et al. Vandetanib in locally advanced or metastatic differentiated thyroid cancer: a randomised, double-blind, phase 2 trial. *Lancet Oncol* 2012;13:897-905.
116. Gross-Goupil M, Francois L, Quivy A, et al. Axitinib: a review of its safety and efficacy in the treatment of adults with advanced renal cell carcinoma. *Clin Med Insights Oncol* 2013;7:269-277.
117. Rini BI, Escudier B, Tomczak P, et al. Comparative effectiveness of axitinib versus sorafenib in advanced renal cell carcinoma (AXIS): a randomised phase 3 trial. *Lancet* 2011;378:1931-1939.
118. Motzer RJ, Escudier B, Tomczak P, et al. Axitinib versus sorafenib as second-line treatment for advanced renal cell carcinoma: overall survival analysis and updated results from a randomised phase 3 trial. *Lancet Oncol* 2013;14:552-562.
119. Hutson TE, Lesovoy V, Al-Shukri S, et al. Axitinib versus sorafenib as first-line therapy in patients with metastatic renalcell carcinoma: a randomised open-label phase 3 trial. *Lancet Oncol* 2013;14:1287-1294.
120. Graveel CR, Tolbert D, Vande Woude GF. MET: a critical player in tumorigenesis and therapeutic target. *Cold Spring Harb Perspect Biol* 2013;5.
121. Shojaei F, Lee JH, Simmons BH, et al. HGF/c-Met acts as an alternative angiogenic pathway in sunitinib-resistant tumors. *Cancer Res* 2010;70:10090-10100.
122. Ebos JM, Lee CR, Cruz-Munoz W, et al. Accelerated metastasis after short-term treatment with a potent inhibitor of tumor angiogenesis. *Cancer Cell* 2009;15:232-239.
123. Paez-Ribes M, Allen E, Hudock J, et al. Antiangiogenic therapy elicits malignant progression of tumors to increased local invasion and distant metastasis. *Cancer Cell* 2009;15:220-231.
124. Elisei R, Schlumberger MJ, Muller SP, et al. Cabozantinib in progressive medullary thyroid cancer. *J Clin Oncol* 2013;31:3639-3646.
125. Smith DC, Smith MR, Sweeney C, et al. Cabozantinib in patients with advanced prostate cancer: results of a phase II randomized discontinuation trial. *J Clin Oncol* 2013;31:412-429.
126. Strumberg D, Schultheis B. Regorafenib for cancer. *Expert Opin Investig Drugs* 2012;21:879-889.
127. Grothey A, Van Cutsem E, Sobrero A, et al. Regorafenib monotherapy for previously treated metastatic colorectal cancer (CORRECT): an international, multicentre, randomised, placebo-controlled, phase 3 trial. *Lancet* 2013;381:303-312.
128. Demetri GD, Reichardt P, Kang YK, et al. Efficacy and safety of regorafenib for advanced gastrointestinal stromal tumours after failure of imatinib and sunitinib (GRID): an international, multicentre, randomised, placebo-controlled, phase 3 trial. *Lancet* 2013;381:295-302.
129. Gibbons JJ, Abraham RT, Yu K. Mammalian target of rapamycin: discovery of rapamycin reveals a signaling pathway important for normal and cancer cell growth. *Semin Oncol* 2009;36 Suppl 3:S3-S17.

130. Hudes G, Carducci M, Tomczak P, et al. Temsirolimus, interferon alfa, or both for advanced renal-cell carcinoma. *N Engl J Med* 2007;356:2271-2281.
131. Hutson TE, Escudier B, Esteban E, et al. Randomized phase III trial of temsirolimus versus sorafenib as second-line therapy after sunitinib in patients with metastatic renal cell carcinoma. *J Clin Oncol* 2014;32:760-767.
132. Motzer RJ, Escudier B, Oudard S, et al. Efficacy of everolimus in advanced renal cell carcinoma: a double-blind, randomised, placebo-controlled phase III trial. *Lancet* 2008;372:449-456.
133. Lebwohl D, Anak O, Sahmoud T, et al. Development of everolimus, a novel oral mTOR inhibitor, across a spectrum of diseases. *Ann N Y Acad Sci* 2013;1291:14-32.
134. Fuchs CS, Tomasek J, Yong CJ, et al. Ramucirumab monotherapy for previously treated advanced gastric or gastro-oesophageal unction adenocarcinoma (REGARD): an international, randomised, multicentre, placebo-controlled, phase 3 trial. *Lancet* 2014;383:31-39.
135. Tol J, Koopman M, Cats A, et al. Chemotherapy, bevacizumab, and cetuximab in metastatic colorectal cancer. *N Engl J Med* 2009;360:563-572.
136. Kerbel RS. Antiangiogenic therapy: a universal chemosensitization strategy for cancer? *Science* 2006;312:1171-1175.
137. Jain RK. Normalization of tumor vasculature: an emerging concept in antiangiogenic therapy. *Science* 2005;307:58-62.
138. Browder T, Butterfi eld CE, Kraling BM, et al. Antiangiogenic scheduling of chemotherapy improves efficacy against experimental drug-resistant cancer. *Cancer Res* 2000;60: 1878-1886.
139. Klement G, Baruchel S, Rak J, et al. Continuous low-dose therapy with vinblastine and VEGF receptor-2 antibody induces sustained tumor regression without overt toxicity. *J Clin Invest* 2000;105:R15-R24.
140. Bertolini F, Paul S, Mancuso P, et al. Maximum tolerable dose and low-dose metronomic chemotherapy have opposite effects on the mobilization and viability of circulating endothelial progenitor cells. *Cancer Res* 2003;63:4342-4346.
141. Mancuso P, Colleoni M, Calleri A, et al. Circulating endothelialcell kinetics and viability predict survival in breast cancer patients receiving metronomic chemotherapy. *Blood* 2006;108:452-459.
142. Kerbel RS, Kamen BA. The anti-angiogenic basis of metronomic chemotherapy. *Nat Rev Cancer* 2004;4:423-436.
143. Hudis CA. Clinical implications of antiangiogenic therapies. *Oncology (Williston Park)* 2005;19:26-31.
144. Zhang D, Hedlund EM, Lim S, et al. Antiangiogenic agents significantly improve survival in tumor-bearing mice by increasing tolerance to chemotherapy-induced toxicity. *Proc Natl Acad Sci U S A* 2011;108:4117-4122.
145. Kerbel RS. Tumor angiogenesis. *N Engl J Med* 2008;358: 2039-2049.
146. Mountzios G, Pentheroudakis G, Carmeliet P. Bevacizumab and micrometastases: Revisiting the preclinical and clinical rollercoaster. *Pharmacol Ther* 2014;141:117-124.
147. Ebos JM, Kerbel RS. Antiangiogenic therapy: impact on invasion, disease progression, and metastasis. *Nat Rev Clin Oncol* 2011;8:210-221.
148. Jain RK, Duda DG, Willett CG, et al. Biomarkers of response and resistance to antiangiogenic therapy. *Nat Rev Clin Oncol* 2009;6:327-338.
149. Murukesh N, Dive C, Jayson GC. Biomarkers of angiogenesis and their role in the development of VEGF inhibitors. *Br JCancer* 2010;102:8-18.
150. Davis DW, McConkey DJ, Abbruzzese JL, et al. Surrogate markers in antiangiogenesis clinical trials. *Br J Cancer* 2003;89:8-14.
151. Wehland M, Bauer J, Magnusson NE, et al. Biomarkers for anti-angiogenic therapy in cancer. *Int J Mol Sci* 2013;14: 9338-9364.
152. Lambrechts D, Lenz HJ, de Haas S, et al. Markers of response for the antiangiogenic agent bevacizumab. *J Clin Oncol* 2013;31:1219-1230.

153. Lambrechts D, Claes B, Delmar P, et al. VEGF pathway genetic variants as biomarkers of treatment outcome with bevacizumab: an analysis of data from the AViTA and AVOREN randomized trials. *Lancet Oncol* 2012;13:724-733.
154. Schneider BP, Wang M, Radovich M, et al. Association of vascular endothelial growth factor and vascular endothelial growth factor receptor-2 genetic polymorphisms with outcome in a trial of paclitaxel compared with paclitaxel plus bevacizumab in advanced breast cancer: ECOG 2100. *J Clin Oncol* 2008;26:4672-4678.
155. Hurwitz HI, Douglas PS, Middleton JP, et al. Analysis of early hypertension and clinical outcome with bevacizumab: results from seven phase III studies. *Oncologist* 2013;18:273-280.
156. Levy D, Ehret GB, Rice K, et al. Genome-wide association study of blood pressure and hypertension. *Nat Genet* 2009;41:677-687.
157. Batchelor TT, Sorensen AG, di Tomaso E, et al. AZD2171, a pan-VEGF receptor tyrosine kinase inhibitor, normalizes tumor vasculature and alleviates edema in glioblastoma patients. *Cancer Cell* 2007;11:83-95.
158. Sennino B, McDonald DM. Controlling escape from angiogenesis inhibitors. *Nat Rev Cancer* 2012;12:699-709.
159. Yu JL, Rak JW, Coomber BL, et al. Effect of p53 status on tumor response to antiangiogenic therapy. *Science* 2002;295: 1526-1528.
160. Glade Bender J, Cooney EM, Kandel JJ, et al. Vascular remodeling and clinical resistance to antiangiogenic cancer therapy. *Drug Resist Updat* 2004;7:289-300.
161. Bergers G, Hanahan D. Modes of resistance to anti-angiogenic therapy. *Nat Rev Cancer* 2008;8:592-603.
162. Crawford Y, Ferrara N. Tumor and stromal pathways mediating refractoriness/resistance to anti-angiogenic therapies. *Trends Pharmacol Sci* 2009;30:624-630.
163. Ebos JM, Lee CR, Kerbel RS. Tumor and host-mediated pathways of resistance and disease progression in response to antiangiogenic therapy. *Clin Cancer Res* 2009;15:5020-5025.
164. Kerbel RS, Yu J, Tran J, et al. Possible mechanisms of acquired resistance to anti-angiogenic drugs: implications for the use of combination therapy approaches. *Cancer Metastasis Rev* 2001;20:79-86.
165. Shojaei F, Ferrara N. Role of the microenvironment in tumor growth and in refractoriness/resistance to anti-angiogenic therapies. *Drug Resist Updat* 2008;11:219-230.
166. Sweeney CJ, Miller KD, Sledge GW Jr. Resistance in the antiangiogenic era: nay-saying or a word of caution? *Trends Mol Med* 2003;9:24-29.
167. Hida K, Hida Y, Amin DN, et al. Tumor-associated endothelial cells with cytogenetic abnormalities. *Cancer Res* 2004;64:8249-8255.
168. Streubel B, Chott A, Huber D, et al. Lymphoma-specific genetic aberrations in microvascular endothelial cells in B-cell lymphomas. *N Engl J Med* 2004;351:250-259.
169. Loges S, Mazzone M, Hohensinner P, et al. Silencing or fueling metastasis with VEGF inhibitors: antiangiogenesis revisited. *Cancer Cell* 2009;15:167-170.

第二部分　各种癌症的分子生物学

第八章　头颈部肿瘤的分子生物学

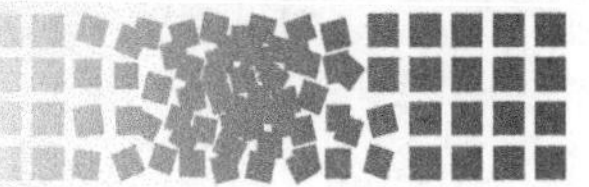

Thomas E. Carey, Mark E. P. Prince

引言

发病率、危险因素和病因学

头颈部鳞状细胞癌（head and neck squamous cell carcinoma，HNSCC）占所有头颈部区域恶性肿瘤的90%，全世界每年有55万新发病例，因此是一个重大的公共卫生问题。在美国，每年约有4万新诊断的HNSCC病例，约14 000人死于HNSCC。一直以来，HNSCC均被认为与终身过度吸烟、大量饮酒、不良的饮食习惯和老年男性的牙列不齐密切相关。然而，随着女性吸烟人数的增加，患有HNSCC的男女比例从20世纪60年代5 ∶ 1下降到20世纪90年代的3 ∶ 1。大多数头颈部黏膜鳞状细胞癌，尤其是位于口腔、喉和喉咽的黏膜鳞状细胞癌除与上述病因相关外，还与某些文化风俗相关，如口服烟草，以及有些国家有嚼槟榔的习惯[1,2]。然而，也有一小部分隐蔽部位的头颈部肿瘤发生在40岁以下，这些患者并没有已知的上述发病因素。在过去的10年中，笔者所在研究所35岁以下的HNSCC患者女性多于男性，有4例是妊娠期妇女[3]。这些发病年龄较轻的男、女性患者的病因学并不清楚。然而，有一小部分HNSCC患者伴有家族史，纠正吸烟和饮酒的不良习惯后，大部分相关性都失去了统计学差异[4]。但是，CDKN2A位点遗传性缺陷导致细胞周期蛋白依赖性激酶抑制剂p16INK4A[5]和hMDM2调节因子p14ARF的功能丧失，可引起家族性头颈部肿瘤。最近笔者所在医院收治了一个家族中的两名HNSCC患者。分析表明，他们两个均具有相同的体细胞CDKN2A突变。具有肿瘤相关基因遗传突变的家族通常具有发生多种类型的恶性肿瘤的倾向，也可以导致具有不同组织学类型的第二种原发肿瘤的发生[6]。实际上，CDKN2A最初被称为多肿瘤抑制基因1（MTS-1）[7,8]，因为它在多种肿瘤类型中频繁地发生突变，包括黑色素瘤、胰腺癌、乳腺癌、头颈部癌。与头颈部肿瘤遗传倾向相关的基因包括关键调控基因，如TP53（Li-Fraumeni综合征）[9]和Fanconi贫血基因，DNA修复基因FANC家族也与HNSCC[10]的发生、发展有关[10]。对年轻的头颈部肿瘤患者和那些吸烟并不是其主要发病因素的头颈部肿瘤患者，发病的潜在遗传因素的鉴定可为这些肿瘤患者提供很好的分子评估。

高危型人乳头状瘤病毒

吸烟人数在美国已经减少，因此，与吸烟相关的头颈部肿瘤，尤其是位于口腔和喉部的肿瘤患者的发病率也呈下降趋势，而扁桃体肿瘤却稳定增长[12]。美国和加拿大头颈部肿瘤发病率的网站数据显示，口咽肿瘤在过去 25 年中不断增加[9,13]。口咽肿瘤的增加始于 20 世纪 70 年代末，主要是由于高危型人类乳头状瘤病毒（hrHPV）的感染率增加所致，感染增加由于性习俗改变，可追溯到广泛使用口服避孕药、减少使用避孕套，有更多的性伴侣自由而不用恐惧意外妊娠等。美国、加拿大和西欧的研究已经表明，在每年诊断的口腔肿瘤中 hrHPV 感染率逐年增加[14-22]。笔者所在医院在过去的十年中进行过三次临床试验，发现 HPV 阳性的口咽肿瘤的比例稳步上升（表 8.1）。通过监测、流行病学和最终结果（SEER）的数据综合分析表明，与吸烟有关的喉癌的发病率逐渐下降，口咽肿瘤逐渐增加，由于子宫颈涂片检查、hrHPV 检测和宫颈病变阴道镜检查等早期诊断，宫颈癌的发病率明显下降（图 8.1）。2013 年，口咽肿瘤的新发病例预计将会超过宫颈癌的新发病例。不幸的是，还没有 HPV 诱导的口咽肿瘤早期检测和治疗的方法，因此，这是一个非常值得探索的领域。

表 8.1　临床检测口咽肿瘤患者 HPV 阳性和时间段

HPV 状态	病例数（比例）		
	UMCC 9921 1999 ～ 2001	UMCC 0221 2001 ～ 2005	UMCC 0221- 样 2005 ～ 2011
HPV-	14（34%）	8（10%）	6（8%）
HPV +	27（66%）	75（90%）	71（92%）

注：UMCC，密歇根大学癌症中心。数据来源于密歇根大学过去 10 年头颈部肿瘤项目。

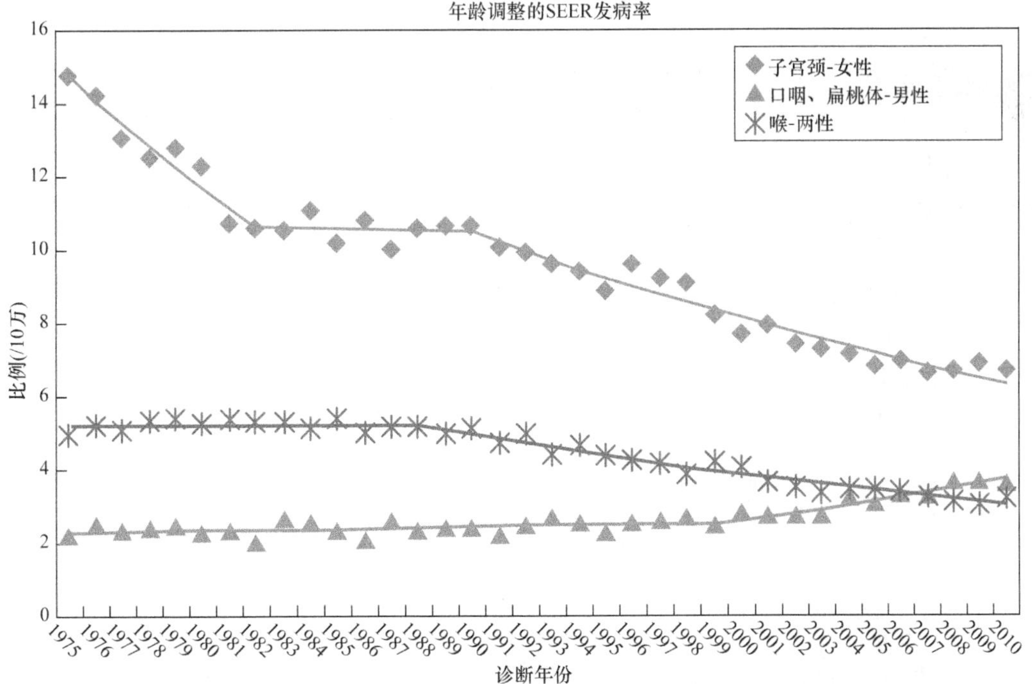

图 8.1　喉、宫颈和口咽癌的发病率改变。由 R. Meza 改编的《监测，流行病学和最终结果（SEER）》人口计划（1969 ～ 2011 年）（www.seer.cancer.gov/popdata），美国国家癌症研究所，癌症控制和人口科学部（DCCPS），监控研究计划，监控系统分公司，2013 年 1 月发布

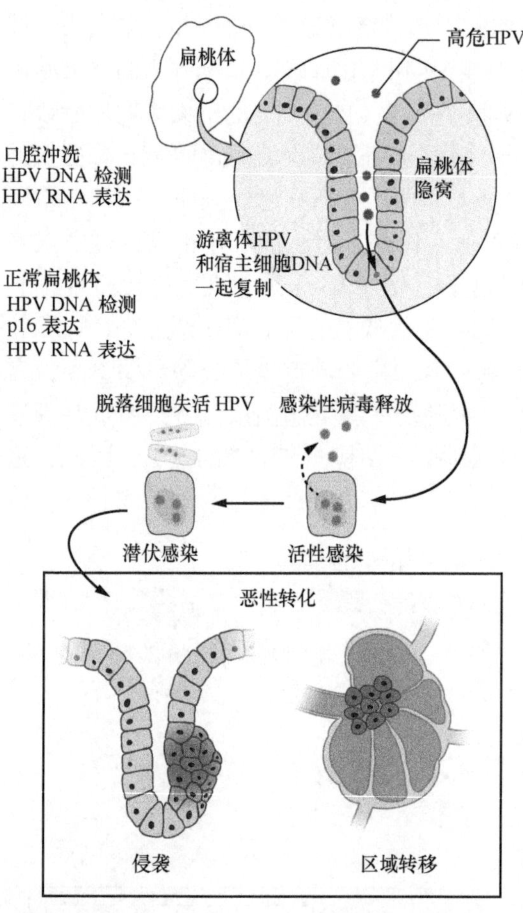

彩图二维码

图 8.2　人类乳头状瘤病毒（HPV）在口咽的感染和复制，扁桃体作为 HPV 感染和肿瘤发生的主要部位。HPV 感染可以在口腔冲洗液、正常扁桃体、肿瘤和淋巴结中检测

HPV 是最常见的性传播疾病病原体，在全国健康和营养调查（National Health and Nutrition Examination Survey，NHANES）中（2003 ～ 2006 年）[23]，14 ～ 59 岁的女性外生殖器 HPV 感染率为 42.5%。在口腔和口咽部，扁桃体丰富的淋巴组织是 HPV 易聚集的部位。HPV 必须感染基底上皮细胞后才能复制。扁桃体隐窝的最薄的上皮处是 HPV 感染的理想部位（图 8.2），由于其他微生物在扁桃体内并发炎症可能促进 HPV 感染。D'Souza 等 [24] 进行了一项病例对照研究，通过对 100 例口咽肿瘤新发患者和 200 例非肿瘤患者的对照研究，评估 HPV 感染与口咽肿瘤之间的相关性。研究表明，一生中阴道性伴侣数量多（≥ 26）和口交性伴侣数量多（≥ 6）与口咽肿瘤明显相关，与病毒 L1 蛋白血清抗体阳性或任何 hrHPV 类型的口腔感染相关，最常见的是 HPV16。然而，其他高风险 HPV 类型在约 10% 的口咽肿瘤和其他头颈部肿瘤中也有发现，尤其是鼻咽和口腔肿瘤，其他高危 HPV 类型所占比例更高 [25, 26]。在 HIV 阳性和阴性的女性中检测口腔和阴道 HPV 感染的研究显示，口腔 HPV 的感染率（15%）明显低于阴道 HPV 的感染率（51%）[27]。NHANES 研究评价了美国普通人群中口腔 HPV 感染的发病率 [28]。口腔 HPV 感染的患病率呈双相分布，30 ～ 34 岁年龄组为第一个发病高峰，60 ～ 64 岁年龄组为第二个发病高峰。总体而言，口腔 HPV 感染率为 6.9%，伴随高危型 HPV 感染率为 3.7%。男性较女性发病率较高（男性为 10.1%，女性为 3.6%），黑种人口腔 HPV 感染率（10.5%）明显高于白种人（6.5%），尽管这种黑种人和白种人之间的发病率差异并没有统计学意义。目前，人们还不能确定，口腔 HPV 感染与 HPV 诱导的头颈部肿瘤发病风险如何相关。

幸运的是，与 HPV 阴性的口咽部肿瘤相比，发生于同一位置的 HPV 阳性的口腔肿瘤对治疗更加敏感 [29-32]。HPV 阳性的口咽肿瘤患者通常比较年轻、健康状况较好，也无烟酒嗜好 [33]。然而，有些研究表明，具有吸烟史的 HPV 阳性的口咽肿瘤癌患者治疗后容易复发或转移 [21, 34]。这就促使人们去思考减少治疗强度以降低治疗相关死亡率 [35, 36]。相对于预后良好的 HPV 阳性的口咽肿瘤患者，预后较差的 HPV 阳性的口腔癌 [37] 和 HPV 阳性的鼻咽癌 [38] 要比位于同一部位的 HPV 阴性的肿瘤的预后差得多。

在密歇根大学，80%～90%口咽肿瘤（表8.1）呈现HPV阳性[21, 25]，80%以上的HPV阳性的口咽肿瘤患者对卡铂、紫杉醇联用同步调强放射治疗（chemoRT）反应良好[39]。未来的关键问题是决定哪些患者可能受益于强度较小的治疗，哪些患者需要增强同步放化疗，哪些患者因为联合放化疗失败而需要其他不同的治疗手段。Spector等[40, 41]表明淋巴结状态，尤其是伴有粗糙大结节（主要是指三个彼此相邻结节的中间脂肪间隔消失，并向囊外扩展）的淋巴结肿大的口腔肿瘤患者，预示着该患者具有较大的发生远处转移的风险，总体生存率和无病生存率均较低，预后较差。这些高度恶性的HPV阳性肿瘤的分子机制还有待进一步阐释。Walline等研究表明，在复发和预后较差的患者中，hrHPV整合到肿瘤相关基因中很常见，而病毒基因整合到基因内的位点与治疗效果较好和无病生存期延长更加相关。对HPV抗原的免疫应答也被认为是HPV阳性的口咽肿瘤患者对治疗反应良好的原因。然而，有一些病例由于肿瘤坏死因子（TNF）受体TRAF3发生了频繁突变导致强效免疫应答失败，TRAF3主要参与免疫应答和NF-κB信号的激活（TCGA头颈癌协会）[42]。这些改变可能是HPV阳性的肿瘤逃避病毒免疫反应的机制之一[42]。作为一个群体，HPV阳性的头颈部肿瘤要比HPV阴性的头颈部肿瘤总的遗传变化少，并有一些共同的相似特征，如野生型的TP53和完整P16INK4A（CDKN2A），这两种特征在HPV阴性的头颈部肿瘤中很少见。几乎所有的HPV阳性HNSCC均表达HPV E6和E7病毒癌基因，同时，作为E6和E7表达的负调节蛋白的HPV E2表达低或无表达（Walline等提出）。病毒整合[43]似乎是致癌的关键步骤，最典型病毒整合干扰了E2，从而导致了E6和E7癌蛋白表达的上调，包括HPV E6的转录本E6*Ⅰ和E6*Ⅱ的表达上调[44]。病毒整合也会对病毒整合位点的宿主基因组造成破坏[45]。明显的破坏导致其他基因组损伤，可能也是一部分无应答的HPV阳性肿瘤的一个因素。

头颈部鳞状细胞癌的分子机制

头颈部肿瘤的早期分子生物学研究显示，与EGFR过表达密切相关的EGFR基因的扩增在头颈部肿瘤中很常见，并与预后较差相关[46, 47]。令人不解的是，只有约10%的HNSCC对EGFR的靶向治疗有效[48]，原因可能是还存在其他驱动通路。HNSCC的早期分子研究还表明，CDKN2A的突变、杂合性丢失和甲基化是HNSCC的早期分子事件，并在HNSCC进展的早期发生[49-51]。p53的突变和过表达也是HNSCC的早期事件[52]，细胞周期蛋白D1（cyclin D1）扩增和过表达是与HNSCC预后和治疗反应相关的重要分子标志物[53]。在具有里程碑意义的VA喉实验中，生物标志物筛选分析表明，高表达p53可预测化疗和放疗（RT）反应[54]，因为p53的过表达几乎总是与突变型p53相关联，这表明，野生型p53的肿瘤对化疗和放疗不太敏感，即使野生型p53的正常细胞对化疗或放疗非常敏感。然而，野生型p53的肿瘤对化疗和放疗更耐受的原因并不清楚。随后的研究表明，含有野生型p53和高表达Bcl-xL的患者具有顺铂抗性[55]。这表明，Bcl-xL阻止p53诱导的凋亡，而野生型p53介导的细胞周期阻滞和修复机制允许肿瘤细胞逃逸化放疗导致的损伤。

尽管我们意识到EGFR的过表达与其作为治疗靶点的潜在价值，但仍很难预测哪些头颈部癌症对 EGFR 抑制剂敏感。当只靶向一个分子时，许多其他分子标志物也出现相同反应。因此，鉴定驱动信号通路和一个以上的肿瘤驱动靶点是非常必要的。许多年以前，人们就推测一定数量的打击才能驱动一个肿瘤的发生。通过比较具有遗传倾向的儿童和散发性视网膜母细胞瘤者儿，Knudsen 正确地解释了视网膜母细胞瘤基因的抑癌本质。通过对患儿出生后和肿瘤发展作图，从受累父母中的一人遗传了一个突变等位基因的患儿的图是呈一条直线的。然而，对散发性视网膜母细胞瘤患者作图，达到平台期持续数月，随后直线下降。从此，他推测两次打击是肿瘤发展的必需步骤。对于那些遗传了一个正常等位基因和一个突变等位基因的儿童，他观察到一级动力学，在那些没有遗传突变基因的儿童他观察到二级动力学。因此，在遗传性疾病中肿瘤的发展只需要一个额外的事件，但在散发病例中需要两次事件，即在细胞中获得一次突变，然后第二次事件也发生在相同的细胞中，最终导致健康基因的丢失。成人上皮组织出现的肿瘤情况更为复杂。多年前使用相似的数学方法估计，在随着衰老发生的肿瘤中，可能需要 4 ～ 5 次事件，肿瘤才最终发生。

为了找到癌症的驱动因子，我们从复发性喉癌患者来源的两种细胞系研究染色体异常特征。一部分肿瘤长在喉腔内，由此建立了 UM-SCC-17A 细胞系，第二部分通过甲状软骨侵入到颈部的软组织肿瘤中，建立了 UM-SCC-17B。在两株细胞系中发现 22 个染色体整体重排，其中 8 个对 UM-SCC-17A 细胞系是独特的，9 个对于 UM-SCC-17B 细胞系是独特的。然而，令人感兴趣的是，在两个细胞系中共有的 5 个重排，能够代表与肿瘤起始相关的遗传事件的位点，而其他则代表随机事件或与肿瘤进展相关的事件[56]。用现代的测序方法来确认与这 5 个早期染色体重排相关的遗传变异来验证这一假说将会引起人们的兴趣。Hahn 和 Weinberg 检测了哪些步骤对于正常的人支气管上皮细胞转化为肿瘤细胞是必要的。他们基于许多上皮性肿瘤中观察到的异常，将目标瞄准小的但是一致的特异信号通路。这些必要的通路包括人端粒酶的催化单元的异位表达，人端粒酶逆转录酶（hTERT）的异位表达从而在细胞分裂中稳定端粒；用 SV40 大 T 癌蛋白破坏 Rb 通路，诱导细胞持续地进入细胞周期；大 T 癌蛋白抑制 TP53 表达，促进细胞周期进程和抑制 TP53 介导细胞凋亡；导入活化的 HRAS 的（致癌）等位基因，通过 RAS、RAF、丝裂原活化蛋白激酶（MEK）、细胞外信号相关激酶（ERK）激酶级联提供连续信号，来触发与细胞增殖相关的转录因子的表达[57, 58]。该论证对于我们思考如何发展癌症精准医疗很关键，因为类似于前面提到的 UM-SCC-17A 和 UM-SCC-17B 细胞系中观察到的染色体重排，每种上皮癌很可能有多个异常，其中有些是原发性驱动事件，而其他则是由于基因组不稳定偶然导致的“乘客”事件。只有少量事件足以使正常的人类上皮细胞转化为永生的，侵袭性肿瘤细胞表明，可以发展一系列原理控制细胞从正常向恶性行为的转化，我们应该能够发展靶向一种肿瘤的两个或三个关键通路，这些通路是肿瘤行为的主要驱动因素。

癌症基因组图谱计划

大多数研究都是孤立地研究单个靶向基因或几个基因小组合，以确定肿瘤事件；然而，这些都在很大程度上被肿瘤细胞可能随机获得一些恶性病变机制阻碍。这限制了我们评估癌症驱动事件的能力，使通路靶向药物的功效评估变得复杂。现代分子分析技术的发展已使得分析个体肿瘤中所有异常成为可能。此外，癌症基因组图谱（TCGA）计划为我们提供了相同类型的多个肿瘤令人印象深刻的数据集合，让我们更了解表征每一种肿瘤类型的各类致癌驱动事件和抑癌基因。通过类似的细节详细研究每个肿瘤的异常通路，我们可以推断出主要驱动因素，并提出针对每个肿瘤的有效的靶向治疗联合方案。

头颈部癌症协会评估了 279 例未经治疗的 HNSCC（其中 35 例含有 HPV）的基因组变异[42]。对序列（包括外显子、RNA、miRNA、一些全基因组序列），结构，表观遗传学（DNA 甲基化）和拷贝数分析，以及蛋白表达进行了分析。与吸烟有关的 HNSCC 患者基因组扩增和缺失强烈类似于肺鳞状细胞癌的扩增和缺失[59]；然而，含有 HPV 的 HNSCC 肿瘤没有复杂的基因组特征，缺乏 TP53 突变，HRAS 激活突变，以及 CDKN2A 缺失和突变，但有更频繁的 PIK3CA 突变。一小部分具有相对较少的 TP53 突变和更频繁的 PIK3CA 和 HRAS 突变的 HPV 阴性的 HNSCC 也引起了人们的兴趣。有趣的是，具有 HRAS 突变的肿瘤倾向于与野生型 TP53 肿瘤相关。这一部分肿瘤的染色体重排方式不太复杂，比其他 HPV 阴性 HNSCC 患者的生存率好。在整个 HNSCC 患者病例中，最常突变的基因是 TP53、FAT1、CDKN2A、PIK3CA、NOTCH1 和 MLL2，突变频率范围为 18% ～ 72%。受体酪氨酸激酶（RTK）的扩增是常见的。 EGFR 扩增约在 16% 的肿瘤中可见。更小部分的肿瘤缺乏 EGFR 扩增但包含成纤维细胞生长因子受体 FGFR1、FGFR 2 或 FGFR 3 的扩增。一些肿瘤有一个以上的 RTK 扩增，但大多可以归类为一个 RTK 的扩增。细胞周期素 D1（CCND1）的扩增很常见，在 30% 的肿瘤中发现。CCND1 的扩增发生在 RTK 扩增和 CMYC 扩增的一些肿瘤中，尽管也有一些肿瘤要么存在 CCDN1 扩增，要么存在 CMYC 的扩增，但两者基本不同时发生。在 5% 的肿瘤中发现了 HRAS 的突变，在 18% 的肿瘤中发现了 PIK3CA 的突变，在 12% 的肿瘤中发现了 PTEN 的突变，而 TP53 突变存在于 83% 的肿瘤中。

通过每一个独特的类别来定义的肿瘤亚型，在这些类别中当靶向扩增和突变基因时，有可能有更好的治疗效果。EGFR、FGFR 和 PIK3CA 的抑制剂都已上市，表明和肿瘤特征适当匹配的正确的抑制剂是一个富有成效的研究领域。虽然 CCND1 抑制剂尚未上市，几个公司有细胞周期蛋白依赖性激酶抑制剂（CDK4 / 6），这些试剂正在 CDKN2A 缺失的肿瘤中进行试验，也可能适用于 CCND1 扩增的肿瘤。在 18% 的 HNSCC 中也观察到 NOTCH1 的突变，是最近发现的 HNSCC 一个亚型的特征，通常是功能缺失型突变，这表明 NOTCH1 在这种癌症类型是抑癌基因。在正常鳞状上皮，NOTCH1 在增生的基底细胞通过 Wnt/β-catenin 信号通路激活的反馈，促进鳞状细胞分化。NOTCH1 抑癌功能丧失使 Wnt 通路持续激活，使它成为治疗的靶点。Liu 等最近报道，Wnt 通路的一种新的抑制剂通过抑制 Porcupine 靶向 Wnt 的分泌，Porcupine 是 Wnt 分泌必需的酶。抑制剂 LGK974，在 NOTCH1 失活性功能突变的肿瘤细胞系更有效，表明这可能是对 NOTCH 途径异常的 HNSCC 肿瘤患者的有效药物。

靶向药物治疗的新的研究热点是找到不同肿瘤靶向药物的正确联合。对于这项工作，需要鉴定在不同的通路中的靶点，这些通路有有效药物的存在。这样的组合可能包括

RTK 的抑制剂，连同 CDK4/6 抑制剂或 Wnt 通路抑制剂和 PIK3CA 抑制剂。许多组合是可能的，在未来几年内，随着精准医疗的发展，在文献中将有多个靶向剂的组合。快速和相对便宜、有针对性的或外显子测序现已可以在实验台上完成，用生物信息学软件和云计算在几天内能提供结果。这将是一个激动人心的时代。

癌症干细胞

从实体癌中分离的高度致瘤亚群肿瘤细胞，通常称为癌症干细胞（CSC），已引起研究人员极大兴趣，因为它们与癌症的进展和治疗失败相关。CSC 已被证明对 HNSCC 原发肿瘤的生长和进展，以及局灶性和远处器官的转移发展是至关重要的。CSC 也被认为对常规治疗高度抵抗，因此，当它们出现时，可能是导致肿瘤复发和治疗失败的主要原因。

CSC 首先是从淋巴瘤中分离出来的。随后在实体肿瘤的研究显示基本在每一个实体癌类型都存在高度致瘤性癌细胞，这些高致瘤性细胞符合目前 CSC 的标准：它们具有致瘤性；它们能够再现原发性肿瘤的异质性，包括致瘤性和非致瘤性细胞亚群，它们有自我更新能力。CSC 通常代表癌细胞中的一个非常小的亚群。在大多数实体瘤内，CSC 在整个癌细胞群体通常少于 10%。多种表面标志和生物标志物已被用于在 HNSCC 肿瘤中从其他肿瘤细胞中分离 CSC，包括 CD44、CD133、ESA 和醛脱氢酶活性。到目前为止，还没有单一的标志物或标志物的组合被证明对于从每个肿瘤部位分离 CSC 都有用。而且，也还没有任何一个干细胞标志物被发现能成为有用的或有效的癌症治疗靶点。

CSC 这个说法指的是细胞的生物学行为，而不是指它们的细胞起源。尽管 CSC 表现出许多正常干细胞的特性，其细胞的来源尚未确定。CSC 可能起源于正常干细胞、早期祖细胞，可能更多起源于分化的细胞，它们经历了突变和表观遗传变异，获得 CSC 表型。

许多正常干细胞的遗传通路在 CSC 表达，是其行为的重要调控因子。这些基因包括维持细胞多能性、上皮间质转化、自我更新、异源物质外排和细胞静息的转录因子。胚胎干细胞被认为依赖至少三个关键通路调节其活性：NANOG、Oct4 和 Sox2。 NANOG 抑制分化，Oct-4 是自我更新的关键。 Oct-4 和 Nanog 也被认为是成体细胞多能性重编程的重要转录因子。球状生长的 HNSCC 中 CSC 富集的细胞中，也发现 NANOG、Oct-3/4 和 Sox-2 表达上调。Oct-4 也称为在上皮干细胞的一个重要的干细胞基因，已被发现在醛脱氢酶（ALDH）阳性的 HNSCC 的细胞中表达上调[61]。NANOG 和 Oct-4 的过表达与化疗和癌症的阶段相关，表明这些基因在 HNSCC 治疗结果和预后中发挥作用。

BMI1 被认为是一个重要的维护干细胞自我更新的干细胞相关基因。迄今，虽然尚未证明 BMI1 是在 HNSCC 的 CSC 的可靠标志，其潜在诱导成瘤变化使它成为 CSC 研究的一个有吸引力的靶点。 BMI1 在多种肿瘤类型的 CSC 表达，包括 HNSCC，并且 BMI1 是多梳蛋白复合物 1 的一个重要组成成分，多梳蛋白复合物 1 是干细胞自我更新和肿瘤发生的表观调控因子[62]。BMI1 通过 CDKN2A 位点的阻遏和 P16INK4A 表达的抑制，阻断 P16INK4A 诱导的细胞衰老，以促进细胞增殖。沉默 BMI1 导致 HNSCC CSC 更新能力显著降低和放化疗抵抗减弱[63]。相反的，在 HNSCC 的非 CSC 群 BMI1 的过表达导致获得自我更新和干细胞样特性。

上皮间质转变是癌细胞发生侵袭和随后转移的发展所必需的。Snail 和 Twist 已被确定为调节干细胞和癌细胞上皮间质转变的关键转录因子。Twist 在 CD44+ 且 ALDH+ 的 HNSCC 细胞中表达增加，而且在 ALDH+ 的 HNSCC 的 CSC 细胞中 Snail 的表达增加[64]。Snail 在 HNSCC 的 CSC 中的表达被证明与肿瘤的转移、局部复发和预后相关。Twist 表达使 HNSCC 的 CSC 的运动能力增加，以及使 E- 钙黏蛋白介导的细胞 - 细胞的接触丧失。

正常细胞和肿瘤干细胞表达高水平的三磷酸腺苷（ATP）结合盒（ABC）转运蛋白基因，包括编码 P- 糖蛋白的 ABCB1 及 ABCG2。ABC 转运蛋白导致的干细胞药物外排特性是侧群细胞表型的基础，因为 HNSCC 的 CSC 具有将荧光染料 Hoechst 33342 排出细胞外的特性，被用于分离 CSC[65]。CSC 可能具有很多正常干细胞的特征，这些特性为干细胞的长寿命提供基础，包括通过 ABC 转运蛋白的表达具有对药物和毒素的抗性等。因此，肿瘤可能本来就存在一群具有耐药性的多能细胞——CSC。由于它们表达 ABC- 转运基因，使其能够耐受化疗，使肿瘤重新增殖。

Wnt/β-catenin 信号对器官和胚胎的发育非常重要。这个通路的主要功能是通过其磷酸化和蛋白酶体降解调节 β-联蛋白的功能。该通路的异常可以导致 β- 联蛋白的积累，这反过来又导致若干通路的活化，如细胞周期蛋白 D1 和 c-MYC，它们控制细胞周期 G_1 ～ S 期转化。 Wnt 信号转导还参与上皮 - 间质转变的关键细胞迁移过程。这些效应决定了 Wnt/β- 联蛋白在 CSC 表型的重要调控作用。

一些研究中发现，原发性 HNSCC 的 CSC 中基因的表达与预后和治疗的反应相关。CSC 在治疗抵抗和复发的作用仍待进一步阐明。更好地了解调控 CSC 行为的分子途径对开发靶向这一重要细胞亚群的治疗策略至关重要。

（彭淑平　佘晓玲）

参考文献

1. Blot WJ, McLaughlin JK, Winn DM, et al. Smoking and drinking in relation to oral and pharyngeal cancer. *Cancer Res* 1988;48:3282-3287.
2. Day GL, Blot WJ, Austin DF, et al. Racial differences in risk of oral and pharyngeal cancer: alcohol, tobacco, and other determinants. *J Natl Cancer Inst* 1993;85:465-473.
3. Eliassen AM, Hauff SJ, Tang AL, et al. Head and neck squamous cell carcinoma in pregnant women. *Head Neck* 2013;35:335-342.
4. Radoi L, Paget-Bailly S, Guida F, et al. Family history of cancer, personal history of medical conditions and risk of oral cavity cancer in France: the ICARE study. *BMC Cancer* 2013;13:560.
5. Sun S, Pollock PM, Liu L, et al. CDKN2A mutation in a nonFAMMM kindred with cancers at multiple sites results in a functionally abnormal protein. *Int J Cancer* 1997;73:531-536.
6. Deganello A, Gitti G, Mannelli G, et al. Risk factors for multiple malignancies in the head and neck. *Otolaryngol Head Neck Surg* 2013;149:105-111.
7. Serrano M, Hannon GJ, Beach D. A new regulatory motif in cell-cycle control causing specific inhibition of cyclin D/CDK4. *Nature* 1993;366:704-707.
8. Liggett WH Jr., Sidransky D. Role of the p16 tumor suppressor gene in cancer. *J Clin Oncol* 1998;16:1197-1206.

9. Frebourg T, Barbier N, Yan YX, et al. Germ-line p53 mutations in 15 families with Li-Fraumeni syndrome. *Am J Hum Genet* 1995;56:608-615.
10. Wreesmann VB, Estilo C, Eisele DW, et al. Downregulation of Fanconi anemia genes in sporadic head and neck squamous cell carcinoma. *ORL J Otorhinolaryngol Relat Spec* 2007;69:218-225.
11. van Zeeburg HJ, Snijders PJ, Wu T, et al. Clinical and molecular characteristics of squamous cell carcinomas from Fanconi anemia patients. *J Natl Cancer Inst* 2008;100:1649-1653.
12. Shiboski CH, Schmidt BL, Jordan RC. Tongue and tonsil carcinoma: increasing trends in the U.S. population ages 20-44 years. *Cancer* 2005;103:1843-1849.
13. Chaturvedi AK, Engels EA, Anderson WF, et al. Incidence trends for human papillomavirus-related and-unrelated oral squamous cell carcinomas in the United States. *J Clin Oncol* 2008;26:612-619.
14. Kreimer AR, Clifford GM, Boyle P, et al. Human papillomavirus types in head and neck squamous cell carcinomas worldwide: a systematic review. *Cancer Epidemiol Biomarkers Prev* 2005;14:467-475.
15. Gillison ML, Alemany L, Snijders PJ, et al. Human papillomavirus and diseases of the upper airway: head and neck cancer and respiratory papillomatosis. *Vaccine* 2012;30 Suppl 5: F34-F54.
16. Chaturvedi AK, Engels EA, Pfeiffer RM, et al. Human papillomavirus and rising oropharyngeal cancer incidence in the United States. *J Clin Oncol* 2011;29:4294-4301.
17. Gillison ML. Human papillomavirus-associated head and neck cancer is a distinct epidemiologic, clinical, and molecular entity. *Semin Oncol* 2004;31:744-754.
18. Gillison ML, Koch WM, Capone RB, et al. Evidence for a causal association between human papillomavirus and a subset of head and neck cancers. J *Natl Cancer Inst* 2000;92:709-720.
19. Hafkamp HC, Manni JJ, Speel EJ. Role of human papillomavirus in the development of head and neck squamous cell carcinomas. Acta *Otolaryngol* 2004;124:520-526.
20. Klussmann JP, Weissenborn SJ, Wieland U, et al. Prevalence, distribution, and viral load of human papillomavirus 16 DNA in tonsillar carcinomas. *Cancer* 2001;92:2875-2884.
21. Maxwell JH, Kumar B, Feng FY, et al. Tobacco use in human papillomavirus-positive advanced oropharynx cancer patients related to increased risk of distant metastases and tumor recurrence. *Clin Cancer Res* 2010;16:1226-1235.
22. Worden FP, Kumar B, Lee JS, et al. Chemoselection as a strategy for organ preservation in advanced oropharynx cancer: response and survival positively associated with HPV16 copy number. *J Clin Oncol* 2008;26:3138-3146.
23. Hariri S, Unger ER, Sternberg M, et al. Prevalence of genital human papillomavirus among females in the United States, the National Health And Nutrition Examination Survey, 2003-2006. *J Infect Dis* 2011;204:566-573.
24. D'Souza G, Kreimer AR, Viscidi R, et al. Case-control study of human papillomavirus and oropharyngeal cancer. *N Engl J Med* 2007;356:1944-1956.
25. Walline HM, Komarck C, McHugh JB, et al. High-risk human papillomavirus detection in oropharyngeal, nasopharyngeal, and oral cavity cancers: comparison of multiple methods. *JAMA Otolaryngol Head Neck Surg* 2013;139:1320-1327.
26. Maxwell JH, Kumar B, Feng FY, et al. HPV-positive/p16-positive/EBV-negative nasopharyngeal carcinoma in white North Americans. *Head Neck* 2010;32:562-567.
27. D'Souza G, Fakhry C, Sugar EA, et al. Six-month natural history of oral versus cervical human papillomavirus infection. *Int J Cancer* 2007;121:143-150.
28. Gillison ML, Broutian T, Pickard RK, et al. Prevalence of oral HPV infection in the United States, 2009-2010. *JAMA* 2012;307:693-703.
29. Fakhry C, Gillison ML. Clinical implications of human papillomavirus in head and neck cancers. *J Clin Oncol* 2006; 24:2606-2611.
30. Fakhry C, Westra WH, Li S, et al. Improved survival of patients with human papillomavirus-positive head and neck squamous cell carcinoma in a prospective clinical trial. *J Natl Cancer Inst* 2008;100:261-269.

31. Gillison ML, D'Souza G, Westra W, et al. Distinct risk factor profiles for human papillomavirus type 16-positive and human papillomavirus type 16-negative head and neck cancers. *J Natl Cancer Inst* 2008;100:407-420.
32. Worden FP, Kumar B, Lee JS, et al. Chemoselection as a strategy for organ preservation in advanced oropharynx cancer: response and survival positively associated with HPV16 copy number. *J Clin Oncol* 2008;26:3138-3146.
33. Benson E, Li R, Eisele D, et al. The clinical impact of HPV tumor status upon head and neck squamous cell carcinomas. *Oral Oncol* 2013 Oct 14.
34. Ang KK, Harris J, Wheeler R, et al. Human papillomavirus and survival of patients with oropharyngeal cancer. *N Engl J Med* 2010;363:24-35.
35. Adelstein DJ, Ridge JA, Brizel DM, et al. Transoral resection of pharyngeal cancer: summary of a National Cancer Institute Head and Neck Cancer Steering Committee Clinical Trials Planning Meeting, November 6-7, 2011, Arlington, Virginia. *Head Neck* 2012;34:1681-1703.
36. Kimple RJ, Harari PM. Is radiation dose reduction the right answer for HPV-positive head and neck cancer? *Oral Oncol* 2013 Oct 14.
37. Duray A, Descamps G, Decaestecker C, et al. Human papillomavirus DNA strongly correlates with a poorer prognosis in oral cavity carcinoma. *Laryngoscope* 2012;122:1558-1565.
38. Stenmark MH, McHugh JB, Schipper M, et al. Nonendemic HPV-positive nasopharyngeal carcinoma: association with poor prognosis. *Int J Radiation Oncol Biol Phys* 2014;88:580-588.
39. Dobrosotskaya IY, Bellile E, Spector ME, et al. Weekly chemotherapy with radiation versus high-dose cisplatin with radiation as organ preservation for patients with HPV-positive and HPV-negative locally advanced squamous cell carcinoma of the oropharynx. *Head Neck* 2014;36:617-623.
40. Spector ME, Gallagher KK, Bellile E, et al. Patterns of nodal metastasis and prognosis in human papillomavirus positive oropharyngeal squamous cell carcinoma. *Head Neck* 2013 Aug 3.
41. Spector ME, Gallagher KK, Light E, et al. Matted nodes: poor prognostic marker in oropharyngeal squamous cell carcinoma independent of HPV and EGFR status. *Head Neck* 2012;34:1727-1733.
42. Hayes N, consortium T. Comprehensive genomic characterization of head and neck squamous cell carcinomas. *Nature* 2013.
43. Ragin CC, Reshmi SC, Gollin SM. Mapping and analysis of HPV16 integration sites in a head and neck cancer cell line. *Int J Cancer* 2004;110:701-709.
44. Cricca M, Venturoli S, Leo E, et al. Molecular analysis of HPV 16 E6I/E6II spliced mRNAs and correlation with the viral physical state and the grade of the cervical lesion. *J Med Virol* 2009;81:1276-1282.
45. Akagi K, Li J, Broutian TR, et al. Genome-wide analysis of HPV integration in human cancers reveals recurrent, focal genomic instability. *Genome Res* 2014;24:185-199.
46. Almadori G, Cadoni G, Galli J, et al. Epidermal growth factor receptor expression in primary laryngeal cancer: an independent prognostic factor of neck node relapse. *Int J Cancer* 1999;84:188-191.
47. Rubin Grandis J, Melhem MF, Gooding WE, et al. Levels of TGF-alpha and EGFR protein in head and neck squamous cell carcinoma and patient survival. *J Natl Cancer Inst* 1998;90:824-832.
48. Bonner JA, Harari PM, Giralt J, et al. Radiotherapy plus cetuximab for locoregionally advanced head and neck cancer: 5-year survival data from a phase 3 randomised trial, and relation between cetuximab-induced rash and survival. *Lancet Oncol* 2010;11:21-28.
49. Herman JG, Merlo A, Mao L, et al. Inactivation of the CDKN2/p16/MTS1 gene is frequently associated with aberrant DNA methylation in all common human cancers. *Cancer Res* 1995;55:4525-4530.
50. Merlo A, Herman JG, Mao L, et al. 5′ CpG island methylation is associated with transcriptional silencing of the tumour suppressor p16/CDKN2/MTS1 in human cancers. *Nat Med* 1995;1:686-692.
51. van der Riet P, Nawroz H, Hruban RH, et al. Frequent loss of chromosome 9p21-22 early in head and neck cancer progression. *Cancer Res* 1994;54:1156-1158.

52. Taylor D, Koch WM, Zahurak M, et al. Immunohistochemical detection of p53 protein accumulation in head and neck cancer: correlation with p53 gene alterations. *Hum Pathol* 1999;30:1221-1225.
53. Bradford CR, Kumar B, Belillile E, et al. Biomarkers in advanced larynx cancer. *Laryngoscope* 2014;124:179-187.
54. Bradford CR, Zhu S, Wolf GT, et al. Overexpression of p53 predicts organ preservation using induction chemotherapy and radiation in patients with advanced laryngeal cancer. Department of Veterans Affairs Laryngeal Cancer Study Group. *Otolaryngol Head Neck Surg* 1995;113:408-412.
55. Kumar B, Cordell KG, D'Silva N, et al. Expression of p53 and Bcl-xL as predictive markers for larynx preservation in advanced laryngeal cancer. *Arch Otolaryngol Head Neck Surg* 2008;134:363-369.
56. Carey TE, Van Dyke DL, Worsham MJ, et al. Characterization of human laryngeal primary and metastatic squamous cell carcinoma cell lines UM-SCC-17A and UM-SCC-17B. *Cancer Res* 1989;49:6098-6107.
57. Hahn WC, Counter CM, Lundberg AS, et al. Creation of human tumour cells with defined genetic elements. *Nature* 1999;400:464-468.
58. Hahn WC, Weinberg RA. Rules for making human tumor cells. *N Engl J Med* 2002;347:1593-1603.
59. The Cancer Genome Atlas Research Network. Comprehensive genomic characterization of squamous cell lung cancers. *Nature* 2012;489:519-525.
60. Liu J, Pan S, Hsieh MH, et al. Targeting Wnt-driven cancer through the inhibition of Porcupine by LGK974. *Proc Natl Acad Sci U S A* 2013;110:20224-20229.
61. Chen C, Wei Y, Hummel M, et al. Evidence for epithelialmesenchymal transition in cancer stem cells of head and neck squamous cell carcinoma. *PLoS One* 2011;6:e16466.
62. Jacobs JJ, Kieboom K, Marino S, et al. The oncogene and Polycomb-group gene bmi-1 regulates cell proliferation and senescence through the ink4a locus. *Nature* 1999;397:164-168.
63. Chen YC, Chang CJ, Hsu HS, et al. Inhibition of tumorigenicity and enhancement of radiochemosensitivity in head and neck squamous cell cancer-derived ALDH1-positive cells by knockdown of Bmi-1. *Oral Oncol* 2010;46:158-165.
64. Yu CC, Lo WL, Chen YW, et al. Bmi-1 regulates snail expression and promotes metastasis ability in head and neck squamous cancer-derived ALDH1 positive cells. *J Oncol* 2011;2011.
65. Clay MR, Tabor M, Owen JH, et al. Single-marker identify cation of head and neck squamous cell carcinoma cancer stem cells with aldehyde dehydrogenase. *Head Neck* 2010;32:1195-1201.

第九章　肺癌的分子生物学

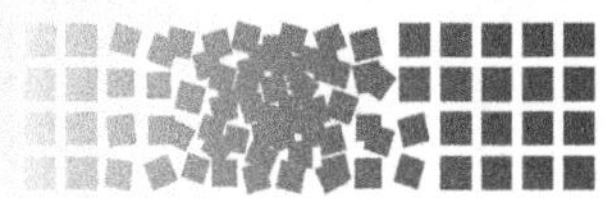

Leora Horn, Luiz Henrique de Lima Araujo, Patrick Nana-Sinkam, Gregory A. Otterson, Terence M. Williams, David P. Carbone

引言

肺癌的发生是从正常的支气管上皮转化为明显肺癌的多步骤的过程。不同的分子事件使细胞获得或丢失一些功能，从而导致关键的遗传信号失控，这些信号参与细胞增殖、分化、凋亡、迁移、侵袭及其他恶性表型。环境因素、遗传易感性或随机事件均可导致突变，包括单个碱基的改变或缺失，以及较大范围的遗传物质的转位、缺失、扩增。许多基因参与了小细胞肺癌（SCLC）和非小细胞肺癌（NSCLC）的肿瘤发生过程（表 9.1，

表 9.1　肺癌中最常见的获得性分子异常

异常	小细胞肺癌	非小细胞肺癌
微卫星不稳定	0 ～ 35%	0 ～ 22%
自分泌环路	GPR/GRP 受体，SCF/KIT	TGF-α/EGFR，heregulin/ERBB2，HGF/MET
RAS 点突变	＜ 1%	15% ～ 20%
EGFR 突变	＜ 1%	＜ 10%（西方国家），～ 40%（亚洲）
EML4-ALK	0	3% ～ 7%
MYC 家族过表达	15% ～ 30%	5% ～ 10%
p53 失活	0 ～ 90%	0 ～ 50%
RB 失活	0 ～ 90%	15% ～ 30%
$p16^{INK4A}$ 失活	0 ～ 10%	30% ～ 70%
LKB1 失活	40% ～ 60%（IHC）	20% ～ 40%
高频等位基因丢失	3p、4p、4q、5q、8p、10q、13q、17p、22q	3p、6q、8p、9p、13p、17p、19q
端粒酶活性	0 ～ 100%	80% ～ 85%
BCL2 表达	75% ～ 95%	10% ～ 35%

注：EGFR，表皮生长因子受体，epidermal growth factor receptor；GRP，胃泌激素释放肽，gastrin-releasing peptide；HGF，肝细胞生长因子，hepatocyte growth factor；RB，视网膜母细胞瘤蛋白，retinoblastoma；SCF，干细胞因子，stem cell factor；TGF-α，转化生长因子 -α，transforming growth factor-α。

图 9.1），但是这两种类型的肺癌各有一些独特的遗传变异。为了分析它们的临床相关性（如是否与吸烟相关、组织学类型、病变分期、存活情况、对治疗的敏感性），有必要鉴定这些分子变异的本质和频率，明确它们在肺癌早期诊断和预防上的应用，以及发现新的治疗靶点。

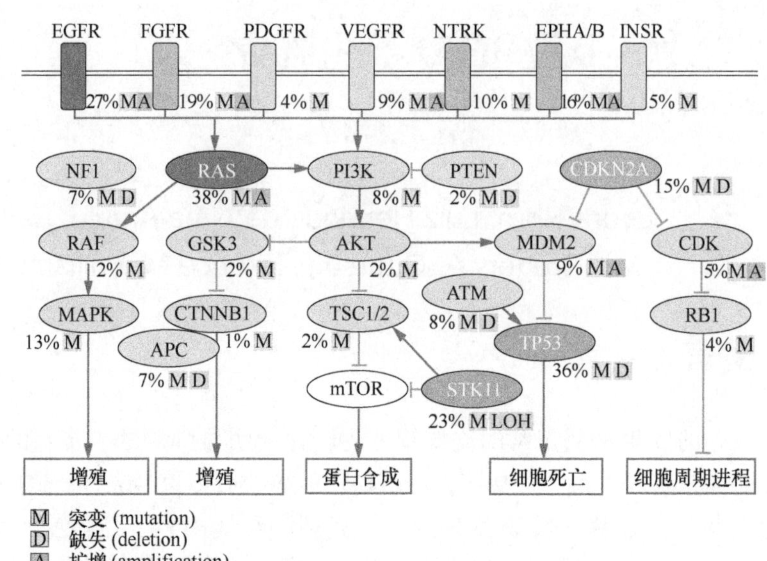

彩图二维码

图 9.1　肺腺癌中的显著突变通路。在肺腺癌遗传异常高频发生于以下通路：MAPK 通路、Wnt 通路、细胞周期、mTOR 通路。癌蛋白用粉红色至红色来表示，抑癌基因编码蛋白用浅蓝至深蓝表示。颜色越深则表示该蛋白基因突变的频率越高。在 188 例肺癌组织中，上述通路成员发生遗传变异的频率也已标注（引自 Macmillan Publishers Ltd：Nature. Ding L，Getz G，Wheeler DA，et al. Somatic mutations affect key pathways in lung adenocarcinoma. Nature 2008；455：1069-1075）

肺癌的易感性：遗传易感性和烟草中的致癌物

吸烟是与肺癌发展相关的最重要的环境因素。约 85% 的肺癌患者是正在或既往吸烟者。烟草中包含的已知致癌物质超过 60 种，其中 20 种在实验动物或人类已经证实能致肺癌[1]。在这些致癌物质中，多环芳烃，如苯并芘、烟草特异性的亚硝胺类 [如 4- 甲基亚硝氨基 -1-3- 吡啶 -1- 丁酮（NNK）]，以及芳香烃（如 4- 苯基苯胺）似乎是重要的肿瘤起因。在小鼠模型中，无论摄入途径如何，亚硝胺类（如 NNK）均可诱发肺部肿瘤。在多环芳烃中，苯并芘的研究最深入，是最早在烟草中被检测到的物质。它的致癌机制已被阐明，其二醇环氧化合物代谢物可导致 TP53 基因突变[2]。吸烟导致肺癌的一个机制是形成 DNA 加合物，导致 DNA 在复制过程中产生错误，从而产生突变。在肺癌患者的支气管组织中已经检测到 DNA 加合物。在当前吸烟者中，加合物的水平和吸烟暴露的程度呈正相关[3,4]，此外，既往吸烟者最初吸烟的年龄与 DNA 加合物的水平呈负相关，提示阻止青少年吸烟对于降低肺癌发生率非常重要。

尽管吸烟是肺癌的主要原因，但是大部分长期吸烟者并不发生肺癌。人们对肺癌的遗传易感性的差异可能与烟草致癌物的代谢酶的变异、DNA 修复机制、染色体脆性及其他稳态机制有关。在烟草致癌物代谢酶的基因中，细胞色素 P-450 基因 CYP1A1、CYP2D6、CYP2E1 和 mu 型谷胱甘肽 *S*- 转移酶（GSTM1）的多态性最引人注目。除了对烟草致癌物的遗传易感性之外，大规模的全基因组相关分析研究也鉴定出了一些肺癌的易感位点，位于染色体的 15q25、5p15、6p21[5, 6]。特别是位于染色体 15q25 的尼古丁类胆碱能受体内和附近的多态性与该受体的 mRNA 和蛋白质水平，以及 A5 尼古丁受体的钙离子通道功能改变相关，这些差异使吸烟者具有肺癌易感性[7]。

研究人员乐观地认为，分子流行病学研究有助于发现患肺癌风险高的人。这些信息及吸烟的习惯，在新发肺癌的筛选试验和化学预防试验中具有显著价值，有助于发现易患肺癌的高风险人群。

癌前病变的分子变异

肺癌进展到临床可检测前就已经出现了一系列形态学上的显著变化（增生、化生、异型增生、原位癌）。异型增生和原位癌被认为是真正的癌前病变。很明显，癌前病变的细胞具有的遗传变异同肺癌组织中的遗传变异相同。免疫组化分析证实，鳞状细胞癌中存在癌基因（cyclin D1）和抑癌基因的异常表达[8]。对显微切割获取的癌前病灶的细胞进行等位基因型分析，发现染色体 3p 的等位基因丢失是目前所知的最早期的改变，提示在 3p 可能存在一个或几个肺癌抑制基因，在肺癌癌变过程中发挥“看门人”的作用。随之发生的是 9p、8p、17p 的等位基因丢失和 p53 突变。同样的，作为腺癌的潜在的癌前病变——非典型的肺泡增生也被检出含有 KRAS 基因突变和 3p，9p、17p 的等位基因丢失[10]。其他一些遗传改变包括 LKB1 基因的失活在肺腺癌的发生发展中发挥作用，该基因的生殖突变导致的 Peutz-Jeghers 综合征。这些发现符合癌变的多步骤模式和区域性癌变过程，在这个过程中整个肺组织都反复暴露于致癌物损伤下，有发展出多个独立病灶的风险[11]。虽然所有类型的肺癌与其正常和癌前肺上皮细胞的分子异常相关，小细胞型癌患者尤为突出，在组织学看似正常的呼吸道上皮常含有多个遗传改变。

分子变异不仅存在于肺癌患者的肺部，也存在于未患肺癌的当前和既往吸烟人群的肺部。因此，这些分子变化成为肺癌早期诊断的重要靶点，也是随后肺癌化学预防效果的替代性生物标志物。目前的挑战是不仅要鉴定出肺癌癌前病变的发生率和分子病变的时间序列，还要鉴定出哪些是限速步骤，是不可或缺的关键步骤，可以作为监控与疗效判断的候选中间生物标志物。

肺癌中的遗传和表观遗传变化

基因组不稳定性和 DNA 修复基因

与其他上皮肿瘤相似，肺癌细胞具有染色体不稳定性——同时具有染色体数目（非整倍体）异常和结构异常[12]。染色体 3p 的等位基因丢失是非小细胞肺癌和小细胞肺癌最早发生的遗传改变[13]。此外，在 1p、4p、4q、5q、6p、6q、8p、9p、11p、13q、17p、18q、22q 的非相互易位（nonreciprocal translocations）和反复发生的染色体丢失，代表已知的或潜在的抑癌基因的改变[14]。多核糖体或基因扩增部位可见，常包括 EGFR、MYC 等癌基因[15, 16]。简单的相互易位在肺癌中不常见，最近有报道，此种易位可形成 BRD4-NUT、CTCT1-MAML2、SLC34A2-ROS1、EML4-ALK 等融合蛋白[17-19]。ALK 和 ROS1 的易位能促进肿瘤的发展和增殖，针对这些异常的靶向治疗在携带以上基因异常的患者产生了临床效果（见下文）。此外，35% 的小细胞肺癌患者和 22% 的非小细胞肺癌患者出现微卫星多态重复序列异常。最近，一项综合基因组分析表明，相比于肺腺癌，肺鳞癌在染色体 3q 位点发生高频的选择性扩增[21]。并且，大规模基因组分析发现，肺鳞癌和腺癌比其他肿瘤存在更高频的拷贝数变异、体细胞重排和突变[22]。例如，肺鳞癌达到每兆碱基 8.1 个体细胞突变，而其他肿瘤中突变频率仅为每兆碱基 1.0 ～ 3.2 个体细胞。这些研究突出了遗传的高度复杂性、基因组不稳定性和高突变率，因此，与其他类型肿瘤相比，肺癌具有更广泛的分子异质性。

DNA 修复基因反复出现的突变在包括肺癌在内的多种实体肿瘤中逐渐被确认[22-24]。共济失调毛细血管扩张症突变基因（ATM）在由 DNA 损伤（复制中的错误、暴露于基因毒性药物、电离辐射等）触发的损伤反应途径中发挥重要的作用，在肺腺癌中 ATM 的作用已被确认。其他 DNA 修复基因也被确认，包括参与了同源重组修复过程，尤其是双链断裂修复过程的 BRCA1、BRCA2 蛋白和 ATR，ATR 在单链 DNA 断裂引发的 DNA 修复的感应和激活中发挥作用[22]。另外，越来越多研究表明，染色质重塑基因在肺癌中高度突变。特别是最近的研究揭示了 MLL2、MLL3、MLL4 基因簇（一组组蛋白修饰基因）的改变与 SMARCA4 和 ARID1A（SWI/SNF 染色质重塑复合物家族成员）的突变[21-24]。目前正在进行的研究将深入评估这些肿瘤抑制基因在肺癌发生中的作用。

最强有力的肿瘤监视机制涉及 DNA 损伤反应和 DNA 复制中错误的修复[25]。8- 羟基鸟嘌呤 DNA 糖基化酶（OGG1）特异性地剪掉氧化性损伤产生突变碱基 8- 羟基鸟嘌呤，该突变碱基经常在肺癌中造成 G：G → T：A 的颠换。OGG1 基因剔除鼠可自发形成肺腺癌，8- 羟基鸟嘌呤在其基因组中累积，表明 OGG1 在这种 DNA 修复中发挥中心作用[26, 27]。OGG 活性低的个体肺癌发生风险显著增加。此外，某些 DNA 修复基因，如 ERCC1、XRCC1、ERCC5/XPG、MGMT/AGT 的多态性与芳香族碳氢化合物 DNA 加合物的形成减少相关，在病例对照研究中这些多态性与肺癌发生风险降低相关。而且，ERCC1 的高表达与患者对铂类化疗药物的敏感性差有关，但是与非小细胞肺癌整体预后较好相关，一方面反映了对铂类药物造成的致死性 DNA 损伤的修复能力增强[28]，另一方面，反映了 DNA 越稳定，疾病恶性程度越低[29]。然而，最近有研究质疑通过免疫组化检测 ERCC1 的表达单独预测顺铂反应的能力。同样的，核糖核酸还原酶（RRM1）过表达与较好的预后相关，但也与吉西他滨耐药相关[30, 31]。高水平的 MSH2 错配修复也被证实与顺铂化疗患者预后较差相关，并可能提高 ERCC1 表达的预测价值[32]。考察 ERCC1 和 RRM1 生物标志物指导治疗的预测性临床试验目前正在进行中。

原癌基因、生长因子通路和生长因子靶向治疗

对肺癌发生的研究进展快速，已发现了由突变、易位或基因扩增而活化的新的驱动癌基因。这些改变发生在编码对细胞生长、增殖和生存发挥重要作用的受体或胞内蛋白的基因，驱动肿瘤的形成和维持。

受体酪氨酸激酶

EGFR 是肺腺癌中最常发生突变的原癌基因之一。它是一种跨膜受体酪氨酸激酶，通过与其配体 EGF 家族成员之一结合而被激活。EGFR 激活性突变导致酪氨酸激酶结构性激活，下游通路磷酸化，最终导致不受控制的细胞增殖、侵袭和转移。2004 年，研究人员首次注意到对于 EGFR 酪氨酸激酶抑制剂（TKI）如厄洛替尼和吉非替尼有持续而明显反应的患者在 EGFR 受体酪氨酸激酶结构域存在突变 [33-35]。这种突变频率各有不同，在北美及欧洲，肺腺癌患者中的比例约占 10%，而在亚洲患者中高达 50%[36-39]。EGFR 的 21 号外显子发生的 L858R（亮氨酸突变为精氨酸）突变和 19 号外显子上短的框内缺失是肺腺癌中最常见的激活突变，出现于约 90% 的病例中。EGFR 激活突变不仅可预测患者较长的生存期（任何治疗方法），而且可以预测对于 EGFR 酪氨酸激酶抑制剂的敏感性 [35, 39-47]。也存在一些其他 EGFR 基因突变，其中一些对于 EGFR 酪氨酸激酶抑制剂治疗的反应与 19 号外显子缺失和 L858R 突变相似，包括 L861Q 和 G719X 突变。一项研究对超过 1000 名肺腺癌患者 EGFR 进行序列分析，发现 27 名（2.5%）患者携带 20 号外显子插入突变，约占 EGFR 突变类型的 9%[48]。这些突变发生的患者具有与 19 号外显子和 21 号外显子经典激活突变相似的表型；然而，EGFR 受体酪氨酸激酶抑制剂治疗并没有明显的效果，预后与野生型 EGFR 突变患者更类似。主要的研究领域集中在 EGFR 受体酪氨酸激酶抑制剂获得性耐药机制。体外实验和对治疗后病情依旧进展的患者再次活检表明，存在两种普遍的耐药机制，即继发性 EGFR 变异和非 EGFR 旁路机制 [49]。约 50% 的 EGFR 受体酪氨酸激酶抑制剂抵抗的产生源于第二个位点突变，20 号外显子的 T790M 突变 [50, 51]。其他非 EGFR 酪氨酸受体激酶抑制剂抵抗机制包括 MET 扩增，PIK3CA 突变和组织学类型向小细胞肺癌转变。T790M 突变在生殖细胞中也被发现有低频存在，且似乎增加独立于吸烟因素的肺癌发生风险 [52]。

ERBB2[又称为人表皮生长因子受体 2（HER2）/neu] 和 EGFR 都是 erbB 受体家族成员。在约 20% 的非小细胞肺癌患者中高表达，在 2% ～ 4% 的病例中存在扩增 [53]。约 2% 的非小细胞肺癌患者被确认存在 ERBB2 突变，包括位于 20 号外显子，通常在 776 密码子附近，有 3 ～ 112 个碱基的框内插入 [34., 38, 54]。一项荟萃分析显示，ERBB2 高表达是非小细胞肺癌患者不良预后的指标 [55]，但扩增和突变似乎没有预后意义 [55, 56]。早期的靶向疗法研究基于 ERBB2 过表达挑选患者，大部分都不成功 [57]，然而，近期的数据表明，曲妥珠单抗，一种针对 ERBB2 的重组人源化单克隆抗体，可能对 ERBB2 突变型的肺腺癌有效 [34]。另外，靶向 ERBB2 的不可逆的酪氨酸激酶受体抑制剂正在进行早期的临床试验。

肝细胞生长因子受体（HGFR）是由 MET 编码的一类受体酪氨酸激酶。有报道称，约 2% 的非小细胞肺癌患者存在 MET 的扩增，与高达 20% 的 EGFR 酪氨酸激酶抑制剂获得性耐药患者相关[58]。一些治疗策略，包括靶向 HGFR 抗体和抗 HGFR 受体酪氨酸激酶抑制剂正在进行非小细胞肺癌患者的临床评估，主要用于预防和改善 EGFR 受体酪氨酸激酶抑制剂耐药性[59-61]。

有三类其他受体被指定为潜在的药物靶点，特别是在肺鳞癌（SQCC）中。胰岛素样生长因子受体 1（IGFR1）是一类激活 MAPK、PI3K/AKT/mTOR 通路的酪氨酸激酶受体[62, 63]，在肿瘤的生长和演进过程中扮演重要的角色[64]。IGFR 在肺鳞癌中高表达，其基因拷贝数与患者预后相关[65]。尽管有些初步迹象，一些抗 IGFR1 的药物的Ⅲ期试验由于毒副作用，包括试验组治疗相关的死亡，而被叫停。成纤维细胞生长因子受体 1（FGFR1）是 FGFR 家族成员之一，在多种肿瘤中表达失调。约 20% 的肺鳞癌患者出现 FGFR1 的扩增，并且这种扩增与吸烟、较差的预后相关[66, 67]。体外实验表明，抗 FGFR 抑制剂对于发生 FGFR1 扩增的细胞系有作用，而泛 -FGFR 抑制剂和多激酶抑制剂已经进入早期临床试验。盘状死亡受体 2（DDR2）是一类跨膜受体 DDR 家族的成员，通过 SRC 和 STAT 通路转导信号。已报道近 4% 的肺鳞癌患者存在激酶结构域的突变，体外实验也表明这种突变能够产生恶性转化[68]。有趣的是，一些 FDA 批准的用于治疗慢性粒细胞白血病的药物，包括达沙替尼、尼洛替尼、伊马替尼似乎可以发挥抑制 DRR 家族成员的作用[69]。

肺癌中的易位基因

发生在 3% ～ 7% 的非小细胞肺癌中的间变性淋巴瘤激酶（ALK）融合蛋白被鉴定为肺腺癌活性癌基因驱动因子[7, 71]。在肺癌中发现了多种 ALK 变异体，不同的 ALK 融合分子伴侣如驱动蛋白家族成员 5B（KIF5B）等已被证实[70, 72, 73]。与 EGFR 突变类似，ALK 融合几乎完全发生在腺癌，特别是在从未吸烟或偶尔吸烟的具有腺泡组织学特征的患者[70, 74-76]。在有 EGFR 或 KRAS 突变的肿瘤中没有发现 ALK 融合蛋白，与有 EGFR 突变的患者相比，有融合蛋白的患者似乎较年轻[76]。检测 ALK 易位的金标准是荧光原位杂交（FISH），但也有其他方法被提出用于检测 ALK 易位，包括免疫组化，反转录聚合酶链反应（RT-PCR）和第二代测序（NGS）。克唑替尼，一种口服的 c-MET、ALK、ROS1 的抑制剂，它在治疗 EML4-ALK 易位患者的早期临床试验中的效果引人注目[71]。在随机临床Ⅲ期试验中，对于治疗携带 ALK 易位的非小细胞肺癌转移患者，克唑替尼与其他二线化疗药物相比，能明显提高患者无进展生存期（PFS）、缓解率（RR）和生存质量[77]。与 EGFR 酪氨酸受体激酶抑制剂耐药的方式类似，最初报道的抵抗机制包括 ALK 依赖的途径（如 ALK 二次突变或突变的 ALK 等位基因扩增）和旁路途径（如 KRAS 和 EGFR 二次突变）[78-81]。重要的是，一些二代抑制剂正在临床试验中，且发现它们对克唑替尼获得性耐药的患者有一定的活性[82, 83]。

近期，在非小细胞肺癌中还发现了受体酪氨酸激酶 ROS1 和 RET 的融合，这两种激酶都具有促肿瘤活性，可以作为潜在的临床生物标志物。ROS1 属于胰岛素受体家族，在人类肺组织中通常不表达[84]。研究表明，ROS1 的融合可以诱导自身磷酸化和下游常见生长和生存通路的激活，包括丝裂原活化蛋白激酶（MAPK）、STAT3 和 PI3K/AKT 通路。ROS1 的重排发生于 1% ～ 2% 的非小细胞肺癌患者中，大多数组织类型为腺癌患者、较年轻患者和从不吸烟的患者[85]。体内外研究表明，选择性 ALK 抑制剂对携带 ROS1 易位的患者同样有效[86]。RET 在非小细胞肺癌中的重排只在 2011 年的一项研究中有描述，与 KIF5B 产生融合蛋白。随后，CCD6、NCOA4、TRIM33 也被发现可以与 RET 融合[89, 90]。与 ALK 的易位相同，RET 融合伴侣包含双螺旋结构域，可形成一个二聚体单位，与融合蛋白形成配体非依赖性的同源二聚体，通过自体磷酸化结构性激活 RET 激酶活性。类似于 ALK 和 ROS1，RET 融合与无吸烟史、组织学腺癌特征相关，此类人群发生频率较未经筛选的所有受试人群高 1%[91]。其他药物如卡博替尼、索拉菲尼、舒尼替尼、凡德他尼和帕纳替尼正在患者人群中进行评估。

胞内信号转导

生长因子和受体的信号胞内传递后需要下游的效应分子，因此，胞质内的信号传递链上的蛋白自然也会参与癌症发生。RAS 基因家族，特别是 KRAS，可被 2 号外显子的第 12 或 13 位的氨基酸的点突变激活，在 20% ～ 30% 的非小细胞肺癌中发生。在具有吸烟史和组织学类型为腺癌的患者中，KRAS 的突变更为常见[92]。70% 的 KRAS 突变是 G → T 颠换，导致甘氨酸被半胱氨酸或缬氨酸替换。相似的 G → T 颠换在 p53 基因突变中也存在，代表着相似的 DNA 损伤，由吸烟产生的多环芳烃和亚硝胺类所诱导的大量的 DNA 加合物形成。一项对 3779 例肺癌患者的荟萃分析发现，KRAS 突变与腺癌患者预后不良相关，但是在一项前瞻性的研究中，与鳞癌预后的关系还没有确认[59]。这种较差的预后被认为是由于 KRAS 突变很少与 EGFR 突变同时发生，而 EGFR 突变的肿瘤患者预后比 EGFR 野生型患者好。因此，如果只在 EGFR 野生型肿瘤中评估 KRAS 突变，那么 KRAS 对于不良预后的影响就消失了[94]。尽管异常 KRAS 的致瘤性是公认的，但并没有有效的 KRAS 抑制剂运用到临床上。另一些治疗策略靶向的是 KRAS 的下游分子，如 RAF 家族蛋白和 MEK，如一种可以抑制 RAF 家族的广谱激酶抑制剂索拉菲尼，在有 KRAS 突变或 BRAF 突变的患者 BATTLE 试验[95]中的疾病控制率达到 79%。然而，这些发现在大型的Ⅲ期临床试验中没有被确认[96]。在一项随机临床Ⅱ期试验中，将司美替尼（AZD6244，MEK1/2 抑制剂）与多西他赛联用可以显著提高患者的反应率和无进展生存期[97]。一项针对 KRAS 突变的非小细胞肺癌患者的联合用药的评估正在临床Ⅲ期试验中。在一项早期的临床Ⅰ/Ⅰb 期研究中，另一种 MEK 抑制剂曲美替尼（GSK1120212）与化疗药物的联用也取得了较好的效果[98, 99]。然而，这类药物是否根据 KRAS 的状态效果有不同还不清楚，因为在 KRAS 野生型患者中也获得了相似的效果。

RAF 是 RAS 下游的一类丝氨酸 / 苏氨酸激酶，在哺乳动物中有三种异构体，包括 ARAF、BRAF 和 RAF1（CRAF）。BRAF 是已知的肺腺癌的癌基因，在约 3% 的肺癌中检出该基因的突变[100]。大部分的黑色素瘤中 BRAF 的突变发生于 15 号外显子 600 位缬氨酸（V600E），而这种突变在肺腺癌中只占约 50%。有趣的是，吸烟者或既往吸烟的人群更容易发生 BRAF 的突变。在一项携带这种突变的肺腺癌患者的Ⅱ期临床试验中，一种特异性地针对 V600EBRAF 突变的抑制剂达拉非尼（BRF113928）的反应率为 40%[101]。有报道称，另一种被 FDA 批准用于治疗黑色素瘤的特异性抑制剂维罗替尼也有显著的效果[102]。除了 BRAF，肺腺癌患者 ARAF 和 RAF1 抑制位点的频发突变也有报道。重要的是，在体外实验中，这些重要突变似乎是具有致瘤性的，同时也可以用于预测索拉非尼和 MEK 抑制剂等靶向药物的疗效[103]。

MAP2K1（又称为 MEK1）是 RAF 下游的一类丝氨酸 / 苏氨酸激酶。在非小细胞肺癌中，约 1% 的病例存在 MEK1 点突变，包括三类主要的核苷酸替换（Q56P、K57N、D67N）[104]。这些突变似乎与其他驱动癌基因不重叠，能够诱导结构性细胞外信号调节激酶（ERK）磷酸化和体外细胞增殖，但目前尚不清楚这些突变是否能预测抗 MEK 治疗的效果。

在肺癌中另一个经常改变的通路是 PI3K-AKT-mTOR 通路。PI3K 是参与调控细胞生长、增殖和生存的一类脂类激酶，由 85kDa 的调节亚单位和 110kDa 的催化亚单位组成同源二聚体，后者是由 PIK3CA 编码的。PIK3CA 突变在一些类型的肿瘤中有报道，在肺腺癌中检出 PIK3CA 突变的频率为 1% ～ 4%[105, 106]。然而，TCGA 数据库肺鳞癌部分这一突变频率为 16%[107]，表明突变在肺鳞癌这种组织学亚型占优势。PI3KCA 的最常见突变位点是 9 号外显子（螺旋结构域）的 E542 和 E545 编码区，以及 20 号外显子（激酶结构域）的 H1047 编码区。与其他驱动癌基因相反，肺腺癌中 PI3KCA 的突变通常与其他癌基因突变并存，且与是否吸烟无关[108]。体外实验表明，PI3KCA 的突变会导致结构性的通路激活和细胞的转化[109]，且与临床上的不良预后相关。靶向 PI3K 的最佳策略和人群筛选方案目前还存在争议。

AKT1 是 PI3K 下游的丝氨酸 - 苏氨酸激酶家族成员之一。约 1% 的肺腺癌患者有 AKT1 的血小板白细胞 C 激酶底物（Plestrin）同源脂质结合结构域 E17K 位点的高频突变[111]。体内外实验显示，这种突变会使 AKT 结构性激活并导致细胞转化。

磷酸酶与张力蛋白同源物（PTEN）是一种脂质 / 蛋白磷酸酶，在细胞程序中不可或缺，抑癌基因通过抑制 PI3K 通路的活性发挥作用。PTEN 生殖细胞的突变会引起 Cowden 综合征，在肺癌患者中能导致 PTEN 的体细胞突变和表观遗传失活。PTEN 的突变在吸烟者和鳞癌患者中更常见，在小细胞肺癌患者也能发现。

肺癌的基因组分析技术

近年来，技术进展可以综合分析大量肿瘤样本中的基因表达谱、拷贝数变异、突变和其他遗传学变异[114]。在肺癌研究领域，这种整体研究方法让人们对肿瘤生物学和关键癌症表型下的分子机制的理解达到了一个前所未有的水平。更重要的是，此类研究促进肿瘤亚型的鉴定，其生物学可能受到针对失调基因或通路异常的干预[115]。这些常识已逐渐应用于一些机构与合作团体，下文将描述。

虽然直接双脱氧核苷酸（ddNTP）测序（Sanger 测序）是传统的检测非小细胞肺癌常见点突变（如 EGFR）的金标准，但已经发展出新的方法，这些方法不仅对样本中肿瘤占比依赖更小，而且能一次反应同时检测很多基因的突变状态。多重基因分型方法包括

Sequenom（Sequenom，San Diego，CA）和 SNaPShot（Applied Biosystems，Foster City，CA）[116,117]。在 2009 年，麻省总医院使用这些技术的早期报道中发现，552 例患者中至少有 51% 至少有一种改变，且这些突变与主要的驱动癌基因没有重叠[118]。近期，一个协作组，肺癌突变联盟（LCMC）检测了美国 100 例肺腺癌患者的基因型，发现约 54% 的患者存在基因变异，其中 97% 的变异是互斥的[119]。

NGS 平台，也称为大规模并行测序，为分析癌症基因组的 DNA、mRNA、转录因子结合位点、miRNA 和 DNA 甲基化模式提供了广泛的可能性[120,121]。在 TCGA 数据库中，已有研究采用不同的 NGS 平台检测 230 例肺腺癌和癌旁组织[122]。所有样本都采用全外显子测序，同时还对 34 个样本进行了全基因组测序。发现非常高的突变率（中位数每兆碱基约 4.56 个突变），与肿瘤样本中每个肿瘤约有 159 个中位数突变（结果的范围为 13 ～ 1339）的结论一致。正如先前实验认为，这是 TCGA 数据库中仅次于肺鳞癌和黑色素瘤之后最高的突变率。体细胞突变中已知的癌基因包括 KRAS、EGFR 和 BRAF，以及染色质修饰分子如 ARID1A、SMARCA4 和 SETD2。许多频发的非典型突变包括 MET Y1003* 突变也被检出。TCGA 也研究了肺鳞癌，包括 178 对 1 ～ 4 级肿瘤 / 正常组织样本[107]。外显子测序发现了 48 690 个非沉默突变，平均每个肿瘤含有 360 个外显子突变（中位数为每兆碱基 8.4 个突变）。其中 10 个基因被认为存在有显著意义的突变，包括 TP53、CDKN2A、PTEN、PIK3CA、KEAP1、MLL2、HLA-A、NFE2L2、NOTCH1 和 RB1。在以下通路中均存在高频突变：CDKN2A/RB1（细胞周期调控）、NFE2L2/KEAP1/CUL3（氧化应激反应）、PI3K/AKT（凋亡信号相关）和 SOX2/TP63/NOTCH1（鳞状分化相关）。并且，还进行了全转录组测序和微阵列表达谱检测。这些 mRNA 的表达数据聚类于 4 个不同的亚型中，分别是经典型、基础型、分泌型和原发型，分别与 miRNA、甲基化、拷贝数变异和突变谱相关。

随着对肺癌基因组研究了解得更全面，很明显，需要不断的尝试和更综合性的分析以适应其基因组复杂的生物特性。例如，比较令人失望的是约 50% 的肺腺癌患者仍然缺乏合适的药物靶点。且仍很多被检测到突变的抑癌基因没有发现适用的靶向疗法。这些研究可以用于论证一个观点，一部分肿瘤驱动机制可能是表观遗传或其他调控机制介导，而不是结构基因组的改变。对来自大型队列的多种类型数据（如 TCGA）综合分析可能是填补这种缺陷的方法之一。例如，整合突变数据基因表达，miRNA 或甲基化谱可以潜在地确定特定基因集之间的相关性。这些基因集可以用于计算分析和生物化学研究，发掘其生物学和临床意义，以及提出备选的治疗策略。临床蛋白质组肿瘤分析联盟（CPTAC）是一个正在进行的项目，它的典型研究是采用 TCGA 和细胞系，以及异种移植瘤模型完成高通量癌症基因组学和蛋白组学的整合[123]。

还令人感兴趣的是，当前的基因组研究主要依赖于计算方法来鉴定驱动事件（driver events）并将其与背景“乘客”突变（passenger mutations）分开。这种分析的缺陷可能来自相对较小的样本量，也可能由于其自身的过滤方法[124,125]。事实上，最综合的基因组研究（如前所述）包括几百个样品，并且没有能力检测较罕见的突变。所以要以 TCGA 和国际癌症基因组联盟的基因组为模板，对于每种类型癌症需要尽量扩大样本数量。此外，不断提高分析方法的准确性将是避免“假发现”和避免忽视潜在靶向改变的关键。

表观遗传学 / 表观基因组学

在过去的 20 年间，越来越认识到表观遗传学的失调在肿瘤，尤其是肺癌中非常普遍。事实上，近期的研究表明四个基因组合（CDNK2A，CDH13，RASSF1A，APC）甲基化的状态可以用于预测肿瘤 I 期复发时的淋巴结转移情况[126]。一项独立研究证实了另一组甲基化基因对于预后的影响[127]。不幸的是，尽管发现这些肿瘤相关基因的高甲基化和它们转录沉默后对预后的影响几乎是普遍的，但是试图使用低甲基化试剂（通常与组蛋白脱乙酰酶抑制剂联合）干扰这些表观遗传学程序并不能显著符合典型的肿瘤药物反应标准，虽然每个试验都显示出令人感兴趣的证据支持其生物学效应[128-130]。

最近研究已经发现，在多种胸部肿瘤中存在表观遗传修饰基因突变，包括 SWI/SNF 复合蛋白 SMARCA4/BRG1 和 ARID1A 的突变[24]。SWI/SNF 复合物是染色质重塑的重要复合物，其在酵母中是必需的，并且被认为在许多肿瘤包括肺癌中发挥抑癌基因的作用。其他表观遗传修饰基因的其他突变或过表达，包括组蛋白甲基转移酶，组蛋白乙酰转移酶共激活因子和组蛋白赖氨酸脱甲基酶 KDM2A 也有报道[121, 131, 132]。这些基因的突变或过表达是否作为肿瘤发生的驱动因子或“乘客”突变 / 改变目前尚不清楚。此外，这些基因是否能作为表观遗传学治疗的预测指标取决于发展、设计精良的前瞻性生物标志物驱动的试验或分层试验。

抑癌基因和生长抑制

多个抑癌基因被发现可抑制肺癌发生或抑制肺癌关键表型。经过数十年研究人类遗传性肿瘤综合征及阐述其在散发性肿瘤中的作用，确认了许多经典的抑癌基因。某些抑癌基因如 LKB1/STK11、p53、RB1 的生殖细胞突变可导致遗传性的肿瘤综合征。然而，散发性肿瘤中抑癌基因的体细胞缺失更为普遍，包括 p53、PTEN、CDKN2A（编码 $p16^{INK4A}$ 和 $p14^{ARF}$）、ATM、NF1、RB1 和 APC 等。这些基因通过很多机制发生突变或缺失，如失活突变、染色体丢失、甲基化，其他蛋白的过表达造成的对抑癌基因的表达及活性的抑制[23, 24]。下面我们介绍一些高频缺失的抑癌基因。

p53 通路

p53 基因定位在染色体 17p13，当细胞受到 γ 射线和紫外线辐射、致癌物、化疗而致的 DNA 损伤引起细胞应激时，p53 是维持基因组完整性的关键。p53 是人类肿瘤中突变频率最高的抑癌基因，其突变影响了 90% 的小细胞肺癌和超过 50% 的非小细胞肺癌。在非小细胞肺癌中，p53 的突变更多发生在鳞癌（81%），而腺癌（50%）稍少[21, 22, 24]。回顾性的研究和 TCGA 的泛癌分析（pan-cancer analysis）表明，p53 的突变与不良预后相关，但是在前瞻性的随机临床研究中，它与生存的关联尚未确认[133, 134]。大部分的 p53 突变是 G → T 的颠换，与吸烟有关[2]。遗传性的生殖细胞 p53 突变导致的利 - 弗劳梅尼综合征（Li-Fraumeni syndrome，LFS）使成年人发生肺癌的易感性增高，吸烟可以导致此风险增加，吸烟的突变携带者发生肺癌的风险是不吸烟人群的3.16倍[135]。p53基因大部分的错义突变发生在蛋白的DNA结合部位，其中6个最常见突变位点中的5个发生在精氨酸残基，参与DNA链的静电交互作用[136]。错义突变延长了p53蛋白的半衰期，使蛋白的表达水平升高到可以被免疫组化检测出来。另外，因为p53是以四聚体发挥它的细胞功能，该蛋白的突变方式以显性负性方式对野生型p53造成影响，并且还抑制p53和p73家族成员[76]。

p53除了突变和丢失之外，其通路中的其他调控组分也在肺癌中发生了改变，包括ATM基因、p53结合蛋白MDM2及$p14^{ARF}$抑癌基因。ATM和相关蛋白ATR是肿瘤抑制性色氨酸/苏氨酸激酶，在DNA受到损伤时做出反应，激活细胞周期的检查点，最终活化并稳定p53蛋白[138]。尽管ATR及其下游的检查点激酶CHEK只在1%的肺腺癌中发生突变，但是有7%的肺腺癌中发现有ATM的有害性突变。这些突变大部分与p53突变不会同时发生，提示两种基因的突变具有冗余性，特别是已经发现p53的功能获得性突变会导致ATM失活[139, 140]。相反，MDM2 E3泛素蛋白连接酶，通过结合到p53的转录激活区域，诱导其核输出，促进p53的多泛素化及蛋白酶体降解[141]，从而负性调控p53。在非小细胞肺癌中可见MDM2的过表达，在很大一部分肿瘤中存在该基因的扩增。MDM2的活性能被p53通路中的其他抑癌基因抑制，包括ATM和抑癌基因$p14^{ARF}$[142]。

p53具有功能时，细胞应激（如DNA损伤）导致其磷酸化活化，一旦被活化，p53强烈地诱导其他抑癌基因的表达，如控制细胞周期检查点基因（如$p21^{WAP1/CIP1}$）、凋亡基因（BAX）、DNA修复基因（GADD45）及血管生成基因（thrombospondin）[143]。p53活化也能改变microRNA的表达和成熟[144, 145]。在全部人类肿瘤谱中p53发生高频率的丢失，强有力地说明p53在抑制肿瘤发生和生长方面具有的重要功能。恢复肿瘤中p53的活性能有效地终止肿瘤的生长，代表了一种有效的治疗手段，尽管该方向的发展仍然充满挑战[146]。已报道几个基因疗法临床试验，肿瘤内注射引入野生型p53基因的反转录病毒或腺病毒载体，进行肺癌治疗[147]。其他一些策略试图恢复p53的活性且无须重新导入整个p53基因到肿瘤细胞[148, 149]。针对晚期癌症患者的p53或RAS突变而设计的疫苗试验证实产生了与生存期延长相关的突变癌基因特异性免疫反应[150]。一个在小细胞肺癌中采用的p53疫苗试验增加了患者的肿瘤特异性免疫反应，与部分患者预后改善和治疗反应相关[151, 152]。

细胞周期蛋白和细胞周期调控通路

$p16^{INK4A}$是CDK（细胞周期蛋白依赖的激酶）抑制子，对于G_1期的完整性非常关键。$p16^{INK4A}$缺失解除了对CDK的抑制，可持续地磷酸化视网膜母细胞瘤蛋白（RB），灭活RB蛋白的生长抑制功能。约40%的原发性非小细胞型肺癌丢失了位于染色体9p21位置的$p16^{INK4A}$，使得p16成为非小细胞肺癌中“$p16^{INK4A}$-细胞周期蛋白（cyclin）D1-CDK4-RB”通路里最常见的失活蛋白。在非小细胞肺癌中，其他CDK抑制子也存在相对较低比例的丢失，RB基因突变或丢失也发生于少数病例中[153]。相反，在小细胞肺癌中则存在着明显不同的情况：p16很少发生突变，但RB本身总是出现异常。尽管$p16^{INK4A}$的点突变只存在于 14% 的肺癌组织，但是等位基因丢失或启动子的异常甲基化都是 $p16^{INK4A}$ 失活的常见机制[20]。确实，$p16^{INK4A}$ 的异常甲基化在鳞癌的发病机制中是常见的早期癌前病变事件[154]。此外，$p16^{INK4A}$ 和 $p14^{ARF}$ 从同一 DNA 位点对应的 RNA 转录本经过不同的剪接而来。$p14^{ARF}$ 也是抑癌基因，可稳定 p53 蛋白。因此，$p16^{INK4A}$ 位点的改变不仅破坏 $p16^{INK4A}$ 的功能，也通过 $p14^{ARF}$ 破坏了 p53 通路[155]。

没有 CDK 抑制因子的抑制性作用存在时，细胞周期蛋白和它们的催化伴侣 CDKs 可磷酸化 RB 蛋白（一个生长抑制性的核磷酸化蛋白，定位于染色体 13q14）。RB 蛋白处于活化状态时（即非磷酸化状态），结合并抑制转录因子 E2F-1，阻止细胞周期 G_1/S 进程。超过 90% 的小细胞肺癌，以及 14% ～ 30% 的非小细胞肺癌出现 RB 蛋白丢失或结构异常。肺特异性的条件型 RB 和 p53 丢失在小鼠模型中产生小细胞肺癌，该实验模拟了人类的情况[156]。尽管该通路中的 p16 和 RB 抑癌基因在肺癌中经常发生丢失，但发现该通路中促进生长的细胞周期蛋白和 CDK 成分经常过表达，免疫组化检测发现，细胞周期蛋白 D1、细胞周期蛋白 E1、CDK4 在部分肺癌中出现扩增和过表达现象[157]。

LKB1、AMPK 和 mTOR 信号通路

LKB1 是一种丝氨酸 / 苏氨酸激酶，能够使下游调节性激酶被磷酸化，是控制细胞内几个关键通路的“主”调控因子。遗传性的 LKB1 基因突变导致一种罕见的常染色体显性多发息肉 / 癌症易感性疾病——Peutz-Jeghers 综合征，这一发现确证了 LKB1 具有抑癌基因的功能[158, 159]。继而发现，LKB1 在其他癌症中也发生了体细胞突变和丢失，最为突出的是非小细胞肺癌，20% ～ 30% 的腺癌出现 LKB1 缺失。鳞癌和大细胞肺癌也有 LKB1 丢失[162]，但频率较低，免疫组化检测发现，在 2/3 的小细胞肺癌中没有 LKB1 表达[163]。在一个鼠模型中，采用吸入腺病毒表达的 Cre 重组酶使 LKB1 条件性丢失，同时癌基因 KRAS 条件性表达，可导致肿瘤迅速形成。而且，多数其他肺癌形成小鼠模型（如致瘤的 KRAS 伴有 p53 条件性缺失）仅会导致腺癌，KRAS 伴有 LKB1 条件性缺失导致超过半数的鳞癌或混合组织型癌，也有大细胞肺癌[161]。LKB1 通过磷酸化 AMPK（AMP 活化蛋白激酶）调控一个关键的代谢监测点。LKB1 磷酸化 AMPK，后者可直接磷酸化代谢的酶和活化结节性硬化症抑癌基因，阻断 mTOR 活化通路[164]，从而抑制肿瘤生长和代谢活性。肿瘤组织中丢失 LKB1 后，这个生长抑制监测点失活[165, 166]。二甲双胍是一种口服降糖药物，主要用于糖尿病，能激活 AMPK，在体外实验中可以抑制细胞增殖和克隆形成[167]。回顾性分析显示，糖尿病患者用二甲双胍治疗后癌症的发生率降低[168-170]。此外，在利用新辅助疗法治疗乳腺癌患者时，以二甲双胍治疗糖尿病能改善癌症患者的康复状况[171]。尽管二甲双胍需要在有功能的 LKB1 存在时，才能有效地活化 AMPK，人们也鉴定出其他某些药物没有此需求。因此，利用药物直接活化 AMPK 的下游抑癌功能可能是针对 LKB1 缺失性肿瘤的一种可行的靶向策略。除了调控 AMPK 代谢监测点之外，LKB1 还有其他功能，这主要依赖其他下游效应激酶，如盐诱导的激酶 NUAK 及微管亲和性的调节激酶。这些功能在调节癌细胞的多种表型方面起重要作用，如细胞运动力和转录调节，LKB1 对于维持细胞的极性发挥显著的作用[172, 173]。不过，在 LKB1 缺陷型的肺癌中出现

的不同的生物学表型，其重要性目前还知之甚少。

其他公认的抑癌基因

肺癌中还鉴定出一些其他基因，研究得没有前文中提到的抑癌基因那么深入，但是它们在肺癌中多次出现突变、染色体丢失及表观遗传抑制。这些候选的抑癌基因通常是在拷贝数丢失和杂合性丢失的染色体区域鉴定出来的，大型的肺癌染色体结构分析的全基因组研究表明这些丢失发生在多个肿瘤中。还需要进一步的实验来验证这些候选基因影响的通路和细胞表型，以明确它们的功能。常见的基因组丢失区域是经典的抑癌基因 CDKN2A、CDKN2B、LKB1、RB1（指小细胞肺癌）所在的染色体区域。其他经常在非小细胞型肺癌发生丢失的区域是 9p23、3p14.2、3p21.3、16q23.1、2q21.2、4q35、5q12.1、3q12.11[157]。这些区域在小细胞肺癌中也发生改变，但是目前的数据还不充分。要明确每个基因的功能并非易事。在上面提到的区域中，PTPRD（9p23）、LRP1B（2q21.2）、BLU（3p21.3）、WWOX（16q23.1）基因被发现存在错义突变[174, 175]。试验性地恢复候选基因的表达能抑制肿瘤细胞的增殖，这些基因包括许多潜在的抑癌基因，如 PTPRD、LRP1B、WWOX1（16q23.1）、FHIT（3p14.2）、SMARCA4（19p13.2）、PTEN（10q23）、RASSF1、FUS1、BLU、SEMA3B（3p21.3）[176, 177]。对于大部分候选基因，它们的丢失在肿瘤中的生物学意义目前尚不明确。

免疫检查点抑制剂

最近，在肺癌患者中发现免疫检查点抑制剂的应用取得了一定的疗效。尤其是细胞毒性 T 淋巴细胞相关抗原 4（CTLA-4）和程序性死亡因子 1（PD-1）和程序性死亡受体配体 1（PD-L1），它们的抑制剂目前正用于治疗小细胞和非细胞小细胞肺癌患者。CTLA-4 在 T 细胞上表达并抑制 T 细胞信号转导[178]。伊匹单抗是被 FDA 批准用于治疗黑色素瘤的抑制 CTLA-4 的单克隆抗体。在小细胞和非小细胞肺癌患者中进行的随机Ⅱ期临床试验显示，当伊匹单抗与化疗联合时有显著效果[179, 180]。对于小细胞和非小细胞肺癌患者的随机Ⅲ期试验正在进行。PD-1 抑制剂包括纳武单抗（nivolumab）、BMS-936558 和 MK3475，这些抗体能抑制 PD-1 与 PD-L1 和 PD-L2 的结合。抑制 PD-L1 的抗体包括 MPDL3280A 和 MEDI-4736。这些抗体能抑制配体与其受体 PD-1 和 B7.1 的结合。一项包括 129 名非小细胞肺癌患者的纳武单抗的Ⅰ期试验结果显示，患者的反应率为 17.1%，1 年生存率为 42%，2 年生存率为 24%[181, 182]。基于这些良好的数据，在鳞状和非鳞状非小细胞肺癌患者中进行的两个随机Ⅲ期试验和在鳞状非小细胞肺癌患者中的Ⅱ期试验已经完成，并且结果与预期相符。在患者的标本中发现，免疫组化检测 PD-L1 阳性的患者对于 PD-L1 的治疗反应较好，而 PD-L1 阴性的肿瘤患者对于 PD-L1 抑制剂的治疗没有反应[181]。另一项采用 MPDL3280A 治疗 85 名 NSCLC 患者的Ⅰ期试验报道的反应率为 23%[183]。初步数据报道，在 IHC3 阳性（83%），定义为 10% 的 PD-L1 表达染色阳性的肿瘤和吸烟者的肿瘤中的反应率较高。虽然抗 CTLA-4 抗体正在与化疗联合用于肺癌患者的治疗，PD-1 抗体和 PD-L1 抗体的单独用药数据也很有希望，但是目前尚不清楚这些药物是单独使用还是与化疗联合使用或靶向治疗更适合肺癌患者。

肺癌中其他生物学异常

端粒酶活性增加导致细胞的永生化

细胞的衰老主要靠端粒酶来调控，这是一种核糖蛋白酶，通过重新合成端粒酶及延长已经存在的端粒酶长度来保证端粒酶长度的稳定。无论是体内还是体外，人端粒酶反转录酶（human telomerase reverse transcriptase，hTERT）催化亚基是端粒酶活性的主要决定因素。在正常的细胞分裂中，端粒的缩短导致细胞衰老，故而可以控制细胞的死亡率。hTERT 通过合成 TTAGG 重复序列来维持端粒末端。端粒酶活化是肿瘤细胞逃避衰老、趋向永生化和癌变的必要条件。例如，导入猿病毒 SV40 早期抗原和 hTERT 能够使原代人呼吸道上皮细胞永生化[184]。这些永生化的细胞可被活化的 RAS 癌基因恶性转化。100% 的小细胞肺癌和 80% ～ 85% 的非小细胞肺癌表现出很高的端粒酶活性。另外，57% 的非小细胞肺癌出现 hTERT 基因扩增现象，提示该通路在肺癌中经常被改变[185]。尽管最近的一项研究说明，血清中 hTERT 的 mRNA 拷贝数独立地与肿瘤大小、肿瘤数目、转移的存在、复发概率和吸烟相关[186]，然而，hTERT 的表达 / 活性与预后的关系尚存争议。一期非小细胞肺癌患者如果出现端粒酶活性和 hTERT 表达水平增高，则往往伴随较差的无疾病生存（DFS）和总体生存时间[187]。在癌前病变中，端粒酶活性和（或）它的 RNA 成分的表达水平与该病变的组织学分析是相关的，说明端粒酶活性在肺癌的癌前病变中的动态角色[188]。因此，端粒酶活性或表达水平可以作为检测癌前病变和癌的生物标志物。出于这些原因，开发抗端粒酶的药物作为新的治疗手段引起许多关注[189, 190]。

凋亡的失调控

在许多肿瘤类型中细胞都失去了正常的凋亡，与活性细胞的扩增和对化疗和放疗产生耐受相关。多条凋亡通路的因子在肺癌中发生了异常，包括线粒体（内源性）和死亡受体（外源性）通路。抗凋亡基因 BCL2 是内源性通路的成员之一，首先在滤泡性淋巴瘤中得到描述，在小细胞肺癌（75% ～ 95%）和非小细胞肺癌（25% 的鳞癌，10% 的腺癌）中存在异常高表达[191-193]，是抗凋亡 BCL-2 家族蛋白的典型成员。非小细胞肺癌患者中，BCL2 的表达与较好的预后相关[194]。许多化疗药物的细胞毒性是通过 BCL2 凋亡通路诱导的；BCL2 的过表达可能会增加细胞对这些药物的耐药性[195, 196]。其他促生存 BCL2 家族成员包括 BCL-XL、BCL-W、MCL-1。相反，有些 BCL2 家族成员有促凋亡作用，如 Bim、Bak、Bax、Bad 和 Puma。考虑到 BCL2 在抑制凋亡和降低化疗 / 放疗的有效性方面的作用，靶向 BCL2 的治疗方法正在开发之中，并与其他化疗方法联用。

在外源性凋亡通路中，死亡受体是 TNF/TRAIL 受体超家族的成员，该家族包含 20 多个蛋白，具有广泛的生物学功能，包括调节细胞死亡和存活、分化、免疫调节。作为研究最为深入的死亡受体，Fas（CD95）和它的配基 FasL 已经被证实在肺癌中发挥作用。一般而言，肺癌表达 FasL 而非其受体。然而，T 细胞表达 Fas，该模式可能有助于解释本该通过 Fas-FasL 相互作用直接针对肺癌抗原的免疫 T 细胞，由于自身克隆性丢失导致肺癌细胞对免疫监视产生了耐受。caspase-8 和 caspase-10 的表达在肺癌中下降。CASP8 发生的等位基因丢失或甲基化在小细胞肺癌细胞中被发现，约 79% 存在表达缺失，这表明由于死亡诱导信号复合物（DISC）的形成受损，利用凋亡激活的 TNF/TRAIL 受体途径的治疗可能不会在小细胞肺癌中获得成功[197]。值得注意的是，TRAIL 诱导的凋亡不依赖于 p53 基因状态。相反，因为非小细胞肺癌具有高比例的 p53 失活（但主要是完整的 caspase-8 途径）和高水平的 TRAIL 受体表达，所以该治疗模式可能获益。caspase-9 启动子区域的多态性也影响肺癌的发生[198]。

另一个促进肿瘤生存的蛋白家族是凋亡抑制子 IAP，结合和阻断 caspase 的功能（特别是 caspase-3 和 caspase-7）。IAP 也通过调节 NF-κB 的转录而抑制凋亡。除了 X 连锁凋亡抑制蛋白（XIAP），这类蛋白中最为人知的是存活蛋白（survivin）。它的表达在肿瘤中高，且与不良预后相关，但是在成人的正常组织中却几乎不表达[199, 200]。抑制存活蛋白的表达可使肺癌细胞对放疗敏感，提示它可以成为癌症干预的一个靶点[201]。在凋亡激活时期，另一种类蛋白 Smac 蛋白从线粒体释放并通过与 caspases 竞争与 IAP 的结合来中和 IAP。作为使肺癌细胞对化疗和放疗敏感以促进凋亡的药物，Bcl-2 家族抑制剂、TRAIL 受体激动剂、Smac 模拟物和 IAP 抑制剂目前正在进行临床试验[202]。

miRNA 在肺癌诊断和治疗中的作用

约在 20 年前，研究人员发现，人类基因组中既往被认为是非功能性的组分实际上含有具有基因调控特性的非编码 RNA（ncRNA）[203, 204]，命名为 miRNA 或 miR。已知这 22 个核苷酸的 ncRNA 是高度保守的，通常位于染色体的脆性区域内，并且具有调节 mRNA 降解或抑制翻译的作用[205]。鉴于它们的相对短的长度和冗余，估计 miRNA 可以调节高达 60% 的人类基因组。miRNA 参与了肿瘤的起始和进展（分化、增殖、血管生成）中基本的生物过程[206, 207]。肿瘤中 miRNA 表达变化的机制是多因素的。首先，miRNA 倾向于定位于染色体的脆性区域。在许多肺癌中已有报道，此类染色体区域包含较多扩增、缺失和易位[208]。因此，在一些情况下，miRNA 失调的模式可能与染色体畸变相关。miRNA 表达和功能的变化也可能由表观遗传变化、miRNA 或靶点多态性、环境刺激（如香烟烟雾），以及抑癌基因或癌基因（如 p53）驱动[209, 210]。虽然在很大程度上许多 miRNA 的功能仍然未知，但研究表明，miRNA 功能是具有疾病特异性和细胞特异性的。

miRNA 的生物合成

miRNA 的生物合成是一个复杂的过程，研究人员仍在研究驱动 miRNA 生成的机制（图 9.2）。最初，长的初级（pri）-miRNA 转录物通过 RNA 聚合酶Ⅱ进行转录[211]。然后将 pri-miRNA 与双链 RNA 结合结构域（dsRBD）蛋白结合，该蛋白在脊椎动物中是 DGCR8（DiGeorge 综合征关键区域基因 8）[212]。随后，称为 RNASEN/Drosha 的 RNase Ⅲ内切核酸酶将 pri-miRNA 转化为更小的茎 - 环约 70 个核苷酸（nt）前体 miRNA（pre-miRNA）。这些 pre-miRNA 然后通过 dsRBD 输出蛋白 5 从细胞核转运到细胞质[213]。一旦进入细胞质，Dicer 将 pre-miRNA 切割为成熟的 18 ～ 25 个核苷酸的 miRNA。成熟 miRNA 序列被装载到 RNA 诱导的沉默复合物（RISC）中，随后可以形成与靶基因 3′ 或 5′ 非翻译区（UTR）互补，诱导 RNA 降解或翻译抑制。重要的是，要认识到，研究者现在已经发现了 miRNA 生物合成的其他机制，而对这一过程复杂性的理解才刚刚开始。

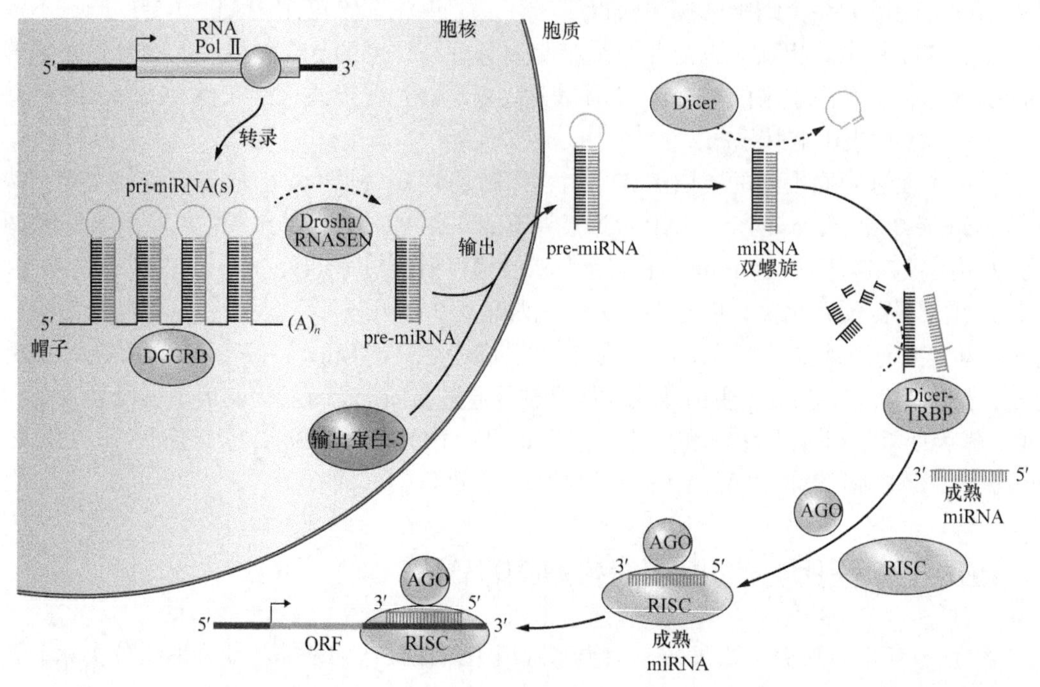

图 9.2　miRNA 生物合成

肺癌 miRNA 谱

肺癌的早期研究集中在以高通量平台作为手段，将 miRNA 失调模式与临床参数相结合。值得注意的是，通过靶向 Dicer，靶向破坏 miRNA 可以促进肺部肿瘤发生，并且已经与临床结果相关联 [214]。Yanaihara 及其同事 [215] 进行了Ⅰ期肺腺癌病例的高通量分析，他们鉴定了超过 40 种 miR 可将肺癌与癌旁未受累组织区分开 [215]。在这些 miRNA 中，Let-7a-2 的降低和 miR-155 的增加似乎与患者结局相关。由于最初的研究，研究人员进行了多个类似的研究，主要目标是鉴定预后 miRNA 特征 [216-218] 和潜在的有临床意义的 miRNA[218]。

尽管有大量的 miRNA 分析研究，但究竟哪些 miRNA 能够提供最准确的预后信息，研究人员尚未达成一致观点。缺乏重复性的主要原因是，与其他高通量平台类似，miRNA 分析研究容易受到某些偏倚，包括队列大小、不同平台（芯片、测序、RT-PCR）和数据解释的变异性的影响。此外，大多数平台基于以前确定的 miRNA 分子。Keller 及其同事 [219] 最近的一项研究寻求使用 NGS 来鉴定既往未知的和新的成熟体 miRNA。他们对从 10 例非小细胞肺癌患者（ⅠA ～ⅢA 期）和 10 例健康对照患者获得的外周血进行了NGS，鉴定了32个已知的和7个新miRNA在肺癌患者中有显著改变。此外，他们鉴定了41个既往认为是前体的miRNA的成熟体和76个新miRNA，表明我们还没有发现所有的具有潜在临床和生物相关性的miRNA。

肺癌中的miRNA及突变状态

有临床意义的体细胞突变如EGFR和ALK的鉴定显著改变了肺癌的临床实践。很少有研究将肺癌突变状态与miRNA失调相关联。Dacic及其同事[220]检查了EGFR突变、KRAS突变和双阴性肺癌的miRNA表达，并鉴定了少数突变特异性miRNA。miR-155在双阴性肺癌中表达上调，而miR-495仅在KRAS阳性肿瘤中上调，而miR-25仅在EGFR突变肿瘤中上调。miRNA已被认为是EGFR敏感和耐药的驱动因子。例如，Garofalo等[221]证实，在非小细胞肺癌中miR-30b、miR-30c、miR-221/222、miR-103和miR-203的失调在非小细胞肺癌中对吉非替尼的体外和体内敏感性发挥着作用[212]。几种miRNA，包括miR-128b、miR-7和miR-145，已经验证为直接靶向EGFR[222-224]。研究人员在体外和体内发现EGFR信号部分由miR-7以Ras/ERK/Myc依赖方式诱导[225]。相反，脂质体介导的miR-7的转运可以克服T790M突变的肺癌细胞系中的EGFR抵抗[226]。

将miRNA集成到肺癌的临床抉择

虽然在miRNA的发现已经取得明显进展，但是几乎没有miRNA可以在人类疾病中应用到临床；然而，最近两个发现已经使应用miRNA作为直接的治疗手段。第一个涉及直接靶向miR-122以治疗丙肝，但另一个研究还在研发的早期阶段，则是在肝细胞肿瘤或转移到肝脏的实体恶性肿瘤补充抑癌miRNA miR-34[227, 228]。肺癌中没有此类临床使用研究；然而，在研项目提示，miRNA特征在诊断与治疗选择中可能有价值。尤其是研究人员正在探索miRNA特征标志物在判定肺部不明结节和早期发现、组织分型、化疗反应中的潜在作用，这些都是临床难点。Schembri等强调[229]，人类呼吸道上皮细胞在吸烟后易出现miRNA表达改变。在正在吸烟与从未吸烟人群中，他们识别出28个miRNA在呼吸道上皮中的不同表达。一个特有的miRNA是miR-218，在吸烟者是下调的。基于先前发现，研究已经发现miR-218在肺鳞癌中是下调的[230]。迄今为止，很少有研究发现孤立肺结节的miRNA特征[231]。在肺癌的早期检测中整合miRNA特征是个有趣的概念。使用肺癌纵向筛查试验队列研究，Boeri等[232]检测并确认了基于血浆的miRNA标志物，可以预测肺癌发生的风险、诊断和预后。

整合miRNA到临床的其他潜在领域包括确定化疗反应。一些研究已经使用miRNA来区分化疗敏感与化疗耐受肿瘤[34, 221, 233, 234]。

无创miRNA检测

有很多研究探讨肺癌潜在的无创生物标志物，包括循环血DNA、转录产物、选择性蛋白质、细胞因子和血管生成因子。尽管有这些令人兴奋的研究，缺乏可重复性和内在机制的不明限制了临床影响。最近，研究者发现痰中miRNA在早期肺癌检测中的作用。

用 154 个患者（66 个肺癌和 68 个对照）作为训练组，64 个肺癌和 73 个吸烟者对照为测试组，Shen 等[235] 发现，miR-31 和 miR-210 在痰中的表达水平对肺癌诊断有 65.2% 的敏感性和 89.7% 的特异性。有趣的是，当结合 CT 扫描后，特异性高于仅用 CT 扫描[235]。一个独立研究支持痰中 miR-205、miR-210、miR-708 可作为潜在的早期肺癌诊断生物标志物[236]。

研究者认识到肺癌微环境的成分，包括内皮细胞、巨噬细胞和成纤维细胞在原发性肿瘤的一些各不相同的生物行为发生交互作用，从而导致肿瘤进展。虽然已经推测和探索了许多信息交换机制，似乎还有更多等待揭晓。虽然多种功能获得和沉默实验为 miRNA 细胞内多种生物功能提供了线索，miRNA 在细胞与胞外环境之间传递基因信息与程序的方式还没有真正得到探索。近期，研究发现，miRNA 可以通过自由地结合到选择蛋白（如 AGO）或脂类的方式循环，然后在胞外囊泡（包括外泌体、凋亡体和微囊泡）中包装（图 9.3）。作为胞内遗传物质的转运机制，miRNA 包装的概念非常有吸引力[237]。这些颠覆性的发现促进了循环 miRNA 作为胞内信息转导新机制的研究。但还有许多问题尚待解答，包括 miRNA 的分布和加工后细胞释放，它们如何包装进入胞外囊泡，而不是与分子结合，最终在循环中的生物功能等机制。目前，一些研究提示大部分循环 miRNA 与外泌体并无关联，反而是与选择性蛋白结合[238]。令人吃惊的是，极少数研究已经检测在肺癌中细胞外 miRNA 的临床和生物功能。虽然当今大多研究着眼于血液或其他体液 miRNA 全

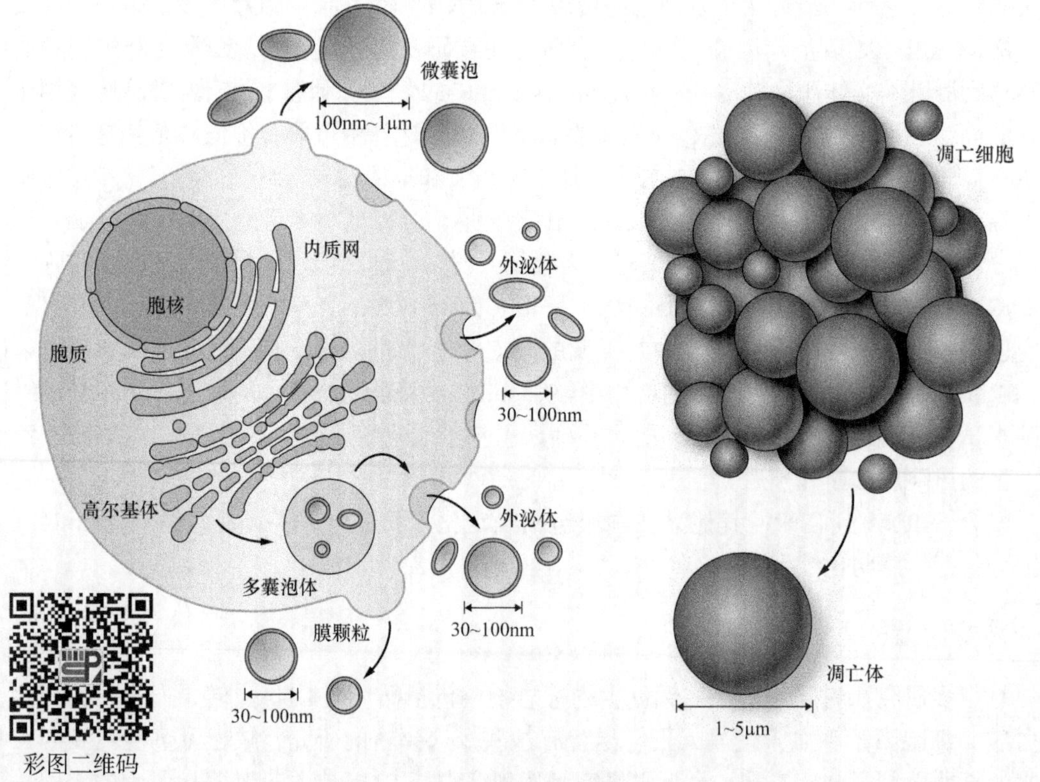

图 9.3　胞外囊泡

面表达形式与临床参数的关联，特征标志物的可重复性由于对象分析多样性 [全血，外周血单核细胞（PBMC）、血清或血浆] 及队列研究数目少而受限。从这些成分中识别肺癌标志物是主要挑战。

目前极少数研究利用检测循环中 miRNA 来做肺癌的诊断或预后的生物标志物。最早在循环中检测 miRNA 仅为了提供检测循环血 miRNA 存在的科学可行性。研究测试了全血、外周单核细胞、血浆，但没有明确的可重复特征[147, 148, 150]。

侵袭、转移和血管生成

通过对侵袭、转移分子机制的研究，发现了一系列候选基因，包括细胞黏附分子，如钙黏蛋白（cadherin）、整合素（integrin）和 CD44。E- 钙黏蛋白 -catenin 复合物对于细胞间的黏附和维持正常、癌变的组织结构十分关键。肺癌组织中该复合物表观遗传表达下降与肿瘤的侵袭、转移及不良预后相关。另外一个黏附分子家族是整合素。α3 整合素对于肺的正常发育很关键，其表达降低与肺腺癌患者不良预后相关。CD44 某些特定异构体与肺癌的转移相关。基质金属蛋白酶（MMP）是锌依赖的蛋白酶，属于肽链内切酶，可以降解细胞外的基质和基底膜，这是血管新生的第一步。MMP 的表达升高和肿瘤生长、侵袭、转移高度相关。MMP2 和 MMP9 都与不良预后相关。尽管已经明确 MMP 在侵袭转移中的作用，但随机的临床Ⅲ期药物试验仍然无法证实 MMP 抑制剂使晚期肺癌的患者生存获益[239]。这可能与缺乏特异性的 MMP 抑制剂，以及新近发现某些 MMP 实际上抑制了肿瘤生长有关[240]。肿瘤侵袭调控的刺激常来自周围的基质和炎症细胞或受到它们的影响，并且，侵袭表型似乎相对多变、复杂，高度依赖于肿瘤的微环境[241]。

血管新生指新的毛细血管的形成，是肿瘤组织能够大小超越几个微米的必要条件。当肿瘤细胞和宿主细胞产生的血管新生的诱导因子和抑制因子之间的平衡被打破后，血管新生的“开关”被打开了。血管内皮细胞生长因子（VEGF）、碱性成纤维细胞生长因子（bFGF）和血管生成的细胞因子如 IL-8，都与肺癌的发生相关[242]。此外，微管密度（MVD）高和 VEGF 的高表达都是预后不良的指标。因此，肿瘤血管新生成为治疗肺癌新的主要靶点[243]。应用 VEGF 的人源化单克隆抗体贝伐单抗在非小细胞肺癌中与化疗药物联用的Ⅲ期临床试验延长了患者的无进展生存期，虽然总生存期的改善尚不明显[244-246]。

癌症干细胞假说

癌症干细胞假说提出可自我更新的、未分化的干细胞群在肿瘤中占小部分，可以产生更多的细胞和更多分化的后代以组成肿瘤组织[247]。这些干细胞样的细胞与组成肿瘤主体的细胞区别的主要特征包括它们能支持局部肿瘤组织不断地生长，远处转移到身体的各个部位，拮抗细胞毒性治疗，使治疗后残留的活性干细胞重新形成肿瘤。由于干细胞对治疗抵抗及形成远处转移病灶的能力，研究癌症干细胞和研发能有效去除残留干细胞的策略，对于肿瘤治疗非常关键。

利用一系列针对特殊细胞表面蛋白的抗体可以从各种肿瘤类型中分离癌症干细胞样细胞。它们注射到免疫缺陷鼠体内之后的成瘤能力很高。经验性地利用表面标志物可用于从人类乳腺癌、恶性胶质瘤、结肠癌和其他癌症中分选出大家认为的干细胞，这些细胞具有的小鼠成瘤能力远高于未经筛选的肿瘤细胞。由此而生成的肿瘤具有的组织表型及细胞表面标志物和胞内的分子标志物的异质性的表达状况，都能模拟原发肿瘤[247]。

大家公认存在的肺前体细胞被描述成存在于支气管肺泡导管连接处的细胞，同时是表达 Clara 细胞和肺细胞的标志物，或者是表达 CD133 的造血系统来源的肺组织细胞[248, 249]。这些细胞尚未被证实是肺成体干细胞，但是有趣的是，被证实参与了肺损伤后的组织修复，可能参与癌症发展。在肺肿瘤中，CD133[250-253] 和其他常用的干细胞样肿瘤细胞标志物（Hoechst 染料排斥和醛脱氢酶活性[254]）可用于鉴定肿瘤细胞中的亚型，表现出符合癌症干细胞假说的特性。在肺癌细胞经历非对称的细胞分裂时，CD133 的表达可与模板 DNA 分离[255]。但是，与之矛盾的报道称，CD133 并不能定义特定亚群的细胞，因为存在着 $CD133^+$ 和 $CD133^-$ 亚群的相互转换，并且 CD133 的表达与特定的细胞周期进程相关[256]；另外一些研究显示，CD133 表达与肿瘤启动的倾向并无明显的关联[257]。癌症干细胞的假说还有其他重要的不确定领域。目前尚不清楚：是否在每个肿瘤都存在一致的发展等级层次还是只在部分病例中存在，肿瘤中的线性分化是否可以被逆转，在一个限定的细胞群鉴定一个干细胞样的表型需要哪些基本特征。一个显著增加的异种移植瘤形成倾向是实验性证实肿瘤干细胞样细胞的最具说服力的特征之一。然而，这一证据的可靠性也被质疑，因为小鼠肿瘤细胞系在同基因型有免疫功能小鼠中的成瘤率高得多，这说明异种移植起始表型可能与免疫缺陷小鼠的组织环境适应能力相关，并不是肿瘤形成能力增强[258]。

不管怎样，来自多种肿瘤的证据倾向于认同：在肿瘤组织中存在干细胞样细胞的假说，并且在某些肿瘤生物学中发挥关键作用。而且，被认为在控制癌症干细胞生物学中发挥重要作用的发育信号通路，在某些亚类肿瘤非选择性肿瘤细胞中可能是重要的增殖侵袭致瘤驱动，是重要的研究途径。例如，特定基因的活性，如 ASCL1[253] 和 OCT4[251] 转录因子，参与调控这部分肺肿瘤细胞。

近期的研究发现，醛脱氢酶（ALDH）活性是肺腺癌干细胞样细胞的标志物[259]。与 ALDH 阴性亚群相比，ALDH 阳性细胞被认为具有高成瘤性和克隆形成能力，同时也具有自我更新能力。这群细胞及其行为被认为依赖 Notch 的活性，尤其是 Notch3。ALDH7A1 的表达与手术切除后复发的风险增高相关[260]。

考虑到癌干细胞假说的研究运用还远未完结，特别是靶向发育通路癌症干细胞或靶向特定肿瘤亚型的概念代表了一种重要的治疗策略，这些复杂和令人激动的领域在今后的肺癌研究中是值得深入的。

肺癌临床的分子工具

对于肺癌的分子遗传机制的理解取得了迅速的发展。从肺癌中鉴定出来的许多遗传变异在人类其他癌症中也是常见的，但有些是肺癌相对特异性的，这可能是因为细胞起源的特征及致癌物暴露独特。在蛋白质的生化功能已知的情况下，它们呈现出来的异常似乎可以归属于几条调节通路[261]。这样，我们对肺癌的基本运作与各种分子驱动的了解越来越清晰。已经决定将这些异常的最新的科学认识从实验室转化到临床，以期改善患者预后。这些方法分成下述3类。

（1）发展早期检测工具，发现原发或复发疾病，方便有效地早期治疗。因为肺癌最终只发生于1/10的烟民中，鉴定肺癌遗传易感人群可以针对性地加强戒烟，早期发现，化学预防。国家肺癌筛查试验（NLST）[262]在随机人群中将有30年吸烟史55～74岁的个体定义为肺癌高危人群；既往吸烟者为在过去的15年内戒烟。在LDCT筛查的人群，肺癌的死亡率下降20%（95%CI 6.8%～26.7%；P=0.004）。基于此数据，美国预防工作小组建议对高危患者每年做CT检查。高假阳性率与许多肺癌发生在没有达到这些标准的事实，需要开发生物诊断标志物以帮助确定CT检查发现结节患者的恰当管理，并开发风险生物标志物，更好地定义从筛查中获益的人群，包括潜在的生殖细胞突变T790M。

（2）研发基于遗传异常的新的肿瘤特异性治疗。包括替换或药理激活突变的抑癌基因，发展新药靶向激活的原癌基因，干扰旁分泌和自分泌生长刺激环，抑制血管生成、转移和抑制抗凋亡。作为单药，一些新的治疗对某些患者很有效。但对于大多数患者，两个或更多靶向或细胞毒性药物联合使用才能使临床获益最大化，确定一个患者的最佳治疗组合将是该领域又一个挑战。

（3）鉴定预后性和预测性生物标志物，如先前所述EGFR突变、ALK-EML4、ROS1和RET融合都既是直接靶点又可预测对特殊治疗的反应与结果。随着日渐增多的分子靶向治疗，这些工具将在选择最佳治疗策略中起越来越重要的作用。

这些都是肺癌分子生物领域令人激动的时刻，科学直接或间接指导患者治疗，结果肯定能使其预后改善，一定程度上为患者提供了前所未有的希望。

（赛步青　唐敬群）

参考文献

1. Hecht SS. Tobacco smoke carcinogens and lung cancer. *J Natl Cancer Inst* 1999;91:1194-1210.
2. Denissenko MF, Pao A, Tang M, et al. Preferential formation of benzo[a]pyrene adducts at lung cancer mutational hotspots in P53. *Science* 1996;274:430-432.
3. Wiencke JK, Thurston SW, Kelsey KT, et al. Early age at smoking initiation and tobacco carcinogen DNA damage in the lung. *J Natl Cancer Inst* 1999;91:614-619.
4. Phillips DH, Hewer A, Martin CN, et al. Correlation of DNA adduct levels in human lung with cigarette smoking. *Nature* 1988;336:790-792.
5. Landi MT, Chatterjee N, Yu K, et al. A genome-wide association study of lung cancer identifies a region of chromosome 5p15 associated with risk for adenocarcinoma. *Am J Hum Genet* 2009;85:679-691.
6. Truong T, Hung RJ, Amos CI, et al. Replication of lung cancer susceptibility loci at chromosomes 15q25, 5p15, and 6p21: a pooled analysis from the International Lung Cancer Consortium. *J Natl Cancer Inst* 2010;102:959-971.
7. Sherva R, Wilhelmsen K, Pomerleau CS, et al. Association of a single nucleotide polymorphism in neuronal acetylcholine receptor subunit alpha 5 (CHRNA5) with smoking status and with 'pleasurable buzz' during early experimentation with smoking. *Addiction* 2008;103:1544-1552.

8. Lonardo F, Rusch V, Langenfeld J, et al. Overexpression of cyclins D1 and E is frequent in bronchial preneoplasia and precedes squamous cell carcinoma development. *Cancer Res* 1999;59:2470-2476.
9. Wistuba II, Behrens C, Virmani AK, et al. High resolution chromosome 3p allelotyping of human lung cancer and preneoplastic/preinvasive bronchial epithelium reveals multiple, discontinuous sites of 3p allele loss and three regions of frequent breakpoints. *Cancer Res* 2000;60:1949-1960.
10. Westra WH. Early glandular neoplasia of the lung. *Respir Res* 2000;1:163-169.
11. Braakhuis BJ, Tabor MP, Kummer JA, et al. A genetic explanation of Slaughter's concept of field cancerization: evidence and clinical implications. *Cancer Res* 2003;63:1727-1730.
12. Balsara BR, Testa JR. Chromosomal imbalances in human lung cancer. *Oncogene* 2002;21:6877-6883.
13. Braithwaite KL, Rabbitts PH. Multi-step evolution of lung cancer. *Sem Cancer Biol* 1999;9:255-265.
14. Virmani AK, Gazdar AF. Tumor suppressor genes in lung cancer. *Methods Mol Biol* 2003;222:97-115.
15. Miura I, Graziano SL, Cheng JQ, et al. Chromosome alterations in human small cell lung cancer: frequent involvement of 5q. *Cancer Res* 1992;52:1322-1328.
16. Testa JR, Siegfried JM. Chromosome abnormalities in human non-small cell lung cancer. *Cancer Res* 1992;52:2702s-2706s.
17. Rikova K, Guo A, Zeng Q, et al. Global survey of phosphotyrosine signaling identifies oncogenic kinases in lung cancer. *Cell* 2007;131:1190-1203.
18. Haruki N, Kawaguchi KS, Eichenberger S, et al. Cloned fusion product from a rare t(15;19)(q13.2;p13.1) inhibit S phase in vitro. *J Med Genet* 2005;42:558-564.
19. Soda M, Choi YL, Enomoto M, et al. Identification of the transforming EML4-ALK fusion gene in non-small-cell lung cancer. *Nature* 2007;448:561-566.
20. Sekido Y, Fong KM, Minna JD. Molecular genetics of lung cancer. *Ann Rev Med* 2003;54:73-87.
21. Cancer Genome Atlas Research Network. Comprehensive genomic characterization of squamous cell lung cancers. *Nature* 2012;489:519-525.
22. Kandoth C, McLellan MD, Vandin F, et al. Mutational landscape and significance across 12 major cancer types. *Nature* 2013;502:333-339.
23. Ding L, Getz G, Wheeler DA, et al. Somatic mutations affect key pathways in lung adenocarcinoma. *Nature* 2008;455:1069-1075.
24. Imielinski M, Berger AH, Hammerman PS, et al. Mapping the hallmarks of lung adenocarcinoma with massively parallel sequencing. *Cell* 2012;150:1107-1120.
25. Klein G, Klein E. Surveillance against tumors—is it mainly immunological? *Immunol Lett* 2005;100:29-33.
26. Sakumi K, Tominaga Y, Furuichi M, et al. Ogg1 knockout associated lung tumorigenesis and its suppression by Mth1 gene disruption. *Cancer Res* 2003;63:902-905.
27. Zienolddiny S, Campa D, Lind H, et al. Polymorphisms of DNA repair genes and risk of non-small cell lung cancer. *Carcinogenesis* 2006;27:560-567.
28. Olaussen KA, Dunant A, Fouret P, et al. DNA repair by ERCC1 in non-small-cell lung cancer and cisplatin-based adjuvant chemotherapy. *N Engl J Med* 2006;355:983-991.
29. Friboulet L, Olaussen KA, Pignon JP, et al. ERCC1 isoform expression and DNA repair in non-small-cell lung cancer. *N Engl J Med* 2013;368:1101-1110.
30. Zheng Z, Chen T, Li X, et al. DNA synthesis and repair genes RRM1 and ERCC1 in lung cancer. *N Engl J Med* 2007;356:800-808.
31. Bepler G, Kusmartseva I, Sharma S, et al. RRM1 modulated in vitro and in vivo efficacy of gemcitabine and platinum in non-small-cell lung cancer. *J Clin Oncol* 2006;24: 4731-4737.
32. Kamal NS, Soria JC, Mendiboure J, et al. MutS homologue 2 and the long-term benefit of adjuvant chemotherapy in lung cancer. *Clin Cancer Res* 2010;16:1206-1215.
33. Lynch TJ, Bell DW, Sordella R, et al. Activating mutations in the epidermal growth factor receptor underlying responsiveness of non-small-cell lung cancer to gefitinib. *N Engl J Med* 2004;350:2129-2139.

34. Gao W, Lu X, Liu L, et al. MiRNA-21: a biomarker predictive for platinum-based adjuvant chemotherapy response in patients with non-small cell lung cancer. *Cancer Biol Ther* 2012;13:330-340.
35. Pao W, Miller V, Zakowski M, et al. EGF receptor gene mutations are common in lung cancers from "never smokers" and are associated with sensitivity of tumors to gefitinib and erlotinib. *Proc Natl Acad Sci U S A* 2004;101:13306-13311.
36. Jänne PA, Engelman JA, Johnson BE. Epidermal growth factor receptor mutations in non-small-cell lung cancer: implications for treatment and tumor biology. *J Clin Oncol* 2005;23:3227-3234.
37. Cappuzzo F, Hirsch FR, Rossi E, et al. Epidermal growth factor receptor gene and protein and gefitinib sensitivity in non-small-cell lung cancer. *J Natl Cancer Inst* 2005;97: 643-655.
38. Shigematsu H, Takahashi T, Nomura M, et al. Somatic mutations of the HER2 kinase domain in lung adenocarcinomas. *Cancer Res* 2005;65:1642-1646.
39. Tsao MS, Sakurada A, Cutz JC, et al. Erlotinib in lung cancer—molecular and clinical predictors of outcome. *N Engl J Med* 2005;353:133-144.
40. Thatcher N, Chang A, Parikh P, et al. Gefitinib plus best supportive care in previously treated patients with refractory advanced non-small-cell lung cancer: results from a randomised, placebo-controlled, multicentre study (Iressa Survival Evaluation in Lung Cancer). *Lancet* 2005;366: 1527-1537.
41. Tamura K, Okamoto I, Kashii T, et al. Multicentre prospective phase II trial of gefitinib for advanced non-small cell lung cancer with epidermal growth factor receptor mutations: results of the West Japan Thoracic Oncology Group trial (WJTOG0403). *Br J Cancer* 2008;98:907-914.
42. Mok TS, Wu YL, Thongprasert S, et al. Gefitinib or carboplatin-paclitaxel in pulmonary adenocarcinoma. *N Engl J Med* 2009;361:947-957.
43. Sequist LV, Yang JC, Yamamoto N, et al. Phase III study of afatinib or cisplatin plus pemetrexed in patients with metastatic lung adenocarcinoma with EGFR mutations. *J Clin Oncol* 2013;31:3327-3334.
44. Yang JC, Shih JY, Su WC, et al. Afatinib for patients with lung adenocarcinoma and epidermal growth factor receptor mutations (LUX-Lung 2): a phase 2 trial. *Lancet Oncol* 2012;13:539-548.
45. Maemondo M, Inoue A, Kobayashi K, et al. Gefitinib or chemotherapy for non-small-cell lung cancer with mutated EGFR. *N Engl J Med* 2010;362:2380-2388.
46. Mitsudomi T, Morita S, Yatabe Y, et al. Gefitinib versus cisplatin plus docetaxel in patients with non-small-cell lung cancer harbouring mutations of the epidermal growth factor receptor (WJTOG3405): an open label, randomised phase 3 trial. *Lancet Oncol* 2010;11:121-128.
47. Zhou C, Wu YL, Chen G, et al. Erlotinib versus chemotherapy as first-line treatment for patients with advanced EGFR mutation-positive non-small-cell lung cancer (OPTIMAL, CTONG-0802): a multicentre, open-label, randomised, phase 3 study. *Lancet Oncol* 2011;12:735-742.
48. Oxnard GR, Lo PC, Nishino M, et al. Natural history and molecular characteristics of lung cancers harboring EGFR exon 20 insertions. *J Thorac Oncol* 2013;8:179-184.
49. Sequist LV, Waltman BA, Dias-Santagata D, et al. Genotypic and histological evolution of lung cancers acquiring resistance to EGFR inhibitors. *Sci Transl Med* 2011;3:75ra26.
50. Kobayashi S, Boggon TJ, Dayaram T, et al. EGFR mutation and resistance of non-small-cell lung cancer to gefi tinib. *N Engl J Med* 2005;352:786-792.
51. Pao W, Miller VA, Politi KA, et al. Acquired resistance of lung adenocarcinomas to gefitinib or erlotinib is associated with a second mutation in the EGFR kinase domain. *PLoS Med* 2005;2:e73.
52. Bell DW, Gore I, Okimoto RA, et al. Inherited susceptibility to lung cancer may be associated with the T790M drug resistance mutation in EGFR. *Nat Genet* 2005;37:1315-1316.
53. Hirsch FR, Varella-Garcia M, McCoy J, et al. Increased epidermal growth factor receptor gene copy number detected by fluorescence in situ hybridization associates with increased sensitivity to gefitinib in patients with bronchioloalveolar carcinoma subtypes: a Southwest Oncology Group Study. *J Clin Oncol*

2005;23:6838-6845.

54. Arcila ME, Chaft JE, Nafa K, et al. Prevalence, clinicopathologic associations, and molecular spectrum of ERBB2 (HER2) tyrosine kinase mutations in lung adenocarcinomas. *Clin Cancer Res* 2012;18:4910-4918.
55. Liu L, Shao X, Gao W, et al. The role of human epidermal growth factor receptor 2 as a prognostic factor in lung cancer: a meta-analysis of published data. *J Thorac Oncol* 2010; 5:1922-1932.
56. Tomizawa K, Suda K, Onozato R, et al. Prognostic and predictive implications of HER2/ERBB2/neu gene mutations in lung cancers. *Lung Cancer* 2011;74:139-144.
57. Gatzemeier U, Groth G, Butts C, et al. Randomized phase II trial of gemcitabine-cisplatin with or without trastuzumab in HER2-positive non-small-cell lung cancer. *Ann Oncol* 2004; 15:19-27.
58. Nguyen KS, Kobayashi S, Costa DB. Acquired resistance to epidermal growth factor receptor tyrosine kinase inhibitors in non-small-cell lung cancers dependent on the epidermal growth factor receptor pathway. *Clin Lung Cancer* 2009;10:281-289.
59. Sadiq AA, Salgia R. MET as a possible target for non-smallcell lung cancer. *J Clin Oncol* 2013;31:1089-1096.
60. Spigel DR, Ervin TJ, Ramlau RA, et al. Randomized phase II trial of onartuzumab in combination with erlotinib in patients with advanced non-small-cell lung cancer. *J Clin Oncol* 2013; 31:4105-4114.
61. Sequist LV, von Pawel J, Garmey EG, et al. Randomized phase II study of erlotinib plus tivantinib versus erlotinib plus placebo in previously treated non-small-cell lung cancer. *J Clin Oncol* 2011;29:3307-3315.
62. Drilon A, Rekhtman N, Ladanyi M, et al. Squamous-cell carcinomas of the lung: emerging biology, controversies, and the promise of targeted therapy. *Lancet Oncol* 2012;13:e418-e426.
63. Rooney M, Devarakonda S, Govindan R. Genomics of squamous cell lung cancer. *Oncologist* 2013;18:707-716.
64. Pollak MN. Insulin-like growth factors and neoplasia. *Novartis Found Symp* 2004;262:84-98.
65. Dziadziuszko R, Merrick DT, Witta SE, et al. Insulin-like growth factor receptor 1 (IGF1R) gene copy number is associated with survival in operable non-small-cell lung cancer: a comparison between IGF1R fluorescent in situ hybridization ,protein expression, and mRNA expression. *J Clin Oncol* 2010;28:2174-2180.
66. Weiss J, Sos ML, Seidel D, et al. Frequent and focal FGFR1 amplification associates with therapeutically tractable FGFR1 dependency in squamous cell lung cancer. *Sci Transl Med* 2010;2:62ra93.
67. Dutt A, Ramos AH, Hammerman PS, et al. Inhibitor-sensitive FGFR1 amplification in human non-small cell lung cancer. *PLoS One* 2011;6:e20351.
68. Hammerman PS, Sos ML, Ramos AH, et al. Mutations in the DDR2 kinase gene identify a novel therapeutic target in squamous cell lung cancer. *Cancer Discov* 2011;1:78-89.
69. Day E, Waters B, Spiegel K, et al. Inhibition of collageninduced discoidin domain receptor 1 and 2 activation by imatinib, nilotinib and dasatinib. *Eur J Pharmacol* 2008;599: 44-53.
70. Koivunen JP, Mermel C, Zejnullahu K, et al. EML4-ALK fusion gene and efficacy of an ALK kinase inhibitor in lung cancer. *Clin Cancer Res* 2008;14:4275-4283.
71. Kwak EL, Bang YJ, Camidge DR, et al. Anaplastic lymphoma kinase inhibition in non-small-cell lung cancer. *N Engl J Med* 2010;363:1693-1703.
72. Choi YL, Takeuchi K, Soda M, et al. Identification of novel isoforms of the EML4-ALK transforming gene in non-small cell lung cancer. *Cancer Res* 2008;68:4971-4976.
73. Wong DW, Leung EL, So KK, et al. The EML4-ALK fusion gene is involved in various histologic types of lung cancers from nonsmokers with wild-type EGFR and KRAS. *Cancer* 2009;115:1723-1733.
74. Inamura K, Takeuchi K, Togashi Y, et al. EML4-ALK lung cancers are characterized by rare other mutations, a TTF-1 cell lineage, an acinar histology, and young onset. *Mod Pathol* 2009;22:508-515.
75. Inamura K, Takeuchi K, Togashi Y, et al. EML4-ALK fusion is linked to histological characteristics in a subset of lung cancers. *J Thorac Oncol* 2008;3:13-17.
76. Shaw AT, Yeap BY, Mino-Kenudson M, et al. Clinical features and outcome of patients with non-small-cell

lung cancer who harbor EML4-ALK. *J Clin Oncol* 2009;27:4247-4253.
77. Shaw AT, Kim DW, Nakagawa K, et al. Crizotinib versus chemotherapy in advanced ALK-positive lung cancer. *N Engl J Med* 2013;368:2385-2394.
78. Doebele RC, Pilling AB, Aisner DL, et al. Mechanisms of resistance to crizotinib in patients with ALK gene rearranged non-small cell lung cancer. *Clin Cancer Res* 2012;18: 1472-1482.
79. Katayama R, Khan TM, Benes C, et al. Therapeutic strategies to overcome crizotinib resistance in non-small cell lung cancers harboring the fusion oncogene EML4-ALK. *Proc Natl Acad Sci U S A* 2011;108:7535-7540.
80. Qi J, McTigue MA, Rogers A, et al. Multiple mutations and bypass mechanisms can contribute to development of acquired resistance to MET inhibitors. *Cancer Res* 2011;71: 1081-1091.
81. Choi YL, Soda M, Yamashita Y, et al. EML4-ALK mutations in lung cancer that confer resistance to ALK inhibitors. *N Engl J Med* 2010;363:1734-1749.
82. Shaw AT, Mehra R, Kim D-W, et al. Clinical activity of the ALK inhibitor LDK378 in advanced, ALK-positive NSCLC. *J Clin Oncol* 2013;31:abstr 8010.
83. Nakagawa K, Kiura K, Nishio M, et al. A phase I/II study with a highly selective ALK inhibitor CH5424802 in ALK positive non-small cell lung cancer (NSCLC) patients: updated safety and efficacy results from AF-001 JP. *J Clin Oncol* 2013;31:abstr 8033.
84. Acquaviva J, Wong R, Charest A. The multifaceted roles of the receptor tyrosine kinase ROS in development and cancer. *Biochim Biophys Acta* 2009;1795:37-52.
85. Bergethon K, Shaw AT, Ou SH, et al. ROS1 rearrangements defi ne a unique molecular class of lung cancers. *J Clin Oncol* 2012;30:863-870.
86. Shaw AT, Camidge D, Engelman JA, et al. Clinical activity of crizotinib in advanced non-small cell lung cancer (NSCLC) harboring ROS1 gene rearrangement. *J Clin Oncol* 2012;30:abstr 7508.
87. Ju YS, Lee WC, Shin JY, et al. A transforming KIF5B and RET gene fusion in lung adenocarcinoma revealed from wholegenome and transcriptome sequencing. *Genome Res* 2012; 22:436-445.
88. Kohno T, Ichikawa H, Totoki Y, et al. KIF5B-RET fusions in lung adenocarcinoma. *Nat Med* 2012;18:375-377.
89. Takeuchi K, Soda M, Togashi Y, et al. RET, ROS1 and ALK fusions in lung cancer. *Nat Med* 2012;18:378-381.
90. Drilon A, Wang L, Hasanovic A, et al. Response to Cabozantinib in patients with RET fusion-positive lung adenocarcinomas. *Cancer Discov* 2013;3:630-635.
91. Wang R, Hu H, Pan Y, et al. RET fusions define a unique molecular and clinicopathologic subtype of non-small-cell lung cancer. *J Clin Oncol* 2012;30:4352-4359.
92. Ahrendt SA, Decker PA, Alawi EA, et al. Cigarette smoking is strongly associated with mutation of the K-ras gene in patients with primary adenocarcinoma of the lung. *Cancer* 2001;92:1525-1530.
93. Mascaux C, Iannino N, Martin B, et al. The role of RAS oncogene in survival of patients with lung cancer: a systematic review of the literature with meta-analysis. *Br J Cancer* 2005;92:131-139.
94. Shepherd FA, Domerg C, Hainaut P, et al. Pooled analysis of the prognostic and predictive effects of KRAS mutation status and KRAS mutation subtype in early-stage resected non-small-cell lung cancer in four trials of adjuvant chemotherapy. *J Clin Oncol* 2013;31:2173-2181.
95. Kim ES, Herbst RS, Wistuba II, et al. The BATTLE trial: personalizing therapy for lung cancer. *Cancer Discov* 2011; 1:44-53.
96. Mok TSK, Paz-Ares L, Wu Y-L, et al. Association between tumor EGFR and KRAS mutation status and clinical outcomes in NSCLC patients randomized to sorafenib plus best supportive care (BSC) or BSC alone: subanalysis of the phase III MISSION trial [abstract]. *Ann Oncol* 2013;23: Abstract LBA9_PR.
97. Jänne PA, Shaw AT, Pereira JR, et al. Selumetinib plus docetaxel for KRAS-mutant advanced non-small-cell lung cancer: a randomised, multicentre, placebo-controlled, phase 2 study. *Lancet Oncol* 2013;14:38-47.

98. Kelly K, Mazieres J, Leighl NB, et al. Oral MEK1/MEK2 inhibitor trametinib (GSK1120212) in combination with pemetrexed for KRAS-mutant and wild-type (WT) advanced non-small cell lung cancer (NSCLC): A phase I/Ib trial. *J Clin Oncol* 2013;31:abstr 8027.
99. Gandara DR, Hiret S, Blumenschein GR, et al. Oral MEK1/ MEK2 inhibitor trametinib (GSK1120212) in combination with docetaxel in KRAS-mutant and wild-type (WT) advanced non-small cell lung cancer (NSCLC): A phase I/Ib trial. *J Clin Oncol* 2013;31:abstr 8028.
100. Paik PK, Arcila ME, Fara M, et al. Clinical characteristics of patients with lung adenocarcinomas harboring BRAF mutations. *J Clin Oncol* 2011;29:2046-2051.
101. Planchard D, Mazieres J, Riely GJ, et al. Interim results of phase II study BRF113928 of dabrafenib in BRAF V600E mutation-positive non-small cell lung cancer (NSCLC) patients. *J Clin Oncol* 2013;31:abstr 8009.
102. Peters S, Michielin O, Zimmermann S. Dramatic response induced by vemurafenib in a BRAF V600E-mutated lung adenocarcinoma. *J Clin Oncol* 2013;31:e341-e344.
103. Imielinski M, Greulich H, Kaplan B, et al. Oncogenic and sorafenib-sensitive ARAF mutations in lung adenocarcinomas. *J Clin Invest* 2014;124:1582-1586.
104. Marks JL, Gong Y, Chitale D, et al. Novel MEK1 mutation identified by mutational analysis of epidermal growth factor receptor signaling pathway genes in lung adenocarcinoma. *Cancer Res* 2008;68:5524-5528.
105. Samuels Y, Wang Z, Bardelli A, et al. High frequency of mutations of the PIK3CA gene in human cancers. *Science* 2004; 304:554.
106. Kawano O, Sasaki H, Endo K, et al. PIK3CA mutation status in Japanese lung cancer patients. *Lung Cancer* 2006;54:209-215.
107. Cancer Genome Atlas Research Network. Comprehensive genomic characterization of squamous cell lung cancers. *Nature* 2012;489:519-525.
108. Chaft JE, Arcila ME, Paik PK, et al. Coexistence of PIK3CA and other oncogene mutations in lung adenocarcinoma-rationale for comprehensive mutation profiling. *Mol Cancer Ther* 2012;11:485-491.
109. Kang S, Bader AG, Vogt PK. Phosphatidylinositol 3-kinase mutations identified in human cancer are oncogenic. *Proc Natl Acad Sci U S A* 2005;102:802-807.
110. Zhang L, Shi L, Zhao X, et al. PIK3CA gene mutation associated with poor prognosis of lung adenocarcinoma. *Onco Targets Ther* 2013;6:497-502.
111. Bleeker FE, Felicioni L, Buttitta F, et al. AKT1(E17K) in human solid tumours. *Oncogene* 2008;27:5648-5650.
112. Carpten JD, Faber AL, Horn C, et al. A transforming mutation in the pleckstrin homology domain of AKT1 in cancer. *Nature* 2007;448:439-444.
113. Jin G, Kim MJ, Jeon HS, et al. PTEN mutations and relationship to EGFR, ERBB2, KRAS, and TP53 mutations in nonsmall cell lung cancers. *Lung Cancer* 2010;69:279-283.
114. Tran B, Dancey JE, Kamel-Reid S, et al. Cancer genomics: technology, discovery, and translation. *J Clin Oncol* 2012; 30:647-660.
115. Buettner R, Wolf J, Thomas RK. Lessons learned from lung cancer genomics: the emerging concept of individualized diagnostics and treatment. *J Clin Oncol* 2013;31:1858-1865.
116. Dias-Santagata D, Akhavanfard S, David SS, et al. Rapid targeted mutational analysis of human tumours: a clinical platform to guide personalized cancer medicine. *EMBO Mol Med* 2010;2:146-158.
117. MacConaill LE, Campbell CD, Kehoe SM, et al. Profiling critical cancer gene mutations in clinical tumor samples. *PLoS One* 2009;4:e7887.
118. Sequist LV, Heist RS, Shaw AT, et al. Implementing multiplexed genotyping of non-small-cell lung cancers into routine clinical practice. *Ann Oncol* 2011;22:2616-2624.
119. Kris MG, Johnson BE, Kwiatkowski DJ, et al. Identification of driver mutations in tumor specimens from 1,000 patients with lung adenocarcinoma: The NCI's Lung cancer Mutation Consortium (LCMC). *J Clin Oncol* 2011;29:abstr CRA7506.

120. Rothberg JM, Hinz W, Rearick TM, et al. An integrated semiconductor device enabling non-optical genome sequencing. *Nature* 2011;475:348-352.

121. Loman NJ, Misra RV, Dallman TJ, et al. Performance comparison of benchtop high-throughput sequencing platforms. *Nat Biotechnol* 2012;30:434-439.

122. Chmielecki J, Rosenberg M, Imielinski M, et al. Whole exome and whole genome sequence analysis of lung adenocarcinoma. *Am Assoc Cancer Res* 2013:abstract 1112.

123. Ellis MJ, Gillette M, Carr SA, et al. Connecting genomic alterations to cancer biology with proteomics: The NCI Clinical Proteomic Tumor Analysis Consortium. *Cancer Discov* 2013;3:1108-1112.

124. Macconaill LE, Garraway LA. Clinical implications of the cancer genome. *J Clin Oncol* 2010;28:5219-5228.

125. Lawrence MS, Stojanov P, Polak P, et al. Mutational heterogeneity in cancer and the search for new cancer-associated genes. *Nature* 2013;499:214-218.

126. Brock MV, Hooker CM, Ota-Machida E, et al. DNA methylation markers and early recurrence in stage I lung cancer. *N Engl J Med* 2008;358:1118-1128.

127. Sandoval J, Mendez-Gonzalez J, Nadal E, et al. A prognostic DNA methylation signature for stage I non-small-cell lung cancer. *J Clin Oncol* 2013;31:4140-4147.

128. Juergens RA, Wrangle J, Vendetti FP, et al. Combination epigenetic therapy has efficacy in patients with refractory advanced non-small cell lung cancer. *Cancer Discov* 2011;1:598-607.

129. Chu BF, Karpenko MJ, Liu Z, et al. Phase I study of 5-aza-2'-deoxycytidine in combination with valproic acid in non-small-cell lung cancer. *Cancer Chemother Pharmacol* 2013;71:115-121.

130. Schrump DS, Fischette MR, Nguyen DM, et al. Phase I study of decitabine-mediated gene expression in patients with cancers involving the lungs, esophagus, or pleura. *Clin Cancer Res* 2006;12:5777-5785.

131. Behrens C, Solis LM, Lin H, et al. EZH2 protein expression associates with the early pathogenesis, tumor progression, and prognosis of non-small cell lung carcinoma. *Clin Cancer Res* 2013;19:6556-6565.

132. Wagner KW, Alam H, Dhar SS, et al. KDM2A promotes lung tumorigenesis by epigenetically enhancing ERK1/2 signaling. *J Clin Invest* 2013;123:5231-5246.

133. Mitsudomi T, Oyama T, Kusano T, et al. Mutations of the p53 gene as a predictor of poor prognosis in patients with non-small-cell lung cancer. *J Natl Cancer Inst* 1993;85:2018-2023.

134. Kosaka T, Yatabe Y, Onozato R, et al. Prognostic implication of EGFR, KRAS, and TP53 gene mutations in a large cohort of Japanese patients with surgically treated lung adenocarcinoma. *J Thorac Oncol* 2009;4:22-29.

135. Hwang SJ, Cheng LS, Lozano G, et al. Lung cancer risk in germline p53 mutation carriers: association between an inherited cancer predisposition, cigarette smoking, and cancer risk. *Hum Genet* 2003;113:238-243.

136. Joerger AC, Fersht AR. Structural biology of the tumor suppressor p53. *Annu Rev Biochem* 2008;77:557-582.

137. Lang GA, Iwakuma T, Suh YA, et al. Gain of function of a p53 hot spot mutation in a mouse model of Li-Fraumeni syndrome. *Cell* 2004;119:861-872.

138. Cheng Q, Chen J. Mechanism of p53 stabilization by ATM after DNA damage. *Cell Cycle* 2010;9:472-478.

139. Song H, Hollstein M, Xu Y. p53 gain-of-function cancer mutants induce genetic instability by inactivating ATM. *Nat Cell Biol* 2007;9:573-580.

140. Weir BA, Woo MS, Getz G, et al. Characterizing the cancer genome in lung adenocarcinoma. *Nature* 2007;450: 893-898.

141. Klein C, Vassilev LT. Targeting the p53-MDM2 interaction to treat cancer. *Br J Cancer* 2004;91:1415-1419.

142. Eymin B, Gazzeri S, Brambilla C, et al. Mdm2 overexpression and p14(ARF) inactivation are two mutually exclusive events in primary human lung tumors. *Oncogene* 2002;21: 2750-2761.

143. Menendez D, Inga A, Resnick MA. The expanding universe of p53 targets. *Nat Rev Cancer* 2009;9:724-737.

144. Tarasov V, Jung P, Verdoodt B, et al. Differential regulation of microRNAs by p53 revealed by massively parallel sequencing: miR-34a is a p53 target that induces apoptosis and G1-arrest. *Cell Cycle* 2007;6:1586-1593.

145. Raver-Shapira N, Marciano E, Meiri E, et al. Transcriptional activation of miR-34a contributes to p53-mediated apoptosis. *Mol Cell* 2007;26:731-743.

146. Wang W, El-Deiry WS. Restoration of p53 to limit tumor growth. *Curr Opin Oncol* 2008;20:90-96.

147. Rabinowits G, Gercel-Taylor C, Day JM, et al. Exosomal microRNA: a diagnostic marker for lung cancer. *Clin Lung Cancer* 2009;10:42-46.

148. Cazzoli R, Buttitta F, Di Nicola M, et al. microRNAs derived from circulating exosomes as noninvasive biomarkers for screening and diagnosing lung cancer. *J Thorac Oncol* 2013; 8:1156-1162.

149. Al-Nedawi K, Meehan B, Kerbel RS, et al. Endothelial expression of autocrine VEGF upon the uptake of tumor-derived microvesicles containing oncogenic EGFR. *Proc Natl Acad Sci U S A* 2009;106:3794-3799.

150. Aushev VN, Zborovskaya IB, Laktionov KK, et al. Comparisons of microRNA patterns in plasma before and after tumor removal reveal new biomarkers of lung squamous cell carcinoma. *PloS One* 2013;8:e78649.

151. Antonia SJ, Mirza N, Fricke I, et al. Combination of p53 cancer vaccine with chemotherapy in patients with extensive stage small cell lung cancer. *Clin Cancer Res* 2006;12: 878-887.

152. Baylin SB, Jones PA. A decade of exploring the cancer epigenome-biological and translational implications. *Nat Rev Cancer* 2011;11:726-734.

153. Weir BA, Woo MS, Getz G, et al. Characterizing the cancer genome in lung adenocarcinoma. *Nature* 2007;450: 893-898.

154. Belinsky SA, Nikula KJ, Palmisano WA, et al. Aberrant methylation of p16(INK4a) is an early event in lung cancer and a potential biomarker for early diagnosis. *Proc Natl Acad Sci U S A* 1998;95:11891-11896.

155. Zhang Y, Xiong Y, Yarbrough WG. ARF promotes MDM2 degradation and stabilizes p53: ARF-INK4a locus deletion impairs both the Rb and p53 tumor suppression pathways. *Cell* 1998;92:725-734.

156. Meuwissen R, Linn SC, Linnoila RI, et al. Induction of small cell lung cancer by somatic inactivation of both Trp53 and Rb1 in a conditional mouse model. *Cancer Cell* 2003;4: 181-189.

157. Beroukhim R, Mermel CH, Porter D, et al. The landscape of somatic copy-number alteration across human cancers. *Nature* 2010;463:899-905.

158. Hearle N, Schumacher V, Menko FH, et al. Frequency and spectrum of cancers in the Peutz-Jeghers syndrome. *Clin Cancer Res* 2006;12:3209-3215.

159. Jansen M, Ten Klooster JP, Offerhaus GJ, et al. LKB1 and AMPK family signaling: the intimate link between cell polarity and energy metabolism. *Physiol Rev* 2009;89:777-798.

160. Carretero J, Medina PP, Pio R, et al. Novel and natural knockout lung cancer cell lines for the LKB1/STK11 tumor suppressor gene. *Oncogene* 2004;23:4037-4040.

161. Ji H, Ramsey MR, Hayes DN, et al. LKB1 modulates lung cancer differentiation and metastasis. *Nature* 2007;448:807-810.

162. Matsumoto S, Iwakawa R, Takahashi K, et al. Prevalence and specificity of LKB1 genetic alterations in lung cancers. *Oncogene* 2007;26:5911-5918.

163. Amin RMS, Hiroshima K, Iyoda A, et al. LKB1 protein expression in neuroendocrine tumors of the lung. *Pathol Int* 2008; 58:84-88.

164. Gwinn D, Shackelford D, Egan D, et al. AMPK phosphorylation of raptor mediates a metabolic checkpoint. *Mol Cell* 2008;30:214-226.

165. Mahoney CL, Choudhury B, Davies H, et al. LKB1/KRAS mutant lung cancers constitute a genetic subset of NSCLC with increased sensitivity to MAPK and mTOR signaling inhibition. *Br J Cancer* 2009;100:370-375.

166. Robinson J, Lai C, Martin A, et al. Oral rapamycin reduces tumour burden and vascularization in Lkb1(+/−) mice. *J Pathol* 2009;219:35-40.

167. Liu B, Fan Z, Edgerton SM, et al. Metformin induces unique biological and molecular responses in triple negative breast cancer cells. *Cell Cycle* 2009;8:2031-2040.
168. Bowker SL, Majumdar SR, Veugelers P, et al. Increased cancer- related mortality for patients with type 2 diabetes who use sulfonylureas or insulin: Response to Farooki and Schneider. *Diabetes Care* 2006;29:1990-1991.
169. Evans JM, Donnelly LA, Emslie-Smith AM, et al. Metformin and reduced risk of cancer in diabetic patients. *BMJ* 2005;330:1304-1305.
170. Libby G, Donnelly L, Donnan P, et al. New users of metformin are at low risk of incident cancer: A cohort study among people with type 2 diabetes. *Diabetes Care* 2009;32:1620-1625.
171. Jiralerspong S, Palla SL, Giordano SH, et al. Metformin and pathologic complete responses to neoadjuvant chemotherapy in diabetic patients with breast cancer. *J Clin Oncol* 2009;27:3297-3302.
172. Baas AF, Kuipers J, van der Wel NN, et al. Complete polarization of single intestinal epithelial cells upon activation of LKB1 by STRAD. *Cell* 2004;116:457-466.
173. Shackelford DB, Shaw RJ. The LKB1-AMPK pathway: metabolism and growth control in tumour suppression. *Nat Rev Cancer* 2009;9:563-575.
174. Baykara O, Demirkaya A, Kaynak K, et al. WWOX gene may contribute to progression of non-small-cell lung cancer (NSCLC). *Tumour Biol* 2010;31:315-320.
175. Ding L, Getz G, Wheeler DA, et al. Somatic mutations affect key pathways in lung adenocarcinoma. *Nature* 2008; 455:1069-1075.
176. Hesson LB, Cooper WN, Latif F. Evaluation of the 3p21.3 tumour-suppressor gene cluster. *Oncogene* 2007;26:7283-7301.
177. Lerman MI, Minna JD. The 630-kb lung cancer homozygous deletion region on human chromosome 3p21.3: identifi cation and evaluation of the resident candidate tumor suppressor genes. The International Lung Cancer Chromosome 3p21.3 Tumor Suppressor Gene Consortium. *Cancer Res* 2000;60: 6116-6133.
178. Brunet JF, Denizot F, Luciani MF, et al. A new member of the immunoglobulin superfamily—CTLA-4. *Nature* 1987; 328:267-270.
179. Lynch TJ, Bondarenko I, Luft A, et al. Ipilimumab in combination with paclitaxel and carboplatin as first-line treatment in stage IIIB/IV non-small-cell lung cancer: results from a randomized, double-blind, multicenter phase II study. *J Clin Oncol* 2012;30:2046-2054.
180. Reck M, Bondarenko I, Luft A, et al. Ipilimumab in combination with paclitaxel and carboplatin as first-line therapy in extensive-disease-small-cell lung cancer: results from a randomized, double-blind, multicenter phase 2 trial. *Ann Oncol* 2013;24:75-83.
181. Topalian SL, Hodi FS, Brahmer JR, et al. Safety, activity, and immune correlates of anti-PD-1 antibody in cancer. *N Engl J Med* 2012;366:2443-2454.
182. Brahmer J, Horn L, Antonia S, et al. Nivolumab (anti-PD-1; BMS-936558; ONO-4538) in patients with non-small cell lung cancer (NSCLC): overall survival and long-term safety in a phase I trial. Abstract presented at: 2013 World Conference on Lung Cancer; 2013; Sydney, Australia.
183. Soria JC, Cruz C, Bahleda R, et al. Clinical activity, safety, and biomarkers of PD-L1 blockade in non-small cell lung cancer; additional analyses from a clinical study of the engineered antibody MPDL2380A (Anti-PD-L1). Abstract presented at: 2013 European Cancer Congress; 2013; Amsterdam.
184. Lundberg AS, Randell SH, Stewart SA, et al. Immortalization and transformation of primary human airway epithelial cells by gene transfer. *Oncogene* 2002;21:4577-4586.
185. Zhu CQ, Cutz JC, Liu N, et al. Amplification of telomerase (hTERT) gene is a poor prognostic marker in non-small-cell lung cancer. *Br J Cancer* 2006;94:1452-1459.
186. Miura N, Nakamura H, Sato R, et al. Clinical usefulness of serum telomerase reverse transcriptase (hTERT) mRNA and epidermal growth factor receptor (EGFR) mRNA as a novel tumor marker for lung cancer. *Cancer Sci* 2006;97: 1366-1373.

187. Marchetti A, Pellegrini C, Buttitta F, et al. Prediction of survival in stage I lung carcinoma patients by telomerase function evaluation. *Lab Invest* 2002;82:729-736.
188. Shibuya K, Fujisawa T, Hoshino H, et al. Increased telomerase activity and elevated hTERT mRNA expression during multistage carcinogenesis of squamous cell carcinoma of the lung. *Cancer* 2001;92:849-855.
189. Brunsvig PF, Kyte JA, Kersten C, et al. Telomerase peptide vaccination in NSCLC: a phase II trial in stage III patients vaccinated after chemoradiotherapy and an 8-year update on a phase I/II trial. *Clin Cancer Res* 2011;17: 6847-6857.
190. Georgoulias V, Douillard JY, Khayat D, et al. A multicenter randomized phase IIb efficacy study of Vx-001, a peptidebased cancer vaccine as maintenance treatment in advanced non-small-cell lung cancer: treatment rationale and protocol dynamics. *Clin Lung Cancer* 2013;14:461-465.
191. Adams JM, Cory S. The Bcl-2 apoptotic switch in cancer development and therapy. *Oncogene* 2007;26:1324-1337.
192. Pezzella F, Turley H, Kuzu I, et al. bcl-2 protein in non-small cell lung carcinoma. *N Engl J Med* 1993;329:690-694.
193. Ikegaki N, Katsumata M, Minna J, et al. Expression of bcl-2 in small cell lung carcinoma cells. *Cancer Res* 1994;54:6-8.
194. Martin B, Paesmans M, Berghmans T, et al. Role of Bcl-2 as a prognostic factor for survival in lung cancer: a systematic review of the literature with meta-analysis. *Br J Cancer* 2003;89:55-64.
195. Campos L, Rouault JP, Sabido O, et al. High expression of bcl-2 protein in acute myeloid leukemia cells is associated with poor response to chemotherapy. *Blood* 1993;81: 3091-3096.
196. Mortenson MM, Schlieman MG, Virudachalam S, et al. Reduction in BCL-2 levels by 26S proteasome inhibition with bortezomib is associated with induction of apoptosis in small cell lung cancer. *Lung Cancer* 2005;49:163-170.
197. Shivapurkar N, Reddy J, Matta H, et al. Loss of expression of death-inducing signaling complex (DISC) components in lung cancer cell lines and the influence of MYC amplification. *Oncogene* 2002;21:8510-8514.
198. Park JY, Park JM, Jang JS, et al. Caspase 9 promoter polymorphisms and risk of primary lung cancer. *Hum Mol Genet* 2006;15:1963-1971.
199. Huang LN, Wang DS, Chen YQ, et al. Expression of surviving and patients survival in non-small cell lung cancer: a meta-analysis of the published studies. *Mol Biol Rep* 2013;40: 917-924.
200. Zhang LQ, Wang J, Jiang F, et al. Prognostic value of surviving in patients with non-small cell lung carcinoma: a systematic review with meta-analysis. *PLoS One* 2012;7:e34100.
201. Lu B, Mu Y, Cao C, et al. Survivin as a therapeutic target for radiation sensitization in lung cancer. *Cancer Res* 2004; 64:2840-2845.
202. Pore MM, Hiltermann TJ, Kruyt FA. Targeting apoptosis pathways in lung cancer. *Cancer Lett* 2013;332:359-368.
203. Ambros V. The functions of animal microRNAs. *Nature* 2004;431:350-355.
204. Lagos-Quintana M, Rauhut R, Lendeckel W, et al. Identification of novel genes coding for small expressed RNAs. *Science* 2001;294:853-858.
205. Croce CM. Causes and consequences of microRNA dysregulation in cancer. *Nat Rev Genet* 2009;10:704-714.
206. Calin GA, Cimmino A, Fabbri M, et al. MiR-15a and miR-16-1 cluster functions in human leukemia. *Proc Natl Acad Sci U S A* 2008;105:5166-5171.
207. Dews M, Homayouni A, Yu D, et al. Augmentation of tumor angiogenesis by a Myc-activated microRNA cluster. *Nat Genet* 2006;38:1060-1065.
208. Calin GA, Croce CM. MicroRNA signatures in human cancers. *Nat Rev Cancer* 2006;6:857-866.

209. Bommer GT, Gerin I, Feng Y, et al. p53-mediated activation of miRNA34 candidate tumor-suppressor genes. *Curr Biol* 2007;17:1298-1307.
210. Izzotti A, Calin GA, Arrigo P, et al. Downregulation of microRNA expression in the lungs of rats exposed to cigarette smoke. *FASEB J* 2009;23:806-812.
211. Gregory RI, Yan KP, Amuthan G, et al. The Microprocessor complex mediates the genesis of microRNAs. *Nature* 2004; 432:235-240.
212. Han J, Lee Y, Yeom KH, et al. The Drosha-DGCR8 complex in primary microRNA processing. *Genes Dev* 2004;18:3016-3027.
213. Bohnsack MT, Czaplinski K, Gorlich D. Exportin 5 is a RanGTP-dependent dsRNA-binding protein that mediates nuclear export of pre-miRNAs. *RNA* 2004;10:185-191.
214. Karube Y, Tanaka H, Osada H, et al. Reduced expression of Dicer associated with poor prognosis in lung cancer patients. *Cancer Sci* 2005;96:111-115.
215. Yanaihara N, Caplen N, Bowman E, et al. Unique microRNA molecular profiles in lung cancer diagnosis and prognosis. *Cancer Cell* 2006;9:189-198.
216. Lu Y, Govindan R, Wang L, et al. MicroRNA profiling and prediction of recurrence/relapse-free survival in stage I lung cancer. *Carcinogenesis* 2012;33:1046-1054.
217. Nadal E, Chen G, Gallegos M, et al. Epigenetic Inactivation of microRNA-34b/c Predicts Poor Disease-Free Survival in Early-Stage Lung Adenocarcinoma. *Clin Cancer Res* 2013; 19:6842-6852.
218. Akagi I, Okayama H, Schetter AJ, et al. Combination of protein coding and noncoding gene expression as a robust prognostic classifi er in stage I lung adenocarcinoma. *Cancer Res* 2013;73:3821-3832.
219. Keller A, Backes C, Leidinger P, et al. Next-generation sequencing identifies novel microRNAs in peripheral blood of lung cancer patients. *Mol Biosyst* 2011;7:3187-3199.
220. Dacic S, Kelly L, Shuai Y, et al. miRNA expression profiling of lung adenocarcinomas: correlation with mutational status. *Mod Pathol* 2010;23:1577-1582.
221. Garofalo M, Romano G, Di Leva G, et al. EGFR and MET receptor tyrosine kinase-altered microRNA expression induces tumorigenesis and gefitinib resistance in lung cancers. *Nat Med* 2012;18:74-82.
222. Weiss GJ, Bemis LT, Nakajima E, et al. EGFR regulation by microRNA in lung cancer: correlation with clinical response and survival to gefitinib and EGFR expression in cell lines. *Ann Oncol* 2008;19:1053-1059.
223. Webster RJ, Giles KM, Price KJ, et al. Regulation of epidermal growth factor receptor signaling in human cancer cells by microRNA-7. *J Biol Chem* 2009;284:5731-5741.
224. Cho WC, Chow AS, Au JS. MiR-145 inhibits cell proliferation of human lung adenocarcinoma by targeting EGFR and NUDT1. *RNA Biol* 2011;8:125-131.
225. Chou YT, Lin HH, Lien YC, et al. EGFR promotes lung tumorigenesis by activating miR-7 through a Ras/ERK/Myc pathway that targets the Ets2 transcriptional repressor ERF. *Cancer Res* 2010;70:8822-8831.
226. Rai K, Takigawa N, Ito S, et al. Liposomal delivery of MicroRNA-7-expressing plasmid overcomes epidermal growth factor receptor tyrosine kinase inhibitor-resistance in lung cancer cells. *Mol Cancer Ther* 2011;10:1720-1727.
227. Janssen HL, Reesink HW, Lawitz EJ, et al. Treatment of HCV infection by targeting microRNA. *N Engl J Med* 2013; 368:1685-1694.
228. Mirna Therapeutics, Inc. A Multicenter Phase I Study of MRX34, Micro RNA miR-RX34 Liposome Injectable Suspension. Clinical Trials.gov Web site. http://clinicaltrials. gov/ct2/show/NCT01829971.
229. Schembri F, Sridhar S, Perdomo C, et al. MicroRNAs as modulators of smoking-induced gene expression changes in human airway epithelium. *Proc Natl Acad Sci U S A* 2009;106:2319-2324.
230. Davidson MR, Larsen JE, Yang IA, et al. MicroRNA-218 is deleted and downregulated in lung squamous cell carcinoma. *PloS One* 2010;5:e12560.
231. Shen J, Liu Z, Todd NW, et al. Diagnosis of lung cancer in individuals with solitary pulmonary nodules by

plasma microRNA biomarkers. *BMC Cancer* 2011;11:374.

232. Boeri M, Verri C, Conte D, et al. MicroRNA signatures in tissues and plasma predict development and prognosis of computed tomography detected lung cancer. *Proc Natl Acad Sci U S A* 2011;108:3713-3718.
233. Lei L, Huang Y, Gong W. miR-205 promotes the growth, metastasis and chemoresistance of NSCLC cells by targeting PTEN. *Oncol Rep* 2013;30:2897-2902.
234. Romano G, Acunzo M, Garofalo M, et al. MiR-494 is regulated by ERK1/2 and modulates TRAIL-induced apoptosis in non-small-cell lung cancer through BIM down-regulation. *Proc Natl Acad Sci U S A* 2012;109:16570-16575.
235. Shen J, Liao J, Guarnera MA, et al. Analysis of microRNAs in sputum to improve computed tomography for lung cancer diagnosis. *J Thorac Oncol* 2014;9:33-40.
236. Xing L, Todd NW, Yu L, et al. Early detection of squamous cell lung cancer in sputum by a panel of microRNA markers. *Mod Pathol* 2010;23:1157-1164.
237. Kosaka N, Iguchi H, Yoshioka Y, et al. Secretory mechanisms and intercellular transfer of microRNAs in living cells. *J Biol Chem* 2010;285:17442-17452.
238. Turchinovich A, Weiz L, Langheinz A, et al. Characterization of extracellular circulating microRNA. *Nucleic Acids Res* 2011;39:7223-7233.
239. Isobe T, Herbst RS, Onn A. Current management of advanced non-small cell lung cancer: targeted therapy. *Semin Oncol* 2005;32:315-328.
240. Acuff HB, Sinnamon M, Fingleton B, et al. Analysis of host and tumor-derived proteinases using a custom dual species microarray reveals a protective role for stromal matrix metalloproteinase-12 in non-small cell lung cancer. *Cancer Res* 2006;66:7968-7975.
241. Gibbons DL, Lin W, Creighton CJ, et al. Contextual extracellular cues promote tumor cell EMT and metastasis by regulating miR-200 family expression. *Genes Dev* 2009;23:2140-2151.
242. Sandler AB. Targeting angiogenesis in lung cancer. *Semin Oncol* 2005;32:S16-S22.
243. Mineo TC, Ambrogi V, Baldi A, et al. Prognostic impact of VEGF, CD31, CD34, and CD105 expression and tumour vessel invasion after radical surgery for IB-IIA non-small cell lung cancer. *J Clin Pathol* 2004;57:591-597.
244. Reck M, von Pawel J, Zatloukal P, et al. Phase III trial of cisplatin plus gemcitabine with either placebo or bevacizumab as first-line therapy for nonsquamous non-small-cell lung cancer: AVAil. *J Clin Oncol* 2009;27:1227-1234.
245. Reck M, von Pawel J, Zatloukal P, et al. Overall survival with cisplatin-gemcitabine and bevacizumab or placebo as firstline therapy for nonsquamous non-small-cell lung cancer: results from a randomised phase III trial (AVAiL). *Ann Oncol* 2010;21:1804-1809.
246. Sandler A, Gray R, Perry MC, et al. Paclitaxel-carboplatin alone or with bevacizumab for non-small-cell lung cancer. *N Engl J Med* 2006;355:2542-2550.
247. Jordan CT, Guzman ML, Noble M. Cancer stem cells. *N Engl J Med* 2006;355:1253-1261.
248. Germano D, Blyszczuk P, Valaperti A, et al. Prominin-1/CD133+ lung epithelial progenitors protect from bleomycin induced pulmonary fibrosis. *Am J Respir Crit Care Med* 2009; 179:939-949.
249. Kim CFB, Jackson EL, Woolfenden AE, et al. Identification of bronchioalveolar stem cells in normal lung and lung cancer. *Cell* 2005;121:823-835.
250. Bertolini G, Roz L, Perego P, et al. Highly tumorigenic lung cancer CD133+ cells display stem-like features and are spared by cisplatin treatment. *Proc Natl Acad Sci U S A* 2009;106:16281-16286.
251. Chen Y-C, Hsu H-S, Chen Y-W, et al. Oct-4 expression maintained cancer stem-like properties in lung cancer-derived CD133-positive cells. *PLoS One* 2008;3:e2637.
252. Eramo A, Lotti F, Sette G, et al. Identification and expansion of the tumorigenic lung cancer stem cell population. *Cell Death Differ* 2008;15:504-514.
253. Jiang T, Collins BJ, Jin N, et al. Achaete-scute complex homologue 1 regulates tumor-initiating capacity in

human small cell lung cancer. *Cancer Res* 2009;69:845-854.

254. Jiang F, Qiu Q, Khanna A, et al. Aldehyde dehydrogenase 1 is a tumor stem cell-associated marker in lung cancer. *Mol Cancer Res* 2009;7:330-338.
255. Pine SR, Ryan BM, Varticovski L, et al. Microenvironmental modulation of asymmetric cell division in human lung cancer cells. *Proc Natl Acad Sci U S A* 2010;107:2195-2200.
256. Jaksch M, Múnera J, Bajpai R, et al. Cell cycle-dependent variation of a CD133 epitope in human embryonic stem cell, colon cancer, and melanoma cell lines. *Cancer Res* 2008; 68:7882-7886.
257. Shmelkov SV, Butler JM, Hooper AT, et al. CD133 expression is not restricted to stem cells, and both CD133+ and CD133− metastatic colon cancer cells initiate tumors. *J Clin Invest* 2008;118:2111-2120.
258. Kelly PN, Dakic A, Adams JM, et al. Tumor growth need not be driven by rare cancer stem cells. *Science* 2007;317:337.
259. Sullivan JP, Spinola M, Dodge M, et al. Aldehyde dehydrogenase activity selects for lung adenocarcinoma stem cells dependent on notch signaling. *Cancer Res* 2010;70:9937-9948.
260. Giacalone NJ, Den RB, Eisenberg R, et al. ALDH7A1 expression is associated with recurrence in patients with surgically resected non-small-cell lung carcinoma. *Future Oncol* 2013;9:737-745.
261. Bild AH, Yao G, Chang JT, et al. Oncogenic pathway signatures in human cancers as a guide to targeted therapies. *Nature* 2006;439:353-357.
262. Aberle DR, Adams AM, Berg CD, et al. Reduced lung-cancer mortality with low-dose computed tomographic screening. *N Engl J Med* 2011;365:395-409.

第十章　食管癌和胃癌的分子生物学

Anil K. Rustgi

引言

本章将讨论食管癌和胃癌的分子生物学。通过分子生物学方法阐明食管癌和胃癌遗传基础有几个关键问题，包括但并不仅限于潜在的发病机制、风险分层及预后可能性、与传统病理分类方案的关联、新诊断方法的开发及分子成像和分子治疗的潜在应用等方面的新见解。在考虑食管癌、胃癌或其他任何癌症的遗传基础时，关键是需要评价癌基因、抑癌基因和 DNA 错配修复基因，因为它们正向或反向地调节生长因子受体介导的信号级联反应、靶基因的转录和细胞周期进程。这些分子网络共同影响细胞的行为，如增殖、分化、凋亡、衰老，以及对应激和损伤的反应。正常细胞稳态的特征是精确的平衡，而这种平衡在失控的细胞生长中被扰乱，最终导致癌前病变和恶性转化的演变。然而，恶性转化需要的时间并不相同，这取决于细胞和组织的特定背景，并受环境因素的影响。

正如 Hanahan 和 Weinberg 的描述，肿瘤发生的显著特征及获得的恶性表型主要包括生长信号的自主性、抵抗生长抑制信号的能力、逃避凋亡、无限复制能力、血管生成、侵袭和转移潜能[1]。最近，炎症在肿瘤发生中的作用已经获得了很多的关注。

食管癌的分子生物学

绝大多数食管癌表现为以下两个亚型：食管鳞状细胞癌（esophageal squamous cell cancer，ESCC）和食管腺癌（esophageal adenocarcinoma，EAC）。食管鳞状细胞癌由鳞状细胞不典型增生发展而来，而食管腺癌则由正常食管鳞状上皮经 Barrett 食管（BE）或不完整肠上皮化生演变而来（图 10.1）。Barrett 食管在演变为食管腺癌之前需要经历从低级到高级的不典型增生转变。食管鳞状细胞癌和食管腺癌在肿瘤体细胞中经典癌基因和抑癌基因的改变方面有相似性，也存在不同的遗传特点（表 10.1）。然而，遗传易感性在食管鳞状细胞癌中罕见，正如掌跖角化病（足底胼胝掌）。胼胝症的基因突变仍然不太清楚，其等位基因缺失区域位于 17 号染色体短臂[2]。同样，也没有典型的综合征可区分家族性 Barrett 食管和家族性食管腺癌。然而，分析 Barrett 食管家族以确定相关的基因或核苷酸多态性的工作仍在继续。据统计，约有 7% 的 Barrett 食管患者有家族病史。对有相同影响和不同影响的兄弟姐妹的 Barrett 食管 / 食管腺癌患者进行模式自由连锁分析，以及独立前瞻性检测 Barrett 食管 / 食管腺癌患者（匹配的后裔作为对照）发现，MSR1、ASCC1、CTHRC1 这三个基因和 Barrett 食管 / 食管腺癌相关[3]。最初的全基因组关联研究（GWAS）表明，染色体 16q24.1（最接近的基因是 FOXF1，其可能参与食管器官形成）和主要组织相容性复合体（MHC）基因座（染色体 6p21）中的常见突变型与 Barrett 食管相关[4]。随后，另一个 GWAS 在 Barrett 食管 / 食管腺癌在以下染色体和基因中发现了新的易感性位点：染色体 19p13-CRTC1[编码 cAMP 反应元件结合蛋白（CREB）调节的转录共激活子] 基因，染色体 9q22-BARX1 基因（在食管和胃器官发生中的重要转录因子），染色体 3p14- 接近 FOXP1 基因（调节食管发育）[5]。

正常食管 → 鳞状异型增生 → 鳞状细胞癌

正常食管 → 肠化生 → 低级异型增生 → 高级异型增生 → 腺癌

图 10.1 食管鳞状细胞癌和食管腺癌的进展阶段

表 10.1 食管癌和胃癌中观察到的共同的分子遗传学改变

癌基因
表皮生长因子受体（EGFR）
细胞周期蛋白 D1（cyclin D1）
抑癌基因
p16INK4a
p53
E- 钙黏蛋白
p120 catenin
DNA 错配修复基因（hMLH1、hMSH2）
错配修复不稳定（mismatch repair instability）

表皮生长因子受体（EGFR）

表皮生长因子受体（epidermal growth factor receptor，EGFR）家族是一类酪氨酸激酶受体，激活一系列信号转导级联反应（如 Ras/Raf/MEK/ERK，PI3K/AKT），同时调节多种细胞的活动，包括细胞增殖、分化、存活、迁移和黏附。这些信号转导通路对于正常细胞的平衡很重要，但是异常激活的 EGFR 成员在食管癌的发生中发挥关键作用。该受体家族包括 EGFR（也称为 erbB1、erbB2、erbB3、erbB4）。这些受体可以通过同源或异源二聚体与下列配体之一结合，包括转化生长因子 α（transforming growth factor α，TGF-α）、表皮生长因子（EGF）、双调蛋白（amphiregulin）、肝磷脂结合类表皮生长因子（heparin-binding EGF-like growth factor）、β- 细胞素（beta-cellulin）和上皮调节蛋白（epiregulin）。同源或异源 EGFR 二聚体的酪氨酸磷酸化产生信号蛋白或适配器蛋白的对接位点。EGFR 通常在早期食管癌中过度表达，且过度表达与不良预后相关[6-9]。EGFR 的过度表达通常归因于与配体的结合增加而受体周转减少。而其胞内区的酪氨酸残基突变很少见。在 Barrett 食管、食管腺癌和食管鳞状细胞癌中可检测到 TGF-α 和 EGF 的表达增加[10-14]。此外，EGFR 的过度表达可以预测对放化疗反应不敏感[15, 16]，且与鳞状细胞癌患者的生存率下降有关[15]。此外，EGFR 的过度表达与该疾病的复发相关，并降低了食管鳞状细胞癌患者在接受食管切除术之后的整体生存率[16, 17]。

cyclin D1 和 p16INK4a

哺乳动物的细胞周期受到细胞周期蛋白（cyclin）、细胞周期蛋白依赖性激酶（cyclin-dependent kinases，CDK）和细胞周期蛋白依赖性激酶抑制因子（CDKi，如 p15、p16、p21、p27）的调控。在 G_1 期，癌基因 cyclin D1 与 CDK4 或 CDK6 形成复合物，使视网膜母细胞抑瘤蛋白（pRb）这一肿瘤抑制蛋白磷酸化，这样一来，解除了 pRb 的负调控效果，使转录因子 E2F 家族推动细胞周期向 G_1/S 期过渡[18]。在 G_1 后期，cyclin E 与 CDK 形成复合物，磷酸化 p107（一个 pRb 相关蛋白），并释放更多 E2F 家族成员，引导细胞周期进入 S 期。与 EGFR 相同，cyclin D1 的过度表达可在癌前病变如食管鳞状上皮不典型增生或 Barrett 食管，以及大多数早期食管鳞癌或食管腺癌中检测到[19, 20]。此外，cyclin D1 的过表达与不良预后和低生存率及化疗反应不佳相关[21, 22]。

虽然 cyclin D1 的过度表达通常视为 cyclin D1 异常调节的主要形式，其他形式包括 cyclin D1 突变和 Fbx4 突变，Fbx4 是 cyclin D1 的 E3 连接酶，突变可阻止 cyclin D1 在胞质内的降解，并重新进入细胞核，而细胞核是 cyclin D1 发挥致癌效应的区域[23]。

相似的，p16INK4a 基因启动子甲基化、点突变、等位基因缺失等是 Barrett 食管和食管腺癌中的一个早期遗传变化，但有趣的是，这却是食管鳞状细胞癌的晚期事件。包括 p16 和 p15 两个基因位点的染色体 9p21 区段高频杂合性丢失在异常增生的 Barrett 上皮和 Barrett 腺癌中都可以检测到（分别为 90% 和超过 80% 的病例）[24, 25]。在 Barrett 食管中可检测到启动子区域高甲基化，抑制基因的转录，从而阻止抑瘤功能，并与不典型增生程度相关。这可以在高达 75% 的高级不典型增生标本和约 50% 的食管腺癌患者中检测到[24, 26]。在高达 50% 的食管鳞状细胞癌中已发现 p16 基因点突变和启动子甲基化[27, 28]。在两种类型的食管癌中没有发现 Rb 基因的突变，但在高达 50% 的 Barrett 腺癌和鳞状细胞癌患者中发现了染色体 13q 的等位基因缺失，该区段是 Rb 基因位点所在[29]。这一发现与 Barrett 食管不典型增生、食管腺癌和食管鳞状细胞癌中 pRb 蛋白减少或缺失相关联[30]。

抑癌基因 TP53

TP53 基因是在人类癌症中最常见的突变基因之一[31-33]。TP53 是一个抑癌基因，它可以中断 G_1 期，以评估并允许修复受损的 DNA，后者可能源于环境暴露（如辐射、紫外线）或细胞应激[34]。当面临不可修复的损害时，p53 基因诱导细胞凋亡。作为转录因子，p53 可结合 DNA，激活或抑制一大群靶基因[35]。TP53 基因突变导致细胞周期检查点的丢失，促进基因组不稳定。TP53 基因突变大多发生在 DNA 结合区，其中超过 80% 为错义突变，导致野生型 p53 功能的丧失[36]。野生型 p53 半衰期短，难以用免疫组化检测；而突变的 p53 蛋白稳定，更容易用免疫组化检测。

免疫组化的方法检测已经证实，突变 p53 蛋白的检出率随组织学进展逐渐增高，从 Barrett 食管（5%）到不典型增生（65% ～ 75%），到明显的腺癌（高达 90%）[37-39]。因而，

p53 基因突变或杂合性丢失在早期 Barrett 食管和食管腺癌中已出现。经免疫组化检测的 p53 蛋白突变和经基因组测序检测的特异的 p53 基因突变均在 40% ～ 75% 的食管鳞状细胞癌患者中检出[40-42]。在食管鳞状细胞癌和食管腺癌中，p53 基因点突变的存在与放化疗的反应及食管切除术后预测生存时间均相关[43]。

端粒酶的激活

维持端粒长度能使 DNA 的复制无限期持续。迄今为止，端粒酶的异常表达已在大多数食管癌中观察到[43]。Morales 等[44]观察到 100% 的腺癌和有高级不典型增生的 Barrett 食管中端粒酶表达增强。端粒酶的激活是重要的，但这些癌症中可能存在维持端粒长度的其他机制[45]。

肿瘤侵袭和转移

细胞 - 细胞黏附的丢失可能导致侵袭和转移。细胞与细胞间的黏附分子上皮钙黏素（E-钙黏蛋白，E-cadherin）或与其关联的联蛋白（catenin）的表达改变，破坏了细胞间的相互作用，导致了潜在的肿瘤进展[46]。E- 钙黏蛋白表达的减少与 Barrett 食管到不典型增生，最后发展为腺癌这一进程相关，同时也可见于食管鳞状细胞癌[47, 48]。

食管鳞状细胞癌和食管腺癌的模型

食管肿瘤诊断和治疗的进步将通过细胞系、异种移植的小鼠模型、啮齿类动物手术模型及遗传工程小鼠模型来促进。已建立了大量的来自原发癌和转移癌的人类食管癌细胞系，可以通过改变基因表达来评估其对细胞行为的影响。最近，模仿人体组织的器官型（三维）细胞培养模型显示，通过 EGFR 联合突变的 p53 导致人端粒酶逆转录酶（human telomerase reverse transcriptase，hTERT）永生化的人食管上皮细胞发生转化[49]。

在一个 cyclin D1 在食管内定向表达的转基因小鼠模型中，食管表现出非典型增生，并在与 p53 单倍型不足或缺失的小鼠杂交后，演变为鳞状细胞癌[50]。最近，在小鼠食管中敲除 p120ctn 可导致侵袭性食管鳞状细胞癌[51]。啮齿动物在经亚硝胺处理后也产生了食管乳头状瘤和食管鳞状细胞癌[52]。

经典的啮齿动物模型包括全胃切除术，随后进行食管空肠吻合术[53]。这样随着 Barrett 食管和食管腺癌的发展，食管暴露于高浓度的胆汁中（非酸性反流）。最近，两个转基因小鼠模型已经改变了我们对 Barrett 食管和食管腺癌的看法。作为一种细胞因子，IL-1β 在小鼠食管的靶向表达导致食管和胃食管炎症的发生、Barrett 食管的进展和经过长潜伏期后发展成食管腺癌[54]。然而，向小鼠的饮用水中添加胆汁酸或将这些小鼠与 p16INK4a 等位基因功能缺失的小鼠杂交能够加速食管腺癌的发展[54]。另一个模型涉及整体敲除 p63，p63 在鳞状干细胞和祖细胞中发挥重要作用，发现小鼠在出生后由于其他原因死亡时检出了 Barrett 样细胞[55]。在这两个模型中，产生 Barrett 细胞或 Barrett 样细胞的细胞从鳞状前胃接合部迁移到食管接合部远端[54, 55]。

功能基因组学

通过功能基因组学证明，谱系特异的（lineage-specific）转录因子也可能影响食管鳞状细胞癌和食管腺癌潜在的相互转换。为此，在人类食管鳞状细胞癌染色体 3q26.33 上的一部分扩增子上的 SOX2 基因可促进这些癌症的增长。这一发现可能影响人类食管鳞状细胞癌的治疗[56]。同样，GATA6 这种已知的转录因子被报道在食管腺癌中过表达[57]。食管腺癌的外显子和全基因组测序显示约有超过 20 个基因存在显著突变，其中包括一些新鉴定的染色质修饰因子[58]。

胃癌的分子生物学

胃癌中最常见的类型是腺癌，其有两个亚型：肠型和弥漫型。它们的区别在于胃的不同解剖部位、不同临床结果和不同的发病机制。肠型散发胃腺癌有一个从正常胃上皮细胞到慢性萎缩性胃炎（通常由于幽门螺杆菌感染），到肠上皮化生（与 Barrett 食管的肠上皮化生类似，但还是有不同的特征），到不典型增生，再到癌症的标志性进程（图 10.2）。弥漫型胃腺癌的行为更具侵袭性、恶性程度更高，与小叶型乳腺癌类似，E- 钙黏蛋白丢失是其显著特征。

正常胃黏膜 → 慢性萎缩性胃炎 → 肠化生 → 低级不典型增生

→ 高级不典型增生 → 腺癌

图 10.2　肠型胃腺癌的进展阶段

遗传易感性

病例对照研究得到的一致结果表明，胃癌患者的亲属罹患胃癌的风险增加 3 倍[59, 60]。对同卵双胞胎进行的研究显示，与异卵双胞胎相比，同卵双胞胎同患胃癌的概率也有轻微增加[61, 62]。具有高外显度，有患胃癌遗传倾向的常染色体显性遗传的大家系非常罕见。然而，已有报道早发性弥漫型胃癌与染色体 16q 上的 E-cadherin/CDH1 位点连锁，并与该基因的突变相关[63]。这一开创性的发现已在其他相对较高外显率（67% ～ 83%）的胃癌中证实[64-67]。因此，对 E- 钙黏蛋白的突变检测应在适当的临床情况下予以考虑。事实上，即使在内镜检查未发现明显的胃黏膜异常，预防性的胃切除术在存在生殖细胞 E- 钙黏蛋白突变的家系中也应高度考虑[68]。最近，在这些家族中也发现了生殖细胞 α- 连环蛋白突变[69]。

Lynch 综合征或遗传性非息肉性结肠癌涉及 DNA 错配修复基因的生殖细胞突变[70]。胃腺癌可在一些 Lynch 综合征的家系中存在。也已在家族性腺瘤性息肉和黑斑息肉综合征（Peutz-Jeghers syndrome）患者中发现胃癌。

幽门螺杆菌感染和其他宿主环境因素的作用

作为一种共生的生物，幽门螺杆菌感染在世界各地广泛流行。尽管其被世界卫生组织划分为一级致癌物，但幽门螺杆菌感染并非一定导致胃癌。这强调了其他因素的重要性，如幽门螺杆菌的毒力、环境和宿主因素，以及遗传多态性（如一种强效胃酸分泌抑制剂——IL-1β 基因中的多态性）[71]。也有报道表明，A 型血型与胃癌相关[72, 73]。幽门螺杆菌可黏附于 Lewis 血型抗原，提示这是增加胃癌风险的一个因素[74]。胃癌患者与对照组献血者人群相比，一个黏蛋白基因 Mucl 的小变异等位基因型与胃癌相关[75]。EB 病毒感染已在某些类型（淋巴上皮样性）的胃癌中被关注，尽管它的重要性尚不清楚[76]。

分子遗传学改变

与食管鳞状细胞癌、食管腺癌、胰腺癌和结肠癌这些存在某些癌基因与抑癌基因高频率改变的肿瘤相比，散发的胃癌中未观察到这些基因如此高频率的改变。一个相当普遍的改变是 DNA 错配修复基因改变引起的微卫星不稳定性（表 10.1）。在胃癌的一个亚型中，可以发现微卫星不稳定及相关的 TGF-β Ⅱ受体、IGFR Ⅱ、BAX、E2F-4、hMSH3 和 hMSH6 基因的改变[77-81]。在 13% ～ 44% 的散发型胃癌中发现微卫星不稳定[82]。肠型胃癌中发生高频率的微卫星不稳定，淋巴结的受累较少，有较强的淋巴细胞浸润，并有较好的预后[83]。这与 Lynch 综合征相关的结肠癌相似。

在大多数胃癌中都出现了 p53 抑癌基因的改变[84]。对胃癌中 p16 启动子区域的研究发现，41% 表现出 CpG 岛甲基化[85]。许多启动子区域高甲基化的病例表现出高度微卫星不稳定性表型和包括 hHLH1 启动子在内的多个位点的甲基化[86]。

在胃癌中，E- 钙黏蛋白通过点突变、等位基因缺失或启动子甲基化而下调[81, 82]。另外，在上皮 - 间质转化中，E- 钙黏蛋白的转录可被 Snail 与 Slug 等转录因子沉默。不过，目前尚不清楚上皮 - 间质转化在胃癌形成中是否如乳腺癌等其他肿瘤，是一个重要的过程。

通过 PCR 和免疫组织化学分析，其他一些癌基因和抑癌基因的改变在相当小的一部分胃癌中有报道，但由于使用方法的差别和缺乏统一的质量控制，这些观察不太引人关注。癌症基因组图谱（CGTA）联盟正在进行胃腺癌的深度测序，不久的将来应该会有新的观点。

胃癌的模型

近几年，胃癌的遗传工程小鼠模型迅速涌现，发现了 Wnt 信号激活并诱导的下游效应分子、p53 基因的失活、APC 基因的失活、Smad4 的失活及胃泌素均是胃癌发生的关键因素[89-92]。在各种小鼠模型中，证实了幽门螺杆菌的伴随感染促进了胃癌的发生[93-96]。此外，骨髓干细胞的募集可能增强了幽门螺杆菌感染在胃癌形成中的影响[96]。最近，已经在小鼠中证实 IL-1β 的过表达，伴随不成熟的骨髓细胞（也称为骨髓来源抑制细胞）的募集可导致胃炎和胃癌[97]。

（王路娟　佘晓玲）

参考文献

1. Hanahan D, Weinberg RA. The hallmarks of cancer. *Cell* 2011;144:646-674.
2. Risk JM, Field EA, Field JK, et al. Tylosis oesophageal cancer mapped. *Nat Genet* 1994;8:319-321.

3. Orloff M, Peterson C, He X, et al. Germline mutations in MSR1, ASCC1, and CTHRC1 in patients with Barrett esophagus and esophageal adenocarcinoma. *JAMA* 2011;306:410-419.

4. Su Z, Gay LJ, Strange A, et al. Common variants at the MHC locus and at chromosome 16q24.1 predispose to Barrett's esophagus. *Nat Genet* 2012;44:1131-1136.

5. Levine DM, Ek WE, Zhang R, et al. A genome-wide association study identifies new susceptibility loci for esophageal adenocarcinoma and Barrett's esophagus. *Nat Genet* 2013;45: 1487-1493.

6. al-Kasspooles M, Moore JH, Orringer MB, et al. Amplification and over-expression of the EGFR and erbB-2 genes in human esophageal adenocarcinomas. *Int J Cancer* 1993;54: 213-219.

7. Torzewski M, Sarbia M, Verreet P, et al. The prognostic significance of epidermal growth factor receptor expression in squamous cell carcinomas of the oesophagus. *Anticancer Res* 1997;17:3915-3919.

8. Inada S, Koto T, Futami K, et al. Evaluation of malignancy and the prognosis of esophageal cancer based on an immunohistochemical study (p53, E-cadherin, epidermal growth factor receptor). *Surg Today* 1999;29:493-503.

9. Rusch V, Mendelsohn J, Dmitrovsky E. The epidermal growth factor receptor and its ligands as therapeutic targets in human tumors. *Cytokine Growth Factor Rev* 1996;7: 133-141.

10. Jankowski J, McMenemin R, Hopwood D, et al. Abnormal expression of growth regulatory factors in Barrett's oesophagus. *Clin Sci (Lond)* 1991;81:663-668.

11. Yoshida K, Kuniyasu H, Yasui W, et al. Expression of growth factors and their receptors in human esophageal carcinomas: regulation of expression by epidermal growth factor and transforming growth factor alpha. *J Cancer Res Clin Oncol*1993;119:401-407.

12. Jankowski J, Hopwood D, Wormsley KG. Flow-cytometric analysis of growth-regulatory peptides and their receptors in Barrett's oesophagus and oesophageal adenocarcinoma. *Scand J Gastroenterol* 1992;27:147-154.

13. Brito MJ, Filipe MI, Linehan J, et al. Association of transforming growth factor alpha (TGFA) and its precursors with malignant change in Barrett's epithelium: biological and clinical variables. *Int J Cancer* 1995;60:27-32.

14. Yacoub L, Goldman H, Odze RD. Transforming growth factor-alpha, epidermal growth factor receptor, and MiB-1 expression in Barrett's-associated neoplasia: correlation with prognosis. *Mod Pathol* 1997;10:105-112.

15. Itakura Y, Sasano H, Shiga C, et al. Epidermal growth factor receptor overexpression in esophageal carcinoma: an immunohistochemical study correlated with clinicopathologic findings and DNA amplification. *Cancer* 1994;74:795-804.

16. Hickey K, Grehan D, Reid IM, et al. Expression of epidermal growth factor receptor and proliferating cell nuclear antigen predicts response of esophageal squamous cell carcinoma to chemoradiotherapy. *Cancer* 1994;74:1693-1698.

17. Kitagawa Y, Ueda M, Ando N, et al. Further evidence for prognostic significance of epidermal growth factor receptor gene amplification in patients with esophageal squamous cell carcinoma. *Clin Cancer Res* 1996;2:909-914.

18. Deshpande A, Sicinski P, Hinds PW. Cyclins and CDKs in development and cancer: a perspective. *Oncogene* 2005;24: 2909-2915.

19. Arber N, Lightdale C, Rotterdam H, et al. Increased expression of the cyclin D1 gene in Barrett's esophagus. *Cancer Epidemiol Biomarkers Prev* 1996;5:457-459.

20. Roncalli M, Bosari S, Marchetti A, et al. Cell cycle-related gene abnormalities and product expression in esophageal carcinoma. *Lab Invest* 1998;78:1049-1057.

21. Shamma A, Doki Y, Shiozaki H, et al. Cyclin D1 overexpression in esophageal dysplasia: a possible biomarker for carcinogenesis of esophageal squamous cell carcinoma. *Int J Oncol* 2000;16:261-266.

22. Sarbia M, Bektas N, Muller W, et al. Expression of cyclin E in dysplasia, carcinoma, and nonmalignant lesions of Barrett esophagus. *Cancer* 1999;86:2597-2601.
23. Barbash O, Zamfi rova P, Lin DI, et al. Mutations in Fbx4 inhibit dimerization of the SCF(Fbx4) ligase and contribute to cyclin D1 overexpression in human cancer. *Cancer Cell* 2008;14(1):68-78.
24. Wong DJ, Barrett MT, Stoger R, et al. p16INK4a promoter is hypermethylated at a high frequency in esophageal adenocarcinomas. *Cancer Res* 1997;57:2619-2622.
25. Klump B, Hsieh CJ, Holzmann K, et al. Hypermethylation of the CDKN2/p16 promoter during neoplastic progression in Barrett's esophagus. *Gastroenterology* 1998;115:1381-1386.
26. Xing EP, Nie Y, Wang LD, et al. Aberrant methylation of p16INK4a and deletion of p15INK4b are frequent events in human esophageal cancer in Linxian, China. *Carcinogenesis* 1999;20:77-84.
27. Maesawa C, Tamura G, Nishizuka S, et al. Inactivation of the CDKN2 gene by homozygous deletion and de novo methylation is associated with advanced stage esophageal squamous cell carcinoma. *Cancer Res* 1996;56:3875-3878.
28. Boynton RF, Huang Y, Blount PL, et al. Frequent loss of heterozygosity at the retinoblastoma locus in human esophageal cancers. *Cancer Res* 1991;51:5766-5769.
29. Coppola D, Schreiber RH, Mora L, et al. Significance of Fas and retinoblastoma protein expression during the progression of Barrett's metaplasia to adenocarcinoma. *Ann Surg Oncol* 1999;6:298-304.
30. Ikeguchi M, Oka S, Gomyo Y, et al. Clinical significance of retinoblastoma protein (pRB) expression in esophageal squamous cell carcinoma. *J Surg Oncol* 2000;73:104-108.
31. Joerger AC, Ang HC, Veprintsev DB, et al. Structures of p53 cancer mutants and mechanism of rescue by second-site suppressor mutations. *J Biol Chem* 2005;280:16030-16037.
32. Vogelstein B, Kinzler KW. Cancer genes and the pathways they control. *Nat Med* 2004;10:789-799.
33. Sengupta S, Harris CC. p53: traffic cop at the crossroads of DNA repair and recombination. *Nat Rev Mol Cell Biol* 2005;6:44-55.
34. Hamelin R, Flejou JF, Muzeau F, et al. TP53 gene mutations and p53 protein immunoreactivity in malignant and premalignant Barrett's esophagus. *Gastroenterology* 1994;107: 1012-1018.
35. Ramel S, Reid BJ, Sanchez CA, et al. Evaluation of p53 protein expression in Barrett's esophagus by two-parameter flow cytometry. *Gastroenterology* 1992;102:1220-1228.
36. Younes M, Lebovitz RM, Lechago LV, et al. p53 protein accumulation in Barrett's metaplasia, dysplasia, and carcinoma: a follow-up study. *Gastroenterology* 1993;105:1637-1642.
37. Casson AG, Mukhopadhyay T, Cleary KR, et al. p53 gene mutations in Barrett's epithelium and esophageal cancer. *Cancer Res* 1991;51:4495-4499.
38. Gaur D, Arora S, Mathur M, et al. High prevalence of p53 gene alterations and protein overexpression in human esophageal cancer: correlation with dietary risk factors in India. *Clin Cancer Res* 1997;3:2129-2136.
39. Kato H, Yoshikawa M, Miyazaki T, et al. Expression of p53 protein related to smoking and alcoholic beverage drinking habits in patients with esophageal cancers. *Cancer Lett* 2001;167:65-72.
40. Lam KY, Tsao SW, Zhang D, et al. Prevalence and predictive value of p53 mutation in patients with oesophageal squamous cell carcinomas: a prospective clinic opathological study and survival analysis of 70 patients. *Int J Cancer* 1997;74:212-219.
41. Taniere P, Martel-Planche G, Saurin JC, et al. TP53 mutations, amplification of P63 and expression of cell cycle proteins in squamous cell carcinoma of the oesophagus from a low incidence area in Western Europe. *Br J Cancer* 2001;85:721-726.
42. Ribeiro U Jr, Finkelstein SD, Safatle-Ribeiro AV, et al. p53 sequence analysis predicts treatment response and outcome of patients with esophageal carcinoma. *Cancer* 1998;83:7-18.
43. Koyanagi K, Ozawa S, Ando N, et al. Clinical significance of telomerase activity in the non-cancerous epithelial region of oesophageal squamous cell carcinoma. *Br J Surg* 1999; 86:674-679.

44. Morales CP, Lee EL, Shay JW. In situ hybridization for the detection of telomerase RNA in the progression from Barrett's esophagus to esophageal adenocarcinoma.*Cancer* 1998;83: 652-659.
45. Opitz OG, Suliman Y, Hahn WC, et al. Cyclin D1 overexpression and p53 inactivation immortalize primary oral keratinocytes by a telomerase- independent mechanism. *J Clin Invest* 2001;108(5):725-732.
46. Christofori G, Semb H. The role of the cell-adhesion molecule E-cadherin as a tumour-suppressor gene. *Trends Biochem Sci* 1999;24:73-76.
47. Swami S, Kumble S, Triadafilopoulos G. E-cadherin expression in gastroesophageal reflux disease, Barrett's esophagus, and esophageal adenocarcinoma: an immunohistochemical and immunoblot study. *Am J Gastroenterol* 1995;90: 1808-1813.
48. Takeno S, Noguchi T, Fumoto S, et al. E-cadherin expression in patients with esophageal squamous cell carcinoma: promoter hypermethylation, Snail overexpression, and clinicopathologic implications. *Am J Clin Pathol* 2004;122:78-84.
49. Okawa T, Michaylira CZ, Kalabis J, et al. The functional interplay between EGFR overexpression, hTERT activation, and p53 mutation in esophageal epithelial cells with activation of stromal fibroblasts induces tumor development, invasion, and differentiation. *Genes Dev* 2007;21:2788-2803.
50. Opitz OG, Harada H, Suliman Y, et al. A mouse model of human oral- esophageal cancer. *J Clin Invest* 2002;110:761-769.
51. Stairs DB, Bayne LJ, Rhoades B, et al. Deletion of p120-catenin results in a tumor microenvironment with inflammation and cancer that establishes it as a tumor suppressor gene. *Cancer Cell* 2011;19:470-483.
52. Siglin JC, Khare L, Stoner GD. Evaluation of dose and treatment duration on the esophageal tumorigenicity of *N*-nitrosomethylbenzylamine in rats. *Carcinogenesis* 1995;16: 259-265.
53. Xu X, LoCicero J 3rd, Macri E, et al. Barrett's esophagus and associated adenocarcinoma in a mouse surgical model. *J Surg Res* 2000;88:120-124.
54. Quante M, Bhagat G, Abrams JA, et al. Bile acid and inflammation activate gastric cardia stem cells in a mouse model of Barrett-like metaplasia. *Cancer Cell* 2012;21:36-51.
55. Wang X, Ouyang H, Yamamoto Y, et al. Residual embryonic cells as precursors of a Barrett's-like metaplasia. *Cell* 2011;145:1023-1035.
56. Bass AJ, Watanabe H, Mermel CH, et al. SOX2 is an amplified lineage-survival oncogene in lung and esophageal squamous cell carcinomas. *Nat Genet* 2009;41:1238-1242.
57. Lin L, Bass AJ, Lockwood WW, et al. Activation of GATA binding protein 6 (GATA6) sustains oncogenic lineagesurvival in esophageal adenocarcinoma. *Proc Natl Acad Sci USA* 2012;109:4251-4256.
58. Dulak AM, Stojanov P, Peng S, et al. Exome and wholegenome sequencing of esophageal adenocarcinoma identifies recurrent driver events and mutational complexity. *Nat Genet* 2013;45:478-486.
59. Zanghieri G, Di Gregorio C, Sacchetti C, et al. Familial occurrence of gastric cancer in the 2-year experience of a population-based registry. *Cancer* 1990;66:2047-2051.
60. Mecklin JP, Nordling S, Saario I. Carcinoma of the stomach and its heredity in young patients. *Scand J Gastroenterol* 1988;23:307-311.
61. Gorer P. Genetic interpretation of studies on cancer in twins. *Ann Eugen* 1938;8:219.
62. Lee FI. Carcinoma of the gastric antrum in identical twins. *Postgrad Med J* 1971;47:622-624.
63. Guilford P, Hopkins J, Harraway J, et al. E-cadherin germline mutations in familial gastric cancer. *Nature* 1998;392: 402-405.
64. Gayther SA, Gorringe KL, Ramus SJ, et al. Identification of germ-line E-cadherin mutations in gastric cancer families of European origin. *Cancer Res* 1998;58:4086-4089.
65. Yoon KA, Ku JL, Yang HK, et al. Germline mutations of E-cadherin gene in Korean familial gastric cancer patients. *J Hum Genet* 1999;44:177-180.
66. Shinmura K, Kohno T, Takahashi M, et al. Familial gastric cancer: clinicopathological characteristics, RER phenotype and germline p53 and E-cadherin mutations. *Carcinogenesis* 1999;20:1127-1131.

67. Pharoah PD, Caldas C. Incidence of gastric cancer and breast cancer in CDH1 (E-cadherin) mutation carriers fromhereditary diffuse gastric cancer families. *Gastroenterology* 2001;121:1348-1353.
68. Lewis FR, Mellinger JD, Hayashi A, et al. Prophylactic total gastrectomy for familial gastric cancer. *Surgery* 2001;130:612-617.
69. Majewski IJ, Kluijt I, Cats A, et al. An α-E-catenin (CTNNA1) mutation in hereditary diffuse gastric cancer. *J Pathol* 2013;229:621-629.
70. Rustgi AK. The genetics of hereditary colon cancer. *Genes Dev.* 2007;21:2525-2538.
71. El Omar EM, Rabkin CS, Gammon MD, et al. Increased risk of noncardiac gastric cancer associated with proinflamatory cytokine gene polymorphisms. *Gastroenterology* 2003;124: 1193-1201.
72. Billington BP. Gastric cancer relationships between bloodgroups, site, and epidemiology. *Lancet* 1956; 2:859-862.
73. Buckwalter JA, Wholwend CB, Colter DC. The association of the ABO blood groups to gastric carcinoma. *Surg Gynecol Obstet* 1957;104:176-179.
74. Borén T, Falk P, Roth KA, et al. Attachment of Helicobacter pylori to human gastric epithelium mediated by blood group antigens. *Science* 1993;262:1892-1895.
75. Silva F, Carvalho F, Peixoto A, et al. MUC1 polymorphism confers increased risk for intestinal metaplasia in a Colombian population with chronic gastritis. *Eur J Hum Genet* 2003;11: 380-384.
76. Lee HS, Chang MS, Yang HK, et al. Epstein-Barr virus positive gastric carcinoma has a distinct protein expression profile in comparison with Epstein-Barr virus-negative carcinoma. *Clin Cancer Res* 2004;10:1698-1705.
77. Kim SJ, Bang YJ, Park JG, et al. Genetic changes in the transforming growth factor beta (TGF-beta) type II receptor gene in human gastric cancer cells: correlation with sensitivity to growth inhibition by TGF-beta. *Poc Natl Acad Sci U S A* 1994; 91:8772-8776.
78. Yamamoto H, Sawai H, Perucho M. Frameshift somatic mutations in gastrointestinal cancer of the microsatellite mutator phenotype. *Cancer Res* 1997;57:4420-4426.
79. Yin J, Kong D, Wang S, et al. Mutation of hMSH3 and hMSH6 mismatch repair genes in genetically unstable human colorectal and gastric carcinomas. *Hum Mutat* 1997;10: 474-478.
80. Souza RF, Appel R, Yin J, et al. Microsatellite instability in the insulin-like growth factor II receptor gene in gastrointestinal tumours. *Nat Genet* 1996;14:255-257.
81. Souza RF, Yin J, Smolinski KN, et al. Frequent mutation of the E2F-4 cell cycle gene in primary human gastrointestinal tumors. *Cancer Res* 1997;57:2350-2353.
82. Seruca R, Santos NR, David L, et al. Sporadic gastric carcinomas with microsatellite instability display a particular clinicopathologic profile. *Int J Cancer* 1995;64:32-36.
83. dos Santos NR, Seruca R, Constancia M, et al. Microsatellite instability at multiple loci in gastric carcinoma: clinicopathologic implications and prognosis. *Gastroentevrology* 1996;110:38-44.
84. Hollstein M, Shomer B, Greenblatt M, et al. Somatic point mutations in the p53 gene of human tumors and cell lines: updated compilation. *Nucleic Acids Res* 1996;24:141-146.
85. Suzuki H, Itoh F, Toyota M, et al. Distinct methylation pattern and microsatellite instability in sporadic gastric cancer. *Int J Cancer* 1999;83:309-313.
86. Toyota M, Ahuja N, Suzuki H, et al. Aberrant methylation in gastric cancer associated with the CpG island methylator phenotype. *Cancer Res* 1999;59:5438-5442.
87. Ascano JJ, Moskaluk CA, Harper JC, et al. Inactivation of the E-cadherin gene in sporadic diffuse-type gastric cancer. *Mod Pathol* 2001;14:942-949.
88. Grady WM, Willis J, Guilford PJ, et al. Methylation of the CDH1 promoter as the second genetic hit in hereditary diffuse gastric cancer. *Nat Genet* 2000;26:16-17.
89. Taketo MM. Wnt signaling and gastrointestinal tumorigenesis in mouse models. *Oncogene* 2006; 25:7522-7530.

90. Fox JG, Dangler CA, Whary MT, et al. Mice carrying a truncated Apc gene have diminished gastric epithelial proliferation, gastric inflammation, and humoral immunity in response to *Helicobacter felis* infection. *Cancer Res* 1997;57:3972-3978.
91. Teng Y, Sun AN, Pan XC, et al. Synergistic function of Smad4 and PTEN in suppressing forestomach squamous cell carcinoma in the mouse. *Cancer Res* 2006;66:6972-6981.
92. Watson SA, Grabowska AM, El-Zaatari M, et al. Gastrin—active participant or bystander in gastric carcinogenesis? *Nat Rev Cancer* 2006;6:936-946.
93. Wang TC, Dangler CA, Chen D, et al. Synergistic interaction between hypergastrinemia and *Helicobacter* infection in a mouse model of gastric cancer. *Gastroenterology* 2000;118:36-47.
94. Rogers AB, Taylor NS, Whary MT, et al. *Helicobacter pylori* but not high salt induces gastric intraepithelial neoplasia in B6129 mice. *Cancer Res* 2005;65:10709-10715.
95. Cai X, Carlson J, Stoicov C, et al. *Helicobacter felis* eradication restores normal architecture and inhibits gastric cancer progression in C57BL/6 mice. *Gastroenterology* 2005;128:1937-1952.
96. Houghton J, Stoicov C, Nomura S, et al. Gastric cancer originating from bone marrow-derived cells. *Science* 2004;306: 1568-1571.
97. Tu S, Bhagat G, Cui G, et al. Overexpression of interleukin-1beta induces gastric inflammation and cancer and mobilizes myeloid-derived suppressor cells in mice. *Cancer Cell* 2008;14:408-419.

第十一章　胰腺癌的分子生物学

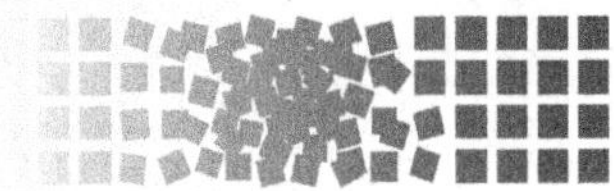

Scott E. Kern, Ralph H. Hruban

引言

胰腺癌是一种遗传性疾病。在肿瘤发生过程中积累的遗传突变的可复制模式支持了这种观点。这些模式表明，在遗传突变的选择过程中总是倾向于一些特定基因的组合。根据该遗传学理论，大部分胰腺癌有共同的遗传突变，扰乱细胞特异的调节功能。而这些异常的基因突变对患者肿瘤的生长、侵袭和转移起到了主要作用。

四类基因的突变在胰腺癌的发生过程中扮演了主要的角色，分别为癌基因、抑癌基因、基因组维持基因和组织维持基因（表 11.1）。这其中有些突变是生殖细胞突变（突变能够在家族中传递）。而在生长过程中获得体细胞突变，在组织内发挥促进肿瘤发生的作用，不能够遗传给下一代。

胰腺肿瘤最常见的癌症类型是胰腺导管腺瘤（PDA）。PDA 是临床和分子研究的焦点，也是本章中重点强调的内容。其他一些发生在胰腺的在临床和分子上有独特特征的肿瘤类型一定要与 PDA 区分开，这里不再进行过多详细的讨论。

最近发展了可以对个体肿瘤的全部基因进行测序的技术。全外显子测序表明 PDA 平均存在 63 个体细胞突变[1]。其中大多数突变的频率较低且对肿瘤发生的作用微乎其微，毫无疑问是无功能的“乘客突变”。实际上，大部分“乘客突变”甚至在肿瘤发生前就已存在，随着组织衰老产生[2]。吸烟能够使患胰腺癌的风险翻倍，使肿瘤中低频突变增加约 40%[3]。然而，PDA 中只有一部分基因突变在胰腺导管肿瘤形成中起到了驱动作用，在此仅深入讨论这部分基因。原发性 PDA 的多个病灶区域和转移灶的基因突变表达的综合性分析模型表明，肿瘤发生、侵袭和转移有一个普遍的时间轴。根据这个模型，从启动癌变先兆的第一个驱动突变到有侵袭性肿瘤的基因型的第一个细胞出现约需要十余年，肿瘤获得侵袭能力还需要另一个 5 年，约 2 年后患者死亡。[4]。

端粒酶异常和染色体不稳定性是胰腺癌最常见的改变。在大部分 PDA 中存在 4 种基因突变：KRAS、p16/CDKN2A、TP53 和 SMAD4/DPC4 基因。其他基因异常的频率略低，包括 FAM190A/CCSER1 外显子内部缺失和一些基因突变，如 BRCA2、PALB2、FANCC、FANCG、FBXW7、BAX 和 RB1，以及 TGF-β 受体 TGFBR1 和 TGFBR2，激活素受体 ACVR1B 和 ACVR2，各种染色质重塑基因如 ARID1A，还有 MKK4、STK11、MLL3、ATM、GUCY2F、NTRK3、EGFR 和阳离子胰蛋白酶原，还有线粒体基因组改变、染色体扩增、缺失、DNA 错配修复基因的失活及较罕见 EB 病毒基因组游离体的存在等。在 85% 的胰腺癌和一些腺瘤中可观察到不规则大小和数量的细胞中心体（centrosome），但是在慢性胰腺炎和正常胰腺中观察不到。

了解肿瘤细胞中的基因突变具有直接的临床意义。例如，有些患者由于遗传性突变而患胰腺癌，这些患者和他们的家属能够从遗传咨询中受益[6-9]。髓样癌（胰腺癌的一种特殊的形态学亚型）可以表明这样一种遗传性突变[10, 11]。临床影响的另一个例子是从癌变先兆到侵袭性胰腺肿瘤进行遗传突变分析时，发现大部分癌产生是一个渐进的导管内肿瘤发生过程，这表明在患者体内发展成为侵袭性癌症之前，这些导管内的病变可能被检测和治疗[12]。DNA 甲基化和基因表达的表观遗传学改变对于肿瘤细胞是高度特异的，可以作为疾病的标志物。

常见的分子改变

端粒缩短是胰腺癌早期病变时出现的一个早期和普遍的遗传学改变[13]。端粒缩短使细胞容易在有丝分裂过程中发生染色体融合（移位）和遗传物质的异常分离[14]。而在接下来的肿瘤发生过程中端粒酶经常被重新激活[15, 16]，调节端粒消耗过程，并导致持续的染色体不稳定[17]。

KARS 基因调节生长因子受体信号和其他信号通路（图 11.1）。在大部分胰腺癌中，该基因的突变使正常的 KRAS（原癌基因）转化为癌基因，并导致该蛋白过度活化，传递生长因子启动信号[18]。KRAS 在超过 90% 的胰腺导管癌中发生突变[19]。胰腺导管首先发生的基因改变是 KRAS 基因的突变（表 11.1）[20, 21]，近期运用先进的基因测序技术获得的研究证据表明，KRAS 基因突变在早期病灶中的发生率比既往认为的还要高[22]。

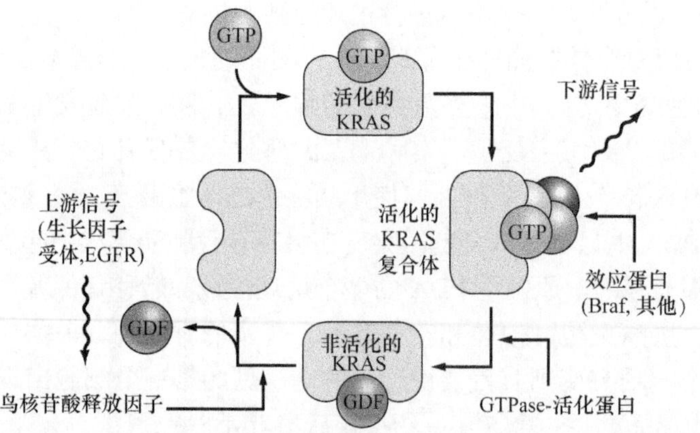

图 11. 1 KRAS 通路。KRAS 通常整合并调节来源于生长因子受体的信号，信号通过 Grb2 和 Sosl 核苷酸交换因子传递到 KRAS。活化的 GTP 结合形式的 KRAS 募集效应蛋白如 Raf1 和 Braf，并进而激活下游丝裂原活化蛋白激酶，如 MEK 和 ERK，并激活特定的转录因子。EGF 受体可过表达并时常发生突变以提供不正常的强上游信号，BRAF 蛋白可以通过点突变活化，但在胰腺癌中更常见的是 KRAS 蛋白的突变。后者的突变会损害通常正常情况下将 KRAS 返回到失活状态的 GAP（GTPase - 活化蛋白）激活反应

表 11.1　胰腺导管癌的遗传特征

基因	基因位置	肿瘤中发生频率（%）	肿瘤发生时期[a]	突变来源
癌基因				
KRAS	12p	95	早中期	Som.
BRAF	7q	4		Som.
AKT2	19q	10 ～ 20		Som.
GUCY2F	Xq	3		Som.
NTRK3	15q	1		Som.
EGFR	7p	1		Som.
EBV 基因组		＜ 1		
肿瘤抑制基因 / 基因组维护基因				
CDKN2A/p16	9p	＞ 90	中晚期	Som. ＞ Germ
TP53	17p	75	晚期	Som.
SMAD4	18q	55	晚期	Som.
BRCA2 和 PALB2	13q/16p	5	晚期	Germ. ＞ Som.
FANCC 和 FANCG	9q/9p	3		Germ.or Som.
CCSER1/FAM10A	4q	4[c]		Som.
MAP2K4	17p	4		Som.
LKB1/STK11	19p	4		Som. ＞ Germ
ACVR1B	12q	2		Som.
TGFBR1[b]	9q	1		Som.[c]
MSI^-/TGFBR2[b]	3p	1		Som.[c]
MSI^+/TGFBR2	3p	4		Som. ＞ Germ[d]
ACVR2	2q	4		Som. ＞ Germ[d]
BAX	19q	4		Som. ＞ Germ[d]
MLH1	3p	4		Som. ＞ Germ[d]
FBXW7/cyclin E 去调节	4q	6		Som.[e]
ATM	11q	＜ 1[f]		Germ.
组织维持基因				
PRSS1	7q	＜ 1[f]		Germ

注：Som.，体细胞突变或甲基化；Germ.，生殖细胞突变。a 肿瘤导管内前体期的遗传改变的出现阶段，对于 BRCA2 大部分的突变是遗传的，但是第二条等位基因的缺失仅在单个晚期胰腺上皮内瘤变中有报道。b 几乎没有 TGFBR1 和 TGFBR2 基因的纯合子缺失在 MSI（染色体不稳定）阴性胰腺癌中被鉴定有过单个报道。c 外显子的转录本缺失的发生率比外显子纯合性丢失高很多。d 在 MSI 阳性肿瘤中，错配修复基因缺陷通常是体细胞来源；TGFBR2，ACVR2 和 BAX 的改变是体细胞突变。e FBXW7 基因纯合子突变的一个例子是在一个有 6% 的 cyclin E 高表达的系列中报道的。目前为止，仅在细胞系中有 cyclin E 扩增的报道。f 在严重受累家族中突变的发生率比在未经筛选肿瘤的人群中发生率明显增高。

作为胰腺癌最常见的突变基因，Ras 蛋白是一个发展基因特异性治疗的分子靶标，而对 Ras 蛋白的正常生理特征的认知有助于发展针对 Ras 的靶向治疗。Ras 蛋白需要与胞膜结合后发挥活性。很多蛋白，包括 Ras，其一个疏水的异戊二烯基团对于胞膜附着是必需的。

不论是法尼基（farnesyl，15 碳）还是双牻牛儿基（geranylgeranyl，20 碳）都可在 Ras 蛋白靠近 C 端的半胱氨酸残基处形成一个共价硫醚键，称为 CAAX 基序。在很多 HRAS 的人工模型中（而不是使用更易取得但是实验上不易处理的自然 KRAS 突变的癌细胞），法尼基化可以通过多种途径抑制；在这些模型中 Ras 蛋白被去活化且对突变细胞具有细胞毒性。

尽管有很多类型的化合物可以用来阻断法尼酰基转移酶并开发成药物，但这些药物还没有成为成功的抗肿瘤药物。这其中有很多原因。尽管 Hras 蛋白主要通过法尼基来连接，但是 Kras 可以通过双牻牛儿基连接异戊烯化。而后者被认为对更广泛的细胞蛋白更关键，由于其过度的细胞毒性，双牻牛儿基连接通常没有被当作一个较好的药物靶点。Kras 蛋白与法尼酰基转移酶的结合比 Hras 更为紧密，因此要求更高的药物浓度[18]。除此之外，有关实验模型中通常予以 Ras 蛋白的过表达，在这种情况下，Ras 蛋白是一种非结合的方式，可能作为显性负性抑制因子，与必要的交互蛋白结合并且将其锁定在胞质中，以确保 Ras 通路下游的失活。这种浓度驱动的机制可能不会在人类肿瘤中发生，因为人类肿瘤中 RAS 蛋白在正常表达水平[23]。实际上，在部分实验模型和临床试验中发现的法尼酰基转移酶抑制剂效率局限性可能与那些尚未鉴定的细胞靶点有关[24]。现在主要关注点开始转至靶向下游调节分子，如 Raf 和 Mek 蛋白激酶抑制因子。

Smad 通路介导细胞外蛋白 TGF-β，活化素和骨形态生成蛋白与其相应受体结合后启动的信号（图 11.2）。这些信号通过 Smad 家族及其相关基因 SMAD4（DPC4）转导至细胞核[25]。一旦入核，Smad 蛋白复合物与 DNA 上的特异性识别位点结合后导致特定基因的转录[26]。SMAD4 的突变在约半数以上的胰腺癌中可以发现，包括纯合子的缺失和基因内突变合并杂合性丢失（LOH）[27]。其他 Smad 基因偶尔也发生突变[1]。TGF-β 受体基因发生纯合子缺失和突变 /LOH 在少数几种胰腺癌中发生[28]。在胰腺癌及其他类型肿瘤中更为常见的异常是 TGF-β 受体的低表达，这将导致细胞对 TGF-β 配体正常抑制效应的抵抗[29]。

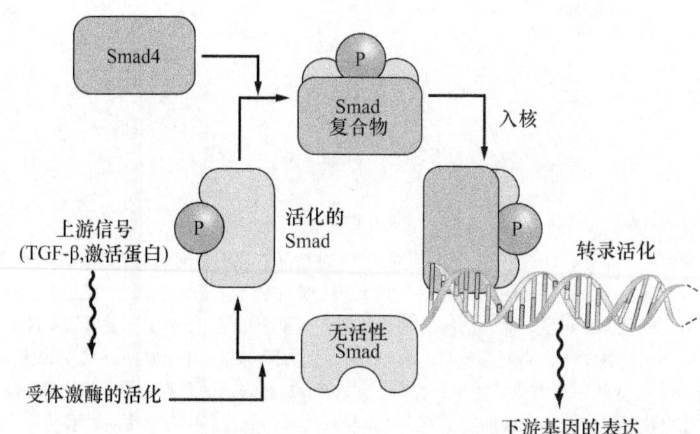

图 11. 2　转化生长因子 β（TGF-β/Activin/Smad）通路。TGF-β 超家族的二聚体的激酶受体识别细胞外配体导致受体相关的一个或多个 Smad 蛋白的磷酸化并进一步促使其与常见的非磷酸化 Smad、Smad4 形成复合物。该复合物与特异的 DNA 序列结合并与其他转录因子共同激活基因的表达。胰腺癌中的突变可以使二聚体受体中的任意一个接受细胞外 TGF-β 或激活蛋白的亚基失活。然而更常见的是 SMAD4 的突变和大片段缺失，从而使其蛋白产物失去稳定性或干扰基因表达

p16/RB1 通路是控制细胞分裂周期的关键通路（图 11.3）。视网膜母细胞瘤蛋白（Rb1）是一种转录调节因子，调节细胞进入 S 期。cyclin D 和 cyclin 依赖性激酶的复合物（Cdk4 和 Cdk6）通过磷酸化调节 Rb1。p16 蛋白结合 Cdk4 和 Cdk6，p16 蛋白是 Cdk 抑制因子[30-32]。实际上几乎所有的胰腺癌都存在 p16 功能缺失，这种功能缺失是通过纯合子缺失、突变 /LOH 或 p16/CDKN2A 基因启动子甲基化相关的表达缺失所致[33, 34]。另外，p16/CDKN2A 基因的遗传性突变会导致家族性黑色素瘤 / 胰腺癌综合征，又称为家族非典型多痣黑色素瘤（FAMMM）[35-39]。RB1 基因的失活突变偶见于胰腺癌[40]。

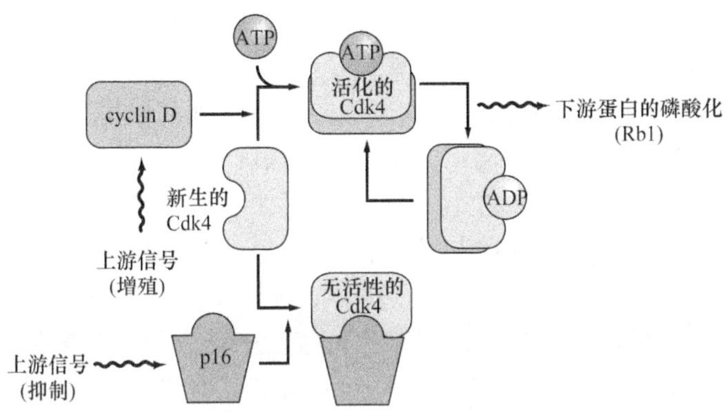

图 11. 3　p16/RB1 通路。p16 与 cyclin 依赖激酶 Cdk4 和 Cdk6(图中未示) 结合，抑制，进而达到控制的作用。当这些激酶与 cyclin D 结合后受到活化，这些激酶对 Rb1 肿瘤抑制蛋白进行磷酸化并使其失活。p16 的活性以一种复合物的方式进行控制，主要通过基因改变和涉及其他类似激酶抑制蛋白的替代反应进行。p16 突变和缺失在胰腺癌中几乎广泛存在，导致调控细胞周期的 cyclin 依赖性激酶的失控

TP53 基因的蛋白产物与 DNA 的特异性位点结合并激活相关基因的转录进而调控细胞分裂周期和凋亡[41, 42]。TP53 正常时是一个短效蛋白，在受到 DNA 损伤和其他细胞应激后发生磷酸化和稳定化（图 11.4）。在约 75% 的胰腺癌中 TP53 基因发生点突变或偶尔通过其他类型的失活突变来抑制 p53 结合 DNA 的能力[43-45]。

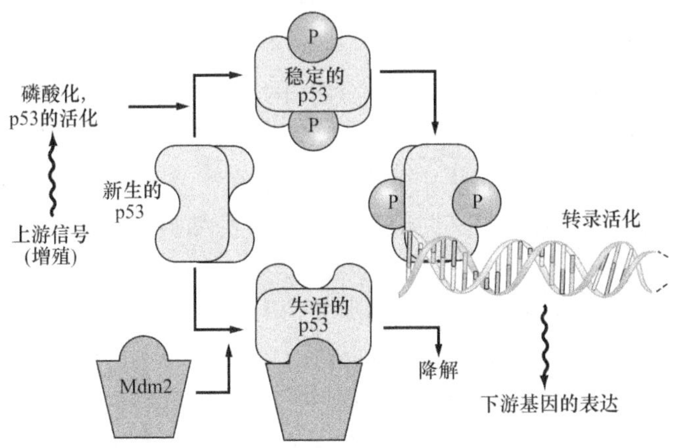

图 11. 4　p53 通路。许多调控形式影响到 p53 的活性，图中所示为其中之一。例如，DNA 损伤的应激反应将导致 p53 的磷酸化，防止其通过 Mdm2 介导通路降解。当其稳定化后，p53 与特异性的 DNA 序列结合然后活化很多基因的转录，包括 Mdm2 作为其负反馈环节中的一部分。当 p53 突变后，它将失去有效结合 DNA 并活化转录的能力。因为 Mdm2 那时将缺乏来源于 p53 的刺激，突变的但失去活性的 p53 蛋白通常在很高的水平表达

大部分人类肿瘤都存在染色体不稳定性（chromosomal instability，CIN），这将导致染色体拷贝数的改变或非整倍体的产生[46]。大多数胰腺癌具有复杂的核型，包括整个染色体或染色体亚区域的缺失[47-49]。CIN是造成一个大多数肿瘤缺失（如LOH）的过程[50]。但是，少数胰腺癌并不具有显著的整体染色体改变或染色体数目改变，却发生不同形式的基因遗传不稳定性。它们可以发生DNA错配修复缺陷，进而产生简单重复序列即微卫星位点的高频突变，称为微卫星不稳定性（MSI）[10, 11, 51-54]。这种胰腺癌的基因损伤模式与CIN的肿瘤模式很不相同。Ⅱ型TGF-β受体和活化素的受体（TGFBR2、ACVR2）及BAX基因都在它们的编码区具有重复序列，而在很多微卫星不稳定性类型的胰腺癌中可以发现这些重复序列的双等位基因失活[28, 54-57]。

在胰腺癌中还存在非基因突变引起的改变，某些可能与肿瘤发生密切相关。它们包括端粒酶的表达[15, 16]，TGF-β受体的低表达[29]，生长刺激HER2/neu细胞表面受体的过表达[58-61]，生长因子相关蛋白的过表达[62]。尽管尚缺少相关的临床证据，但其中有些有望作为治疗靶点。胰腺癌同样具备可复制的基因表达改变，如间皮素和前列腺干细胞抗原蛋白（PSCA）的过表达，目前可以作为活检标本诊断和外科手术切除标本的组织病理诊断的辅助诊断指标[57-59]。胰腺癌中基因高甲基化的表观遗传学模式和各种胰腺癌RNA转录本和蛋白质的过表达被认为有希望用于开发胰腺分泌物和无创性诊断筛查的附加诊断标志物[63]。

遗传模式在其他类别的胰腺肿瘤中也存在。PDA的前体病变，被称为胰腺上皮内瘤（pancreatic intraepithelial neoplasia，PanIN），在其最晚期阶段，与传统的侵袭性PDA的遗传模式十分类似。然而，除PDA外的其他病变，包括导管内乳头状黏液瘤（IPMN）、黏液囊性瘤（MCN）、腺泡细胞瘤、高分化的神经内分泌瘤、胰腺母细胞瘤和实性假乳头状肿瘤（SPN）却与PanIN和典型的侵袭性导管癌的模式显著不同。这些差异在未来可能会用于活体组织病变的鉴别诊断。

囊性肿瘤如IPMN、浆液性囊腺瘤（SCA）、MCN、SPN，其中似乎突变基因较少，但是参与的基因却显著不同[64-66]。在96%的IPMN中发现GNAS或KRAS的突变；在很多IPMN和MCN中发现RNF43的突变；CTNNB1的突变在SPN中普遍存在；1/2的SCA有VHL突变。在2/3的家族性和散发性的IPMN患者的胰腺分泌物样品中发现GNAS突变，而在对照组中没有发现，这些突变的存在可以预测随后出现囊肿及囊肿体积的增大[67]。在一些IPMN和从中衍生的胶体癌中发现PIK3CA突变[68]。CTNNB1（β-catenin）突变在几乎所有胰腺实性假乳头状肿瘤[69]和胰腺母细胞瘤中存在[70]。这些遗传数据可应用于胰腺囊肿的临床处理中的检测、诊断分型和预后方面。

在高分化的胰腺神经内分泌肿瘤（PanNET）中发现了MEN1突变、DAXX或ATRX基因突变[71, 72]。约2/3以上肿瘤（DAXX或ATRX基因突变均匀分布的一个亚型）发现有异常的端粒，这提示了一个称为端粒选择性延长（ALT）的活化过程的存在。ALT和大多数癌症中典型的端粒酶活化有所不同[73]。这种独特的突变模式也牢固地树立了高级别的小细胞和大细胞胰腺神经内分泌肿瘤有不同的肿瘤发生机制这一观点，尽管其与高分化的PanNET具有组织学相似性[74]。

低频的基因突变

导致 Fanconi 贫血的基因在人类肿瘤中扮演重要角色。BRCA2 又名 Fanconi 互补群 D1（FANCD1），被认为协助 DNA 链的修复[75]。正是由于它的这种功能，最好将其归为基因组维持基因而不是一个传统的抑癌基因。约有 7% 明显的“散发性”胰腺癌（在家族聚集性的肿瘤中更常见）具备一个拷贝的 BRCA2 基因内遗传性失活突变并同时伴有 LOH[1, 2, 66]。PALB2 又名 Fanconi 互补群 N，其蛋白产物通过与 Brca2 蛋白结合发挥作用[76]。3% 的家族性胰腺癌具有 PALB2 的生殖细胞失活突变，并且在一份深入的肿瘤研究中发现，其另一拷贝通过体细胞突变而失活[1, 77, 78]。在某些胰腺癌患者中，FANCC 和 FANCG 基因有体细胞或生殖细胞突变，又都伴随野生型等位基因的缺失[79]。目前已知 Fanconi 细胞对 DNA 链交联的药物如顺铂、美法仑和丝裂霉素 C 等高度敏感，表明 Fanconi 通路基因缺陷的胰腺癌对这些药物治疗可能特别敏感[80-83]。胰腺癌通过 DNA 交联剂治疗后产生完全缓解的病例偶有报道[84-88]，并且最近有报道称 BRCA2 突变的患者使用这类药物的疗效更为持久[89, 90]。通过实验方法获得的 Fanconi 基因缺陷的细胞同样表现出对某些非基因毒性化合物的高度敏感性[91]，据报道，除了胰腺癌，有 BRCA2 突变的其他肿瘤患者对于抑制多聚 ADP 核糖聚合酶的药物作用有反应，而通常多聚 ADP 核糖聚合酶在 BRCA2 突变的肿瘤处于激活状态而促进 DNA 链修复[92]。这些可能的治疗方法已经在临床试验中。

据报道，在约 12% 的胰腺癌中有一种典型的基因突变模式是 BRCA1 或 BRCA2 的失活[93]。这种模式涉及广泛多样的核苷酸替换并说明了 BRCA 基因的作用可延伸至还未被研究的修复机制。在测试过的天然化合物中，缺失 BRCA2 基因和 PALB2 基因的肿瘤似乎对乙醛的毒性敏感度最高[94]，乙醛是乙醇和天然食品成分的必需代谢产物。乙醛产生脱氧核苷酸加合物，但是在 BRCA2 和 PALB2 突变的携带者，乙醛作为诱变剂的影响在流行病学研究领域还有待于探索。很显然，在未经过选择的胰腺癌和胰腺癌家族，BRCA1 基因突变未被发现[95]。但是，胰腺癌确实可以在 BRCA1 失活突变的携带者中发生[96, 97]。在这些人群中，另一 BRCA1 拷贝存在相对高频率的 LOH，表明 BRCA1 功能的缺失可能在这些患者的肿瘤发生中发挥作用[96]。

FAM190A 基因受基因组“热点”纯合子缺失的影响，产生外显子内部的缺失，导致典型的蛋白质编码序列的框内缺失[98, 99]。除了这些基因组突变以外，超过 1/3 的 PDA 有相似的框内缺失，影响 FAM190A 转录和（或）Fam190a 蛋白的缺失表达，但没有确认的基因组突变[99, 100]。Fam190a 作用于有丝分裂，确保细胞分裂分离期后单核子代细胞的产生[100]。Fam190a 异常可能导致肿瘤发生过程中产生染色体不稳定性。

线粒体基因组在很大一部分胰腺癌中发生突变[101, 103]。这些突变大部分可能是遗传漂变，可能不直接参与肿瘤的发生[103]。但是这类突变却可以因此作为潜在的诊断靶点，因为在人类癌症细胞中存在大量的线粒体基因组拷贝[102, 103]。

编码 SWI/SNF 染色质重塑复合体组成成分的基因，包括 ARID1A、ARID1B 和 PBRM1，在 PDA 中每个基因都偶尔发生突变，总体涉及近 1/3 的 PDA[104, 105]。

MAP2K4（MKK4）基因参与应激活化的蛋白激酶通路[102, 103]。它受到多种因素的刺激，包括化疗，以及其下游作用包括凋亡和细胞分化。MKK4 基因在约 4% 的胰腺癌中通过同源缺失或突变合并 LOH 失活 [106, 107]。在肿瘤细胞中实验性产生 MKK4 的单个或双拷贝的缺失，能够减少 Jun 激酶的活化及其表达。这种基因剂量依赖的作用可以解释影响 90% 胰腺癌和 50% 以上的 TP53 野生型的肿瘤中高频的染色体 17p 缺失 [108]。

一种丝氨酸 - 苏氨酸激酶 STK11（LKB1），其生殖细胞突变与 Peutz-Jeghers 综合征（PJS）有关 [109, 110]。PJS 也可能与胰腺癌存在联系 [111]。一份随访研究考察了终身风险后发现，约 1/3 的 PJS 患者罹患胰腺癌 [112]。与 PJS 不相关的散发性胰腺癌，在约 4% 的病例中也通过纯合子缺失或体细胞突变 /LOH 发生 STK11 的基因丢失 [113]。

激酶类癌基因的突变率较低，包括 GUCY2F、EGFR 和 NTRK3 等基因 [91, 92]。这类突变的重要性在于它们能够成为抗激酶药物的治疗靶标 [93]。

基因扩增（gene amplification）同样在胰腺癌中发生。在 10% ～ 20% 被研究的病例中发现，扩增的区域包括染色体 19q 扩增子内的 AKT2 基因 [94-96]。约 6% 的胰腺癌存在癌基因 CCNE1（cyclin E）的高表达，这种高表达存在两种机制：cyclin E 基因扩增和 FBXW7 （AGO）的失活，通常 FBXW7 基因在正常的细胞分裂过程中降解 cyclin E[1, 114]。

胰腺癌的染色体缺失（chromosomal deletion）模式较为复杂。在一份研究中发现，不同 PDA 患者中 1.5% ～ 32% 被检测的位点存在缺失 [115]。在大部分缺失的区域中，没有发现与之靶向的抑癌基因。与之相反，有些包含抑癌基因的区域，已知的突变基因并不能解释那些高频出现的 LOH，除非假定基因剂量依赖性作用的存在 [108]。某些患者在另外一些基因区域发现纯合子缺失，同时没有发现与纯合子缺失相对应的经过确认的靶基因 [98]。

在少数胰腺癌中可见 DNA 错配修复基因缺陷（微卫星不稳定性，MSI）。这些肿瘤通常都具有髓样组织学表型 [10] 及Ⅱ型 TGFB（TGFBR2）和活化素（ACVR2）受体基因的突变 [28, 55, 56]。它们同时还可能有促凋亡基因（BAX）[54] 和生长因子通路调节因子 BRAF 基因的突变 [10, 11, 54, 114]（这两个基因影响相同的通路，可能与 KRAS 基因突变相同）。MSI 肿瘤没有大染色体改变和非整倍体的发生倾向 [17, 116]。一份关于 4 例 MSI 胰腺癌的研究发现，它们都缺乏 Mlh1 蛋白的表达 [11]。不是所有的髓样表型肿瘤都有 MSI。但髓样胰腺癌作为一个整体与具有常规的组织形态的胰腺癌比较，在临床表现和基因上都存在大量差异；这类肿瘤具有挤压而不是浸润的边界，KRAS 通常为野生型，并且通常都具有恶性肿瘤家族史 [5, 6, 47]。一份关于 Epstein-Barr 病毒（EBV）相关的胰腺癌研究报道，此类肿瘤具有髓样特征并伴有重度淋巴细胞浸润 [11]。正是由于这种特征，所以建议在所有临床、遗传学和病理学研究中都将此类肿瘤归为单独的类别进行报道。

ATM 基因的生殖细胞失活突变或体细胞失活突变伴随着肿瘤中野生型等位基因的缺失，表明了 PDA 中另外一种抑癌基因的出现 [117, 118]。

阳离子胰蛋白酶原（cationic trypsinogen，PRSS1）基因的遗传性突变能够阻止导管内过早活化的胰酶的失活，并导致一种严重早发的家族性急性胰腺炎 [119]。某些受累的家系的个体在达到 60 岁时产生胰腺癌的累积风险接近 40%[120]。这种类型胰腺癌的特质可归为一种独特的肿瘤易感性，因为这种易感性来自组织维持基因的遗传性改变，组织维持基因既不是癌基因、抑癌基因，也不是基因组维持基因。

总而言之，胰腺癌从根本上是一种遗传性疾病。对胰腺癌中异常基因的研究使我们对胰腺癌的家族聚集性有了更好的认识，进而希望目前的研究能为这种致命的肿瘤提供有效的基因特异性靶向治疗方法。

（张喜纳　佘晓玲）

参考文献

1. Jones S, Zhang X, Parsons DW, et al. Core signaling pathways in human pancreatic cancers revealed by global genomic analyses. *Science* 2008;321:1801-1806.
2. Shibata DK, Kern SE. Ancestral trees for modeling stem cell lineages genetically rather than functionally: Understanding mutation accumulation and distinguishing the restrictive cancer stem cell propagation theory and the unrestricted cell propagation theory of human tumorigenesis. *Breast Dis* 2008;29:15-25.
3. Blackford A, Parmigiani G, Kensler TW, et al. Genetic mutations associated with cigarette smoking in pancreatic cancer. *Cancer Res* 2009;69:3681-3688.
4. Yachida S, Jones S, Bozic I, et al. Distant metastasis occurs late during the genetic evolution of pancreatic cancer. *Nature* 2010;467:1114-1117.
5. Sato N, Mizumoto K, Nakamura M, et al. Centrosome abnormalities in pancreatic ductal carcinoma. *Clin Cancer Res* 1999;5:963-970.
6. Goggins M, Schutte M, Lu J, et al. Germline *BRCA2* gene mutations in patients with apparently sporadic pancreatic carcinomas. *Cancer Res* 1996;56:5360-5364.
7. Ozcelik H, Schmocker B, Di Nicola N, et al. Germline BRCA2 6174delT mutations in Ashkenazi Jewish pancreatic cancer patients. *Nat Genet* 1997;16:17-18.
8. Murphy KM, Brune KA, Griffin C, et al. Evaluation of candidate genes MAP2K4, MADH4, ACVR1B, and BRCA2 in familial pancreatic cancer: deleterious BRCA2 mutations in 17%. *Cancer Res* 2002;62:3789-3793.
9. Hahn SA, Greenhalf B, Ellis I, et al. BRCA2 germline mutations in familial pancreatic carcinoma. *J Natl Cancer Inst* 2003;95:214-221.
10. Goggins M, Offerhaus GJA, Hilgers W, et al. Adenocarcinomas of the pancreas with DNA replication errors (RER+) are associated with wild-type K-ras and characteristic histopathology: poor differentiation, a syncytial growth pattern, and pushing borders suggest RER+. *Am J Pathol* 1998;152:1501-1507.
11. Wilentz RE, Goggins M, Redston M, et al. Genetic, immunohistochemical, and clinical features of medullary carcinomas of the pancreas: a newly described and characterized entity. *Am J Pathol* 2000;156:1641-1651.
12. Hruban RH, Wilentz R, Kern SE. Genetic progression in the pancreatic ducts. *Am J Pathol* 2000;156:1821-1825.
13. van Heek NT, Meeker AK, Kern SE, et al. Telomere shortening is nearly universal in pancreatic intraepithelial neoplasia. *Am J Pathol* 2002;161:1541-1547.
14. Gisselsson D, Jonson T, Petersen A, et al. Telomere dysfunction triggers extensive DNA fragmentation and evolution of complex chromosome abnormalities in human malignant tumors. *Proc Natl Acad Sci U S A* 2001;98:12683-12688.
15. Hiyama E, Kodama T, Shinbara K, et al. Telomerase activity is detected in pancreatic cancer but not in benign tumors. *Cancer Res* 1997;57:326-331.
16. Iwao T, Hiyama E, Yokoyama T, et al. Telomerase activity for the preoperative diagnosis of pancreatic cancer. *J Natl Cancer Inst* 1997;89:1621-1623.
17. Montgomery E, Wilentz RE, Argani P, et al. Analysis of anaphase figures in routine histologic sections distinguishes chromosomally unstable from chromosomally stable malignancies. *Cancer Biol Ther* 2003;2:248-252.
18. Cox AD, Der CJ. Ras family signaling: therapeutic targeting. *Cancer Biol Ther* 2002;1:599-606.

19. Almoguera C, Shibata D, Forrester K, et al. Most human carcinomas of the exocrine pancreas contain mutant c-K-ras genes. *Cell* 1988;53:549-554.
20. Caldas C, Hahn SA, Hruban RH, et al. Detection of K-ras mutations in the stool of patients with pancreatic adenocarcinoma and pancreatic ductal hyperplasia. *Cancer Res* 1994;54:3568-3573.
21. Klimstra DS, Longnecker DS. K-ras mutations in pancreatic ductal proliferative lesions. *Am J Pathol* 1994;145:1547-1550.
22. Kanda M, Matthaei H, Wu J, et al. Presence of somatic mutations in most early-stage pancreatic intraepithelial neoplasia. *Gastroenterology* 2012;142:730-773.e9.
23. Lerner EC, Qian Y, Blaskovich MA, et al. Ras CAAX peptidomimetic FTI-277 selectively blocks oncogenic Ras signaling by inducing cytoplasmic accumulation of inactive Ras-Raf complexes. *J Biol Chem* 1995;270:26802-26806.
24. Cox AD, Der CJ. Farnesyltransferase inhibitors: promises and realities. *Curr Opin Pharmacol* 2002;2:388-393.
25. Riggins GJ, Thiagalingam S, Rozenblum E, et al. Madrelated genes in the human. *Nat Genet* 1996;13:347-349.
26. Zawel L, Dai JL, Buckhaults P, et al. Human Smad3 and Smad4 are sequence-specific transcription activators. *Mol Cell* 1998;1:611-617.
27. Hahn SA, Schutte M, Hoque ATMS, et al. DPC4, a candidate tumor-suppressor gene at 18q21.1. *Science* 1996;271:350-353.
28. Goggins M, Shekher M, Turnacioglu K, et al. Genetic alterations of the TGF beta receptor genes in pancreatic and biliary adenocarcinomas. *Cancer Res* 1998;58:5329-5332.
29. Baldwin RL, Friess H, Yokoyama M, et al. Attenuated ALK5 receptor expression in human pancreatic cancer: correlation with resistance to growth inhibition. *Int J Cancer* 1996;67:283-288.
30. Serrano M, Hannon GJ, Beach D. A new regulatory motif in cell-cycle control causing specific inhibition of cyclin D/CDK4. *Nature* 1993;366:704-707.
31. Russo AA, Tong L, Lee JO, et al. Structural basis for inhibition of the cyclin-dependent kinase Cdk6 by the tumour suppressor p16INK4a. *Nature* 1998;395:237-243.
32. Coleman KG, Wautlet BS, Morrissey D, et al. Identification of CDK4 sequences involved in cyclin D1 and p16 binding. *J Biol Chem* 1997;272:18869-18874.
33. Caldas C, Hahn SA, da Costa LT, et al. Frequent somatic mutations and homozygous deletions of the p16 (MTS1) gene in pancreatic adenocarcinoma. *Nat Genet* 1994;8:27-31.
34. Schutte M, Hruban RH, Geradts J, et al. Abrogation of the Rb/p16 tumor-suppressive pathway in virtually all pancreatic carcinomas. *Cancer Res* 1997;57:3126-3130.
35. Goldstein AM, Fraser MC, Struewing JP, et al. Increased risk of pancreatic cancer in melanoma-prone kindreds with p16INK4 mutations. *N Engl J Med* 1995;333:970-974.
36. Moskaluk CA, Hruban RH, Lietman AS, et al. Novel germline p16INK4A allele (Asp145Cys) in a family with multiple pancreatic carcinomas. *Hum Mutat* 1998;12:70.
37. Whelan AJ, Bartsch D, Goodfellow PJ. Brief report: a familial syndrome of pancreatic cancer and melanoma with a mutation in the CDKN2 tumor-suppressor gene. *N Engl J Med* 1995;333:975-977.
38. Ciotti P, Strigini P, Bianchi-Scarra G. Familial melanoma and pancreatic cancer. *N Engl J Med* 1996;334:469-470.
39. Bartsch DK, Langer P, Habbe N, et al. Clinical and genetic analysis of 18 pancreatic carcinoma/melanoma-prone families. *Clin Genet* 2009;77:333-341.
40. Huang L, Lang D, Geradts J, et al. Molecular and immunochemical analyses of RB1 and cyclin D1 in human ductal pancreatic carcinomas and cell lines. *Mol Carcinog* 1996;15:85-95.
41. Kern SE, Kinzler KW, Bruskin A, et al. Identification of p53 as a sequence-specific DNA-binding protein. *Science* 1991;252: 1708-1711.
42. El-Deiry WS, Tokino T, Velculescu VE, et al. WAF1, a potential mediator of p53 tumor suppression. *Cell* 1993;75:817-825.
43. Kern SE, Pietenpol JA, Thiagalingam S, et al. Oncogenic forms of p53 inhibit p53-regulated gene expression.

Science 1992;256:827-830.
44. Redston MS, Caldas C, Seymour AB, et al. p53 mutations in pancreatic carcinoma and evidence of common involvement of homocopolymer tracts in DNA microdeletions. *Cancer Res* 1994;54:3025-3033.
45. Rozenblum E, Schutte M, Goggins M, et al. Tumor-suppressive pathways in pancreatic carcinoma. *Cancer Res* 1997;57:1731-1744.
46. Lengauer C, Kinzler KW, Vogelstein B. Genetic instabilities in human cancers. *Nature* 1998;396:643-649.
47. Johansson B, Bardi G, Heim S, et al. Nonrandom chromosomal rearrangements in pancreatic carcinomas. *Cancer* 1992;69:1-8.
48. Griffi n CA, Hruban RH, Morsberger LA, et al. Consistent chromosome abnormalities in adenocarcinoma of the pancreas. *Cancer Res* 1995;55:2394-2399.
49. Brat DJ, Hahn SA, Griffin CA, et al. The structural basis of molecular genetic deletions: An integration of classical cytogenetic and molecular analyses in pancreatic adenocarcinoma. *Am J Pathol* 1997;150:383-391.
50. Hahn SA, Seymour AB, Hoque ATMS, et al. Allelotype of pancreatic adenocarcinoma using a xenograft model. *Cancer Res* 1995;55:4670-4675.
51. Ionov Y, Peinado MA, Malkhosyan S, et al. Ubiquitous somatic mutations in simple repeated sequences reveal a new mechanism for colonic carcinogenesis. *Nature* 1993;363:558-561.
52. Thibodeau SN, Bren G, Schaid D. Microsatellite instability in cancer of the proximal colon. *Science* 1993;260:816-819.
53. Aaltonen LA, Peltomäki P, Leach FS, et al. Clues to the pathogenesis of familial colorectal cancer. *Science* 1993;260:812-816.
54. Yamamoto H, Itoh F, Nakamura H, et al. Genetic and clinical features of human pancreatic ductal adenocarcinomas with widespread microsatellite instability. *Cancer Res* 2001;61:3139-3144.
55. Markowitz S, Wang J, Myeroff L, et al. Inactivation of the type II TGF-beta receptor in colon cancer cells with microsatellite instability. *Science* 1995;268:1336-1338.
56. Hempen PM, Zhang L, Bansal RK, et al. Evidence of selection for clones having genetic inactivation of the activin A type II receptor (ACVR2) gene in gastrointestinal cancers. *Cancer Res* 2003;63:994-999.
57. Rampino N, Yamamoto H, Ionov Y, et al. Somatic frameshift mutations in the BAX gene in colon cancers of the microsatellite mutator phenotype. *Science* 1997;275:967-969.
58. Day JD, DiGiuseppe JA, Yeo CJ, et al. Immunohistochemical evaluation of Her-2/neu oncogene expression in pancreatic adenocarcinoma and pancreatic intraepithelial neoplasms. *Human Pathol* 1996;27:119-124.
59. Lei S, Appert HE, Nakata B, et al. Overexpression of HER2/neu oncogene in pancreatic cancer correlates with shortened survival. *Int J Pancreatol* 1995;17:15-21.
60. Yamanaka Y, Friess H, Kobrin MS, et al. Overexpression of HER2/neu oncogene in human pancreatic carcinoma. *Hum Pathol* 1993;24:1127-1134.
61. Sakorafas GH, Lazaris A, Tsiotou AG, et al. Oncogenes in cancer of the pancreas. *Eur J Surg Oncol* 1995;21:251-253.
62. Preis M, Korc M. Signaling pathways in pancreatic cancer. *Crit Rev Eukaryot Gene Expr* 2011;21:115-129.
63. Matsubayashi H, Canto M, Sato N, et al. DNA methylation alterations in the pancreatic juice of patients with suspected pancreatic disease. *Cancer Res* 2006;66:1208-1217.
64. Jiang X, Hao HX, Growney JD, et al. Inactivating mutations of RNF43 confer Wnt dependency in pancreatic ductal adenocarcinoma. *Proc Natl Acad Sci U S A* 2013;110:12649-12654.
65. Wu J, Jiao Y, Dal Molin M, et al. Whole-exome sequencing of neoplastic cysts of the pancreas reveals recurrent mutations in components of ubiquitin-dependent pathways. *Proc Natl Acad Sci U S A* 2011;108:21188-21193.
66. Wu J, Matthaei H, Maitra A, et al. Recurrent GNAS mutations define an unexpected pathway for pancreatic cyst development. *Sci Transl Med* 2011;3:92ra66.
67. Kanda M, Knight S, Topazian M, et al. Mutant GNAS detected in duodenal collections of secretin-stimulated

pancreatic juice indicates the presence or emergence of pancreatic cysts. *Gut* 2013;62:1024-1033.

68. Schonleben F, Qiu W, Ciau NT, et al. PIK3CA mutations in intraductal papillary mucinous neoplasm/carcinoma of the pancreas. *Clin Cancer Res* 2006;12:3851-3855.
69. Abraham SC, Klimstra DS, Wilentz RE, et al. Solid pseudopapillary tumors of the pancreas are genetically distinct from pancreatic ductal adenocarcinomas and almost always harbor beta-catenin mutations. *Am J Pathol* 2002;160:1361-1369.
70. Abraham SC, Wu TT, Klimstra DS, et al. Distinctive molecular genetic alterations in sporadic and familial adenomatous polyposis-associated pancreatoblastomas: frequent alterations in the APC/beta-catenin pathway and chromosome 11p. *Am J Pathol* 2001;159:1619-16127.
71. Chung DC, Brown SB, Graeme-Cook F, et al. Localization of putative tumor suppressor loci by genome-wide allelotyping in human pancreatic endocrine tumors. *Cancer Res* 1998;58: 3706-3711.
72. Jiao Y, Shi C, Edil BH, et al. DAXX/ATRX, MEN1, and mTOR pathway genes are frequently altered in pancreatic neuroendocrine tumors. *Science* 2011;331:1199-1203.
73. Heaphy CM, de Wilde RF, Jiao Y, et al. Altered telomeres in tumors with ATRX and DAXX mutations. *Science* 2011;333:425.
74. Yachida S, Vakiani E, White CM, et al. Small cell and large cell neuroendocrine carcinomas of the pancreas are genetically similar and distinct from well-differentiated pancreatic neuroendocrine tumors. *Am J Surg Pathol* 2012;36:173-184.
75. Mizuta R, LaSalle JM, Cheng HL, et al. RAB22 and RAB163/mouse BRCA2: proteins that specifically interact with the RAD51 protein. *Proc Natl Acad Sci U S A* 1997;94:6927-6932.
76. Xia B, Sheng Q, Nakanishi K, et al. Control of BRCA2 cellular and clinical functions by a nuclear partner, PALB2. *Mol Cell* 2006;22:719-729.
77. Jones S, Hruban RH, Kamiyama M, et al. Exomic sequencing identifies PALB2 as a pancreatic cancer susceptibility gene. *Science* 2009;324:217.
78. Slater EP, Langer P, Niemczyk E, et al. PALB2 mutations in European familial pancreatic cancer families. *Clin Genet* 2010;78:490-494.
79. van der Heijden MS, Yeo CJ, Hruban RH, et al. Fanconi anemia gene mutations in young-onset pancreatic cancer. *Cancer Res* 2003;63:2585-2588.
80. Kern SE, Hruban RH, Hidalgo M, et al. An introduction to pancreatic carcinoma genetics, pathology, and therapy. *Cancer Biol Ther* 2002;1:607-613.
81. Moynahan ME, Cui TY, Jasin M. Homology-directed DNA repair, mitomycin-c resistance, and chromosome stability is restored with correction of a Brca1 mutation. *Cancer Res* 2001;61:4842-4850.
82. Tutt A, Bertwistle D, Valentine J, et al. Mutation in Brca2 stimulates error-prone homology-directed repair of DNA double-strand breaks occurring between repeated sequences. *Embo J* 2001;20:4704-4716.
83. Gallmeier E, Calhoun ES, Rago C, et al. Targeted disruption of FANCC and FANCG in human cancer provides a preclinical model of specific therapeutic options. *Gastroenterology* 2006;130:2145-2154.
84. Todd KE, Gloor B, Lane JS, et al. Resection of locally advanced pancreatic cancer after downstaging with continuous-infusion 5-fluorouracil, mitomycin-C, leucovorin, and dipyridamole. *J Gastrointest Surg* 1998;2:159-166.
85. Takada T, Nimura Y, Katoh H, et al. Prospective randomized trial of 5-fluorouracil, doxorubicin, and mitomycin C for nonresectable pancreatic and biliary carcinoma: multicenter randomized trial. *Hepatogastroenterology* 1998;45:2020-2026.
86. Sadoff L, Latino F. Complete clinical remission in a patient with advanced pancreatic cancer using mitomycin C-based chemotherapy: the role of adjunctive heparin. *Am J Clin Oncol* 1999;22:187-190.
87. Miura T, Endo Y, Matumoto Y, et al. [Intra-arterial infusion chemotherapy in combination with microwave hyperthermia for cancer of head of pancreas and liver metastasis—a case of 16 years survival]. *Gan To Kagaku Ryoho* 2000;27:1794-1800.

88. Vaughn C, Chapman J, Chinn B, et al. Activity of 5-fluorouracil, mitomycin C, and methyl CCNU in inoperable adenocarcinoma of pancreas. *Am J Clin Oncol* 1989;12:49-52.
89. James E, Waldron-Lynch MG, Saif MW. Prolonged survival in a patient with BRCA2 associated metastatic pancreatic cancer after exposure to camptothecin: a case report and review of literature. *Anticancer Drugs* 2009;20:634-638.
90. Chalasani P, Kurtin S, Dragovich T. Response to a third-line mitomycin C (MMC)-based chemotherapy in a patient with metastatic pancreatic adenocarcinoma carrying germline BRCA2 mutation. *JOP* 2008;9:305-308.
91. Gallmeier E, Kern SE. Targeting Fanconi anemia/BRCA2 pathway defects in cancer: the significance of preclinical pharmacogenomic models. *Clin Cancer Res* 2007;13:4-10.
92. Fong PC, Boss DS, Yap TA, et al. Inhibition of poly(ADPribose) polymerase in tumors from BRCA mutation carriers. *N Engl J Med* 2009;361:123-134.
93. Alexandrov LB, Nik-Zainal S, Wedge DC, et al. Signatures of mutational processes in human cancer. *Nature* 2013;500:415-421.
94. Ghosh S, Sur S, Yerram SR, et al. Hypersensitivities for acetaldehyde and other agents among cancer cells null for clinicallyrelevant Fanconi anemia genes. *Am J Pathol* 2014;184:260-270.
95. Axilbund JE, Argani P, Kamiyama M, et al. Absence of germline BRCA1 mutations in familial pancreatic cancer patients. *Cancer Biol Ther* 2009;8:131-135.
96. Al-Sukhni W, Rothenmund H, Borgida AE, et al. Germline BRCA1 mutations predispose to pancreatic adenocarcinoma. *Hum Genet* 2008;124:271-278.
97. Lal G, Liu G, Schmocker B, et al. Inherited predisposition to pancreatic adenocarcinoma: role of family history and germ-line p16, BRCA1, and BRCA2 mutations. *Cancer Res* 2000;60:409-416.
98. Calhoun ES, Hucl T, Gallmeier E, et al. Identifying allelic loss and homozygous deletions in pancreatic cancer without matched normals using high-density single-nucleotide polymorphism arrays. *Cancer Res* 2006;66:7920-7928.
99. Scrimieri F, Calhoun ES, Patel K, et al. FAM190A rearrangements provide a multitude of individualized tumor signatures and neo-antigens in cancer. *Oncotarget* 2011;2:69-75.
100. Patel K, Scrimieri F, Ghosh S, et al. FAM190A deficiency creates a cell division defect. *Am J Pathol* 2013;183:296-303.
101. Polyak K, Li Y, Zhu H, et al. Somatic mutations of the mitochondrial genome in human colorectal tumours. *Nat Genet* 1998;20:291-293.
102. Fliss MS, Usadel H, Caballero OL, et al. Facile detection of mitochondrial DNA mutations in tumors and bodily fluids. *Science* 2000;287:2017-2019.
103. Jones JB, Song JJ, Hempen PM, et al. Detection of mitochondrial DNA mutations in pancreatic cancer offers a "mass"-ive advantage over detection of nuclear DNA mutations. *Cancer Res* 2001;61:1299-1304.
104. Jones S, Li M, Parsons DW, et al. Somatic mutations in the chromatin remodeling gene ARID1A occur in several tumor types. *Hum Mutat* 2011;33:100-103.
105. Shain AH, Giacomini CP, Matsukuma K, et al. Convergent structural alterations define SWItch/Sucrose NonFermentable (SWI/SNF) chromatin remodeler as a central tumor suppressive complex in pancreatic cancer. *Proc Natl Acad Sci U S A* 2012;109:E252-E259.
106. Su GH, Hilgers W, Shekher M, et al. Alterations in pancreatic, biliary, and breast carcinomas support MKK4 as a genetically targeted tumor-suppressor gene. *Cancer Res* 1998;58:2339-2342.
107. Teng DH-F, Perry III WL, Hogan JK, et al. Human mitogenactivated protein kinase kinase 4 as a candidate tumor suppressor. *Cancer Res* 1997;57:4177-4182.
108. Cunningham SC, Gallmeier E, Hucl T, et al. Theoretical proposal: allele dosage of MAP2K4/MKK4 could rationalize frequent 17p loss in diverse human cancers. *Cell Cycle* 2006;5:1090-1093.
109. Hemminki A, Markie D, Tomlinson I, et al. A serine/threonine kinase gene defective in Peutz-Jeghers syndrome. *Nature* 1998;391:184-187.

110. Jenne DE, Reimann H, Nezu J, et al. Peutz-Jeghers syndrome is caused by mutations in a novel serine threonine kinase. *Nature Genet* 1998;18:38-43.

111. Giardiello FM, Welsh SB, Hamilton SR, et al. Increased risk of cancer in the Peutz-Jeghers syndrome. *N Engl J Med* 1987;316:1511-1514.

112. Giardiello FM, Brensinger JD, Tersmette AC, et al. Very high risk of cancer in familial Peutz-Jeghers syndrome. *Gastroenterology* 2000;119:1447-1453.

113. Su GH, Hruban RH, Bova GS, et al. Germline and somatic mutations of the STK11/LKB1 Peutz-Jeghers gene in pancreatic and biliary cancers. *Am J Pathol* 1999;154:1835-1840.

114. Calhoun ES, Jones JB, Ashfaq R, et al. BRAF and FBXW7 (CDC4, FBW7, AGO, SEL10) mutations in distinct subsets of pancreatic cancer: potential therapeutic targets. *Am J Pathol* 2003;163:1255-1260.

115. Iacobuzio-Donahue CA, van der Heijden MS, Baumgartner MR, et al. Large-scale allelotype of pancreaticobiliary carcinoma provides quantitative estimates of genome-wide allelic loss. *Cancer Res* 2004;64:871-875.

116. Lengauer C, Kinzler KW, Vogelstein B. Genetic instability in colorectal cancers. *Nature* 1997;386:623-627.

117. Roberts NJ, Jiao Y, Yu J, et al. ATM mutations in patients with hereditary pancreatic cancer. *Cancer Discov* 2012;2:41-46.

118. Biankin AV, Waddell N, Kassahn KS, et al. Pancreatic cancer genomes reveal aberrations in axon guidance pathway genes. *Nature* 2012;491:399-405.

119. Whitcomb DC, Gorry MC, Preston RA, et al. Hereditary pancreatitis is caused by a mutation in the cationic trypsinogen gene. *Nature Genet* 1996;14:141-145.

120. Lowenfels AB, Maisonneuve P, DiMagno EP, et al. Hereditary pancreatitis and the risk of pancreatic cancer. International Hereditary Pancreatitis Study Group. *J Natl Cancer Inst* 1997;89:442-446.

第十二章 肝癌的分子生物学

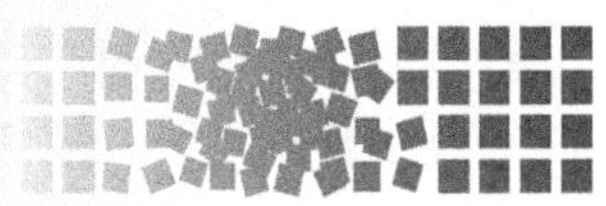

Jens U. Marquardt, Snorri S. Thorgeirsson

引言

肝细胞癌（hepatocellular carcinoma，HCC）是全球常见癌症，居男性癌症第五位和女性癌症第七位，每年的死亡人数至少有 60 万[1]。虽然在传统高发地区，如东南亚和撒哈拉沙漠以南的非洲，由于普遍的疫苗接种计划，死亡率已经稳定并且缓慢下降，但是美国和欧洲的发病率和死亡率在过去的 40 年增加了一倍，并且预计还将继续增长[2]。几个混杂因素（如来自高发国家的移民）促成了西方庞大的发病人群，HCC 现在是美国增长最快的癌症相关的死亡原因之一。肝小细胞癌可以通过手术切除和（或）肝脏移植治愈。然而，在诊断时，只有不超过 20% 的人适合这些治疗方案[3]。这些观察表明肝癌是美国和欧洲一个主要的健康问题，强调了提高对这种致死疾病的认识和改进治疗方案的迫切需要。

导致慢性肝病、肝硬化直至 HCC 的主要因素已被熟知并且被研究得很透彻 [如乙肝病毒（HBV）、丙肝病毒（HCV）、乙醇滥用]。由于流行程度的急剧增加和大量的无潜在肝硬化的 HCC 患者的存在，包括非酒精性脂肪肝（NAFLD）和其他代谢紊乱在内的其他致病因素在西方国家与 HCC 关系密切[4]。

在过去的几十年，人们认识了使 HCC 风险增加的肝病的分子机制和先于 HCC 出现的细胞改变[5,6]。HCC 的分子发病机制的研究目前集中在异常基因组学、表观基因组学、蛋白质组学和分子通路的下游改变的关系上。这项研究的主要目标是将这些新数据和 HCC 临床病理特征整合，以发现新的诊断方法、改进治疗方案和实施有效的防治策略[7]。

最近推出的新一代全基因组技术可同时检测正常和病变组织的小样本中数以万计的基因表达[8]。基于微阵列的高通量技术和最近出现的新一代全基因组 DNA 测序为根据基因组读出的信息（如基因表达、编码突变、DNA 的插入和缺失突变、剪接变异体、拷贝数变异、染色体易位）解读一个生物系统的描述性特征（如表型）提供了一个特殊的机会。生物系统的整体分析和阐释已经引起了生物研究模式从经典还原论到系统生物学的转变[9]。系统化方法的基础为疾病过程是由不同于正常对照的基因和蛋白质的异常调控网络驱动的假说。多参数测量的应用可望转变目前的诊断和治疗方法，为预测和预防的个性化医疗提供了基础[10]。

在本章，我们将论述在新一代高通量基因组技术背景下 HCC 发生的分子标志物，以及在临床和转化尝试上的应用。

肝癌的遗传学改变

过去的 10 年，人类癌基因组结构变异的详细图谱已经被绘制出来。图谱表明，肿瘤发展是基因内突变的结果，突变发生在约 140 个基因上，这些基因属于调控 3 个细胞核心程序的 12 条信号通路——细胞命运、细胞生存和基因组维持——能促进或驱动大多数人类癌症的形成[11]。因此肝癌形成可以看作是一个多步骤的过程，这个过程被一系列表观遗传学和遗传学改变精确控制，关键下游信号如 p53、WNT、β- 联蛋白、MYC、ErbB 家族，以及染色质修饰的激活或抑制作用导致这些核心过程的破坏[11]。

肿瘤中的结构变异和染色体畸变通常被认为是基因异常和基因组不稳定性的证据，可以促进疾病中被扰动的关键基因和调节通路的鉴定[12]。最近大量的全基因组关联分析确认了包括 HCC 在内的肝病的特异性易感位点[13, 14]。大部分此类研究应用高效的高通量微阵列技术进行单核苷酸多态性（SNP）基因型分析和基于基因芯片的比较基因组杂交（aCGH）。这些技术使 DNA 拷贝数的高通量分析成为可能，并且产生确定人类 HCC 分子发病机制的综合信息。

一项人类 HCC 染色体变异的 aCGH 研究的荟萃分析表明，特异的染色体扩增和缺失与病因学和病理分级相关[15]。在 HCC 中，基因组扩增频率最高的片段包括 1q（57.1%）、8q（46.6%）、6p（22.3%）和 17q（22.2%），而缺失多发生在 8p（38%）、16q（35.9%）、4q（34.3%）、17p（32.1%）和 13q（26.2%）。4q、16q、13q 和 8p 的缺失与存在 HBV 感染而没有 HCV 感染有关。染色体 13q 和 4q 在低分化 HCC 中拷贝数明显减少，1q 的扩增与其他高频突变有关。扩增和缺失通常发生在染色体臂上癌基因（如 MYC 在 8q24）和抑癌基因（如 RB1 在 13q14）所在的位点，以及几个带有已知和（或）疑似癌基因功能（如 FZD3、WISP1、SIAH-1 和 AXIN2）的基因位点，它们都参与调节 WNT 信号通路。这些荟萃分析表明，病因学和低分化 HCC 与特异基因组变异有关。在癌前的非典型增生结节（dysplastic nodules，DN）中，扩增最常见于 1q 和 8q，而缺失发生在 8p、17p、5p、13q、14q 和 16q[16]。1q 扩增似乎是增生结节发展的早期事件，可能使受累细胞更易于获得进一步的染色体畸变。

OncoDB.HCC 数据库（http：//oncodb.hcc.ibms.sinica.edu.tw）全面收录了人类和啮齿动物 HCC 的共同畸变[17]。该数据库对已发布数据提供了一种有用的、有效的、图解的整合，能对可能的分子靶点的有效性公开评估，这些数据来源于杂合性丢失分析、aCGH、基因表达微阵列及蛋白质组学分析。

最近提出了一个通过整合包括 HCC 患者基因组表达谱在内的全基因组拷贝数数据识别潜在驱动基因系统的策略[18]。利用区域分布识别方法，实验者发现了相关区域和 50 个潜在驱动基因最可能的拷贝数。在此过程的每一步，通过判断选定基因的预后意义评估选定基因的功能相关性。利用小干扰 RNA 介导的敲除实验进一步确认，明确了在 HCC 发展中这些基因的潜在驱动作用的原理的证据（如 NCSTN、SCRIB）。另外，利用药物和基因的功能关系概要的联系图的药物反应系统预测[19]，表明了与肝癌发生相关的带有特异信号分子的 50 个基因的联系（mTOR、AMPK 和 EGFR）。我们得出的结论是，应用多维基因组数据集的客观综合分析能有效检测潜在驱动基因，并且为 HCC 病理学提供新奇的论点和临床参考。

用相似的方法，最近的研究使用了结合带有 HCC 患者临床数据的高分辨 aCGH 和基因表达谱的信息综合法，识别 HCC 的拷贝数变异与肿瘤发展的功能相关性[20]。研究仅限于表现如下特点的基因：① CNV 频发；② CNV 和反转录的相互关系；③以患者预后的选择性关联来区分“驱动”和“乘客”。实验者能证实，预后好的和预后不良的患者 CNV 的显著差异，形成 10 个基因标志作为患者存活的分子预测，并且在几个独立的群体中确认了这个标志。这两个研究很好地说明多层次综合分析对于识别人 HCC 基因组改变的功能意义。

肝癌的表观遗传学改变

在很多肿瘤发展过程中，表观遗传性改变如 DNA 甲基化是一个重要的因素[21]。DNA 甲基化模式的改变被认为是 HCC 发生的早期事件，发生在等位基因不平衡之前，最终导致癌症发展，因此使肝癌的发病机制更复杂[22]。

广泛低甲基化和某些癌症相关基因的启动子高甲基化驱动 HCC 的形成，与生物学行为和预后有关[23]。根据不同的病因学因素（如 HBV、HCV、乙醇），甲基化模式可进一步用来对患者进行分类[24, 25]。此外，除了广泛甲基化模式的变化，独特的甲基化模式与 HCC 患者临床特征密切相关[23]。一个 807 个癌症相关的基因集的甲基化模式能根据生物亚型成功地区分原发性 HCC 的样本[26]。与既往研究一致，祖细胞来源的患者表现出最差的临床预后[27]。HCC 形成中多步表观遗传驱动的顺序分子变化可进一步在 HBV 相关 HCC 中证实。在肝硬化结节通过不典型增生结节（低级和高级）发展到早期癌症（eHCC）并最终发展到进展期肝细胞癌（pHCC）过程中，发现了 9 个基因的 CpG 岛的逐步高甲基化[28]。

最近，对 71 位 HCC 患者进行了全基因组甲基化综合分析[29]。这些甲基化数据整合了 DNA 甲基化抑制剂处理后四个 HCC 细胞系进行基因转染后的微阵列数据。应用这种方法，共计 13 个候选抑癌基因被鉴定，随后，SMPD3 和 NEFH 在功能上被证实是 HCC 的抑癌基因。该作者进一步表明，SMPD3 不仅影响肿瘤侵袭性，而且其表达水平降低对于 HCC 早期复发是一个独立的预后因素。

虽然染色质调节因子的遗传改变是 HCC 中最常见的变化之一（见下文），DNA 甲基化之外的表观遗传学改变，如组蛋白修饰（如乙酰化、甲基化、磷酸化、泛素化、苏素化）在 HCC 中没有被充分研究[30]。抑制性（如 H3 赖氨酸 27 和组蛋白 H3 赖氨酸 9）和激活性组蛋白标记（如 H3 赖氨酸 4）的修饰对于与 HCC 发生相关的关键基因的表达起重要作用，因此凸显了全基因组方法如使用微阵列技术的染色体免疫沉淀反应（ChIP-chip）和 ChIP 测序（ChIP-seq）的必要性，从而用全面的视角分析这些变化的作用[31]。

microRNA 是表观遗传学上活跃的、对于调控蛋白表达至关重要的[32]。独特的 microRNA 的表达模式有助于定义细胞表型，包括增殖调控、细胞信号转导与细胞凋亡。

毫无疑问的是，microRNA 的异常表达与癌症发生、增殖、发展相关。一些 microRNA 在 HCC 中经常发生失调控，与特定临床病理特征相关[33]。一些研究证实，microRNA 通过直接促进 HCC 细胞增殖、凋亡和转移，以及靶向大量参与肝癌发生的蛋白质编码基因，在 HCC 的进展中发挥重要作用[34]。通过微阵列获得的 microRNA 表达谱显示了几个与临床病理特征相关的亚类，以及几条致瘤通路上的突变，如 β-联蛋白和 HNF1A[35]。此外，应用连接酶反应介导的扩增法获得的 89 个 HCC 样本的 microRNA 图谱，揭示了影响肿瘤临床行为的 3 个独特的 HCC microRNA 簇，随着 HCC 细胞致瘤性的增加，发现了 microRNA 家族 mir-517[36]。

Ji 等[37]确认了在 HCC 中基于 microRNA 治疗方式的潜能。作者证实，miR-26 水平与使用 IFN-α 辅助疗法的反应有关，最近，他们研发了一种简单可靠的伴随诊断（MIR26-DX）来选择 HCC 患者进行辅助 IFN-α 治疗，为成功将大规模信息分析转化到临床的第一步[38]。

肝癌遗传学改变的突变图谱：新一代

复杂的新一代测序（NGS）技术现在被应用于癌症研究，用于在单核苷酸分辨率水平上对癌症基因组进行全面地和经济地分析，在转化医学上已经发展成有价值的工具[12]。像 HCC 这样的实体瘤的 NGS 的实施充满了挑战，因为在一个样本内的正常细胞或基质成分的比例构成了基因组信息，因此可能需要更高的覆盖度（即阅读深度）。并且，HCC 常产生于有慢性肝脏疾病的患者，如肝硬化、肝纤维化、HBV 感染或 HCV 感染，当比较肿瘤周边肝组织甚至血液时，这些慢性疾病使肿瘤 / 正常变异的发现复杂化了[39]。因此，NGS 技术——尤其是全基因组测序——目前应用到肝细胞癌的研究上的数目有限，只用在少量患者[40]。然而，所有研究表明，HCC 中分子变异谱是相对广泛的，每个肿瘤的突变数为 5 ～ 121。因此，由于遗传异质性，HCC 发展中的多个突变被认为发生相当复杂的交互作用[41-44]。虽然癌基因成瘾性还没有被证实，p53 和 Wnt/β- 联蛋白信号通路中有大量突变被检测到（图 12.1）。因此，深入分析的结果更加证明了 p53 和 Wnt/β- 联蛋白信号通路是参与 HCC 发展的最常见的分子改变之一。另一个有趣的发现是，涉及染色质重塑的基因发生高频基因改变。总之，16% ～ 24% 的 HCC 在这些通路中表现出遗传改变，因此表明了其与肝细胞转化的因果关系，并且为 HCC 发生中表观遗传学的关键作用提供了最新证据[45]。

两项最近的全外显子 / 全基因组测序研究了 87 和 88 个 HCC 及配对正常组织[46, 47]，证实了既往的研究，即 β- 联蛋白（10% 和 15.9%）和 TP53（18% 和 35.2%）分别是 HCC 中突变频率最高的癌基因和抑癌基因。Kan 等的这项研究也发现了几个可用于药物治疗的突变，包括 Janus 激酶 1（9.1%）的激活突变，这可能为新的个性化治疗干预提供了一个选择。有趣的是，Nault 等[48]使用传统的 Sanger 法测序，鉴定出激活端粒酶反转录酶的体细胞突变，是癌前病变（25%）及肝癌（59%）中最早最常见的突变，并且与 CTNNB1 激活突变有关。

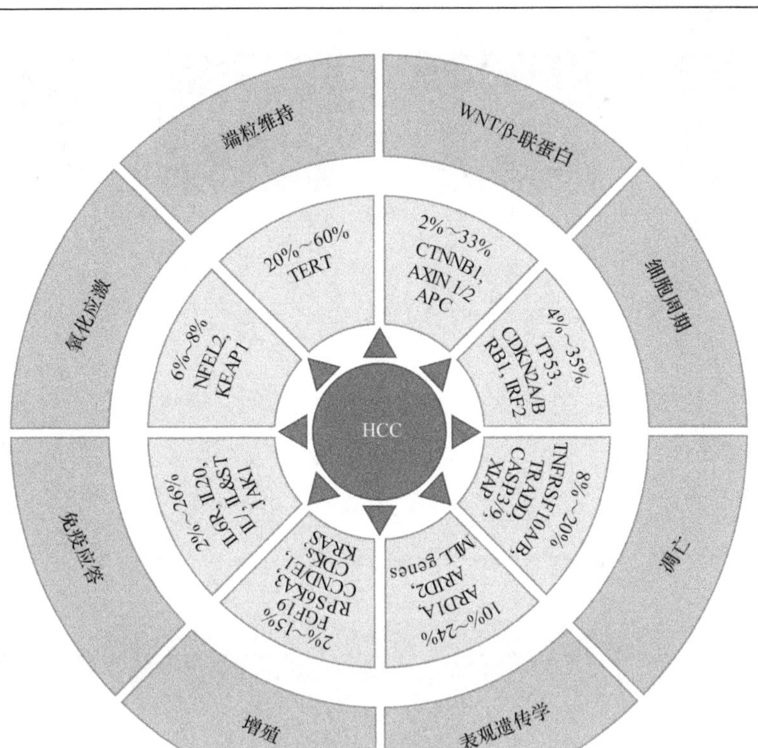

图 12.1　肝癌（HCC）中主要致瘤通路和遗传全景。该组合显示，肝癌患者主要的受阻途径（外圈）。内圈强调相应通路中遗传突变的频率和推定的对肝癌的贡献。频率基于最近全基因组研究的结果[41-44]。肝癌中各通路最常见的突变也被标示出来

相对于全基因组测序，HCC 中 RNA 测序的应用目前只限于 3 个研究。一个是研究 10 个匹配的 HBV 相关肝癌病例的转录组，确认了共计 1378 个差异表达的基因，特异性地富集在染色体 8q21.3—q24.3[49]。另一个研究考察了 3 对非肿瘤和肿瘤样本，证明 ADAR1 介导的 AZIN1 RNA 编辑与 HCC 的发生和发展有关[50]。

在人类 HCC 发生中从不典型增生病变到 eHCC 到最终的 pHCC 过程中，顺序的分子改变还没有被清楚地阐明。缺少信息是有风险的患者临床管理的主要挑战。虽然最近的研究结果把 MYC 活化作用与 HCC 恶性转化的早期阶段联系起来，驱动癌前病变到 pHCC 的具体分子序列变化仍有待研究[51]。第三个研究对 8 个 HBV 感染的 HCC 患者的非肿瘤的周边肝脏部分（n=7），低等级（n=4）和高等级不典型增生病变（n=9），eHCC（n=5）和 pHCC（n=3）进行了综合转录组测序[52]。这项研究结果表明，不典型增生病变和 eHCC 的分子图谱非常一致。而相比之下，在进展性的 HCC，DNA 和 RNA 水平上异质性急剧增加。这些分子改变导致关键致瘤分子显著失调控，如转化生长因子 -β1（TGF-β1）、MYC、PI3K/AKT，并且表明预后信号通路的激活在 HCC 发生中是晚期事件（图 12.2）。

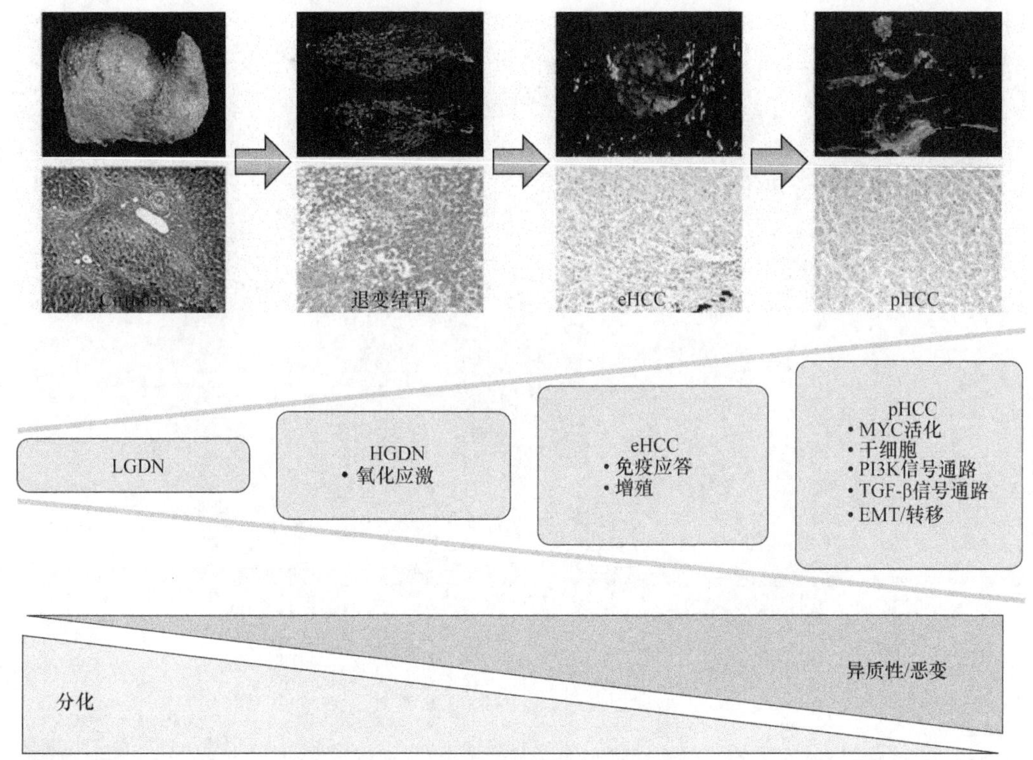

彩图二维码

图 12.2　肝癌的顺序进化。目前观点认为，肝癌发生是一个多步骤的过程，在慢性改变的微环境（即肝硬化）的基础上发展，从退变结节（高级和低级）到早期肝癌再到进展期肝癌（上方图组）。在分子水平，不同阶段的特征是氧化应激、免疫应答和增殖相关的信号通路的渐进激活（中间图组）。然而，预后不良信号的激活发生在癌症发展的晚期。在这个过程中观察到，与同时获得的恶性扩散属性的差异逐渐丧失（下方图组）。LGDN，低级退变结节；HGDN，高级退变结节；EMT，上皮 - 间质转化

肝癌微环境

HCC 在慢性肝病的基础上发展而来，在超过 80% 的病例中，之前存在肝硬化。为了全面理解肝癌发生的分子机制，导致慢性改变的炎性肝脏微环境的潜在肝病已被重视[53]。最近的研究聚焦在确认破坏肝脏微环境和促进肝癌形成的不良壁龛产生的关键因子。涉及炎症 - 纤维化 - 肿瘤轴的最突出的因素是核因子 κB（NF-κB）通路[54]。这个通路在 HCC 发生中的主导作用已被充分证明。然而，NF-κB 主要调节因子 NEMO 基因丢失导致的 NF-κB 缺乏，显著加强了小鼠模型中的 HCC 发展，表明 NF-κB 的抑制可能不仅发挥有利的作用，而且也可能对细胞活力产生负面影响，尤其是在 NF-κB 的抑制很明显时[55]。

最近的研究证实，肝祖细胞移植只有在肝脏有慢性损伤和代偿性增生时才会引起癌症，进一步强调了微环境的重要性[56]。有趣的是，在人类 HCC 发生中也观察到类似现象，类似于这些祖细胞的细胞在不典型增生病变中会在 HCC 出现之前静止存在数月。在此期间，祖细胞自分泌 IL-6 信号，刺激体内细胞生长和恶性进展，这可能是祖细胞诱导 HCC

的普遍机制。

然而，微环境不仅可促进肿瘤发生。虽然肿瘤组织基因表达谱与生存没有显著联系，但是来自周围非肿瘤肝组织的 186 个基因表达特征，与一组超过 300 例 HCC 患者的预后高度相关[57]。与此一致，这些预后不良标志包含与炎症相关的基因集，如 IFN 信号通路、NF-κB 和 TNF-α。而且，一个基因集富集分析表明，IL-6 的下游靶点与预后不良标志高度相关，再一次确认了这个信号通路对于 HCC 发生的重要性。

综上所述，这些研究证实了影响 HCC 发展和进展的分子机制的复杂性，分别通过表观遗传学变异、遗传学变异、微环境和受损肝细胞和(或)肿瘤细胞的相互作用而发挥功能。

肝细胞癌的分类和预后预测

应用微阵列技术基于全基因组表达描述肿瘤特征对基础肿瘤学和临床肿瘤学有重要影响[10]。肿瘤微阵列研究的目标大体上包括发现肿瘤亚群（类别发现），用于诊断分型（类别比较）、临床转归的预测（类别预测）和机制分析。初步结果的确认和验证对于致瘤通路的发现和治疗靶点的识别是必要的[8]。

所有分期系统的目标是根据相同的预后将患者分组来选择最合适的监控，以及为每个亚型选择特定的治疗。尽管通过临床信息和病理分类为 HCC 建立预后模型已经做了很多工作，很多问题仍然没有解决[58]。在过去的 10 年中，有超过 20 项 HCC 预后基因表达谱研究和一些综述研究[4]。然而，这些研究的结果差异很大，除了一般癌症相关的过程，如增殖、凋亡、血管生成，以及促转移和促炎症基因集，整体相似性很低，因此限制了临床实践的成功应用。一个可能的解释是，HCC 的分子表达谱研究比其他人类肿瘤有更多的挑战，主要是因为这种癌症的复杂的发病机制[59]。正如已经强调的，HCC 在多种情况下发生，从 HBV 或 HCV 感染，到慢性代谢性疾病，形式多样，包括糖尿病、NAFLD 和血色素沉积症。这些不同的疾病阶段代表了复杂的遗传和表观遗传异常，以及分子通路的改变[39,60]。

最近的研究计划通过对 287 个早期 HCC（BCLC 0/A）患者的肿瘤及肝硬化组织评估 22 个预后基因表达标志来建立一个复合的预后模型[61]。总的来说，大多数报道过的标志在这个独立的数据集中保持了它们的预测能力。在这 22 个标志中，有 17 个足以根据预后特点将患者分型。值得注意的是，没有反映祖细胞起源的标志（即 EpCAM、肝母细胞瘤 C2、大鼠 CK-19、人 CK-19）能被确定有预后价值。然而，这些标志还没有用于早期 HCC 的分类。

这项研究的另一个重要发现是，从 15 例肿瘤标本中同种肿瘤的中心和外周的配对活组织检查观察到，基因表达谱表现出转录组高度（＞ 80%）一致性。虽然这项观察至少为成对活检组织基因表达标志稳定性提供了一些证据，并且表明抽样误差的影响较小，但是需要更多深入分析来更好地界定 HCC 的肿瘤遗传异质性，它很可能促进了 HCC 的肿瘤高复发性和耐药性[62,63]。

Neault 等[64] 确认了一个稳定的分子标志物来精确预测实施过切除手术的 HCC 患者的临床转归。他们在 314 个 HCC 患者的训练队列中确认了一组 5 个基因（TAF9、

RAMP3、HN1、KRT19 和 RAN）具有高度预后相关性，并且在两个独立的不同 HCC 病因的验证队列中进一步确认了这组基因[64]。这个 5 基因组在训练队列和验证队列中均与疾病特异性生存有关，比较已知的基因表达标志，这个 5 基因组预测患者预后明显更准确（即生存和复发）。由于这个基因组的简便性和不同技术 [即基因表达微阵列和实时反转录聚合酶链反应（qRT-PCR）] 中的可重复性，Nault 等做的这项工作对于实施 HCC 患者临床管理有很大潜力。特别是在决定肝脏切除或移植之前，这个评分可能有助于为复发和癌症相关死亡风险较高的患者分级。然而，在这个 5 基因组用于临床决策之前，通过不同组和独立队列进行这个预后算法的独立验证是必需的。

两个独立研究证明了癌胚标志物 SALL4 可能是祖细胞来源的 HCC 的一个有吸引力的治疗靶点[65, 66]。在一项大型独立队列研究中，SALL4 高表达与患者总体生存显著相关。而且，与其胚胎作用一致的是，SALL4 过表达肿瘤与胚胎祖细胞和干性相关 HCC 有相似的分子表达谱。最终，通过应用 RNAi 和特异性抑制 SALL4 的 12 氨基酸肽，实验者确定，SALL4 通过与 NuRD 复合物的相互作用影响 PTEN/PI3K-AKT 信号通路，从而具有治疗 HCC 的潜力[67]。这些研究证实了最近的几个观察，表明具有干细胞或祖细胞表型特征的 HCC 组成了治疗难度大的预后极差的癌症患者亚群[27, 68, 69]。

与 HCC 相反，肝内胆管细胞癌（ICC）的分子病理学没有被充分研究。大多数胆管癌的研究聚焦在很少几个候选基因上[70]。在一项 ICC 基因表达的基因组和遗传特征的开创性研究中，收集和分析了来自澳大利亚、欧洲和美国的患者中的 104 例手术切除的胆管癌样本的表达谱[71]。实验者发现了两个新的患者预后亚类，这些亚类被一个由 238 个基因组成的分类系统，以及 KRAS 突变、EGFR 和 HER2 的水平增加来界定，并且在不同 ICC 细胞系同时验证了有前景的治疗策略，这些细胞系与不同的预后亚型相似。更进一步的是，这项研究也通过 23 个肿瘤的上皮细胞和基质部分的激光捕获显微切割指出了 ICC 基质成分的重要性。虽然肿瘤上皮细胞由 HER2 网络异常，高频的 EGFR、c-MET、pRPS6 的过表达及细胞增殖来界定，基质主要表现为炎症基因集富集。在另一项研究中，进行了 149 个 ICC 患者的甲醛溶液固定石蜡包埋样本的基因表达分析[72]。患者的基因集合富集度分析（GSEA）和功能特性再次揭示了两个广泛的分子亚类——增殖型和炎症型——由 1565 个重要基因的差异表达界定。增殖型与侵袭性肿瘤生物学及预后较差有关，以致瘤通路（如 RAS/RAF/MAPK、VEGF 和 PDGF）的分子富集为特征。炎症型表现出预后较好和免疫相关信号的富集，特别是 IL-10 和信号转导子和转录激活子（STAT3）信号。此外，增殖型 ICC 的一个亚群与一个可能的祖细胞来源 ICC 有共同的几个既往公布的 HCC 预后标志特征，这支持这些肿瘤可能来源于共同起源或前体细胞的假说。Woo 等[73]最近的研究支持这一假说，该研究应用了综合的肿瘤基因组方法解决混合型肝细胞胆管细胞癌（CHC）的重叠表型的临床意义和生理意义，CHC 是 HCC 和胆管细胞癌（CC）的组织病理学中间类型。

结论和展望

新一代技术，特别是基因表达微阵列和更近的新一代测序，为癌症（表观）基因组和转录组的综合分析提供了一个特别的机会。基于微阵列的基因表达谱不仅促进了我们对癌症生物学的理解，而且已经开始影响临床肿瘤学的决策，这可能最终发展出更有效的治疗。HCC 基因表达谱的作用可能会由于丰富的动物模型中 HCC 数据库和人类 HCC 多基因表达数据集的交叉对比分析进一步加强[74, 75]。这些新的分析方法即比较和（或）综合功能基因组学的成功，表明独立数据集的整合将加强我们识别可靠预测标志物的能力。尽管这些方法在临床前转化研究获得了成功，基因表达谱的临床应用尚不成熟。虽然现在的标志物能准确按照它们的生物学给 HCC 分类，但是它们不能预测对于现在应用的治疗的反应[59]。此外，具有祖细胞特征的 HCC 表现出特殊的侵袭性行为，这可能说明肿瘤异质性和由此导致的耐药性可能是由于分子可塑性的肿瘤干细胞（CSC）[76]。因为 CSC 定义上是一群很稀少的细胞亚群，它们的分子表达谱可能被大量肿瘤细胞稀释，这进一步妨碍了治疗进展[77]。然而，最近喜人的研究结果和 NGS 技术的出现，提供了前所未有的深度和分辨率，似乎可以合理推测基因组技术在临床肿瘤学将发挥越来越重要的作用。当前的焦点无疑是把全基因组技术整合到临床试验。要实现这一宏伟目标，为了随后进行前瞻性的分子分析，迫切需要 HCC 患者组织标本的收集系统化和标准化（如强制活检），最终改进 HCC 患者的诊断和治疗。

（彭淑平 向娟娟）

参考文献

1. El-Serag HB. Epidemiology of viral hepatitis and hepatocellular carcinoma. *Gastroenterology* 2012;142:1264-1273.e1.
2. El-Serag HB. Hepatocellular carcinoma. *N Engl J Med* 2011;365:1118-1127.
3. Bruix J, Sherman M, American Association for the Study of Liver D. Management of hepatocellular carcinoma: an update. *Hepatology* 2011;53:1020-1022.
4. Marquardt JU, Galle PR, Teufel A. Molecular diagnosis and therapy of hepatocellular carcinoma (HCC): an emerging fi eld for advanced technologies. *J Hepatol* 2012;56:267-275.
5. Bruix J, Boix L, Sala M, et al. Focus on hepatocellular carcinoma. *Cancer Cell* 2004;5:215-219.
6. Thorgeirsson SS, Grisham JW. Molecular pathogenesis of human hepatocellular carcinoma. *Nature Genet* 2002;31:339-346.
7. Zender L, Villanueva A, Tovar V, et al. Cancer gene discovery in hepatocellular carcinoma. *J Hepatol* 2010;52:921-929.
8. Quackenbush J. Microarray analysis and tumor classification. *N Engl J Med* 2006;354:2463-2472.
9. Hood L, Heath JR, Phelps ME, et al. Systems biology and new technologies enable predictive and preventative medicine. *Science* 2004;306:640-643.
10. McDermott U, Downing JR, Stratton MR. Genomics and the continuum of cancer care. *N Engl J Med* 2011;364:340-350.
11. Vogelstein B, Papadopoulos N, Velculescu VE, et al. Cancer genome landscapes. *Science* 2013;339:1546-1558.
12. Meyerson M, Gabriel S, Getz G. Advances in understanding cancer genomes through second-generation sequencing. *Nat Rev Genet* 2010;11:685-696.
13. Krawczyk M, Mullenbach R, Weber SN, et al. Genome-wide association studies and genetic risk assessment of liver diseases. *Nat Rev Gastroenterol Hepatol* 2010;7:669-681.
14. Kumar V, Kato N, Urabe Y, et al. Genome-wide association study identifies a susceptibility locus for

HCV-induced hepatocellular carcinoma. *Nat Genet* 2011;43:455-458.
15. Moinzadeh P, Breuhahn K, Stutzer H, et al. Chromosome alterations in human hepatocellular carcinomas correlate with aetiology and histological grade—results of an explorative CGH meta-analysis. *Br J Cancer* 2005;92: 935-941.
16. Poon TC, Wong N, Lai PB, et al. A tumor progression model for hepatocellular carcinoma: bioinformatic analysis of genomic data. *Gastroenterology* 2006;131:1262-1270.
17. Su WH, Chao CC, Yeh SH, et al. OncoDB.HCC: an integrated oncogenomic database of hepatocellular carcinoma revealed aberrant cancer target genes and loci. *Nucleic Acids Res* 2007;35:D727-D731.
18. Woo HG, Park ES, Lee JS, et al. Identification of potential driver genes in human liver carcinoma by genomewide screening. *Cancer Res* 2009;69:4059-4066.
19. Lamb J. The Connectivity Map: a new tool for biomedical research. *Nat Rev Cancer* 2007;7:54-60.
20. Roessler S, Long EL, Budhu A, et al. Integrative genomic identification of genes on 8p associated with hepatocellular carcinoma progression and patient survival. *Gastroenterology* 2012;142:957-966.e12.
21. Feinberg AP. Phenotypic plasticity and the epigenetics of human disease. *Nature* 2007;447:433-440.
22. Feinberg AP, Ohlsson R, Henikoff S. The epigenetic progenitor origin of human cancer. *Nat Rev Genet* 2006;7:21-33.
23. Calvisi DF, Ladu S, Gorden A, et al. Mechanistic and prognostic significance of aberrant methylation in the molecular pathogenesis of human hepatocellular carcinoma. *J Clin Invest* 2007;117:2713-2722.
24. Hernandez-Vargas H, Lambert MP, Le Calvez-Kelm F, et al. Hepatocellular carcinoma displays distinct DNA methylation signatures with potential as clinical predictors. *PLoS One* 2010;5:e9749.
25. Lambert MP, Paliwal A, Vaissiere T, et al. Aberrant DNA methylation distinguishes hepatocellular carcinoma associated with HBV and HCV infection and alcohol intake. *J Hepatol* 2011;54: 705-715.
26. Andersen JB, Factor VM, Marquardt JU, et al. An integrated genomic and epigenomic approach predicts therapeutic response to zebularine in human liver cancer. *Sci Transl Med* 2010;2:54ra77.
27. Lee JS, Heo J, Libbrecht L, et al. A novel prognostic subtype of human hepatocellular carcinoma derived from hepatic progenitor cells. *Nat Med* 2006;12:410-416.
28. Um TH, Kim H, Oh BK, et al. Aberrant CpG island hypermethylation in dysplastic nodules and early HCC of hepatitis B virus-related human multistep hepatocarcinogenesis. *J Hepatol* 2011;54:939-947.
29. Revill K, Wang T, Lachenmayer A, et al. Genome-wide methylation analysis and epigenetic unmasking identify tumor suppressor genes in hepatocellular carcinoma. *Gastroenterology* 2013;145:1424-1435.e1-25.
30. Esteller M. Epigenetics in cancer. *N Engl J Med* 2008;358: 1148-1159.
31. Hoshida Y, Toffanin S, Lachenmayer A, et al. Molecular classification and novel targets in hepatocellular carcinoma: recent advancements. *Semin Liver Dis* 2010;30:35-51.
32. Lujambio A, Lowe SW. The microcosmos of cancer. *Nature* 2012;482:347-355.
33. Coulouarn C, Factor VM, Andersen JB, et al. Loss of miR-122 expression in liver cancer correlates with suppression of the hepatic phenotype and gain of metastatic properties. *Oncogene* 2009;28:3526-3536.
34. Mott JL. MicroRNAs involved in tumor suppressor and oncogene pathways: implications for hepatobiliary neoplasia. *Hepatology* 2009;50:630-637.
35. Ladeiro Y, Couchy G, Balabaud C, et al. MicroRNA profiling in hepatocellular tumors is associated with clinical features and oncogene/tumor suppressor gene mutations. *Hepatology* 2008;47:1955-1963.
36. Toffanin S, Hoshida Y, Lachenmayer A, et al. MicroRNA-based classification of hepatocellular carcinoma and oncogenic role of miR-517a. *Gastroenterology* 2011;140:1618-1628.e16.
37. Ji J, Shi J, Budhu A, et al. MicroRNA expression, survival, and response to interferon in liver cancer. *N Engl J Med* 2009;361:1437-1447.
38. Ji J, Yu L, Yu Z, et al. Development of a miR-26 companion diagnostic test for adjuvant interferon-alpha therapy in hepatocellular carcinoma. *Int J Biol Sci* 2013;9:303-312.
39. Arzumanyan A, Reis HM, Feitelson MA. Pathogenic mechanisms in HBV- and HCV-associated

hepatocellular carcinoma. *Nat Rev Cancer* 2013;13:123-135.

40. Teufel A, Marquardt JU, Galle PR. Next generation sequencing of HCC from European and Asian HCC cohorts. Back to p53 and Wnt/beta-catenin. *J Hepatol* 2013;58:622-624.
41. Fujimoto A, Totoki Y, Abe T, et al. Whole-genome sequencing of liver cancers identifies etiological influences on mutation patterns and recurrent mutations in chromatin regulators. *Nat Genet* 2012;44:760-764.
42. Guichard C, Amaddeo G, Imbeaud S, et al. Integrated analysis of somatic mutations and focal copy-number changes identifies key genes and pathways in hepatocellular carcinoma. *Nat Genet* 2012;44:694-698.
43. Li M, Zhao H, Zhang X, et al. Inactivating mutations of the chromatin remodeling gene ARID2 in hepatocellular carcinoma. *Nat Genet* 2011;43:828-829.
44. Totoki Y, Tatsuno K, Yamamoto S, et al. High-resolution characterization of a hepatocellular carcinoma genome. *Nat Genet* 2011;43:464-469.
45. Toffanin S, Cornella H, Harrington A, et al. Next-generation sequencing: path for driver discovery in hepatocellular carcinoma. *Gastroenterology* 2012;143:1391-1393.
46. Cleary SP, Jeck WR, Zhao X, et al. Identification of driver genes in hepatocellular carcinoma by exome sequencing. *Hepatology* 2013;58:1693-1702.
47. Kan Z, Zheng H, Liu X, et al. Whole-genome sequencing identifies recurrent mutations in hepatocellular carcinoma. *Genome Res* 2013;23:1422-1433.
48. Nault JC, Mallet M, Pilati C, et al. High frequency of telomerase reverse-transcriptase promoter somatic mutations in hepatocellular carcinoma and preneoplastic lesions. *Nat Commun* 2013;4:2218.
49. Huang Q, Lin B, Liu H, et al. RNA-Seq analyses generate comprehensive transcriptomic landscape and reveal complex transcript patterns in hepatocellular carcinoma. *PLoS One* 2011;6:e26168.
50. Chen L, Li Y, Lin CH, et al. Recoding RNA editing of AZIN1 predisposes to hepatocellular carcinoma. *Nat Med* 2013;19:209-216.
51. Kaposi-Novak P, Libbrecht L, Woo HG, et al. Central role of c-Myc during malignant conversion in human hepatocarcinogenesis. *Cancer Res* 2009;69:2775-2782.
52. Marquardt JU, Seo D, Andersen JB, et al. Sequential transcriptome analysis of human liver cancer indicates late stage acquisition of malignant traits. *J Hepatol* 2014;60:346-353.
53. Hernandez-Gea V, Toffanin S, Friedman SL, et al. Role of the microenvironment in the pathogenesis and treatment of hepatocellular carcinoma. *Gastroenterology* 2013;144:512-527.
54. Karin M. Nuclear factor-kappaB in cancer development and progression. *Nature* 2006;441:431-436.
55. Luedde T, Schwabe RF. NF-kappaB in the liver—linking injury, fibrosis and hepatocellular carcinoma. *Nat Rev Gastroenterol Hepatol* 2011;8:108-118.
56. He G, Dhar D, Nakagawa H, et al. Identification of liver cancer progenitors whose malignant progression depends on autocrine IL-6 signaling. *Cell* 2013;155:384-396.
57. Hoshida Y, Villanueva A, Kobayashi M, et al. Gene expression in fixed tissues and outcome in hepatocellular carcinoma. *N Engl J Med.* 2008;359:1995-2004.
58. Thorgeirsson SS. Genomic decoding of hepatocellular carcinoma. *Gastroenterology* 2006;131:1344-1346.
59. Schirmacher P, Calvisi DF. Molecular diagnostic algorithms in hepatocellular carcinoma: dead-end street or light at the end of the tunnel? *Gastroenterology* 2013;145:49-53.
60. Farazi PA, DePinho RA. Hepatocellular carcinoma pathogenesis: from genes to environment. *Nat Rev Cancer* 2006;6:674-687.
61. Villanueva A, Hoshida Y, Battiston C, et al. Combining clinical, pathology, and gene expression data to predict recurrence of hepatocellular carcinoma. *Gastroenterology* 2011;140:1501-1512.e2.
62. Gerlinger M, Rowan AJ, Horswell S, et al. Intratumor heterogeneity and branched evolution revealed by multiregion sequencing. *N Engl J Med* 2012;366:883-892.
63. Teufel A, Marquardt JU, Galle PR. Novel insights in the genetics of HCC recurrence and advances in transcriptomic data integration. *J Hepatol* 2012;56:279-281.

64. Nault JC, De Reynies A, Villanueva A, et al. A hepatocellular carcinoma 5-gene score associated with survival of patients after liver resection. *Gastroenterology* 2013;145:176-187.
65. Oikawa T, Kamiya A, Zeniya M, et al. Sal-like protein 4 (SALL4), a stem cell biomarker in liver cancers. *Hepatology* 2013;57:1469-1483.
66. Yong KJ, Gao C, Lim JS, et al. Oncofetal gene SALL4 in aggressive hepatocellular carcinoma. *N Engl J Med* 2013;368:2266-2276.
67. Marquardt JU, Thorgeirsson SS. Sall4 in "stemness"-driven hepatocarcinogenesis. *N Engl J Med* 2013;368:2316-2318.
68. Marquardt JU, Raggi C, Andersen JB, et al. Human hepatic cancer stem cells are characterized by common stemness traits and diverse oncogenic pathways. *Hepatology* 2011;54:1031-1042.
69. Yamashita T, Forgues M, Wang W, et al. EpCAM and alphafetoprotein expression defines novel prognostic subtypes of hepatocellular carcinoma. *Cancer Res* 2008;68:1451-1461.
70. Andersen JB, Thorgeirsson SS. Genetic profiling of intrahepatic cholangiocarcinoma. *Curr Opin Gastroenterol* 2012;28:266-272.
71. Andersen JB, Spee B, Blechacz BR, et al. Genomic and genetic characterization of cholangiocarcinoma identifies therapeutic targets for tyrosine kinase inhibitors. *Gastroenterology* 2012;142:1021-1031.e15.
72. Sia D, Hoshida Y, Villanueva A, et al. Integrative molecular analysis of intrahepatic cholangiocarcinoma reveals 2 classes that have different outcomes. *Gastroenterology* 2013;144:829-840.
73. Woo HG, Lee JH, Yoon JH, et al. Identification of a cholangiocarcinoma-like gene expression trait in hepatocellular carcinoma. *Cancer Res* 2010;70:3034-3041.
74. Lee JS, Chu IS, Heo J, et al. Classification and prediction of survival in hepatocellular carcinoma by gene expression profiling. *Hepatology* 2004;40:667-676.
75. Lee JS, Thorgeirsson SS. Comparative and integrative functional genomics of HCC. *Oncogene* 2006;25:3801-3809.
76. Marquardt JU, Thorgeirsson SS. Stem cells in hepatocarcinogenesis: evidence from genomic data. *Semin Liver Dis* 2010;30:26-34.
77. Marquardt JU, Factor VM, Thorgeirsson SS. Epigenetic regulation of cancer stem cells in liver cancer: current concepts and clinical implications. *J Hepatol* 2010;53:568-577.

第十三章　结直肠癌的分子生物学

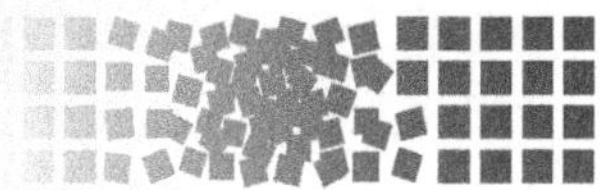

Ramesh A. Shivdasani

引言

在美国，结直肠癌（colorectal cancer，CRC）的累计发病风险为 6%（www.cancer.gov.statistics），而在有结直肠癌家族史的人群中风险增加约 4 倍。但是只有低于 5% 的病例发生在有遗传易感综合征的患者。因此，大部分结直肠癌都被认为是散发病例，虽然有 20% ～ 30% 的病例可能具有家族遗传基础（尽管缺乏已知的生殖细胞缺陷）。全基因组关联（GWA）分析研究表明，至少有 20 个等位基因可增加患结直肠癌的风险。特征性的体细胞突变、DNA 修复缺陷、染色体不稳定和表观遗传的改变都促进了结直肠癌的发展。易感因素与体细胞突变的研究能协助我们深入了解结直肠癌的分子机制并将其作为肿瘤遗传研究的范例。

结直肠癌多阶段模型

腺瘤 - 腺癌阶段序列（adenoma-carcinoma sequence）的演进模型能很好地说明结直肠癌的遗传学基础。结直肠癌总是在良性癌前息肉中产生，良性癌前息肉表现为上皮细胞过度增殖、非典型增生及异常分化等特征，且有时可见组织侵袭灶。有蒂息肉是明显的癌前病变，大于 1cm 的息肉约有 15% 的风险在 10 年内发展为恶性肿瘤；内镜切除这些腺瘤可以减少结直肠癌的发病率和死亡率 [1]。在美国 70 岁以上的人群中，息肉的发病率高达 50%[2]，而结直肠癌的发病率仅为 6%，这是因为只有少数腺瘤进展成侵袭性肿瘤，促进侵袭和恶变的顺序异常要经过 10 ～ 30 年的累积 [3]。

非经典腺瘤，如增生息肉，以前被认为发展为侵袭性结直肠癌的可能性很小，但是现在已经确认了两个锯齿状的前体病变 [4]。细胞学上不典型增生的锯齿状腺瘤偶尔也会演变为具有染色体不稳定和 KRAS 突变的结直肠癌。而没有细胞学不典型增生的锯齿状腺瘤可以演变为具有微卫星不稳定（MSI-hi）、BRAF 突变和丰富的 CpG 岛甲基化的结直肠癌 [5,6]。约 8% 的散发性结直肠癌起源于这样的病变，保留典型的锯齿状上皮细胞核的形态，预后相对较差。

虽然肿瘤进展可能是由于遗传学（体细胞突变）或表观遗传学（与 DNA 序列无关），但我们目前对于前者的了解比后者更多。某些基因的改变会导致肿瘤的发生：癌基因、抑癌基因，包括 DNA 修复基因和那些帮助控制其他基因的基因（表观遗传修饰）。选择性的突变高频出现在不同的肿瘤类型和不同的分期，形成了典型突变顺序（图 13.1），虽然突变的顺序可以改变，而且大多数肿瘤不会携带所有的突变。这些突变事件是肿瘤作为一种细胞生存、生长和侵袭的自然限制机制被破坏的多因素疾病的有力证据[7]。几乎没有与特定的病理特征或患者生存强烈相关的特定突变，大部分突变影响多种细胞功能。但是特定的基因型可以定义结直肠癌的亚型和对于某些治疗的反应。MSI-hi 亚型通常发生在升结肠，具有较好的预后；辅助氟尿嘧啶治疗对该类型Ⅱ期患者几乎无效。KRAS 或 BRAF 突变，约占结直肠癌患者的 50%，对表皮生长因子抗体治疗不敏感[8, 9]，而且是这种治疗的禁忌证。随着新疗法进入临床，其他分子特征的预后和预测价值将会变得更加清晰。同时，特定的突变揭示了在结肠细胞的正常调控，可能指导未来的预防策略和关键药物开发的信号转导途径。

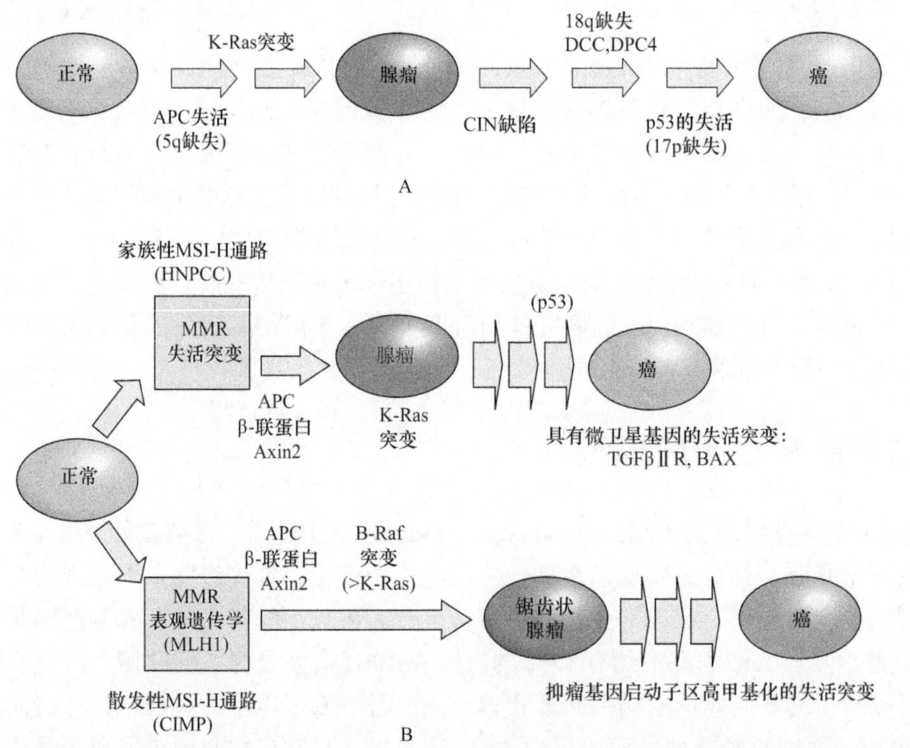

图 13.1　结直肠癌（CRC）的基因通路。所有结直肠癌均来源于良性的腺瘤前体，通过突变阶段序列性地增强其恶性表型。激活 Wnt 信号通路的突变似乎是必需的启动事件，随之而来的是两个可能能够进一步累积突变的过程。A. 染色体不稳定性是 80% 以上 CRC 具有的特征，通常与 KRAS 活化点突变，以及包含 P53 和其他抑癌基因的 18q 和 17p 区域的缺失相关。B. 约 20% 的 CRC 为整倍体但其 DNA 错配修复基因（MMR）存在缺陷，导致高度的微卫星不稳定性（MSI-Hi）。MMR 缺陷可以散发性产生，这与 CpG 岛甲基化（CIMP）有关；或者也可以是遗传性非腺瘤结肠癌（HNPCC）的家族易感性造成。KRAS 或 BRAF 癌基因突变的累积，p53 抑癌基因和微卫星包含基因如 TGFβⅡR 等都能够受到 MMR 缺陷的影响。MMR 基因 MLH1 的表观遗传学失活和 BRAF 点突变的活化在锯齿状腺瘤中尤为常见，它部分通过抑癌基因启动子区域的甲基化而起到基因沉默的作用。从腺瘤演进发展成为 CRC 需要十余年，这个过程可以因 MMR 的缺陷而加速进展

结直肠癌的整体事件

结直肠癌以典型方式获得遗传不稳定，促进数百到数千个异常体细胞的积累。约80% 肿瘤显示广泛的染色体获得、缺失和易位的现象，导致基因的扩增、重排和缺失。这些肿瘤平均有低于 100 个体细胞非同义点突变 [10]。染色体分离缺陷可能导致染色体不稳定（CIN），正如在小鼠中证实的分离因子 Bub1 基因 [11]。但几乎没有特定的基因缺陷具有强相关性，除了与 8 号和 18 号染色体结构变化的弱相关外 [12]，特异的细胞遗传学特征几乎不影响疾病模式或患者的预后。

约 15% 的结直肠癌出现广泛的整倍体，但带有数千个点突变和小的缺失或核苷酸重复序列附近的插入，称为 MSI-hi 型 [13]。具有 MSI 的腺瘤的疾病进展特征和分子决定因素不同于 CIN 相关的类型。例如，BRAF（V600E）突变在 MSI 腺瘤前体比其他类型更为常见 [14]。与 CIN 或 MSI 相关的腺瘤，由于高频突变导致了许多变化，这些变化对于肿瘤无关紧要甚至是不利于肿瘤的，仅仅一个突变并不意味着致病作用。因此，两个特点是用来区分驱动突变和“乘客”突变的：在肿瘤标本中是否高频出现，比较理想的是，实验证实该突变对于恶性肿瘤的作用。

表观遗传机制和基因突变相同，在肿瘤的发展过程中非常重要，但是目前了解不够。不同的共价组蛋白修饰和 DNA 胞嘧啶残基的甲基化是表观遗传修饰的主要形式 [15]，而且在结直肠癌中后者比前者研究得深入得多。启动子区高 CpG 部位的 5′-CpG-3′ 二核苷酸碱基对是甲基化的部位，甲基化修饰沉默邻近的基因。结直肠癌甚至是结直肠腺瘤比正常组织整体甲基化程度低 8% ～ 15%[16, 17]。着丝粒的甲基化程度降低可能破坏着丝粒染色体的正确分离，IGF2 基因的甲基化改变或印迹丢失，增加患结直肠癌的风险 [18]，表明总体的低甲基化对细胞生长的广泛影响。然而，其精确的意义还不清楚，因为有些动物表现出肿瘤易感性与整体低甲基化相关 [19]，在缺少或过表达 DNA 甲基转移酶 DNMT3b 的 ApcMin 小鼠分别表现出小腺瘤进展的减弱或加速 [20, 21]。

与全基因组低甲基化背景相反，有一个特殊的结直肠癌亚型表现出许多 CpG 富集启动子区的高甲基化，即 CpG 岛甲基化表型（CIMP），包括抑癌基因，如 HIC1 和 Wnt 通路抑制基因 SFRPs 的转录减弱 [22, 23]。全基因组甲基化分析已经确认这一既往有争议的类型 [24] 和特征，不同于 KRAS 突变型 CIN 肿瘤，它起源于无蒂锯齿状腺瘤；它与 BRAF 突变、MLH1 基因甲基化的 MSI-hi 肿瘤强关联 [25]，还具有独特的基因表达模式 [26]。

尽管前面提到的特性，特别是 MMR 和 CIMP，在某种程度上有重叠，大致来说，结直肠癌可以分为三大类：①传统型，②替代型，③锯齿型，分别以 CIN、DNA 错配修复和 CIMP 为特征。癌症基因组图谱（TCGA）将结直肠癌分为非高突变型（CIN+）和高突变型（包括 MMR 和 CIMP）[26]。经典腺瘤 - 腺癌阶段序列的其他变异也被确认。长期溃疡性结肠炎（UC）[27] 患者患结直肠癌的风险提高 10 倍，可能反映了在进行性的黏膜损伤和修复条件下的高度突变。溃疡性结肠炎相关结直肠癌常出现在扁平腺瘤性斑块和不典型增生的非腺瘤区域。相比于散发病例，在癌症顺序发生阶段，TP53 突变发生较早 [28]，APC 的失活较少，抑癌基因 $p16^{INK4a}$ 的甲基化更为常见 [29]。

癌症风险增高的遗传性综合征强调了结直肠癌发生的早期事件和关键通路

两种罕见的但是高外显的孟德尔遗传综合征——家族性腺瘤性息肉（FAP）和遗传性非息肉病性结直肠癌（HNPCC），共占结直肠癌发病率的 5%。MYH 基因相关性息肉病（MAP）、聚合酶校对功能相关息肉病（PPAP）、家族性幼年性息肉病（FJP）、黑斑息肉综合征（PJS）和 Cowden 综合征等疾病的发病率都小于 1/200 000，均会提高患结直肠癌的风险（表 13.1）。认识这些遗传性异常的相关基因能帮助受累家族进行准确的分子诊断、风险评估和靶向预防，同时也有助于深刻理解更大比例的结直肠癌散发病例。

表 13.1　遗传性结直肠肿瘤综合征的遗传学

综合征	受累患者的常见特征	缺陷基因
具有腺瘤性息肉的综合征		
家族性腺瘤性息肉（FAP）	多发性腺瘤（＞100）和结直肠癌；十二指肠息肉和癌；胃底息肉；先天性视网膜上皮肥大	APC（＞90%）
Gardner 综合征	与 FAP 相同，有硬纤维瘤和下颌骨骨瘤	APC
Turcot 综合征	息肉病和结直肠癌，伴脑肿瘤（成神经管细胞瘤，胶质母细胞瘤）	APC，MLH1
轻型腺瘤性结肠息肉病（AAPC）	息肉数一般少于 100，在一个家族中突变携带者息肉数目有显著差异（5 至＞1000）	APC（5′ 突变）
遗传性非息肉性结直肠癌（HNPCC）	具有较少息肉的结直肠癌；具有患子宫内膜癌高风险；具有一定风险患卵巢、胃、尿路、肝胆和脑瘤	MSH2、MLH1、MSH6（共＞90%），PMS2（约 5%）
MYH 相关性息肉（MAP）	多发性胃肠息肉；常染色体隐性遗传	MYH
聚合酶校对基因相关息肉病（PPAP）	大腺瘤，早发性结直肠癌，子宫内膜癌高风险	POLE 或 POLD1
非典型息肉综合征		
Peutz-Jeghers 综合征（PJS）	整个胃肠道遍布的错构瘤息肉；黏膜与皮肤色素沉着；胃肠道及非胃肠道肿瘤患病风险增高 9 ～ 13 倍	STK11（30% ～ 70%）
Cowden 病	多发的错构瘤可涉及乳腺、甲状腺、皮肤、脑及胃肠道；乳腺癌、子宫癌、甲状腺癌和部分胃肠道肿瘤的患病风险增加	PTEN（85%）
幼年性息肉综合征（JPS）	青年时期多发的错构瘤，主要在结直肠和胃；患结直肠癌和胃癌风险大幅度增加；面部变化	BMPR1A（25%），SMAD4（15%），ENG
遗传性混合息肉病（HMPS）	高度异构形态和大小的息肉；较少发展为结直肠癌；局限在少数的犹太家族；仅结直肠癌风险升高	GREM1（估计）

家族性腺瘤性息肉（FAP）和 Wnt 通路的关键作用

FAP 是一种常染色体显性遗传的单基因疾病，占所有结直肠癌的 0.5%。患者在 20 多岁时能长出数百到数千个克隆性息肉，其发展到结直肠癌的终身风险为 100%，其发展到结直肠癌的中位年龄为 39 岁。肠外临床表现：①十二指肠与胃腺瘤；②先天性视网膜色素上皮增生；③有骨瘤和肠系膜纤维瘤的 Gardner 综合征变异型 [30]；④有脑肿瘤的 Turcot 综合征变异型 [31]；⑤少见的皮肤囊肿、甲状腺肿瘤或肾上腺腺瘤。虽然大多数肠外表现是良性的，但仍有少数发展为肝母细胞瘤和甲状腺癌。患者有 5% ～ 10% 的风险患壶腹周围腺腺癌，因而在预防性结肠切除术后需内镜监测十二指肠，反映了小肠和大肠上皮有类似的稳态机制 [32]。

引起 FAP 的 APC 基因编码一个 300kDa 的蛋白。APC 基因的生殖细胞突变可以发生在整个位点 [33]，主要聚集在 5′ 端和 15 号外显子，导致过早截短蛋白的产生。虽然少数突变与临床症状的严重程度及某些特殊的肠外表现存在一定联系，但相同的突变可能产生不同的特性。集中在 APC 外显子的 5′ 和 3′ 端的突变引起变异型轻型腺瘤性结肠息肉病，很少在晚年有息肉或发展为结直肠癌 [34]。在 Ashkenazi 犹太人常见的 I1307K 等位基因突变，患结直肠癌的终身风险几乎是没有突变者风险的两倍，该突变并不影响 APC 蛋白功能，但其（A）$_3$T（A）$_4$ 编码序列被（A）$_8$ 序列替代，偶尔被附近截短突变作为靶点 [35]。在家族先证者中确认特异性 APC 基因突变能够为其他家族成员的检测提供可靠的依据。对于突变携带者，至少建议 10 岁以后每年进行结直肠镜筛查，25 岁后每年进行胃镜检查，服用非甾体抗炎药降低结直肠癌风险 [36]。强烈推荐进行预防性结肠切除术，并对直肠残端和其他高危组织保持警惕。

APC 基因的更大意义于 80% 的散发性结直肠癌和腺瘤 [37]，包括没有非典型增生腺体的微小息肉中存在的 APC 基因的体细胞失活。APC 的失活是大部分息肉发展的限速步骤，而对其细胞功能的研究支持这种“管家”功能。散发性结直肠癌和来源于 FAP 的结直肠癌患者显示出杂合性丢失和双等位基因 APC 的失活，通过缺失导致一个拷贝丢失，也证明了 APC 作为抑癌基因的功能。因为 APC 基因编码多个功能域，截短的突变蛋白可能会干扰各种细胞活动。例如，APC 在染色体分离方面的功能破坏导致 CIN[38]。然而，对 APC 的主要关注集中在它对 Wnt 信号通路的调控。约一半具有完整的 APC 功能的散发性结直肠癌携带 CTNNB1 基因的激活点突变 [39, 40]，CTNNB1 编码 β- 联蛋白（β-catenin），是 Wnt 信号通路中重要的转录效应因子；而在另一半病例中很多人携带编码 R-spondin 辅助因子的融合基因 [41]。此外，在小鼠中急性 APC 缺失能够产生与在 Wnt 信号通路激活时观察到的相同的肠道缺陷 [42]。在肠外散发性肿瘤中 APC 突变不常见。

Wnt 是具有多种发育和稳态作用的分泌型糖蛋白，特别是在肠道，它们的功能是与 R-spondin 密切相关的 [43, 44]。在 Wnt 配体缺失的情况下，包含 APC、Axin2 和其他胞质蛋白的复合物，促进酪蛋白激酶 I 和糖原合成激酶（glycogen synthase kinase，GSK）-3β 介导的 β-catenin N 端保守的丝氨酸和苏氨酸残基磷酸化；这种磷酸化靶向 β-catenin 被泛素介导的蛋白酶降解过程。当 Wnt 的配体与包含卷曲蛋白（FRIZZLED）和辅助受体 LRP5/6 结合表面复合物结合时，抑制 APC/AXIN2 降解复合物，从而稳定 β-catenin，这不同于丰富的 β-catenin 细胞内存储，在细胞表面内侧与 E- 钙黏蛋白（E-cadherin）的黏附（图 13.2）。β-catenin 聚集并被转运至细胞核中，在细胞核内，β-catenin 激活与 T 细胞因子（TCF）家族序列特异性转录因子结合的基因。在这个家族中的四个蛋白中，

TCF4 在正常的肠上皮细胞中特别重要[39,45]，核内的 β-catenin 是激活靶基因必需的[46]。

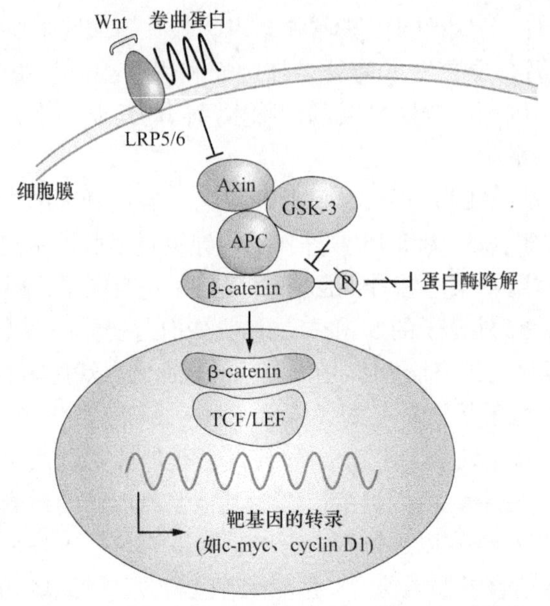

图 13.2　Wnt 信号通路是结直肠癌中的关键驱动通路。Wnt 家族成员的糖蛋白变形素与细胞表面受体卷曲蛋白和 LRP5/6 结合。当缺乏 Wnt 结合信号时，正常细胞使用一种包含 APC、Axin 和其他胞质蛋白的复合物来促进糖原合成激酶（GSK）-3β 介导的 β-catenin N 端的磷酸化并靶向 β-catenin 的蛋白酶降解（详见参考文献 37）。Wnt 配体与卷曲蛋白的结合及其专属辅助受体 LRP5/6 对抗 APC/Axin 复合物的降解，并稳定 β-catenin（CTNNB1），后者入核并通过 T 细胞因子 / 淋巴增强因子（TCF/LEF）转录因子来激活相应的基因表达。两个在结直肠癌中的关键事件：APC 的失活或 CTNNB1 的激活突变都能够导致持续的、Wnt 非依赖性的 β-catenin 的稳定化并激活对应基因的转录程序。Wnt 信号在肠道中通常都局限于隐窝始祖细胞，而通过 APC 或 CTNNB1 突变的异常激活都能赋予细胞持续复制的永久的陷窝样状态

结直肠癌中 CTNNB1 基因的突变总是以 N 端残基磷酸化为靶点，突变的蛋白可以抵抗降解。因此，结直肠癌中这两个“管家”基因的病变，APC 基因失活突变或 CTNNB1 基因激活突变都导致了持续的 Wnt 配体非依赖性的 β-catenin 的稳定。R-SPONDIN 基因在 10% 的结直肠癌患者与野生型 APC 和 CTNNB1 发生易位[41]，这种基因融合可能是致病性的，因为它们加强了 Wnt 信号。TCF4（TCF7L2）基因的突变也出人意料的常见[26]，但这些突变的作用和功能尚不清楚，正如在微卫星不稳定性（MSI）病例[47]中罕见的 AXIN2 突变和在微卫星稳定（MSS）[48]中 TCF3 或 TCF4 基因融合的功能意义也未知。

正常肠隐窝干细胞和祖细胞的增殖需要 Wnt 信号、APC 或 CTNNB1 突变导致细胞不依赖配体强大的调节限制。因此，结直肠癌细胞系中 Wnt 信号依赖的转录程序与在肠隐窝细胞中的明显一致[49]。在小鼠中，表达表面标志物 Lgr5 的循环肠隐窝基底细胞特别容易受到 Wnt 诱导转化，这表明结直肠癌产生于干细胞而非成熟子代细胞[50]。实验室证据表明，即便是晚期的结直肠癌仍然依赖于 Wnt 信号通路的持续激活。TCF4/β-catenin 复合体控制数百个靶基因[49,51]，但大部分靶基因的个体功能意义并不清楚。缺乏 CD44 和某些其他 Wnt 通路靶基因的 APC 突变小鼠患腺瘤较少[52]，但 MYC 基因似乎尤其重要，因为

在老鼠的肠道敲除 MYC 基因能完全破坏急性 APC 缺失的效应[53, 54]。

遗传性非息肉病性结直肠癌和 DNA 错配修复基因的作用

HNPCC 或 Lynch 综合征，是一种常染色体显性遗传疾病，通常在 50 岁以前约 70% 具有发展为结直肠癌的风险，占结直肠癌所有病例的 2% ～ 4%。受累个体同样也会发生肠道息肉（几乎所有的结直肠癌，包括综合征患者和散发性的病例均源自良性前体病变），但其息肉数目较 FAP 患者少得多，这也是诊断 HNPCC 必须排除的一个条件（表 13.2）[55]。癌症好发于升结肠，且患者也易患子宫内膜癌（35% ～ 50% 的终身风险）、卵巢及上尿路上皮（7% ～ 8% 的风险）、胃、小肠、胆和脑等部位肿瘤，其疾病发生谱总结在 Amsterdam Ⅱ型诊断标准的修订版中（表 13.2）[56]。癌症在 HNPCC 综合征中表现出微卫星 DNA 序列长度的明显变化，在一组 5 个基因的单、双核苷酸序列（BAT26、BAT25、D5S346、D2S123 和 D17S250）中有两个或更多区域存在微卫星不稳定，称为 MSI-Hi 型。具有 CIN 的结直肠癌代表一个不同的类型，表现出微卫星稳定性，以及在一小部分中表现出 5 个微卫星区域中只有 1 个变化的类型（MSI-Lo），这个发现的意义还不是很清楚。

表 13.2 遗传性非息肉病性结直肠癌临床诊断标准

A. 修订版 Amsterdam 标准（临床诊断）
1. 3 个或 3 个以上家族成员在组织结构上确认患有与 HNPCC 相关的癌症，且其中 1 人为其他 2 人的直系亲属
2. 累及连续 2 代人
3. 不超过 50 岁时至少有 1 人确诊患有与 HNPCC 相关的癌症（见下文 C）
4. 除外家族性腺瘤性息肉（FAP）
B. 修订版 Bethesda 指南（标准提示适当个体应行肿瘤微卫星不稳定性检测）
1. 50 岁之前诊断出患 CRC
2. CRC 和其他与 HNPCC 相关的癌症同步或不同步出现
3. 60 岁之前诊断出患 CRC 且组织病理特征与 MSI-hi 相关联
4. 至少有 1 个 CRC 患者是与 HNPCC 相关癌症患者的直系亲属，其中任意一种癌症确诊时不超过 50 岁
5. 至少有 2 个 CRC 患者是与 HNPCC 相关癌症患者的直系亲属，不论年龄
C. 与 HNPCC 相关癌症的范围：结肠癌和直肠癌、子宫内膜癌、胃癌、卵巢癌、胰腺癌、输尿管癌和肾盂癌、胆道癌、小肠癌、脑肿瘤、皮脂腺瘤和角化棘皮瘤

HNPCC 是由任一个引起 DNA 错配修复（mismatch repair，MMR）基因的生殖细胞突变导致的，DNA 错配修复在正常的 DNA 复制过程中修复碱基错配及小的插入和缺失。哺乳动物细胞中的 MMR 由细菌和酵母的同源修复蛋白，MutS 同源体（MutS homologs，MSH）1 ～ 6，MutL 同源体（MutL homologs MLH）1 ～ 3，PMS1 和 PMS2 调节。MLH1 和 PMS2 以 MutLα 复合物的形式被召集到 DNA 错配位点，然后分别招募 MSH2-MSH6（MutSα）或 MSH2-MSH3（MutSβ）的异二聚体到 1bp 或 2 ～ 4bp 的错配点。这些蛋白高效剪切有错配链并重新合成和连接已修复的 DNA。MSH2、MLH1、MSH6 和 PMS2 的生殖细胞突变解释了约 95% 的家族 HNPCC[57-59]，包括 TACSTD1 的终止密码子的生殖细胞缺失导致了 3′ 邻近基因 MSH2 的高甲基化沉默[60, 61]。

MSI-hi 结直肠癌通常呈外生性生长、淋巴结浸润，黏液腺印戒细胞样分化和髓质生长模式；Bethesda 指南（表 13.2）结合了临床和表型特征便于诊断 HNPCC[62]。当符合这些诊断标准时，应该对瘤体组织 DNA 用简单的基于聚合酶链反应（PCR）检测 MSI 或者用免疫组化检测 MLH1、MSH2 和 MSH6 蛋白的缺失[63]。因为 Bethesda 指南可能会错过多达 1/4 的病例，专家现在建议在所有 70 岁以下的结直肠癌患者中进行检测[64, 65]。加上全面的个人史和家族史，阳性结果提示应该进行 MLH1、MSH2、MSH6 和 PMS2 突变检测[66]。突变等位基因和携带者的确认可以考虑进行性价比高的针对性筛查和干预措施，这些被证实可减少死亡率[65]（如从 30 岁开始每 1 ～ 2 年进行一次预防结直肠癌筛查，家庭咨询，阿司匹林治疗）。携带者应该考虑预防性结直肠次全切除术、子宫切除术和卵巢切除术；女性超过 30 岁应至少每年进行一次子宫内膜评估。

在癌症初期，随机事件首先破坏突变 MMR 基因的野生型等位基因的功能，产生的突变体表型促进 DNA 复制错误率比背景提高 10^2 ～ 10^3 倍[13, 57]。因此，腺瘤进展为癌的时间为 3 ～ 5 年，而不是 20 年或更久[67]。矛盾的是，MSI-hi 患者较散发型 MSS 患者的预后好，这或许由于许多体细胞突变使肿瘤处于不利地位。两种最常见的失活基因 ACVR2A 和 TGFBR2 编码转化生长因子（TGF-β）家族的特异性配体的受体，在它们的编码序列中包含易受攻击的单核苷酸区域[26, 68]。TGF-β 抑制肠上皮细胞的增殖，TGFBR2 双等位基因失活在超过 90% 的 MSI-hi 和 15% MSS 的散发性结直肠癌患者能检测到[69]。在家族性 MSI-hi 结肠肿瘤患者中，突变的其他基因包括编码促凋亡基因 CASP5 和 BAX[70]，转录因子基因包括 TCF4[71] 和表皮生长因子受体（EGFR）[72]；但 KRAS，特别是 BRAF 突变是罕见的。不论 MMR 状态如何，结直肠癌的发病需要 APC-β-catenin 管家基因功能的失调控[73]。

在 12% ～ 15% 的散发性结直肠癌患者中观察到 MSI-hi[74]，常在老年患者早期阶段发现。这种肿瘤可能是来自升结肠的无蒂锯齿状腺瘤，没有表现出已知的 MMR 基因未被识别的生殖细胞突变和体细胞破坏[75]。但是，大多数但并非全部的病例表现出 MLH1 双等位基因启动子高甲基化导致的基因失活，BRAF 基因的激活突变和 CpG 岛甲基化表型（CIMP）[76-78]。

MYH 相关性息肉和聚合酶校对功能相关息肉病

MYH 的生殖细胞突变导致多发性腺瘤的隐性遗传综合征——MYH 相关性息肉（MAP）和结直肠癌，MYH 基因是大肠杆菌碱基切除修复基因 MutY 的同源基因[79]。与 FAP 相比，结直肠癌发生时间晚，其息肉的数量差别很大；与 HNPCC 相比，其肠外肿瘤比较少见（表 13.1）。因为 MYH 是 DNA 糖基化酶，帮助修复 DNA 氧化损伤，产生的肿瘤不与 MSI 相关，但与 G ：C 突变为 T ：A 相关，包括 APC 基因。大多数病例有两个等位基因 Y165C 和 G382D，在纯合子或复合杂合子易发生结直肠癌，而单等位基因携带者患结直肠癌风险没有增高[80]。预防监控的建议与 HNPCC 相同。

一个罕见显性遗传性结直肠癌高风险家族携带 POLE 和 POLD1 基因的生殖细胞缺陷，其分别编码 DNA 主导链和后合成链的 DNA 聚合酶 ε 和 δ 的校对核酸外切酶[81]。临床表现为大腺瘤和结直肠癌发生较早，与 HNPCC 和 MAP 临床表现相似，包括 POLD1 突变女性患子宫内膜癌的风险升高。肿瘤携带成千上万的突变，但具有稳定的微卫星位点，揭示了在结直肠癌中 1/3 家族性突变机制。约 3% 的散发性结直肠癌有高频突变，无 MSI，该类患者几乎都有 PLOE 外切酶结构域的体细胞突变和 APC 的突变[26]。PLOE 和 POLD1 是非经典的抑癌基因，因为它们并不表现为缺失或截短，而是特异的错义突变影响其校对功能，其野生型等位基因通常被保留。其正式的监控建议需要进一步地明确 PPAP 的特征，现行的做法是采用 HNPCC 的标准。

家族性幼年性息肉病、Peutz Jeghers 遗传性混合息肉病和 Cowden 综合征

家族性幼年性息肉病（FJP）患者青春期在胃或小肠、大肠即出现癌前错构瘤性息肉[82, 83]，虽然在家族中只有非常少数的病例，但是也说明了其家族史。骨成型蛋白（bone morphogenetic protein，BMP）受体 BMPR1A，TGF-β 辅助受体内皮蛋白（Endoglin，ENG）或 SMAD4 的生殖细胞突变提示 TGF-β 信号在这种疾病发病机制中的重要作用[84, 85]。实际上，散发性结直肠癌往往对 TGF-β 的生长抑制作用是不敏感的，小鼠中 BMP 功能的缺失导致干祖细胞的增殖，从而形成息肉或异位的隐窝[86-88]。不是所有的散发性结直肠癌患者都携带这些突变，表明还有其他基因没被发现。值得注意的是，小鼠肠道细胞 Smad4 条件性敲除并不影响细胞生长，而选择性 T 淋巴细胞 Smad4 缺失导致肠黏膜增厚和息肉形成[89]。这些研究结果使 TGF-β 功能的解释变得复杂化，说明肠道肿瘤发生与基质炎症的关系。

黑斑息肉综合征（PJS）患者也可能患良性肿瘤，包含分化完全但杂乱无章的细胞（错构瘤），主要在小肠，也可能在结直肠或胃，有时会导致出血或肠套叠。PJS 是常染色体显性遗传疾病，与皮肤和颊黏膜黄斑病变，膀胱和支气管息肉相关，以及有患一系列癌症的倾向，包括肺癌、乳腺癌和女性生殖器官肿瘤（表 13.1）。所有肿瘤的终身风险超过 90%，小肠、胃和胰腺癌的发病率是一般人群的 50 ～ 500 倍，结直肠癌的患病风险升高近 100 倍[90]。丝－苏氨酸激酶 11（STK11，又名 LKB1）是一个抑癌基因[91]，在多种细胞信号通路和功能中发挥连接作用。它的主要功能是通过一磷酸腺苷（AMP）激活的蛋白激酶 AMPK 发挥作用，可能与营养和能量利用关联来调控细胞结构，特别是细胞极性[92]。STK11 也调节 Rheb GDP：Rheb GTP 的循环和下游结节性硬化症基因 TSC2 和 mTOR 的活性[93]，它们是蛋白质合成和细胞生长的主要调节因子。STK11 对细胞极性和代谢的调控是当前研究的热点领域，可能为结直肠癌的发病机制和合理治疗提供重要线索。

HMPS 综合征患者局限在少数犹太家族，起源于单一祖先，患有多种不同形态的息肉和结直肠癌，但没有其他肿瘤发生[94]。GREM1 基因上游 40kb 的重复序列似乎能激活这个 BMP 拮抗基因的远处增强子，驱动 GREM1 在结肠上皮的异位高表达[95]，引起隐窝细胞更新加快，可能加速癌基因突变的积累。GWA 分析提示在 15q13.3，GREM1 也是结直肠癌风险等位基因位点[96]。

Cowden 病包括多种黏膜病变、特异性皮肤损害（面部小丘疹和肢端疣状丘疹）、乳腺纤维腺瘤、神经纤维瘤、脂肪瘤和脑膜瘤[97]。这种综合征源于 PTEN 基因的生殖细胞突变，

该抑癌基因编码 10 号染色体上缺失的磷酸酶和张力蛋白同源基因[98]，是继 TP53 后第二常见的突变基因。脂质磷酸酶 PTEN 能够将磷酸肌醇（PI）信号通路中的关键分子去磷酸化[99]，并且通过 PI-3 激酶及其下游效应分子 AKT 和 mTOR 来对细胞内生长信号进行负性调控。Cowden 综合征患者患结直肠癌的风险不大，而在散发性结直肠癌病例 PTEN 突变罕见，但在约 40% 的结直肠癌均存在 PTEN 的免疫染色丢失，这常常是由于启动子甲基化造成的[100]，从而突出其肿瘤抑制作用。

遗传综合征结直肠癌风险增高的意义

对上述孟德尔综合征进行临床诊断后，患者和家族成员进行相应的生殖细胞突变检测，接受遗传咨询，进入肿瘤预防和筛查的管理计划。相应的分子缺陷对散发性结直肠癌的研究有深刻的影响，特别是揭示了 Wnt 信号通路关键作用及 APC 的失活和 CTNNB1 的激活的限速作用。同样，STK11 和 PTEN 在遗传和散发性结直肠癌中的丢失表明至关重要的分子途径，而 HNPCC 和 PPAP 有助于疾病的分型并有助于揭示这些特征的意义，如在 12% ～ 15% 的散发性结直肠癌中存在 MSI 的特征意义。即使没有确认的易感综合征，一级亲属有结直肠癌家族史的个体患结直肠癌的风险比没有家族史的个体也增高 4 倍。影响结直肠癌患病的特异性环境因素是复杂的，目前还没有完全阐明，包括肥胖、过量食用红肉、缺乏体育锻炼、维生素 D 缺乏等[101]。因为许多因素集中在胰岛素信号通路，一些专家提出，胰岛素和胰岛素样生长因子在 CRC 的发病过程起着重要作用[102]。但是每 4 个 CRC 患者中的 3 个都缺乏一个明确的危险因素，因此特异性基因型从何种程度影响对环境变量的敏感性仍不明确。

HNPCC 和 PPAP 的肿瘤谱和好发结直肠癌的原因仍无法解释。结直肠、子宫内膜及其他选择性的上皮细胞可能在 DNA 的错配修复及碱基切除修复存在缺陷的情况下对这种突变特别敏感，抑癌基因的野生型等位基因缺失可能更容易发生在这些组织，或它们可能缺乏保障措施，而这些保护措施可以保护其他类型的细胞。

全基因组关联分析的提示

1/4 或更多的具有家族史的散发性病例可能具备多种分子病因学[103, 104]，其中包括产生低风险的常见遗传多态性，以及个体的风险等位基因与其他基因和环境因素交互作用。到目前为止，大型跨国 GWA 研究了成千上万的基因，发现结直肠癌患病风险与至少 20 个不同的位点显著相关，包括那些与单核苷酸多态性（SNP）相关的位点，如位于 8q24.21 的 rs6983267，18q21 的 rs4939827，11q23 的 rs3802842（表 13.3）。风险等位基因频率范围在人群中为＜ 10% 至≥ 50%，与携带非风险等位基因背景人群相比，发生结直肠癌的风险升高不超过 7% ～ 25%[105, 106]。即使在某些位点为纯合子和叠加效应使风险加重，等位基因频率累积风险上升不超过背景的 50% ～ 250%。其结果是，确认的风险变异的所有影响仅能解释 5% ～ 7% 有家族史的结直肠癌病例，基于已知基因型预测一个人的精确风险或修改筛查目前是不可行的。然而，风险位点的识别对最终彻底了解疾病的决定因素是至关重要的因素。

表 13.3　增加结直肠癌风险的单核苷酸多态性

染色体位点	估算的 SNP（风险等位基因）	最邻近基因	对照等位基因频率	比值比，95% CI	*P*
18q21.1	rs4939827（T）	SMAD7	0.53	1.16～1.24	8×10^{-28}
8q23.3	rs16892766（C）	EIF3H	0.07	1.20～1.34	3×10^{-18}
8q24.21	rs6983267（G）	MYC	0.49	1.16～1.39	1×10^{-14}
10p14	rs10795668（A）		0.48	1.10～1.16	3×10^{-13}
6p21	rs1321311（A）	CDKN1A	0.25	1.07～1.13	1×10^{-10}
20p12.3	rs961253（A）		0.36	1.08～1.16	2×10^{-10}
11q13.4	rs3824999（C）	POLD3	0.51	1.05～1.10	4×10^{-10}
11q23.1	rs3802842（C）	C11orf93	0.29	1.08～1.15	6×10^{-10}
Xp22.2	rs5934683（T）	SHROOM2	0.38	1.04～1.10	7×10^{-10}
14q22.2	rs4444235（C）	BMP4	0.46	1.08～1.15	8×10^{-10}
19q13.11	rs10411210（C）	RHPN2	0.90	1.10～1.20	5×10^{-9}
16q22.1	rs9929218（G）	CDH1	0.29	1.06～1.12	1×10^{-8}
15q13.3	rs4779584（T）	GREM1	0.19	1.14～1.34	5×10^{-7}
1q41	rs6691170（T）		0.35	1.13	
20q13.33	rs4925386（C）	LAMA5	0.68	1.11	
12q13.3	rs11169552（C）		0.72	1.12	
3q26.2	rs10936599（C）	MYNN	0.76	1.07	

以上大部分 DNA 序列变异的具体因果意义并不清楚，很多定位于远离编码基因的序列，越来越多的证据表明，它们与控制附近基因的调控区域对应。这意味着相关基因表达的改变可能低频转化正常结肠细胞，更有可能影响其他事件的致癌能力。特别是，在乳腺癌和前列腺癌低风险易感等位基因附近的基因沙漠 8q24.21 上的 SNP rs6983267 表现出强关联。分子研究表明，相关区域能够作为组织特异性增强子来调控最近的 CMYC 基因的表达[107-109]，从而增加疾病风险[110]。位于染色体 18q21，14q22 风险等位基因分别与 Smad7 和 BMP4 连锁，证明 TGF-β 信号在结肠上皮细胞稳态中的作用。有些风险变异附近基因在结肠黏膜不表达，表明来自基质细胞或免疫细胞的上皮外的基因效应。总之，至少有 20 个常见的基因多态性轻度提高结直肠癌风险，由于非常低的外显率，产生的效应检测需要大样本分析。这些位点的病理生理功能可能会对未来的预防和筛查策略有提示作用，并有助于确定风险等位基因入核与环境因素的相互作用。

结直肠癌演进过程中的癌基因与抑癌基因突变

在 Wnt 信号通路管家功能丢失的基础上，癌基因和抑癌基因的体细胞突变累积导致了恶性表型。结直肠癌中经常性突变的特定基因谱提供了一个破译致癌信号通路和研发合理靶向药物的框架（表 13.4）。高频率的 KRAS、BRAF 和 PIK3CA 基因共同突变使 EGFR 和下游细胞外信号调节激酶（ERK，也称为丝裂原活化蛋白激酶 MAPK）成为研究和治疗的热点。

表 13.4 人类结直肠癌反复发生的体细胞突变

基因	频率（%）	CRC 类型	已知致癌作用机制
致癌基因			
KRAS	35 ～ 40	CIN	RTK 信号
PIK3CA	18 ～ 20	CIN 为主型	RTK 信号
BRAF	7 ～ 15	MSI-hi，CIMP	RTK 信号
NRAS	9	CIN	RTK 信号
ERBB3	0 ～ 8	CIN	RTK 信号
CTNNB1	0 ～ 5	全部	Wnt 信号通路
抑癌基因			
APC	85	全部	Wnt 信号通路
TP53	50	CIN 为主型	压力、缺氧反应；DNA 复制
SMAD4	10	CIN	
FBXW7	10	CIN	
SOX9	5	CIN	依赖 Wnt 的 ISC 功能
ACVR2A		MSI-hi	Wnt 通路活性
TGFBR2		MSI-hi	TGF-β 信号
MSH3		MSI-hi	DNA 错配修复
MSH6		MSI-hi	DNA 错配修复
POLE		高频突变（非 MSI）	DNA 聚合酶 ε
表观遗传修饰基因			
ARID1A		MSI-hi	染色质重塑
SIN3A			转录抑制
SMARCA5			染色质重塑
NCOR1			转录抑制
JARID2			组蛋白修饰
TET1/2/3			DNA 去甲基化

注：RTK，受体酪氨酸激酶；ISC，肠干细胞。

KRAS、BRAF 和 PIK3CA 癌基因

Ras 家族 G 蛋白能够转导生长因子信号，且在多种肿瘤中异常活化。KRAS 在约 40% 的结直肠癌中发生突变[113]，NRAS 在其他 5% ～ 8% 的病例中发生突变。两个基因的突变都聚集在 12 和 13 号密码子，较少见于 61 号密码子。即使在低度恶性的病变中也出

现 KRAS 突变，如异常隐窝病灶发育不良和小息肉[114]，虽然在小息肉中突变的频率随着病变的增大而增加[115]。KRAS 突变并不是腺瘤发生必需的，但当它结合其他基因的改变时促使疾病发展，特定干扰 CRC 细胞和异种移植瘤中的 KRAS 突变都阻碍细胞生长[116, 117]。在多种细胞中 KRAS 传递许多不同的生长因子受体信号，其在结肠上皮细胞和 CRC 的活性与表皮生长因子受体信号高度相关。其重要性有两个原因：第一是因为 Wnt 和 EGFR 信号驱动正常肠上皮转化，结直肠癌颠覆了组织的特异性稳态；第二是因为 KRAS 基因的突变引起细胞内病变，导致细胞内锁定在 EGFR“开”的状态中，在这种类型的结直肠癌患者应用[8]EGFR 抗体治疗无效，靶向治疗需要进一步干预 EGFR 下游的信号分子。

因为 KRAS 在 EGFR 和其他受体酪氨酸激酶信号转导早期发挥作用。KRAS 突变导致下游信号通路失调，影响细胞的生存、增殖、侵袭和转移（图 13.3）。持续的 ERKs 磷酸化与 KRAS 突变，反映了 ERK/MAPK 的活化[118]。KRAS 介导的生长因子信号招募 RAF 激酶到细胞膜上，触发 MEK1 和 MEK2 激酶活性，激活 ERK1 和 ERK2，进而磷酸化蛋白控制细胞周期 G_1 ～ S 期的转变[119]。虽然其他非 KRAS 介导的生长因子通路也可以激活 MAPK 级联信号通路，但结直肠癌中最常见的失调控的信号是通过 KRAS 和 BRAF 的激活突变引发的。BRAF 在 10% 的结直肠癌中发生突变，特别是那些与 MSI 和 CIMP

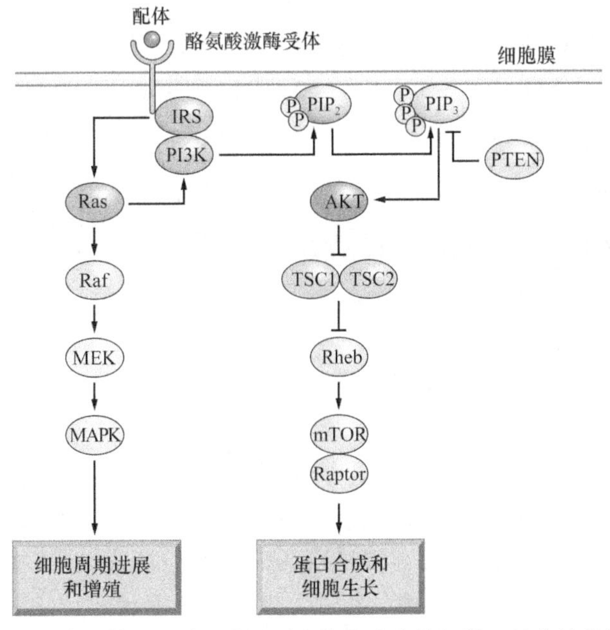

图 13.3　结直肠癌（CRC）中的信号通路、癌基因突变及治疗的机遇。经典的酪氨酸激酶受体信号通路对于阐明 CRC 中常见的基因改变具有重要的指导意义，而表皮生长因子是其中的主要代表。KRAS 是一种在 40% 以上的 CRC 中突变的癌基因，它通过 RAF 蛋白（包括 BRAF，在 5% ～ 8% 的 CRC 中发生突变）和 PI3K（其催化亚基 PIK3CA 在 15% ～ 20% 的 CRC 中突变）传递受体激活信号。这些转导接着分别激活细胞内丝裂原活化蛋白激酶和 AKT 或雷帕霉素（mTOR）通路的靶点。这些常见的突变将赋予细胞生长因子非依赖性，导致异常的增殖、蛋白合成及代谢过程。它们因此代表了相应异常改变通路对应的潜在的治疗干扰靶点

相关的病例[120, 121]。在结直肠癌和黑色素瘤中，最常见 BRAF 突变位点是 V600E，该位点的突变影响激酶结构域激活环内的残基，持续激活激酶功能，活性升高几百倍，类似于磷酸化作用[122]。如同突变的 KRAS，激活的 BRAF 也磷酸化 ERK，解除细胞的生长限制。事实上，KRAS、NRAS 和 BRAF 突变在结直肠癌是相互排斥的[26, 120]，突出了它们在共同的细胞通路上的作用，也反映了信号通路的殊途同归。

BRAF 突变型结直肠癌的几个特点值得注意。首先，BRAF 突变型患者在疾病晚期较 KRAS 突变患者预后更差[9, 123]，表示其存在独特的分子或细胞特征。第二，BRAF 基因突变是非家族性 MSI-hi 型结直肠癌的一个标志，在无蒂锯齿状腺瘤发展过程的早期发生[121]。第三，比较小鼠肠道中 KRAS 外源激活产生较少的独立的结果[124, 125]，BRAF V600E 表达快速导致持续性的广泛增生，高外显性的隐窝发育不良，锯齿状表型和 MSI-hi 侵袭性肿瘤，显示 Wnt 信号通路的活化[126]。第四，KRAS 或 BRAF 突变的结直肠癌均对 EGFR 抗体治疗存在固有抵抗[9, 123]。第五，BRAF V600E 突变的黑色素瘤对选择性的 ATP 竞争性 BRAF 抑制剂如维罗非尼治疗初始有效，但治疗数月后显示出继发性治疗抵抗[127]，而 BRAF V600E 突变的结直肠癌对这类药物呈现固有抵抗，对此类药物几乎没有反应。这是因为 BRAF 抑制在结直肠癌中快速通过 KRAS 和 CRAF 引起表皮生长因子受体信号 EGFR 的反馈，恢复了对细胞增殖的刺激（黑色素瘤细胞几乎不表达表皮生长因子受体，因此避免了这种反馈激活）[128, 129]。因为 BRAF 的抑制使细胞对 EGFR 的直接拮抗治疗敏感，因此 BRAF 和 EGFR 信号的联合拮抗可能是有益的。

KRAS 信号的传递不仅通过 ERK，而且通过磷脂酰肌醇（PI3K）[118, 130]，PI3K 在 3 个位点磷酸化细胞内酯 PI-4, 5- 二磷酸酯，触发一系列级联反应，促进细胞存活和生长[130]。多达 20% 的结直肠癌患者携带 PIK3CA 的激活突变，该基因编码 PI3K 的催化亚基 P110。突变主要集中在外显子 9 和 20，似乎在腺瘤 - 腺癌阶段序列进展后期突变率增加，可能与肿瘤侵袭一致[132]；很少的结直肠癌患者携带相关的 PIK3R1 突变。细胞 PI3K 的活性可以由 PTEN 基因产物逆转，但是在 10% 的 CRC 病例，PTEN 是失活的（通常是通过缺失失活）。虽然 PI3K 和 BRAF 都位于 KRAS 的下游，只是 BRAF 和 KRAS 的突变是互斥的；而高达 1/5 的 KRAS 突变的结直肠癌也有 PIK3CA 的突变，表明这些癌基因并不是普通的冗余。一个原因可能是 KRAS 突变激活 PI3K 信号并不高效[133]。更有可能的是肿瘤相关的信号通路并不是严格的线性，线性只是为了更方便描述。的确，看似平行的 KRAS-RAF-MEK 和 KRAS-PI3K 信号通路之间有广泛的相互作用并最后都反馈到 mTOR 通路，协调细胞的生长和营养应答[134]。最后，至少 15% 的结直肠癌患者有胰岛素样生长因子 2（IGF2）的高表达，主要是由于局灶性基因扩增、印迹丢失和其他机制[26]。IGF2 及其下游效应分子 IRS2 的高表达与 PIK3CA 基因突变和 PTEN 的缺失是互斥的，强烈提示不同的基因改变扰乱了同一信号通路。

MYC、CDK8 和细胞生长、代谢的控制

虽然 MYC 和 CDK8 基因在结直肠癌中很少突变，但至少有 10% 的病例有基因扩增，在高达 25% 的病例有拷贝数和表达的中度增加[26, 135]。异常 MYC 基因调控可以解释 GWAs 研究提示的风险等位基因位点 rs6983267；MYC 的表达不仅是 Wnt 信号的结

果[49]，也可以解释 APC 基因突变小鼠肠道中大部分致瘤效应[54]。CDK8，一个复合体的细胞周期蛋白依赖性激酶成分，与转录因子一起作为基础转录机制，与 MYC 类似，调节成千上万的基因，包括那些细胞代谢、增殖和自我更新必需的基因。在结直肠癌中 CDK8 的激活与 β-catenin 特别相关[135]。确实，虽然 APC、CTNNB1，可能还有 RSPO 的突变启动结肠腺瘤的发生，但也有其他遗传事件在结直肠癌中增强 WNT 活性。因此扰乱这一很重要的信号通路和（或）其下游效应基因 MYC，在结直肠癌的治疗中可能是必要的，但同时也是艰巨的挑战，部分是因为这需要在常规药物靶点下游干扰蛋白和蛋白的交互作用[136]。

TP53 和其他抑癌基因

染色体 17p 等位基因丢失现象在 3/4 的结直肠癌中存在，但是只在小于 10% 的腺瘤性息肉中出现[115]。其余 TP53 等位基因在大部分 17p 杂合性丢失（LOH）的肿瘤中失活，最经常发生在密码子 175、245、248、273 或 282 位[137]。TP53 基因突变发生在约一半的结直肠癌，17p 的杂合性丢失似乎在腺瘤转变到癌晚期增多，可能有利于肿瘤的进展。当细胞面临压力时，如 DNA 损伤、缺氧、营养获取减少或非整倍体，TP53 功能完整的细胞发生细胞周期阻滞和细胞凋亡。TP53 的缺失可能是细胞克服这些肿瘤的生存和发展的障碍，但并不会赋予结直肠癌特异性的疾病特点。

染色体 18q 的杂合性丢失，在小到中等大小的腺瘤中是罕见的，但在大于 60% 的结直肠癌和几乎所有的 MSS 型结直肠癌肝转移组织中均存在[138]。这提示疾病进展中基因的丢失，但 18q 的杂合性丢失本身并不导致预后不良[139]。杂合性丢失的最小共同区域包含两个候选抑癌基因[140]：SMAD4（DPC4）和 DCC，其中 SMAD4 在约 1/3 的病例中缺失，而 DCC 在剩下的病例中缺失（DCC，轴突导向蛋白 Netrin 受体，在结直肠癌中缺失）。SMAD4/DPC4 和 SMAD2 分别是 TGF-β 信号通路的正性和负性调节因子，并与 18q 密切相关。SMAD4 的体细胞突变在 10% ～ 15% 的有杂合性丢失的结直肠癌存在，生殖细胞突变在一些 FJP 综合征家族中被发现[141]。SMAD2 和 DCC 在结直肠癌中很少发生突变[142]，但在 50% 以上的结直肠癌病例中发现 DCC 基因 mRNA 和蛋白存在丢失[143]。总之，这些发现表明结直肠癌中 18q 杂合性丢失有复杂的多因素的分子基础。

FBXW7（F-box 和 WD40 结构域蛋白 7）是另一个在结直肠癌经常失活的基因，编码 Skp、cullin，包含 F-box （SCF）-E3 泛素连接酶复合物的受体亚单位，靶向降解多个细胞生长调节因子，如 MYC 和 JUN 转录因子。单等位基因的错义突变趋于集中在 β 螺旋结构域的精氨酸残基上，这个结构域在肠细胞识别特异性底物，包括 NOTCH、JUN、DEK 和 TGIF1[144, 145]。

结直肠癌的突变谱

早期分析结直肠癌中的蛋白质编码基因发现，平均每个肿瘤有约 81 个突变，并发现结直肠癌的突变谱包含了“山峰”（一些高频突变基因，如 APC、TP53、KRAS 和 PIK3CA），“丘陵”（频率较低但是有功能的突变，如 $BRAF^{V600E}$）[146]。虽然很多其他事件不常见但是可能对散发肿瘤发挥作用或代表“乘客”突变，它们往往聚集在控制细胞的黏附、信号转导、DNA 拓扑结构和细胞周期的基因[147]。总的来说，结直肠癌显示基因组突变偏向在 5′-CpG-3′ 的 C ： G 到 T ： A 颠换，在 5′-TpC-3′ 二核苷酸突变频率比乳腺癌中的发生频率低[146]。这些发现最后可能会把特定环境因素和特征性突变谱联系起来。此外，在每个结直肠癌细胞，平均有 17 个基因的缺失或扩增，有 12 或更多的拷贝数[148]，癌基因 ERBB2、MYC、KRAS、MYB、IGF2、CCND1 和 CDK8 在大部分病例中存在整体扩增或过表达，通常与相邻基因一起扩增或过表达。近一半的拷贝数改变（28 个扩增和 22 个缺失，包含少于 12 个基因的反复发生的变化）也常出现在其他肿瘤[149]。因此，结直肠癌反映了复制和组织稳态选择性通路的扰动，有一些与大部分肿瘤是相同的，其他仅限于结直肠癌。

两项近 300 例结直肠癌及相应配对正常组织的基因组研究证实了这些发现，提供了可靠的遗传改变目录[26, 41]。这些综合研究显示，有 RSPO 基因的融合，SOX9 基因的单等位基因的错义突变的发生率高达 10%。SOX9 基因是 Wnt 信号通路靶向的转录因子，Wnt 信号在肠隐窝的干细胞和祖细胞表达高，处于活化状态[150]。此外，MSI-hi 结直肠癌表现出染色质重塑因子基因 ARID1A 的高频突变，这可能会影响许多其他基因。一份在结直肠癌中已更新的，反复发生的部分遗传改变（表 13.4）表明，几乎没有新的基因突变吸引了制药工业的注意，如酪氨酸或丝氨酸 / 苏氨酸激酶。

分子特征和肿瘤基因型的预后和预测价值

这些特定基因的改变可能产生特定的临床表现、预后或药物反应。突变、染色体结构和基因表达谱在结肠腺癌和直肠腺癌几乎是相同的。在疾病早期，非整倍体和四倍体比 MSI-hi 型的预后差[151]，辅助氟尿嘧啶治疗受益可能仅限于 MSS 肿瘤患者[152, 153]。因为几乎所有的结直肠癌均有 Wnt 信号通路的持续活化，单独的 Wnt 信号预后意义有限，是否 APC 或 CTNNB1 突变刺激这条通路不影响结果。KRAS、BRAF 突变，可能还有 PIK3CA 的突变，以及 PTEN 的表达缺失可以预测对 EGFR 单克隆抗体治疗无效[8, 154]。这些是很重要的发现，因为它们直接指导治疗决定。与白血病和乳腺癌不同，结直肠癌之前并没有根据特异性的基因改变区分耐药的亚型。例如，两个最频繁受累的基因的突变 KRAS 和 PIK3CA，似乎没有影响给予化疗的疾病第三阶段或第四阶段患者的生存[9, 155]，虽然这将有可能分别预测对新的靶向 MEK 和 PI3 激酶信号的药物的反应。转移性 BRAF 突变的结直肠癌患者生存率特别低，对目前的化疗方案，包括在临床Ⅲ期应用辅助氟尿嘧啶反应差[9, 156]。

结直肠癌的发生和进展的整合模型

20 余年深入的分子机制研究让我们了解结直肠癌，包括腺瘤 - 腺癌阶段序列、罕见家族性综合征、Wnt-RSPO-β-catenin 通路、通过 KRAS-BRAF-EGFR 信号和 PIK3CA-Akt-mTOR 通路的 EGFR 信号等的关键独立步骤。结合结直肠癌全基因组分析和动物肠隐窝生物学的深入研究，庞大的知识储备使现在可以建立一个连贯的结直肠癌疾病启动与进展模型。

结直肠癌遗传学动物模型

人类和小鼠肠道细胞的性质和遗传学的相似性使实验小鼠在结直肠癌的研究中很有价值。多发性小肠肿瘤种属小鼠（multiple intestinal neoplasia，Min）具有 Apc 截短突变，其表型类似于有肠腺瘤的人类 FAP 综合征[157]，尽管肿瘤主要在小肠形成。ApcMin 小鼠是肠息肉遗传分析和异常的 Wnt 信号研究的重要模型，但其他 APC 突变体也有研究价值。D716 等位基因突变导致腺瘤数量增加，都有野生型拷贝的丢失[158]，而更大部分 Apc1638N 突变腺瘤在结肠发生[159]；ApcPirc 大鼠在 1137 位出现终止密码子，超过一半的肿瘤出现在结肠[160]。小鼠 β-catenin 的 N 端降解结构域缺失导致蛋白稳定，诱导广泛的肠息肉产生[161]。在肠道上皮表达活化的 Kras 等位基因（其他方面正常小鼠）几乎不影响细胞信号或增殖，但与人类结直肠癌相似，在 APC 突变背景 Kras 的表达导致肠道祖细胞的增殖并加速腺瘤的进展[124, 125]。相比之下，激活的 Braf 导致肠道隐窝增生，随后产生 Wnt 和 ERK 信号失调的侵袭性癌。小鼠 DNA MMR 基因[126]的失活导致更多淋巴瘤而不是肠道肿瘤，一些突变体既不导致淋巴瘤也不导致肠道肿瘤而是显示了其在减数分裂中的作用；但是，MMR 对保护细胞免于突变和恶变是必要的。

人结直肠癌和小鼠肠道隐窝研究的集成见解

动物研究提示，结直肠癌起源于肠道上皮干细胞[50]。这些细胞主要位于小鼠小肠，频繁复制和中性漂移保证每一个正常的隐窝内包含了一个 5 ～ 8 个功能性干细胞的单克隆集群[163, 164]。在这类细胞的 APC 或 CTNNB1 突变导致了 Wnt 信号通路的持续活化[165]；伴随产生的增长优势可以让这种突变干细胞占据隐窝的主导地位，并最终形成单克隆集群。值得注意的是，这一随机过程的结果不是不可避免的：干细胞中性漂移可以使野生型或 APC 突变型细胞相当迅速地相互替换，但突变型细胞的选择性优势使它们明显超过野生型。一旦突变型干细胞克隆形成，没有竞争性野生型细胞在隐窝，通过偶然或高突变阶段的优势，只要突变不是致命或严重的损害，突变型细胞可以无限增长，积累突变。同样，这个结果不是不可避免的：很少有息肉进展到肿瘤，有的甚至可能消退。最终，各种突变的组合影响到共同的信号通路导致部分腺瘤的侵袭。实际上，大部分观察到的突变可以相互替代，使相同的少数通路失调，控制正常肠道细胞转化，这些通路包括 Wnt、EGFR、TGF-β、IGF2 和 PI3K。因此，虽然特定的基因，如 BRAF 和 PIK3CA 都是分子治疗的显著治疗靶标，但从长远来看，从多个常见基因突变相关的信号通路考虑，结直肠癌可能更有用。

结论

腺瘤 - 腺癌阶段序列代表了序贯性遗传改变的明显病理表现，促进了细胞的生长、生存和侵袭。分子遗传学研究揭示了关键的潜在突变和特异性缺失对结直肠癌发病机制的作用。结肠腺瘤起源于 Wnt 信号通路的失调，该通路的功能对肠隐窝稳态的调控解释了结直肠癌与正常隐窝干细胞池的关系。MSI-hi 将 HNPCC 综合征中发生的结直肠癌和约 15% 来自更多的 CIN 病例的散发性病例区分开来，可以将结直肠癌按照分子分型分为三个疾病亚型，各具有发病特点、病史和治疗方案。与肿瘤进展相关的体细胞突变包括一小部分选择性信号和稳态通路，揭示了候选的治疗靶点。针对遗传和体细胞突变的生物学功能的进一步研究将有助于设计新颖、合理的靶向性治疗。对环境因素如何阻碍关键通路，影响结直肠癌患病风险，以及阻止这种在发达国家发生率和死亡率仅次于肺癌的癌症发生的特异性干预还有很多有待研究。

（李　征　郑乐亮）

参考文献

1. Levin B, Lieberman DA, McFarland B, et al. Screening and surveillance for the early detection of colorectal cancer and adenomatous polyps, 2008: a joint guideline from the American Cancer Society, the US Multi-Society Task Force on Colorectal Cancer, and the American College of Radiology. *Gastroenterology* 2008;134:1570-1595.
2. Winawer SJ, Zauber AG, O'Brien MJ, et al. The National Polyp Study. Design, methods, and characteristics of patients with newly diagnosed polyps. The National Polyp Study Workgroup. *Cancer* 1992;70:1236-1245.
3. Jones S, Chen WD, Parmigiani G, et al. Comparative lesion sequencing provides insights into tumor evolution. *Proc Natl Acad Sci USA* 2008;105:4283-4288.
4. East JE, Saunders BP, Jass JR. Sporadic and syndromic hyperplastic polyps and serrated adenomas of the colon: classification, molecular genetics, natural history, and clinical management. *Gastroenterol Clin North Am* 2008;37: 25-46.
5. Noffsinger AE. Serrated polyps and colorectal cancer: new pathway to malignancy. *Annu Rev Pathol* 2009;4:343-364.
6. Leggett B, Whitehall V. Role of the serrated pathway in colorectal cancer pathogenesis. *Gastroenterology* 2010;138:2088-2100.
7. Hanahan D, Weinberg RA. Hallmarks of cancer: the next generation. *Cell* 2011;144:646-674.
8. Van Cutsem E, Köhne CH, Hitre E, et al. Cetuximab and chemotherapy as initial treatment for metastatic colorectal cancer. *N Engl J Med* 2009;360:1408-1417.
9. Souglakos J, Philips J, Wang R, et al. Prognostic and predictive value of common mutations for treatment response and survival in patients with metastatic colorectal cancer. *Br J Cancer* 2009;101:465-472.
10. Pino MS, Chung DC. The chromosomal instability pathway in colon cancer. *Gastroenterology* 2010;138:2059-2072.
11. Baker DJ, Jin F, Jeganathan KB, et al. Whole chromosome instability caused by Bub1 insufficiency drives tumorigenesis through tumor suppressor gene loss of heterozygosity. *Cancer Cell* 2009;16:475-486.
12. Bardi G, Fenger C, Johansson B, et al. Tumor karyotype predicts clinical outcome in colorectal cancer patients. *J Clin Oncol* 2004;22:2623-2634.
13. Ionov Y, Peinado MA, Malkhosyan S, et al. Ubiquitous somatic mutations in simple repeated sequences reveal a new mechanism for colonic carcinogenesis. *Nature* 1993;363:558-561.
14. Spring KJ, Zhao ZZ, Karamatic R, et al. High prevalence of sessile serrated adenomas with BRAF mutations: a prospective study of patients undergoing colonoscopy. *Gastroenterology* 2006;131:1400-1407.
15. Plass C, Pfister SM, Lindroth AM, et al. Mutations in regulators of the epigenome and their connections to global chromatin patterns in cancer. *Nat Rev Genet* 2013;14:765-780.

16. Goelz SE, Vogelstein B, Hamilton SR, et al. Hypomethylation of DNA from benign and malignant human colon neoplasms. *Science* 1985;228:187-190.
17. Feinberg AP, Gehrke CW, Kuo KC, et al. Reduced genomic 5-methylcytosine content in human colonic neoplasia. *Cancer Res* 1988;48:1159-1161.
18. Cui H, Cruz-Correa M, Giardiello FM, et al. Loss of IGF2 imprinting: a potential marker of colorectal cancer risk. *Science* 2003;299:1753-1755.
19. Eden A, Gaudet F, Waghmare A, et al. Chromosomal instability and tumors promoted by DNA hypomethylation. *Science* 2003;300:455.
20. Lin H, Yamada Y, Nguyen S, et al. Suppression of intestinal neoplasia by deletion of Dnmt3b. *Mol Cell Biol* 2006; 26:2976-2983.
21. Linhart HG, Lin H, Yamada Y, et al. Dnmt3b promotes tumorigenesis in vivo by gene-specific de novo methylation and transcriptional silencing. *Genes Dev* 2007;21:3110-3122.
22. Toyota M, Ahuja N, Ohe-Toyota M, et al. CpG island methylator phenotype in colorectal cancer. *Proc Natl Acad Sci U S A* 1999;96:8681-8686.
23. Suzuki H, Watkins DN, Jair KW, et al. Epigenetic inactivation of SFRP genes allows constitutive WNT signaling in colorectal cancer. *Nat Genet* 2004;36:417-422.
24. Xu Y, Hu B, Choi AJ, et al. Unique DNA methylome profi les in CpG island methylator phenotype colon cancers. *Genome Res* 2012;22:283-291.
25. Hinoue T, Weisen berger DJ, Lange CP, et al. Genome-scale analysis of aberrant DNA methylation in colorectal cancer. *Genome Res* 2012;22:271-282.
26. Cancer Genome Atlas Network. Comprehensive molecular characterization of human colon and rectal cancer. *Nature* 2012;487:330-337.
27. Jess T, Loftus EV Jr, Velayos FS, et al. Risk of intestinal cancer in inflammatory bowel disease: a population-based study from olmsted county, Minnesota. *Gastroenterology* 2006;130:1039-1046.
28. Hussain SP, Amstad P, Raja K, et al. Increased p53 mutation load in noncancerous colon tissue from ulcerative colitis: a cancer-prone chronic inflammatory disease. *Cancer Res* 2000; 60:3333-3337.
29. Hsieh CJ, Klump B, Holzmann K, et al. Hypermethylation of the p16INK4a promoter in colectomy specimens of patients with long-standing and extensive ulcerative colitis. *Cancer Res* 1998;58:3942-3945.
30. Gardner EJ. A genetic and clinical study of intestinal polyposis, a predisposing factor for carcinoma of the colon and rectum. *Am J Hum Genet* 1951;3:167-176.
31. Hamilton SR, Liu B, Parsons RE, et al. The molecular basis of Turcot's syndrome. *N Engl J Med* 1995;332:839-847.
32. Parc Y, Piquard A, Dozois RR, et al. Long-term outcome of familial adenomatous polyposis patients after restorative coloproctectomy. *Ann Surg* 2004;239:378-382.
33. Miyoshi Y, Nagase H, Ando H, et al. Somatic mutations of the APC gene in colorectal tumors: mutation cluster region in the APC gene. *Hum Mol Genet* 1992;1:229-233.
34. Spirio L, Olschwang S, Groden J, et al. Alleles of the APC gene: an attenuated form of familial polyposis. *Cell* 1993; 75:951-957.
35. Laken SJ, Petersen GM, Gruber SB, et al. Familial colorectal cancer in Ashkenazim due to a hypermutable tract in APC. *Nat Genet* 1997;17:79-83.
36. Smalley WE, DuBois RN. Colorectal cancer and nonsteroidal anti-inflammatory drugs. *Adv Pharmacol* 1997;39:1-20.
37. Powell SM, Zilz N, Beazer-Barclay Y, et al. APC mutations occur early during colorectal tumorigenesis. *Nature* 1992; 359:235-237.
38. Hadjihannas MV, Brückner M, Jerchow B, et al. Aberrant Wnt/beta-catenin signaling can induce chromosomal instability in colon cancer. *Proc Natl Acad Sci USA* 2006; 103:10747-10752.
39. Morin PJ, Sparks AB, Korinek V, et al. Activation of betacatenin-Tcf signaling in colon cancer by mutations

in betacatenin or APC. *Science* 1997;275:1787-1790.

40. Sparks AB, Morin PJ, Vogelstein B, et al. Mutational analysis of the APC/beta-catenin/Tcf pathway in colorectal cancer. *Cancer Res* 1998;58:1130-1134.
41. Seshagiri S, Stawiski EW, Durinck S, et al. Recurrent R-spondin fusions in colon cancer. *Nature* 2012;488:660-664.
42. Sansom OJ, Reed KR, Hayes AJ, et al. Loss of Apc in vivo immediately perturbs Wnt signaling, differentiation, and migration. *Genes Dev* 2004;18:1385-1390.
43. Carmon KS, Gong X, Lin Q, et al. R-spondins function as ligands of the orphan receptors LGR4 and LGR5 to regulate Wnt/beta-catenin signaling. *Proc Natl Acad Sci U S A* 2011; 108:11452-11457.
44. de Lau W, Barker N, Low TY, et al. Lgr5 homologues associate with Wnt receptors and mediate R-spondin signalling. *Nature* 2011;476:293-297.
45. Korinek V, Barker N, Moerer P, et al. Depletion of epithelial stem-cell compartments in the small intestine of mice lacking Tcf-4. *Nat Genet* 1998;19:379-383.
46. Roose J, Clevers H. TCF transcription factors: molecular switches in carcinogenesis. *Biochim Biophys Acta* 1999;1424: M23-M37.
47. Liu W, Dong X, Mai M, et al. Mutations in AXIN2 cause colorectal cancer with defective mismatch repair by activating beta-catenin/TCF signalling. *Nat Genet* 2000;26: 146-147.
48. Bass AJ, Lawrence MS, Brace LE, et al. Genomic sequencing of colorectal adenocarcinomas identifies a recurrent VTI1ATCF7L2 fusion. *Nat Genet* 2011;43:964-968.
49. van de Wetering M, Sancho E, Verweij C, et al. The betacatenin/ TCF-4 complex imposes a crypt progenitor phenotype on colorectal cancer cells. *Cell* 2002;111:241-250.
50. Barker N, Ridgway RA, van Es JH, et al. Crypt stem cells as the cells-of-origin of intestinal cancer. *Nature* 2009;457:608-611.
51. van der Flier LG, van Gijn ME, Hatzis P, et al. Transcription factor achaete scute-like 2 controls intestinal stem cell fate. *Cell* 2009;136:903-912.
52. Zeilstra J, Joosten SP, Dokter M, et al. Deletion of the WNT target and cancer stem cell marker CD44 in Apc(Min/+) mice attenuates intestinal tumorigenesis. *Cancer Res* 2008;68: 3655-3661.
53. He TC, Sparks AB, Rago C, et al. Identification of c-MYC as a target of the APC pathway. *Science* 1998;281:1509-1512.
54. Sansom OJ, Meniel VS, Muncan V, et al. Myc deletion rescues Apc deficiency in the small intestine. *Nature* 2007; 446:676-679.
55. Vasen HF, Watson P, Mecklin JP, et al. New clinical criteria for hereditary nonpolyposis colorectal cancer (HNPCC, Lynch syndrome) proposed by the International Collaborative group on HNPCC. *Gastroenterology* 1999;116: 1453-1456.
56. Watson P, Vasen HF, Mecklin JP, et al. The risk of extracolonic, extra-endometrial cancer in the Lynch syndrome. *Int J Cancer* 2008;123:444-449.
57. Fishel R, Kolodner RD. Identification of mismatch repair genes and their role in the development of cancer. *Curr Opin Genet Dev* 1995;5:382-395.
58. Vasen HF, Boland CR. Progress in genetic testing, classification, and identification of Lynch syndrome. *JAMA* 2005; 293:2028-2030.
59. Liu T, Yan H, Kuismanen S, et al. The role of hPMS1 and hPMS2 in predisposing to colorectal cancer. *Cancer Res* 2001;61:7798-7802.
60. Ligtenberg MJ, Kuiper RP, Chan TL, et al. Heritable somatic methylation and inactivation of MSH2 in families with Lynch syndrome due to deletion of the 3′ exons of TACSTD1. *Nat Genet* 2009;41:112-117.
61. Kovacs ME, Papp J, Szentirmay Z, et al. Deletions removing the last exon of TACSTD1 constitute a distinct class of mutations predisposing to Lynch syndrome. *Hum Mutat* 2009; 30:197-203.
62. Umar A, Boland CR, Terdiman JP, et al. Revised Bethesda Guidelines for hereditary nonpolyposis colorectal

cancer (Lynch syndrome) and microsatellite instability. *J Natl Cancer Inst* 2004;96:261-268.

63. Pinol V, Castells A, Andreu M, et al. Accuracy of revised Bethesda guidelines, microsatellite instability, and immunohistochemistry for the identification of patients with hereditary nonpolyposis colorectal cancer. *JAMA* 2005;293: 1986-1994.
64. Hampel H, Frankel WL, Martin E, et al. Screening for the Lynch syndrome (hereditary nonpolyposis colorectal cancer). *N Engl J Med* 2005;352:1851-1860.
65. Vasen HF, Blanco I, Aktan-Collan K, et al. Revised guidelines for the clinical management of Lynch syndrome (HNPCC): recommendations by a group of European experts. *Gut* 2013;62:812-823.
66. Balmana J, Stockwell DH, Steyerberg EW, et al. Prediction of MLH1 and MSH2 mutations in Lynch syndrome. *J Am Med Assoc* 2006;296:1469-1478.
67. Dove-Edwin I, de Jong AE, Adams J, et al. Prospective results of surveillance colonoscopy in dominant familial colorectal cancer with and without Lynch syndrome. *Gastroenterology* 2006;130:1995-2000.
68. Markowitz S, Wang J, Myeroff L, et al. Inactivation of the type II TGF-beta receptor in colon cancer cells with microsatellite instability. *Science* 1995;268:1336-1338.
69. Grady WM, Myeroff LL, Swinler SE, et al. Mutational inactivation of transforming growth factor beta receptor type II in microsatellite stable colon cancers. *Cancer Res* 1999;59: 320-324.
70. Rampino N, Yamamoto H, Ionov Y, et al. Somatic frameshift mutations in the BAX gene in colon cancers of the microsatellite mutator phenotype. *Science* 1997;275:967-969.
71. Duval A, Gayet J, Zhou XP, et al. Frequent frameshift mutations of the TCF-4 gene in colorectal cancers with microsatellite instability. *Cancer Res* 1999;59:4213-4215.
72. Yuan Z, Shin J, Wilson A, et al. An A13 repeat within the 3′-untranslated region of epidermal growth factor receptor (EGFR) is frequently mutated in microsatellite instability colon cancers and is associated with increased EGFR expression. *Cancer Res* 2009;69:7811-7818.
73. Huang J, Papadopoulos N, McKinley AJ, et al. APC mutations in colorectal tumors with mismatch repair deficiency. *Proc Natl Acad Sci U S A* 1996;93:9049-9054.
74. Thibodeau SN, French AJ, Cunningham JM, et al. Microsatellite instability in colorectal cancer: different mutator phenotypes and the principal involvement of hMLH1. *Cancer Res* 1998;58:1713-1718.
75. Liu B, Nicolaides NC, Markowitz S, et al. Mismatch repair gene defects in sporadic colorectal cancers with microsatellite instability. *Nat Genet* 1995;9:48-55.
76. Cunningham JM, Christensen ER, Tester DJ, et al. Hypermethylation of the hMLH1 promoter in colon cancer with microsatellite instability. *Cancer Res* 1998;58:3455-3460.
77. Kambara T, Simms LA, Whitehall VL, et al. BRAF mutation is associated with DNA methylation in serrated polyps and cancers of the colorectum. *Gut* 2004;53:1137-1144.
78. Weisenberger DJ, Siegmund KD, Campan M, et al. CpG island methylator phenotype underlies sporadic microsatellite instability and is tightly associated with BRAF mutation in colorectal cancer. *Nat Genet* 2006;38:787-793.
79. Sieber OM, Lipton L, Crabtree M, et al. Multiple colorectal adenomas, classic adenomatous polyposis, and germ-line mutations in MYH. *N Engl J Med* 2003;348:791-799.
80. Balaguer F, Castellvi-Bel S, Castells A, et al. Identification of MYH mutation carriers in colorectal cancer: a multicenter, case-control, population-based study. *Clin Gastroenterol Hepatol* 2007;5:379-387.
81. Palles C, Cazier JB, Howarth KM, et al. Germline mutations affecting the proofreading domains of POLE and POLD1 predispose to colorectal adenomas and carcinomas. *Nat Genet* 2013;45:136-144.
82. Giardiello FM, Hamilton SR, Kern SE, et al. Colorectal neoplasia in juvenile polyposis or juvenile polyps. *Arch Dis Child* 1991;66:971-975.
83. Jass JR, Williams CB, Bussey HJ, et al. Juvenile polyposis—a precancerous condition. *Histopathology* 1988;13:619-630.
84. Howe JR, Sayed MG, Ahmed AF, et al. The prevalence of MADH4 and BMPR1A mutations in juvenile

polyposis and absence of BMPR2, BMPR1B, and ACVR1 mutations. *J Med Genet* 2004;41:484-491.
85. Sweet K, Willis J, Zhou XP, et al. Molecular classification of patients with unexplained hamartomatous and hyperplastic polyposis. *J Am Med Assoc* 2005;294:2465-2473.
86. Haramis AP, Begthel H, van den Born M, et al. De novo crypt formation and juvenile polyposis on BMP inhibition in mouse intestine. *Science* 2004;303:1684-1686.
87. He XC, Zhang J, Tong WG, et al. BMP signaling inhibits intestinal stem cell self-renewal through suppression of Wntbeta-catenin signaling. *Nat Genet* 2004;36:1117-1121.
88. Batts LE, Polk DB, Dubois RN, et al. Bmp signaling is required for intestinal growth and morphogenesis. *Dev Dyn* 2006;235:1563-1570.
89. Kim BG, Li C, Qiao W, et al. Smad4 signalling in T cells is required for suppression of gastrointestinal cancer. *Nature* 2006;441:1015-1019.
90. Giardiello FM, Brensinger JD, Tersmette AC, et al. Very high risk of cancer in familial Peutz-Jeghers syndrome. *Gastroenterology* 2000;119:1447-1453.
91. Hemminki A, Markie D, Tomlinson I, et al. A serine/threonine kinase gene defective in Peutz-Jeghers syndrome. *Nature* 1998;391:184-187.
92. Hezel AF, Bardeesy N. LKB1; linking cell structure and tumor suppression. *Oncogene* 2008;27:6908-6919.
93. Shaw RJ, Bardeesy N, Manning BD, et al. The LKB1 tumor suppressor negatively regulates mTOR signaling. *Cancer Cell* 2004;6:91-99.
94. Whitelaw SC, Murday VA, Tomlinson IP, et al. Clinical and molecular features of the hereditary mixed polyposis syndrome. *Gastroenterology* 1997;112:327-334.
95. Jaeger E, Leedham S, Lewis A, et al. Hereditary mixed polyposis syndrome is caused by a 40-kb upstream duplication that leads to increased and ectopic expression of the BMP antagonist GREM1. *Nat Genet* 2012;44:699-703.
96. Jaeger E, Webb E, Howarth K, et al. Common genetic variants at the CRAC1 (HMPS) locus on chromosome 15q13.3 infl uence colorectal cancer risk. *Nat Genet* 2008;40: 26-28.
97. Rustgi AK. The genetics of hereditary colon cancer. *Genes Dev* 2007;21:2525-2538.
98. Liaw D, Marsh DJ, Li J, et al. Germline mutations of the PTEN gene in Cowden disease, an inherited breast and thyroid cancer syndrome. *Nat Genet* 1997;16:64-67.
99. Maehama T, Dixon JE. The tumor suppressor, PTEN/MMAC1, dephosphorylates the lipid second messenger, phosphatidylinositol 3,4,5-trisphosphate. *J Biol Chem* 1998;273:13375-13378.
100. Goel A, Arnold CN, Niedzwiecki D, et al. Frequent inactivation of PTEN by promoter hypermethylation in microsatellite instability-high sporadic colorectal cancers. *Cancer Res* 2004;64:3014-3021.
101. Kim YS, Milner JA. Dietary modulation of colon cancer risk. *J Nutr* 2007;137:2576S-2579S.
102. Slattery ML, Fitzpatrick FA. Convergence of hormones, inflammation, and energy-related factors: a novel pathway of cancer etiology. *Cancer Prev Res* 2009;2:922-930.
103. Cannon-Albright LA, Skolnick MH, Bishop DT, et al. Common inheritance of susceptibility to colonic adenomatous polyps and associated colorectal cancers. *N Engl J Med* 1988;319:533-537.
104. Johns LE, Houlston RS. A systematic review and metaanalysis of familial colorectal cancer risk. *Am J Gastroenterol* 2001;96:2992-3003.
105. Tomlinson I, Webb E, Carvajal-Carmona L, et al. A genome-wide association scan of tag SNPs identifies a susceptibility variant for colorectal cancer at 8q24.21. *Nat Genet* 2007;39:984-988.
106. Tenesa A, Farrington SM, Prendergast JG, et al. Genomewide association scan identifies a colorectal cancer susceptibility locus on 11q23 and replicates risk loci at 8q24 and 18q21. *Nat Genet* 2008;40:631-637.
107. Pomerantz MM, Ahmadiyeh N, Jia L, et al. The 8q24 cancer risk variant rs6983267 shows long-range interaction with MYC in colorectal cancer. *Nat Genet* 2009;41:882-884.
108. Tuupanen S, Turunen M, Lehtonen R, et al. The common colorectal cancer predisposition SNP rs6983267 at chromosome 8q24 confers potential to enhanced Wnt signaling. *Nat Genet* 2009;41:885-890.

109. Ahmadiyeh N, Pomerantz MM, Grisanzio C, et al. 8q24 prostate, breast, and colon cancer risk loci show tissue-specifi c long-range interaction with MYC. *Proc Natl Acad Sci U S A* 2010;107:9742-9746.

110. Sur IK, Hallikas O, Vähärautio A, et al. Mice lacking a Mycenhancer that includes human SNP rs6983267 are resistant to intestinal tumors. *Science* 2012;338:1360-1363.

111. Broderick P, Carvajal-Carmona L, Pittman AM, et al. A genome-wide association study shows that common alleles of SMAD7 influence colorectal cancer risk. *Nat Genet* 2007;39:1315-1317.

112. Houlston RS, Webb E, Broderick P, et al. Meta-analysis of genome-wide association data identifies four new susceptibility loci for colorectal cancer. *Nat Genet* 2008;40: 1426-1435.

113. Bos JL, Fearon ER, Hamilton SR, et al. Prevalence of ras gene mutations in human colorectal cancers. *Nature* 1987;327:293-297.

114. Pretlow TP. Aberrant crypt foci and K-ras mutations: earliest recognized players or innocent bystanders in colon carcinogenesis? *Gastroenterology* 1995;108:600-603.

115. Vogelstein B, Fearon ER, Hamilton SR, et al. Genetic alterations during colorectal-tumor development. *N Engl J Med* 1988;319:525-532.

116. Shirasawa S, Furuse M, Yokoyama N, et al. Altered growth of human colon cancer cell lines disrupted at activated Ki-ras. *Science* 1993;260:85-88.

117. Barbie DA, Tamayo P, Boehm JS, et al. Systematic RNA interference reveals that oncogenic KRAS-driven cancers require TBK1. *Nature* 2009;462:108-112.

118. Ebi H, Corcoran RB, Singh A, et al. Receptor tyrosine kinases exert dominant control over PI3K signaling in human KRAS mutant colorectal cancers. *J Clin Invest* 2011;121: 4311-4321.

119. Downward J. Targeting RAS signalling pathways in cancer therapy. *Nat Rev Cancer* 2003;3:11-22.

120. Rajagopalan H, Bardelli A, Lengauer C, et al. Tumorigenesis: RAF/RAS oncogenes and mismatch-repair status. *Nature* 2002;418:934.

121. Tanaka H, Deng G, Matsuzaki K, et al. BRAF mutation, CpG island methylator phenotype and microsatellite instability occur more frequently and concordantly in mucinous than non-mucinous colorectal cancer. *Int J Cancer* 2006;118:2765-2771.

122. Davies H, Bignell GR, Cox C, et al. Mutations of the BRAF gene in human cancer. *Nature* 2002;417:949-954.

123. Di Nicolantonio F, Martini M, Molinari F, et al. Wild-type BRAF is required for response to panitumumab or cetuximab in metastatic colorectal cancer. *J Clin Oncol* 2008;26:5705-5712.

124. Sansom OJ, Meniel V, Wilkins JA, et al. Loss of Apc allows phenotypic manifestation of the transforming properties of an endogenous K-ras oncogene in vivo. *Proc Natl Acad Sci U S A* 2006;103:14122-14127.

125. Feng Y, Bommer GT, Zhao J, et al. Mutant KRAS promotes hyperplasia and alters differentiation in the colon epithelium but does not expand the presumptive stem cell pool. *Gastroenterology* 2011;141:1003-1013.e1-10.

126. Rad R, Cadinanos J, Rad L, et al. A genetic progression model of Braf(V600E)-induced intestinal tumorigenesis reveals targets for therapeutic intervention. *Cancer Cell* 2013;24: 15-29.

127. Flaherty KT, Puzanov I, Kim KB, et al. Inhibition of mutated, activated BRAF in metastatic melanoma. *N Engl J Med* 2010;363:809-819.

128. Corcoran RB, Ebi H, Turke AB, et al. EGFR-mediated reactivation of MAPK signaling contributes to insensitivity of BRAF mutant colorectal cancers to RAF inhibition with vemurafenib. *Cancer Discov* 2012;2:227-235.

129. Prahallad A, Sun C, Huang S, et al. Unresponsiveness of colon cancer to BRAF(V600E) inhibition through feedback activation of EGFR. *Nature* 2012;483:100-103.

130. Gupta S, Ramjaun AR, Haiko P, et al. Binding of ras to phosphoinositide 3-kinase p110alpha is required for ras-driven tumorigenesis in mice. *Cell* 2007;129:957-968.

131. Cantley LC. The phosphoinositide 3-kinase pathway. *Science* 2002;296:1655-1657.

132. Samuels Y, Wang Z, Bardelli A, et al. High frequency of mutations of the PIK3CA gene in human cancers.

Science 2004;304:554.

133. Li W, Zhu T, Guan KL. Transformation potential of Ras isoforms correlates with activation of phosphatidylinositol 3-kinase but not ERK. *J Biol Chem* 2004;279:37398-37406.
134. Shaw RJ, Cantley LC. Ras, PI(3)K and mTOR signaling controls tumour cell growth. *Nature* 2006;441:424-430.
135. Firestein R, Bass AJ, Kim SY, et al. CDK8 is a colorectal l cancer oncogene that regulates beta-catenin activity. *Nature* 2008;455:547-551.
136. Lepourcelet M, Chen YN, France DS, et al. Small-molecule antagonists of the oncogenic Tcf/beta-catenin protein complex. *Cancer Cell* 2004;5:91-102.
137. Baker SJ, Fearon ER, Nigro JM, et al. Chromosome 17 deletions and p53 gene mutations in colorectal carcinomas. *Science* 1989;244:217-221.
138. Vogelstein B, Fearon ER, Kern SE, et al. Allelotype of colorectal carcinomas. *Science* 1989;244:207-211.
139. Ogino S, Nosho K, Irahara N, et al. Prognostic significance and molecular associations of 18q loss of heterozygosity: a cohort study of microsatellite stable colorectal cancers. *J Clin Oncol* 2009;27:4591-4598.
140. Thiagalingam S, Lengauer C, Leach FS, et al. Evaluation of candidate tumour suppressor genes on chromosome 18 in colorectal cancers. *Nat Genet* 1996;13:343-346.
141. Howe JR, Roth S, Ringold JC, et al. Mutations in the SMAD4/DPC4 gene in juvenile polyposis. *Science* 1998;280: 1086-1088.
142. Riggins GJ, Kinzler KW, Vogelstein B, Thiagalingam S. Frequency of Smad gene mutations in human cancers. *Cancer Res* 1997;57:2578-2580.
143. Mehlen P, Fearon ER. Role of the dependence receptor DCC in colorectal cancer pathogenesis. *J Clin Oncol* 2004;22:3420-3428.
144. Sancho R, Jandke A, Davis H, et al. F-box and WD repeat domain-containing 7 regulates intestinal cell lineage commitment and is a haploinsufficient tumor suppressor. *Gastroenterology* 2010;139:929-941.
145. Babaei-Jadidi R, Li N, Saadeddin A, et al. FBXW7 influences murine intestinal homeostasis and cancer, targeting Notch, Jun, and DEK for degradation. *J Exp Med* 2011;208: 295-312.
146. Sjoblom T, Jones S, Wood LS, et al. The consensus coding sequences of human breast and colorectal cancers. *Science* 2006;314:268-274.
147. Vogelstein B, Papadopoulos N, Velculescu VE, et al. Cancer genome landscapes. *Science* 2013;339:1546-1558.
148. Leary RJ, Lin JC, Cummins J, et al. Integrated analysis of homozygous deletions, focal amplifications, and sequence alterations in breast and colorectal cancers. *Proc Natl Acad Sci U S A* 2008;105:16224-16229.
149. Martin ES, Tonon G, Sinha R, et al. Common and distinct genomic events in sporadic colorectal cancer and diverse cancer types. *Cancer Res* 2007;67:10736-10743.
150. Blache P, van de Wetering M, Duluc I, et al. SOX9 is an intestine crypt transcription factor, is regulated by the Wnt pathway, and represses the CDX2 and MUC2 genes. *J Cell Biol* 2004;166:37-47.
151. Sinicrope FA, Rego RL, Halling KC, et al. Prognostic impact of microsatellite instability and DNA ploidy in human colon carcinoma patients. *Gastroenterology* 2006;131:729-737.
152. Ribic CM, Sargent DJ, Moore MJ, et al. Tumor microsatellite-instability status as a predictor of benefit from fluorouracilbased adjuvant chemotherapy for colon cancer. *N Engl J Med* 2003;349:247-257.
153. Popat S, Hubner R, Houlston RS. Systematic review of microsatellite instability and colorectal cancer prognosis. *J Clin Oncol* 2005;23:609-618.
154. Sartore-Bianchi A, Di Nicolantonio F, Nichelatti M, et al. Multi-determinants analysis of molecular alterations for predicting clinical benefit to EGFR-targeted monoclonal antibodies in colorectal cancer. *PLoS One* 2009;4:e7287.
155. Ogino S, Meyerhardt JA, Irahara N, et al. KRAS mutation in stage III colon cancer and clinical outcome following intergroup trial CALGB 89803. *Clin Cancer Res* 2009;15:7322-7329.
156. Ogino S, Shima K, Meyerhardt JA, et al. Predictive and prognostic roles of BRAF mutation in stage III colon cancer: results from intergroup trial CALGB 89803. *Clin Cancer Res* 2012;18:890-900.

157. Moser AR, Pitot HC, Dove WF. A dominant mutation that predisposes to multiple intestinal neoplasia in the mouse. *Science* 1990;247:322-324.
158. Oshima M, Oshima H, Kitagawa K, et al. Loss of Apc heterozygosity and abnormal tissue building in nascent intestinal polyps in mice carrying a truncated Apc gene. *Proc Natl Acad Sci U S A* 1995;92:4482-4486.
159. Yang K, Edelmann W, Fan K, et al. A mouse model of human familial adenomatous polyposis. *J Exp Zool* 1997;277:245-254.
160. Amos-Landgraf JM, Kwong LN, Kendziorski CM, et al. A target-selected Apc-mutant rat kindred enhances the modeling of familial human colon cancer. *Proc Natl Acad Sci U S A* 2007;104:4036-4041.
161. Harada N, Tamai Y, Ishikawa T, et al. Intestinal polyposis in mice with a dominant stable mutation of the beta-catenin gene. *EMBO J* 1999;18:5931-5942.
162. Wei K, Kucherlapati R, Edelmann W. Mouse models for human DNA mismatch-repair gene defects. *Trends Mol Med* 2002;8:346-353.
163. Lopez-Garcia C, Klein AM, Simons BD, et al. Intestinal stem cell replacement follows a pattern of neutral drift. *Science* 2010;330:822-825.
164. Snippert HJ, van der Flier LG, Sato T, et al. Intestinal crypt homeostasis results from neutral competition between symmetrically dividing Lgr5 stem cells. *Cell* 2010;143: 134-144.
165. Vermeulen L, Morrissey E, van der Heijden M, et al. Defining stem cell dynamics in models of intestinal tumor initiation. *Science* 2013;342:995-998.

第十四章　肾癌的分子生物学

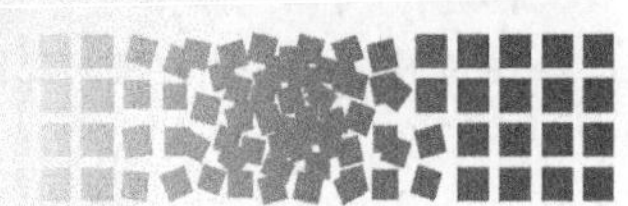

W. Marston Linehan, Laura S. Schmidt

引言

全世界每年约 271 000 人患肾癌或肾细胞癌（renal cell carcinoma，RCC），每年死亡约 116 000 人[1]。各种危险因素，包括肥胖、高血压、吸烟和某些职业性暴露，均可以增加肾癌发病的风险。我们目前对于肾癌分子遗传学的了解主要来自对具有肾癌遗传倾向的家族的研究。具有肾癌家族史的个体一生中患肾癌的概率是一般人的 2.5 倍[2]，占所有肾癌发生率的 4%。

肾癌不是一种单一的疾病，根据其组织学可将肾癌分为不同的亚型[3]。在过去的二十多年，关于遗传性肾癌的研究已经鉴定了 5 个遗传性肾癌综合征及其易感基因（表 14.1），提示不同的生物学通路参与了肾癌发生[4]。1993 年发现了 VHL 抑癌基因[5]。随后，在遗传性乳头性肾癌（hereditary papillary renal carcinoma，HPRC）患者中鉴定出原癌基因 MET 的活化性突变[6]。最近，造成遗传性平滑肌瘤病和肾细胞癌（HLRCC）[7] 的三羧酸循环酶富马酸合酶（FH）的生殖细胞突变、造成伯特 - 霍格 - 杜贝（BHD）综合征的 FLCN 的生殖细胞突变被发现[8]。编码另外一个三羧酸循环酶——琥珀酸脱氢酶 B、C 和 D 亚基（SDHB/SDHC/SDHD）的生殖突变已经在有家族史的肾癌患者中被发现[9-11]。肾癌遗传性基因的发现已经使肾癌的早期诊断和风险预后的遗传学检测得到了很大的发展。

VHL 病

Von Hippel-Lindau（VHL）病 VHL 病是常染色体显性遗传的多系统肿瘤性疾病，以发生肾透明细胞瘤、视网膜血管瘤、中枢神经系统血管母细胞瘤、肾上腺嗜铬细胞瘤、内淋巴囊和胰岛细胞瘤、胰腺和肾囊肿等多种肿瘤和疾病为特征。VHL 的发病率为 1/36 000，一般在 20 ～ 40 岁发生、发展，近 70% 的患者在 60 岁左右外显发病。25% ～ 45% 的 VHL 患者表现为双侧、多灶性，组织学为透明细胞的肾肿瘤[12]，当肿瘤长大到直径 3cm 时，具有侵袭潜能。

VHL 病的遗传学

肾透明细胞瘤的染色体 3p 杂合性丢失表明该位点存在 RCC 肿瘤易感基因[13]。1993 年采用定位克隆策略从 VHL 家系中染色体 3p25—p26 克隆出了 VHL 基因[5]。VHL 基因是一个抑癌基因，在肿瘤发生时两个拷贝均失活。VHL 生殖细胞突变者对 VHL 病易感，突变涵盖了整个突变谱，包括大片段的缺失、蛋白截短性突变、改变 VHL 蛋白氨基酸序列的错义突变。目前，已经在世界 945 多个 VHL 家庭中鉴定出 700 种以上的 VHL 基因突变。除了酸性结构域的前 35 个氨基酸残基外，突变遍布整个基因[12]。随着检测缺失技术的进步，VHL 基因突变检测率接近 100%[14, 15]。基于嗜铬细胞瘤发生的易感性和 RCC 由高到低的发病风险，VHL 亚型已经建立了明确的基因型 - 表型之间的相关性[16]。

肾癌家族染色体 3p 易位的基因突变

1979 年，Cohen 等描述了一个家族具有 t（3；8）（p14；q24）平衡易位，与双侧多灶性透明细胞癌共分离[17]。从这些具有易位的家族成员的肿瘤中发现，由易位衍生的染色体 3p 片段的缺失和剩下的 VHL 拷贝的不同的体细胞突变。基于这些数据，Schmide 等[18]提出染色体 3p 易位家族中肿瘤发生三步骤模型：①遗传性结构易位；②易位衍生的染色体 3p25 的缺失；③残留的 VHL 基因突变，导致 VHL 双拷贝失活，易患肾透明细胞癌。已发现了很多染色体 3p 易位家族[19, 20]。该家族易位衍生的染色体缺失和保留的 VHL 基因体细胞突变为肿瘤发生三步骤模型提供了强有力的证据，也说明 VHL 基因缺失参与了 3p 染色体易位家族的肾透明细胞癌的发展。

表 14.1 遗传性肾癌综合征

综合征	染色体定位	易感基因	组织学类型	基因突变频率	
				生殖系突变（参考值）	体细胞突变（参考值）
von Hippel-Lindau（VHL）	3p25	VHL	透明细胞	100%[14]	92%[22]
遗传性乳头状肾细胞癌 1 型（HPRC）	7q31	MET	1 型乳头状	100%[6, 41, 42]	13%[45]
Birt-Hogg-Dubé 综合征（BHD）	17p11.2	FLCN	嗜铬细胞、混合性	90%[65]	11%[78]
遗传性平滑肌瘤和肾细胞癌（HLRCC）	1q42-q43	FH	2 型乳头状	93%[103]	TBD
琥珀酸脱氢酶（SDH）相关的家族性肾癌	1p35-p36 1q23.3 11q23	SDHB SDHC SDHD	透明细胞、嗜铬细胞	TBD	TBD
结节性硬化症（TSC）	9q34 16p13.3	TSC1 TSC2	血管平滑肌脂肪瘤，所有组织	80% ～ 90%	TBD

散发性肾透明细胞癌的基因

VHL 体细胞突变及相关的野生型等位基因缺失高频发生在肾透明细胞癌中[21]。Nickerson 等[22]最近在 92% 的肾透明细胞癌中鉴定了 VHL 基因的突变或甲基化改变。在乳头状、嗜铬细胞、集合管、髓样或其他类型的肾细胞癌没有发现 VHL 基因的突变。

VHL 蛋白的功能

VHL 蛋白中 pVHL 研究得最为透彻的功能是具有转录因子缺氧诱导因子 α（HIF-α）家族的底物识别位点，靶向 HIF-α 家族进行泛素介导的蛋白酶体的降解（图 14.1）[16]。pVHL 通过它的 α 结构域与 elongin C 结合，与 elongin B、cullin-2 和 Rbx-1 一起形成一个 E3 泛素连接酶复合物。在正常有氧条件下，HIF-α 通过脯氨酰羟化酶（PHD）家族在脯氨酸上被羟基化。脯氨酰羟化酶（PHD）家族需要 2- 酮戊二酸、氧分子、抗坏血酸和铁作为辅助因子。pVHL 通过它的 β 结构域与羟化的 HIF-α 结合，通过 E3 泛素连接酶使 HIF-α 泛素化。在低氧或缺氧条件下，当 PHD 不能发挥功能，或当 VHL 突变时就会改变 pHVL 与 HIF-α 或 elongin C 的结合，HIF-α 不能被 pHVL 识别。HIF-α 聚集和转录上调一些血管发育的重要基因（EPO、VEGF），细胞增生的基因（PDGF-β、TGF-α）和糖代谢的基因（GLUT-1）[16]。依赖于 HIF-α 的靶基因的上调为新生血管形成提供了一个很好的解释：为什么在 VHL 患者中枢神经血管母细胞瘤和肾透明细胞癌中新生血管增加。VHL 基因在生殖细胞突变频繁发生在 VHL 蛋白与 HIF-α 和 Elongin C 结合的结构域内 [23]。HIF-2α 的稳定性，而不是 HIF-1α，似乎对于肾肿瘤的发生、发展非常关键 [24, 25]。其他 pHVL 的 HIF 非依赖的功能也已经有报道 [12, 16, 26]，包括通过抑制 MDM2 介导的泛素化和核输出增加 p53 活性 [27]，通过结合酪蛋白激酶 2 和抑制 CARD9 磷酸化调节 NF-κB 活性 [28]、微管的稳定性 [29]、原纤毛的维持 [30]、细胞外基质形成影响细胞 - 细胞之间的黏附 [31, 32]。

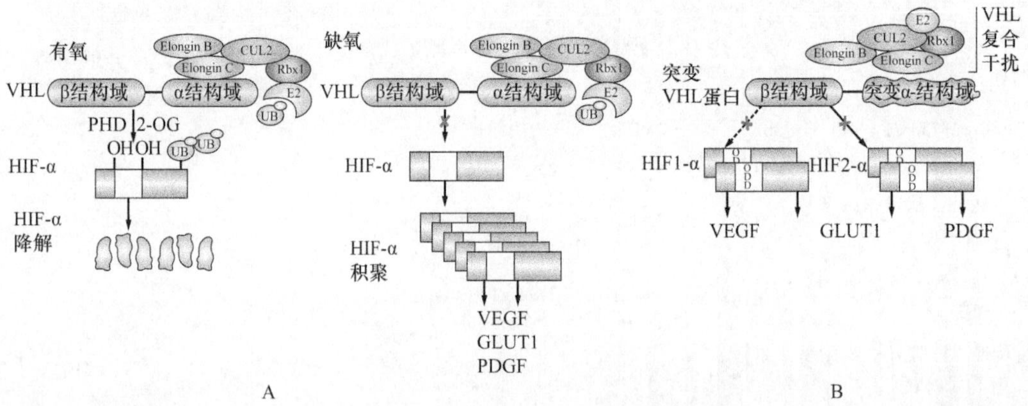

图 14.1 von Hippel-Lindau（VHL）E3 泛素连接酶复合物靶向缺氧诱导因子（HIF-1α），参与泛素介导的降解。A. 在正常有氧的情况下，HIF-1α 被 HIF 脯氨酸羟化酶在关键的脯氨酸位点被羟化，需要氧分子、2- 酮戊二酸和铁离子作为共同底物。pVHL 可以识别并结合羟化的 HTF-1α，并通过 VHL E3 泛素连接酶复合物使其泛素化，通过蛋白酶体降解。在缺氧的条件下，PHD 不能发挥正常的功能，pVHL 不能识别 HIF，导致 HTF 积聚，上调 HIF 调控的靶基因（VEGF、GLUT1 和 PDGF），这些靶基因可以促进肿瘤细胞的生长和新生血管的形成。B. 当 VHL 突变时，pVHL 不能结合 HIF-1α，稳定的 HIF 导致 HIF 靶基因转录上调（引自 Linhan WM，Srinicasan R，Schimidt LS. The genetic basis of kidney cancer：a metabolic disease. Nat Rev Urol 2010；7：277-285）

肾透明细胞癌的其他相关基因

用新一代测序技术鉴定肾透明细胞癌相关基因，已经发现了相当数量的染色质重构基因的改变，这些改变对染色体状态的维持起重要作用。在散发性肾透明细胞癌有意义的突变基因除了VHL外，还包括PBRM1（41%）[33]，它是PBAF SWI/SNF染色质重塑复合体的亚单位，组蛋白甲基转移酶SETD2（4%）[34]，组蛋白去甲基酶JARIDIC（KDM5C，3%）[35]，UTX（KMD6A，3%）[35] 和新抑癌基因 BAP1（15%）[36]，是一个组蛋白去泛素化酶。BAP1 也发生突变，虽然很少见，但常见于遗传性肾细胞癌家族中，与不良预后相关[39]。

遗传性乳头状肾细胞癌 1 型

遗传性乳头状肾细胞癌 1 型（HPRC）是常染色体显性遗传性肿瘤综合征，受累个体易患多灶性双侧乳头状 Ⅰ 型肾癌[40]。HPRC 在 50 ～ 60 岁起病，呈现年龄依赖性外显，60 岁时外显率约为 67%[41]；但是也有早期发病的报道[42]。这种罕见的病例在全世界被报道的不到 40 个家族[40]。

遗传性乳头状肾细胞癌的遗传学：MET 原癌基因

1995 年，Zbar 等[43] 描述了 10 个多灶性双侧乳头状肾肿瘤的家族，它们按照常染色体显性遗传的方式遗传，提示这些家族可能代表了与散发性乳头状肿瘤对应的遗传性对照。Schmidt 等[6] 通过连锁分析，将 HPRC 疾病基因定位在 7q31.1-q34。7 号染色体三体是乳头状肾肿瘤的里程碑式的遗传特征[44]，功能获得性癌基因可能是候选疾病基因。事实上，定位于 7q31 的 MET 原癌基因的酪氨酸结构域的生殖细胞错义突变在受累的 HPRC 家族成员中被确认[6]。在 13% 的散发性乳头状肾肿瘤中检测到 MET 基因的突变[6,45]。关于 MET 和相关基因在乳头状 1 型肾癌中的作用还在进一步研究中。

遗传性乳头状肾癌：MET 突变的功能结果

MET 原癌基因编码一个肝细胞生长因子 / 散射因子（HGF/SF）受体酪氨酸激酶。配体 HGF 与 MET 结合启动细胞内酪氨酸激酶结构域关键酪氨酸的磷酸化，随后酪氨酸在多功能锚定位点磷酸化，招募各种下游信号的转导子，调控细胞内程序，导致细胞增殖、分支的形态发生、分化和“侵袭性生长”[46]。虽然 MET 的过表达在很多上皮性细胞癌中已经被报道[31]，HPRC 是第一个被证实具有生殖细胞 MET 突变的肿瘤综合征。HPRC 中 MET 的错义突变导致 MET 在没有配体的情况下也可以持续活化，在体外显示了 MET 的癌基因潜能[48,49]，被分子模型预测可以稳定 MET 激酶的活性[50]。携带 MET 突变等位基因的 7 号染色体的非随机性复制在 HPRC 患者的乳头状肾肿瘤中已被发现[51]，这代表了 HPRC 肿瘤病理形成的第二步。两个拷贝的突变 MET 的存在有利于肾细胞的增殖性生长，并导致肿瘤的进展。

Xp11.2 易位肾细胞癌

Xp11.2 易位肾细胞癌典型表现为具有乳头状结构、透明或嗜酸性胞质，是一种成人中少见的肿瘤（1.6%），是 20% ～ 45% 的儿童和年轻成人肾癌的原因。易位涉及与散发性乳头状肾癌相关的 Xp11.2 和 1q21.2 的易位，最先报道这种易位是在一个两岁的儿童[52]，易位在一个新基因 PRCC 和螺旋 - 环 - 螺旋转录因子基因 TFE3 之间产生融合，TEE3 是转录因子 MiT 家族成员[53]。编码的融合蛋白称为 PRCC-TFE3，作为一个比本来 TFE3 更强的转录活化因子发挥作用，而这些肿瘤中大部分内源的 TFE3 的转录产物丢失。由于染色体易位导致的正常 TFE3 转录控制失调控对于散发性乳头状肾细胞癌的发展可能是重要的[54, 55]。Xp11.2 易位的肾细胞癌涉及至少 5 种不同的 TFE3 基因融合，导致 TFE3 的转录活性失调，包括 NonO-TFE3、PSF-TFE3、CLTC-TFE3 和 ASPL-TFE3[56]。Tsuda 等[57]表明，这些 TFE3 融合蛋白是 MET 基因的强转录活化子，导致不适当的 MET 介导的细胞增殖和侵袭性生长。考虑到 TFE3 融合蛋白表达生理性作用，靶向 MET 可能是 Xp11.2 易位性肾细胞癌有效的治疗。

另外，MiT 家族成员 TFEB 和 α 基因的融合在携带 t（6；11）（p21；q13）染色体易位的肾肿瘤中发现[58]。最近报道了第一例涉及 MiT 家族第三个成员 MITF，它的激活突变在患肾肿瘤的家族成员的生殖细胞被发现[59]。

Birt-Hogg-Dubé 综合征

Birt-Hogg-Dubé（BHD）综合征是罕见的常染色体显性遗传肿瘤综合征，具有毛囊良性肿瘤（纤维囊性瘤）、肺囊肿及自发性气胸等特征，发生肾癌的风险增加 7 倍[60-63]。BHD 患者最常见的表现是纤维囊性瘤和肺囊肿（＞ 85%）[64-66]。30% 的 BHD 患者发生不同组织学类型的肾肿瘤（平均年龄为 48 ～ 50 岁），最常见的是肾嫌色细胞癌和肾杂合性嗜酸细胞瘤[64, 67]。从 BHD 综合征发展而来的肾癌也有转移性的，但不常见。

Birt-Hogg-Dubé 综合征的遗传学：Folliculin 基因

BHD 家族的连锁分析显示，该疾病基因定位于 17 号染色体短臂[68, 69]并鉴定了 BHD 基因，FLCN[8]。几乎所有的 BHD 相关的 FLCN 基因突变均可导致截短 BHD 蛋白、Folliculin（FLCN）的突变，包括插入或缺失、无义和剪接位点的突变[8, 64, 65, 74]，但最近报道在保守的氨基酸位点也存在错义突变[65, 71-73]。在较大的 BHD 队列中 FLCN 基因突变率检测接近 90%，生殖细胞突变散布在整个 FLCN 基因全长，没有明显的基因型 - 表型相关性[46, 47, 54]。Vocke 等[75]在 70%BHD 肾癌中鉴定了体细胞突变的第二次"打击"或杂合性丢失，支持 FLCN 作为一个抑癌基因，双拷贝失活个体易患肾肿瘤。肾嫌色细胞癌也检测到低频的 FLCN 的突变（11%）[76]，其他组织类型的肾细胞癌中 FLCN 突变很少[77-79]。

Birt-Hogg-Dubé 蛋白的功能

FLCN 基因编码一个新蛋白 FLCN，它没有特征性的功能域。Baba 等[80]鉴定了一个新的 FLCN 的相互作用蛋白 FNIP1，并表明 FNIP1 和 5′- 磷酸腺苷（AMP）激活的蛋白激酶（AMPK）的 γ 亚单位相互作用，AMPK 是细胞内的能量感应因子，通过 TSC1/2 负性调控蛋白翻译和细胞增殖的重要开关 mTOR 起作用[81, 82]。FLCN 第二个相互作用蛋白 FNIP2 也被鉴定，并显示与 FNIP1 相似的生化特性[83, 84]，FLCN 通过 FNIP1/2，可能在 AMPK-TSC1/2-mTOR 信号通路中发挥作用（图 14.2）。体内模型和 BHD 患者的研究数据支持 FLCN 失活将会导致 mTOR 的活化，也有数据支持 mTOR 的抑制，因此提出假设，FLCN 与 mTOR 的交互作用和调控机制依赖不同的条件[89]。

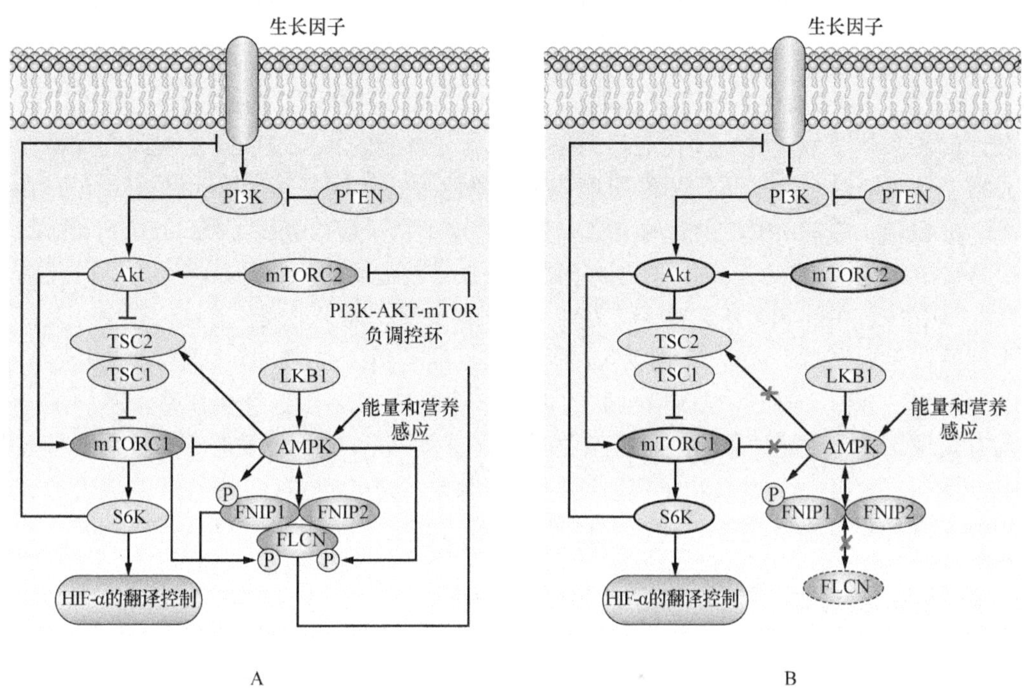

图 14.2 潜在的 Birt-Hogg-Dubé 基因（FLCN）通路。A. FLCN 通过 FNIP1/2 与 AMPK 结合导致 AMPK 的磷酸化或被雷帕霉素敏感的激酶（mTOR）磷酸化。B. 当 FLCN 失活导致 FLCN 蛋白缺失，mTOR 调控潜在的驱动 BHD 患者的肾肿瘤的形成（引自 Linhan WM，Srinicasan R，Schimidt LS. The genetic basis of kidney cancer：a metabolic disease. Nat Rev Urol 2010；7：277-285）

已经报道的 FLCN 其他的功能包括对转化因子（TGF-b）信号通路的作用[90, 91]，调控 HIF-α 及其靶基因[92]，纤毛合成[93]，调控过氧化物酶体增殖物激活受体共激活因子 1α（PGC-1α）和线粒体的生物合成[94, 95]，细胞 - 细胞之间的黏附[96, 97]，胚胎干细胞多向分化潜能的退出[98]，以及通过转录因子 TFE3[99] 和 TFEB[100] 胞质滞留介导的溶酶体功能。解析 FLCN 晶体结构的 C 端表明其与 DENN 结构同源，后者具有 RabGTP 酶的鸟嘌呤交换因子（GEF）活性[101]。最近的两篇报道证明 FLCN/FNIP1/FNIP2 与 RagGTPase 发生交互作用，说明该复合体在氨基酸感受 mTOR 活化中发挥作用[101, 102]。除了 FNIP1 促进 FLCN 和 AMPK 的交互作用，FNIP1 敲除小鼠表现出祖 B 细胞向前 B 细胞分化的缺陷，表明 FLCN-FNIP1 复合物在 B 细胞发育中是不可缺少的[103]。

遗传性平滑肌瘤病和肾细胞癌

遗传性平滑肌瘤病和肾细胞癌（HLRCC）是常染色体显性遗传性异常，对皮肤肿瘤和子宫肌瘤及侵袭性2型乳头状肾癌易感。全世界共报道了150多个HLRCC家族[104, 106]。肾肿瘤通常是单个的、孤立的，15%～62%的受累个体[104, 105]在早年发病，具有侵袭性和转移性特征，一经诊断，5年内死亡。

遗传性平滑肌瘤病和肾细胞癌的遗传学：富马酸水合酶基因

基因连锁分析表明，HLRC疾病基因定位于染色体1q42-q43[107]，直到Launonen等[108]在两个芬兰多发性皮肤和子宫肌瘤（MUCL）家族中阐明染色体1q与孤立的高度侵袭性的乳头状2型肾肿瘤存在连锁关系时，1q与肾癌的相关性研究才被人们重视。这种异常也被重新命名为遗传性平滑肌瘤病和肾细胞癌，疾病易感区域随后被定位于1q42的1.6Mb区域。在HLRCC受累的家庭成员中鉴定了富马酸水合酶（fumarate hydratase，FH）基因的生殖细胞突变，富马酸水合酶是一个三羧酸循环酶，可以将富马酸转化为苹果酸[7]。HLRCC中的FH突变包括错义突变、框移突变、无义突变、剪接位点突变及部分或全部的基因缺失[104, 106, 109, 110]。错义突变是最常见的类型，占57%，主要位于进化保守的残基[106, 109, 110]。除了编码线粒体信号肽的1号外显子，FH基因的突变在整个基因的全长内均有发现，没有明显的基因型与表型关联的报道[104]。FH基因挥发着一个经典的抑癌基因的功能，在肾肿瘤、皮肤和子宫肌瘤中存在高频的野生型FH等位基因的缺失或体细胞突变[7]。FH突变在散发性子宫和皮肤肌瘤，以及散发性RCC中很少被检测到[111]。

富马酸水合酶基因突变的功能影响

在HLRCC患者的淋巴母细胞系中，FH突变可以导致FH活性下调20%～80%[7, 109, 112]。与截短突变相比，HLRCC相关的错义突变明显降低FH基因的活性[109]，表明突变的FH单体以显性负性的模式改变了FH的四聚体的构象。在HLRCC，FH活性的丢失导致了富马酸的积聚，由于三羧酸循环阻滞也导致了少量的琥珀酸的积聚[113, 114]。Pollard等[113]证实，富马酸水合酶和琥珀酸的积聚导致了HIF-1α和HIF的靶基因（VEGF、BNIP）的升高，引起HLRCC相关的子宫肌瘤的微血管密度增高[115]。Isaacs等[114]表明，富马酸的积聚竞争性抑制HIF PHD共底物2-酮戊二酸，稳定HIF-1α，导致PHD功能的丧失，使HIF-1α从蛋白酶体降解中释放出来。这种FH活性的丧失引起的伪缺氧，驱动了HIF-1α的稳定，上调被HIF诱导的基因，促进HLRCC相关的肾肿瘤的侵袭特性（图14.3）。Xiao等[116]已经证明，积累的琥珀酸和延胡索酸可以作为多种α-酮戊二酸-依赖的双加氧酶的竞争性抑制剂，包括组蛋白去甲基化酶和5-羟甲基胞嘧啶酶的10-11易位（TET）家族，导致更多组蛋白和DNA甲基化的整体改变[116]。最近，Sudarshan等证明，在HLRCC来源的细胞系中，FH基因的突变导致葡萄糖介导的反应性活性氧（ROS）的产生和活性氧依赖的HIF-1α的稳定，支持伪缺氧驱动的另一个机制能够促进HLRCC的肾肿瘤的形成[117]。而且，Sullivan等[118]检测到ROS增加是因为通过积累富马酸产生的抗氧化剂谷胱甘肽的琥珀酸酯化（见下文），产生癌性代谢物琥珀酸谷胱甘肽，一种谷胱甘肽还原酶的底物，导致NADPH水平降低，增强ROS和HIF-1α活化[118]。

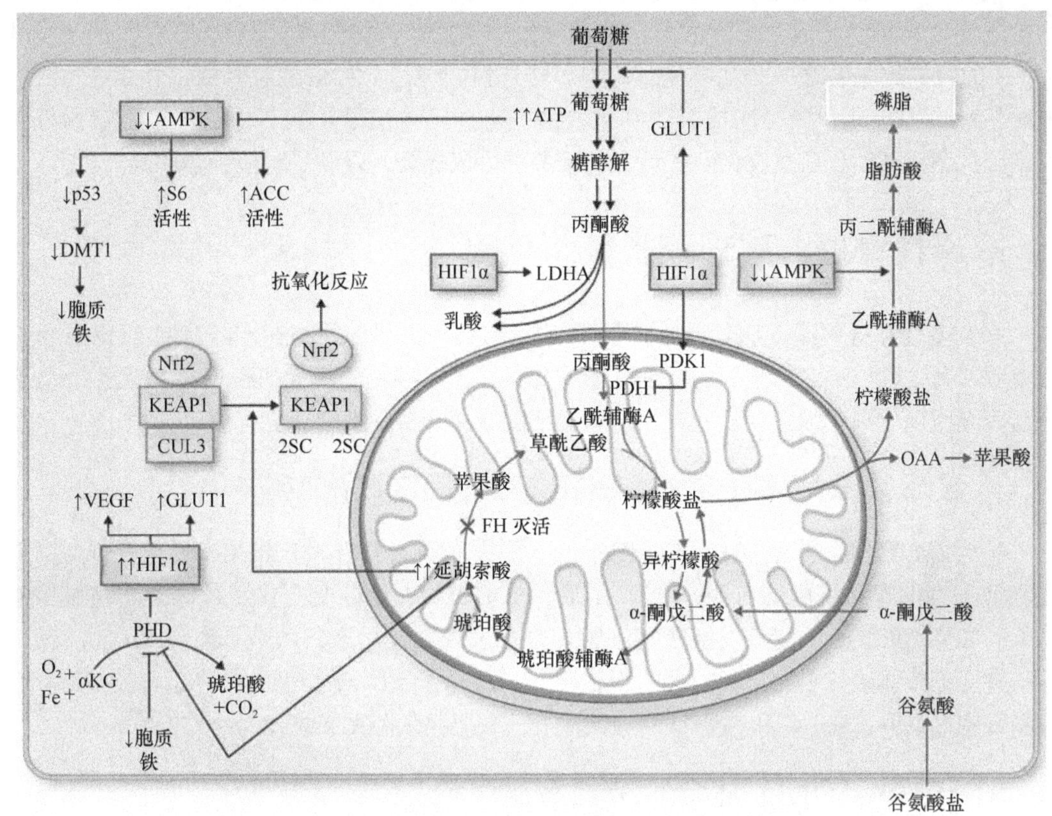

图 14.3　富马酸水合酶（FH）缺陷型肾癌，2 型乳头状肾癌的侵袭型在患有遗传性癌症综合征 HLRCC 患者中发现。FH 缺陷型肾癌的特征是代谢转向有氧糖酵解，线粒体功能因下调的 FH 功能受损，以及细胞依赖于快速生长所需的三磷酸腺苷（ATP）产生有氧糖酵解。ATP 的增加导致 AMPK 的降低，后者导致 mTOR/ phosphoS6 活性增加和乙酰辅酶 A 羧化酶（ACC）/ 脂肪酸的产生增加。富马酸盐增加是延胡索水合酶活性降低的结果，抑制 HIF PHD，导致 HIF1 水平增加。增加富马酸盐并抑制 KEAP1 活性，导致 Nrf2 的转录活性增加，对具有高氧化应激的这些细胞的生存至关重要（引自 Linehan WM，Rouault TA. Molecular pathways：fumarate hydratase-deficient kidney cancer：targeting the Warburg effect in cancer. Clin Cancer Res 2013；19：3345-3352）

最近体内外实验证明了富马酸集聚激活核因子样 2（Nrf2）介导的抗氧化信号通路[119]。KELCH样红细胞来源的Cap-n-Collar 同源（ECH）相关蛋白（KEAP1）是一种亲电子传感器，具有基于 Cullin-3（CUL3）的 E3 泛素连接酶底物识别位点，低亲电条件下结合 Nrf 转录因子，促进其与 CUL3 结合而进行泛素介导。然而，在缺乏 FH 的肾癌（如 HLRCC）细胞内积累富马酸与 KEAP1 蛋白暴露的半胱氨酸（琥珀酸酯化）反应，导致空间结构的变化抑制 KEAP1-Nrf2 结合（图 14.3）。随后 Nrf2 转录激活其靶基因，在靶基因的启动子区域调节抗氧化反应[120, 121]。在散发性乳头状肾癌发现了 KEAP1 和 CUL3 在体细胞失活突变和 NRF2 的激活突变也支持该种模式[122]。Nrf2 的靶基因 [如对于血红素氧合很重要的血红素氧化酶 1（HMOX1）][123] 促进癌细胞存活，抑制上调的 Nrf2 靶基因可为 HLRCC 和散发性 PRCC2 提供一种新的治疗方法。

最后，正常的细胞通过三羧酸循环耦合到氧化磷酸化产生能量，但缺失 FH 的肾癌细胞缺乏将富马酸转化成苹果酸的酶，从而导致三羧酸循环的阻滞。Mullen 等[124]证明了缺失 FH 的肾癌细胞缺乏一个功能完整的电子传递链，通过异柠檬酸脱氢酶 1 和 2 进行谷氨酰胺依赖还原羧化，产生脂质合成和三羧酸循环中间体乙酰辅酶 A（CoA）。FH 缺陷肾癌细胞代谢重新编程通过戊糖磷酸途径使葡萄糖生成核糖，以满足对核苷酸的高需求[125]。

家族性肾癌：琥珀酸脱氢酶基因

双侧多灶性肾肿瘤发病较早（小于 40 岁），具有头部和颈部副神经节瘤（HPGL）、肾上腺或肾上腺外嗜铬细胞瘤的特点[9]。最常见的一个是独特的嗜酸细胞 RCC 的发生；然而，肾透明细胞癌、嫌色细胞癌、乳头状Ⅱ型肾细胞癌和肾嗜酸细胞瘤也有报道[126-128]。

家族性肾癌的遗传学：SDHB 和 SDHD 的突变

编码琥珀酸脱氢酶亚基 D（SDHD）的基因突变最初与 HPGL 相关，后来发现与家族性和散发性的嗜铬细胞瘤有关[129, 130]。随后，SDHB 的失活性突变仅在家族性嗜铬细胞瘤家族、HPGL 家族及 1 例散发性嗜铬细胞瘤中被发现[131]。后来，两个具有 HPGL 和 SDHB 生殖突变的个体被诊断为早发的透明细胞癌[9]。各种不同组织学类型的肾癌患者被报道存在生殖细胞 SDHB、SDHC 和 SDHD 的错义突变、移码突变和无义突变[10, 11, 126-128, 132]。

SDHB 和 SDHD 突变的功能影响

肾肿瘤中，SDH 基因突变失活导致 SDH 酶活性的降低和琥珀酸的积聚。与 HLRCC 中 FH 基因突变的机制相似（图 14.3），琥珀酸的积聚可以竞争性抑制 α- 酮戊二酸，阻碍 PHD 的活性[131, 114]。在缺乏 PHD 的情况下，HIF-1α 聚集，驱动 HIF-1α 靶基因的转录活性，促使肿瘤中微血管的形成、生长和侵袭。

结节性硬化症

结节性硬化症（TSC）是多系统、常染色体显性遗传性异常，在儿童和成人均可发病，具有面部血管纤维瘤、肾血管平滑肌脂肪瘤、肺淋巴管肌瘤、异常神经系统表现。该疾病具有表型异质性，许多患者只表现出疾病的最少症状[133]。

TSC 最主要的肾脏表现是双侧多灶性血管平滑肌脂肪瘤（AML），异常血管、不成熟的平滑肌细胞和脂肪细胞组成的良性肿瘤。TSC 患者发生肾癌的终身风险是 2% ～ 3%，与一般人群相似[133]。TSC 患者最常见的肾癌组织学类型为透明细胞癌；有少量报道 TSC 患者中有乳头状 RCC、嗜铬细胞 RCC 和嗜酸细胞瘤[133]。编码错构瘤蛋白的 TSC1[134] 和编码马铃薯球蛋白的 TSC2[135] 的突变可以导致 TSC，引起 TSC1/2 负性调控 mTOR 信号通路的作用缺失[81, 82, 136]。靶向 mTOR 通路的药物治疗可能成为治疗 TSC 相关的 AML 和肾肿瘤的最有效的药物[137]。

结论

通过对遗传性肾癌综合征包括 VHL、HPRC、BHD、HLRCC 和 SDH 相关的家族性肾癌和 TSC 的研究，已经鉴定了 12 个肾癌易感基因：VHL、MET、FLCN、TFE3、TFEB、MITF、TSC1、TSC2、PTEN、FH、SDHB 和 SDHD（图 14.4）。所有这些研究均为肾肿瘤发展的遗传学结局和促进肾肿瘤进展，以及为最后的转移的生物化学机制提供了有价值的观察结果。这些发现促使了诊断性遗传检测的发展，并为常见的散发性肾癌患者的靶向药物治疗的研发提供了基础。

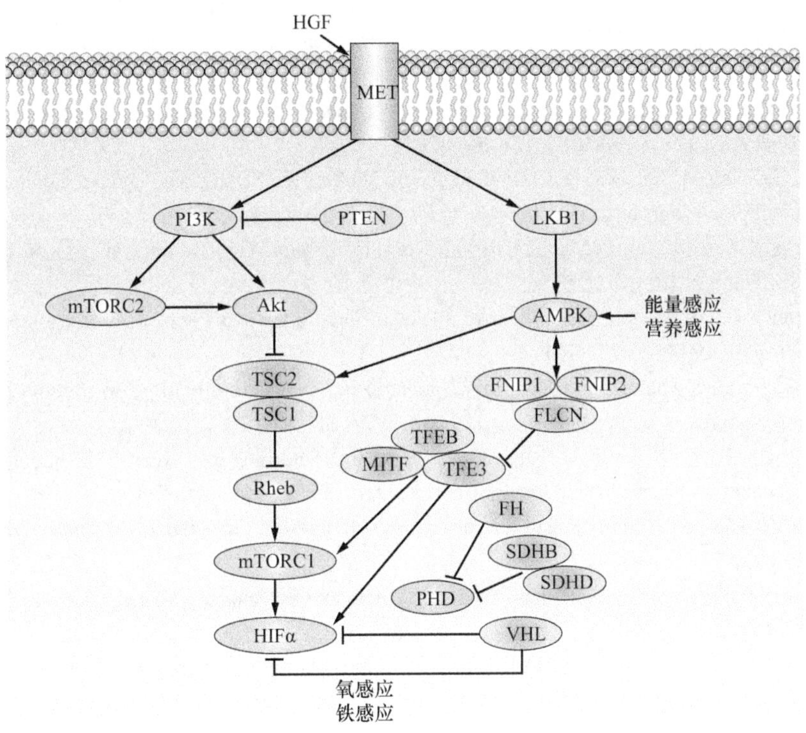

图 14.4　肾癌的遗传基础。通过遗传性肾癌综合征的研究鉴定了 7 个肾癌易感基因：VHL、MET、FLCN、FH、SDH、TSC1 和 TSC2。这些基因通过共同的营养和能量敏感性通路相互作用。对这些基因在信号通路中相互作用的分子机制的了解有助于肾癌患者存活的靶向治疗性药物的开发（引自 Linehan WM，Ricketts CJ. The metabolic basis of kidney cancer. Semin Cancer Biol 2013；23：46-55）

（武明花　彭淑平）

参考文献

1. Ferlay J, Shin HR, Bray F, et al. Estimates of worldwide burden of cancer in 2008: GLOBOCAN 2008. *Int J Cancer* 2010;127:2893-2917.
2. Heck JE, Charbotel B, Moore LE, et al. Occupation and renal cell cancer in Central and Eastern Europe. *Occup Environ Med* 2010;67:47-53.
3. Kovacs G, Akhtar M, Beckwith BJ, et al. The Heidelberg classification of renal cell tumours. *J Pathol* 1997;183: 131-133.

4. Linehan WM, Srinivasan R, Schmidt LS. The genetic basis of kidney cancer: a metabolic disease. *Nat Rev Urol* 2010;7: 277-285.
5. Latif F, Tory K, Gnarra JR, et al. Identification of the von Hippel-Lindau disease tumor suppressor gene. *Science* 1993; 260:1317-1320.
6. Schmidt LS, Duh FM, Chen F, et al. Germline and somatic mutations in the tyrosine kinase domain of the MET protooncogene in papillary renal carcinomas. *Nat Genet* 1997;16: 68-73.
7. Tomlinson IP, Alam NA, Rowan AJ, et al. Germline mutations in FH predispose to dominantly inherited uterine fi broids, skin leiomyomata and papillary renal cell cancer. *Nat Genet* 2002;30:406-410.
8. Nickerson ML, Warren MB, Toro JR, et al. Mutations in a novel gene lead to kidney tumors, lung wall defects, and benign tumors of the hair follicle in patients with the Birt-Hogg-Dubé syndrome. *Cancer Cell* 2002;2:157-164.
9. Vanharanta S, Buchta M, McWhinney SR, et al. Early-onset renal cell carcinoma as a novel extraparaganglial component of SDHB-associated heritable paraganglioma. *Am J Hum Genet* 2004;74:153-159.
10. Ricketts CJ, Shuch B, Vocke CD, et al. Succinate dehydrogenase kidney cancer: an aggressive example of the Warburg effect in cancer. *J Urol* 2012;188:2063-2071.
11. Malinoc A, Sullivan M, Wiech T, et al. Biallelic inactivation of the SDHC gene in renal carcinoma associated with paraganglioma syndrome type 3. *Endocr Relat Cancer* 2012; 19:283-290.
12. Nordstrom-O'Brien M, van der Luijt RB, van Rooijen E, et al. Genetic analysis of von Hippel-Lindau disease. *Hum Mutat* 2010;31:521-537.
13. Zbar B, Brauch H, Talmadge C, et al. Loss of alleles of loci on the short arm of chromosome 3 in renal cell carcinoma. *Nature* 1987;327:721-724.
14. Stolle C, Glenn GM, Zbar B, et al. Improved detection of germline mutations in the von Hippel-Lindau disease tumor suppressor gene. *Hum Mutat* 1998;12:417-423.
15. Cho HJ, Ki CS, Kim JW. Improved detection of germlinemutations in Korean VHL patients by multiple ligation dependent probe amplification analysis. *J Korean Med Sci* 2009;24:77-83.
16. Kaelin WG Jr. The von Hippel-Lindau tumour suppressor protein: O_2 sensing and cancer. *Nat Rev Cancer* 2008;8: 865-873.
17. Cohen AJ, Li FP, Berg S, et al. Hereditary renal-cell carcinoma associated with a chromosomal translocation. *N Engl J Med* 1979;301:592-595.
18. Schmidt LS, Li F, Brown RS, et al. Mechanism of tumorigenesis of renal carcinomas associated with the constitutional chromosome 3;8 translocation. *Cancer J Sci Am* 1995;1:191-195.
19. Melendez B, Rodriguez-Perales S, Martinez-Delgado B, et al. Molecular study of a new family with hereditary renal cell carcinoma and a translocation t(3;8)(p13;q24.1). *Hum Genet* 2003;112:178-185.
20. Bodmer D, van den Hurk W, van Groningen JJ, et al. Understanding familial and non-familial renal cell cancer. *Hum Mol Genet* 2002;11:2489-2498.
21. Gnarra JR, Tory K, Weng Y, et al. Mutations of the VHL tumour suppressor gene in renal carcinoma. *Nat Genet* 1994;7:85-90.
22. Nickerson ML, Jaeger E, Shi Y, et al. Improved identification of von Hippel- Lindau gene alterations in clear cell renal tumors. *Clin Cancer Res* 2008;14:4726-4734.
23. Stebbins CE, Kaelin WG, Pavletich NP. Structure of the VHL-Elongin C-Elongin B complex: implications for VHL tumor suppressor function. *Science* 1999;284:455-461.
24. Kondo K, Klco J, Nakamura E, et al. Inhibition of HIF is necessary for tumor suppression by the von Hippel-Lindau protein. *Cancer Cell* 2002;1:237-246.
25. Maranchie JK, Vass elli JR, Riss J, et al. The contribution of VHL substrate binding and HIF1-alpha to the phenotype of VHL loss in renal cell carcinoma. *Cancer Cell* 2002;1: 247-255.
26. Li M, Kim WY. Two sides to every story: the HIF-dependent and HIF-independent functions of pVHL. *J Cell Mol Med* 2011;15:187-195.

27. Roe JS, Kim H, Lee SM, et al. p53 stabilization and transactivation by a von Hippel-Lindau protein. *Mol Cell* 2006; 22:395-405.

28. Yang H, Minamishima YA, Yan Q, et al. pVHL acts as an adaptor to promote the inhibitory phosphorylation of the NF-kappaB agonist Card9 by CK2. *Mol Cell* 2007;28:15-27.

29. Hergovich A, Lisztwan J, Barry R, et al. Regulation of microtubule stability by the von Hippel-Lindau tumour suppressor protein pVHL. *Nat Cell Biol* 2003;5:64-70.

30. Lutz MS, Burk RD. Primary cilium formation requires von Hippel-Lindau gene function in renal-derived cells. *Cancer Res* 2006;66:6903-6907.

31. Kurban G, Duplan E, Ramlal N, et al. Collagen matrix assembly is driven by the interaction of von Hippel-Lindau tumor suppressor protein with hydroxylated collagen IV alpha 2. *Oncogene* 2008;27:1004-1012.

32. Tang N, Mack F, Haase VH, et al. pVHL function is essential for endothelial extracellular matrix deposition. *Mol Cell Biol* 2006;26:2519-2530.

33. Varela I, Tarpey P, Raine K, et al. Exome sequencing identifies frequent mutation of the SWI/SNF complex gene PBRM1 in renal carcinoma. *Nature* 2011;469:539-542.

34. Guo G, Gui Y, Gao S, et al. Frequent mutations of genes encoding ubiquitin-mediated proteolysis pathway components in clear cell renal cell carcinoma. *Nat Genet* 2011;12:1-3.

35. Dalgliesh GL, Furge K, Greenman C, et al. Systematic sequencing of renal carcinoma reveals inactivation of histone modifying genes. *Nature* 2010;463:360-363.

36. Pena-Llopis S, Vega-Rubin-de-Celis S, Liao A, et al. BAP1 loss defines a new class of renal cell carcinoma. *Nat Genet* 2012;44:751-759.

37. Farley MN, Schmidt LS, Mester JL, et al. A novel germline mutation in BAP1 predisposes to familial clear-cell renal cell carcinoma. *Mol Cancer Res* 2013;11:1061-1071.

38. Popova T, Hebert L, Jacquemin V, et al. Germline BAP1 mutations predispose to renal cell carcinomas. *Am J Hum Genet* 2013;92:974-980.

39. The Cancer Genome Atlas Research Network. Comprehensive molecular characterization of clear cell renal cell carcinoma. *Nature* 2013;499:43-49.

40. Dharmawardana PG, Giubellino A, Bottaro DP. Hereditary papillary renal carcinoma type I. *Curr Mol Med* 2004;4: 855-868.

41. Schmidt LS, Junker K, Weirich G, et al. Two North American families with hereditary papillary renal carcinoma and identical novel mutations in the MET proto-oncogene. *Cancer Res* 1998;58:1719-1722.

42. Schmidt LS, Nickerson ML, Angeloni D, et al. Early onset hereditary papillary renal carcinoma: germline missense mutations in the tyrosine kinase domain of the Met proto-oncogene. *J Urol* 2004;172:1256-1261.

43. Zbar B, Glenn GM, Lubensky IA, et al. Hereditary papillary renal cell carcinoma: clinical studies in 10 families. *J Urol* 1995;153:907-912.

44. Kovacs G, Fuzesi L, Emanual A, et al. Cytogenetics of papillary renal cell tumors. *Genes Chromosomes Cancer* 1991;3:249-255.

45. Schmidt LS, Junker K, Nakaigawa N, et al. Novel mutations of the MET proto-oncogene in papillary renal carcinomas. *Oncogene* 1999;18:2343-2350.

46. Gentile A, Trusolino L, Comoglio PM. The Met tyrosine kinase receptor in development and cancer. *Cancer Metastasis Rev* 2008;27:85-94.

47. Birchmeier C, Birchmeier W, Gherardi E, et al. Met, metastasis, motility and more. *Nat Rev Mol Cell Biol* 2003;4:915-925.

48. Jeffers M, Schmidt LS, Nakaigawa N, et al. Activating mutations for the met tyrosine kinase receptor in human cancer. *Proc Natl Acad Sci U S A* 1997;94:11445-11450.

49. Jeffers M, Fiscella M, Webb CP, et al. The mutationally activated Met receptor mediates motility and metastasis. *Proc Natl Acad Sci U S A* 1998;95:14417-14422.

50. Miller M, Ginalski K, Lesyng B, et al. Structural basis of oncogenic activation caused by point mutations in

the kinase domain of the MET proto-oncogene: modeling studies. *Proteins* 2001;44:32-43.
51. Zhuang Z, Park WS, Pack S, et al. Trisomy 7-harboring non-random duplication of the mutant MET allele in hereditary papillary renal carcinomas. *Nat Genet* 1998;20:66-69.
52. de Jong B, Molenaar IM, Leeuw JA, et al. Cytogenetics of a renal adenocarcinoma in a 2-year-old child. *Cancer Genet Cytogenet* 1986;21:165-169.
53. Sidhar SK, Clark J, Gill S, et al. The t(X;1)(p11.2;q21.2) translocation in papillary renal cell carcinoma fuses a novel gene PRCC to the TFE3 transcription factor gene. *Hum Mol Genet* 1996;5:1333-1338.
54. Weterman MJ, van Groningen JJ, Jansen A, et al. Nuclear localization and transactivating capacities of the papillary renal cell carcinoma-associated TFE3 and PRCC (fusion) proteins. *Oncogene* 2000;19:69-74.
55. Weterman MA, van Groningen JJ, den HA, et al. Transformation capacities of the papillary renal cell carcinoma-associated PRCCTFE3 and TFE3PRCC fusion genes. *Oncogene* 2001; 20:1414-1424.
56. Armah HB, Parwani AV. Xp11.2 translocation renal cell carcinoma. *Arch Pathol Lab Med* 2010;134:124-129.
57. Tsuda M, Davis IJ, Argani P, et al. TFE3 fusions activate MET signaling by transcriptional up-regulation, defi ning another class of tumors as candidates for therapeutic MET inhibition. *Cancer Res* 2007;67:919-929.
58. Davis IJ, Hsi BL, Arroyo JD, et al. Cloning of an Alpha-TFEB fusion in renal tumors harboring the t(6;11)(p21;q13) chromosome translocation. *Proc Natl Acad Sci U S A* 2003;100: 6051-6056.
59. Bertolotto C, Lesueur F, Giuliano S, et al. A SUMOylation defective MITF germline mutation predisposes to melanoma and renal carcinoma. *Nature* 2011;480:94-98.
60. Birt AR, Hogg GR, Dubé WJ. Hereditary multiple fibrofolliculomas with trichodiscomas and acrochordons. *Arch Dermatol* 1977;113:1674-1677.
61. Toro JR, Glenn G, Duray P, et al. Birt-Hogg-Dubé syndrome: a novel marker of kidney neoplasia. *Arch Dermatol* 1999;135: 1195-1202.
62. Zbar B, Alvord WG, Glenn GM, et al. Risk of renal and colonic neoplasms and spontaneous pneumothorax in the Birt-Hogg-Dubé syndrome. *Cancer Epidemiol Biomarkers Prev* 2002;11:393-400.
63. Menko FH, van Steensel MA, Giraud S, et al. Birt-Hogg-Dubé syndrome: diagnosis and management. *Lancet Oncol* 2009;10: 1199-1206.
64. Schmidt LS, Nickerson ML, Warren MB, et al. Germline BHD-mutation spectrum and phenotype analysis of a large cohort of families with Birt-Hogg-Dubé syndrome. *Am J Hum Genet* 2005;76:1023-1033.
65. Toro JR, Wei MH, Glenn GM, et al. BHD mutations, clinical and molecular genetic investigations of Birt-Hogg-Dubé syndrome: a new series of 50 families and a review of published reports. *J Med Genet* 2008;45:321-331.
66. Toro JR, Pautler SE, Stewart L, et al. Lung cysts, spontaneous pneumothorax and genetic associations in 89 families with Birt-Hogg-Dubé syndrome. *Am J Respir Crit Care Med* 2007; 175:1044-1053.
67. Pavlovich CP, Walther MM, Eyler RA, et al. Renal tumors in the Birt-Hogg-Dubé syndrome. *Am J Surg Pathol* 2002;26: 1542-1552.
68. Schmidt LS, Warren MB, Nickerson ML, et al. Birt-Hogg-Dubé syndrome, a genodermatosis associated with spontaneous pneumothorax and kidney neoplasia, maps to chromosome 17p11.2. *Am J Hum Genet* 2001;69:876-882.
69. Khoo SK, Bradley M, Wong FK, et al. Birt-Hogg-Dubé syndrome: mapping of a novel hereditary neoplasia gene to chromosome 17p12-q11.2. *Oncogene* 2001;20:5239-5242.
70. Leter EM, Koopmans AK, Gille JJ, et al. Birt-Hogg-Dubé syndrome: clinical and genetic studies of 20 families. *J Invest Dermatol* 2008;128:45-49.
71. Benhammou JN, Vocke CD, Santani A, et al. Identification of intragenic deletions and duplication in the FLCN gene in Birt-Hogg-Dubé syndrome. *Genes Chromosomes Cancer* 2011;50:466-477.
72. Kluger N, Giraud S, Coupier I, et al. Birt-Hogg-Dubé syndrome: clinical and genetic studies of 10 French families. *Br J Dermatol* 2010;162:527-537.

73. Kunogi M, Kurihara M, Ikegami TS, et al. Clinical and genetic spectrum of Birt-Hogg-Dubé syndrome patients in whom pneumothorax and/or multiple lung cysts are the presenting feature. *J Med Genet* 2010;47:281-287.
74. Lim DH, Rehal PK, Nahorski MS, et al. A new locus-specific database (LSDB) for mutations in the folliculin (FLCN) gene. *Hum Mutat* 2010;31:E1043-E1051.
75. Vocke CD, Yang Y, Pavlovich CP, et al. High frequency of somatic frameshift BHD gene mutations in Birt-Hogg-Dubé-associated renal tumors. *J Natl Cancer Inst* 2005;97: 931-935.
76. Gad S, Lefevre SH, Khoo SK, et al. Mutations in BHD and TP53 genes, but not in HNF1beta gene, in a large series of sporadic chromophobe renal cell carcinoma. *Br J Cancer* 2007;96:336-340.
77. da Silva NF, Gentle D, Hesson LB, et al. Analysis of the Birt-Hogg-Dubé (BHD) tumour suppressor gene in sporadic renal cell carcinoma and colorectal cancer. *J Med Genet* 2003;40:820-824.
78. Khoo SK, Kahnoski K, Sugimura J, et al. Inactivation of BHD in sporadic renal tumors. *Cancer Res* 2003;63:4583-4587.
79. Nagy A, Zoubakov D, Stupar Z, et al. Lack of mutation of the folliculin gene in sporadic chromophobe renal cell carcinoma and renal oncocytoma. *Int J Cancer* 2004;109:472-475.
80. Baba M, Hong SB, Sharma N, et al. Folliculin encoded by the BHD gene interacts with a binding protein, FNIP1, and AMPK, and is involved in AMPK and mTOR signaling. *Proc Natl Acad Sci U S A* 2006;103:15552-15557.
81. Inoki K, Corradetti MN, Guan KL. Dysregulation of the TSC mTOR pathway in human disease. *Nat Genet* 2005;37:19-24.
82. Inoki K, Li Y, Xu T, et al. Rheb GTPase is a direct target of TSC2 GAP activity and regulates mTOR signaling. *Genes Dev* 2003;17:1829-1834.
83. Hasumi H, Baba M, Hong SB, et al. Identification and characterization of a novel folliculin-interacting protein FNIP2. *Gene* 2008;415:60-67.
84. Takagi Y, Kobayashi T, Shiono M, et al. Interaction of folliculin (Birt-Hogg-Dubé gene product) with a novel Fnip1-like (FnipL/Fnip2) protein. *Oncogene* 2008;27:5339-5347.
85. Baba M, Furihata M, Hong SB, et al. Kidney-targeted Birt-Hogg-Dubé gene inactivation in a mouse model: Erk1/2 and Akt-mTOR activation, cell hyperproliferation, and polycystic kidneys. *J Natl Cancer Inst* 2008;100:140-154.
86. Hasumi Y, Baba M, Ajima R, et al. Homozygous loss of BHD causes early embryonic lethality and kidney tumor development with activation of mTORC1 and mTORC2. *Proc Natl Acad Sci U S A* 2009;106:18722-18727.
87. van Slegtenhorst M, Khabibullin D, Hartman TR, et al. The Birt-Hogg-Dubé and tuberous sclerosis complex homologs have opposing roles in amino acid homeostasis in Schizosaccharomyces pombe. *J Biol Chem* 2007;282: 24583-24590.
88. Hudon V, Sabourin S, Dydensborg AB, et al. Renal tumour suppressor function of the Birt-Hogg-Dubé syndrome gene product folliculin. *J Med Genet* 2010;47:182-189.
89. Hartman TR, Nicolas E, Klein-Szanto A, et al. The role of the Birt-Hogg-Dubé protein in mTOR activation and renal tumorigenesis. *Oncogene* 2009;28:1594-1604.
90. Cash TP, Gruber JJ, Hartman TR, et al. Loss of the Birt-Hogg-Dubé tumor suppressor results in apoptotic resistance due to aberrant TGFbeta-mediated transcription. *Oncogene* 2011;30:2534-2546.
91. Hong SB, Oh H, Valera VA, et al. Tumor suppressor FLCN inhibits tumorigenesis of a FLCN-null renal cancer cell line and regulates expression of key molecules in TGF-beta signaling. *Molecular Cancer* 2010;9:160.
92. Preston RS, Philp A, Claessens T, et al. Absence of the Birt-Hogg-Dubé gene product is associated with increased hypoxia-inducible factor transcriptional activity and a loss of metabolic flexibility. *Oncogene* 2011;30:1159-1173.

93. Luijten MN, Basten SG, Claessens T, et al. Birt-Hogg-Dubé syndrome is a novel ciliopathy. *Hum Mol Genet* 2013;22: 4383-4397.
94. Klomp JA, Petillo D, Niemi NM, et al. Birt-Hogg-Dubé renal tumors are genetically distinct from other renal neoplasias and are associated with up-regulation of mitochondrial gene expression. *BMC Med Genomics* 2010;3:59.
95. Hasumi H, Baba M, Hasumi Y, et al. Regulation of mitochondrial oxidative metabolism by tumor suppressor *FLCN*. *J Natl Cancer Inst* 2012;104:1750-1764.
96. Nahorski MS, Seabra L, Straatman-Iwanowska A, et al. Folliculin interacts with p0071 (plakophilin-4) and deficiency is associated with disordered RhoA signalling, epithelial polarization and cytokinesis. *Hum Mol Genet* 2012;21:5268-5279.
97. Medvetz DA, Khabibullin D, Hariharan V, et al. Folliculin, the product of the Birt-Hogg-Dubé tumor suppressor gene, interacts with the adherens junction protein p0071 to regulate cell-cell adhesion. *PLoS One* 2012;7:e47842.
98. Betschinger J, Nichols J, Dietmann S, et al. Exit from pluripotency is gated by intracellular redistribution of the bHLH transcription factor Tfe3. *Cell* 2013;153:335-347.
99. Hong SB, Oh H, Valera VA, et al. Inactivation of the FLCN tumor suppressor gene induces TFE3 transcriptional activity by increasing its nuclear localization. *PLoS ONE* 2010;5: e15793.
100. Petit CS, Roczniak-Ferguson A, Ferguson SM. Recruitment of folliculin to lysosomes supports the amino acid-dependent activation of Rag GTPases. *J Cell Biol* 2013;202:1107-1122.
101. Nookala RK, Langemeyer L, Pacitto A, et al. Crystal structure of folliculin reveals a hidDENN function in genetically inherited renal cancer. *Open Biol* 2012;2:120071.
102. Tsun ZY, Bar-Peled L, Chantranupong L, et al. The folliculin tumor suppressor is a GAP for the RagC/D GTPases that signal amino acid levels to mTORC1. *Mol Cell* 2013;52:495-505.
103. Baba M, Keller JR, Sun HW, et al. The folliculin-FNIP1 pathway deleted in human Birt-Hogg-Dubé syndrome is required for murine B-cell development. *Blood* 2012;120: 1254-1261.
104. Kiuru M, Launonen V. Hereditary leiomyomatosis and renal cell cancer (HLRCC). *Curr Mol Med* 2004;4:869-875.
105. Wei MH, Toure O, Glenn GM, et al. Novel mutations in FH and expansion of the spectrum of phenotypes expressed in families with hereditary leiomyomatosis and renal cell cancer. *J Med Genet* 2006;43:18-27.
106. Toro JR, Nickerson ML, Wei MH, et al. Mutations in the fumarate hydratase gene cause hereditary leiomyomatosis and renal cell cancer in families in North America. *Am J Hum Genet* 2003;73:95-106.
107. Alam NA, Bevan S, Churchman M, et al. Localization of a gene (MCUL1) for multiple cutaneous leiomyomata and uterine fibroids to chromosome 1q42.3-q43. *Am J Hum Genet* 2001;68:1264-1269.
108. Launonen V, Vierimaa O, Kiuru M, et al. Inherited susceptibility to uterine leiomyomas and renal cell cancer. *Proc Natl Acad Sci U S A* 2001;98:3387-3392.
109. Alam NA, Rowan AJ, Wortham NC, et al. Genetic and functional analyses of FH mutations in multiple cutaneous and uterine leiomyomatosis, hereditary leiomyomatosis and renal cancer, and fumarate hydratase deficiency. *Hum Mol Genet* 2003;12:1241-1252.
110. Bayley JP, Launonen V, Tomlinson IP. The FH mutation database: an online database of fumarate hydratase mutations involved in the MCUL (HLRCC) tumor syndrome and congenital fumarase deficiency. *BMC Med Genet* 2008;9:20.
111. Kiuru M, Lehtonen R, Arola J, et al. Few FH mutations in sporadic counterparts of tumor types observed in hereditary leiomyomatosis and renal cell cancer families. *Cancer Res* 2002;62:4554-4557.
112. Pithukpakorn M, Wei MH, Toure O, et al. Fumarate hydratase enzyme activity in lymphoblastoid cells and fibroblasts of individuals in families with hereditary leiomyomatosis and renal cell cancer. *J Med Genet* 2006;43:755-762.
113. Pollard PJ, Briere JJ, Alam NA, et al. Accumulation of Krebs cycle intermediates and over-expression of

HIF1alpha in tumours which result from germline FH and SDH mutations. *Hum Mol Genet* 2005;14:2231-2239.

114. Isaacs JS, Jung YJ, Mole DR, et al. HIF overexpression correlates with biallelic loss of fumarate hydratase in renal cancer: novel role of fumarate in regulation of HIF stability. *Cancer Cell* 2005;8:143-153.
115. Pollard P, Wortham N, Barclay E, et al. Evidence of increased microvessel density and activation of the hypoxia pathway in tumours from the hereditary leiomyomatosis and renal cell cancer syndrome. *J Pathol* 2005;205:41-49.
116. Xiao M, Yang H, Xu W, et al. Inhibition of alpha-KG dependent histone and DNA demethylases by fumarate and succinate that are accumulated in mutations of FH and SDH tumor suppressors. *Genes Dev* 2012;26:1326-1338.
117. Sudarshan S, Sourbier C, Kong HS, et al. Fumarate hydratase deficiency in renal cancer induces glycolytic addiction and HIF-1 alpha stabilization by glucose-dependent generation of reactive oxygen species. *Mol Cell Biol* 2009;15:4080-4090.
118. Sullivan LB, Garcia-Martinez E, Nguyen H, et al. The proto-oncometabolite fumarate binds glutathione to amplify ROS-dependent signaling. *Mol Cell* 2013;51:236-248.
119. Kansanen E, Kuosmanen SM, Leinonen H, et al. The Keap1-Nrf2 pathway: Mechanisms of activation and dysregulation in cancer. *Redox Biol* 2013;1:45-49.
120. Ooi A, Wong JC, Petillo D, et al. An antioxidant response phenotype shared between hereditary and sporadic type 2 papillary renal cell carcinoma. *Cancer Cell* 2011;20:511-523.
121. Adam J, Hatipoglu E, O'Flaherty L, et al. Renal cyst formation in Fh1-deficient mice is independent of the Hif/Phd pathway: roles for fumarate in KEAP1 succination and Nrf2 signaling. *Cancer Cell* 2011;20:524-537.
122. Ooi A, Dykema K, Ansari A, et al. CUL3 and NRF2 mutations confer an NRF2 activation phenotype in a sporadic form of papillary renal cell carcinoma. *Cancer Res* 2013;73:2044-2051.
123. Frezza C, Zheng L, Folger O, et al. Haem oxygenase is synthetically lethal with the tumour suppressor fumarate hydratase. *Nature* 2011;477:225-228.
124. Mullen AR, Wheaton WW, Jin ES, et al. Reductive carboxylation supports growth in tumour cells with defective mitochondria. *Nature* 2011;481:385-388.
125. Yang Y, Lane AN, Fan TW, et al. Metabolic reprogramming for producing energy and reducing power in Fumarate Hydratase null cells from hereditary leiomyomatosis renal cell carcinoma. *PLoS One* 2013;8:e72179.
126. Srirangalingam U, Walker L, Khoo B, et al. Clinical manifestations of familial paraganglioma and phaeochromocytomas in succinate dehydrogenase B (SDH-B) gene mutation carriers. *Clin Endocrinol (Oxf)* 2008;69:587-596.
127. Henderson A, Douglas F, Perros P, et al. SDHB-associated renal oncocytoma suggests a broadening of the renal phenotype in hereditary paragangliomatosis. *Fam Cancer* 2009;8:257-260.
128. Ricketts C, Woodward ER, Killick P, et al. Germline SDHB mutations and familial renal cell carcinoma. *J Natl Cancer Inst* 2008;100:1260-1262.
129. Astuti D, Douglas F, Lennard TW, et al. Germline SDHD mutation in familial phaeochromocytoma. *Lancet* 2001;357: 1181-1182.
130. Pawlu C, Bausch B, Neumann HP. Mutations of the SDHB and SDHD genes. *Fam Cancer* 2005;4:49-54.
131. Astuti D, Latif F, Dallol A, et al. Gene mutations in the succinate dehydrogenase subunit SDHB cause susceptibility to familial pheochromocytoma and to familial paraganglioma. *Am J Hum Genet* 2001;69:49-54.
132. Ricketts CJ, Forman JR, Rattenberry E, et al. Tumor risks and genotype-phenotype-proteotype analysis in 358 patients with germline mutations in SDHB and SDHD. *Hum Mutat* 2010;31:41-51.

133. Crino PB, Nathanson KL, Henske EP. The tuberous sclerosis complex. *N Engl J Med* 2006;355:1345-1356.
134. van Slegtenhorst M, de Hoogt R, Hermans C, et al. Identification of the tuberous sclerosis gene TSC1 on chromosome 9q34. *Science* 1997;277:805-808.
135. The European Chromosome 16 Tuberous Sclerosis Consortium. Identification and characterization of the tuberous sclerosis gene on chromosome 16. *Cell* 1993;75:1305-1315.
136. Shaw RJ, Bardeesy N, Manning BD, et al. The LKB1 tumor suppressor negatively regulates mTOR signaling. *Cancer Cell* 2004;6:91-99.
137. Bissler JJ, McCormack FX, Young LR, et al. Sirolimus for angiomyolipoma in tuberous sclerosis complex or lymphangioleiomyomatosis. *N Engl J Med* 2008;358:140-151.

第十五章　膀胱癌的分子生物学

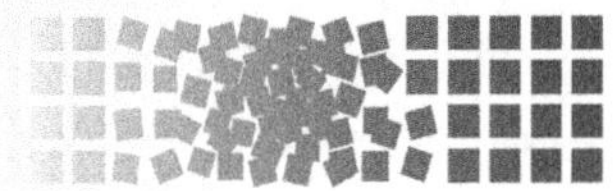

Margaret A. Knowles, Carolyn D. Hurst

引言

膀胱癌发展的分子变化的研究已取得快速进展。大量数据确定了尿路上皮恶性表型的几个关键驱动因子，其中一些有可能成为明确的治疗靶点。许多研究都集中在尿路上皮癌（urothelial carcinomas，UC），UC 占西方国家诊断的膀胱癌的大多数（> 90%）。本章将通过基因组学和表观基因组学及基因表达谱分析，概括介绍 UC 癌细胞分子特征。也有很多关于能增加 UC 发展风险性的生殖细胞变异的信息，读者可以参考最近发表的这一主题的综述[1,2]。

在诊断时，约 60% 的 UC 是非浸润性（Ta）乳头状病变。尽管它们经常复发，但进展为肌肉浸润性还是罕见的（10%～15%），且预后良好。相比之下，诊断为肌肉浸润性（≥T2）的肿瘤预后差（5 年生存率低于 50%）。T1 肿瘤，已经浸润到上皮基底膜但没有浸润到肌肉组织，代表了具有临床挑战性和分子异质性的阶段，具有这两种主要种类的相关特征。大量的分子信息揭示了这两个主要阶段的区别，在考虑肿瘤类型和临床管理时，UC 发病机制双途径（two-pathway）模型长期占主导地位。许多基因组改变和基因组表达直接与这种阶段相关，在本章会有讨论。全体基因表达和表观遗传改变没有直接的相关性，也将一起在此讨论。重要的是，最新分子信息为多分子亚型提供了有力证据，这些分子亚型与肿瘤级别和分期无关。这种新型的分子分型显示出巨大的临床相关性，在本章会单独进行描述。

非浸润阶段尿路上皮癌的关键分子改变

低级别 Ta 乳头状 UC（“浅表上皮癌”UC）在遗传上稳定，通常是近二倍体核型。共同特征是突变或表达上调引起的 FGFR1、FGFR3、PIK3CA 和 CCND1 基因的激活，以及 CDKN2A、STAG2 和 TSC1 基因的突变失活。目前报道最常见的分子事件是端粒酶的反转录酶（TERT）启动子区域的突变。

FGF 受体

在≥ 70% 的病例中存在 FGF 受体 3（FGFR3）的激活点突变[3]。发生在外显子 7、10 和 15 中的热点密码子（图 15.1A），这些密码子的突变都被预测能持续性激活受体[4]。

在膀胱乳头状瘤，一种可能是浅表 UC 的前期，也发现了这些突变[5]。在这些肿瘤中，突变的 FGFR3 基因表达增加[6]。MicroRNAs （miRNAs）miR-99a/100 是 FGFR3 基因表达的负性调节子，通常在非肌肉浸润性肿瘤（NMI）中表达下调[7]。p53 家族成员基因 p63 基因也被报道有转录调节作用[8]。在培养的人类泌尿道正常上皮细胞（NHUC）中，FGFR3 基因突变可以激活 RAS-MAPK 信号通路和 PLCγ，使培养细胞过度生长[9]，提示体内 FGFR3 基因激活可能促进尿路上皮增生。在一部分（2% ～ 5%）病例中发现了 FGFR3 激活的另一个机制：染色体易位，融合蛋白形成。目前确认的所有 FGFR3 的融合表现为 FGFR3 最后外显子的缺失和与 TACC3（转化酸性卷曲含蛋白质 3）框内融合，或与 BAIAP2L1 （BAI1-associated protein 2-like 1）作用也被称为 IRTKS（胰岛素受体酪氨酸激酶底物）框内融合[10]。这种激活机制是否与肿瘤的分级 / 分期有关，目前还不清楚。这些融合蛋白是高度激活的并可转化为癌基因。FGF1 和 FGF2 在 UC 组织和细胞系中表达[11, 12]，FGF2 在膀胱癌患者的尿液中被检测到[13]，在尿道上皮基质中检测到 FGF2 的表达[14]。因此，自分泌和旁分泌产生的 FGF 也可能在 UC 中激活 FGFR3，尤其是对于那些表达野生型蛋白的肿瘤（图 15.1B）。

RAS-MAPK 通路在 Ta 肿瘤中的激活也可能由 RAS 基因之一的突变引起（大多数是 HRAS 或 KRAS2），且这些突变与 FGFR3 突变是互斥的[15]。预计超过 80% 的非侵袭性膀胱癌通过这些机制产生 RAS-MAPK 通路激活（图 15.2A）。与此相对应，Ras 转基因小鼠模型中尿路上皮的 RAS 活化表达引起增生和乳头状瘤[16]，表明 RAS-MAPK 信号通路的激活在尿道上皮增生的过程中扮演着重要角色。

在非肌肉浸润性尿路上皮癌中，FGFR3 突变与良好的预后相关[17-19]。在低度恶性潜能的乳头状尿路上皮肿瘤中 FGFR3 的高表达，CK20 的正常着色模式和低增生指数[20]被报道可用于确认肿瘤不会复发[21]。

在浅表性尿路上皮癌中，FGFR3 被认为是一个很好的治疗靶点，尽管早期临床更可能是应用在侵袭性肿瘤而不是浅表性尿路上皮癌中 （见下文）。一些研究表明，通过使用小分子或抗体进行敲除或抑制突变型 FGFR3，对尿路上皮癌的细胞表型有显著影响，包括对体内异种移植瘤增长的抑制[22]。

在 Ta 期肿瘤中也发现了相关受体 FGFR1 的表达上调[23]。没有发现 FGFR1 基因突变，存在一个低频的基因扩增[24]。使 FGFR1 在正常人类泌尿道上皮细胞（NHUC）过表达，在 FGF2 配体存在的情况下，可以激活 RAS-MAPK 信号通路和 PLCr，促进细胞存活[23]。目前还没有关于这些改变的预后相关信息。

PIK3CA

磷脂酰肌醇 -3- 激酶（PI3K）在受体酪氨酸激酶的信号传递中起着举足轻重的作用（图 15.2A）。在尿路上皮癌中发现 P110 催化亚基（PIK3CA）的激活性突变，通常出现在低分级、低分期的 Ta 肿瘤中（约 25%）[25-28]。NC PIK3CA 突变谱（图 15.2B）明显不同于其他癌症的突变谱。E542K 和 E545K 螺旋结构域中的突变最常见（分别为 22% 和 60%），在其他癌症中最常见的激酶结构域的突变 H1047R 在尿路上皮癌中突变频率较低。在尿路上皮癌中的螺旋结构域突变的选择性压力尚未明了。E542K 和 E545K 需要与

RAS-GTP 相互作用而不需要与 PI3K 的调节亚基 p85 结合；而 H1047R 突变在 RAS 结合缺失的情况下依赖于与 p85 结合而激活[29]。这表明，PIK3CA 突变蛋白的螺旋结构域与尿路上皮中激活 RAS 蛋白因子之间的潜在协同关系。与此相应，PIK3CA 和 FGFR3 突变通常同时出现[25-28]。突变的 PIK3CA 使细胞汇合时保持增殖优势，刺激人类泌尿道正常上皮

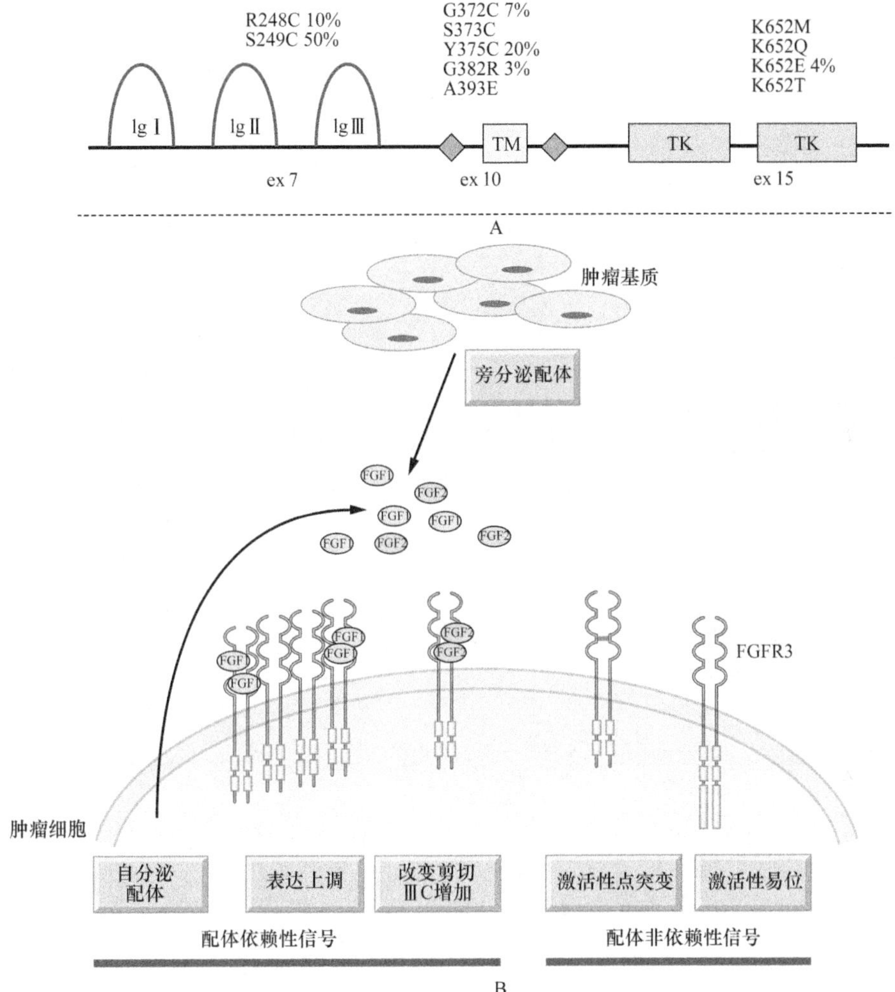

图 15.1　A. 膀胱癌中 FGFR3 突变。在膀胱癌中发现的外显子 7、10 和 15 中的热点突变的位置。常见突变的相对频率以百分比表示。IgⅠ、IgⅡ、IgⅢ，免疫球蛋白样结构域；TM，跨膜结构域；TK，酪氨酸激酶结构域。B. 膀胱癌中 FGFR3 激活的机制。FGFR3 可以通过配体依赖性和非依赖性机制来激活。配体依赖性活化可通过增加野生型 FGFR3 的表达，促进肿瘤或基质细胞 FGF 的产生，具有或不具有上调的 FGFR3 表达，或通过具有结合更多 FGF 配体能力的剪接体的表达。配体独立激活可以通过促进受体二聚化的点突变或通过组成性二聚化融合蛋白的产生来实现

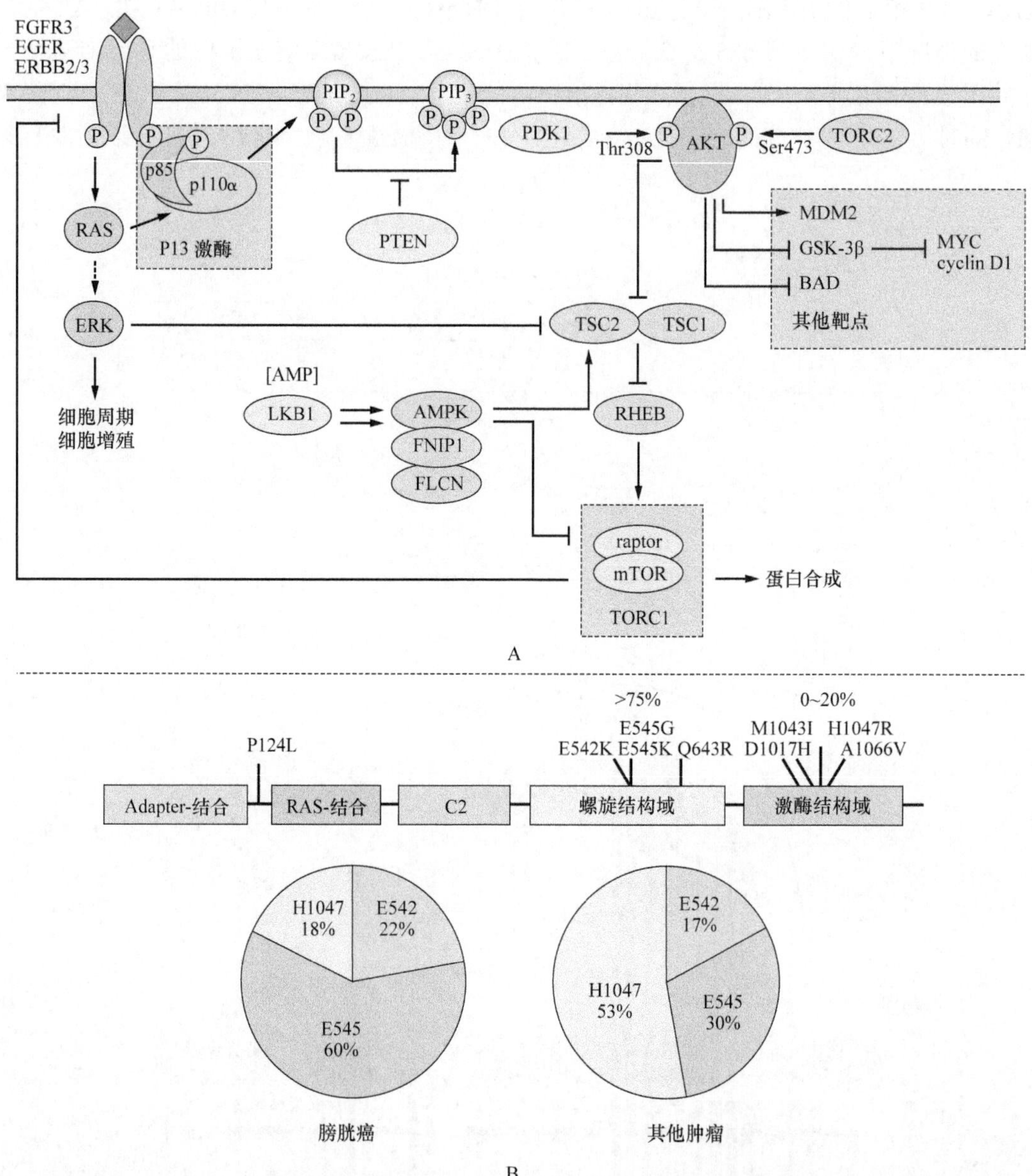

图 15.2 A. RAS-MAPK 和 PI3K 途径。生长因子介导的信号转导或 RAS 致癌基因的突变激活可以激活这两种途径。RAS/RAF/MEK/ERK 级联的信号转导导致许多底物的磷酸化，其信号的强度和持续时间会产生多种细胞学效应。在大部分情况下，增殖可被诱导产生。活化的受体酪氨酸激酶结合 p85，PI3K 的调节亚基 p85，并将酶募集到膜上磷酸化磷脂酰 -4,5- 二磷酸（PIP2）以产生 PIP3，从而将 PDK1 和 AKT 募集到膜上，其中 AKT 通过磷酸化激活以调节广泛的靶蛋白（未显示）。其中包括细胞周期蛋白（cyclin）D1 和 MDM2，其直接或间接上调能够分别通过 RB 或 p53 通路产生正向刺激。AKT 还使 TSC2 基因产物 tuberin 磷酸化和灭活，导致 mTOR 复合物 1（TORC1）的活化，调控蛋白质合成。TSC1 产物 hamartin 与 tuberin 形成活性复合物，并且任一蛋白质的功能，丧失均可导致 mTOR 信号转导失调。由 ERK 和 AKT 信号转导可引起 MYC 表达。这些途径中的许多基因在膀胱癌中存在突变 [FGFR3、PIK3R1（p85）、PIK3CA（p110）、HRAS、KRAS2、PTEN、AKT1、TSC1、TSC2] 或上调表达（EGFR、ERRB2、ERRB3、FGFR1）。B. 膀胱癌中与蛋白质结构相关的 PIK3CA 突变。饼图显示膀胱和其他癌症中常见螺旋结构域（E542、E545）和激酶结构域（H1047）突变的比例。引自 COSMIC（http：//cancer.sanger.ac.uk/cancergenome/projects/cosmic/；accessed November 15，2013）

细胞的上皮间运动，在这种情况下，螺旋结构域突变比激酶结构域突变活性更高[30]。在尿路上皮癌中也确认了其他几种 PI3K 信号通路激活机制，尽管在非侵袭性肿瘤中这些机制都不常见（表 15.1）。

表 15.1 非浸润阶段膀胱肿瘤中鉴定的遗传变化

基因（细胞发生的位置）	改变	频率（%）
癌基因		
HRAS（11p15）/NRAS（1p13）/ KRAS2（12p12）	激活突变	15[15, 27, 28, 221]
FGFR3（4p16）	激活突变	60 ～ 80[3, 222]
CCND1（11q13）	扩增 / 高表达	10 ～ 20[58, 223-225]
PIK3CA（3q26）	激活突变	低恶性潜能乳头状尿路上皮肿瘤 27；Ta16 ～ 30[25, 26]
MDM2（12q13）	高表达 / 扩增	高表达 0 ～ 30；扩增比较少见[58, 85, 226]
抑癌基因		
CDKN2A（9p21）	纯合缺失 / 突变 / 甲基化	纯合缺失 20 ～ 30[40, 41, 227, 228]；杂合缺失 0 ～ 60[229]
PTCH（9q22）	缺失 / 突变	杂合缺失 0 ～ 60；突变频率低[43, 44]
TSC1（9q34）	缺失 / 突变	杂合缺失 0 ～ 60；突变 0 ～ 12[26, 27, 48, 230]
STAG2（Xq25）	缺失 / 突变	34 ～ 36[33, 34]
KDM6A（Xp11）	突变	10 ～ 30[31, 32, 140]
ARID1A	突变	10[31, 32]
DNA 拷贝数变更（基于阵列的比较基因组杂交分析[a]）		
8p，10q，11p，11q，13q，17p，18q	缺失	＞ 15[57, 135, 231, 232]
9p，9q	缺失	46 ～ 53[57, 135, 231, 232]
1q，20q	增加	＞ 15[57, 135, 231, 232]
1q13，1q21-q24，3p25（包括 RAF1，PPARG） 3q25，3q26，4p16（包括 FGFR3） 4q21，5p13.3-p12，6p22（包括 E2F3，SOX4） 8p12，8q24（包括 MYC） 10q26（包括 FGFR2） 11q13（包括 CCND1） 11q24，12q15（包括 MDM2） 17q12-q21（包括 ERBB2） 20q11-q13（包括 YWHAB，MYBL2）	扩增	偶然发生[57, 58, 232]

a 基于阵列的比较基因组杂交分析。

注：PUNLMP，低恶性潜能乳头状尿路上皮肿瘤；HD，纯合性丢失；LOH，杂合性丢失。

STAG2

粘连蛋白复合体成分 STAG2（Xq25）的失活突变在尿路上皮癌中已经得到确

认[31-34]。突变在 Ta 分期的肿瘤中最常见，大部分是失活性突变，提示其肿瘤抑制功能。粘连蛋白复合体，在人类细胞中包括 SMC1A、SMC3、RAD21 和 STAG2 或 STAG1，它的作用是在 DNA 复制过程中调节姐妹染色单体间的黏附和确保染色体准确地分离。恶性胶质瘤中的 STAG2 突变导致染色体非整倍性[35]，但这种关系在尿路上皮癌中并不明显，大多数基因突变在尿路上皮癌低分级 / 分期，基因稳定性肿瘤中发现，突变与染色体拷贝数的变化没有相关性[31-34]。

除了在细胞分裂过程中被证实的作用，粘着素还通过 DNA 成环和与转录调节子，如 CTCF 交互作用等机制调控基因表达，尽管目前的证据只能说明这些作用主要与 STAG1 介导的黏附有关[36]。还需要功能实验阐明在尿路上皮癌中 STAG2 功能缺失的后果。

端粒酶反转录酶的基因启动子

在所有分级和分期的尿路上皮癌中确认的最常见的基因改变是超过 80% 的病例有端粒酶反转录酶基因（TERT）启动子的突变[37, 38]。突变主要在两个热点位置 [ATG 翻译起始位点 -124bp（G ＞ A）和 -146 bp（G ＞ A）]，这也方便了稳定的检测方法的设计。在尿路上皮癌组织中的 TERT 表达的检测并未显示突变对 TERT 表达的影响[37]，因此这些突变的功能意义还有待确定。然而，由于这些突变可以很容易地在尿沉渣中检测到[37, 38]，这对所有的分级和分期的膀胱癌的基于尿液的检测方法的发展可能会是一个主要的贡献。

非侵袭性尿路上皮癌中其他基因组的变化

这些肿瘤通常为近二倍体。最常见的基因组改变是 9 号染色体的杂合性丢失或拷贝数丢失，经常是整个同源染色体丢失。在所有的分级和分期的尿路上皮癌中，超过 50% 的病例都显示 9 号染色体的杂合性丢失。9p21 的一个关键区域和 9q（9q22、9q32-q33 和 9q34）上至少 3 个区域已被确认。这些区域内的候选基因是在 9p21 上的 CDKN2A（p16/p14ARF）和 CDKN2B （p15）[39-42]，在 9q22 上的 PTCH（Gorlin 综合征基因）[43, 44]，在 9q32-q33 上的 DBC1[45-47]，以及在 9q34 上的 TSC1（结节性硬化综合征基因 1）[26, 48, 49]（表 15.1）。

CDKN2A （9p21）编码两个细胞周期调节因子——p16 和 p14ARF，p16 基因是 Rb 通路的一种负调控因子，p14ARF 是 p53 通路的负调控因子（图 15.3）。在尿路上皮癌中，这个位点的失活通常是由纯合性丢失（HD）引起的。9p 的杂合性丢失和 CDKN2A 的纯合性丢失，以及在非肌肉浸润性尿路上皮癌中的 p16 表达缺失可预测复发间隔时间的缩短[50-52]。基因敲除小鼠和体外实验表明，p16 和（或）p14ARF 可能存在单倍体不足[53-54]。在人类尿路上皮癌中，可能影响约 45% 的具有 9p21 杂合性丢失或拷贝数减少的病例。

9q 上有 3 个基因与疾病有关。Gorlin 综合征基因（9q22）PTCH 显示出低频的基因突变[44]，但许多肿瘤有 mRNA 表达减少[43]。DBC1（9q33）显示在一些肿瘤中有纯合性丢失[55]，而无突变发生，但表达通常被高甲基化沉默[45, 46]。TSC1 是最充分被验证的 9q 上的抑癌基因。TSC1 与 TSC2 蛋白形成复合物负性调控 PI3K/mTOR 信号通路（图 15.2A）。

在 12% ～ 16% 的尿路上皮癌中发现，TSC1 的双等位基因失活，这与尿路上皮的分级和分期无关[26, 27]。

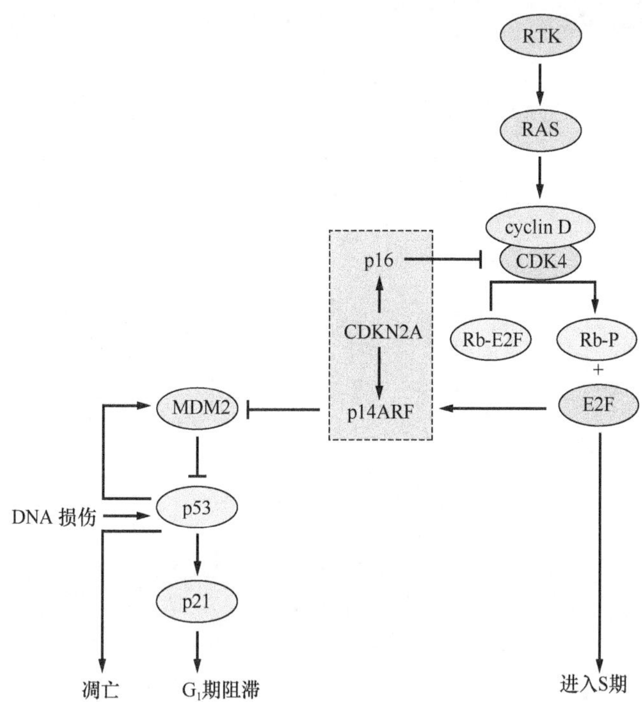

图 15.3　RB 和 p53 途径的关键相互作用。CDKN2A 位点分别编码作为 RB 和 p53 途径的负调节物 p16 和 p14ARF。这种相互关联的信号网络抑制肿瘤的关键机制是引起细胞周期停滞和细胞凋亡。促细胞分裂素诱导细胞周期蛋白（cyclin）D1 表达。通过 CDK4- 细胞周期蛋白 D1 复合物对 RB1 的磷酸化释放 E2F 家族成员，诱导进入 S 期所需的基因表达，细胞周期蛋白 D-CDK4 复合物还能与 p27 和 p21 结合（未显示），形成细胞周期蛋白 E-CDK2，增强 RB1 的失活。p16 通过与 CDK4 相互作用来负调节这一过程。p53 途径响应于应激信号（如 DNA 损伤）。诱导 p21 表达可导致细胞周期阻滞。MDM2 是负责 p53 失活的泛素连接酶。相反，p53 调节 MDM2 表达，提供负反馈回路。p53 和 RB 途径通过 p14ARF 连接，其在细胞核中螯合（灭活）MDM2，并被 E2F 上调并响应有丝分裂信号转导。E2F 和癌基因如 MYC 的过表达都可以通过 p14ARF 引起 p53 相关细胞周期阻滞。RTK，受体酪氨酸激酶

细胞周期蛋白 D1（cyclin D1，CCND1）

CCND1 （11q13）在一些浅表的和浸润性尿路上皮癌中扩增[57, 58]，更多的患者有这种蛋白的高表达[59, 60]。在许多情况下，过度表达可能是其他变化的结果，如 MAPK 或 PI3K 通路（图 15.2A）的激活。在 Ta 肿瘤中，其表达上调与进展到肌肉浸润性的风险增高相关[60]。

浸润性尿路上皮癌的关键分子改变

在肌肉浸润性尿路上皮癌中发现了许多遗传变异，包括已知基因的改变和靶基因还不明确的基因组的改变（表 15.2）。

表 15.2　侵袭性（≥ T2 期）膀胱肿瘤中鉴定的遗传变化

基因（细胞遗传学位置）	改变	频率（%）
癌基因		
HRAS（11p15）/NRAS（1p13）/KRAS2（12p12）	激活突变	4 ～ 15[15, 27, 28, 32, 221]
FGFR3（4p16）	激活突变	0 ～ 20[3, 6, 28, 222, 233]
ERBB2（17q）	扩增 / 高表达	扩增 10 ～ 14 高表达 10 ～ 50[64-66]
CCND1（11q13）	扩增 / 高表达	扩增 10 ～ 20[223, 224, 234]
MDM2（12q13）	扩增 / 高表达	扩增 4 ～ 11[85, 235, 236]
E2F3（6p22）	扩增 / 高表达	扩增≥ T19 ～ 11[89, 91]
抑癌基因		
CDKN2A（9p21）	纯合性丢失 / 突变 / 甲基化	纯合性丢失 20 ～ 30[40-42, 228] 杂合性丢失 0 ～ 60[229]
PTCH（9q22）	缺失 / 突变	杂合性丢失 0 ～ 60；突变频率低[43, 44]
TSC1（9q34）	缺失 / 突变	杂合性丢失 0 ～ 60； 突变 0 ～ 12[26, 27, 48, 230]
STAG2（Xq25）	缺失 / 突变 / 甲基化	9 ～ 13[31-34]
TP53（17p13）	缺失 / 突变	突变 50 ～ 70[237-239]
RB1（13q14）	缺失 / 突变	杂合性丢失或不表达 37[96, 99]
PTEN（10q23）	缺失 / 突变	杂合性丢失 30 ～ 35[106-109]；突变 17[111]
ARID1A	突变	0 ～ 10[32, 240]
KDM6A	突变	11 ～ 15[31, 32]
CREBBP	突变	10 ～ 15[31, 32]
EP300	突变	6 ～ 8[31, 32]
DNA 拷贝数改变（基于阵列的比较基因组杂交分析）		
2q，3p，3q，4p，4q，5q，6p，6q，8p，9p，9q，10p，10q，11p，11q，12q，13q，14q，15q，16p，16q，17p，18q，19p，19q，22q	缺失	＞ 15[57, 135, 231, 232]
1p，1q，2p，2q，3p，3q，4p，4q，5p，5q，6p，7p，7q，8p，8q，9p，10p，10q，11q，12p，12q，13q，14q，15q，16p，16q，17p，17q，18p，19p，19q，20p，20q，21q，22q	增加	＞ 15[57, 135, 231, 232]
1q23，3p25（包括 RAF1、PPARG），6p22（包括 E2F3、SOX4），8p12-p11.2（包括 FGFR1、TACC1、POLB），8q24（包括 MYC），8q22（包括 YWHAZ），11q13（包括 CCND1），12q15（包括 MDM2），17q12-q21（包括 ERBB2），20q12-q13.2（包括 YWHAB、MYBL2），20q 13.32-q13.33	扩增	3 ～ 12[57, 232]

癌基因

EGFR、ERBB2 和（或）ERBB3 的过表达与较高的肿瘤分级和分期及临床预后密切相关[61-63]。10% ~ 20% 的肌肉浸润性尿路上皮癌患者有 ERBB2（17q23）基因扩增，10% ~ 50% 的患者有该基因的过表达[64, 66]。扩增在转移病灶中比在原位瘤中更为常见[67]。由于 ERBB2 受体不能结合配体且依赖和 ERBB3 形成异源二聚体，因此，ERBB3 的状态和（或）配体的表达可能有显著的影响[65, 68, 69]。高达 70% 的肌肉浸润性肿瘤过表达 EGFR，这与不良预后相关[61, 70, 71]。ERBB2 和 EGFR 都是晚期尿路上皮癌潜在的治疗靶点[72]。这些改变可能激活 RAS-MAPK 和（或）PI3K 途径（图 15.2A）。

RAS 基因突变与浸润性或非浸润性疾病均不相关（突变占全部的 13%）[15]。尽管尿路上皮表达突变的 H-ras 基因的小鼠会发生浅表乳头状瘤，而不是肌肉浸润性肿瘤[73]，但在人肿瘤细胞的体外实验表明，HRAS 可以诱发浸润性表型[74]。因此，RAS 基因突变可能有助于这两种尿路上皮癌的发展。

PIK3CA 和 FGFR3 在肌肉浸润性尿路上皮癌中有较低突变频率。约 15% 的 T2 肿瘤存在 FGFR3 突变[3, 6, 75]。然而，在 40% ~ 50% 非突变的肌肉浸润性尿路上皮癌中蛋白表达上调[6]。因此，在浸润性和肿瘤转移性疾病中，FGFR3 基因被认为是一个很好的治疗靶点，一些临床前期研究结果表明，基因敲除或应用 FGFR 选择性的小分子或抗体在有 FGFR3 突变或表达上调的尿路上皮癌细胞系中可抑制细胞增殖和肿瘤发生[77-79]。潜在的预测性生物标志物包括 FGFR3 突变、过表达或融合蛋白的检测等。在尿路上皮癌细胞系中，FGFR3 融合蛋白的存在[10]与 FGFR 抑制剂的良好效应具有相关性[77]。体外实验表明上皮表型可能作为另一个生物标志物，与间质细胞表型的尿路上皮癌细胞相比，上皮表型的细胞对 FGFR 抑制剂的敏感性更强[80]。一个最新的对尿路上皮癌细胞系进行 RNAi 筛选实验结果表明，EGFR 信号活化是逃避 FGFR 抑制作用的机制，介导对 FGFR 抑制的原发耐药。在体外模型和临床前体内模型中，两者的联合抑制效应可以增加抗肿瘤活性[81]。因此，预测抑制效果需要同时检测 FGFR3 和 EGFR 的状态，联合抑制 EGFR 和 FGFR3 可能是必需的。几个 FGFR 抑制剂对于晚期尿路上皮癌治疗的临床试验正在计划或进行中。

FGFR1 在很多这种类型的癌症中也出现过表达[23]。在肌肉浸润性肿瘤中发现了 FGFR1-β 和 FGFR1-α 拼接变异体的比例增加。FGFR1-β 亚型缺少第一个免疫球蛋白样结构域，对 FGF1 的敏感性增强[82]。在一些来源于尿路上皮癌的细胞系中，FGF2 刺激 FGFR1-β 的异位表达，诱导上皮 - 间充质转换（EMT），此特征由 PLCr 介导的 COX-2 上调引起[83]。这与 FGFR1 信号在人类泌尿道上皮细胞（NHUC）中的促进细胞增殖、减少细胞凋亡，但不能诱导 EMT 发生的效应相反[23]。表明 FGFR1 在非肌肉浸润性和肌肉浸润性尿路上皮癌中扮演着不同的角色。与此对应，FGFR1 高表达的尿路上皮癌细胞系显示出间质细胞（EMT）表型（E- 钙黏素低表达）和 FGF2 表达上调，而具有上皮表型的细胞系 FGFR3 和 E- 钙黏素表达较高，FGFR1 表达较低[84]。在 FGFR1 依赖型细胞系构建的转移性尿路上皮癌动物模型中，FGFR 抑制剂可以减少循环肿瘤细胞和转移的进展，但是不影响原发肿瘤的生长[84]。目前，没有关于 FGFR1 上调的预后意义，FGFR1 还没有独立于 FGFR3 被单独检测来作为潜在靶标。

某些其他癌基因参与肌肉浸润性尿路上皮癌的发生发展。4% ～ 6% 有 MDM2 的扩增（12q14）[57, 85, 86]。MDM2 调节 p53 的水平，且过度表达提供了一种替代机制来灭活 p53 功能 （图 15.3）。而 MDM2 的上调与肿瘤分级、分期或预后的关系目前还没有达成共识。MYC 基因在许多膀胱肿瘤中上调，虽然机制目前还不清楚[87]。尽管在一些浸润性尿路上皮癌中发现 8q 的扩增，但 MYC 基因并不是主要的靶基因。然而，整个 8q 拷贝的增加是很普遍的，并可能导致过度表达[24, 57]。MYC 基因在其他分子事件的作用下（如 MAPK 途径刺激）也发生上调。在 14% 的肌肉浸润性尿路上皮癌和细胞系中有 6p 扩增，包括 E2F3 基因，功能研究表明，E2F3 可以促进尿路上皮细胞增殖[88-92]。E2F 转录因子与 RB1 相互作用并受其调节（图 15.3），与此一致的是，E2F3 扩增的肿瘤有 RB1 或 p16 的失活。

抑癌基因

与其他侵袭性肿瘤相同，抑癌基因 TP53、RB1、CDKN2A 和 PTEN 参与了肌肉浸润性尿路上皮癌的发生发展。TP53 和 RB1 调控的信号通路调节细胞周期进程，对应激做出应答（图 15.3）。TP53 基因突变在浸润性尿路上皮癌中常见，突变或 TP53 蛋白的积累与较差的预后相关。虽然半衰期延长的 TP53 蛋白的免疫组化检测，确定了许多突变 TP53 蛋白，常用来作为突变的替代标志物，但是一些 TP53 突变（约 20%）产生不稳定或被截短的蛋白质，不能以这种方式检测到。因此，TP53 蛋白的积累，不是一个有用的预后指标。两个荟萃分析表明，TP53 阳性和预后差之间的关联性很低[93, 94]。然而，蛋白表达和 TP53 基因突变的检测，提供了有用的预后信息[95]。

RB 通路可以调节细胞周期从 G_1 期向 S 期的进程（图 15.3）。13q14 的 HD、LOH 和 RB1 蛋白表达的缺失在肌肉浸润性尿路上皮癌中是常见的[96-99]。p16 表达的缺失与 RB1 阳性表达呈负相关[100]，在 RB1 缺失性肿瘤中，p16 的高水平表达是由于负反馈调节所致[101]。因此，p16 的表达缺失和高水平表达均与 RB 通路异常相关是有联系的。在超过 50% 的肌肉浸润性肿瘤中是不利的预后指标[102]。有趣的是，在有 FGFR3 突变肌肉浸润性尿路上皮癌中，报道有高频的 CDKN2A 纯合子缺失，这可能可以确定非肌肉浸润性 FGFR3 突变肿瘤通过 CDKN2A 的缺失而进展为肌肉浸润性的信号通路[103]。正如前文所述，E2F3 的扩增和过表达，通常被 RB1 抑制，其扩增和过表达与肌肉浸润性肿瘤中 RB1 或 p16 的缺失相关[89]。p16 和 p14ARF 蛋白与 RB 和 p53 信号通路有关（图 15.3），由于有多种调节反馈机制，这两种信号通路的同时失活，预计比单独一个通路的失活有更大的影响。同时分析异常调控 G_1 检查点的多种改变可以实现更好的预测能力证实了以上预测[102, 104, 105]。

在肌肉浸润性尿路上皮癌中，PTEN 表达改变是 PI3K 通路异常调控最常见机制。PTEN 基因（10 号染色体上缺失的磷酸酶与张力蛋白同源物基因）（10q23）是一种脂质和蛋白磷酸酶，主要的脂质底物是 PI3K 产生的磷脂酰肌醇（3，4，5）- 三磷酸酶（PIP3）（图 15.2A）。在 24% ～ 58% 的浸润性尿路上皮癌中发现 PTEN 的杂合性丢失[106-108]，拷贝数的分析确认 PTEN 缺失与转移性疾病相关[57]。保留的这个拷贝的突变不常见，但在肿瘤细胞株中可以检测到纯合子缺失（HD）[26, 109, 111]。总的来说，46% 的尿路上皮癌细胞系（大多来源于肌肉浸润性肿瘤）有 PTEN 基因的改变[26]。其表达降低在肿瘤中常见[26, 112]，与 TP53 的改变有关。许多 TP53 改变的肿瘤（41%）显示出 PTEN 的下调，两种基因的联合改变与不良预后相关[113]。小鼠模型中的 PTEN 基因表现为单倍体不足[114]，尿路上皮癌中的一个等位基因的缺失，可能导致表型的改变。在小鼠中，在尿路上皮中条件性缺失 PTEN 基因，可导致早期膀胱上皮增生[112, 115]，后期发展成肿瘤形成，与人类乳头状浅表性肿瘤类似。一项诱导 p53 和（或）PTEN 随机性缺失的研究表明，这两种基因中的任一种基因单独缺失都不会导致肿瘤的形成，但两者都缺失则会导致侵袭性尿路上皮癌的早期发展，并且发生频繁的转移[113]。PTEN 的缺失可能会影响细胞的增殖、凋亡和迁移。在无 PTEN 表达的尿路上皮癌细胞中重新表达 PTEN，显示了其对细胞趋化、锚定非依赖性生长及在体内对肿瘤生长的影响[116-118]。单独的 PTEN 蛋白磷酸酶的活性可以抑制尿路上皮癌细胞的侵袭[116]。因此，PTEN 的脂类和蛋白磷酸酶活性的缺失可能会以不同的方式对尿路上皮肿瘤发挥作用。

TSC1 产物错构瘤蛋白作用于 PTEN 基因下游的 PI3K 通路（图 15.2A），在 13% 的有突变失活的浸润性尿路上皮癌中提供一个通路激活的替代机制[26, 27]。鉴于一些患者和有 TSC1 突变的尿路上皮癌细胞系对于 mTOR 抑制剂有良好的反应，单纯的 TSC1 突变不足以成为一个预测性的标志物[119, 120]。

Rho 家族 GDP 解离抑制因子 RhoGDI2 已被作为一个在尿路上皮癌中的抑癌因子。其表达在转移的同种细胞系模型中减少，低表达与尿路上皮癌患者的存活率降低有关[121]。RhoGDI2 潜在的下游影响因子是内皮素和多能蛋白聚糖（versican），RhoGDI2 的表达缺失使它们表达上调。在一个实验性转移模型中，内皮素 1 是尿路上皮癌细胞在肺定植的必要因素，药物抑制内皮素轴可减少定植[122]。RhoGDI2 调节多能蛋白聚糖（versican）的水平，促进巨噬细胞的招募，提高趋化因子 CCL1 的水平[123]。因为这些蛋白都增强了炎症反应，RhoGDI2 的主要作用可能是抑制炎症反应。RhoGDI2 被 SRC 磷酸化，这增强了它的膜定位和转移抑制效应[124]。不像很多其他肿瘤，尿路上皮癌细胞中的 SRC 水平在非肌肉浸润性肿瘤中是最高的，其 RhoGDI2 的作用是未被破坏的[125, 126]。SRC 通过调节 p190Rho GAP 水平，进而下调 RHOA、RHOC 和 ROCK 水平，抑制肿瘤转移[127]。

WNT 信号通路在尿路上皮癌中也发挥作用。APC 基因突变已有报道[27, 128]，主要集中在肌肉浸润性肿瘤中。CTNNB1 的突变频率低，但是 β- 联蛋白（β-catenin）表达的改变（表达减少或核定位增加）在浸润性尿路上皮癌中常见[128-131]，尽管这与 APC 突变无关[128]。WNT 信号通路的其他改变包括 WNT 信号抑制子，分泌型卷曲受体蛋白（secreted frizzled receptor proteins）[132] 和 Wnt 抑制因子 1（W1F1）[133] 的表观遗传沉默。

浸润性尿路上皮癌的其他基因组的变化

浸润性尿路上皮癌基因组不稳定，同一患者随着时间不同，肿瘤有明显遗传差异。基于微阵列的比较基因组杂交和单核苷酸多态性（SNP）阵列分析已经确认了许多拷贝数的变化[57, 134-137]（表 15.2）。这些变化包括大量 DNA 拷贝数的缺失和获得，以及可能包含新的癌基因的许多区域的高水平扩增。迄今为止，很多这些区域中的靶基因还未被确定。很多拷贝数变化的区域与肿瘤的高分级、分期和（或）肿瘤的预后显著相关，包括 1q21-q24、3p25、6p22、8p11、8q22、11q12、12q15、17q12 的扩增，区域中可能的候选癌基因有 PPARG（3p25）、E2F3 及 SOX4（6p22）、FGFR1、TACC1、POLB（8p11）、YWHAZ（8q22）、CCND1（11q12）、MDM2（12q15） 和 ERBB2（17q12）[57, 135, 138, 139]。在 1q21-q24，至少有三个区域已经被确认，其中有两个包含可能候选基因（BCL9 和 CHD1L 在其中一个区域，MCL1、SETDB1 及 HIF1B 在另一个区域）[139]。纯合性丢失的区域包括 1p34、2q36、9p21、11p11、18p11 和 19q1357。在 9p22，CDKN2A 是一个靶基因，和另外两个发生纯合性丢失的区域已被确认[57]，但其中的候选基因并不那么明显。

值得注意的是，一些 T1 期肿瘤与肌肉浸润性肿瘤（T2 或更晚期）有相似的表现，表明这些有穿透基底膜能力的肿瘤可能是侵袭性病变。但是，其他 T1 期肿瘤表现出与 Ta 肿瘤拷贝数特征明显的相似性，表明存在独特的生物亚群[57]。

外显子组的测序信息

在写本章时，已经有三项研究报道了尿路上皮癌全外显子组的测序[31, 32, 140]。总的来说，这些研究已经得出了 12 个 Ta、41 个 T1 和 72 个 T2 肿瘤的测序。在两项研究中，被筛选出来的基因在更大的样本中被评估检测其发生率[31, 140]。虽然所研究的肿瘤总体数量相对较少，仍然可以得出一些重要的结论。首先尿路上皮癌包含了相对高频的单核苷酸突变，估计每个样本发生的单核苷酸突变平均有 50 ～ 170 个，但各样本之间却有很大的差异。很多这种突变（≥ 30%）是非同义突变，其中很多（一项研究预测约为 60%[31]）预测是有破坏性的。目前，非侵袭性肿瘤与侵袭性肿瘤在突变率方面并没有表现出有统计学差异，尽管值得注意的是，目前只有极少数的 Ta 分期的肿瘤被报道。被报道出来的最常见的碱基改变是 C ： G ＞ T ： A 转换，其次是 C ： G ＞ G ： A 颠换。

最有意义的发现是除了已知的与尿路上皮癌有关的基因，如（TP53、FGFR3、HRAS、KRAS、PIK3CA、RB1、TSC1），很多与核染色质修饰有关的基因表现出突变。在大多数研究中，58% 的肿瘤发生核染色质重构基因突变[32]，这表明核染色质的异常调控是尿路上皮癌的一个主要的致癌驱动因素。突变的基因包括组蛋白去甲基化酶（KDM6A、KDM5A、KDM5B、UTY），核染色质重构基因（ARID1A、ARID4A），组蛋白赖氨酸甲基转移酶（MLL、MLL2、MLL3、MLL5），组蛋白乙酰转移酶（CREBBP、EP300、EP400）和 SWI/SNF 复合物相关基因 （SMARCA4、SMARCA1）。很多突变被预测会破坏基因功能，表明了它们的肿瘤抑制作用。DNA 修复基因也发现了突变，包括 ATM、FANCA 和 ERCC2。总的来说，在肌肉浸润性肿瘤中，突变频率最大的基因是 KDM6A（30%）、TP53（24%）、ARID1A（15%）、CREBBP（15%）、EP300（13%）、HRAS（13%）、RB1（13%）、PIK3CA（12%）、STAG2（11%）和 FGFR3（11%）[32]。在所有的这三项研究中，相对多数的基因突变频率低，表明存在值得关注的生物异质性。

表观遗传学改变

表观遗传改变主要涉及 DNA 甲基化，已经被广泛报道。大部分研究已经分析了单个基因或少量系列基因[141-144]。全基因组分析确定了新的候选基因，其中一些与临床病理相关[145-149]。一般而言，CpG 岛的高甲基化在肌肉浸润性肿瘤中更为常见，而不同于 CpG 岛区域的低甲基化在非肌肉浸润性肿瘤中更为常见[147-148]。甲基化和基因表达的综合分析表明，CpG 岛的高甲基化与表达缺失相关，基因内与转录因子结合位点的 CpG 甲基化与表达增强相关[149]。在非肌肉浸润性肿瘤中与高甲基化有关的疾病进展的生物标志物包括 TBX2、TBX3、TBX4、GATA2、ZIC2[145-147]。这些基因编码转录因子在发育过程中参与细胞分化的命运，在 EMT、干细胞表型和分化中发挥作用。在用卡介苗治疗的高风险的 T1 三级肿瘤中，MSH6 和 THBS1 的双重甲基化与疾病的进展有关[150]。某些 microRNA 的高甲基化与肿瘤的分级和分期有关。其中的某些有预后价值（如 miR-200 家族和 miR-205），在肌肉浸润性肿瘤中经常表达为基因沉默，这与 T1 肿瘤的疾病进展相关[151]。

有许多在尿液中检测甲基化生物标志物提高尿路上皮癌检出的报道。例如，包括一组 5 个生物标志物（MYO3A、CA10、NKX6-2、DBC1 和 SOX11 或 PENK）[152]，两组每组 4 个生物标志物（ZNF154、POU4F2、HOXA9 和 EOMES）[147]，（APC、2 TERT CpGs 和 EDNRB）[153]，一组 2 个生物标志物（TWIST1 和 NID2）[154] 和一组 3 个标志物的（OTX1、ONECUT 和 OSR1），与 FGFR3 突变结合使用[155]。

迄今为止，染色质修饰还没有被深入研究。在尿路上皮癌细胞系中，激活的组蛋白标志物 H3K9Ac 和抑制性标志物 H3K27me3 分别与 miR-200/miR-205 的表达或甲基化相关[151]。全基因组分析已经确定了尿路上皮癌特异性组蛋白标志物的分布差异，说明 DNA 和 H3K27 甲基化在该细胞系基因沉默方面发挥重要作用[156]。在肿瘤组织中，有 7 个转录异常的基因组区域不依赖于 DNA 拷贝数的变化[157]，通过组蛋白 H3K9 和 H3K27 三甲基化和组蛋白 H3K9 低甲基化有关机制的沉默表达，该沉默机制也在尿路上皮癌的一个亚型原位癌相关表达特征中被发现[158]。随着最近确认了很多尿路上皮癌核染色质重塑基因突变[31, 32, 140]，更深入地分析核染色质修饰和潜在治疗价值评估是目前需要的。

来自表达谱的信息

mRNA 表达特征与尿路上皮癌的分级、分期、进展、淋巴结转移，对化疗的反应及生存相关[134, 159-171]，一些表达标志物在独立的验证研究中表现良好[172, 173]。不同的研究之间标志物的重叠通常比较低，但在相关的细胞过程中有明显重叠[174]。将这些标志物应用于临床要求稳定的聚合酶链反应实验的发展或研发适于免疫组化的抗体。已有基于聚合酶链反应检测分子标志物用于预测非肌肉浸润性肿瘤的进展[169, 175]。最近，经研发出一个基于全球表达数据分析的新的尿路上皮癌的分类系统，这在下面章节会有详细的讨论。

有研究报道在尿路上皮癌中 miRNA 的表达发生了改变[176, 177]。这些改变在患者的“正常”尿路上皮即很明显表明 miRNA 改变可能发生在疾病发展的早期[7]。用微阵列分析方法或深度测序技术全面分析揭示了在肌肉浸润性肿瘤中普遍的 miRNA 表达上调，在非肌肉浸润性肿瘤中普遍的 miRNA 表达下调[7, 178]。miRNA 数据聚类分析产生了三群，主要包含 Ta、T1 和 T2 ～ T4 肿瘤[179]。Ta 肿瘤的下调 miRNA 主要包括 miRs[7]、99a[100]、125b[143, 146, 188] 和 29c[176, 179, 180]。很多 miRNA 的改变发生在肌肉浸润性尿路上皮癌中[151, 176, 178-183]。例如，miR-21 上调[7, 182]，miR-21 上调可负性调控 TP53[7]、miR-200 家族，miR-200 家族可调节上皮 - 间质转化（EMT）[184]。一些在肌肉浸润性尿路上皮癌下调的 miRNA（如 miR-145、miR-143、miR-203、miR-1、miR-133a、miR-195、miR-125b）在体外培养的尿路上皮癌细胞中，能诱导细胞凋亡，抑制细胞增殖或迁移，在肿瘤组织中和它们的靶基因表现出相反的表达[185-191]。上调的 miRNAs 包括 miR-222 和 miR-452，它们与不良预后有关[192]。miR-138 的下调增加尿路上皮癌细胞系顺铂敏感性[193]。总而言之，这些数据表明，miRNA 的表达谱可能是有价值的预后生物标志物。

尿路上皮肿瘤起始细胞

有证据表明，在尿路上皮癌细胞群中存在干细胞样特征的高度致瘤的细胞亚群。因为在其他类型的肿瘤中，肿瘤干细胞显示出对化疗药物的抵抗，并被预测是治疗后疾病复发的原因，所以，在了解这些干细胞特征和鉴定可能作为特异靶标的标志物，引起了人们极大的兴趣。人们已试图应用一系列方法从新鲜的肿瘤组织和尿路上皮癌细胞系中分离膀胱癌“干细胞”或“肿瘤起始细胞”。一般认定的干细胞表达标志物包括 67kDa 层粘连蛋白受体（67LR）、CD44、CD90、ALDH1A1、角蛋白 5, 14 和角蛋白 17[194, 195]。其中的大多数在正常尿路上皮基底细胞和低级肿瘤细胞中表达，表达这些标志物的细胞分布在肿瘤和基质交界处[196]。细胞表面的标志物已经被用于有效地从大量的细胞群分选干细胞。来自肿瘤组织中 $CD44^+$、$CK5^+$、$CK20^-$ 的细胞比 $CD44^-$、$CK5^-$、$CK20^+$ 的细胞肿瘤初始形成能力增强，可以形成既包含 $CD44^+$ 也包含 $CD44^-$ 细胞[197]的肿瘤。在尿路上皮癌细胞系中，$CD44^+$、$ALDH1A1^+$ 的细胞亚群被报道比 $CD44^-$、$ALDH1A1^-$ 细胞有更高的致瘤性，而且在尿路上皮癌组织中，较高的 ALDH1A1 表达是总生存期的一个独立预后因素[198]。然而，58% 的尿路上皮癌不表达 CD44[197] 的这一发现表明，并不是所有的尿路上皮癌干细胞都起源于基底层。与不同尿路上皮细胞分化状态相关的标志物的组合被用于尿路上皮癌临床相关亚组分级；在每个组内，发现了极少的已分化的细胞类型表现出干细胞样特征[199]。这意味着尿路上皮癌干细胞可能起源于不同分化状态的尿道上皮细胞。干细胞表型的差异可能影响随后疾病的发展，可能对预后评价有意义。

分子发病机制和肿瘤克隆

在尿路上皮癌中，同一个患者的肿瘤多灶性和（或）多个肿瘤复发灶是一个常见特征。然而，即使某些患者形成了多个分子分型独特的肿瘤（寡克隆疾病），同一个患者大部分最常见的肿瘤是具有分子相关性的[200]，为不同病变中的亚克隆基因组进化提供了证据[201-203]。9 号染色体的杂合性丢失被认为是尿路上皮癌发展中的早期事件，因为它在“正常”的尿路上皮和肿瘤患者增生上皮中被发现[205, 206]。与此一致，这个等位基因的缺失在所有相关肿瘤中经常发生[207]。多个相关的非肌肉浸润性肿瘤的系统发展树的构建证实了早期 9 号染色体的缺失和包括 11p 的缺失、20q 的获得、17p 的缺失和 11q 的缺失等较晚期事件[203]。有意思的是，基因组复杂度最高的肿瘤不一定是患者中最后出现的[208, 209]。

尿路上皮细胞的不典型增生和原位癌是肌肉浸润性尿路上皮癌的预兆性癌前病变，表现出频繁的 9 号染色体杂合性丢失和 TP53 的突变[210-212]，以及多种其他染色体改变[213]。膀胱切除术后样本详细的基因图谱表明，在形成可检测到的表型异常之前，尿路上皮的大量区域显示出特定染色体区域的杂合性丢失。不典型增生区域表现出更复杂形式的杂合性丢失，表明序贯进化改变与细胞生长优势的获得相关。因此，肌肉浸润性尿路上皮癌的发展涉及正常尿路上皮可能被一个分子变化的细胞克隆取代，该细胞克隆存在于有额外改变产生的亚克隆中。6 个关键性区域的杂合性丢失（3q22、5q22-q23、9q21、10q26 和 17p13）已被确认[214, 215]。靠近 RB1 基因的 ITM2B 和 P2RY5 双等位基因的失活，在驱动早期细胞克隆扩增中发挥作用[214]。

在膀胱癌中的“正常”尿路上皮中普遍检测出多克隆高甲基化，表明广泛存在的癌前表观遗传“区域性变化”[148]。受累基因可能是尿路上皮癌的早期驱动基因，包括 ZO2、MYOD1、CDH13 和许多多梳抑制性复合体 2（PRC2）靶基因，这些基因有相应的功能意义，在相关的侵袭性肿瘤中表现出高甲基化。

多肿瘤亚组定义的分子表达谱

相似的分级和分期的膀胱肿瘤通常表现出不同的临床行为。尤其 T1 期的肿瘤表现出显著的分子和临床多样性。直到现在，分子特征依然未能解释或预测这种异质性。关于这两个肿瘤组在膀胱癌的研究文献长期以来一直占大部分，还不足以解释这种异质性。最新的研究已经开始解读这种复杂性，揭示了多个独立于传统的分级和分期的亚组（图 15.4）。

所有分级和分期的尿路上皮癌的 mRNA 表达的初步评估，确认了两个主要的分子亚型，根据 T1 期肿瘤的分级和分期相对均衡地分布在两种亚型，能将大部分肿瘤分开，虽然没有完全分开[134, 135]。更近期的研究定义了额外的亚型。五个主要的亚型称为 UroA、UroB、GU、SCCL 和 “浸润型”[216]（图 15.4A）。最后这个肿瘤亚组的肿瘤细胞对非肿瘤细胞有高度的渗透性，而其他组的定义反映的是肿瘤细胞的特异性标准。细胞周期调控子、角蛋白、酪氨酸蛋白激酶受体和细胞黏附因子的表达有明显不同。UroA 和 UroB 亚型高表达 FGFR3、CCND1 和 TP63；GU 肿瘤中这些蛋白表达低，但是 ERBB2 及 E-钙黏蛋白表达高；SCCL 肿瘤表达 P- 钙黏蛋白和高表达 KRT5、KRT14 和角蛋白，参与细胞角化。这些亚型表现出明显不同的临床预后。UroA 预后较好，GU 肿瘤有较一般的预后，SCCL 和 UroB 肿瘤预后最坏。UroB 肿瘤和 UroA 肿瘤有相似的上皮特征，包括

FGFR3 突变，它们也表现出 TP53 突变，通常具有侵袭性。T1 肿瘤均匀分布在这些分子亚型中[216]。

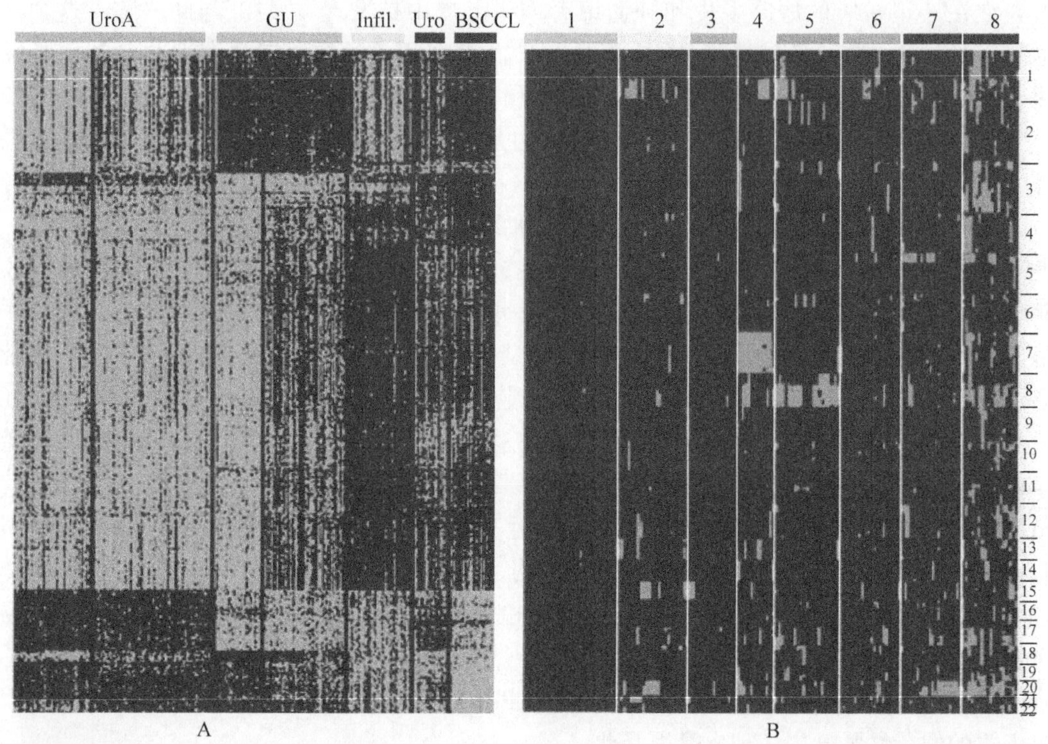

彩图二维码

图 15.4　通过分子谱分析定义的肿瘤亚型。A. 通过 mRNA 表达谱鉴定的主要膀胱癌亚型（经 Sjodahl 等授权许可）。308 个样本的分层聚类分析产生了 5 个主要肿瘤簇。热图的每一列代表一个样本，每行代表一个基因。绿色代表基因低表达，红色代表基因高表达。5 个主要亚型由图顶部的彩条表示。GU，基因不稳定；SCCL，鳞状细胞癌；UroA，基底 A（urobasal A）；UroB，基底 B（urobasal B）；Infil，“浸润型”；B. 通过基于阵列的比较基因组杂交鉴定的主要膀胱癌亚型。基于来自 160 个肿瘤的拷贝数据进行分层聚类分析。红色代表拷贝数丢失，绿色代表拷贝数增加。图右侧表示染色体数量。顶部彩条表示鉴定的 8 个主要的肿瘤簇

稳定性好的试验，最好是基于免疫组化在甲醛溶液固定和石蜡包埋组织中检测蛋白质，要将这些发现应用到临床。从已经定义的 mRNA 亚组特征中筛选出来的免疫组化蛋白标志物组合，最近已结合形态学标准进行评估[217]。组织病理学和免疫组化在除了“浸润型”外的所有亚型中都做了检测，大多数标志物在 mRNA 和蛋白表达之间表现出非常好的相关性。重要的是，组织内蛋白表达的分布也提供了有价值的信息。例如，UroA 肿瘤 KRT5、P- 钙黏蛋白、EGFR 和 CCNB1 的表达被限制在基底细胞层，基底细胞层类似于正常尿路上皮细胞，这些意味着保持了对基质相互作用的依赖性，然而很多 UroB 肿瘤蛋白表达在超基底层。据 Chan 等[197]报道，SCCL 肿瘤角蛋白表达谱（KRT14+、KRT5+、KRT20−）表现出分化最差的肿瘤起始细胞的特征。Volkmer 等[199]将其命名为“基底型”。它们的表型与基底样乳腺癌相似[218]，这表明这种尿路上皮癌将来可能被定义为“基

底样癌”[217]。

基于分级和尿路上皮细胞分化方式，以及KRT5与CCNB1的表达的一种简单分类方式能够复制最初的以基因组表达为基础的分类，其精确度约为0.88[217]。三个主要的亚组，Urobasal（UroA+UroB）、GU和SCCL，与疾病特异性生存明显相关。然而，要找一种简单的方法区分UroA和小型的UroB相关的亚类，很多都是肌肉浸润性的，被证明很难找到[217]。UroA和UroB的共同特征可能表明肌肉浸润性UroB肿瘤和非浸润性UroA肿瘤有相同的起源。有趣的是，UroB表现出普遍的p16表达的缺失，这在前面已经讨论过，它可能代表非肌肉浸润性FGFR3突变肿瘤得以发展的一种方法[103]。Choi等报道，与非肌肉浸润性肿瘤相同的是，UroB依然保留了TP63表达，可能代表了一种TP63表达的晚期尿路上皮癌一个侵袭性亚型[219]。进一步的研究发现，这种亚型对研发临床适用分类试验至关重要。

相似的是，根据DNA拷贝数和突变状态已经在传统的分级和分期鉴定出多个肿瘤亚组[57]（图15.4B），尽管在这些亚组中，基于表达的亚型和分类表达谱还没有深入研究。DNA甲基化谱也确定了若干亚型[148, 149, 220]。四个“表观型”和表达亚型显示了广泛的一致性[149]。其中一个表观型显示与免疫细胞相似的甲基化状态，代表了高度浸润性肿瘤组。另外两个相当于两个主要的表达亚型[134, 135]，其中一个包含了很多浸润性肿瘤，其EZH2表达上调，相应的多梳蛋白靶基因DNA甲基化和若干个HOX基因DNA甲基化，它们的高甲基化参与其他类型癌症的浸润性生长。正如表达谱亚型，这些表型和肿瘤的分级和分期并不完全对应。整合所有的全基因组平台的信息，包括miRNA表达数据，对于提供最适合的预后和预测生物标志物是必需的。因为比起甲醛溶液固定样本和石蜡包埋组织样本中的RNA、DNA和miRNA，其是稳定性更好的分子，它们和蛋白生物标志物的结合可能最终会成为最有用的标志物。

致谢

真诚感谢M Höglund和Dr KS Chan教授对此章中肿瘤亚组和上皮肿瘤-基质细胞方面提出了宝贵意见。

（张喜纳 马 健）

参考文献

1. Dudek AM, Grotenhuis AJ, Vermeulen SH, et al. Urinary bladder cancer susceptibility markers. What do we know about functional mechanisms? *Int J Mol Sci* 2013;14:12346-12366.

2. Chang DW, Gu J, Wu X. Germline prognostic markers for urinary bladder cancer: obstacles and opportunities. *Urol Oncol* 2012;30:524-532.

3. Billerey C, Chopin D, Aubriot-Lorton MH, et al. Frequent FGFR3 mutations in papillary non-invasive bladder (pTa) tumors. *Am J Pathol* 2001;158:1955-1959.

4. Ornitz DM, Itoh N. Fibroblast growth factors. *Genome Biol* 2001;2.

5. van Rhijn BWG, Montironi R, Zwarthoff EC, et al. Frequent FGFR3 mutations in urothelial papilloma. *J*

Pathol 2002;198:245-251.

6. Tomlinson DC, Baldo O, Harnden P, et al. FGFR3 protein expression and its relationship to mutation status and prognostic variables in bladder cancer. *J Pathol* 2007;213:91-98.
7. Catto JW, Miah S, Owen HC, et al. Distinct microRNA alterations characterize high-and low-grade bladder cancer. *Cancer Res* 2009;69:8472-8481.
8. Sayan AE, D'Angelo B, Sayan BS, et al. p73 and p63 regulate the expression of fibroblast growth factor receptor 3. *Biochem Biophys Res Commun* 2010;394:824-828.
9. di Martino E, L'H Ôte CG, Kennedy W, et al. Mutant fibroblast growth factor receptor 3 induces intracellular signaling and cellular transformation in a cell type-and mutation specific manner. *Oncogene* 2009;28:4306-4316.
10. Williams SV, Hurst CD, Knowles MA. Oncogenic FGFR3 gene fusions in bladder cancer. *Hum Mol Genet* 2012.
11. Gan Y, Wientjes MG, Au JL. Expression of basic fibroblast growth factor correlates with resistance to paclitaxel in human patient tumors. *Pharm Res* 2006;23:1324-1331.
12. Yoshimura K, Eto H, Miyake H, et al. Messenger ribonucleic acids for fibroblast growth factors and their receptor in bladder and renal cell carcinoma cell lines. *Cancer Lett* 1996;103:91-97.
13. O'Brien TS, Smith K, Cranston D, et al. Urinary basic fibroblast growth factor in patients with bladder cancer and benign prostatic hypertrophy. *Br J Urol* 1995;76:311-314.
14. O'Brien T, Cranston D, Fuggle S, et al. Two mechanisms of basic fibroblast growth factor-induced angiogenesis in bladder cancer. *Cancer Res* 1997;57:136-140.
15. Jebar AH, Hurst CD, Tomlinson DC, et al. FGFR3 and Ras gene mutations are mutually exclusive genetic events in urothelial cell carcinoma. *Oncogene* 2005;24:5218-5225.
16. Mo L, Zheng X, Huang H-Y, et al. Hyperactivation of Ha-ras oncogene, but not Ink4a/Arf deficiency, triggers bladder tumorigenesis. *J Clin Invest* 2007;117:314-325.
17. Zieger K, Dyrskjot L, Wiuf C, et al. Role of activating fibroblast growth factor receptor 3 mutations in the development of bladder tumors. *Clin Cancer Res* 2005;11:7709-7719.
18. Hernandez S, Lopez-Knowles E, Lloreta J, et al. Prospective study of FGFR3 mutations as a prognostic factor in nonmuscle invasive urothelial bladder carcinomas. *J Clin Oncol* 2006;24:3664-3671.
19. Kompier LC, van der Aa MNM, Lurkin I, et al. The development of multiple bladder tumour recurrences in relation to the FGFR3 mutation status of the primary tumour. *J Pathol* 2009;218:104-112.
20. Eble JN, Sauter G, Epstein JI, et al. *World Health Organization Classification of Tumours. Pathology and Genetics of Tumours of the Urinary System and Male Genital Organs*. Lyon, France: IARC Press; 2004.
21. Barbisan F, Santinelli A, Mazzucchelli R, et al. Strong immunohistochemical expression of fibroblast growth factor receptor 3, superficial staining pattern of cytokeratin 20, and low proliferative activity define those papillary urothelial neoplasms of low malignant potential that do not recur. *Cancer* 2008;112:636-644.
22. di Martino E, Tomlinson DC, Knowles MA. A decade of FGF receptor research in bladder cancer: Past, present, and future challenges. *Adv Urol* 2012;2012:429213.
23. Tomlinson DC, Lamont FR, Shnyder SD, et al. Fibroblast growth factor receptor 1 promotes proliferation and survival via activation of the mitogen-activated protein kinase pathway in bladder cancer. *Cancer Res* 2009;69:4613-4620.
24. Williams SV, Platt FM, Hurst CD, et al. High-resolution analysis of genomic alteration on chromosome arm 8p in urothelial carcinoma. *Genes Chromosomes Cancer* 2010;49:642-659.
25. López-Knowles E, Hernández S, Malats N, et al. PIK3CA mutations are an early genetic alteration associated with FGFR3 mutations in superficial papillary bladder tumors. *Cancer Res* 2006;66:7401-7404.
26. Platt FM, Hurst CD, Taylor CF, et al. Spectrum of phosphatidylinositol 3-kinase pathway gene alterations in bladder cancer. *Clin Cancer Res* 2009;15:6008-6017.

27. Sjodahl G, Lauss M, Gudjonsson S, et al. A systematic study of gene mutations in urothelial carcinoma; inactivating mutations in TSC2 and PIK3R1. *PloS One* 2011;6:e18583.
28. Kompier LC, Lurkin I, van der Aa MNM, et al. FGFR3, HRAS, KRAS, NRAS and PIK3CA mutations in bladder cancer and their potential as biomarkers for surveillance and therapy. *PloS One* 2010;5:e13821.
29. Zhao L, Vogt PK. Helical domain and kinase domain mutations in p110(alpha) of phosphatidylinositol 3-kinase induce gain of function by different mechanisms. *Proc Natl Acad Sci* 2008;105:2652-2657.
30. Ross RL, Askham JM, Knowles MA. PIK3CA mutation spectrum in urothelial carcinoma reflects cell context-dependent signaling and phenotypic outputs. *Oncogene* 2012;32:768-776.
31. Balbas-Martinez C, Sagrera A, Carrillo-de-Santa-Pau E, et al. Recurrent inactivation of STAG2 in bladder cancer is not associated with aneuploidy. *Nat Genet* 2013;45:1464-1469.
32. Guo G, Sun X, Chen C, et al. Whole-genome and wholeexome sequencing of bladder cancer identifies frequent alterations in genes involved in sister chromatid cohesion and segregation. *Nat Genet* 2013;45:1459-1463.
33. Solomon DA, Kim JS, Bondaruk J, et al. Frequent truncating mutations of STAG2 in bladder cancer. *Nat Genet* 2013; 45:1428-1430.
34. Taylor C, Platt F, Hurst C, et al. Frequent inactivating mutations of STAG2 in bladder cancer are associated with low tumor grade and stage and inversely related to chromosomal copy number changes. *Hum Mol Genet* 2014;23: 1964-1974.
35. Solomon DA, Kim T, Diaz-Martinez LA, et al. Mutational inactivation of STAG2 causes aneuploidy in human cancer. *Science* 2011;333:1039-1043.
36. Cuadrado A, Remeseiro S, Gomez-Lopez G, et al. The specific contributions of cohesin-SA1 to cohesion and gene expression: implications for cancer and development. *Cell Cycle* 2012;11:2233-2238.
37. Allory Y, Beukers W, Sagrera A, et al. Telomerase reverse transcriptase promoter mutations in bladder cancer: High frequency across stages, detection in urine, and lack of association with outcome. *Eur Urol* 2014;65:360-366.
38. Hurst CD, Platt FM, Knowles MA. Comprehensive mutation analysis of the TERT promoter in bladder cancer and detection of mutations in voided urine. *Eur Urol* 2014;65: 367-369.
39. Berggren P, Kumar R, Sakano S, et al. Detecting homozygous deletions in the CDKN2A(p16(INK4a))/ARF(p14(ARF)) gene in urinary bladder cancer using real-time quantitative PCR. *Clin Cancer Res* 2003;9:235-242.
40. Cairns P, Tokino K, Eby Y, et al. Homozygous deletions of 9p21 in primary human bladder tumors detected by comparative multiplex polymerase chain reaction. *Cancer Res* 1994;54:1422-1424.
41. Williamson MP, Elder PA, Shaw ME, et al. p16 *(CDKN2)* is a major deletion target at 9p21 in bladder cancer. *Hum Mol Genet* 1995;4:1569-1577.
42. Orlow I, Lacombe L, Hannon GJ, et al. Deletion of the p16 and p15 genes in human bladder tumors. *J Natl Cancer Inst* 1995;87:1524-1529.
43. Aboulkassim TO, LaRue H, Lemieux P, et al. Alteration of the PATCHED locus in superficial bladder cancer. *Oncogene* 2003;22:2967-2971.
44. McGarvey TW, Maruta Y, Tomaszewski JE, et al. PTCH gene mutations in invasive transitional cell carcinoma of the bladder. *Oncogene* 1998;17:1167-1172.
45. Habuchi T, Luscombe M, Elder PA, et al. Structure and methylation-based silencing of a gene (DBCCR1) within a candidate bladder cancer tumor suppressor region at 9q32-q33. *Genomics* 1998;48:277-288.
46. Nishiyama H, Hornigold N, Davies A, et al. A sequence-ready 840-kb PAC contig spanning the candidate tumor suppressor locus *DBC1* on human chromosome 9q32-q33. *Genomics* 1999;59:335-338.
47. Stadler WM, Steinberg G, Yang X, et al. Alterations of the 9p21 and 9q33 chromosomal bands in clinical

bladder cancer specimens by fluorescence in situ hybridization. *Clin Cancer Res* 2001;7:1676-1682.
48. Knowles MA, Habuchi T, Kennedy W, et al. Mutation Spectrum of the 9q34 Tuberous Sclerosis Gene TSC1 in Transitional Cell Carcinoma of the Bladder. *Cancer Res* 2003;63:7652-7656.
49. Pymar LS, Platt FM, Askham JM, et al. Bladder tumour derived somatic TSC1 missense mutations cause loss of function via distinct mechanisms. *Hum Mol Genet* 2008;17: 2006-2017.
50. Ploussard G, Dubosq F, Soliman H, et al. Prognostic value of loss of heterozygosity at chromosome 9p in non-muscleinvasive bladder cancer. *Urology* 2010;76:513-518.
51. Kruger S, Mahnken A, Kausch I, et al. P16 immunoreactivity is an independent predictor of tumor progression in minimally invasive urothelial bladder carcinoma. *Eur Urol* 2005;47:463-467.
52. Bartoletti R, Cai T, Nesi G, et al. Loss of P16 expression and chromosome 9p21 LOH in predicting outcome of patients affected by superficial bladder cancer. *J Surg Res* 2007;143: 422-427.
53. Carnero A, Hudson JD, Price CM, et al. p16INK4A and p19ARF act in overlapping pathways in cellular immortalization. *Nat Cell Biol* 2000;2:148-155.
54. Serrano M. The INK4a/ARF locus in murine tumorigenesis. *Carcinogenesis* 2000;21:865-869.
55. Nishiyama H, Takahashi T, Kakehi Y, et al. Homozygous deletion at the 9q32-33 candidate tumor suppressor locus in primary human bladder cancer. *Genes Chromosomes Cancer* 1999;26:171-175.
56. Habuchi T, Takahashi T, Kakinuma H, et al. Hypermethylation at 9q32-33 tumour suppressor region is age-related in normal urothelium and an early and frequent alteration in bladder cancer. *Oncogene* 2001;20:531-537.
57. Hurst CD, Platt FM, Taylor CF, et al. Novel tumor subgroups of urothelial carcinoma of the bladder defi ned by integrated genomic analysis. *Clin Cancer Res* 2012;18:5865-5877.
58. Nord H, Segersten U, Sandgren J, et al. Focal amplifications are associated with high grade and recurrences in stage Ta bladder carcinoma. *Int J Cancer* 2010;126:1390-1402.
59. Shariat SF, Ashfaq R, Sagalowsky AI, et al. Correlation of cyclin D1 and E1 expression with bladder cancer presence, invasion, progression, and metastasis. *Hum Pathol* 2006;37: 1568-1576.
60. Fristrup N, Birkenkamp-Demtroder K, Reinert T, et al. Multicenter validation of cyclin D1, MCM7, TRIM29, and UBE2C as prognostic protein markers in non-muscle-invasive bladder cancer. *Am J Pathol* 2013;182:339-349.
61. Kassouf W, Black PC, Tuziak T, et al. Distinctive expression pattern of ErbB family receptors signifies an aggressive variant of bladder cancer. *J Urol* 2008;179:353-358.
62. Jimenez RE, Hussain M, Bianco FJ Jr, et al. Her-2/neu overexpression in muscle-invasive urothelial carcinoma of the bladder: prognostic significance and comparative analysis in primary and metastatic tumors. *Clin Cancer Res* 2001;7: 2440-2447.
63. Kruger S, Weitsch G, Buttner H, et al. HER2 overexpression in muscle-invasive urothelial carcinoma of the bladder: prognostic implications. *Int J Cancer* 2002;102:514-518.
64. Chow NH, Chan SH, Tzai TS, et al. Expression profiles of ErbB family receptors and prognosis in primary transitional cell carcinoma of the urinary bladder. *Clin Cancer Res* 2001; 7:1957-1962.
65. Forster JA, Paul AB, Harnden P, et al. Expression of NRG1 and its receptors in human bladder cancer. *Br J Cancer* 2011;104:1135-1143.
66. Sauter G, Moch H, Moore D, et al. Heterogeneity of erbB-2 gene amplification in bladder cancer. *Cancer Res* 1993;53:2199-2203.
67. Fleischmann A, Rotzer D, Seiler R, et al. Her2 amplification is significantly more frequent in lymph node metastases from urothelial bladder cancer than in the primary tumours. *Eur Urol* 2011;60:350-357.
68. Memon AA, Sorensen BS, Meldgaard P, et al. The relation between survival and expression of HER1 and HER2 depends on the expression of HER3 and HER4: a study in bladder cancer patients. *Br J Cancer*

2006;94:1703-1709.

69. Amsellem-Ouazana D, Bieche I, Tozlu S, et al. Gene expression profiling of ERBB receptors and ligands in human transitional cell carcinoma of the bladder. *J Urol* 2006;175: 1127-1132.

70. Mellon K, Wright C, Kelly P, et al. Long-term outcome related to epidermal growth factor receptor status in bladder cancer. *J Urol* 1995;153:919-925.

71. Neal DE, Marsh C, Bennett MK, et al. Epidermal-growth factor receptors in human bladder cancer: comparison of invasive and superficial tumours. *Lancet* 1985;1:366-368.

72. Verdoom B, Kessler E, Flaig T. Targeted therapy in advanced urothelial carcinoma. *Oncology* 2013;27:219-226.

73. Zhang ZT, Pak J, Huang HY, et al. Role of Ha-ras activation in superficial papillary pathway of urothelial tumor formation. *Oncogene* 2001;20:1973-1980.

74. Theodorescu D, Cornil I, Sheehan C, et al. Ha-*ras* induction of the invasive phenotype results in up-regulation of epidermal growth factor receptors and altered responsiveness to epidermal growth factor in human papillary transitional cell carcinoma cells. *Cancer Res* 1991;51:4486-4491.

75. van Rhijn BWG, van der Kwast TH, Vis AN, et al. FGFR3 and P53 characterize alternative genetic pathways in the pathogenesis of urothelial cell carcinoma. *Cancer Res* 2004; 64:1911-1914.

76. Tomlinson DC, Hurst CD, Knowles MA. Knockdown by shRNA identifies S249C mutant FGFR3 as a potential therapeutic target in bladder cancer. *Oncogene* 2007;26:5889-5899.

77. Lamont FR, Tomlinson DC, Cooper PA, et al. Small molecule FGF receptor inhibitors block FGFR-dependent urothelial carcinoma growth in vitro and in vivo. *Br J Cancer* 2011;104:75-82.

78. Qing J, Du X, Chen Y, et al. Antibody-based targeting of FGFR3 in bladder carcinoma and t(4;14)-positive multiple myeloma in mice. *J Clin Invest* 2009;119:1216-1229.

79. Miyake M, Ishii M, Koyama N, et al. PD173074, a selective tyrosine kinase inhibitor of FGFR3, inhibits cell proliferation of bladder cancer carrying the FGFR3 gene mutation along with up-regulation of p27/Kip1 and G1/G0 arrest. *J Pharmacol Exp Ther* 2010;332:795-802.

80. Gust KM, McConkey DJ, Awrey S, et al. Fibroblast growth factor receptor 3 is a rational therapeutic target in bladder cancer. *Mol Cancer Ther* 2013;12:1245-1254.

81. Herrera-Abreu MT, Pearson A, Campbell J, et al. Parallel RNA interference screens identify EGFR activation as an escape mechanism in FGFR3 mutant cancer. *Cancer Discovery* 2013;3:1058-1071.

82. Tomlinson DC, Knowles MA. Altered splicing of FGFR1 is associated with high tumor grade and stage and leads to increased sensitivity to FGF1 in bladder cancer. *Am J Pathol* 2010;177:2379-2386.

83. Tomlinson DC, Baxter EW, Loadman PM, et al. FGFR1-induced epithelial to mesenchymal transition through MAPK/PLCgamma/COX-2-mediated mechanisms. *PloS One* 2012;7:e38972.

84. Cheng T, Roth B, Choi W, et al. Fibroblast growth factor receptors-1 and -3 play distinct roles in the regulation of bladder cancer growth and metastasis: implications for therapeutic targeting. *PloS One* 2013;8:e57284.

85. Habuchi T, Kinoshita H, Yamada H, et al. Oncogene amplification in urothelial cancers with p53 gene mutation or MDM2 amplification. *J Natl Cancer Inst* 1994;86:1331-1335.

86. Simon R, Struckmann K, Schraml P, et al. Amplification pattern of 12q13-q15 genes (MDM2, CDK4, GLI) in urinary bladder cancer. *Oncogene* 2002;21:2476-2483.

87. Schmitz-Drager BJ, Schulz WA, Jurgens B, et al. c-myc in bladder cancer. Clinical findings and analysis of mechanism. *Urol Res* 1997;25:S45-S49.

88. Feber A, Clark J, Goodwin G, et al. Amplification and overexpression of E2F3 in human bladder cancer. *Oncogene* 2004; 23:1627-1630.

89. Hurst CD, Tomlinson DC, Williams SV, et al. Inactivation of the Rb pathway and overexpression of

both isoforms of E2F3 are obligate events in bladder tumours with 6p22 amplification. *Oncogene* 2008;27:2716-2727.

90. Oeggerli M, Schraml P, Ruiz C, et al. E2F3 is the main target gene of the 6p22 amplicon with high specificity for human bladder cancer. *Oncogene* 2006;25:6538-6543.
91. Oeggerli M, Tomovska S, Schraml P, et al. E2F3 amplification and overexpression is associated with invasive tumor growth and rapid tumor cell proliferation in urinary bladder cancer. *Oncogene* 2004;23:5616-5623.
92. Olsson AY, Feber A, Edwards S, et al. Role of E2F3 expression in modulating cellular proliferation rate in human bladder and prostate cancer cells. *Oncogene* 2007;26:1028-1037.
93. Malats N, Bustos A, Nascimento CM, et al. P53 as a prognostic marker for bladder cancer: A meta-analysis and review. *Lancet Oncol* 2005;6:678-686.
94. Schmitz-Drager BJ, Goebell PJ, Ebert T, et al. p53 immunohistochemistry as a prognostic marker in bladder cancer. Playground for urology scientists? *Eur Urol* 2000;38:691-699; discussion 700.
95. George B, Datar RH, Wu L, et al. p53 gene and protein status: the role of p53 alterations in predicting outcome in patients with bladder cancer. *J Clin Oncol* 2007;25:5352-5358.
96. Cairns P, Proctor AJ, Knowles MA. Loss of heterozygosity at the *RB* locus is frequent and correlates with muscle invasion in bladder carcinoma. *Oncogene* 1991;6:2305-2309.
97. Cordon-Cardo C, Wartinger D, Petrylak D, et al. Altered expression of the retinoblastoma gene product: Prognostic indicator in bladder cancer. *J Natl Cancer Inst* 1992;84: 1251-1256.
98. Logothetis CJ, Xu H-J, Ro JY, et al. Altered expression of retinoblastoma protein and known prognostic variables in locally advanced bladder cancer. *J Natl Cancer Inst* 1992; 84:1256-1261.
99. Xu H, Cairns P, Hu S, et al. Loss of RB protein expression in primary bladder cancer correlates with loss of heterozygosity at the RB locus and tumor progression. *Int J Cancer* 1993;53:781-784.
100. Le Frere-Belda MA, Gil Diez de Medina S, Daher A, et al. Profiles of the 2 INK4a gene products, p16 and p14ARF, in human reference urothelium and bladder carcinomas, according to pRb and p53 protein status. *Hum Pathol* 2004;35: 817-824.
101. Benedict WF, Lerner SP, Zhou J, et al. Level of retinoblastoma protein expression correlates with p16 (MTS-1/INK4A/CDKN2) status in bladder cancer. *Oncogene* 1999;18: 1197-1203.
102. Shariat SF, Tokunaga H, Zhou J, et al. p53, p21, pRB, and p16 expression predict clinical outcome in cystectomy with bladder cancer. *J Clin Oncol* 2004;22:1014-1024.
103. Rebouissou S, Herault A, Letouze E, et al. CDKN2A homozygous deletion is associated with muscle invasion in FGFR3-mutated urothelial bladder carcinoma. *J Pathol* 2012; 227:315-324.
104. Shariat SF, Ashfaq R, Sagalowsky AI, et al. Predictive value of cell cycle biomarkers in nonmuscle invasive bladder transitional cell carcinoma. *J Urol* 2007;177:481-487.
105. Chatterjee SJ, Datar R, Youssefzadeh D, et al. Combined effects of p53, p21, and pRb expression in the progression of bladder transitional cell carcinoma. *J Clin Oncol* 2004; 22:1007-1013.
106. Aveyard JS, Skilleter A, Habuchi T, et al. Somatic mutation of PTEN in bladder carcinoma. *Br J Cancer* 1999;80:904-908.
107. Cappellen D, Gil Diez de Medina S, Chopin D, et al. Frequent loss of heterozygosity on chromosome 10q in muscleinvasive transitional cell carcinomas of the bladder. *Oncogene* 1997;14:3059-3066.
108. Kagan J, Liu J, Stein JD, et al. Cluster of allele losses within a 2.5cM region of chromosome 10 in high-grade invasive bladder cancer. *Oncogene* 1998;16:909-913.
109. Cairns P, Evron E, Okami K, et al. Point mutation and homozygous deletion of PTEN/MMAC1 in primary bladder cancers. *Oncogene* 1998;16:3215-3218.
110. Liu J, Babaian DC, Liebert M, et al. Inactivation of MMAC1 in bladder transitional-cell carcinoma cell lines and specimens. *Mol Carcinog* 2000;29:143-150.
111. Wang DS, Rieger-Christ K, Latini JM, et al. Molecular analysis of PTEN and MXI1 in primary bladder

carcinoma. *Int J Cancer* 2000;88:620-625.

112. Tsuruta H, Kishimoto H, Sasaki T, et al. Hyperplasia and carcinomas in Pten-deficient mice and reduced PTEN protein in human bladder cancer patients. *Cancer Res* 2006;66: 8389-8396.
113. Puzio-Kuter AM, Castillo-Martin M, Kinkade CW, et al. Inactivation of p53 and Pten promotes invasive bladder cancer. *Genes Dev* 2009;23:675-680.
114. Di Cristofano A, Pesce B, Cordon-Cardo C, et al. Pten is essential for embryonic development and tumour suppression. *Nat Genet* 1998;19:348-355.
115. Yoo LI, Liu DW, Le Vu S, et al. Pten deficiency activates distinct downstream signaling pathways in a tissue-specifi c manner. *Cancer Res* 2006;66:1929-1939.
116. Gildea JJ, Herlevsen M, Harding MA, et al. PTEN can inhibit in vitro organotypic and in vivo orthotopic invasion of human bladder cancer cells even in the absence of its lipid phosphatase activity. *Oncogene* 2004;23:6788-6797.
117. Tanaka M, Grossman HB. In vivo gene therapy of human bladder cancer with PTEN suppresses tumor growth, downregulates phosphorylated Akt, and increases sensitivity to doxorubicin. *Gene Ther* 2003;10:1636-1642.
118. Tanaka M, Koul D, Davies MA, et al. MMAC1/PTEN inhibits cell growth and induces chemosensitivity to doxorubicin in human bladder cancer cells. *Oncogene* 2000;19: 5406-5412.
119. Iyer G, Hanrahan AJ, Milowsky MI, et al. Genome sequencing identifies a basis for everolimus sensitivity. *Science* 2012; 338:221.
120. Guo Y, Chekaluk Y, Zhang J, et al. TSC1 involvement in bladder cancer: diverse effects and therapeutic implications. *J Pathol* 2013;230:17-27.
121. Griner EM, Theodorescu D. The faces and friends of RhoGDI2. *Cancer Metastasis Rev* 2012;31:519-528.
122. Said N, Smith S, Sanchez-Carbayo M, et al. Tumor endothelin-1 enhances metastatic colonization of the lung in mouse xenograft models of bladder cancer. *J Clin Invest* 2011;121:132-147.
123. Said N, Sanchez-Carbayo M, Smith SC, et al. RhoGDI2 suppresses lung metastasis in mice by reducing tumor versican expression and macrophage infiltration. *J Clin Invest* 2012;122:1503-1518.
124. Wu Y, Moissoglu K, Wang H, et al. Src phosphorylation of RhoGDI2 regulates its metastasis suppressor function. *Proc Natl Acad Sci* 2009;106:5807-5812.
125. Fanning P, Bulovas K, Saini KS, et al. Elevated expression of pp60c-src in low grade human bladder carcinoma. *Cancer Res* 1992;52:1457-1462.
126. Qayyum T, Fyffe G, Duncan M, et al. The interrelationships between Src, Cav-1 and RhoGD12 in transitional cell carcinoma of the bladder. *Br J Cancer* 2012;106:1187-1195.
127. Thomas S, Overdevest JB, Nitz MD, et al. Src and caveolin-1 reciprocally regulate metastasis via a common downstream signaling pathway in bladder cancer. *Cancer Res* 2011;71: 832-841.
128. Kastritis E, Murray S, Kyriakou F, et al. Somatic mutations of adenomatous polyposis coli gene and nuclear β-catenin accumulation have prognostic significance in invasive urothelial carcinomas: evidence for Wnt pathway implication. *Int J Cancer* 2009;124:103-108.
129. Zhu X, Kanai Y, Saito A, et al. Aberrant expression of betacatenin and mutation of exon 3 of the beta-catenin gene in renal and urothelial carcinomas. *Pathol Int* 2000;50:945-952.
130. Kashibuchi K, Tomita K, Schalken JA, et al. The prognostic value of E-cadherin, alpha-, beta- and gamma-catenin in bladder cancer patients who underwent radical cystectomy. *Int J Urol* 2007;14:789-794.
131. Baumgart E, Cohen MS, Silva Neto B, et al. Identification and prognostic significance of an epithelial-mesenchymal transition expression profile in human bladder tumors. *Clin Cancer Res* 2007;13:1685-1694.
132. Marsit CJ, Karagas MR, Andrew A, et al. Epigenetic inactivation of SFRP genes and TP53 alteration act jointly as markers of invasive bladder cancer. *Cancer Res* 2005;65:7081-7085.

133. Urakami S, Shiina H, Enokida H, et al. Epigenetic inactivation of Wnt inhibitory factor-1 plays an important role in bladder cancer through aberrant canonical Wnt/beta-catenin signaling pathway. *Clin Cancer Res* 2006;12:383-391.

134. Lindgren D, Frigyesi A, Gudjonsson S, et al. Combined gene expression and genomic profiling define two intrinsic molecular subtypes of urothelial carcinoma and gene signatures for molecular grading and outcome. *Cancer Res* 2010;70:3463-3472.

135. Lindgren D, Sjodahl G, Lauss M, et al. Integrated genomic and gene expression profiling identifies two major genomic circuits in urothelial carcinoma. *PloS One* 2012;7:e38863.

136. Zieger K, Wiuf C, Jensen KM, et al. Chromosomal imbalance in the progression of high-risk non-muscle invasive bladder cancer. *BMC Cancer* 2009;9:149.

137. Iyer G, Al-Ahmadie H, Schultz N, et al. Prevalence and co-occurrence of actionable genomic alterations in high-grade bladder cancer. *J Clin Oncol* 2013;31:3133-3140.

138. Chekaluk Y, Wu CL, Rosenberg J, et al. Identification of nine genomic regions of amplification in urothelial carcinoma, correlation with stage, and potential prognostic and therapeutic value. *PloS One* 2013;8:e60927.

139. Eriksson P, Aine M, Sjodahl G, et al. Detailed analysis of focal chromosome arm 1q and 6p amplifications in urothelial carcinoma reveals complex genomic events on 1q, and as a possible auxiliary target on 6p. *PloS One* 2013;8:e67222.

140. Gui Y, Guo G, Huang Y, et al. Frequent mutations of chromatin remodeling genes in transitional cell carcinoma of the bladder. *Nat Genet* 2011;43:875-878.

141. Kim WJ, Kim YJ. Epigenetic biomarkers in urothelial bladder cancer. *Expert Rev Mol Diagn* 2009;9:259-269.

142. Dudziec E, Goepel JR, Catto JW. Global epigenetic profiling in bladder cancer. *Epigenomics* 2011;3:35-45.

143. Sanchez-Carbayo M. Hypermethylation in bladder cancer: Biological pathways and translational applications. *Tumour Biol* 2012;33:347-361.

144. Hoffman AM, Cairns P. Epigenetics of kidney cancer and bladder cancer. *Epigenomics* 2011;3:19-34.

145. Kandimalla R, van Tilborg AA, Kompier LC, et al. Genomewide analysis of CpG island methylation in bladder cancer identified TBX2, TBX3, GATA2, and ZIC4 as pTa-specific prognostic markers. *Eur Urol* 2012;61:1245-1256.

146. Marsit CJ, Houseman EA, Christensen BC, et al. Identification of methylated genes associated with aggressive bladder cancer. *PloS One* 2010;5:e12334.

147. Reinert T, Modin C, Castano FM, et al. Comprehensive genome methylation analysis in bladder cancer: Identification and validation of novel methylated genes and application of these as urinary tumor markers. *Clin Cancer Res* 2011;17:5582-5592.

148. Wolff EM, Chihara Y, Pan F, et al. Unique DNA methylation patterns distinguish noninvasive and invasive urothelial cancers and establish an epigenetic field defect in premalignant tissue. *Cancer Res* 2010;70:8169-8178.

149. Lauss M, Aine M, Sjodahl G, et al. DNA methylation analyses of urothelial carcinoma reveal distinct epigenetic subtypes and an association between gene copy number and methylation status. *Epigenetics* 2012;7:858-867.

150. Agundez M, Grau L, Palou J, et al. Evaluation of the methylation status of tumour suppressor genes for predicting bacillus Calmette-Guerin response in patients with T1G3 high-risk bladder tumours. *Eur Urol* 2011;60:131-140.

151. Wiklund ED, Bramsen JB, Hulf T, et al. Coordinated epigenetic repression of the miR-200 family and miR-205 in invasive bladder cancer. *Int J Cancer* 2011;128:1327-1334.

152. Chung W, Bondaruk J, Jelinek J, et al. Detection of bladder cancer using novel DNA methylation biomarkers in urine sediments. *Cancer Epidemiol Biomarkers Prev* 2011;20: 1483-1491.

153. Zuiverloon TC, Beukers W, van der Keur KA, et al. A methylation assay for the detection of non-muscle-

invasive bladder cancer (NMIBC) recurrences in voided urine. *BJU Int* 2012;109:941-948.

154. Renard I, Joniau S, van Cleynenbreugel B, et al. Identification and validation of the methylated TWIST1 and NID2 genes through real-time methylation-specific polymerase chain reaction assays for the noninvasive detection of primary bladder cancer in urine samples. *Eur Urol* 2010;58: 96-104.
155. Kandimalla R, Masius R, Beukers W, et al. A 3-Plex methylation assay combined with the FGFR3 mutation assay sensitively detects recurrent bladder cancer in voided urine. *Clin Cancer Res* 2013;19:4760-4769.
156. Dudziec E, Gogol-Doring A, Cookson V, et al. Integrated epigenome profiling of repressive histone modifications, DNA methylation and gene expression in normal and malignant urothelial cells. *PloS One* 2012;7:e32750.
157. Stransky N, Vallot C, Reyal F, et al. Regional copy number independent deregulation of transcription in cancer. *Nat Genet* 2006;38:1386-1396.
158. Vallot C, Stransky N, Bernard-Pierrot I, et al. A novel epigenetic phenotype associated with the most aggressive pathway of bladder tumor progression. *J Natl Cancer Inst* 2011;103: 47-60.
159. Blaveri E, Simko JP, Korkola JE, et al. Bladder cancer outcome and subtype classification by gene expression. *Clin Cancer Res* 2005;11:4044-4055.
160. Wild PJ, Herr A, Wissmann C, et al. Gene expression profiling of progressive papillary noninvasive carcinomas of the urinary bladder. *Clin Cancer Res* 2005;11:4415-4429.
161. Dyrskjot L, Kruhoffer M, Thykjaer T, et al. Gene expression in the urinary bladder: A common carcinoma in situ gene expression signature exists disregarding histopathological classification. *Cancer Res* 2004;64:4040-4048.
162. Dyrskjot L, Thykjaer T, Kruhoffer M, et al. Identifying distinct classes of bladder carcinoma using microarrays. *Nat Genet* 2003;33:90-96.
163. Dyrskjot L, Zieger K, Kruhoffer M, et al. A molecular signature in superficial bladder carcinoma predicts clinical outcome. *Clin Cancer Res* 2005;11:4029-4036.
164. Sanchez-Carbayo M, Socci ND, Lozano J, et al. Defining molecular profiles of poor outcome in patients with invasive bladder cancer using oligonucleotide microarrays. *J Clin Oncol* 2006;24:778-789.
165. Kim W-J, Kim E-J, Kim S-K, et al. Predictive value of progression-related gene classifier in primary non-muscle invasive bladder cancer. *Mol Cancer* 2010;9:3.
166. Lindgren D, Liedberg F, Andersson A, et al. Molecular characterization of early-stage bladder carcinomas by expression profiles, FGFR3 mutation status, and loss of 9q. *Oncogene* 2006;25:2685-2696.
167. Takata R, Katagiri T, Kanehira M, et al. Predicting response to methotrexate, vinblastine, doxorubicin, and cisplatin neoadjuvant chemotherapy for bladder cancers through genomewide gene expression profiling. *Clin Cancer Res* 2005;11: 2625-2636.
168. Als AB, Dyrskjot L, von der Maase H, et al. Emmprin and survivin predict response and survival following cisplatin containing chemotherapy in patients with advanced bladder cancer. *Clin Cancer Res* 2007;13:4407-4414.
169. Wang R, Morris DS, Tomlins SA, et al. Development of a multiplex quantitative PCR signature to predict progression in non-muscle-invasive bladder cancer. *Cancer Res* 2009; 69:3810-3818.
170. Dancik G, Aisner D, Theodorescu D. A 20 gene model for predicting nodal involvement in bladder cancer patients with muscle invasive tumors. *PLoS Currents* 2011;3:RRN1248.
171. Riester M, Taylor JM, Feifer A, et al. Combination of a novel gene expression signature with a clinical nomogram improves the prediction of survival in high-risk bladder cancer. *Clin Cancer Res* 2012;18:1323-1333.
172. Dyrskjot L, Zieger K, Real FX, et al. Gene expression signatures predict outcome in non-muscle-invasive bladder carcinoma: a multicenter validation study. *Clin Cancer Res* 2007;13:3545-3551.
173. Takata R, Katagiri T, Kanehira M, et al. Validation study of the prediction system for clinical response of

M-VAC neoadjuvant chemotherapy. *Cancer Science* 2007;98:113-117.

174. Lauss M, Ringner M, Hoglund M. Prediction of stage, grade, and survival in bladder cancer using genome-wide expression data: a validation study. *Clin Cancer Res* 2010;16:4421-4433.
175. Dyrskjot L, Reinert T, Novoradovsky A, et al. Analysis of molecular intra-patient variation and delineation of a prognostic 12-gene signature in non-muscle invasive bladder cancer; technology transfer from microarrays to PCR. *Br J Cancer* 2012;107:1392-1398.
176. Catto JW, Alcaraz A, Bjartell AS, et al. MicroRNA in prostate, bladder, and kidney cancer: A systematic review. *Eur Urol* 2011;59:671-681.
177. Guancial EA, Bellmunt J, Yeh S, et al. The evolving understanding of microRNA in bladder cancer. *Urol Oncol* 2014;32:41.e31-e40.
178. Han Y, Chen J, Zhao X, et al. MicroRNA expression signatures of bladder cancer revealed by deep sequencing. *PloS One* 2011;6:e18286.
179. Veerla S, Lindgren D, Kvist A, et al. MiRNA expression in urothelial carcinomas: important roles of miR-10a, miR-222, miR-125b, miR-7 and miR-452 for tumor stage and metastasis, and frequent homozygous losses of miR-31. *Int J Cancer* 2009;124:2236-2242.
180. Dyrskj φt L, Ostenfeld MS, Bramsen JB, et al. Genomic profiling of microRNAs in bladder cancer: miR-129 is associated with poor outcome and promotes cell death in vitro. *Cancer Res* 2009;69:4851-4860.
181. Gottardo F, Liu CG, Ferracin M, et al. Micro-RNA profiling in kidney and bladder cancers. *Urol Oncol* 2007;25: 387-392.
182. Wszolek MF, Rieger-Christ KM, Kenney PA, et al. A MicroRNA expression profile defining the invasive bladder tumor phenotype. *Urologic Oncol* 2011;29:794-801, e791.
183. Zhu J, Jiang Z, Gao F, et al. A systematic analysis on DNA methylation and the expression of both mRNA and microRNA in bladder cancer. *PloS One* 2011;6:e28223.
184. Lamouille S, Subramanyam D, Blelloch R, et al. Regulation of epithelial-mesenchymal and mesenchymal-epithelial transitions by microRNAs. *Curr Opin Cell Biol* 2013;25: 200-207.
185. Chiyomaru T, Enokida H, Tatarano S, et al. miR-145 and miR-133a function as tumour suppressors and directly regulate FSCN1 expression in bladder cancer. *Br J Cancer* 2010;102:883-891.
186. Ostenfeld MS, Bramsen JB, Lamy P, et al. miR-145 induces caspase-dependent and -independent cell death in urothelial cancer cell lines with targeting of an expression signature present in Ta bladder tumors. *Oncogene* 2010;29:1073-1084.
187. Villadsen SB, Bramsen JB, Ostenfeld MS, et al. The miR-143/-145 cluster regulates plasminogen activator inhibitor-1 in bladder cancer. *Br J Cancer* 2012;106:366-374.
188. Bo J, Yang G, Huo K, et al. microRNA-203 suppresses bladder cancer development by repressing bcl-w expression. *FEBS J* 2011;278:786-792.
189. Yoshino H, Chiyomaru T, Enokida H, et al. The tumour-suppressive function of miR-1 and miR-133a targeting TAGLN2 in bladder cancer. *Br J Cancer* 2011;104:808-818.
190. Huang L, Luo J, Cai Q, et al. MicroRNA-125b suppresses the development of bladder cancer by targeting E2F3. *Int J Cancer* 2011;128:1758-1769.
191. Lin Y, Wu J, Chen H, et al. Cyclin-dependent kinase 4 is a novel target in micoRNA-195-mediated cell cycle arrest in bladder cancer cells. *FEBS Lett* 2012;586:442-447.
192. Puerta-Gil P, Garcia-Baquero R, Jia AY, et al. miR-143, miR-222, and miR-452 are useful as tumor stratification and noninvasive diagnostic biomarkers for bladder cancer. *Am J Pathol* 2012;180:1808-1815.
193. Nordentoft I, Birkenkamp-Demtroder K, Agerbaek M, et al. miRNAs associated with chemo-sensitivity in cell lines and in advanced bladder cancer. *BMC Med Genomics* 2012;5:40.
194. Ho PL, Kurtova A, Chan KS. Normal and neoplastic urothelial stem cells: getting to the root of the problem. *Nat Rev Urol* 2012;9:583-594.

195. van der Horst G, Bos L, van der Pluijm G. Epithelial plasticity, cancer stem cells, and the tumor-supportive stroma in bladder carcinoma. *Mol Cancer Res* 2012;10:995-1009.
196. He X, Marchionni L, Hansel DE, et al. Differentiation of a highly tumorigenic basal cell compartment in urothelial carcinoma. *Stem Cells* 2009;27:1487-1495.
197. Chan KS, Espinosa I, Chao M, et al. Identification, molecular characterization, clinical prognosis, and therapeutic targeting of human bladder tumor-initiating cells. *Proc Natl Acad Sci* 2009;106:14016-14021.
198. Su Y, Qiu Q, Zhang X, et al. Aldehyde dehydrogenase 1 A1-positive cell population is enriched in tumor-initiating cells and associated with progression of bladder cancer. *Cancer Epidemiol Biomarkers Prev* 2010;19:327-337.
199. Volkmer JP, Sahoo D, Chin RK, et al. Three differentiation states risk-stratify bladder cancer into distinct subtypes. *Proc Natl Acad Sci* 2012;109:2078-2083.
200. Hafner C, Knuechel R, Zanardo L, et al. Evidence for oligoclonality and tumor spread by intraluminal seeding in multifocal urothelial carcinomas of the upper and lower urinary tract. *Oncogene* 2001;20:4910-4915.
201. Cheng L, Gu J, Ulbright TM, et al. Precise microdissection of human bladder carcinomas reveals divergent tumor subclones in the same tumor. *Cancer* 2002;94:104-110.
202. Kawanishi H, Takahashi T, Ito M, et al. High throughput comparative genomic hybridization array analysis of multifocal urothelial cancers. *Cancer Sci* 2006;97:746-752.
203. Kawanishi H, Takahashi T, Ito M, et al. Genetic analysis of multifocal superficial urothelial cancers by array-based comparative genomic hybridisation. *Br J Cancer* 2007;97:260-266.
204. Habuchi T. Origin of multifocal carcinomas of the bladder and upper urinary tract: Molecular analysis and clinical implications. *Int J Urol* 2005;12:709-716.
205. Hartmann A, Moser K, Kriegmair M, et al. Frequent genetic alterations in simple urothelial hyperplasias of the bladder in patients with papillary urothelial carcinoma. *Am J Pathol* 1999;154:721-727.
206. Obermann EC, Meyer S, Hellge D, et al. Fluorescence in situ hybridization detects frequent chromosome 9 deletions and aneuploidy in histologically normal urothelium of bladder cancer patients. *Oncol Rep* 2004;11:745-751.
207. Takahashi T, Habuchi T, Kakehi Y, et al. Clonal and chronological genetic analysis of multifocal cancers of the bladder and upper urinary tract. *Cancer Res* 1998;58:5835-5841.
208. van Tilborg AA, de Vries A, de Bont M, et al. Molecular evolution of multiple recurrent cancers of the bladder. *Hum Mol Genet* 2000;9:2973-2980.
209. Letouzé E, Allory Y, Bollet MA, et al. Analysis of the copy number profiles of several tumor samples from the same patient reveals the successive steps in tumorigenesis. *Genome Biology* 2010;11:R76.
210. Hartmann A, Schlake G, Zaak D, et al. Occurrence of chromosome 9 and p53 alterations in multifocal dysplasia and carcinoma in situ of human urinary bladder. *Cancer Res* 2002; 62:809-818.
211. Spruck CH 3rd, Ohneseit PF, Gonzalez-Zulueta M, et al. Two molecular pathways to transitional cell carcinoma of the bladder. *Cancer Res* 1994;54:784-788.
212. Hopman AH, Kamps MA, Speel EJ, et al. Identification of chromosome 9 alterations and p53 accumulation in isolated carcinoma in situ of the urinary bladder versus carcinoma in situ associated with carcinoma. *Am J Pathol* 2002;161: 1119-1125.
213. Rosin MP, Cairns P, Epstein JI, et al. Partial allelotype of carcinoma in situ of the human bladder. *Cancer Res* 1995;55:5213-5216.
214. Lee S, Jeong J, Majewski T, et al. Forerunner genes contiguous to RB1 contribute to the development of in situ neoplasia. *Proc Natl Acad Sci* 2007;104:13732-13737.
215. Majewski T, Lee S, Jeong J, et al. Understanding the development of human bladder cancer by using a whole-organ genomic mapping strategy. *Lab Invest* 2008;88:694-721.

216. Sjodahl G, Lauss M, Lovgren K, et al. A molecular taxonomy for urothelial carcinoma. *Clin Cancer Res* 2012;18: 3377-3386.

217. Sjodahl G, Lovgren K, Lauss M, et al. Toward a molecular pathologic classification of urothelial carcinoma. *Am J Pathol* 2013;183:681-691.

218. Perou CM, Sorlie T, Eisen MB, et al. Molecular portraits of human breast tumours. *Nature* 2000;406:747-752.

219. Choi W, Shah JB, Tran M, et al. p63 expression defines a lethal subset of muscle-invasive bladder cancers. *PloS One* 2012;7:e30206.

220. Wilhelm-Benartzi CS, Koestler DC, Houseman EA, et al. DNA methylation profiles delineate etiologic heterogeneity and clinically important subgroups of bladder cancer. *Carcinogenesis* 2010;31:1972-1976.

221. Juanpere N, Agell L, Lorenzo M, et al. Mutations in FGFR3 and PIK3CA, singly or combined with RAS and AKT1, are associated with AKT but not with MAPK pathway activation in urothelial bladder cancer. *Hum Pathol* 2012;43:1573-1582.

222. Cappellen D, De Oliveira C, Ricol D, et al. Frequent activating mutations of FGFR3 in human bladder and cervix carcinomas. *Nat Genet* 1999;23:18-20.

223. Bringuier PP, Tamimi J, Schuuring E. Amplification of the chromosome 11q13 region in bladder tumours. *Urol Res* 1994;21:451.

224. Proctor A, Coombs L, Cairns J, et al. Amplification at chromosome 11q13 in transitional cell tumours of the bladder. *Oncogene* 1991;6:789-795.

225. Sgambato A, Migaldi M, Faraglia B, et al. Cyclin D1 expression in papillary superficial bladder cancer: its association with other cell cycle-associated proteins, cell proliferation and clinical outcome. *Int J Cancer* 2002;97:671-678.

226. Lianes P, Orlow I, Zhang ZF, et al. Altered patterns of MDM2 and TP53 expression in human bladder cancer. *J Natl Cancer Inst* 1994;86:1325-1330.

227. Devlin J, Keen AJ, Knowles MA. Homozygous deletion mapping at 9p21 in bladder carcinoma defines a critical region within 2cM of IFNA. *Oncogene* 1994;9:2757-2760.

228. Chapman EJ, Harnden P, Chambers P, et al. Comprehensive analysis of CDKN2A status in microdissected urothelial cell carcinoma reveals potential haploinsufficiency, a high frequency of homozygous co-deletion and associations with clinical phenotype. *Clin Cancer Res* 2005;11:5740-5747.

229. Cairns P, Shaw ME, Knowles MA. Initiation of bladder cancer may involve deletion of a tumour-suppressor gene on chromosome 9. *Oncogene* 1993;8:1083-1085.

230. Adachi H, Igawa M, Shiina H, et al. Human bladder tumors with 2-hit mutations of tumor suppressor gene TSC1 and decreased expression of p27. *J Urol* 2003;170:601-604.

231. Blaveri E, Brewer JL, Roydasgupta R, et al. Bladder cancer stage and outcome by array-based comparative genomic hybridization. *Clin Cancer Res* 2005;11:7012.

232. Heidenblad M, Lindgren D, Jonson T, et al. Tiling resolution array CGH and high density expression profiling of urothelial carcinomas delineate genomic amplicons and candidate target genes specific for advanced tumors. *BMC Med Genomics* 2008;1:3.

233. van Rhijn BW, Lurkin I, Radvanyi F, et al. The fibroblast growth factor receptor 3 (FGFR3) mutation is a strong indicator of superficial bladder cancer with low recurrence rate. *Cancer Res* 2001;61:1265-1268.

234. Zaharieva BM, Simon R, Diener PA, et al. High-throughput tissue microarray analysis of 11q13 gene amplifi cation (CCND1, FGF3, FGF4, EMS1) in urinary bladder cancer. *J Pathol* 2003;201:603-608.

235. Lianes P, Orlow I, Zhang ZF, et al. Altered patterns of MDM2 and TP53 expression in human bladder cancer [see comments]. *J Natl Cancer Inst* 1994;86:1325-1330.

236. Ross JS, Wang K, Al-Rohil RN, et al. Advanced urothelial carcinoma: next-generation sequencing reveals diverse genomic alterations and targets of therapy. *Mod Pathol* 2014;27:271-280.

237. Habuchi T, Takahashi R, Yamada H, et al. Influence of cigarette smoking and schistosomiasis on p53 gene

mutation in urothelial cancer. *Cancer Res* 1993;53:3795-3799.

238. Sidransky D, Von Eschenbach A, Tsai YC, et al. Identification of p53 gene mutations in bladder cancers and urine samples. *Science* 1991;252:706-709.
239. Fujimoto K, Yamada Y, Okajima E, et al. Frequent association of p53 gene mutation in invasive bladder cancer. *Cancer Res* 1992;52:1393-1398.
240. Balbas-Martinez C, Rodriguez-Pinilla M, Casanova A, et al. ARID1A alterations are associated with FGFR3-wild type, poor-prognosis, urothelial bladder tumors. *PloS One* 2013; 8:e62483.

第十六章　前列腺癌的分子生物学

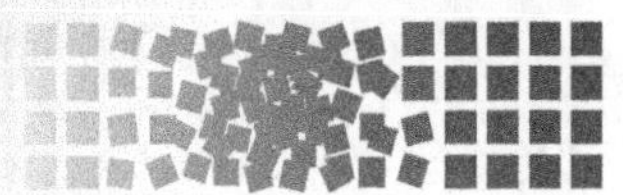

Felix Y. Feng, Arul M. Chinnaiyan, Edwin M. Posadas

引言

前列腺癌是美国男性最普遍的、占据癌症死因第二位的恶性疾病[1]。它还造成全球性问题，近年来发病率在西方世界之外有显著增长[2]。这种恶性带有极端的临床和生物学异质性，为耐药性克隆的出现创造了机会，最终导致疾病复发和进展，并且给患者及其医生带来巨大的问题。

处理这一疾病的主要局限在于，用来描述每一位患者深层疾病的术语。目前使用的分级系统和 Gleason 创建的组织病理学评分，不能反映我们对于前列腺癌生物学的理解，更不能反映这种生物学对于结果和治疗的含义。现在仍有进一步优化前列腺癌的病理分级的需要，以此满足进行对存在于这种疾病的分子异常的不同家族的说明。有人希望，这种分类的优化可以使前列腺癌的处理更为精确或“个性化”。

这一疾病的系统治疗，始于药物或手术去势造成的循环水平的雄激素下降。在大多数情况下，这会带来临床上的益处。然而，向去势抵抗型前列腺癌（CRPC）进展最终会发生。一些有效的 CRPC 治疗最近已经出现。遗憾的是，没有一个是治愈性的，所有的疗法均只能带来有限的获益，正如临床试验所显示的。优化我们对这一疾病的分子特性的理解，将最终可以更好地定性，并且，最终采用更为有效的处理以提高患者的治疗结果。

前列腺癌的基因组全景概述

新一代测序技术的到来显著拓宽了我们对于前列腺癌基因组概貌的理解。最近的一些研究定性了来自 75 个患者的全部前列腺癌基因组，并报道了几百个其他病例的外显子组[3-7]。结合基因表达和既往从几千个肿瘤获得的拷贝数数据，这些研究提供了相对广泛的前列腺癌基因组和转录组的轮廓。与其他上皮肿瘤相同，前列腺癌含有基因组水平的病变，如扩增和缺失、点突变和转位，以及导致癌基因过表达和抑癌基因低表达的转录变化。

有数据显示，肿瘤的一个亚群含有复发性的扩增和从局部改变（一到几个基因）到跨越整个染色体的其他形式的缺失（图 16.1）。这些变化有随着更高的分级和阶段而发生率增加的倾向。最普遍的缺失发生在染色体 8p、10q 和 13q，并包括基因如 NKX3.1、PTEN 和 RB1。转移性肿瘤包含染色体 X 和 8q 的扩增，包括雄激素受体（AR）和 MYC 癌基因（图 16.1）。尽管前列腺癌基因组表现出总体上的较低突变率（约 1/MB），前列腺癌概貌也可以通过拷贝数和几个关键癌基因和抑癌基因通路的突变性改变来定义，通常当每一通路中的单个基因被一起考虑时会涉及。其中三条通路——AR 通路、PI3K/AKT 通路和 RB 通路，在超过 1/3 的原发癌和绝大多数转移性病灶中发生改变[3-7]。这些通路的频繁改变表明，在前列腺癌中，通路上不同的基因可被靶向，以激活或抑制一个常见通路的损伤（图 16.2）。

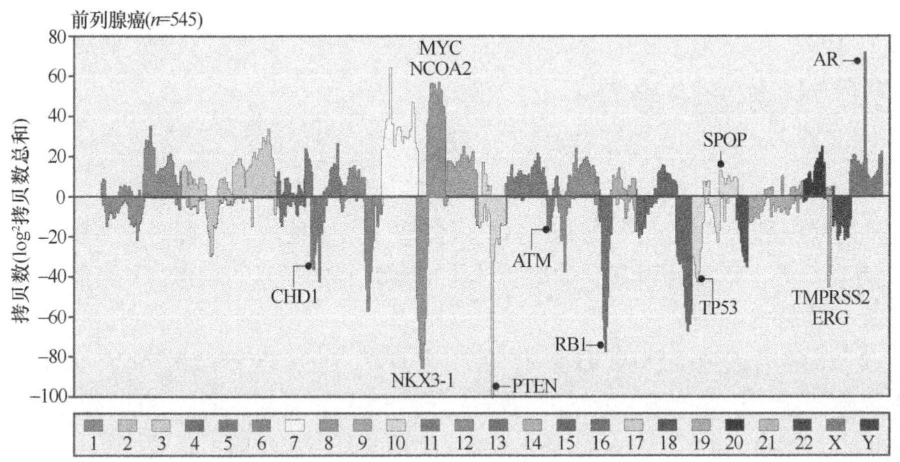

彩图二维码

图 16.1　在前列腺癌中发现的拷贝数变化。全基因组范围的拷贝数谱，根据包括 545 个前列腺癌的公共数据库中的数据绘制而成，使用 Oncomine Powertools DNA Copy Number Browser （Life Technology）。每一染色体均以颜色标记（见图解）。含有复发性拷贝数获得 / 缺失或突变的关键基因的位置也已标明。*Y* 轴标明每一片段样本的 lg2 拷贝数总和，按照基因组顺序作图

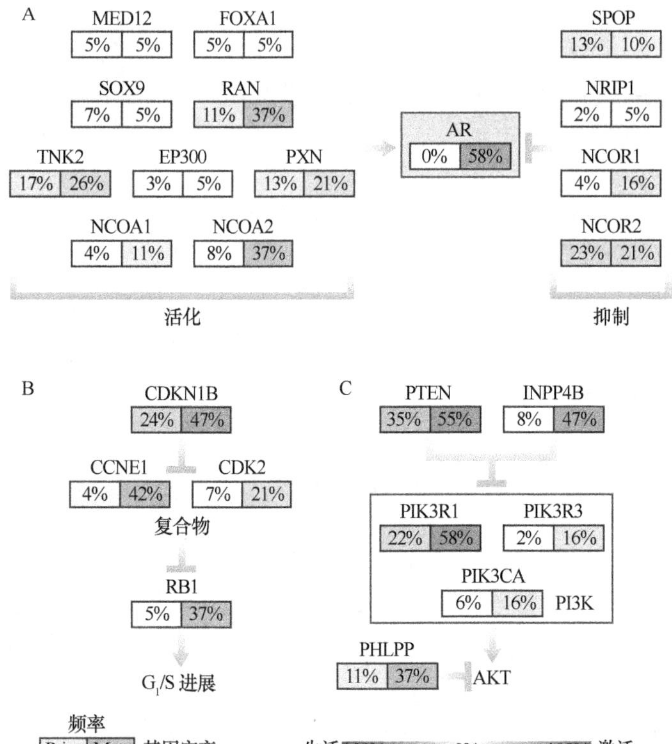

彩图二维码

图 16.2　前列腺癌失调的常见通路中的变化。雄激素受体（AR）（A），视网膜细胞瘤（B），磷脂酰肌醇 -3- 激酶（PI3K）（C）通路在超过 1/3 的原发癌和绝大多数转移性病变中均被改变。这张简图描述了单个基因和在原发性、转移性肿瘤中整个通路的变化频率。变化定义为那些与正常前列腺样本，或与体细胞突变相比，具有显著上调或下调的情况，解释为蛋白质功能的激活（红色）或失活（蓝色）（引自 the 9th edition of Devita, Hellman, and Rosenberg's *Cancer: Principles and Practice of Oncology*）

除了基于通路的分析，前列腺癌可按照单一基因的常见变化来定义。约 50% 的前列腺特异性抗原（PSA）筛选过的前列腺癌含有包括 E26 转化特异性（ETS）转录因子的基因融合，代表着致癌性的驱动因子[8, 9]。令人惊讶的是，ETS 融合和特定的其他损伤，如 E3 泛素连接酶 SPOP 突变和包括 RAF 的融合，看起来相互排斥，暗示一种前列腺癌分子亚型框架的存在[3, 10, 11]。下文将进一步描述前列腺癌中验证得最好的发生改变的通路和常见的遗传病变。

雄激素受体生物学和治疗

雄激素受体

AR 仍然是前列腺癌最重要和研究最多的一个蛋白质。大多数前列腺癌对于 AR 激活的依赖性已经成为重要治疗手段的根基，如促黄体生成激素释放激素（LHRH）类似物、抗雄激素和雄激素生物合成抑制剂。

AR 是一个 110kb 的类固醇受体转录因子，位于 Xq12[12]。一旦与雄激素结合，AR 介导与前列腺上皮细胞的存活和分化相关的基因的转录，此过程从正常腺体的发育即已开始。AR 的表达在腺腔上皮细胞中较高，但在那些定义腺体结构的基底层细胞中则较低[13]。

与 NKX3.1 和 FOXA1 协力，AR 在正常前列腺器官形成和疾病进展中发挥关键作用[14]。NKX3.1 是一个受 AR 调控的前列腺抑癌基因，位于染色体 8q 并存在于发育过程中[15]。它是器官形成过程中最早的一个标志物，并与管腔形态发生和分泌功能相关。人类癌症中的突变频率不高，然而在癌症进展过程中 8p 杂合性丢失变得更加频繁，其中 86% 发生在前列腺癌（图 16.1）[17]。NKX3.1 丢失与 TMPRSS2-ERG 基因融合的激活相关，后者促进肿瘤发生[18]。FOXA1 是打开浓缩染色质以协助 AR 募集的叉头转录因子家族的一个成员[19]。已知它在 AR 和类固醇受体功能中起到中枢性作用[20]。FOXA1 的突变和高表达可以促进向 CRPC 的进展，这一点已广为接受（图 16.2）[3, 5]。

AR 多态性及 CYP17 和 SRD5A2 的多态性在一些而非所有的研究中是前列腺癌发展的低外显性危险因子[21]。AR 通路改变存在于 60% 的原发肿瘤和 100% 的转移性肿瘤中。NCOA2（也称 SRC2）是这一通路中最普遍发生变化的成员（图 16.2）并且是使转录输出成为可能的一个 AR 共激活子。几个其他的 AR 共激活子，包括 NCOA1、TNK2 和 EP300，在转移性疾病中上调，然而 AR 共抑制子，包括 NRIP1、NCOR1 和 NCOR2，却下调（图 16.2）。

靶向雄激素受体活性：GnRH 靶向性治疗和雄激素合成抑制剂

雄激素合成抑制被作为一种下调 AR 活性的手段来使用。促性腺激素释放激素 - 黄体生成激素（GnRH-LH）兴奋剂或拮抗剂，是抑制雄激素合成的一线手段（图 16.3）。这些疗法通过抑制下丘脑 - 垂体 - 性腺轴，最终引起黄体生成激素（LH）水平下降来发挥作用，因而使得睾丸中的睾丸素生成及它随后通过 5-α 还原而向二氢睾丸酮（DHT）的转变最小化。DHT 是 AR 的最有力的激活子并结合到 AR 上，导致向核内的转位及转录活化（图 16.3）。

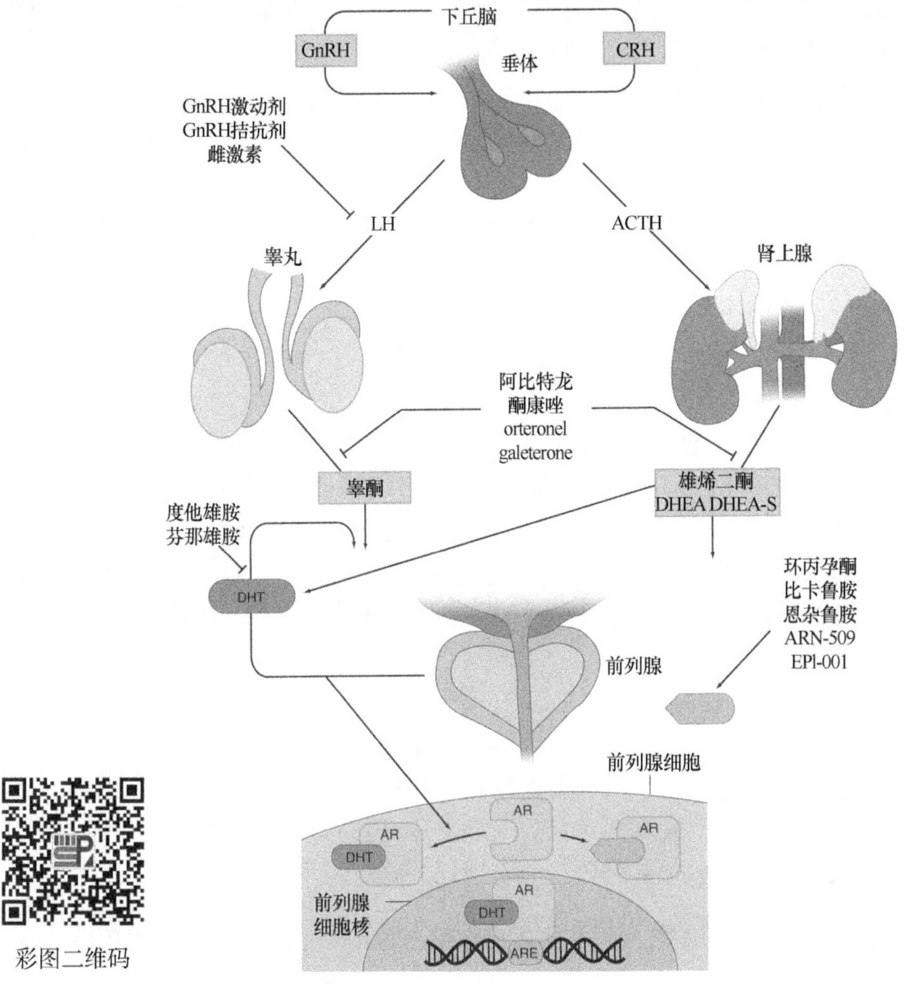

图 16.3　雄激素信号轴和它的抑制剂。睾丸雄激素合成被促性腺激素释放激素 - 黄体生成素（GnRH-LH）轴调节。在各个阶段的药物抑制标为红色，GnRH 驱动的活性可被 GnRH 兴奋剂或抑制剂，以及雌二醇控制。肾上腺雄激素合成被促肾上腺皮质激素释放激素（CRH）- 促肾上腺皮质激素（ACTH）轴调节。CYP17 是阿比特龙、orteronel 和 galeterone 抑制的雄激素合成的一个关键酶。CYP17 抑制剂降低来源于肾上腺及（晚期疾病）肿瘤自身的雄激素合成。5-α 还原酶抑制剂抑制睾酮和其他雄激素中间物到 DHT 的还原。抗雄激素如阿比特龙和 ARN-509 通过阻止雄激素结合到雄激素受体上，阻断 AR 激活。DHEA-S，硫酸脱氢表雄酮；ARE，雄激素反应元件

这些策略，尽管一开始高度有效，却在肿瘤进展过程中经常被克服。DHT 的替代来源和 AR 活性的替代途径，已被发现是耐药性的机制。GnRH 靶向性药物对于非性腺雄激素合成 [如抑制促肾上腺皮质（ACTH），由此抑制肾上腺雄激素的合成] 无影响（图 16.3）。肾上腺腺体可以合成足够水平的雄激素来促进肿瘤生长。CYP17 是一个雄激素生物合成通路中关键的 P450 酶，它在肾上腺中产生脱氢表雄甾酮（DHEA）和雄甾烯二酮。这些较弱的雄激素可以进而被转换为睾酮或者被还原为 DHT 的替代性类固醇底物[22, 12]，发现这一步是雄激素生成中的一个特殊的瓶颈。CYP17 的特异性抑制减少雄激素的合成，对于其他必需类固醇的生成影响却很小。乙酸阿比特龙是一个高度亲和、作为 CYP17 不可

逆抑制剂的孕烯醇酮衍生物，导致肾上腺雄激素合成的下降。在较高剂量下，这一药物抑制其他的 DHT 合成通路如 3β- 羟化类固醇脱氢酶 [23]。

肿瘤内雄激素可能在 CRPC 患者中上升 [24]。肿瘤内雄激素的检测表明 CRPC 肿瘤具有比未经治疗的男性原发肿瘤更多的睾酮 [25]。对比 CRPC 和原发肿瘤的表达，雄激素合成酶在 CRPC 中上升 [26, 27]。疾病所有阶段的患者样本均含有 AKR1C3 和 SRD5A1，对于雄甾烯二酮向 DHT 的转换是必要的。然而，这些样本缺乏对于从头类固醇合成的有关酶的高表达 [28]。这些数据暗示，自分泌型雄激素合成有可能在即便低水平血清雄激素的条件下，也能使肿瘤继续生长；但这一过程或许部分依赖于肾上腺前体。

靶向雄激素受体活性：抗雄激素药物

抗雄激素药物同内源雄激素竞争 AR 结合口袋（图 16.3）。较老的药物促进 AR 从细胞质到细胞核的转位及 DNA 结合，但却诱导可以避免最佳转录活性的构象变化。在美国，历史上有三种非类固醇抗雄激素类药物（NSAA）：氟他胺、比卡鲁胺和尼鲁米特。每一种药物均同抗雄激素药物撤药效果相关，经历治疗期间疾病进展的患者在抗雄激素药物停药之后可获得临床益处 [29]。尽管这最初被认为与 AR 突变有关，最近的研究显示这可归因于 NSAA 激活的 AR[30, 31]。

缺乏针对 AR 的兴奋效果的新 NSAA 已经被开发。恩扎鲁胺（MDV3100）于 2012 年被 FDA 批准 [32]。其他的下一代 NSAA 正在开发之中，包括 ARN-509。

最后，新手段正在被采用以便从 N 端抑制 AR[33]。相对于扰乱配体结合，如 EPI-001 这些药物干扰 AR 的转录活性。这些药物仍处于早期开发之中，但因即便 AR 的配体结合区域被改变，它们仍能表现出活性，这类药物有很好的前景。

前列腺癌进展期间雄激素受体的改变

前列腺癌最终进展为更加致命的状态：去势抵抗型。抗性发展的时间和 CRPC 分子通路因患者而异。CRPC 的进展通常伴随着 PSA 分泌的恢复，表明在这些病例中 AR 再度活化 [12]。

基因的扩增和蛋白表达的上升代表着去势治疗面临的最普遍的 AR 信号通路的再活化机制。这些变化使得癌细胞对于亚生理浓度的雄激素做出反应 [34]。AR 突变在高达 10% 的 CRPC 病例中被检测出，使得其可被替代配体激活。AR 过表达在约 30% 的 CRPC 病例中发现 [36]。AR 的 mRNA 替代性剪切可导致产生缺失腺体结合域的被截短蛋白。在很多二线 NSAA 的治疗条件下，这种例子在数量上明显增长 [37, 38]。这类异构体中的一部分于雄激素不存在的情况下具有组成型转录活性。而这些异构体的过表达在临床前模型中可以赋予去势抵抗性 [39]。更新的研究显示，这些异构体影响前列腺癌对紫杉烷，甚至下一代抗雄激素药物如恩扎鲁胺的敏感性 [41]。

疾病进展期间其他经常被改变的通路

磷脂酰肌醇 -3- 磷酸激酶（PI3K）通路

向 CRPC 进展以 AR 的获得性功能和磷脂酰肌醇 -3- 磷酸激酶（PI3K）通路的活化为

特征。已经有人提出这些通路之间的交互对话[42, 43]，因为 PTEN 的缺失和随后的 PI3K 活化关系到雄激素响应性基因的抑制。相反，AR 的抑制导致 PI3K 活性的上调[42, 43]。本身而言，PI3K 和 AR 抑制的组合式治疗最近正在临床试验中接受评估。

PI3K 信号级联是人类恶性肿瘤中最普遍的发生改变的通路之一。PTEN 是失活 PI3K 信号的抑癌基因。PTEN 缺失发生在接近 30% 的原发性前列腺癌中，并且失活性 PTEN 的突变发生于其他的 5% ～ 10%；二者在晚期阶段的疾病中更为普遍（图 16.2）[3, 5, 7, 44, 45]。贯穿多个前列腺癌预临床模型系统的功能性研究一致性地加强了 PTEN 在抑制肿瘤发生和前列腺癌进展中的作用[46, 47]。PTEN 的解除控制代表着一种较差预后因子。大量证据表明，PTEN 缺失关系到更高的阶段，更高的 Gleason 分级，更高的进展率、治疗后复发，以及疾病特异性致死率[48, 49]。

PI3KCA 编码 PI3K 的一个催化亚基，其发生扩增和点突变也会导致这一通路的过度激活，并富集于转移性而非局部性前列腺癌（图 16.2）[3, 50]。激活性 PI3KCA 损伤和 PTEN 失活通常相互排斥，支持着驱动下游信号的一个类似终点。

近期研究还发现，存在影响 PI3K 信号的罕见事件。这些损伤包括 MAGI2 的重排、PHLPP1 的缺失、GSK3B 的突变和 CDKN1B 的点突变和基因组缺失[3, 4, 44, 47, 51]。伴随 PI3K 通路的多个节点的复发性变化强调了它在前列腺癌病理发生中的关键性，支持了靶向这一通路的治疗的合理性。

视网膜母细胞瘤通路

上皮恶性肿瘤中频繁失活的另一条抑癌通路是 RB 通路（图 16.2）。p130 RB 蛋白通过结合 E2F 家族成员和阻抑 E2F 介导的基因转录来调节细胞循环进展。RB 被周期素依赖性激酶（CDK）磷酸化而失活，导致 E2F 介导的细胞周期进展。RB 信号的缺失导致异常的细胞周期进展和肿瘤增殖。

与 PTEN 缺失相似，RB 的丢失相比于原发疾病更加富集于前列腺癌转移位点（图 16.2）[53]。在预临床前列腺癌模型中，RB 的失活通过 E2F1 介导的 AR 基因转录的活化而导致去势抵抗性肿瘤生长[53]。RB 状态目前于正在进行的临床试验中作为分型变量而被探索。

E26 转化特异性基因融合与前列腺癌分子亚型

E26 转化特异性（ETS）基因融合

除了基于通路的分析，前列腺癌可以按单一基因的常见多发损害来定义。前列腺癌最常见的分子异常涉及一个称为 ETS 转录因子的基因融合[8, 9]。这些基因重排于约 50% 前列腺癌中被发现，发生在当编码 ETS 转录因子的基因易位到第二个基因的调节性、通常雄激素 - 敏感性元素的下游时[8, 9, 54]。这些融合造成 AR 驱动的 ETS 转录因子的过表达，引起下游癌基因通路的转录性失调和在前列腺癌临床前模型中发生肿瘤[8, 9, 54, 55]。最常见的 ETS 基因重排涉及 21 号染色体的缺失或插入，导致雄激素调控的基因 TMPRSS2

的 5′ 未翻译区与 ETS 家族成员 ERG 的融合。超过 90% 的 ETS 重排涉及 ERG，然而剩余的 ETS 融合包括 ETV1（染色体 7）、ETV5（染色体 3）或 ETV4（染色体 17）（图 16.4）。尽管 TMPRSS2 是最常见的 ERG 重排伙伴基因，超过 10 个雄激素调节基因，包括 SLC45A3 和 NDRG1，已经作为 ETS 重排 5′ 端的整合伙伴被鉴定出来（图 16.4）。

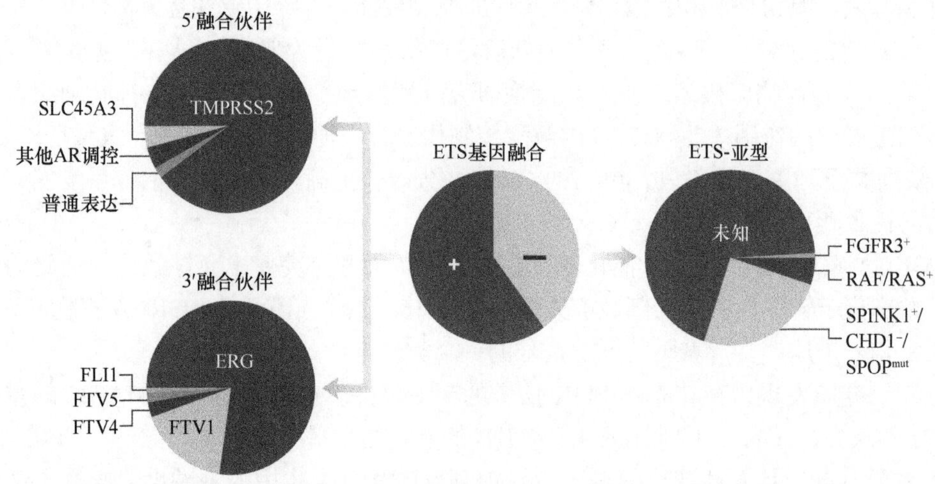

图 16.4　前列腺癌亚群的分子亚型。PSA 筛选的高加索人群呈现前列腺癌亚型的大致分布，由驱动分子病变定义。50% ～ 60% 的前列腺癌含有 ETS 基因融合（中央的饼图）。ETS 基因融合与其他分子变化几乎是相互排斥的，如 FGFR3 融合、RAF 融合、SPOP 突变、CHD1 缺失和 SPINK1 过表达等（右侧的饼图）。在 ETS 中主要的 5′ 融合伙伴是雄激素调控的 TMPRSS2 基因的启动子（左侧上端饼图）。主要的 3′ 融合伙伴是 ERG，尽管其他的 ETS 转录因子，如 ETV1、ETV4、ETV5 和 FLI1 等也以较低的频率涉及其中（左侧下端饼图）

有几项研究已经探讨过 ETS 融合状态的预后价值，而得到了矛盾的结果可能源于研究队列的异质性、筛选惯例和处理策略，以及肿瘤取样的可变性、疾病多病灶性和可测的临床结果。在保守处理的非 PSA 筛选过的群体背景下，基于群体的研究证明，在 ETS 融合状态与不利的临床病理学预示因素之间存在重要关联[56, 57, 58]。然而，在前列腺根治性患者的背景下，EST 融合的预后影响并不确定，一些研究表明 ETS 融合状态和侵袭性前列腺癌特征有关，而另外一些研究则发现并无此关联。最大的一项调查报告，涉及超过 1100 名患者的前瞻性队列研究，发现 ETS 相关基因（ERG）重排或过表达与肿瘤分期，而非复发或致死率有关[59]。总之，ETS 融合与基于群体的观察性等候队列的较差预后相关，但对于前列腺根治性患者的预后价值则不确定。

前列腺癌的分子亚型

尽管 ETS 融合的预后价值仍然未明，前列腺癌的分子特征经常始于通过原位杂交荧光或免疫组化手段检测 ETS 融合状态。转录组、基因组和表观遗传分型研究已经证明，ETS 融合阳性的前列腺癌与 ETS 融合阴性疾病之间存在生物学上的不同[4, 60]。例如，某些损害，如 PTEN 或 TP53 抑癌基因的缺失或突变，显著富集于 ETS 阳性癌症中[4, 44, 61]。令人称奇的是，其他的一些变化，如 RAF 融合、SPOP 突变、CHD1 缺失和 SPINK1 过表达，只发生在 ETS 阴性癌症中[3, 5, 62]（图 16.4），因此为这些变化界定前列腺癌的不同生物学亚群提供了证据，也为界定前列腺癌的分子亚型提供了框架[3, 10, 11]。这些潜在的亚型在下面的段落中进行了描述。

在 RAF 和 RAS 家族成员中的基因融合和已知的激活性突变也已经于 1% ～ 2% 的前列腺癌中被鉴定出来（图 16.4）[3, 5, 11]。RAF 编码一个丝氨酸 / 苏氨酸特异性蛋白激酶，而 RAS 编码一个 GTP 酶。RAF-RAS$^+$ 肿瘤没有 ETS 融合、SPOP 突变、CHD1 缺失和 SPINK1 过表达。RAF 和 RAS 均作为丝裂原激活蛋白激酶（MAPK）通路的信号中间体，而 RAF 和 RAS 活化可能会提高雄激素受体的转录活性[63]。值得注意的是，RAF/RAS/MAPK 通路的激活性事件可以被已有的激酶抑制剂靶向。

SPOP 突变代表局部前列腺癌最常见的点突变，发生率为 10% ～ 15%[3, 4]。SPOP 编码基于 Cullin3 的 E3 泛素连接酶的底物识别成分。多发性突变只位于 SPOP 区域内，后者形成底物结合裂缝，表明它们阻止底物的结合[3, 64]。以往的研究表明，SPOP 底物包括 AR 和它的共激活子 SRC-3[65, 66]，并且 SPOP 突变导致雄激素信号增强。SPOP 突变型前列腺癌有一种独特的基因组特征：除了仅发生于 ETS 阴性的病例中，SPOP 突变也与 TP53 的突变 / 缺失相互排斥，并通常缺乏 PI3K 通路变化。此外，SPOP 突变与 CHD1 缺失显著关联，后者为一种在重塑染色质状态中起作用的 DNA 结合蛋白。值得注意的是，与其他前列腺癌比较，CHD1 缺失型病例包涵它们的基因组重排的数量显著增加[67, 68]。因此，SPOP 突变和 CHD1 缺失似乎定义了一种独特的 ETS 阴性的前列腺癌亚型。

SPINK1 是一种在约 10% 的前列腺癌中过表达的分泌型蛋白酶[62]。尽管 SPINK1 过表达仅存在于 ETS 阴性的病例中，SPINK1 过表达却可以与 SPOP 突变和 CHD1 缺失同时发生，表明多种变化可以定义这种 ETS 阴性的前列腺癌亚型（图 16.4）。SPINK1 与表皮生长因子（EGFR）相互作用来介导其肿瘤效应，启示 SPINK1 阳性前列腺癌可以经 EGFR 抑制而得以靶向[69]。

最后，近期的一项研究确定了一种 ETS 阴性前列腺癌亚型，可被成纤维细胞生长因子受体（FGFR）的存在所定义，在这种情况下，FGFR2 基因定位于一种雄激素调控蛋白的下游，导致雄激素驱动性 FGFR2 过表达[70]。尽管这些 FGFR 融合很少见，它们至今并没有被发现与之前提到过的其他的亚型同时发生。总体上，先前描述的结果表明前列腺癌分子亚型的存在，其中的几个相互排斥并代表生物学上的独特疾病。随着研究中这些亚型的生物学被阐释，对于每一种亚型的治疗手段被进一步研究，医生们将有望最终能够利用一种简单的分子条形码（如 ETS/SPINK1/SPOP/CHD1/RAS-RAF/FGFR 状态）来推进个性化治疗。

前列腺癌生物学和治疗的新兴领域

随着前列腺癌生物学不断增长的知识，我们开启了一系列潜在的治疗途径（图 16.5）。这些途径涵盖了激酶抑制、免疫治疗、影响肿瘤和微环境。

去势抵抗型前列腺癌的激酶靶向

在那些先前已经列出的信号通路激酶列表之外的多个激酶，参与到去势抵抗型前列腺癌中。这些通路及其靶点的例子包括间质上皮转换因子（MET）和 Src 家族激酶（SFKs）。MET 是一个肝细胞生长因子激活的跨膜受体酪氨酸激酶，在正常前列腺发育和前列腺癌进展中发挥决定性作用。MET 活化与几个肿瘤模型中增长的增殖率、存活率、迁移性、侵袭性和血管生成，以及临床中的恶性程度相关[71, 72]。AR 阻断似乎也能提高 MET 的表达[73]。这些发现引发一系列临床研究，探索将 MET 作为药物如卡博替尼介导 CRPC 治疗的靶标的功效（图 16.5）。

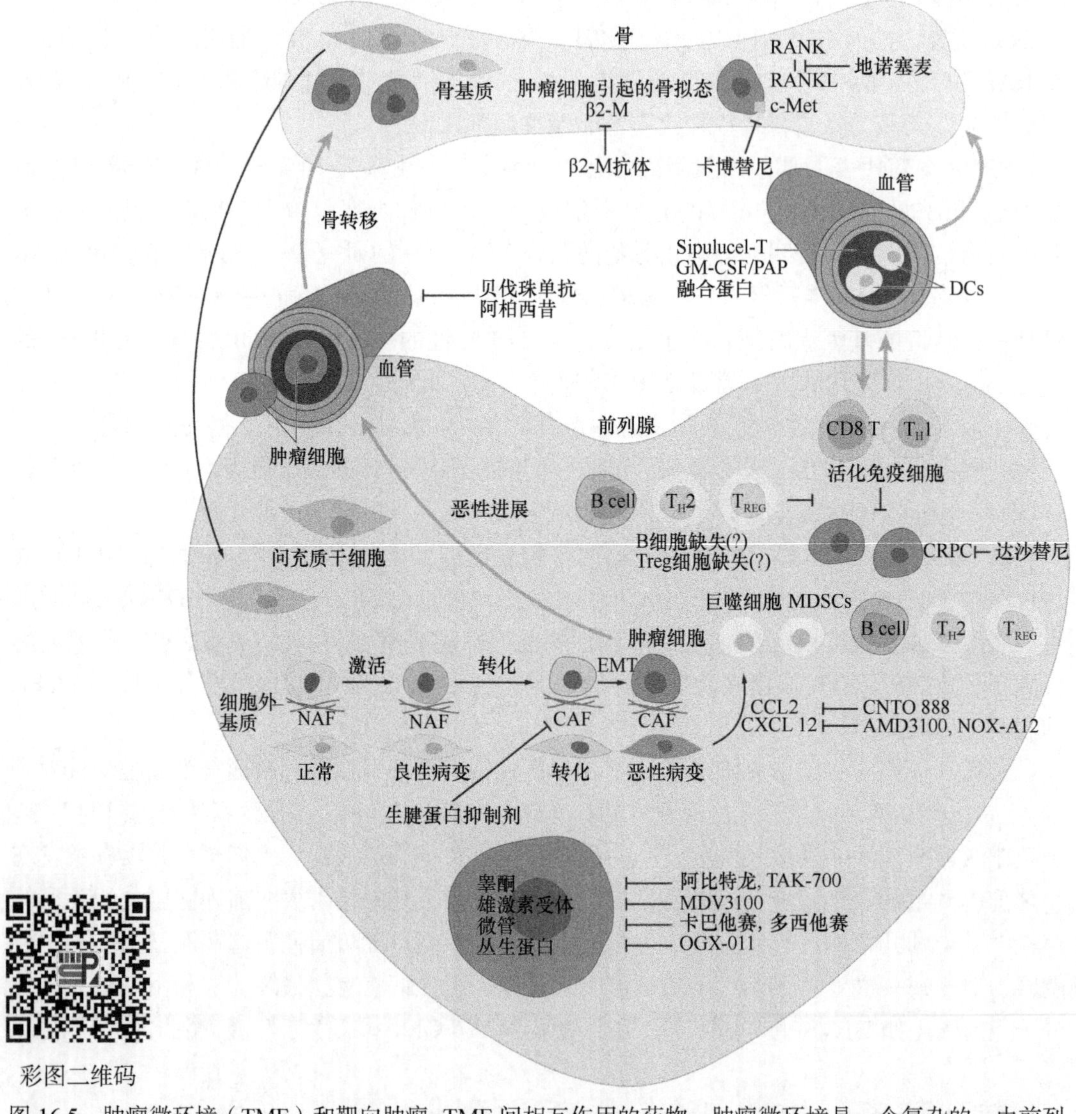

彩图二维码

图 16.5 肿瘤微环境（TME）和靶向肿瘤 -TME 间相互作用的药物。肿瘤微环境是一个复杂的，由前列腺癌细胞和不同的微环境组分 [如在局部前列腺基质中的癌症相关成纤维细胞（CAF）和间充质干细胞（MSC），以及在骨等区域的转移性 TME 中的骨髓基质细胞和 MSC] 之间相互作用形成的生物群系。TME 还包括新生血管系统和免疫微环境。各种抑制剂在其各自作用位点显示为红色。促进转移的 TME 中的事件包括癌细胞的骨拟态，正常成纤维细胞向促癌 / 促转移 CAF 转化，以及使得肿瘤细胞的血管侵袭与血行播散成为可能的内皮细胞的功能变化

SFK 还参与到向 CRPC 的进展中。SRC、FYN 和 Lck-Yes 新型酪氨酸激酶（LYN）

都与前列腺癌进展相关[74, 75]。特别的是，SRC 涉及在肿瘤发生中发挥作用[76]，而 FYN 和 LYN 参与到转移性和去势抵抗型前列腺癌进展中[74, 77]。以 SFK 抑制剂如达沙替尼开展的最初治疗试验在解释上较为困难，因在 CRPC 中操纵 SFK 生物学的正确途径仍然处于研究阶段（图 16.5）。

靶向去势抵抗型前列腺癌的染色质调控通路

最近研究证明，染色质调节和重塑导致一系列的人类癌症中的疾病进展。编码组蛋白甲基转移酶的基因 Zest Homolog 2 增强子（EZH2）的过表达，同侵袭性和转移性前列腺癌疾病相关[78]。研究表明，EZH2 可能经过沉默基因表达，或替代性地通过激活 AR 和其他转录因子的方式起作用[79, 80]。EZH2 抑制剂目前正被当作前列腺癌的潜在治疗策略开发。

肿瘤微环境

肿瘤微环境（TME）在疾病发生和发展中发挥关键作用这一点越发地清晰[81-83]。活性基质，包括成纤维细胞、内皮细胞、成骨细胞、破骨细胞和间充质干细胞，与前列腺癌发展和肿瘤生成相关（图 16.5）[84, 85]。人类前列腺癌研究揭示了癌症相关成纤维细胞转化生长因子 β 受体 2（TGFβR Ⅱ）的丢失。在一种小鼠模型中，基质 TGFβR Ⅱ单独敲除导致自发性前列腺癌的发展[86]。

TME 已经成为新型治疗的一个靶标，因基质细胞并不呈现肿瘤特有的高水平基因不稳定性[87]。在血管生成领域已经做了大量工作。更多的关注放在了基质和间质细胞及它们对于上皮分化甚至前列腺癌细胞起源的影响上[88, 89]。例如，二膦酸盐化合物和激活核因子 κB（RANKL）抑制剂引起破骨细胞的抑制已经显示出了临床效果。随着出现活跃于免疫微环境的治疗，该领域还在继续扩展（图 16.5）。

免疫治疗

不同于其他形式的抗癌治疗，基于免疫的治疗具有可以适应肿瘤变化的能力。由于近期认识到侵袭性癌症时空异质性和染色体复杂性，这种生物优势特别重要[6, 90]。基于树突状细胞的治疗，sipuleucel-T 是前列腺癌免疫治疗的首例成功证据。这种相对非毒性的疗法以前列腺碱性磷酸酶作为主要的靶点，为具有非对称性转移 CRPC（mCRPC）的男性提供了生存受益[91]。一些替代性免疫疗法策略已经进入高级发展阶段，如国家癌症研究所（NCI）开发的以 PSA 为导向的首要和助推性疫苗 / 禽痘 ProstVac 手段[92]。这种方法使用 PSA 作为抗原并利用三个共刺激性分子转基因：B7.1、ICAM-1 和 LFA-3。CTLA-4 和 PD-L1/PD-1 相互作用的抑制也被发现是转移性 CRPC 的潜在有用的免疫策略[93, 94]。尽管这些方法具有很大的吸引力，目前仍然缺乏用于检测这些疗法优势程度的生物标志物。

神经内分泌性前列腺癌

更加有效的 AR 激活抑制剂的使用在神经内分泌性前列腺癌引起了关注。越来越多关注于 AR 抑制可能促进了这种特别具有侵袭性的前列腺癌亚型的发展。这些癌症的治疗方法因无法达成术语上的共识而受到阻碍。神经内分泌这一术语已经用于描述那些根据具有的明显分化的生化特征并确认为小细胞癌，提示存在着一定程度的神经内分泌分化（如突触素或嗜铬粒蛋白 A 的表达）。

小细胞癌占原发肿瘤的 0.5% ～ 2%[95]。这是一种组织学上标记有无腺体结构的小圆形细胞的病理诊断。分子水平上，这一疾病具有 RB1 缺失[96]，MET 和 RANKL 活性增强[97]，以及 AURKA 和 MYCN 扩增的特征。非小细胞神经内分泌癌在临床上也已被发现。这些发现的重要性和对于治疗方法的影响仍然是有待研究的领域。

非编码 RNA

最近从 ENCODE 测序联盟获得的数据表明，高达 70% 的基因组被转录为 RNA，只有 1.5% 的基因组代表蛋白编码基因[99]。因而，在每一细胞中的绝大多数 RNA 代表了非编码 RNA。在所有不同的非编码 RNA 种属中，编码长非编码 RNA（lncRNA）基因的普通特征最接近于蛋白编码基因，如 RNA 聚合酶Ⅱ的转录、多腺苷酰的作用、多外显子的存在、类似的剪切模式和相似的表观遗传标记[100]。最近的测序工作导致 lncRNA 的发现，后者相比于正常组织更加富集于前列腺癌。这些差异表达的 lncRNA 包括前列腺癌相关转录子 1（PCAT-1），它下调 BRCA2 以赋予 BRCA 特性和在预临床前列腺癌模型中对于 PARP1 抑制剂的敏感性[101]，以及与前列腺 1（SChLAP1）相关的第二个染色体位点，后者通过拮抗 Switch/Sucrose NonFermentable （SWI-SNF）表观遗传复合物促进转移[102]。随着 RNA 靶向策略的改进，将来的生物标志物和治疗策略有可能开始聚焦在那些非编码 RNA 的元素上。

（孙　宇　周　文）

参考文献

1. Siegel R, Ma J, Zou Z, et al. Cancer statistics, 2014. *CA Cancer J Clin* 2014;64:9-29.
2. Jemal A, Bray F, Center MM, et al. Global cancer statistics. *CA Cancer J Clin* 2011;61:69-90.
3. Barbieri CE, Baca SC, Lawrence MS, et al. Exome sequencing identifies recurrent SPOP, FOXA1 and MED12 mutations in prostate cancer. *Nat Genet* 2012;44:685-689.
4. Berger MF, Lawrence MS, Demichelis F, et al. The genomic complexity of primary human prostate cancer. *Nature* 2011; 470:214-220.
5. Grasso CS, Wu YM, Robinson DR, et al. The mutational landscape of lethal castration-resistant prostate cancer. *Nature* 2012;487:239-243.
6. Baca SC, Prandi D, L awrence MS, et al. Punctuated evolution of prostate cancer genomes. *Cell* 2013; 153:666-677.
7. Weischenfeldt J, Simon R, Feuerbach L, et al. Integrative genomic analyses reveal an androgen-driven somatic alteration landscape in early-onset prostate cancer. *Cancer Cell* 2013;23:159-170.
8. Tomlins SA, Rhodes DR, Perner S, et al. Recurrent fusion of TMPRSS2 and ETS transcription factor genes in prostate cancer. *Science* 2005;310:644-648.
9. Kumar-Sinha C, Tomlins SA, Chinnaiyan AM. Recurrent gene fusions in prostate cancer. *Nat Rev Cancer* 2008;8:497-511.

10. Rubin MA, Maher CA, Chinnaiyan AM. Common gene rearrangements in prostate cancer. *J Clin Oncol* 2011;29: 3659-3668.
11. Palanisamy N, Ateeq B, Kalyana-Sundaram S, et al. Rearrangements of the RAF kinase pathway in prostate cancer, gastric cancer and melanoma. *Nat Med* 2010;16:793-798.
12. Feldman BJ, Feldman D. The development of androgen independent prostate cancer. *Nat Rev Cancer* 2001;1:34-45.
13. Knudsen BS, Vasioukhin V. Mechanisms of prostate cancer initiation and progression. *Adv Cancer Res* 2010;109:1-50.
14. Abate-Shen C, Shen MM, Gelmann E. Integrating differentiation and cancer: the Nkx3.1 homeobox gene in prostate organogenesis and carcinogenesis. *Differentiation* 2008;76: 717-727.
15. Gurel B, Ali TZ, Montgomery EA, et al. NKX3.1 as a marker of prostatic origin in metastatic tumors. *Am J Surg Pathol* 2010;34:1097-1105.
16. Bhatia-Gaur R, Donjacour AA, Sciavolino PJ, et al. Roles for Nkx3.1 in prostate development and cancer. *Genes Dev* 1999;13:966-977.
17. Bova GS, Carter BS, Bussemakers MJ, et al. Homozygous deletion and frequent allelic loss of chromosome 8p22 loci in human prostate cancer. *Cancer Res* 1993;53:3869-3873.
18. Thangapazham R, Saenz F, Katta S, et al. Loss of the NKX3.1 tumor suppressor promotes the TMPRSS2-ERG fusion gene expression in prostate cancer. *BMC Cance*r 2014;14-16.
19. Kaestner KH. The FoxA factors in organogenesis and differentiation. *Curr Opin Genet Dev* 2010;20:527-532.
20. Augello MA, Hickey TE, Knudsen KE. FOXA1: master of steroid receptor function in cancer. *Embo J* 2011;30:3885-3894.
21. Nelson WG, De Marzo AM, Isaacs WB. Prostate cancer. *N Engl J Med* 2003;349:366-381.
22. Chang KH, Li R, Papari-Zareei M, et al. Dihydrotestosterone synthesis bypasses testosterone to drive castration-resistant prostate cancer. *Proc Natl Acad Sci U S A* 2011;108: 13728-13733.
23. Li R, Evaul K, Sharma KK, et al. Abiraterone inhibits 3betahydroxysteroid dehydrogenase: a rationale for increasing drug exposure in castration-resistant prostate cancer. *Clin Cancer Res* 2012;18:3571-3579.
24. Mostaghel EA, Page ST, Lin DW, et al. Intraprostatic androgens and androgen-regulated gene expression persist after testosterone suppression: therapeutic implications for castration-resistant prostate cancer. *Cancer Res* 2007;67: 5033-5041.
25. Montgomery RB, Mostaghel EA, Vessella R, et al. Maintenance of intratumoral androgens in metastatic prostate cancer: a mechanism for castration-resistant tumor growth. *Cancer Res* 2008;68:4447-4454.
26. Holzbeierlein J, Lal P, LaTulippe E, et al. Gene expression analysis of human prostate carcinoma during hormonal therapy identifies androgen-responsive genes and mechanisms of therapy resistance. *Am J Pathol* 2004;164: 217-227.
27. Stanbrough M, Bubley GJ, Ross K, et al. Increased expression of genes converting adrenal androgens to testosterone in androgen-independent prostate cancer. *Cancer Re*s 2006;66:2815-2825.
28. Hofl and J, van Weerden WM, Dits NF, et al. Evidence of limited contributions for intratumoral steroidogenesis in prostate cancer. *Cancer Res* 2010;70:1256-1264.
29. Kelly WK, Scher HI. Prostate specific antigen decline after antiandrogen withdrawal: the flutamide withdrawal syndrome. *J Urol* 1993;149:607-609.
30. Tran C, Ouk S, Clegg NJ, et al. Development of a second generation antiandrogen for treatment of advanced prostate cancer. *Science* 2009;324:787-790.
31. Chen CD, Welsbie DS, Tran C, et al. Molecular determinants of resistance to antiandrogen therapy. *Nat Med* 2004;10:33-39.
32. Scher HI, Fizazi K, Saad F, et al. Increased survival with enzalutamide in prostate cancer after chemotherapy. *N Engl J Med* 2012;367:1187-1197.

33. Myung JK, Banuelos CA, Fernandez JG, et al. An androgen receptor N-terminal domain antagonist for treating prostate cancer. *J Clin Invest* 2013;123:2948-2960.
34. Waltering KK, Helenius MA, Sahu B, et al. Increased expression of androgen receptor sensitizes prostate cancer cells to low levels of androgens. *Cancer Res* 2009;69:8141-8149.
35. Taplin ME, Balk SP. Androgen receptor: a key molecule in the progression of prostate cancer to hormone independence. *J Cell Biochem* 2004;91:483-490.
36. Linja MJ, Savinainen KJ, Saramaki OR, et al. Amplification and overexpression of androgen receptor gene in hormone-refractory prostate cancer. *Cancer Res* 2001;61: 3550-3555.
37. Giubellino A, Bullova P, Nolting S, et al. Combined inhibition of mTORC1 and mTORC2 signaling pathways is a promising therapeutic option in inhibiting pheochromocytoma tumor growth: in vitro and in vivo studies in female athymic nude mice. *Endocrinology* 2013;154:646-655.
38. Yuan X, Cai C, Chen S, et al. Androgen receptor functions in castration-resistant prostate cancer and mechanisms of resistance to new agents targeting the androgen axis. *Oncogene* 2014;33:2815-2825.
39. Dehm SM, Schmidt LJ, Heemers HV, et al. Splicing of a novel androgen receptor exon generates a constitutively active androgen receptor that mediates prostate cancer therapy resistance. *Cancer Res* 2008;68:5469-5477.
40. Thadani-Mulero M, Portella L, Sun S, et al. Androgen receptor splice variants determine taxane sensitivity in prostate cancer. *Cancer Res* 2014;74:2270-2282.
41. Li Y, Chan SC, Brand LJ, et al. Androgen receptor splice variants mediate enzalutamide resistance in castration-resistant prostate cancer cell lines. *Cancer Res* 2013;73:483-489.
42. Carver BS, Chapinski C, Wongvipat J, et al. Reciprocal feedback regulation of PI3K and androgen receptor signaling in PTEN-deficient prostate cancer. *Cancer Cell* 2011;19: 575-586.
43. Mulholland DJ, Tran LM, Li Y, et al. Cell autonomous role of PTEN in regulating castration-resistant prostate cancer growth. *Cancer Cell* 2011;19:792-804.
44. Taylor BS, Schultz N, Hieronymus H, et al. Integrative genomic profiling of human prostate cancer. *Cancer Cell* 2010;18:11-22.
45. Cairns P, Okami K, Halachmi S, et al. Frequent inactivation of PTEN/MMAC1 in primary prostate cancer. *Cancer Res* 1997;57:4997-5000.
46. Carver BS, Tran J, Gopalan A, et al. Aberrant ERG expression cooperates with loss of PTEN to promote cancer progression in the prostate. *Nat Genet* 2009;41:619-624.
47. Chen M, Pratt CP, Zeeman ME, et al. Identification of PHLPP1 as a tumor suppressor reveals the role of feedback activation in PTEN-mutant prostate cancer progression. *Cancer Cell* 2011;20:173-186.
48. McMenamin ME, Soung P, Perera S, et al. Loss of PTEN expression in paraffin-embedded primary prostate cancer correlates with high Gleason score and advanced stage. *Cancer Res* 1999;59:4291-4296.
49. Krohn A, Diedler T, Burkhardt L, et al. Genomic deletion of PTEN is associated with tumor progression and early PSA recurrence in ERG fusion-positive and fusion-negative prostate cancer. *Am J Pathol* 2012;181:401-412.
50. Sun X, Huang J, Homma T, et al. Genetic alterations in the PI3K pathway in prostate cancer. *Anticancer Res* 2009;29:1739-1743.
51. Lapointe J, Li C, Giacomini CP, et al. Genomic profiling reveals alternative genetic pathways of prostate tumorigenesis. *Cancer Res* 2007;67:8504-8510.
52. Udayakumar T, Shareef MM, Diaz DA, et al. The E2F1/Rb and p53/MDM2 pathways in DNA repair and apoptosis: understanding the crosstalk to develop novel strategies for prostate cancer radiotherapy. *Semin Radiat Oncol* 2010;20:258-266.
53. Sharma A, Yeow WS, Ertel A, et al. The retinoblastoma tumor suppressor controls androgen signaling and human prostate cancer progression. *J Clin Invest* 2010;120:4478-4492.
54. Tomlins SA, Laxman B, Dhanasekaran SM, et al. Distinct classes of chromosomal rearrangements create

oncogenic ETS gene fusions in prostate cancer. *Nature* 2007;448:595-599.
55. Tomlins SA, Laxman B, Varambally S, et al. Role of the TMPRSS2-ERG gene fusion in prostate cancer. *Neoplasia* 2008;10:177-188.
56. Attard G, de Bono JS, Clark J, et al. Studies of TMPRSS2-ERG gene fusions in diagnostic trans-rectal prostate biopsies. *Clin Cancer Res* 2010;16:1340; author reply.
57. Demichelis F, Fall K, Perner S, et al. TMPRSS2:ERG gene fusion associated with lethal prostate cancer in a watchful waiting cohort. *Oncogene* 2007;26:4596-4599.
58. Lin DW, Newcomb LF, Brown EC, et al. Urinary TMPRSS2:ERG and PCA3 in an active surveillance cohort: results from a baseline analysis in the Canary Prostate Active Surveillance Study. *Clin Cancer Res* 2013;19:2442-2450.
59. Pettersson A, Graff RE, Bauer SR, et al. The TMPRSS2:ERG rearrangement, ERG expression, and prostate cancer outcomes: a cohort study and meta-analysis. *Cancer Epidemiol Biomarkers Prev* 2012;21:1497-1509.
60. Borno ST, Fischer A, Kerick M, et al. Genome-wide DNA methylation events in TMPRSS2-ERG fusion-negative prostate cancers implicate an EZH2-dependent mechanism with miR-26a hypermethylation. *Cancer Discov* 2012;2:1024-1035.
61. Demichelis F, Setlur SR, Beroukhim R, et al. Distinct genomic aberrations associated with ERG rearranged prostate cancer. *Genes Chromosomes Cancer* 2009;48:366-380.
62. Tomlins SA, Rhodes DR, Yu J, et al. The role of SPINK1 in ETS rearrangement-negative prostate cancers. *Cancer Cell* 2008;13:519-528.
63. Bakin RE, Gioeli D, Sikes RA, et al. Constitutive activation of the Ras/mitogen-activated protein kinase signaling pathway promotes androgen hypersensitivity in LNCaP prostate cancer cells. *Cancer Res* 2003;63:1981-1989.
64. Lindberg J, Klevebring D, Liu W, et al. Exome sequencing of prostate cancer supports the hypothesis of independent tumour origins. *Eur Urol* 2013;63:347-353.
65. Geng C, He B, Xu L, et al. Prostate cancer-associated mutations in speckle-type POZ protein (SPOP) regulate steroid receptor coactivator 3 protein turnover. *Proc Natl Acad Sci U S A* 2013;110:6997-7002.
66. An J, Wang C, Deng Y, et al. Destruction of full-length androgen receptor by wild-type SPOP, but not prostate-cancer associated mutants. *Cell Rep* 2014;6:657-669.
67. Baca SC, Prandi D, Lawrence MS, et al. Punctuated evolution of prostate cancer genomes. *Cell* 2013;153:666-677.
68. Liu W, Lindberg J, Sui G, et al. Identification of novel CHD1-associated collaborative alterations of genomic structure and functional assessment of CHD1 in prostate cancer. *Oncogene* 2012;31:3939-3948.
69. Ateeq B, Tomlins SA, Laxman B, et al. Therapeutic targeting of SPINK1-positive prostate cancer. *Sci Transl Med* 2011;3:72ra17.
70. Wu YM, Su F, Kalyana-Sundaram S, et al. Identification of targetable FGFR gene fusions in diverse cancers. *Cancer Discov* 2013;3:636-647.
71. Knudsen BS, Gmyrek GA, Inra J, et al. High expression of the Met receptor in prostate cancer metastasis to bone. *Urology* 2002;60:1113-1117.
72. Zhang S, Zhau HE, Osunkoya AO, et al. Vascular endothelial growth factor regulates myeloid cell leukemia-1 expression through neuropilin-1-dependent activation of c-MET signaling in human prostate cancer cells. *Mol Cancer* 2010;9-9.
73. Verras M, Lee J, Xue H, et al. The androgen receptor negatively regulates the expression of c-Met: implications for a novel mechanism of prostate cancer progression. *Cancer Res* 2007;67:967-975.
74. Jensen AR, David SY, Liao C, et al. Fyn is downstream of the HGF/MET signaling axis and affects cellular shape and tropism in PC3 cells. *Clin Cancer Res* 2011;17: 3112-3122.
75. Varkaris A, Katsiampoura AD, Araujo JC, et al. Src signaling pathways in prostate cancer. *Cancer Metastasis Rev* 2014;33(2-3):595-606.

76. Cai H, Smith DA, Memarzadeh S, et al. Differential transformation capacity of Src family kinases during the initiation of prostate cancer. *Proc Natl Acad Sci U S A* 2011;108: 6579-6584.
77. Park SI, Zhang J, Phillips KA, et al. Targeting SRC family kinases inhibits growth and lymph node metastases of prostate cancer in an orthotopic nude mouse model. *Cancer Res* 2008;68:3323-3333.
78. Varambally S, Dhanasekaran SM, Zhou M, et al. The polycomb group protein EZH2 is involved in progression of prostate cancer. *Nature* 2002;419:624-629.
79. Xu K, Wu ZJ, Groner AC, et al. EZH2 oncogenic activity in castration-resistant prostate cancer cells is Polycomb-independent. *Science* 2012;338:1465-1469.
80. Asangani IA, Ateeq B, Cao Q, et al. Characterization of the EZH2-MMSET histone methyltransferase regulatory axis in cancer. *Mol Cell* 2013;49:80-93.
81. Barron DA, Rowley DR. The reactive stroma microenvironment and prostate cancer progression. *Endocr Relat Cancer* 2012;19:R187-R204.
82. Kiskowski MA, Jackson RS 2nd, Banerjee J, et al. Role for stromal heterogeneity in prostate tumorigenesis. *Cancer Res* 2011;71:3459-3470.
83. Chung LW, Baseman A, Assikis V, et al. Molecular insights into prostate cancer progression: the missing link of tumor microenvironment. *J Urol* 2005;173:10-20.
84. Camacho DF, Pienta KJ. Disrupting the networks of cancer. *Clin Cancer Res* 2012;18:2801-2808.
85. Msaouel P, Nandikolla G, Pneumaticos SG, et al. Bone microenvironment-targeted manipulations for the treatment of osteoblastic metastasis in castration-resistant prostate cancer. *Expert Opin Investig Drugs* 2013;22:1385-1400.
86. Bhowmick NA, Chytil A, Plieth D, et al. TGF-beta signaling in fibroblasts modulates the oncogenic potential of adjacent epithelia. *Science* 2004;303:848-851.
87. Josson S, Sharp S, Sung SY, et al. Tumor-stromal interactions influence radiation sensitivity in epithelial-versus mesenchymal-like prostate cancer cells. *J Oncol* 2010;2010.
88. Goldstein AS, Witte ON. Does the microenvironment influence the cell types of origin for prostate cancer? *Genes Dev* 2013;27:1539-1544.
89. Wang R, Sun X, Wang CY, et al. Spontaneous cancer-stromal cell fusion as a mechanism of prostate cancer androgenindependent progression. *PLoS One* 2012;7:e42653.
90. Gerlinger M, Rowan AJ, Horswell S, et al. Intratumor heterogeneity and branched evolution revealed by multiregion sequencing. *N Engl J Med* 2012;366:883-892.
91. Kantoff PW, Higano CS, Shore ND, et al. Sipuleucel-T immunotherapy for castration-resistant prostate cancer. *N Engl J Med* 2010;363:411-422.
92. Kantoff PW, Schuetz TJ, Blumenstein BA, et al. Overall survival analysis of a phase II randomized controlled trial of a Poxviral-based PSA-targeted immunotherapy in metastatic castration-resistant prostate cancer. *J Clin Oncol* 2010;28:1099-1105.
93. Sfanos KS, Bruno TC, Meeker AK, et al. Human prostate infiltrating CD8+ T lymphocytes are oligoclonal and PD-1. *Prostate* 2009;69:1694-1703.
94. Kwek SS, Cha E, Fong L. Unmasking the immune recognition of prostate cancer with CTLA4 blockade. *Nat Rev Cancer* 2012;12:289-297.
95. Palmgren JS, Karavadia SS, Wakefi eld MR. Unusual and underappreciated: small cell carcinoma of the prostate. *Semin Oncol* 2007;34:22-29.
96. Tan S, Sood A, Rahimi H, et al. Rb loss is characteristic of prostatic small cell neuroendocrine carcinoma. *Clin Cancer Res* 2014;20:890-903.
97. Chu GC, Zhau HE, Wang R, et al. RANK- and c-Met mediated signal network promotes prostate cancer metastatic colonization. *Endocr Relat Cancer* 2014;21:311-326.
98. Beltran H, Rickman DS, Park K, et al. Molecular characterization of neuroendocrine prostate cancer and identifi cation of new drug targets. *Cancer Discov* 2011;1:487-495.

99. Bernstein BE, Birney E, Dunham I, et al. An integrated encyclopedia of DNA elements in the human genome. *Nature* 2012;489:57-74.

100. Prensner JR, Chinnaiyan AM. The emergence of lncRNAs in cancer biology. *Cancer Discov* 2011;1:391-407.

101. Prensner JR, Chen W, Iyer MK, et al. PCAT-1, a long noncoding RNA, regulates BRCA2 and controls homologous recombination in cancer. *Cancer Res* 2014;74:1651-1660.

102. Prensner JR, Iyer MK, Sahu A, et al. The long noncoding RNA SChLAP1 promotes aggressive prostate cancer and antagonizes the SWI/SNF complex. *Nat Genet* 2013;45: 1392-1398.

第十七章　妇科癌症的分子生物学

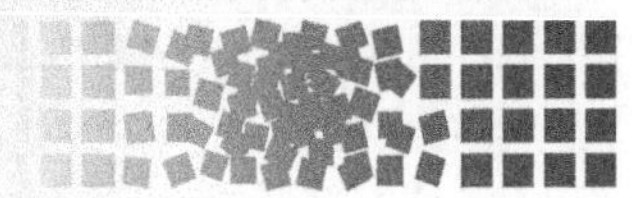

Tanja Pejovic, Michael J. Birrer, Matthew L. Anderson, Kunle Odun

引言

妇科癌症的研究反映了所有癌症研究的程序，大部分集中在癌基因、抑癌基因、DNA 修复机制的分子缺陷。几个研究小组还归纳了各种致癌现象，如凋亡通路的缺陷，增殖的信号，血管生成，组织浸润或转移。这些研究促进了对女性生殖道（外阴、阴道、子宫颈、子宫、卵巢、输卵管）恶性肿瘤的染色体和分子异常的广泛了解。目前已经明确，改善这些恶性肿瘤转归只能通过以下途径：①获得早期诊断；②准确地预测进展和反应；③反映分子发病机制和进展的新的治疗方案的研发。这需要详细地理解妇科恶性肿瘤的多种特异性的分子变化，这些分子变化最终导致细胞产生如下的癌症标志特征：生长信号自给自足的异常，细胞凋亡的逃避，抗增长信号不敏感，无限复制潜力，持续的血管生成，组织浸润和转移。此外，有越来越多的证据表明了癌症的免疫监视和免疫编辑的概念，此概念的提出基于：①在动物系统中保护和阻止自发的和化学诱导的肿瘤进展；②人类癌症的免疫识别靶点的鉴定[1]。这一概念被一些妇科癌症研究支持，并为发展新型生物标志物和治疗靶点开辟了新的途径。本章的目的是突出和总结一些最近在妇科恶性肿瘤中的基本发现，以临床可应用的发展为重点。

卵巢癌

上皮性卵巢癌的起源

最近，上皮性卵巢癌（EOC）被认为主要来自卵巢表面上皮细胞（OSE），有一个亚型可能起源于邻近伞部[2,3]。OSE 形成了包围卵巢的单层细胞，但由相对较少的立方细胞组成（每个卵巢 10^7 个细胞，或整个器官的 0.05%）。发育上，它来源于体腔上皮，这种上皮也形成腹膜间皮和输卵管上皮[4]。OSE 似乎总体是稳定、一致和静态的，尽管它在体内有增殖[5]。尽管 OSE 中细胞很少，且具有明显的静止性，上皮性卵巢癌风险接近 2%，表明其高度恶性潜能。对于这个高度恶性潜能的成因知之甚少。灵长类动物 OSE 的生理作用还没有确定[6]，未发现明显功能，这可以说明早期上皮性卵巢癌无症状的特性。

在其他器官，如结肠，已经确定了明显的癌前病变，发现遗传缺陷的积累最终导致恶性肿瘤。但是，在人类卵巢搜索鉴定类似的上皮前体细胞，证明只有部分有效，很大程度是因为正常卵巢组织只有很少被活检或研究。众多的研究揭示了与卵巢癌浸润前病变一致的病理发现。这些研究来源于最终发展为腹膜癌的妇女卵巢、接受预防性卵巢切除术的高风险妇女的卵巢和早期卵巢癌卵巢上皮邻近地区，证实了从正常到恶性细胞的转变[7]。令人惊奇的是，由于家族史或BRCA1和BRCA2生殖细胞突变的妇女在进行预防性输卵管卵巢切除术时，在输卵管，通常是在伞部发现了隐匿性非侵入性和浸润性癌[8]。因此有假说认为这些隐匿性输卵管癌可能有恶性细胞脱落，随后植入和生长在卵巢上，类似原发性卵巢癌。此外，基因表达研究已经证明，卵巢高级别浆液性癌（HGSC）的表达谱与OSE相比更类似于输卵管上皮细胞（FTE）[9]。由于输卵管癌与浆液性肿瘤相关，与子宫内膜异位、透明细胞癌或黏液性癌不相关，因此非侵入性输卵管癌被命名为浆液性输卵管上皮内癌（STIC）。

基于二元模型及认识到大部分卵巢浆液性癌起源于卵巢，卵巢浆液性癌的发病机制的新模式促进了新的预防、筛选和治疗方法的发展。低级别浆液性肿瘤（Ⅰ型）一般是惰性病程，处于Ⅰ期（肿瘤限定在卵巢），并从已有的前体细胞开始发展，且存在特异性突变特征，包括KRAS、BRAF和ERBB2，但很少有TP53突变。它们的基因相对稳定。与之相反，高级别浆液性癌（Ⅱ型）是侵袭性的，处于晚期阶段，是从STIC发展而来的。它们有非常高频率的TP53突变，但很少检测到在低级别浆液性肿瘤中发生的那些突变。虽然低级别浆液性肿瘤和高级别浆液性癌沿着不同的分子途径发展，但两种类型可能都从输卵管上皮细胞发展而来，其次涉及卵巢[10]。

卵巢癌发生的分子通路

卵巢癌的遗传综合征

卵巢癌的家族史是EOC中最重要的已知的危险因素。一级亲属中患有卵巢癌的个人患病风险增加三倍[11]。遗传性EOC经常发生在同时有卵巢癌和乳腺癌病史的家族，或在有多个卵巢癌患者的家族中。遗传性卵巢癌也是Lynch综合征或遗传性非息肉性结直肠癌（HNPCC）的一部分，在有多个直肠癌病例的家族中发现。据估计，5%～10%的EOC是由于这些家族性综合征引起的[12]。

家族性乳腺癌和卵巢癌的连锁分析提供了一些对卵巢癌的分子基础初步的见解。这些研究最终确定了两个基因产物，BRCA1和BRCA2，都明确与卵巢癌的发病率升高相关。在一般人群中，BRCA1和BRCA2的突变频率分别约为1/800和1/500[11]，而基于卵巢癌群体的研究表明，BRCA1的突变频率为3%～10%，而BRCA2突变频率为0.6%～6%[12]。

BRCA1基因于1994年被克隆，发现它有24个外显子跨越80kb的基因组DNA，具有7.8kb的转录产物编码1863个氨基酸的蛋白质[13]。BRCA2基因位于染色体13q12-q13，有27个外显子（26个编码区），跨越70kb的基因组DNA，有11.4kb转录产物并编码3418个氨基酸的蛋白质[14]。现在已经确定了数百个BRCA1的基因突变，最常见的是功能缺失型无义突变或移码突变。两个特异性的突变185delAG和5382insC分别在1%和0.1%的德裔犹太（Ashkenazi Jewish）妇女中发现。一些错义突变被认为是致病性的，但大多数是多态性或未分类的变异（unclassified variants，UV），也称为意义不明的变异

（variants of uncertain significance，VUS）。已经在 BRCA1 和 BRCA2 基因中发现了高频率的大基因组重排（LGR）[15]。

BRCA1 和 BRCA2 基因的突变位置决定卵巢癌的风险。BRCA1 基因第 2402 位和第 4190 位核苷酸突变导致卵巢癌患病高风险（较低的乳腺癌患病风险）。两个基因显示了高外显性的生殖细胞突变的常染色体显性遗传，表现为抑癌基因。这两种蛋白质都在双链 DNA 断裂修复途径发挥作用，但可能还有其他功能；BRCA1 作用于检查点激活和 DNA 修复，BRCA2 是同源重组的介质。

BRCA1 基因，一种与卵巢癌相关的癌基因，调节 p53 功能。因此，BRCA1 基因缺失通过 p53 活化功能丧失使 DNA 损伤累积。然而，BRCA1 基因突变还可能通过与 p53 相互作用以外的机制促进卵巢癌。高风险的 BRCA1 基因突变并未引起卵巢癌的报道对于 BRCA1 基因在卵巢癌中作用的认识进一步复杂化。这些发现清楚地阐明，遗传修饰决定了 BRCA1 或 BRCA2 基因突变最终是否导致恶性肿瘤。例如，雄激素受体 CAG 重复序列多态性已被证明改变了 BRCA1 存在突变的妇女的卵巢癌的发病风险。

高外显性 BRCA1 和 BRCA2 基因突变约占卵巢癌风险的 40%[16]。剩余的风险是由于非常罕见的高风险基因，非常少的中度风险基因，和（或）多种低风险基因。卵巢癌协会联盟（OCAC）于 2005 年建立，研究卵巢癌中 SNP 的风险。到目前为止，与卵巢癌的风险相关的另外 6 个位点已被报道：2q31、3q25、8q24、9p22.2、17q21 和 19p13.1[11]。

基因组不稳定，Fanconi 贫血 /BRCA DNA 修复途径和稀有突变

BRCA1 间接地、BRCA2 直接地与基因组稳定性的维持相关（即细胞耐受 DNA 损伤的能力）。BRCA2 是 BRCA / Fanconi 贫血（FA）DNA 修复通路的成员。在研究 FA 的发病机制中，一个罕见遗传性 DNA 修复障碍，有助于确定与癌症风险相关的缺陷 DNA 损伤反应的分子基础。FA 是一个具有骨骼异常、进行性骨髓衰竭、癌症易感性和细胞对 DNA 交联剂超敏等特征的遗传病。至今，已克隆了 15 个 FA 基因：FANCA、FANCB、FANCC、FANCD1、FANCD2、FANCE、FANCF、FANCG、FANCJ、FANCL、FANCM、FANCN 和 FANCI、FANCO 和 FANCP。其中，FANCA、FANCB、FANCC、FANCE、FANCF、FANCG、FANCL 和 FANCM 形成一个核心复合体。虽然这个复合体的功能范围没有得到充分的定义，但有一点是明确的，它必须保持完全完整的状态来促进下游 FANCD2 和 FANCI 蛋白的单泛素化，这个泛素化的改变使 FANCD2、FANCI 与 BRCA1、BRCA2（还可能包括 FANCJ 和 FANCN）和 RAD51 在损伤诱导的核区共定位[17]。

四方面的证据证实 FA 信号通路与卵巢癌变相关。首先，BRCA2 基因已被确定是 FA 基因 FANCD1。因此，BRCA2 基因突变的杂合子患组织特异性的上皮癌的风险高，而纯合子则发展成 FA。其次，在 FANCD2 的基因敲除小鼠中发现卵巢癌患病率增加。启动子高甲基化在卵巢癌中导致 FANCF 功能沉默也有报道。最后，患卵巢癌的风险高的妇女的卵巢表面上皮 FANCD2 蛋白表达水平低。整体来说，这些数据表明，FA 信号通路对于定义卵巢癌（和乳腺癌）的易感性很重要，FA 的基因异常可能会引起一些不由 BRCA1 和 BRCA2 基因突变引起的家族性卵巢癌病例。

在散发性卵巢癌，通过 FA 基因启动子区甲基化的 FA 信号通路的表观遗传沉默是失活的常见机制之一。一项研究发现，19 例原发性卵巢癌有 4 例有 FANCF 的甲基化，虽然一项涉及 106 个卵巢肿瘤的较大的研究并没有确定 FANCF 表达的缺失。BRCA2 基因 mRNA 和蛋白的缺失已在 13% 的卵巢癌中报道，与其他 FA 基因不同，甲基化并不是 BRCA2 蛋白质缺失的原因。在 23% 的晚期卵巢癌中发现了甲基化的 BRCA1 基因的表观遗传沉默[18]。

有趣的是，BRCA2 基因失活的肿瘤对顺铂有反应。但是，由于它们的 DNA 修复精确度低，这些细胞积累了二次遗传修饰，这些遗传修饰可导致 BRCA2 基因突变逆转，因此这些细胞获得对交联剂的抗性[11]。

最近，在 FA-BRCA 途径中，RAD51C、RAD51D、BRIP1 和 PALB2 四个基因已被鉴定出存在突变。在约 1% 的乳腺 / 卵巢癌家族中发现了 RAD51C 和 RAD51D 基因的突变。RAD51D 携带者患卵巢癌的相对危险度（RR）为 6.3[95% 可信区间（CI），2.9 ～ 13.9]。在 3.4% 的乳腺癌家族中发现 PALB2 突变（FANCN），其中 55% 的家族有成员患有卵巢癌。在冰岛 BRIP1（FANCJ）突变的频率为 0.41%，增加了卵巢癌的患病风险，OR 为 8.1（95%CI 4.7 ～ 14.0）。在西班牙卵巢癌病例中 BRIP1 突变的频率为 1.3%，患卵巢癌的风险为 OR 25（95%CI 1.8 ～ 340）[11]。

2010 年，Walsh 等[19] 在 360 例未选择的卵巢癌、输卵管癌或腹膜癌病例筛查了 21 个抑癌基因，发现 6 个其他基因突变（BARD1、CHEK2、MRE11A、NBN、RAD50 和 TP53）[19]。这些发现表明，对所有妇女进行仔细和全面的突变筛选可以确定卵巢癌的遗传风险比原先认为的要高，早期识别风险可能最终使 24% 的卵巢癌病例得到预防。

妇科癌症中 PARP 和 PARP 抑制剂的作用

DNA 修复异常已在许多人类上皮肿瘤中确认。妇科癌症也不例外，在卵巢癌中的研究最广泛。如前所述，浆液性卵巢癌以具有 Fanconi 通路突变导致的同源重组缺陷为特征。DNA 修复是一个复杂的过程，旨在修复特定的 DNA 内的异常。单链 DNA 断裂由含有聚（ADP- 核糖）- 聚合酶（PARP）的蛋白复合物修复。相反，对细胞致死的双链断裂需要不同的复合物来修复，复合物包含 BRCA 蛋白质。

因为 PARP 蛋白质与单链 DNA 断裂修复紧密相关，PARP 功能的抑制会阻碍单链 DNA 断裂修复，导致形成双链断裂。多个实验室进行了研究，表明 PARP 的抑制在 BRCA1 或 BRCA2 失活的细胞中是致死性的。这个概念，称为合成致死率（1997 年首次提出用于癌症治疗）[20]，早在 PARP 抑制剂研发时被验证[20]。临床前数据强烈支持这一概念，比较野生型对照细胞株，BRCA 突变的细胞系比 PARP 抑制剂灵敏 100 ～ 1000 倍。这个实验的原理证据使其迅速转化到了临床。

PARP 抑制剂的临床研发于 21 世纪第一个十年中期正式开始，在早期临床试验中进行测试。第一阶段 I 期临床试验重点放在生殖细胞有 BRCA 突变的妇女，产生令人鼓舞的结果。此研究将队列扩大到卵巢癌妇女，在铂类敏感患者中反应率为 46%，在铂类抵抗的患者中反应率为 33%。值得注意的是，药物耐受性良好，口服用药相当方便。这一具有里程碑式的试验引发了后续研究，研究中剂量为 100 ～ 400mg，并涉及卵巢癌突变携带者。反应率是剂量依赖性的（13% ～ 33%），并再次显示了在铂类抵抗疾病中的显著活性。PARP 抑制剂在铂类敏感患者复发后有效治疗的维持中发挥作用。在突变携带者无进展生存显著改善，危险比（HR）为 0.15[21]。

尽管有以上结果，PARP 抑制剂的发展一直很慢。药物制备、精确决定剂量，以及其药效学终点的确认等方面的困难阻碍了这些试剂有效作用的认定。而且，一项随机Ⅱ期试验直接比较了在生殖系突变的复发卵巢癌患者中 PARP 抑制剂和多柔比星的效果，显示没有差异。尽管有这些挫折，研究者对这些药物仍有持续的热情，三个公司最近设计了Ⅲ期试验考察它们在治疗卵巢癌中的作用。

重要的是，要注意大多数试验检测了在突变携带者中 PARP 抑制剂的有效性。最近进行了大型基因组研究，表明更大比例的浆液性卵巢癌具有同源重组缺陷。估计在高达 50% 的散发性卵巢癌具有这种缺陷。预测药物反应的精确的基因组或蛋白质生物标志物是深入研究的焦点。

现仍有一些涉及有效使用 PARP 抑制剂的重要的还未解答的问题及挑战。精确的最佳剂量、持续时间和使用顺序尚待确定。PARP 抑制剂应该用于化疗前，还是化疗后？用于维持性或复发性疾病？现在，几乎没有关于 PARP 抑制的长期安全性数据，考虑到它们的作用机制，有人担心产生继发性恶性肿瘤，如白血病。这可能取决于长期使用模式还是问题更严重的间歇性给药模式。此外，PARP 抑制剂抗性机制基本上是未知的。最近的研究表明，BRCA 基因内的框内突变在少数耐药肿瘤中能恢复蛋白质功能。其他机制肯定是存在的，需要加以确定。最后，PARP 抑制剂的其他潜在的临床应用，如辐射增敏剂与化疗联合，用于宫颈癌或子宫内膜癌将需要进行评估。

卵巢癌微环境，转移和血管发生

卵巢癌肿瘤微环境由与肿瘤细胞相互作用的生物成分组成，包括基质成分、细胞外基质（ECM）分子和细胞因子。总体来说，这些组成成分创建微环境、与肿瘤相互作用、影响肿瘤的行为[22]。癌症的两个标志，血管生成和转移潜能，依赖于肿瘤微环境。靶向肿瘤和其环境之间的交互作用，有可能彻底改变卵巢癌的治疗方法。

炎症细胞因子

细胞因子介导的分子对肿瘤具有深远的影响。TNF-α 是在卵巢癌细胞和巨噬细胞上表达的细胞因子，并参与炎症。它通过影响其他细胞因子和血管生成发挥作用[23]。动物实验显示，抑制 TNF-α 导致血浆 IL-6 水平降低，腹水中的 IL-17 水平减少和肿瘤缩小[24]。在Ⅰ期临床用 TNF 抗体英利昔单抗，卵巢癌患者腹水中 IL-17 减少。除了 TNF-α，在腹水中也发现高水平的 IL-6、IL-8 和巨噬细胞炎症蛋白。多变量分析显示，IL-6 是不良预后的预测因子。单克隆抗体西妥昔单抗，破坏 IL-6 信号通路，已经在铂类抵抗的卵巢癌患者进行了Ⅱ期临床试验，其中 1/3 的患者显示出临床有意义的反应[25]。

最近的研究特别关注溶血磷脂酸（LPA）在促进卵巢癌转移中的作用。LPA 是由腹腔间皮细胞持续产生，在早期和晚期卵巢癌的妇女腹水中水平增加[26]。在体外卵巢癌的细胞系中应用 LPA 处理，它能以 RAS MEK 激酶 -1 依赖的形式促进细胞的迁移，以及促进穿过类似基底膜的人为障碍的侵袭过程。在分子水平上，外源性 LPA 通过 MT1-MMP 激活基质金属蛋白酶 -2（MMP-2）和下调特异的组织金属蛋白酶抑制因子（TIMP-2，TIMP-3）[27]，提高卵巢癌细胞的侵袭性。在培养的卵巢癌细胞应用 LPA，能促进细胞内应力纤维和黏着斑的分解[28]，这一观察与 LPA 通过降低细胞黏附能力而促进卵巢癌扩散的想法一致。然而，LPA 也被证明依赖 IL-8 的另外一种机制促进卵巢癌的侵袭。G12/13-RhoA 和环氧合酶途径也被认为与 LPA 诱导的卵巢癌的迁移相关。这些机制与 LPA 诱导 MMP 的表达似乎不相关。最后，应该指出的是，LPA 似乎通过刺激 Fas 配体的表达和含有 Fas 配体的微泡的脱落，导致肿瘤免疫逃避，以促进卵巢癌转移。

基质细胞

一部分宿主细胞被招募到肿瘤部位，包括肿瘤浸润淋巴细胞、巨噬细胞、成纤维细胞、间充质干细胞（MSC）和脂肪细胞，是身体对实体瘤的反应。例如，一群特定的 T 细胞被招募到肿瘤部位，表现出细胞毒性作用，虽然某些肿瘤细胞逃避免疫系统的监视，可能通过腹水中间质细胞对 T 细胞的免疫抑制作用[29]。此外，巨噬细胞被募集到肿瘤部位，通过趋化因子和 MMP 建立与肿瘤细胞的双向相互作用。趋化因子激活肿瘤相关巨噬细胞（TAM）M2 型免疫抑制细胞，M2 型免疫抑制细胞在卵巢癌可见。M2 型表型也可以由集落刺激诱导因子 -1（CSF-1）诱导产生。CSF-1 在卵巢癌高表达，并与预后不良有关[30]。在 2004 年，Turk 等[31]描述了一种靶向癌细胞和 TAM 的方法，涉及两种细胞都普遍表达的叶酸受体。叶酸结合的脂质体对 TAM 显示出比肿瘤细胞更强大的亲和力，突出了这种方法将药物传递到肿瘤微环境。最近，研发了一种针对 TAM 的化合物曲贝替定，它能阻止单核细胞分化成巨噬细胞。在一项Ⅱ期随机临床试验中，比较了对铂类敏感的卵巢癌患者多柔比星与曲贝替定和多柔比星联合应用的疗效。联合用药显示了无进展生存和反应率的改善[32]。临床前研究现在正在评估曲贝替定是否对透明细胞癌有更好的效果，因为透明细胞癌是一种 TAM 浸润很丰富的亚型[33]。

癌相关成纤维细胞

成纤维细胞是组织基质的主要成分，癌症相关的成纤维细胞（CAF 或肌成纤维细胞）保持活化状态，形成活性肿瘤基质。它们的特征是表型改变和表达 α- 平滑肌肌动蛋白（α-SMA）和成纤维细胞活化蛋白（FAP）。肿瘤细胞和 FAP 之间的相互作用导致细胞因子释放和信号激活，通过旁分泌信号促进肿瘤细胞侵袭。靶向 FAP 及其旁分泌信号也是卵巢癌治疗的潜在新方法。

间充质干细胞

间充质干细胞（MSC）是肿瘤微环境的组分，具有分化成许多不同细胞类型的能力，包括 CAF。通过利用它们向肿瘤增殖部位迁移的能力，将它们作为癌症治疗的药物载体的应用已有研究。例如，应用编码血管生成抑制剂内皮抑素的重组病毒转导 MSC[34]。

转移

ECM 组成成分的变化与细胞黏附和肿瘤侵袭相关。恶性细胞不断改变其细胞的黏附分子以响应信号，这有利于其局部播散和侵袭。细胞膜整合素在卵巢癌的进展中发挥重要作用。β1 整合素和 α5B1- 整合素介导肿瘤聚集附着于间皮。靶向 α5B1- 整合素的相互作用已经在铂类抵抗卵巢癌患者进行尝试，但是无临床有意义的结果。Khanna 等使用高通量、小分子抑制剂筛选，鉴定了几个能够抑制细胞黏附的成分，从而为进一步测试这些分子作为减少癌症侵袭 / 传播的策略铺平了道路[35]。

血管生成

原发性卵巢癌及转移瘤的生长都需要新生血管的形成，以支持足够的血流灌注。这个过程称为血管生成，涉及新的毛细血管分支形成及较大的血管重塑。其他过程，如血管生成拟态，也参与了肿瘤血管生成。

血管生成受到促血管生成素和抗血管生成因素平衡的严格调控。这些包括生长因子，如转化生长因子 -β（TGF-β）、血管内皮生长因子（VEGF）、血小板衍生生长因子（PDGF）、前列腺素（prostaglandins）（如前列腺素 E2）、细胞因子（如 IL-8）和其他因素 [如血管生成素（ANG-1、ANG-2）和缺氧诱导因子 1α（HIF-1α）]。其中的许多血管生成因子与卵巢癌相关。例如，血管内皮生长因子是一个分泌性多肽家族，在正常发育和人类疾病中发挥关键作用。许多癌症，包括卵巢癌，在实体瘤常见的缺氧或酸性条件下释放血管内皮生长因子。尽管表达水平不恒定，在卵巢癌中有报道普遍水平的 VEGF 表达，较高水平的 VEGF 与疾病的晚期程度和不良临床预后相关[36]。循环血管内皮生长因子水平也有报道，与良性肿瘤相比，卵巢癌患者血清中 VEGF 比较高。HIF-1α 的表达与卵巢癌的微血管密度密切相关，已经证实 HIF-1α 能上调血管内皮生长因子的表达[37]。在缺氧条件下培养卵巢癌细胞能刺激卵巢癌细胞的 HIF-1α 和 VEGF 的表达，增加前列腺素 E2 会加强缺氧对两个促血管生成因子（HIF-1 和 VEGF）的诱导能力[38]。

然而，许多在肿瘤中调节血管生成的分子，如 c-met，也调节癌细胞转移的其他关键过程，如细胞迁移和侵袭。PI3K 的抑制，减少卵巢癌细胞的血管内皮生长因子的转录，这个过程可以被外源转染 AKT 而逆转。这个发现与缺氧不仅诱导血管生成，而且增强了卵巢癌细胞的侵袭的报道是一致的[39]。同样，酸性环境诱导 IL-8 在卵巢癌的表达增强，这种诱导依赖于转录因子 AP-1 和 NF-κB 样因子，表明这些途径之间的反馈也可以决定肿瘤如何与外部环境进行交互作用。毫无疑问，更好地洞察这些相互作用将有助于确定这些分子作为治疗靶点的可靠性。

到目前为止，抗血管生成靶向治疗已经在卵巢癌与常规化疗联合使用。Ⅲ期临床试验研究了 VEGF 抑制剂贝伐单抗添加到卡铂和紫杉醇联用的效果，在有高度进展风险的卵巢癌患者提高了无进展生存期约 4 个月[40]。

表观遗传

越来越多的证据表明，表观遗传事件可以导致癌症发生，由于突变或杂合性丢失引起的基因功能的丧失导致肿瘤发生的频率相似。基因组甲基化的总体水平在癌症中是减弱的（普遍低甲基化），但是，特定基因的启动子区域的高甲基化是一个常见的现象，往往与特定基因转录失活相关[41]。这是非常重要的，因为沉默的基因往往是抑癌基因，其功能丧失在癌症的早期阶段很明显，但也能驱动肿瘤进展和转移。表观基因沉默是一系列复杂的事件，其中包括在基因启动子区域 CpG 岛的 DNA 高甲基化、组蛋白去乙酰化、甲基化、磷酸化或组蛋白去甲基化。CpG 岛的高甲基化似乎是普遍存在的，但在卵巢癌组织中高度可变[42]。比较正常卵巢组织，多个基因在卵巢癌被异常甲基化，包括 p16、RAR-β、H- 钙黏蛋白、GSTP1、MGMT、RASSF1A、白三烯 B4 受体、MTHFR、孕激素受体、CDH1、IGSF4、BRCA1、TMS1、雌激素受体、推测的抑癌基因 km23（TGF-β 组成部分），以及其他分子[42, 43]。DNA 甲基化的程度、化疗药物去甲基化活性、组蛋白乙酰化的程度和特定基因去甲基化特异性对于确保成功的治疗，防止卵巢癌的复发是非常重要的[43]。

特异性免疫应答的作用

19 世纪 90 年代 William Coley 首先发现，严重的细菌感染可诱发部分切除肿瘤患者的抗肿瘤反应，从而认识到免疫系统能识别肿瘤相关抗原并产生针对该抗原的特异性反应。“癌症免疫编辑”的概念表明，免疫系统不仅可以保护宿主对抗原发性癌症的发展，也动态影响肿瘤的免疫原性[44]。在上皮性卵巢癌，肿瘤浸润 T 淋巴细胞（TIL）的存在与患者的生存改善相关，这个发现支持肿瘤免疫监视的作用[44, 45]。最近对 1815 例卵巢癌患者进行的 10 项研究的荟萃分析显示，缺乏上皮内淋巴细胞（TIL）与卵巢癌患者生存较差显著相关（合并 HR，2.24，95%CI 1.71 ～ 2.91）[9]。无论肿瘤分级、阶段或组织学亚型如何，这种效果都是明显的。此外，免疫系统激活治疗的大规模临床试验的令人鼓舞的结果重新燃起了利用免疫系统攻击癌症的希望。

最后，在晚期卵巢癌患者可以检测到肿瘤特异性细胞毒性 T 细胞和抗体的免疫力。一项研究表明，针对 p53 的免疫能预测晚期疾病患者的整体生存改善[46]。这些观察研究支持在上皮性卵巢癌进行免疫治疗的临床试验，以期引起有效的抗肿瘤反应。主要障碍包括肿瘤限制性免疫原性的靶标确认，产生足够的免疫反应引起肿瘤抑制，并克服免疫攻击时肿瘤逃避。

卵巢癌特异性抗原

迄今为止，已经定义的人类肿瘤抗原可以分为以下一个或多个类别：①分化抗原，如酪氨酸酶、Melan-A/MART-1 和 GP 100；②突变的抗原，如 CDK4、β-catenin、caspase-8 和 p53；③扩增抗原，如 HER2/neu 和 p53 抗原；④剪切变异体抗原，如 NY-CO-37/PDZ-45 和 ING1；⑤病毒抗原，如人类乳头状瘤病毒（HPV）和 EB 病毒；⑥肿瘤 - 睾丸抗原，如黑色素瘤抗原、NY-ESO-1 和 LAGE-1。某些抗原（如 HER2/neu 蛋白）在肿瘤细胞的进展中发挥了至关重要的作用，已经明确可作为疾病的进展和治疗靶点的生物标志物。另一方面，在考虑卵巢癌的免疫治疗的抗原靶点时，一个理想的候选抗原不仅在肿瘤组织要表现出高频的表达和正常组织的限制性表达，而且还有固有免疫原性。在这方面，肿瘤 - 睾丸抗原是在成年男性生殖细胞中高水平表达的独特类型的分化抗原，但一般在成人正常其他组织不表达。在不同的广泛的癌症类型有不同程度的异常表达。肿瘤 - 睾丸抗原中 NY-ESO-1，最初由食管癌重组 cDNA 表达库（SEREX）的血清学分析定义，具有免疫原性，从而在很多 NY-ESO-1 表达的晚期卵巢癌患者中引起细胞和体液免疫反应[47]。

癌症中肿瘤 - 睾丸抗原的异常表达的原因目前尚不得而知。然而，这些抗原的表达仅限于癌症、配子和滋养层的事实提示，癌症和配子生成之间的联系。虽然可能机制包括普遍去甲基化和组蛋白脱乙酰化，癌症中配子形成程序的诱导也被提出[48]。虽然一些证据表明，自发或疫苗诱导的肿瘤抗原特异性 T 细胞能够识别卵巢癌细胞，却很少观察到免疫治疗的患者生存期延长。这可能反映了在荷瘤宿主体内的某些免疫抑制机制。最近一项研究表明，卵巢癌的机制涉及抑制分子的表达，如程序性死亡受体 1（PD-1）和淋巴细胞活化基因 3（LAG-3）[49]。总之，这些分子使卵巢肿瘤中浸润 $CD8^{+}$T 细胞“低反应”，其中的效应功能在抗原特异性的 $LAG\text{-}3^{+}PD\text{-}1^{+}CD8^{+}$TIL 中大部分被损伤。

卵巢癌免疫治疗临床试验

几个小组已经启动了临床试验，来测试针对特定肿瘤抗原[50, 51]或抗自体肿瘤裂解物[52, 53]产生抗肿瘤免疫反应的各种疫苗接种策略。疫苗联合免疫检查点封闭研究及利用工程 T 细胞的过继性 T 细胞治疗研究正在一些机构中进行。

子宫内膜癌

目前子宫内膜癌的概念整合了病理组织学与癌症发展的分子遗传机制。两个主要子宫内膜癌的发病类型，Ⅰ型（子宫内膜样癌）和Ⅱ型（浆液性癌），通过不同的途径和不同的癌前病变，不同的遗传异常，最终演变成与各自组织学平行的不同临床结果。

Ⅰ型癌症

超过 90% 的子宫内膜癌从宫腔周围自我更新的腺上皮产生。子宫内膜上皮细胞对类固醇激素产生反应从而生长和成熟，其生长和成熟对于子宫内膜上皮在正常繁殖中的作用很关键。雌激素是一个公认的子宫内膜的生长因子，促进腺体增殖。排卵后，子宫内膜随后暴露于孕激素丰富的环境，引起内膜增生停止，伴有腺黄体化。几十年的流行病学证据证明，持续地、无抗性地接触雌激素与子宫内膜癌的进展风险增加相关。这些风险在仅用雌激素的激素替代治疗的绝经后妇女中尤为显著。随着激素替代疗法的应用，美国妇女的子宫内膜癌的发病率不断上升。雌激素的生长促进效应和子宫内膜癌之间的关联，被认为是子宫内膜癌的流行病学的基础，还有其他因素如无排卵、肥胖和其他流行病学定义的危险因素，包括月经初潮时间早和未生育。

雌激素相关的子宫内膜腺癌占子宫内膜癌的 80%，其中发现了大量的基因改变，似乎通过进展信号通路促进肿瘤发生。在这种类型的子宫内膜癌常见的遗传性变化，包括微卫星不稳定性（MSI）或 PTEN 基因、K-ras 基因和 β -catenin 基因的特异性突变。

微卫星不稳定性（MSI）

微卫星是主要位于非编码 DNA，散在于整个基因组上的短片段重复的 DNA。MSI 表型在细胞内以相对于正常组织的重复单位数变化来表达，这种变化是由于复制过程中 DNA 修复错误。约 20% 的Ⅰ型子宫内膜癌被证实有 MSI 表型，而在Ⅱ型癌症 MSI 是非常罕见的，在小于 5% 的病例中存在[54]。MSI 是由于 MLH1、MSH2、MSH3 和 MSH6 中任一个错配修复基因和蛋白质的失活而产生的。在子宫内膜，最常见的 MSI 的机制是启动子 CpG 岛的高甲基化的表观遗传沉默引起的 MLH1 失活，随后产生了 MSH6 的突变和 MSH3 的移码突变。相比之下，结肠癌的 MSI 主要由于 MSH2 基因突变，随后产生 MLH1 和 MSH6 的突变。MSI 是Ⅰ型癌症的早期事件，它在癌前病变时即有报道。一旦产生 MSI，可以特异性地靶向或灭活具有重复元件的基因，如 TGF-β1 受体和 IGFⅡR，引起侵袭和转移能力改变的新的亚克隆细胞的产生。

PTEN 基因

在 10q23 区域的磷酸酶和张力蛋白同源体（PTEN）抑癌基因的失活是Ⅰ型子宫内膜癌中最常见的遗传缺陷，在超过 80% 的发生癌前病变的肿瘤中存在[55]。PTEN 的主要活性是一种将三磷酸肌醇转换成二磷酸肌醇的脂质磷酸酶，从而抑制被三磷酸肌醇酶激活的生长和增殖通路。PTEN 维持 G_1 期细胞阻滞，并通过 AKT 依赖的机制促进细胞凋亡。PTEN 基因的失活是通过多种机制引起的。PTEN 基因在子宫内膜癌最常见的缺陷是通过两个等位基因的失活造成功能完全丧失。突变和缺失导致的 PTEN 基因位点的杂合性丢失也频繁发生。PTEN 基因突变的模式在微卫星稳定和 MSI 癌症是不同的，与微卫星稳定的肿瘤相比，MSI 的肿瘤存在 PTEN 基因较高频率的缺失，涉及三个或更多的碱基对。此外，MSI 肿瘤的基因突变很少涉及 8 号外显子多聚腺苷酸的重复序列，这是预期的靶点。

KRAS 突变已在高达 30% 的Ⅰ型子宫内膜癌中发现。KRAS 突变频率在 MSI 阳性肿瘤中特别高[56]。

β-catenin

β-catenin（3p21）是 E-cadherin-catenin 复合物的组成部分，这个复合物对细胞分化和维护正常的组织架构极其重要，它也在信号转导中发挥作用。APC 蛋白下调 β-catenin 的水平，诱导 β-catenin 第 3 外显子编码丝氨酸 - 苏氨酸残基磷酸化和通过泛素 - 蛋白酶体途径降解 β-catenin。在 25% ～ 38% 的Ⅰ型癌症中可见 β-catenin 的外显子 3 功能获得性的突变[57]。这些突变导致蛋白质的稳定、积聚和转录激活。在子宫内膜癌前病变中也能发现 β-catenin 的突变。β-catenin 的变化在子宫内膜癌与 PTEN 突变的通路是不同的，以鳞状分化为特征。一些基因可能是失调的 β-catenin 通路的靶标。虽然在结肠癌中 β-catenin 的增高引起细胞周期蛋白 D1 的表达和肿瘤细胞失控地进入细胞周期，在Ⅰ型子宫内膜癌，

β-catenin 可调节 MMP-7 表达，MMP-7 在建立维持肿瘤的生长必需的微环境中发挥作用。

Ⅱ型子宫内膜癌

侵袭性更强的、非雌激素相关的、非子宫内膜样癌（主要为浆液性和透明细胞癌）的特点是 p53 基因突变、HER2/neu 基因扩增和 bcl-2 的改变。在某些病例，这些高病理分期的肿瘤与可识别的上皮内瘤样成分相关。相同的基因变化模式在癌前子宫内膜萎缩中可见，这表明这些基因变化是在Ⅱ型肿瘤发生的早期事件[58]。

子宫颈、阴道和外阴癌

人乳头状瘤病毒的作用

特定的高风险基因型的人乳头状瘤病毒（HPV，如 HPV-16、HPV-18、HPV-31、HPV-33 和 HPV-45）的持续感染已经确定是大多数子宫颈、阴道和外阴癌的一个必不可少的发病因素，尽管不是充分因素[59]。Shope 在 20 世纪 30 年代用兔疣的滤液，首次证实了乳头状瘤病毒的存在[60]。自那以后，乳头状瘤病毒与上皮细胞的趋化性在几乎所有的哺乳动物，包括人类在内被证实。HPV 是有包膜的 DNA 病毒，包括约 7800bp 的双链 DNA 基因组。感染了一个合适的上皮细胞后，病毒 DNA 在表皮的基底细胞发生复制，在基底细胞中 HPV 基因组稳定保持多个拷贝，保证其在上皮增殖细胞的持久性。这发生在癌前病变的早期、病毒的基因组保持游离状态时。然而，在大多数浸润性癌和在一些高级别的不典型增生病变，高风险 HPV 基因组被发现整合到宿主基因组。整合似乎是染色体不稳定的直接后果，是癌前病变进展的一个重要分子事件。在综述已报道了的 190 多个整合位点，HPV 整合位点被发现随机分布在整个基因组，在基因组的脆性位点有明显的倾向。没有发现病毒整合引起的特异性破坏，或关键基因的功能改变的证据[61]。

高风险 HPV 在人类上皮细胞转化的能力与特异病毒基因产物的转录相关。HPV 基因组的转录发生在两个阶段：早期阶段的 7、8 个基因产物和后期阶段 2 个基因产物（L1，L2）。早期的基因产物在病毒 DNA 复制（E1，E8）和转录调控（E2，E8）中发挥关键作用。相比之下，L1 和 L2 基因分别编码衣壳的初级和次级蛋白质。不同的高风险 HPV 转化人类上皮细胞的能力与两个特定的病毒基因产物 E6 和 E7 的表达相关。人类生殖道上皮细胞的转化可能需要 E6 和 E7 两者同时表达；人角质形成细胞体外转染其中之一是不足以完成这一转化现象的。

在分子水平上，E6 和 E7 干扰细胞周期，细胞凋亡的重要控制机制与 p53 和 pRb 直接相互作用干扰维持染色体稳定的控制机制。此外，最近的研究表明，这两个病毒癌蛋白联合扰乱有丝分裂过程中染色体复制和分离机制，从而诱发与中心体异常、后期桥、染色体滞后和断裂相关的严重的染色体不稳定性[62]。它们也被证明与其他细胞的蛋白交互作用，这些蛋白在上皮转化中的作用不明确，包括转录共激活因子（如 p300）、交界复合物组成部分（如 hDlg1）。在中高病理分级的宫颈发育不良已观察到 hDlg1 表达的改变，与这些基因产物在早期 HPV 诱导的宫颈癌中发挥作用的假设一致。特定序列的差异与最终发展为宫颈癌的风险程度相关。例如，最近的证据表明，在德裔犹太人（Ashkenazi）人群中发现的E6序列发挥保护性的优势，对抗宫颈癌的发展，以前这种抑制作用被认为是割礼引起的。虽然对于其他早期基因了解要少得多，如E2，但其也被认为与转化相关。

除了HPV、PIK3CA、PTEN、TP53、STK11和KRAS的体细胞突变，以及几个拷贝数改变也参与了宫颈癌的发病机制。最近的一项研究包括对115例宫颈癌-正常配对样本进行了全外显子测序，79例进行转录组测序，14例肿瘤-正常配对样本的全基因组测序[63]。在该研究中，在79例原发性鳞状细胞癌中发现了以前未知的体细胞突变，包括反复发生的MAPK1基因中的E322K置换（8%），HLA-B基因的失活突变（9%）和EP300（16%）、FBXW7（15%）、NFE2L2（4%）、TP53（5%）和ERBB2（6%）的突变。此外，在24个腺癌中还发现ELF3（13%）和CBFB（8%）体细胞突变[63]。总体而言，与腺癌相比，鳞状细胞癌具有较高频率的体细胞胞嘧啶核苷酸置换，这个胞嘧啶存在于胸腺嘧啶之前（Tp * C位点）。HPV整合位点在一些脆性位点，以及之前报道的基因包括MYC、ERBB2、TP63、FANCC、RAD51B和CEACAM5的内部或附近[63]。HPV整合比预期更接近扩增区域，21/51（41%）的整合位点与扩增区域重叠支持病毒的整合可能引起基因组扩增的假说。有趣的是，在某些肿瘤反复发生HPV整合到RAD51B位点，涉及HPV16、HPV18和HPV52[63]。

人乳头状瘤病毒的免疫逃避

HPV以一个短暂的方式感染，大多数（70%～90%）人在初步诊断后12～24个月能清除体内的病毒[64]。HPV已经发展进化了几种方式逃避免疫攻击。最明显的是，HPV不感染位于上皮细胞的抗原提呈细胞，不在抗原提呈细胞复制，不裂解角质形成细胞，所以抗原提呈细胞没有机会吞噬病毒粒子和提呈病毒衍生抗原到免疫系统。此外，也没有血源性感染的阶段，所以上皮细胞以外的免疫系统，很少有机会发现病毒。此外，HPV利用遗传代码的冗余保持较低的“晚期”蛋白质水平[65]。如果病毒密码子被哺乳动物的密码子替换，HPV衣壳蛋白在哺乳动物细胞中显著上调，从而限制了宿主发动有效的免疫攻击的机会。随着病毒整合和随后产生的恶性转变，在宫颈病变局部肿瘤环境是免疫抑制性的。因此，加载抗原的树突状细胞无法成熟，未成熟树突状细胞发送一个耐受性，而不是一个具有免疫原性的信号给淋巴结中具有抗原介导的T细胞受体的T细胞。

人乳头状瘤病毒疫苗

预防性疫苗接种的目的是产生针对HPV L1和HPV L2衣壳蛋白的中和抗体。预防性疫苗的发展重点在于将L1和L2的病毒粒子的结构蛋白组装成病毒样颗粒（VLP）。VLP模仿病毒颗粒的自然结构，并产生强有力的免疫反应。由于VLP没有DNA，因此它们没有传染性，是无害的。HPV的VLP可在杆状病毒或酵母表达HPV L1衣壳蛋白而生成。它们由5个L1亚基组成，聚合成免疫原性的五聚体。71个L1五聚体，接下来又多聚成为一个HPV VLP。初步研究表明，VLP能够诱导高滴度的针对L1和L2抗原表位中和抗体[66]。此外，VLP已被证明在动物乳头状瘤病毒模型中能有效地产生针对HPV特定类型的保护。

随着预防性的 HPV 疫苗，包括 HPV-16、HPV-18、HPV-6 和 HPV-11 的批准，在世界不同地区大规模的针对最流行的 HPV 类型的预防的临床试验是有保证的。重复接种疫苗的必要性和 HPV 感染的保护时效等问题仍有待确定。据估计，如果妇女在性活跃之前对所有高危型 HPV 疫苗进行疫苗接种，宫颈癌的危险应该减少至少 85%，HPV 的异常巴氏涂片（PAP）的频率下降 44% ～ 70%[67]。不幸的是，即使接种疫苗，至少十年内不能期待宫颈癌发病率明显减少[68]。因此，治疗性疫苗仍然是非常必要的，以减少发病率和与子宫颈癌相关的死亡率。

浸润前和侵入性宫颈癌患者的治疗方法是开发疫苗策略诱导特异性 $CD8^+$ 细胞毒性 T 淋巴细胞（CTL）反应，旨在消除病毒感染或转化细胞。大部分宫颈癌表达 HPV-16 衍生的癌蛋白 E6 和癌蛋白 E7，这是 T 细胞介导的免疫治疗的有吸引力的靶点。几个 HPV 疫苗战略已经成功地引起抗 HPV E6 和 HPV E7 抗原表位的免疫反应，在小鼠中阻止了 HPV-16 阳性细胞的肿瘤生长。早期使用治疗性疫苗的人体试验表明，它们是安全的，没有严重的不良反应的报道。目前正在进行临床前开发的其他方法包括使用重组 α 病毒，如委内瑞拉马脑炎病毒、Semliki 森林病毒和裸 DNA 疫苗。

（王　帆　李　征）

参考文献

1. Dunn GP, Old LJ, Schreiber RD. The immunobiology of cancer immunosurveillance and immunoediting. *Immunity* 2004;21:137-148.
2. Karst AM, Drapkin R. Ovarian cancer pathogenesis: a model in evolution. *J Oncol* 2010;2010:932371.
3. Levanon K, Crum C, Drapkin R. New insights into the pathogenesis of serous ovarian cancer and its clinical impact. *J Clin Oncol* 2008;26:5284-5293.
4. Auersperg N, Wong AS, Choi KC, et al. Ovarian surface epithelium: biology, endocrinology, and pathology. *Endocr Rev* 2001;22:255-288.
5. Wright JW, Pejovic T, Fanton J, et al. Induction of proliferation in the primate ovarian surface epithelium in vivo. *Hum Reprod* 2008;23:129-138.
6. Wright JW, Pejovic T, Lawson M, et al. Ovulation in the absence of the ovarian surface epithelium in the primate. *Biol Reprod* 2010;82:599-605.
7. Schlosshauer PW, Cohen CJ, Penault-Llorca F, et al. Prophylactic oophorectomy: a morphologic and immunohistochemical study. *Cancer* 2003;98:2599-2606.
8. Callahan MJ, Crum CP, Medeiros F, et al. Primary fallopian tube malignancies in BRCA-positive women undergoing surgery for ovarian cancer risk reduction. *J Clin Oncol* 2007; 25:3985-3990.
9. Tone AA, Begley H, Sharma M, et al. Gene expression profiles of luteal phase fallopian tube epithelium from BRCA mutation carriers resemble high-grade serous carcinoma. *Clin Cancer Res* 2008;14:4067-4078.
10. Kurman RJ. Origin and molecular pathogenesis of ovarian high-grade serous carcinoma. *Ann Oncol* 2013;24:x16-x21.
11. Ramus SJ. Current status of inherited predisposition to ovarian cancer: lessons from familial ovarian cancer registries in the UK and USA. In: Odunsi K, Pejovic T, eds. *Gynecologic Cancer: A Multidisciplinary Approach to Diagnosis and Management*. New York: Demos Medical; 2013.
12. Ramus SJ, Gayther SA. The contribution of BRCA1 and BRCA2 to ovarian cancer. *Mol Oncol*

2009;3:138-150.

13. Miki Y, Swensen J, Shattuck-Eidens D, et al. A strong candidate for the breast and ovarian cancer susceptibility gene BRCA1. *Science* 1994;266:66-71.
14. Wooster R, Bignell G, Lancaster J, et al. Identification of the breast cancer susceptibility gene BRCA2. *Nature* 1995;378: 789-792.
15. Mazoyer S. Genomic rearrangements in the BRCA1 and BRCA2 genes. *Hum Mutat* 2005;25:415-422.
16. Antoniou AC, Easton DF. Risk prediction models for familial breast cancer. *Future Oncol* 2006;2:257-274.
17. Garcia-Higuera I, Taniguchi T, Ganesan S, et al. Interaction of the Fanconi anemia proteins and BRCA1 in a common pathway. *Mol Cell* 2001;7:249-262.
18. Sakai W, Swisher EM, Karlan BY, et al. Secondary mutations as a mechanism of cisplatin resistance in BRCA2-mutated cancers. *Nature* 2008;451:1116-1120.
19. Walsh T, Lee MK, Casadei S, et al. Detection of inherited mutations for breast and ovarian cancer using genomic capture and massively parallel sequencing. *Proc Natl Acad Sci U S A* 2010;107:12629-12633.
20. O'Connor MJ, Martin NM, Smith GC. Targeted cancer therapies based on the inhibition of DNA strand break repair. *Oncogene* 2007;26:7816-7824.
21. Bradford L, Ambrosio A, Birrer MJ. PARP Inhibitors in gynecologic malignancies. In: Odunsi K, Pejovic T, eds. *Gynecologic Cancers: A Multidisciplinary Approach to Diagnosis and Management.* New York: Demos Medical; 2013.
22. Musrap N, Diamandis EP. Revisiting the complexity of the ovarian cancer microenvironment—clinical implications for treatment strategies. *Mol Cancer Res* 2012;10:1254-1264.
23. Kulbe H, Thompson R, Wilson JL, et al. The inflammatory cytokine tumor necrosis factor-alpha generates an autocrine tumor-promoting network in epithelial ovarian cancer cells. *Cancer Res* 2007;67:585-592.
24. Charles KA, Kulbe H, Soper R, et al. The tumor-promoting actions of TNF-alpha involve TNFR1 and IL-17 in ovarian cancer in mice and humans. *J Clin Invest* 2009;119: 3011-3023.
25. Coward J, Kulbe H, Chakravarty P, et al. Interleukin-6 as a therapeutic target in human ovarian cancer. *Clin Cancer Res* 2011;17:6083-6096.
26. Ren J, Xiao YJ, Singh LS, et al. Lysophosphatidic acid is constitutively produced by human peritoneal mesothelial cells and enhances adhesion, migration, and invasion of ovarian cancer cells. *Cancer Res* 2006;66:3006-3014.
27. Sengupta S, Kim KS, Berk MP, et al. Lysophosphatidic acid downregulates tissue inhibitor of metalloproteinases, which are negatively involved in lysophosphatidic acid-induced cell invasion. *Oncogene* 2007;26:2894-2901.
28. Do TV, Symowicz JC, Berman DM, et al. Lysophosphatidic acid down-regulates stress fibers and up-regulates pro-matrix metalloproteinase-2 activation in ovarian cancer cells. *Mol Cancer Res* 2007;5:121-131.
29. Martinet L, Poupot R, Mirshahi P, et al. Hospicells derived from ovarian cancer stroma inhibit T-cell immune responses. *Int J Cancer* 2010;126:2143-2152.
30. Kacinski BM. CSF-1 and its receptor in ovarian, endometrial and breast cancer. *Ann Med* 1995;27:79-85.
31. Turk MJ, Waters DJ, Low PS. Folate-conjugated liposomes preferentially target macrophages associated with ovarian carcinoma. *Cancer Lett* 2004;213:165-172.
32. Monk BJ, Herzog TJ, Kaye SB, et al. Trabectedin plus pegylated liposomal Doxorubicin in recurrent ovarian cancer. *J Clin Oncol* 2010;28:3107-3114.
33. Mabuchi S, Hisamatsu T, Kawase C, et al. The activity of trabectedin as a single agent or in combination with everolimus for clear cell carcinoma of the ovary. *Clin Cancer Res* 2011; 17:4462-4473.
34. Jiang J, Chen W, Zhuang R, et al. The effect of endostatin mediated by human mesenchymal stem cells on ovarian cancer cells in vitro. *J Cancer Res Clin Oncol* 2010;136:873-881.
35. Khanna M, Chelladurai B, Gavini A, et al. Targeting ovarian tumor cell adhesion mediated by tissue transglutaminase. *Mol Cancer Ther* 2011;10:626-636.

36. Kassim SK, El-Salahy EM, Fayed ST, et al. Vascular endothelial growth factor and interleukin-8 are associated with poor prognosis in epithelial ovarian cancer patients. *Clin Biochem* 2004;37:363-369.
37. Jiang H, Feng Y. Hypoxia-inducible factor 1alpha (HIF-1alpha) correlated with tumor growth and apoptosis in ovarian cancer. *Int J Gynecol Cancer* 2006;16:405-412.
38. Zhu G, Saed GM, Deppe G, et al. Hypoxia up-regulates the effects of prostaglandin E2 on tumor angiogenesis in ovarian cancer cells. *Gynecol Oncol* 2004;94:422-426.
39. Imai T, Horiuchi A, Wang C, et al. Hypoxia attenuates the expression of E-cadherin via up-regulation of SNAIL in ovarian carcinoma cells. *Am J Pathol* 2003;163:1437-1447.
40. Burger RA, Brady MF, Bookman MA, et al. Incorporation of bevacizumab in the primary treatment of ovarian cancer. *N Engl J Med* 2011;365:2473-2483.
41. Baylin SB, Ohm JE. Epigenetic gene silencing in cancer-a mechanism for early oncogenic pathway addiction? *Nat Rev Cancer* 2006;6:107-116.
42. Wei SH, Chen CM, Strathdee G, et al. Methylation microarray analysis of late-stage ovarian carcinomas distinguishes progression-free survival in patients and identifies candidate epigenetic markers. *Clin Cancer Res* 2002;8:2246-2252.
43. Balch C, Huang TH, Brown R, et al. The epigenetics of ovarian cancer drug resistance and resensitization. *Am J Obstet Gynecol* 2004;191:1552-1572.
44. Zhang L, Conejo-Garcia JR, Katsaros D, et al. Intratumoral T cells, recurrence, and survival in epithelial ovarian cancer. *N Engl J Med* 2003;348:203-213.
45. Smyth MJ, Dunn GP, Schreiber RD. Cancer immunosurveillance and immunoediting: the roles of immunity in suppressing tumor development and shaping tumor immunogenicity. *Adv Immunol* 2006;90:1-50.
46. Goodell V, Salazar LG, Urban N, et al. Antibody immunity to the p53 oncogenic protein is a prognostic indicator in ovarian cancer. *J Clin Oncol* 2006;24:762-768.
47. Odunsi K, Jungbluth AA, Stockert E, et al. NY-ESO-1 and LAGE-1 cancer-testis antigens are potential targets for immunotherapy in epithelial ovarian cancer. *Cancer Res* 2003;63: 6076-6083.
48. Old LJ. Cancer/testis (CT) antigens - a new link between gametogenesis and cancer. *Cancer Immun* 2001;1:1.
49. Matsuzaki J, Gnjatic S, Mhawech-Fauceglia P, et al. Tumor infiltrating NY-ESO-1-specific CD8+ T cells are negatively regulated by LAG-3 and PD-1 in human ovarian cancer. *Proc Natl Acad Sci U S A* 2010;107:7875-7880.
50. Odunsi K, Qian F, Matsuzaki J, et al. Vaccination with an NY-ESO-1 peptide of HLA class I/II specificities induces integrated humoral and T cell responses in ovarian cancer. *Proc Natl Acad Sci U S A* 2007;104:12837-12842.
51. Odunsi K, Matsuzaki J, Karbach J, et al. Efficacy of vaccination with recombinant vaccinia and fowlpox vectors expressing NY-ESO-1 antigen in ovarian cancer and melanoma patients. *Proc Natl Acad Sci U S A* 2012;109:5797-5802.
52. Chiang CL, Kandalaft LE, Tanyi J, et al. A dendritic cell vaccine pulsed with autologous hypochlorous acid-oxidized ovarian cancer lysate primes effective broad antitumor immunity: from bench to bedside. *Clin Cancer Res* 2013;19:4801-4815.
53. Kandalaft LE, Chiang CL, Tanyi J, et al. A Phase I vaccine trial using dendritic cells pulsed with autologous oxidized lysate for recurrent ovarian cancer. *J Transl Med* 2013;11:149.
54. Mutter GL, Boynton KA, Faquin WC, et al. Allelotype mapping of unstable microsatellites establishes direct lineage continuity between endometrial precancers and cancer. *Cancer Res* 1996;56:4483-4486.
55. Mutter GL, Lin MC, Fitzgerald JT, et al. Altered PTEN expression as a diagnostic marker for the earliest endometrial precancers. *J Natl Cancer Inst* 2000;92:924-930.
56. Caduff RF, Johnston CM, Frank TS. Mutations of the Ki-ras oncogene in carcinoma of the endometrium. *Am J Pathol* 1995;146:182-188.
57. Mirabelli-Primdahl L, Gryfe R, Kim H, et al. Beta-catenin mutations are specific for colorectal carcinomas

with microsatellite instability but occur in endometrial carcinomas irrespective of mutator pathway. *Cancer Res* 1999;59:3346-3351.

58. Busmanis I, Ho TH, Tan SB, et al. p53 and bcl-2 expression in invasive and pre-invasive uterine papillary serous carcinoma and atrophic endometrium. *Ann Acad Med Singapore* 2005;34:421-425.
59. zur Hausen H. Papillomaviruses causing cancer: evasion from host-cell control in early events in carcinogenesis. *J Natl Cancer Inst* 2000;92:690-698.
60. Shope RE. Serial transmission of virus of infectious paillomatosis in domestic rabbits. *Proc Soc Exp Biol Med* 1935;32:830.
61. Wentzensen N, Vinokurova S, von Knebel Doeberitz M. Systematic review of genomic integration sites of human papillomavirus genomes in epithelial dysplasia and invasive cancer of the female lower genital tract. *Cancer Res* 2004;64: 3878-3884.
62. Duensing S, Munger K. Centrosome abnormalities, genomic instability and carcinogenic progression. *Biochim Biophys Acta* 2001;1471:M81-M88.
63. Ojesina AI, Lichtenstein L, Freeman SS, et al. Landscape of genomic alterations in cervical carcinomas. *Nature* 2014; 506:371-375.
64. Ho GY, Bierman R, Beardsley L, et al. Natural history of cervicovaginal papillomavirus infection in young women. *N Engl J Med* 1998;338:423-428.
65. Zhou J, Liu WJ, Peng SW, et al. Papillomavirus capsid protein expression level depends on the match between codon usage and tRNA availability. *J Virol* 1999;73:4972-4982.
66. Koutsky LA, Ault KA, Wheeler CM, et al. A controlled trial of a human papillomavirus type 16 vaccine. *N Engl J Med* 2002; 347:1645-1651.
67. Walboomers JM, Jacobs MV, Manos MM, et al. Human papillomavirus is a necessary cause of invasive cervical cancer worldwide. *J Pathol* 1999;189:12-19.
68. Crum CP. The beginning of the end for cervical cancer? *N Engl J Med* 2002;347:1703-1705.

第十八章　乳腺癌的分子生物学

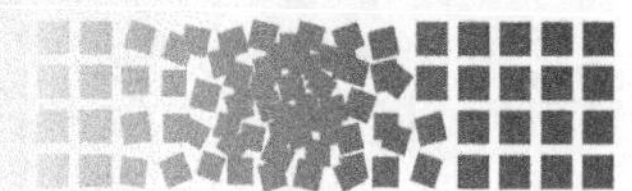

Shaveta Vinayak, Hannah L. Gilmore, Lyndsay N. Harris

引言

癌症是一种遗传性疾病，通过研究导致癌症进展的 DNA 的改变可以最好地理解癌症。然而，要更深入地了解癌变，需要了解这些基因的变化如何改变细胞生长、侵袭和转移的细胞程序。本章从 DNA 到 RNA 到蛋白质的逻辑递进，描述在每一步致使乳腺癌变的基因病变。本章还介绍了表观遗传学、小分子 RNA、基因表达分析等新概念，说明这些新发现、新技术，如何在过去十年中深刻地影响我们对乳腺癌发病机制的了解和患者的治疗。

乳腺癌的遗传学

乳腺癌是一种异质性疾病，根本上是由于基因异常的逐步积累造成的，包括点突变、染色体扩增、缺失、重排、易位和重复[1, 2]。生殖细胞的基因突变，只约占乳腺癌的10%，而乳腺癌绝大多数是散发的，是由于体细胞遗传改变引起的（图 18.1）。

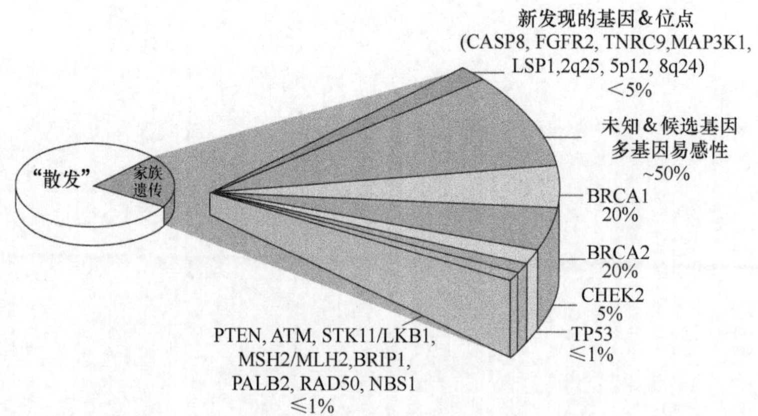

图 18.1　乳腺癌的遗传易感性。家族性乳腺癌占全部乳腺癌的 20% ～ 30%。BRCA1 和 BRCA2 是与遗传性乳腺和卵巢癌综合征相关的两个主要的高外显性基因，与约 50% 的遗传性乳腺癌有关。其他少见的乳腺癌易感基因包括 CHEK2、TP53、PTEN 和 STK11。全基因组关联分析发现了一些低外显性的基因和位点，可以引起小部分的家族性乳腺癌（> 5%）。迄今为止，约 50% 的家族性乳腺癌仍旧没有找到原因，可能是因为目前还未发现的基因和（或）多基因的易感性引起的（引自 Olopade O，Grushko TA，Nanda R，Huo D. Advances in breast cancer：pathways to personalized medicine. Clin Cancer Res 2008；14：7988-7999，图 1）

遗传性乳腺癌

乳腺癌最重要的危险因素之一是家族史。家族发病形式占所有乳腺癌的近 20%，但是大部分与家族性乳腺癌相关的基因尚未确定。乳腺癌易感基因根据它们的频率和赋予的风险水平，可分为三类：罕见的高外显基因、罕见中度外显基因和常见的低外显基因和位点[4]（表 18.1）。

表 18.1　乳腺癌易感基因及其位点

基因 / 位点	相关综合征 / 临床特征	患乳腺癌风险	突变 / 最小等位基因频率
高外显基因			
BRCA1（17q21）	遗传性乳腺癌 / 卵巢癌：双侧 / 多灶性乳腺癌、前列腺癌、结肠癌、肝癌、骨癌	60% ～ 85%（一生中）；15% ～ 40% 患卵巢癌风险	1/400
BRCA2（13q12.3）	遗传性乳腺癌 / 卵巢癌：男性乳腺癌、胰腺癌、胆囊癌、咽癌、胃癌、黑色素瘤、前列腺癌，也引起 D1 Fanconi 贫血（双等位基因突变）	60% ～ 85%（一生中）；15% ～ 40% 患卵巢癌风险	1/400
TP53（17p13.1）	Li-Fraumeni 综合征：乳腺癌、软组织肉瘤、中枢神经系统肿瘤、肾上腺皮质癌、白血病、前列腺癌	50% ～ 89%（到 50 岁时）；在 90% Li-Fraumeni 存活者	＜ 1/10 000
PTEN（10q23.3）	Cowden 综合征：乳腺癌、错构瘤、甲状腺癌、口腔黏膜癌、子宫内膜癌、脑瘤	25% ～ 50%（一生中）	＜ 1/10 000
CDH1（16q22.1）	家族性弥漫性胃癌：乳腺小叶癌、胃癌	RR6.6	＜ 1/10 000
STK11/LKB1（19p13.3）	Peutz-Jeghers 综合征：乳腺癌、卵巢癌、睾丸癌、胰腺癌、宫颈癌、子宫癌、结肠癌、嘴唇 / 指头黑素斑；胃肠错构瘤息肉	30% ～ 50%（到 70 岁时）	＜ 1/10 000
中度外显基因			
CHEK2（22q12.1）	Li-Fraumeni 2 综合征：乳腺癌、前列腺癌、结直肠癌、脑瘤、肉瘤	OR2.6（1100delC 突变）	1/100 ～ 1/200
BRIP1（17q22）	乳腺癌：也引起 FA-J Fanconi 贫血（双等位基因突变）	RR2.0	＜ 1/1000
ATM（11q22.3）	共济失调性毛细血管扩张症：乳腺癌、卵巢癌、白血病、淋巴瘤、可能相关的胃癌、胰腺癌、膀胱癌、免疫缺陷	RR2.37	1/33 ～ 333
PALB2（16p12）	乳腺癌、胰腺癌、前列腺癌：也引起 FA-N Fanconi 贫血（双等位基因突变）	RR2.3	＜ 1/1000
低外显基因和位点			
FGFR2（10q26）	乳腺癌	OR1.26	0.38

续表

基因 / 位点	相关综合征 / 临床特征	患乳腺癌风险	突变 / 最小等位基因频率
TOX3（16q12.1）	乳腺癌	OR1.14	0.46
LSP1（11p15.5）	乳腺癌	OR1.06	0.3
TGFB1（19q13.1）	乳腺癌	OR1.07	0.68
MAP3K1（5q11.2）	乳腺癌	OR1.13	0.28
CASP8（2q33-q34）	乳腺癌（保护性）	OR0.89	0.13
6q22.33	乳腺癌	OR1.41	0.21（在德裔犹太人中）
2q35	乳腺癌	OR1.11	0.11 ～ 0.52
8q24	乳腺癌	OR1.06	0.4
5p12	乳腺癌	OR1.19	0.2 ～ 0.31

注：OR（overall risk），整体风险；RR（relative risk），相对风险。

高外显、低频率的乳腺癌易感基因

BRCA1 和 BRCA2

约 50% 的显性遗传的遗传性乳腺癌是 BRCA1 和 BRCA2 基因突变引起的。这些突变引起乳腺癌的相对危险度是妇女普遍人群相对危险度的 10 ～ 30 倍，造成一生中近 85% 的乳腺癌进展的风险。BRCA1 和 BRCA2 基因突变携带者在普通人群中十分罕见，但是，在某些人群中患病率相当高，特别是在德裔犹太人中，其携带率为 1/40。

已确定 BRCA1 和 BRCA2 基因有超过一千种生殖细胞突变。致病突变，往往会造成截短的蛋白产物，也存在干扰蛋白质功能的突变[4, 5]。有意思的是，致病的 BRCA1 和 BRCA2 基因突变的外显性和癌症的发病年龄在家族之间和家族成员内部是不同的。特定的 BRCA 突变，以及基因 - 基因和基因 - 环境相互作用是 BRCA 相关的癌症风险的潜在调节因子，是目前活跃的研究领域[6, 7]。这些风险的变异性可以由遗传调节来解释，遗传调节在 BRCA1 和 BRCA2 突变携带者都是不同的。BRCA1/2 调节研究联合会（Consortium of Investigators of Modifiers of BRCA1/2，CIMBA）已经初步鉴定了这些等位基因[8]。常见的已鉴定过的修饰调节 BRCA1 / 2 的单核苷酸多态性（SNP）在表 18.2 中列出，列出了它们的基因位置、相关风险和频率。已发表研究的证据表明，这些修饰性的 SNP 可多次组合，因此根据存在的风险等位基因的数量可显著地改变突变携带者的风险[9, 10]。除了回顾性研究，最近，前瞻性评估了常见的乳腺癌易感等位基因赋予未受累的 BRCA1 / 2 突变携带者的癌症风险[11]。风险评分根据 7 个 BRCA2 相关的变异和 4 个 BRCA1 相关的变异被分为三组。根据以上三组分类，在 BRCA2 突变携带者中，乳腺癌风险是明显不同的；风险最高 1/3 的妇女在 70 岁时患乳腺癌风险为 72%，而在风险最低 1/3 的妇女患乳腺癌的风险则为 20%。根据风险评分分类，BRCA1 突变携带者无显著差异。

表 18.2　高外显性：BRCA1/2 的修饰

	基因或区域	SNP	频率	危险率
BRCA1	CASP8	D302H	12%	0.85
	TOX3/TNRC9	rs3803662	28%	1.09
	TERT（5p15）	rs10069690	27%	1.16
	TERT（5p15）	rs2736108	26%	0.92
	1q32	rs2290854	33%	1.14
	2q35	rs1337042	52%	1.11
	6q25.1	rs2046210	35%	1.17
	6q25.1	rs9397435	7%	1.28
	19p13	rs8170	17%	1.26
	19p13	rs2363956	52%	0.84
BRCA2	FGFR2	rs2981582	39%	1.3
	LSP1	rs3817198	33%	1.14
	MAP3K1	rs889312	29%	1.10
	RAD51	rs1801320	6%	3.18
	SLC4A7/NEK10	rs4973768	49%	1.10
	TOX3/TNRC9	rs3803662	28%	1.17
	ZNF365	rs16917302	11%	0.75
	1p11.2	rs11249433	40%	1.09
	2q35	rs1337042	52%	1.15
	5p12	rs10941679	23%	1.09
	6p24	rs9348512	35%	0.85
	6q25.1	rs9397435	8%	1.14

注：SNP，单核苷酸多态性。

BRCA1 相关乳腺癌的特点与 BRCA2 相关和散发性乳腺癌是有区别的[4]。BRCA1 相关肿瘤通常发生在年轻女性中，具有更高的侵袭性特征，病理分级高，增殖率高，呈现非整倍体，以及缺乏雌激素和孕激素受体和人表皮生长因子受体 2（HER2）。BRCA1 相关乳腺癌的“三阴性”表型也具有“基底细胞样”基因表达特征，表达细胞角蛋白 5/6、14 和 17，表皮生长因子和 P- 钙黏蛋白[12]。尽管 BRCA1 和 BRCA2 基因编码具有多种功能的大蛋白，它们主要作为经典的抑癌基因，通过同源重组促进双链 DNA 修复来保持基因组的稳定性[12, 13]。野生型 BRCA1 或 BRCA2 等位基因发生缺失、突变或沉默导致杂合性丢失（LOH），由此产生的 DNA 修复缺陷导致快速获得额外的突变，特别是在 DNA 复制过程中，最终为癌症发展奠定了基础。

BRCA1 和 BRCA2 在双链 DNA 修复中的不可或缺的作用使其可作为一个 BRCA 相关的乳腺癌的有潜力的治疗靶点。例如，铂类药物引起的 DNA 链间交联，从而阻断 DNA 的复制和导致复制叉停滞。多聚腺苷二磷酸核糖聚合酶 1（PARP1）抑制剂有希望针对 BRCA 基因相关肿瘤产生特异性治疗作用。PARP1 是一种通过碱基切除，作用于单链 DNA 修复的细胞酶，是主要的替代性 DNA 修复途径[14, 15]。当 PARP 的抑制应用于一个内在双链 DNA 修复缺陷的情况时，如在 BRCA 相关的肿瘤细胞，细胞没有足够的 DNA 修复机制，并最终引起细胞周期阻滞、染色体不稳定、细胞死亡[4]。鉴于散发的基底样乳腺肿瘤的表型与 BRCA1 基因相关乳腺癌的相似性，散发的基底样乳腺肿瘤可能也会表现出对 PARP 抑制的敏感性[15]。临床Ⅱ期研究目前正在尝试将 PARP 抑制剂应用于 BRCA 基因相关和基底样非 BRCA 基因有关的乳腺肿瘤中。对于 PARP 抑制剂的优化使用还有很多需要了解。当前的挑战包括（但不限于）确认治疗反应稳定的预测性生物标志物，可以指导患者筛选和了解 PARP 抑制剂在临床开发中的变化。最近的临床前研究[16-20]阐明了效力差异和作用机制的差异，而且正在进行的临床试验的结果将需要在这方面进行解释。此外，最近的研究也确定了对 PARP 抑制剂的抗性机制。这些重要机制之一包括 BRCA1/2 基因的二次突变恢复了基因开放阅读框架，因此，恢复了 DNA 修复功能活性[21-23]使得肿瘤对 PARP 抑制剂具有抗性。其次，BRCA1 缺陷细胞中肿瘤蛋白 p53 结合蛋白 1（TP53BP1）的缺失可以恢复 DNA 修复活性[24, 25]，这也可能造成药物抗性。

其他高外显基因

有少数其他高风险、低频率的乳腺癌易感基因存在，包括 TP53、PTEN、STK11/LKB1 和 CDH1 基因[4-6]。这些高外显基因使患乳腺癌的风险比非携带者增加 8 ～ 10 倍，但他们只占乳腺癌病例的 1% 以下。与 BRCA1 和 BRCA2 相同，这些基因以常染色体显性遗传方式遗传，发挥抑癌基因的功能[26]。与每个基因相关的遗传性癌症综合征，通常以产生包括乳腺癌在内的多种癌症为特点，已总结在表 18.1 中。

中度外显、低频乳腺癌易感基因

已确定了 4 个基因，使患乳腺癌的风险中度升高，即 CHEK2、ATM、BRIP1 和 PALB2（表 18.1）。这 4 个基因中的任一个基因突变携带者的乳腺癌相对危险性增加 2 ～ 3 倍，在选择性的临床试验中，这种风险可能更高[5]。虽然有些关键突变已确定，但是这些基因在一般人群中突变频率很低，为 0.1% ～ 1%。总体来说，这些基因突变在遗传性乳腺癌占约 2.3%。这些乳腺癌基因的中度风险结合人群低频率，使这一类基因很难用典型的关联分析研究检测到。然而，由于已知其在 BRCA1 和 BRCA2 密切关联的信号转导和 DNA 修复中发挥作用，这些基因被特别选定作为乳腺癌候选基因来研究[6]。

低外显、高频率的乳腺癌易感基因及基因位点

候选基因和全基因组关联研究（GWAS）在 15% ～ 40% 患有乳腺癌的妇女中确认了一组低风险的约 10 个不同的等位基因和位点[5]（表 18.1）。尽管它们的频率较高，这些遗传变异中的任何单独的一个赋予乳腺癌的相对危险度是最小的，小于 1.5[4]。然而，这些等位基因和位点可能与其他高、中和低风险的基因存在相互作用，从而与临床相关，这些加法或乘法的关系，可占人群风险的相当一部分。例如，在 BRCA 基因的家族内的 FGFR2 和 MAP3K1 关联分析表明，这些单核苷酸多态性（SNP）在 BRCA2 基因存在突

变的条件下，其风险增加。

乳腺癌中微卫星的不稳定性

有数据显示，通过 MLH1、MSH2、MSH5 和 PMS2 等 DNA 错配修复（MMR）基因的生殖细胞突变引起 Lynch 综合征，Lynch 综合征是一种具有癌症易感性的常染色体显性遗传病，可能增加乳腺癌的风险[27]。突变携带者患结直肠癌和其他癌症的风险增加，但其与乳腺癌风险相关性存在争议。一项使用结肠癌家族登记（Colon Cancer Family Registry）的前瞻性队列研究在未发病的致病性 MMR 基因突变携带者和非携带者人群中评估癌症风险，值得注意的是，与一般人群相比，突变携带者乳腺癌患病风险约增加 3 倍[27]。Lynch 综合征突变携带者的乳腺癌风险研究的系统综述显示了不同的结果：13 项研究没有观察到风险增加；而 8 项研究观察到，与一般人群相比，乳腺癌的风险增加 2 ～ 18 倍[28]。要在 Lynch 综合征携带者确定更准确的乳腺癌风险评估需要进一步的研究和更长的随访。这些研究也可以指导 Lynch 综合征携带者未来的乳腺癌筛查。

MicroRNA 和癌症易感性

最近的研究表明，microRNA（miRNA）SNP 也可能导致乳腺癌易感性，并且 miRNA 通过靶向降解 mRNA 或者抑制它们的翻译调节许多抑癌基因和癌基因。因此，miRNA 基因或 miRNA 结合位点的遗传变异可影响抑癌基因或癌基因的表达，从而影响癌症风险。例如，最近的一项荟萃分析确认，位于 pre-mir-27a 和 mir-196a-2 基因内特定的 SNP 与乳腺癌风险降低有关[29, 30]。

乳腺癌的体细胞改变

绝大多数乳腺癌起源是散发的，最终由许多体细胞遗传改变的积累引起[1]。最近的数据表明，一个典型的乳腺癌存在 50 ～ 80 种不同的体细胞突变[2]。许多突变发生是 DNA 复制错误的结果；其他的可能通过暴露于外源和内源性致突变剂而发生。迄今为止，已通过 GWAS 确定了数百种候选体细胞乳腺癌基因[31, 32]。

阐明每一个确认的突变在乳腺癌的发展中的作用，仍然是一个巨大的挑战。数据表明，绝大多数经确认的体细胞 DNA 突变在肿瘤是“旁观者”突变，代表无害，生物中立的变化，对癌变无作用[1, 2]。相反，驱动突变使它们存在的细胞发生生长优势，参与癌症的发展。根据定义，驱动突变可以在候选癌基因（CAN）中发现[32]。通过多项研究积累了体细胞突变和 CAN 基因的综合记载。在不同的乳腺肿瘤中把特定的驱动突变分类，就可出现癌症的“基因组景观”的双模态，由数百低频突变基因小“山丘”和少数高频突变基因“峰”组成[1, 2]。基因“峰”对应于在乳腺肿瘤中最高频突变的基因，如 TP53、CDH1、磷脂酰肌醇 -3- 激酶（PI3K）、cyclin D、PTEN 和 AKT[6]。另一方面，每个基因小“山丘”通常在不到 5% 的乳腺肿瘤中发现[1, 33]。乳腺肿瘤中 DNA 突变的这种显著异质性可以解释表型的普遍差异，无论是肿瘤行为还是对治疗的反应。

从历史上看，基因研究的重点集中在基因“峰”，部分因为它们是仅有的现有的技术可以识别的突变。然而，新近的数据表明，实际上是基因小“山丘”在乳腺癌中发挥更加举足轻重的作用，与其一致的想法是存在大量的突变，每个都与一个小的生存优势相关，从而驱动肿瘤进展。最近的研究表明，在小样本量的生物群体中和已知的对乳腺癌有致病作用的细胞信号通路分离出大量的低频的体细胞突变，从而极大地降低了基因组景观的复杂性。这种通路的例子包括干扰素信号、细胞周期检查点、BRCA1/2 相关的 DNA 修复、p53、AKT、转化生长因子（TGF-β）信号、Notch、表皮生长因子受体（EGFR）、FGF、ERBB2、RAS 和 PI3K 等。简言之，共同的信号途径，而不是个别的基因突变，主导乳腺癌的发展。

尽管经常发生的点突变在乳腺癌中比其他实体瘤更不常见，但新近数据表明，基因组的特定区域通常是扩增的，这些区域包含驱动癌症进展的基因。重要的扩增区域的最好的例子是含有 HER2 癌基因的 17q12 扩增子。该扩增子导致更恶性的肿瘤表型，现在是非常成功的抗体治疗曲妥珠单抗（赫赛汀）的靶标。已经观察到，RNA 介导的干扰（RNAi）敲除在 17q12 扩增子内的共同扩增基因导致细胞增殖减少和细胞凋亡增加。因此，17q12 扩增子似乎编码协调的遗传程序，有助于肿瘤形成。

除了 17q12（HER2）外，还有其他几种扩增子，似乎主导癌症表型，并且在乳腺癌中具有预后意义，如 11q13（CCDN1）、8q24（MYC）和 20q13[35]。这些区域包含在 DNA 代谢和染色体完整性的维持中发挥重要作用的基因群，表明这些扩增产物，可能会影响对 DNA 损伤剂作为抗癌治疗的反应。事实上，这些共同扩增在 HER2 基因扩增的肿瘤中很常见，并可能影响肿瘤行为和患者预后[36, 37]。这些基因组改变对功能的影响，可能不是由于单个基因的过度表达，而是由于扩增区域的基因群的过度表达。

越来越多的乳腺癌体细胞改变尚未直接转化到临床应用。然而，随着先进技术的发展和基因突变的进一步鉴定和分类，个性化的诊断和治疗方案的新机遇也可能出现。

乳腺癌的转录谱

DNA 编码的细胞程序通过转录为信使核糖核酸（mRNA）来执行，并翻译为蛋白质。不奇怪的是，上文所述 DNA 的改变导致相关的 mRNA 要么不足，要么过度表达；因此，异常的基因表达模式在乳腺肿瘤是常见的。基因表达谱在过去十年中已经被引入临床文献，研究表明，评估在肿瘤样本中的多个基因的表达，可能反映了 DNA 改变触发的细胞程序并可能预测肿瘤的行为。所谓的分子表达信号，对于患者个体提高诊断，预测复发，并选择个性化的治疗可能有作用。

已经开发的一些技术可以生成分子信号，包括 cDNA、寡核苷酸阵列和多重聚合酶链反应（PCR）技术。这些技术和新开发的统计方法，可以评价数百甚至数千 mRNA，同时基于共表达基因进行样本分组。

乳腺癌的分子分型

Perou[38] 和 Sorlie[39] 等开创性地提出了基于基因的表达模式，进行乳腺癌的亚型分类，他们称之为乳腺癌“分子画像”。他们定义的类别有 luminal A 和 luminal B 型 [一般是雌激素受体（ER）或孕激素受体（PR）阳性]、HER2 基因扩增的肿瘤和由于基底角蛋白表达而被称为“基底细胞样”的类型。最近通过癌症基因组图谱网络（TCGA）[40] 和分子乳腺癌国际联盟的分类（METABRIC）[41] 组的努力，除了提供更详细的分子画像，还确认了这些早期的发现。

管腔亚型

管腔型包括大部分乳房癌症，其特征在于表达通常在乳腺管腔上皮细胞中表达的基因，如细胞角蛋白 8、18 和管腔表达标记（ESR1、GATA3、FOXA1、XPB1 和 MYB）。管腔型包括大多数临床 ER 阳性乳腺癌并可以分为两个亚组：管腔 A 型和管腔 B 型。管腔 A 型肿瘤比较常见，高表达 ER 相关基因和低表达的 HER2 簇和增殖相关基因。相反，管腔 B 型肿瘤低表达 ER 相关基因，可变表达 HER2 簇，高表达增殖相关基因。管腔 A 型肿瘤比管腔 B 型肿瘤整体预后较好。

HER2 富集亚型

HER2 富集亚型包括所有乳腺癌的 10% ～ 15%，过表达 HER2 和增殖相关基因，ER 相关基因的表达较低。有趣的是，TCGA 最近的研究表明不是所有通过免疫组化（IHC）分析和（或）荧光原位杂交（FISH）定义的临床上 HER2 阳性的肿瘤都可以纳入 HER2 富集的分子亚型，反之亦然。大多数在临床上 HER2 阳性乳腺癌通过基因表达谱分析不被认为是 HER2 富集亚型，而被分组到高表达 HER2 的管腔内型。

雌激素受体阴性亚型

ER 阴性亚型包括一组异质的肿瘤，临床上称为三阴性乳腺癌（TNBC），因为它们通常缺乏 ER、PR 和 HER2，通常被称为三阴性，尽管不是所有的基底细胞样肿瘤都是三重性，反之亦然。ER 阴性亚群的基底样类别首先是通过第一代微阵列技术鉴定的，显示出增殖基因和基底细胞角蛋白的高表达 [5, 31, 34]，以及细胞周期控制相关的基因的缺失，总体预后较差。虽然基底细胞样肿瘤是 ER 阴性亚型中最常见的（占所有 ER 阴性肿瘤的 50% ～ 75%），并且占所有类型乳腺癌的 15% ～ 20%，但也存在其他的 ER 阴性亚型肿瘤，包括最近被发现的紧密连接蛋白低表达（claudin-low）分子亚型，以及富含干扰素和雄激素受体的正常细胞样型。尽管 claudin-low 亚组与基底样乳腺癌有一些相似之处，但它是不同的，因为这些肿瘤低表达参与上皮细胞紧密连接的紧密连接蛋白基因。claudin-low 肿瘤因为它们具有上皮 - 间质转化（EMT）的干细胞样特征而令人特别感兴趣 [42]。为了进一步研究 TNBC 的异质性，最近的一项研究对原发性肿瘤的基因表达谱进行聚类分析并鉴定了六种不同的亚型 [43]。主要聚类包括两个基底样亚型、一个免疫调节亚型、一个间充质亚型、一个间充质干细胞样亚型和一个管腔雄激素受体亚型。更有意义的是，该组提供了临床前证据，证明这些分子亚型对不同疗法敏感 [43]。这具有直接的转化相关性，应进一步验证。

虽然分子亚型的确切定义存在激烈的争议，但很明显，这些亚型在多个不相关的数据集具有可重复性，并且它们的预后影响已经在这些研究中得到验证[38, 40, 44, 45]。目前正在设计临床试验，通过 ER/PR 和 HER2 的状态进行患者分类，以验证治疗方法应针对这些群体而不是整个乳腺癌患者群体的说法。2011 年，圣加仑国际乳腺癌大会确认，不应将乳腺癌视为单一疾病，并建议应用遗传阵列测试或 ER/PR/HER2 大致状态结合增殖标志物，如 Ki-67，进行分子分型来定义这种疾病。该小组在 2013 年再次重申了这一观点[46]。

分子亚型确定乳腺癌遗传变化

所有类型的乳腺癌的突变谱已经证明，整个肿瘤存在显著的异质性。TCGA 的数据强调了仅 3 个基因（TP53、PIK3A 和 GATA3）的体细胞突变发生率就大于 10%[40]。然而，当在亚型内部分析乳腺癌的突变谱时，又出现了某些其他模式。虽然明显突变的基因的比例在管腔亚型中是最低的，但从突变谱来说，它也是异质性最明显的亚型。管腔 A 型肿瘤中最高频的突变是 PIK3CA（45%），其次是 MAP3K1、GATA3、TP53、CDH1 和 MAP2K4。与管腔 A 型肿瘤相同，管腔 B 型肿瘤也显示出广泛的突变谱，最高频的突变基因是 TP53 和 PIK3CA（均为 29%）。然而，TP53 突变引起的通路失活在管腔 A 型肿瘤较低（12%），在管腔 B 型肿瘤较高（29%）。尽管 HER2 富集亚型在 TP53（72%）和 PIK3CA（39%）中也显示出高频率的突变，不同于管腔亚型，HER2 富集肿瘤其他基因突变的频率似乎低得多。基底样肿瘤通常在 TP53（80%）中存在突变，几乎与管腔亚型中看到的突变没有重叠。此外，基底样组中存在的 TP53 突变大多是无义和移码突变，而不是在管腔型中观察到的更多的错义突变。事实上，在基底样组中发现的突变显示与卵巢浆液性癌症有明显的相似性[42]。

预后和预测基因组标志

预后标志

基因表达分子特征目前在临床上用于确定预后，以及确定是否受益于乳腺癌的系统治疗，包括化疗和内分泌治疗。van't Veer 等[45] 和 van de Vijver 等[47] 首次应用基因表达分析来定义转移可能性增加的乳腺癌患者亚群。在该人群中，与良好预后分子信号表达的患者比较，不良预后分子信号表达的患者远处转移的预计危险比例为 5.1%（95%CI，2.9 ～ 9.0；$P < 0.001$）。欧洲研究、癌症治疗组织（EORTC）和乳腺国际组织（BIG）目前正在开展一项前瞻性临床试验，以验证应用这种方法使患者免于全身系统的化疗（MINDACT 研究）[48]。初步分析，这 70 个基因表达谱信号有强烈的预后预测性，超越经典的如 St. Gallen 共识所使用的预后标准[49]；但是，影响的程度比以前报道的要少得多，以前报道远处转移的时间危险比为 1.85（1.14 ～ 3.0），总生存期危险比为 2.5（1.4 ～ 4.5）。现在这 70 个基因表达谱芯片被商业化命名为 MammaPrint，并已获得 FDA2 类，510（K）产品许可证。

其他研究组已经开发出预后基因表达谱，包括应用 76 个基因信号（Rotterdam 信号），确定了一个淋巴结阴性的患者高风险组；还包括基因组的等级指数（genomic grade index，GGI），能在中等组织学分级中，区别乳腺肿瘤的预后差和预后良好组[50]。这些表达谱的潜在价值尚未得到明确的界定，但其强调了基因表达谱在区分预后不同的组别的作用，而应用标准的组织学或临床参数却不能区分。

预测信号

内分泌治疗

几个科研组应用基因表达图谱分析，更好地预测了从治疗获益的可能性。这种预测性的特征可能有特殊价值，因为它们帮助肿瘤学家指导患者选择适当的治疗。基因组健康公司（Genomics Health Inc，加利福尼亚州雷德伍德城）开发了 Oncotype DX 检测，作为一种检测抗雌激素治疗受益的预测指标，这种方法在甲醛溶液固定石蜡包埋组织中应用了多个实时反转录聚合酶链反应（RT-PCR）检测。这个方法从发表的文献、基因组数据库和冷冻组织实验结果中挑选出来的 250 个候选基因发展而来。这些数据中，16 个与癌症相关的基因和 5 个参考基因的组合被用来开发一种算法来计算复发评分，0 ～ 100 分不等，可以用来估计诊断后超过 10 年的复发概率[51]。Paik 等[51]报道了两个随机对照试验的分析，国家外科辅助乳腺和肠项目 NSABP-B14（National Surgical Adjuvant Breast and Bowel Project，NSABP-B14）中，ER 阳性无淋巴结转移的患者被随机分配到他莫昔芬或对照组；在 NSABP- B20 项目中，ER 阳性无淋巴结转移的患者，随机分配给他莫昔芬单独或与环磷酰胺、甲氨蝶呤、氟尿嘧啶（CMF）联合化疗组。使用 NSABP-B20 项目的组织样本，患者被分为三个复发评分组：低风险（复发得分少于 18 分），中等风险（复发评分 18 ～ 30 分）和高风险（复发得分 31 ～ 100 分）。随后分析 NSABP-B14 项目的样品，发现复发风险为 6.8%（4.0% ～ 9.6%）、14.3%（8.3% ～ 20.3%）和 30.5%（23.6% ～ 37.4%）。Paik 等[51]进一步分析了 Oncotype DX 检测的效能，包括 NSABP-B14 和 NSABP-B20 的其他观察组患者，发现 Oncotype DX 检测是一个强有力的预测指标，可以预测 NSABP-B20 项目中从 CMF 方案获益的患者，复发评分低或中等的化疗患者很少或根本没有从化疗中受益，但复发评分高的患者有明显受益。相反，在 NSABP- B14 项目中，从他莫昔芬受益的局限于低和中等风险类别（两者密切相关，P=0.001）。这些数据表明，对于那些临床特征（无淋巴结转移，雌激素受体阳性）提示明显良好预后的患者，Oncotype DX 检测有助于确定那些最有可能在单独他莫昔芬治疗中获益（低复发分数）的患者，与那些最有可能不受益于他莫昔芬，但有可能受益于化疗的患者（高复发分数）。化疗在 25% 的中等复发评分的患者的效益仍然不明朗，目前正在针对这个情况进行前瞻性随机试验（Tailor Rx），在这项试验中高复发评分的患者将接受内分泌治疗和化疗，低复发评分的患者将单独接受内分泌治疗，中等复发评分的患者被随机分配内分泌治疗与内分泌和化疗联合治疗。Albain 等[52]最近在西南肿瘤协作组（Southwest Oncology Group SWOG-8814，SWOG-8814）治疗的有淋巴结转移的乳腺癌患者中进行的一项研究表明，低复发评分能预测治疗的患者对于氟尿嘧啶（5-FU）、多柔比星（阿霉素）和环磷酰胺（FAC）的化疗无效[53]。虽然这些有争议的数据表明，在有淋巴结转移的患者也可以同样应用 Oncotype DX 方法，但还需要另外的现代方法的验证。最近的研究发表了将 Oncotype DX 方法应用于芳香酶抑制剂治疗的患者，预测其是否受益于激素治疗，证明这个方法对于他莫昔芬和阿那曲唑治疗组同样有效，但是不能区别这两者哪个治疗效果更佳[54]。

鉴于 Oncotype DX 复发评分和临床病理因素，如肿瘤大小和级别可独立应用于预后评价，最近的一项研究综合了这些因素来判断其预后和预测值是否比单一的因素有改进[54]。使用综合评分、复发评分 - 临床病理（RSPC），对于 ER 阳性无淋巴结转移的患者的远处复发的预后评价比单一使用复发评分更有价值。这个综合评分对于风险分级的评估也更好，减少了分到中等风险程度组患者的数目。但是，加入临床病理因素到复发评分中没有提高对于化疗收益的预测价值。ER 阳性乳腺癌的其他预测因素包括乳腺癌指数（AvariaDx Inc.，Carlsbad，California），一种基于定量 RT-PCR 的方法检测 HOXB6 和 IL17BR 基因的比例和增殖分数。在两项淋巴结阴性、ER 阳性、他莫昔芬治疗乳腺癌患者的研究中，未经治疗的 ER 阳性 / 淋巴结阴性患者[55, 56]乳腺癌指数为复发风险的标志物，最近发现可预测辅助性内分泌治疗后的晚期复发[57]。将乳腺癌指数（BCI）与 Oncototype DX 复发评分、IHC4（基于免疫组化检测 4 种蛋白标志物的评分）进行比较。在 ER 阳性、淋巴结阴性的乳腺癌患者中，给予他莫昔芬或阿那曲唑，他莫昔芬单独或组合（ATAC）试验，BCI 指数是唯一的预后指数，可以鉴定出早期和晚期复发风险[57]。这可能在进行了 5 年内分泌治疗的绝经后患者中具有临床价值，因为这个试验是在这个人群中界定的。

化疗

进行化疗和靶向治疗的反应预测更具挑战性。MD 安德森癌症中心（M.D. Anderson Cancer Center）的 Ayers 等[58]第一个报告了细针穿刺标本的多基因分析用于预测新辅助化疗（紫杉醇、氟尿嘧啶、多柔比星、环磷酰胺、TFAC）的反应[59]。基因信号的验证在未来确定这些表达谱在预测乳腺癌患者的治疗反应和临床结果方面的价值是非常重要的。国际组织如美国临床肿瘤学学会（American Society of Clinical Oncology）、国家综合癌症网络（National Comprehensive Cancer Network）和美国病理学家学会（College of American Pathologists）正在努力解释从多基因生物标志物检测的新兴领域获得的数据，帮助临床执业医生解释它们的临床用途[60]。

乳腺癌的表观遗传学

在没有外部刺激或信号事件的情况下，细胞在多代后保持稳定的特性和表型。这种细胞记忆由表观基因组编码，表观基因组是存在于基因组序列之外的遗传信息的集合。在高等真核生物中，DNA 甲基化和染色质修饰是主要的表观遗传机制，其与基本遗传过程，如 DNA 复制、转录和修复是紧密耦合的。有证据表明，癌症，包括乳腺癌，已经改变了的 DNA 甲基化和组蛋白乙酰化的模式，导致似乎是致癌性的转录改变[61, 62]。最近 TCGA 通过基因表达谱证明乳腺癌亚型甲基化的不同模式。在这些亚型中，管腔 B 亚型具有高甲基化表型，而基底样亚型具有低甲基化表型[40]。正在进行的计划，包括表观基因组计划，以及 TCGA 数据的进一步分析将有可能增强我们对乳腺癌表观遗传学的理解。

主要表观遗传学药物包括 DNA 甲基转移酶（DNMT）和组蛋白脱乙酰酶（HDAC）抑制剂。临床前研究表明 HDAC 抑制剂可能在乳腺癌细胞中具有活性，许多临床 Ⅰ 期和 Ⅱ 期研究正在进行中[63-65]。

MiRNA

miRNA 是小型非编码 RNA，属于一类新的调节分子，以两种方式控制数百种靶 mRNA 转录本的表达。首先，miRNA 结合在完全互补的编码蛋白质 mRNA 序列，引起 RNA 介导的干扰（RNAi）途径。mRNA 随后在 RNA 诱导的沉默复合体（RISC）中被核糖体切割。其次，miRNA 的不完全互补地结合在它们的目标蛋白质编码基因 3′ 非翻译区（3UTRs），从而在翻译水平抑制这些基因的表达[67]。

miRNA 在细胞系和临床样本均被证实与乳腺癌相关。例如，miR-21、miR-155、miR-7 和 miR-210 在侵袭性人类乳腺癌中过度表达，而 let-7 和 miR-125a 则被证明在乳腺癌下调。miR-125a 也被证明通过抑制 ERBB2 及 ERBB3，发挥肿瘤抑制基因的作用。最近，TCGA 通过 miRNA 表达谱鉴定了 7 个亚型。在所有这些 miRNA 簇中，只有其中两个与 TP53 突变具有正相关，并与基底样亚型重叠。没有确认更多的与突变状态或 mRNA 定义的乳腺癌类型的相关性[40]。

MiRNA 和对癌症治疗的反应

miRNA 的错误表达模式被发现与癌症的结果和治疗反应，包括放疗和化疗相关。某些 miRNA 与缺氧相关，如 miR-210，已被证明是乳腺癌的预后较差的生物标志物[68]。此外，在体外的数据显示，某些 miRNA 与多柔比星[71]或他莫昔芬耐药相关[72]。在患者样品中，与 miRNA 相关肿瘤亚型有特异性的 miRNA 的表达方式，提示不良预后。确定 miRNA 作为预后生物标志物的作用，以及其靶向治疗潜力是乳腺癌研究的一个活跃领域。

蛋白质 / 通路的改变

正如 Hanahan 和 Weinberg[73] 提出的那样，导致癌症的分子机制，已被定性为癌症的特征，并于 2011 年修订，它们包括生长信号的自给自足，逃避生长抑制信号，抵抗细胞死亡，通过抑制端粒酶复制性永生、血管生成、侵袭和转移、基因组不稳定性、代谢失调和逃避免疫清除。在大多数情况下，遗传和表观遗传异常的效应，体现在异常的表达水平、异常的功能和异常蛋白质、信号通路的相互作用。最近对基因组的研究已经产生了与特定乳腺癌亚型相关的蛋白质组学的新见解，除了那些典型的驱动因子 ER 和 HER2[40]，还提出了其他治疗的重要靶点。毫无疑问，大量改变协同导致其恶性表型；然而，一些关键蛋白质及其途径已经成为乳腺癌发展和生长，以及潜在治疗靶点的关键驱动因素。

雌激素受体途径

乳腺癌的治疗靶点

雌激素信号

大多数乳腺癌与暴露于雌激素及雌激素受体信号通路的改变密切相关。雌激素是通过结合核 ER 发挥作用的类固醇激素。一旦被其配体激活，ER 以协同方式与一些雌激素反应元件共调节蛋白结合，结合到雌激素反应基因的启动子区域，进而导致许多生长促进基因（包括 PR）的转录。ER 表达水平不仅具有生物学意义，而且是抗雌激素治疗反应的一个非常有效的预测因子，推荐用于所有表达 ER 肿瘤的治疗。

虽然 ER 在多达 70% 的浸润性乳腺癌中过表达，但是发生的精确机制尚不清楚。该基因的扩增似乎是一种机制（在一项研究中约 50% 的病例有 ER 的过表达），这表明转录失调和转录后修饰（如 miRNA 改变 mRNA 的水平）也可能发挥作用。此外，最近的研究表明，ER 突变可导致通路的持续激活，并可能是抗雌激素治疗抵抗的机制[74]。

雌激素通过基因组（如上所述）和非基因组机制发挥其作用。与 ER 的基因组作用相反，ER 的非基因组作用非常快（在雌激素暴露的数秒内），并且被认为是由膜结合或胞质 ER 的激素依赖性激活引起的。这些非核 ER 作用导致重要的生长调节激酶，包括 EGFR、胰岛素样生长因子受体 1（IGF-1R）、c-Src、Shc 和 PI3K 的调节亚基 p85α 的快速磷酸化和活化。ER 和生长因子受体之间的“对话”（cross-talk）是双向的，如 HER2 基因的组成性表达，可以增强 ER 的信号，从而引起抗雌激素治疗抵抗。这些结果表明了 HER2/IGF-1R/EGFR 激活在抗雌激素治疗获得性或原发性抵抗中发挥作用[75]。

ER 通路已被证明是乳腺癌治疗的有价值的靶点。在过去的几十年里，已经开发了许多制剂通过结合受体本身（如选择性 ER 调节剂，如他莫昔芬、雷洛昔芬、氟维司群），或者减少内源性雌激素的产生（如芳香酶抑制剂、卵巢消融）抑制此通路。最近的数据表明，长时间使用他莫昔芬如 10 年的效果优于 5 年的效果，绝经后妇女使用他莫昔芬持续任何时间后使用芳香酶抑制剂（AI）5 年是标准的治疗。虽然这些药物都非常有效，并对乳腺癌的发病率和死亡率有显著影响，但是原发性或获得性耐药还很常见。最近的研究表明，抑制生长因子通路联合抗雌激素治疗可以克服对这些药物的耐药。哺乳动物雷帕霉素靶蛋白（mTOR）抑制剂坦西莫司和甾体抑制剂依西美坦联用是转移患者应用非甾体芳香酶抑制剂进展后的新治疗标准。肿瘤学界的挑战是确定最佳的生物标志物来预测最有可能从更长的他莫昔芬或芳香酶抑制剂 +mTOR 治疗获益的患者。如前所述，Oncotype DX 试验，IHC4 和乳腺癌指数提供对 ER 阳性肿瘤行为的认识，有利于帮助选择治疗决策[55-57]。

生长因子受体途径

生长因子受体途径，特别是酪氨酸激酶受体，在启动组织的增殖和细胞的生存通路中发挥了重要作用，并受到严格调控。在乳腺癌生物学，ErbB 家族被研究得最广泛，但许多其他生长因子，如胰岛素样生长因子受体，也受到关注，有希望成为有效的治疗靶点[78]。这些生长因子受体途径可以持续地被一些机制激活，包括过量的配体水平，功能获得性突变，基因扩增或非基因扩增引起的过表达、基因重排及其产生的有致癌潜力的融合蛋白，最终会导致不适当的激酶活性和生长，从而激活第二信使（图 18.2）。

人表皮生长因子受体 2

HER2（EGFR2 或 ErbB2）是受体酪氨酸激酶家族的成员，该家族还包括 EGFR（HER1、

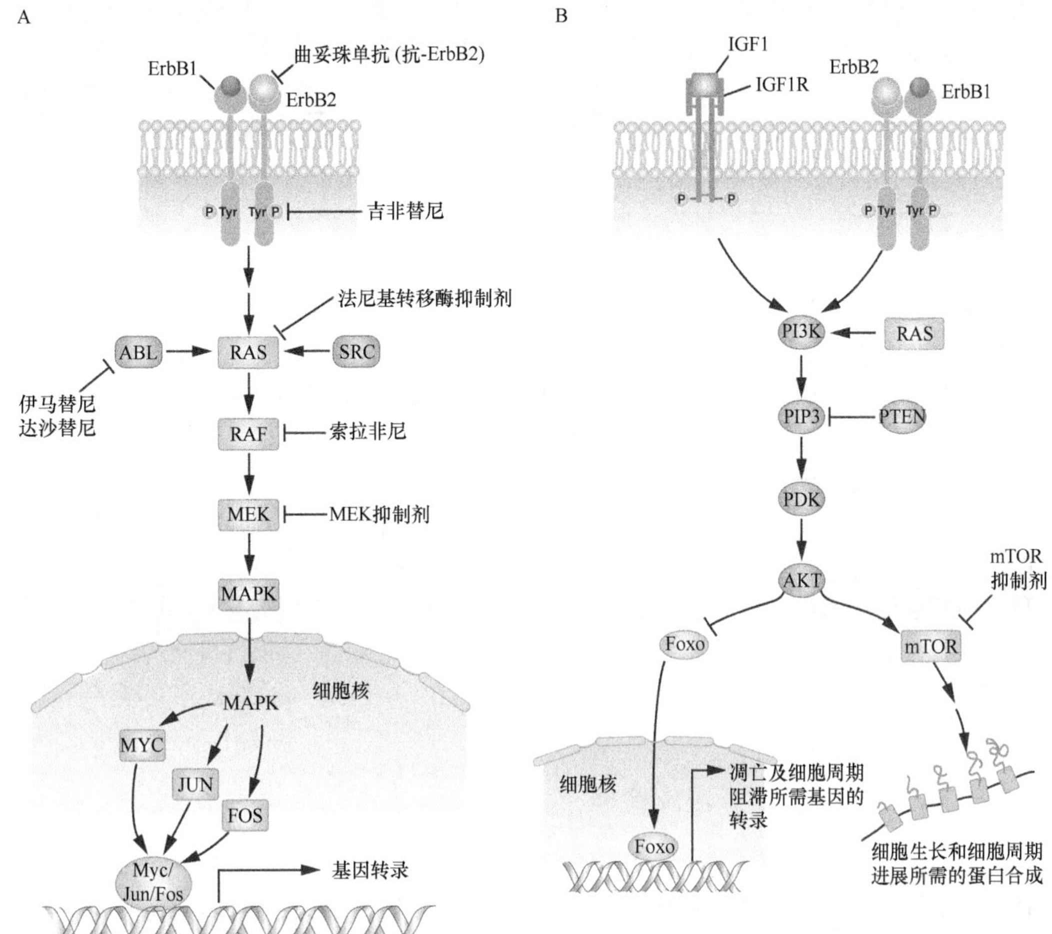

图 18.2 A. ras / raf / MEK / MAPK 途径被多种生长因子受体激活（这里举例说明由 ErbB1 和 ErbB2）及几种细胞内酪氨酸激酶，如 SRC 和 ABL。活化的 RAS 刺激由一系列 RAF、MEK 和 ERK（MAP）激酶介导的磷酸化事件。活化 MAP 激酶（MAPK）易位至细胞核并激活蛋白质，如 MYC、JUN 和 FOS，其促进众多参与肿瘤生长的基因的转录。B. 磷脂酰肌醇 -3- 激酶（PI3K）途径被 RAS 和许多生长因子受体（这里由 IGF1R 和 ErbB1 / ErbB2 异二聚体示例）激活。激活的 PI3K 生成磷脂酰肌醇 -3，4，5- 三磷酸（PIP3），其激活磷酸肌醇 -1 依赖性激酶（PDK）。反过来，PDK 磷酸化 AKT。PTEN 是 AKT 活化的内源性抑制剂。磷酸化 AKT 转导多重下游信号，包括 mTOR 和 FOXO 家族的转录因子的抑制。mTOR 激活促进细胞生长和细胞周期进程所需的蛋白质的合成（引自 Golan DE，Tashjian AH，Armstrong EJ. Principles of Pharmacology：The Pathophysiologic Basis of Drug Therapy. 2nd ed. Baltimore：Lippincott Williams & Wilkins；2008）

ErbB1），ErbB3 和 ErbB4。配体结合在 ErbB1、ErbB3 或 ErbB4 受体的胞外域，诱导同源和异源二聚体形成和激酶的激活。HER2 蛋白以一个封闭的构象存在，并没有配体，但它和 HER1、HER3 和 HER4 形成二聚体。在分子水平上，HER2 扩增通过调节 cyclin D1，cyclin E 和 CDK6 的上调，以及 p27 的降解，与 G_1/S 期细胞周期调控的失调相关。HER2 基因也与包括 SH2 结构域的蛋白质（如 Src 激酶）的重要第二信使相互作用。

重要的是，HER2 扩增或蛋白质过表达（在 20% 的侵袭性乳腺癌中发现）与加速的细胞生长和增殖，差的临床结果及对单克隆抗 HER2 抗体曲妥珠单抗的反应明显相关。许多随机试验表明，在化疗中加入曲妥珠单抗可以改善转移和早期疾病的存活率，因此曲妥珠单抗被纳入所有 HER2 阳性乳腺癌患者的治疗标准[79]。另外，还有一些 HER2 靶向药物已被批准用于转移性 HER2 阳性乳腺癌，并在早期阶段进行评估。其中之一，靶向 HER2-3 异源二聚化位点的单克隆抗体帕妥珠单抗最近已被批准作为Ⅱ期和Ⅲ期 HER2 阳性乳腺癌的术前用药[80]。这些针对 HER2 阳性疾病的靶向治疗的快速进展说明了靶向一个重要的分子驱动对临床实践产生的深刻影响。

FDA 批准的 HER2 靶向治疗曲妥珠单抗、帕妥珠单抗、拉帕替尼和曲妥珠单抗（TDM-1）的精确作用机制还没有得到很好的理解。在临床前研究，前三个似乎通过 HER2 受体的经典信号通路抑制信号转导，但对于 ras-MAPK 和 PI3K-AKT 通路抑制程度各有不同。这很可能是由于对共受体 HER1、HER3 和 HER4 的抑制程度不同，它们对每个通路有不同偏好。例如，拉帕替尼抑制 HER2 和 EGFR（HR1），它们对 ras-MAPK 通路具有更大的作用。帕妥珠单抗干扰 HER3 异源二聚体，因此对 AKT 通路具有更大的影响。新的靶向治疗 TDM-1 是一种抗体药物结合物，其作用比信号转导的细胞毒性更强。所有三种抗体疗法被认为可以激活参与抗体依赖性细胞毒性（ADCC）的自然杀伤细胞；然而，临床研究并没有证据支持这种或其他任何作用机制。因此，对治疗抵抗机制的理解很少，当前的假说包括通过磷酸酶和张力蛋白同源物（PTEN）的缺失或 PI3K 突变激活替代受体（如 IGF-1R、c-met）或 AKT 途径（图 18.2）[78, 79, 81, 82]。

Ras 和磷脂酰肌醇 -3- 激酶途径

许多不同的信号转导通路之间普遍存在功能冗余和相互间“对话”。然而，几个下游信使由于其功能的重要性和治疗作用，具有特殊的意义。最近从 TCGA 乳腺癌发布的数据表明，PI3K-AKT 和 ras-MAP 激酶途径与乳腺癌中高度相关，基于通过基因组技术检测的这些通路的频繁突变，扩增和（或）活化[40]。

PI3K-AKT 是许多受体酪氨酸激酶下游的中心信号通路，并调节细胞生长和增殖（图 18.2B）。编码 PI3K 的 P110 催化亚基（PI3CKA）的基因的激活突变可能是乳腺肿瘤进展的一个重要因素，突变位点根据前文提到的乳腺癌分子亚型而不同。在 2% ～ 4% 的乳腺癌中可见 AKT 基因家族的激活突变，不包括基底样亚型，基底样亚型中这种突变很罕见[42]。

PTEN 使 PI3K 的 P110 催化结构域去磷酸化并失活，PTEN 在许多乳腺癌中突变或低表达（如通过甲基化）。PI3K 通路的激活引起磷酸肌醇 -3 依赖激酶介导的几个已知的激酶，包括 AKT1、AKT2 和 AKT3 激活。有趣的是，激活的 AKT1 似乎抗细胞凋亡，但在肿瘤形成中也起着抗侵袭作用。除了 AKT，PI3K 通路的下游增殖效应因子还包括哺乳动物雷帕霉素（mTOR）复合物 1（TORC1），该复合物由 mTOR、raptor 和 mLst8 组成。目前认为，TORC1 通过激活 S6- 激酶 1，抑制 cap 依赖的翻译抑制子 4E-BP1，发挥促增长作用。所有这些发现支持 mTOR-raptor 是癌症治疗的关键目标，而事实上，被称为雷帕霉素类似物（如 CCI-779、RAD-001、AP-23576）的几个 mTOR 的抑制剂正在进行临床试验，坦罗莫司已被批准用于芳香酶抑制剂治疗。

ras/raf/MEK/MAPK 途径也是许多生长因子受体的关键信号转导途径（图 18.2A）。到目前为止，在乳腺癌中，靶向 MEK 途径的药剂（如 raf 抑制剂索拉非尼）作为单一药剂已经取得部分成功，但与其他治疗结合的研究更有希望获得成功。

血管生成

血管生成是在生理活动，如伤口愈合和妊娠期间受到严格调控的血管形成的过程。它也被证明是肿瘤生长和扩散的一个重要组成部分。与生理性血管生成相反，肿瘤相关的血管生成是高度失调的混乱和扭曲的血管，血管通透性是增加的。因此，近年来，针对血管生成已成为许多癌症的常见治疗目标。

这个过程的核心是促血管生成因子（VEGF）与其受体一起调节内皮细胞的生长和新针对血管的形成[81]。VEGF 受体（VEGFRs）与 EGFRs 相同，也是酪氨酸激酶受体。VEGF-A 结合 VEGFR1（FLT-1）和 VEGFR2（KDR/Flk1）。VEGFR2 似乎介导大部分已知的 VEGFs 的细胞反应，而对 VEGFR1 功能的了解不多。贝伐单抗是针对 VEGF-A 的人源化单克隆抗体，迄今已进行了广泛的研究。到目前为止，3 个大型随机试验显示，贝伐单抗在第一线转移治疗中与各种不同的化疗合用，使患者无进展生存期显著延长。但是，在任何一个研究中都没有显示出生存优势，使得贝伐单抗的批准被撤销，为了重新考虑在乳腺癌中的应用，其在早期乳腺癌的研究必须是有效的。多靶点的 VEGFR 的酪氨酸激酶抑制剂，如舒尼替尼（封闭 VEGFR、PDGFR 和 c-kit）和索拉非尼（封闭 VEGFR 和 Raf 激酶）也被广泛地用于研究乳腺癌和其他癌症的治疗。尽管这些药物获得了一些成功，抗血管生成药物反应的预测因素目前仍然难以确认。

结论

乳腺癌是一种异质性恶性肿瘤，具有多种分子亚型和临床表现，从侵袭性到隐匿性，并且随年龄、绝经状态和种族群体而变化。最近的分子分析已经通过获得对应于临床表型的分子模式阐明了这种异质性。这些研究包括但不限于乳腺癌易感性基因的生殖细胞变异、基因表达、拷贝数和体细胞突变、表观遗传修饰和与恶性表型相关的蛋白质通路的改变。本章尝试总结乳腺癌的现状，重点介绍这些研究提供的对预后和治疗的预测，以及潜在的新治疗靶点的见解。只有通过持续的研究，这种疾病将来才会被治愈。

（王 帆 李 征）

参考文献

1. Bell DW. Our changing view of the genomic landscape of cancer. *J Pathol* 2010;2:231-243.
2. Wood LD, Parsons DW, Jones S, et al. The genomic landscapes of human breast and colorectal cancers. *Science* 2007;318:1108-1113.
3. Velculescu VE. Defining the blueprint of the cancer genome. *Carcinogenesis* 2008;29:1087-1091.
4. Turnbull C, Rahman N. Genetic predisposition to breast cancer: past, present, and future. *Annu Rev Genomics Hum Genet* 2008;9:321-345.

5. Foulkes WD. Inherited susceptibility to common cancers. *N Engl J Med* 2008;359:2143-2153.
6. Hirshfield KM, Rebbeck TR, Levine AJ. Germline mutations and polymorphisms in the origins of cancers in women. *J Oncol* 2010;2010:297671.
7. Narod SA. Modifiers of risk of hereditary breast cancer. *Oncogene* 2006;25:5832-5836.
8. Chenevix-Trench G, Milne RL, Antoniou AC, et al. An international initiative to identify genetic modifiers of cancer risk in BRCA1 and BRCA2 mutation carriers: the Consortium of Investigators of Modifiers of BRCA1 and BRCA2 (CIMBA). *Breast Cancer Res* 2007;9:104.
9. Antoniou AC, Sinilnikova OM, McGuffog L, et al. Common variants in LSP1, 2q35 and 8q24 and breast cancer risk for BRCA1 and BRCA2 mutation carriers. *Hum Mol Genet* 2009;18:4442-4456.
10. Antoniou AC, Spurdle AB, Sinilnikova OM, et al. Common breast cancer-predisposition alleles are associated with breast cancer risk in BRCA1 and BRCA2 mutation carriers. *Am J Hum Genet* 2008;82:937-948.
11. Mavaddat N, Peock S, Frost D, et al. Cancer risks for BRCA1 and BRCA2 mutation carriers: results from prospective analysis of EMBRACE. *J Natl Cancer Inst* 2013;105:812-822.
12. Turner NC, Reis-filho JS. Basal-like breast cancer and the BRCA1 phenotype. *Oncogene* 2006;25:5846-5853.
13. Venkitaraman AR. Cancer susceptibility and the functions of BRCA1 and BRCA2. *Cell* 2002;2:171-182.
14. Fong PC, Boss DS, Yap TA, et al. Inhibition of poly(ADPribose) polymerase in tumors from BRCA mutation carriers. *N Engl J Med* 2009;361:123-134.
15. Iglehart JD, Silver DP. Synthetic lethality—a new direction in cancer-drug development. *N Engl J Med* 2009;2:189-191.
16. Liu X, Shi Y, Maag DX, et al. Iniparib nonselectively modifies cysteine-containing proteins in tumor cells and is not a bona fide PARP inhibitor. *Clin Cancer Res* 2012;18:510-523.
17. Ma W, Halweg CJ, Menendez D, et al. Differential effects of poly(ADP-ribose) polymerase inhibition on DNA break repair in human cells are revealed with Epstein-Barr virus. *Proc Natl Acad Sci U S A* 2012;109:6590-6595.
18. Murai J, Huang SY, Das BB, et al. Trapping of PARP1 and PARP2 by clinical PARP inhibitors. *Cancer Res* 2012;72: 5588-5599.
19. Patel AG, De Lorenzo SB, Flatten KS, et al. Failure of iniparib to inhibit poly(ADP-Ribose) polymerase in vitro. *Clin Cancer Res* 2012;18:1655-1662.
20. Shen Y, Rehman FL, Feng Y, et al. BMN 673, a novel and highly potent PARP1/2 inhibitor for the treatment of human cancers with DNA repair deficiency. *Clin Cancer Res* 2013;19:5003-5015.
21. Edwards SL, Brough R, Lord CJ, et al. Resistance to therapy caused by intragenic deletion in BRCA2. *Nature* 2008;451: 1111-1115.
22. Norquist B, Wurz KA, Pennil CC, et al. Secondary somatic mutations restoring BRCA1/2 predict chemotherapy resistance in hereditary ovarian carcinomas. *J Clin Oncol* 2011;29:3008-3015.
23. Sakai W, Swisher EM, Karlan BY, et al. Secondary mutations as a mechanism of cisplatin resistance in BRCA2-mutated cancers. *Nature* 2008;451:1116-1120.
24. Bouwman P, Aly A, Escandell JM, et al. 53BP1 loss rescues BRCA1 deficiency and is associated with triple-negative and BRCA-mutated breast cancers. *Nat Struct Mol Biol* 2010;17: 688-695.
25. Jaspers JE, Kersbergen A, Boon U, et al. Loss of 53BP1 causes PARP inhibitor resistance in Brca1-mutated mouse mammary tumors. *Cancer Discov* 2013;3:68-81.
26. Stratton MR, Rahman N. The emerging landscape of breast cancer susceptibility. *Nat Genet* 2008;40:17-22.
27. Win AK, Young JP, Lindor NM, et al. Colorectal and other cancer risks for carriers and noncarriers from families with a DNA mismatch repair gene mutation: a prospective cohort study. *J Clin Oncol* 2012;30:958-964.
28. Win AK, Lindor NM, Jenkins MA. Risk of breast cancer in Lynch syndrome: a systematic review. *Breast Cancer Res* 2013;15:R27.

29. Xu Q, He CY, Liu JW, et al. Pre-miR-27a rs895819A/G polymorphisms in cancer: a meta-analysis. *PloS One* 2013;8:e65208.
30. Hoffman AE, Zheng T, Yi C, et al. microRNA miR-196a-2 and breast cancer: a genetic and epigenetic association study and functional analysis. *Cancer Res* 2009;69:5970-5977.
31. Forbes SA, Bhamra G, Bamford S, et al. The Catalogue of Somatic Mutations in Cancer (COSMIC). *Curr Protoc Hum Genet* 2008;Chapter 10:Unit 10.11.
32. Stratton MR, Campbell PJ, Futreal PA. The cancer genome. *Nature* 2009;458:719-724.
33. Copeland NG, Jenkins NA. Deciphering the genetic landscape of cancer—from genes to pathways. *Trends Genet* 2009;25:455-462.
34. Kao J, Pollack JR. RNA interference-based functional dissection of the 17q12 amplicon in breast cancer reveals contribution of coamplified genes. *Genes Chromosomes Cancer* 2006;45:761-769.
35. Chin K, DeVries S, Fridlyand J, et al. Genomic and transcriptional aberrations linked to breast cancer pathophysiologies. *Cancer Cell* 2006;10:529-541.
36. Bentires-Alj M, Gil SG, Chan R, et al. A role for the scaffolding adapter GAB2 in breast cancer. *Nat Med* 2006;12:114-121.
37. Yu Q, Sicinska E, Geng Y, et al. Requirement for CDK4 kinase function in breast cancer. *Cancer Cell* 2006;9:23-32.
38. Perou CM, Sorlie T, Eisen MB, et al. Molecular portraits of human breast tumours. *Nature* 2000;406:747-752.
39. Sorlie T, Perou CM, Tibshirani R, et al. Gene expression patterns of breast carcinomas distinguish tumor subclasses with clinical implications. *Proc Natl Acad Sci U S A* 2001;98:10869-10874.
40. Cancer Genome Atlas Network. Comprehensive molecular portraits of human breast tumours. *Nature* 2012;490:61-70.
41. Curtis C, Shah SP, Chin SF, et al. The genomic and transcriptomic architecture of 2,000 breast tumours reveals novel subgroups. *Nature* 2012;486:346-352.
42. Perou CM. Molecular stratification of triple-negative breast cancers. *Oncologist* 2010;15:39-48.
43. Lehmann BD, Bauer JA, Chen X, et al. Identification of human triple-negative breast cancer subtypes and preclinical models for selection of targeted therapies. *J Clin Invest* 2011;121:2750-2767.
44. Gruvberger S, Ringnér M, Chen Y, et al. Estrogen receptor status in breast cancer is associated with remarkably distinct gene expression patterns. *Cancer Res* 2001;16:5979-5984.
45. van 't Veer LJ, Dai H, van de Vijver MJ, et al. Gene expression profiling predicts clinical outcome of breast cancer. *Nature* 2002;415:530-536.
46. Goldhirsch A, Winer EP, Coates AS, et al. Personalizing the treatment of women with early breast cancer: highlights of the St Gallen International Expert Consensus on the Primary Therapy of Early Breast Cancer 2013. *Ann Oncol* 2013;24:2206-2223.
47. van de Vijver MJ, He YD, van't Veer LJ, et al. A geneexpression signature as a predictor of survival in breast cancer. *N Engl J Med* 2002;25:1999-2009.
48. Piccart M, Loi S, Van't Veer L, et al. Multi-center external validation study of the Amsterdam 70-gene prognostic signature in node negative untreated breast cancer: Are the results still outperforming the clinical-pathological criteria? Presented at: 2004 27th San Antonio Breast Cancer Symposium; December 2004; San Antonio, TX.
49. Goldhirsch A, Wood WC, Gelber RD, et al. Meeting highlights: updated international expert consensus on the primary therapy of early breast cancer. *J Clin Oncol* 2003;21:3357-3365.
50. Sotiriou C, Wirapati P, Loi S, et al. Gene expression profiling in breast cancer: understanding the molecular basis of histologic grade to improve prognosis. *J Natl Cancer Inst* 2006;98:262-272.
51. Paik S, Shak S, Tang G, et al. A multigene assay to predict recurrence of tamoxifen-treated, node-negative breast cancer. *N Engl J Med* 2004;351:2817-2826.

52. Albain KS, Barlow WE, Shak S, et al. Prognostic and predictive value of the 21-gene recurrence score assay in postmenopausal women with node-positive, oestrogen-receptor-positive breast cancer on chemotherapy: a retrospective analysis of a randomised trial. *Lancet Oncol* 2010;11:55-65.
53. Mamounas EP, Tang G, Fisher B, et al. Association between the 21-gene recurrence score assay and risk of locoregional recurrence in node-negative, estrogen receptor-positive breast cancer: results from NSABP B-14 and NSABP B-20. *J Clin Oncol* 2010;10:1677-1683.
54. Tang G, Cuzick J, Costantino JP, et al. Risk of recurrence and chemotherapy benefit for patients with node-negative, estrogen receptor-positive breast cancer: recurrence score alone and integrated with pathologic and clinical factors. *J Clin Oncol* 2011;29:4365-4372.
55. Ma XJ, Hilsenbeck SG, Wang W, et al. The HOXB13:IL17BR expression index is a prognostic factor in early-stage breast cancer. *J Clin Oncol* 2003;28:4611-4619.
56. Ma XJ, Wang Z, Ryan PD, et al. A two-gene expression ratio predicts clinical outcome in breast cancer patients treated with tamoxifen. *Cancer Cell* 2004;5:607-616.
57. Sgroi DC, Sestak I, Cuzick J, et al. Prediction of late distant recurrence in patients with oestrogen-receptor-positive breast cancer: a prospective comparison of the breast-cancer index (BCI) assay, 21-gene recurrence score, and IHC4 in the TransATAC study population. *Lancet Oncol* 2013;14:1067-1076.
58. Ayers M, Symmans WF, Stec J, et al. Gene expression profiles predict complete pathologic response to neoadjuvant paclitaxel and fluorouracil, doxorubicin, and cyclophosphamide chemotherapy in breast cancer. *J Clin Oncol* 2004;22:2284-2293.
59. Acharya CR, Hsu DS, Anders CK, et al. Gene expression signatures, clinic opathological features, and individualized therapy in breast cancer. *JAMA* 2008;299:1574-1587.
60. Harris L, Fritsche H, Mennel R, et al. American Society of Clinical Oncology 2007 update of recommendations for the use of tumor markers in breast cancer. *J Clin Oncol* 2007;33:5287-5312.
61. Barski A, Cuddapah S, Cui K, et al. High-resolution profiling of histone methylations in the human genome. *Cell* 2007;129:823-837.
62. Veeck J, Esteller M. Breast cancer epigenetics: from DNA methylation to microRNAs. *J Mammary Gland Biol Neoplasia* 2010;15:5-17.
63. Fiskus W, Ren Y, Mohapatra A, et al. Hydroxamic acid analogue histone deacetylase inhibitors attenuate estrogen receptor-alpha levels and transcriptional activity: a result of hyperacetylation and inhibition of chaperone function of heat shock protein 90. *Clin Cancer Res* 2007;13:4882-4890.
64. Zhou Q, Shaw PG, Davidson NE. Inhibition of histone deacetylase sup presses EGF signaling pathways by destabilizing EGFR mRNA in ER- negative human breast cancer cells. *Breast Cancer Res Treat* 2009;117:443-451.
65. Yardley DA, Ismail-Khan RR, Melichar B, et al. Randomized phase II, double-blind, placebo-controlled study of exemestane with or without entinostat in postmenopausal women with locally recurrent or metastatic estrogen receptor-positive breast cancer progressing on treatment with a nonsteroidal aromatase inhibitor. *Clin Oncol* 2013;31:2128-2135.
66. Lee Y, Ahn C, Han J, et al. The nuclear RNase III Drosha initiates micro-RNA processing. *Nature* 2003;425:415-419.
67. Reinhart BJ, Slack FJ, Basson M, et al. The 21-nucleotide let-7 RNA regulates developmental timing in *Caenorhabditis elegans*. *Nature* 2000;403:901-906.
68. Camps C, Buffa FM, Colella S, et al. hsa-miR-210 Is induced by hypoxia and is an independent prognostic factor in breast cancer. *Clin Cancer Res* 2008;5:1340-1348.
69. Foekens JA, Sieuwerts AM, Smid M, et al. Four miRNAs associated with aggressiveness of lymph node-negative, estrogen receptor-positive human breast cancer. *Proc Natl Acad Sci U S A* 2008;105:13021-13026.
70. Iorio MV, Casalini P, Tagliabue E, et al. MicroRNA profiling as a tool to understand prognosis, therapy response and resistance in breast cancer. *Eur J Cancer* 2008;18:2753-2759.

71. Kovalchuk O, Filkowski J, Meservy J, et al. Involvement of microRNA-451 in resistance of the MCF-7 breast cancer cells to chemotherapeutic drug doxorubicin. *Mol Cancer Ther* 2008;7:2152-2159.
72. Miller TE, Ghoshal K, Ramaswamy B, et al. MicroRNA-221/222 confers tamoxifen resistance in breast cancer by targeting p27Kip1. *J Biol Chem* 2008;283:29897-29903.
73. Hanahan D, Weinberg RA. The hallmarks of cancer. *Cell* 2000;100:57-70.
74. Oesterreich S, Davidson NE. The search for ESR1 mutations in breast cancer. *Nature Genet* 2013;45:1415-1416.
75. Massarweh S, Schiff R. Unraveling the mechanisms of endocrine resistance in breast cancer: new therapeutic opportunities. *Clin Cancer Res* 2007;13:1950-1954.
76. Davies C, Pan H, Godwin J, et al. Long-term effects of continuing adjuvant tamoxifen to 10 years versus stopping at 5 years after diagnosis of oestrogen receptor-positive breast cancer: ATLAS, a randomised trial. *Lancet* 2013;9869:805-816.
77. Baselga J, Campone M, Piccart M, et al. Everolimus in postmenopausal hormone-receptor-positive advanced breast cancer. *N Engl J Med* 2012;366:520-529.
78. Yarden Y, Sliwkowski MX. Untangling the ErbB signaling network. *Nat Rev Mol Cell Biol* 2001;2:127-137.
79. Hudis CA. Trastuzumab—mechanism of action and use in clinical practice. *N Engl J Med* 2007;1:39-51.
80. Jhaveri K, Esteva FJ. Pertuzumab in the treatment of HER2+ breast cancer. *J Natl Compr Canc Netw* 2014;12:591-598.
81. Ellis LM, Hicklin DJ. VEGF-targeted therapy: mechanisms of anti-tumour activity. *Nat Rev Cancer* 2008;8:579-591.
82. Hynes NE, Dey JH. PI3K inhibition overcomes trastuzumab resistance: blockade of ErbB2/ErbB3 is not always enough. *Cancer Cell* 2009;5:353-355.

第十九章　内分泌肿瘤的分子生物学

Samuel A. Wells, Jr.

引言

在过去的20年里，分子生物学的进步有利于对内分泌疾病的病因和病理进行更深入的了解。尤其在遗传性和散发性内分泌肿瘤疾病的研究中形成了指导性的成果，已经导致了诊断和治疗水平的显著提高。新一类分子靶向治疗（MTT）药物在治疗进展期（没有有效治疗的疾病阶段）内分泌肿瘤方面取得了令人瞩目的成效。

多发性内分泌肿瘤综合征

大多数内分泌肿瘤涉及单个内分泌腺，通常为良性病变，以散发多见。少数情况下，内分泌肿瘤可以家族模式出现，呈多发性，涉及一个以上的内分泌腺。在过去50年里，至少报道了6种多发性内分泌肿瘤综合征（MEN），分别为MEN-1、MEN-2、von Hippel-Lindau（VHL）病、1型神经纤维瘤、卡尼综合征及多骨纤维发育不良（MAS）。这6种MEN综合征的基因突变已经明确，并在众多的病例中指导有效的诊断及治疗。在本章中，无法对所有综合征进行详细讲解，而是着重讲解最常见的部分。

1型多发性内分泌肿瘤

临床特征

1954年，Wermer报道了一个家系，出现甲状旁腺功能亢进症、胰岛细胞癌及垂体腺瘤[1]。这种遗传性综合征从那时起被命名为1型多发性内分泌肿瘤（MEN-1），患者可出现20处以上单发的内分泌或非内分泌肿瘤。其发病率为（2～3）/10000，无性别差异，然而女性更容易发生垂体肿瘤，而男性易发生胃泌素瘤和胸腺肿瘤[2-6]。MEN-1以高度的外显性、可变的表型为主要特征。几乎全部患者在40岁左右均出现甲状旁腺增生，50%可出现恶性胰岛细胞癌[以胃泌素瘤常见，胰岛素瘤较少见，胰高血糖素瘤极少见及血管活性肠肽瘤（VIP瘤）在65%～70%的患者中发生]，25%可出现垂体瘤，以泌乳素瘤常见，其次为肾上腺皮质肿瘤、胸腺肿瘤，分别发生在20%～40%、20%～40%、10%的患者中。MEN-1的诊断是基于患MEN-1家族中的成员出现新发的单独的内分泌肿瘤，或甲状旁腺功能亢进症的患者出现胰岛细胞癌或垂体瘤。疾病的严重程度是无法预见的，虽然最近 Menin 和 JunD 基因被证明与更高的死亡率相关，主要由于发生胸腺和胰腺肿瘤[7]。

MEN1 分子遗传学

Chandrasekharappa 等发现 MEN1 的遗传学突变[8]。MEN1 基因长度为 9.8kb，定位于染色体 11q13，包括 10 个外显子，其中 1830 个碱基对区域编码 2.7kb 及 3.1kb 的转录片段。MEN1 是抑癌基因，主要定位在非分裂细胞的细胞核及在分裂细胞的细胞质[9, 10]。Men1 缺失的纯合型小鼠，在胚胎发育过程中死亡，而杂合型小鼠则出现类似 MEN-1 患者的内分泌肿瘤[11]。这些转录本几乎在所有的组织中表达，编码一个新的高度保守的、广泛表达的 610 个氨基酸、67kDa 的蛋白，命名为 Menin。Menin 的肿瘤抑制功能的生化机制还不清楚，但是，它似乎在基因转录、细胞凋亡及基因组稳定性调控中起着关键作用[12]。Menin 的晶体结构表明，它是一个支架蛋白，与不同伴侣蛋白相互作用，已经鉴定了 40 个相互作用分子，最常见的为 JUND、MLL1、LEDGF 和 H3K4m3[13]。基因表达表观遗传学调控是 Menin 功能的一个重要方面，因此表观遗传治疗的靶点可能成为 MEN1 相关肿瘤治疗的希望[14]。

MEN1 基因的编码区存在 1000 多个已确定或推测的病理突变，约 70% 为生殖细胞突变和 30% 为体细胞突变（图 19.1）[12]。这些突变类型多样化（包括移框、缺失或插入、无义、错义、拼接位点的改变、框内缺失或插入、大片段缺失），并发生在整个 1830 个碱基对的编码区。但并不像 MEN2，没有证据证明有成簇或“热点”区存在[15]。尽管检测出 MEN1 基因的大片段缺失，但其启动子区域没有突变的报道[16]。通过对 MEN1 基因编码区的筛查，鉴定了在 70% 的散发型或家族型 MEN1 患者存在 MEN1 基因的杂合性生殖细胞突变[15]。基因型和表型之间没有相关性，即使是具有同样的碱基对缺失的家系也会发生不同的 MEN1 相关的肿瘤[17]。一个或数个碱基的小突变，广泛地分布在 MEN1 基因开放性阅读框，是导致癌变发生的“第一击”。约 75% 的首次突变导致 MENIN 蛋白的过早截短。大多数情况下，大的染色体重排引起正常 MEN1 基因缺失，导致杂合性丢失，形成 Knudson 二次打击假说的“第二击”[18]。

突变分析对于确诊临床症状明显的 MEN1 患者和鉴定一级亲属的遗传或无遗传性非常重要，MEN1 突变可以预测这些一级亲属是否会发生内分泌肿瘤。50% 以上的新诊断的病例发现有新的突变，超过 10% 的 MEN1 突变是从头突变，随后传给后代[17, 19, 20]。需要注意的是，具有 MEN1 临床特征的肿瘤患者中，MEN1 基因突变的缺失并不能排除该患者罹患 MEN1 疾病。

MEN-1 特征性的内分泌肿瘤更多见于散发病例，25% 胃泌素瘤、10% ～ 20% 胰岛素瘤、50% 血管活性肠肽瘤、25% ～ 35% 支气管类癌、20% 甲状旁腺瘤表达 MEN1 体细胞突变。反过来，在散发的肾上腺肿瘤、垂体瘤及甲状腺瘤中，MEN1 体细胞突变是极少见的[21]。

其他涉及甲状旁腺及垂体的遗传性内分泌肿瘤

甲状旁腺

原发性甲状旁腺功能亢进症发生于 1/1000 的人群，5% ～ 10% 的病例为家族性，较常见于 MEN-1、MEN-2A，包括家族性（良性）低尿钙性高钙血症（FHH）、甲状旁腺功能亢进症颌骨肿瘤综合征（HPT-JT）、家族单发的甲状旁腺功能亢进症（FIHP）。

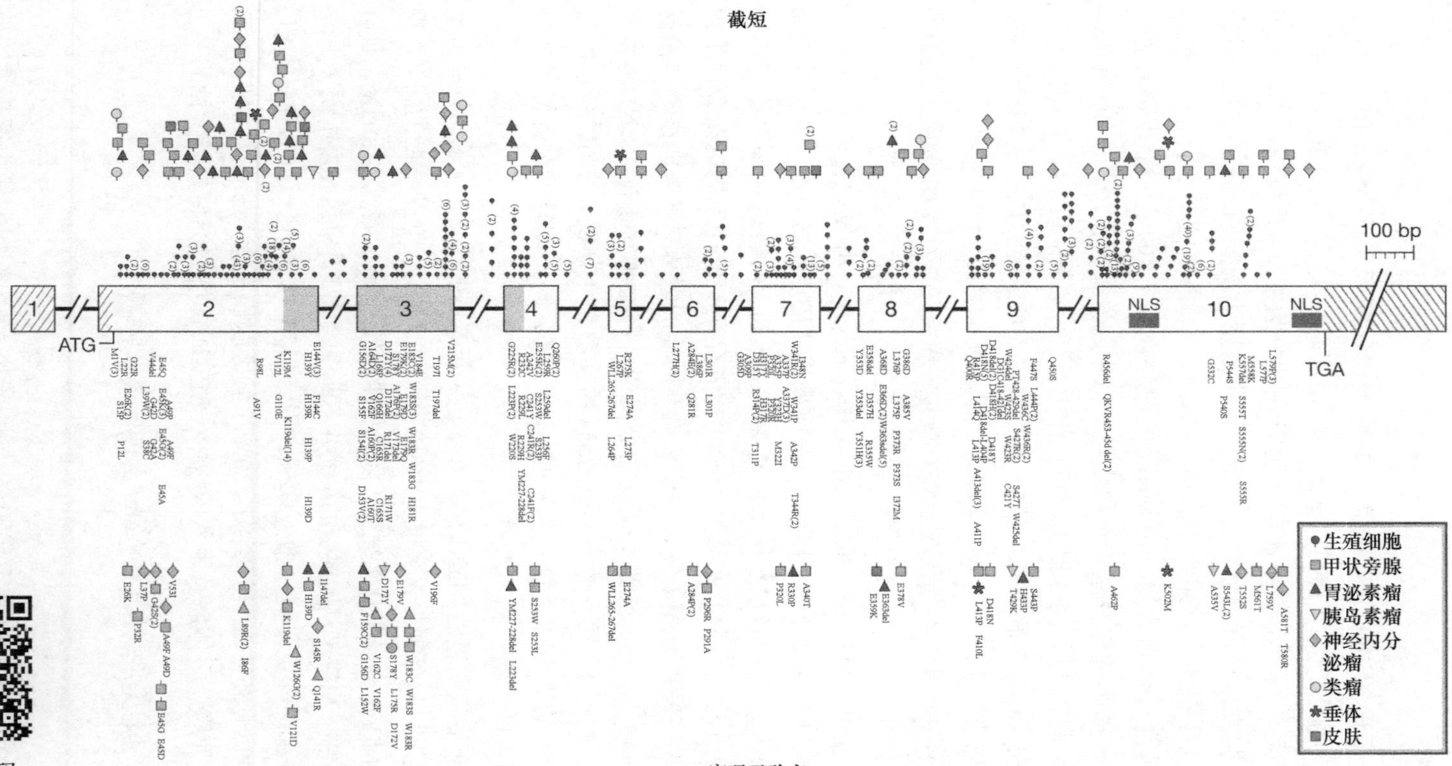

截短

密码子改变

生殖细胞
甲状旁腺
胃泌素瘤
胰岛素瘤
神经内分泌瘤
类瘤
垂体
皮肤

彩图二维码

图 19.1　1 型多发性内分泌肿瘤（MEN-1）基因的生殖细胞及体细胞突变。MEN1 基因在家族性、散发性和非遗传性肿瘤中的特征性突变。图中显示了 670 个 2006 年鉴定的独特突变。在生殖细胞或体细胞（具有共同的祖先或突变的热点）中的重复性突变只标记 1 次，括号内的小数字代表总的发生率。生殖细胞突变以黑色棒形或 mRNA 密码子表示。在多种肿瘤中 MEN1 基因体细胞突变分别在上下边界用旗子或密码子显示。MEN1 mRNA 用外显子编号绘图；非翻译区是交叉阴影表示的。mRNA 上方显示截短突变 [移码突变、剪接错误和无义（终止密码子）突变]；它们占所有的突变 75%。密码子改变的突变（错义突变或小框缺失突变）在 mRNA 下以三字母氨基酸密码显示。3 号外显子的点形图代表 JunD 和 menin 的相互作用区域。几个大的缺失，可能是整个 MEN1 基因缺失，没有显示。NLS，核定位序列；ATG，起始密码子；TGA，终止密码子；bp，碱基对（引自 Melmed S，Polonsky KS，Larsen PR，et al.，eds. The multiple endocrine neoplasia syndromes. In：Williams Textbook of Endocrinology.12th ed. Amsterdam：Elsevier；2011：1728-1756，图 41-7）

家族性低尿钙性高钙血症，新生儿重症甲状旁腺功能亢进症，常染色体显性遗传性甲状旁腺功能亢进和家族性甲状旁腺功能亢进

家族性（良性）低尿钙性高钙血症（FHH）

钙敏感受体（CASR）在调节机体细胞外钙平衡中发挥重要作用，其为 7 次跨膜的 G 蛋白偶联受体，于甲状旁腺及肾小管的细胞上表达。CASR 的发现是一个惊喜，因为在此前从未发现阳离子具有 G 蛋白偶联受体的配体功能[22]。人类 CASR 由染色体 3q113.3-q21 上的基因的 6 个外显子编码，对环境钙浓度变化敏感，激活时能抑制甲状旁腺素的分泌及肾内钙的重吸收。CASR 基因的异质性失活突变，甲状旁腺细胞不能正确感受到血清钙浓度升高而使 PTH 分泌增多，导致 FHH（OMIM #145980）。其为以低尿钙、高血钙及甲状旁腺功能亢进为特征的常染色体显性遗传病[23]。骨密度并不降低，患者表现为无症状。医师对于这种轻度家族性甲状旁腺功能亢进症的认知很重要，因为甲状旁腺切除术并不能治愈这种疾病[24]。已经发现影响 CASR 功能的 250 个突变位点，而且突变分析已应用到鉴定家族性成员是否继承了一个等位基因的突变位点。到目前为止，CASR 基因突变已经在 65% 的 FHH 患者检测到，而且其他图谱也表明染色体 19p 和染色体 19q13.3 也有突变位点，提示 FHH 的遗传异质性，并提示其他的基因或信号通路参与钙平衡调节的可能[25-27]。

新生儿重症甲状旁腺功能亢进症

CASR 基因的两个等位基因失活突变导致新生儿重症甲状旁腺功能亢进（OMIM# 239200）发生，伴随血清钙水平为 15 ～ 20mg/dl，血清 PTH 水平增加高达 10 倍，甲状旁腺增大，脱矿质，骨折。最初描述本病是在父母为 FHH 患者的新生儿中。该病是致命的，需要紧急甲状旁腺切除术。然而，最近报道拟钙剂西那卡塞可以使患有新生儿重症甲状旁腺功能亢进患儿的血清钙浓度显著持续降低。但是，药物反应并不均匀且似乎取决于患者的具体 CASR 突变[24, 28]。

常染色体显性遗传性甲状旁腺功能亢进

常染色体显性遗传甲状旁腺功能减退（OMIM#146200）是 CASR 基因激活性突变导致的。甲状旁腺细胞感觉到血清钙上升而实际上是正常的浓度[29]，从而导致 PTH 分泌抑制（即使它实际上是参考范围之内），尿中 Ca^{2+} 分泌增加，低镁血症，镁的排泄分数增加。在常染色体显性甲状旁腺功能减退患者中已经报道超过 70 个活化突变位点，在家族性和散发病例都报道有从头突变[30]。

孤立性家族性甲状旁腺功能亢进（FIHP）

FIHP（OMIM # 146200）是一种异质性疾病，并且一些患病家族被证明具有 MEN1、CASR、CDC73 和 CDKN1B 的胚系突变，表明该类疾病可能为 MEN1、FHH 或 HPT-JT.31[31] 不完全表达形式。已有 100 多个 FIHP 家庭的报道，虽然有说服力的数据表明致病基因突变位于染色体 2p13.3-p14，病因性的遗传突变依然未知[32]。

甲状旁腺功能亢进 - 颌骨肿瘤综合征（HPT-JT，MIM145001）

HPT-JT（OMIM #145001）以常染色体显性遗传性甲状旁腺功能亢进、上颌骨或下颌骨的骨化性纤维瘤、肾囊肿或固体肿瘤、子宫纤维瘤的出现为特征[33]。已报道约 50 个 HPT-JT 家系，其中 80% 患者有甲状旁腺功能亢进症，15% 的病例甲状旁腺肿瘤是恶性的。值得注意的是，HPT-JT 的遗传外显率到 40 岁约为 40%，与此相比，MEN-1 的年龄相关外显率到 40 岁为 98%[34]。患者的亲属需要终身进行体检及生化指标监测。由于在血钙正常的患者亲属中可出现甲状旁腺癌，建议从青年时开始进行颈部超声检查[35]。

HPT-JT 的病因可能是抑癌基因 HRPT2 的失活突变，该基因也命名为 CDC73，定位在染色体 1q25-q31。HRPT2 基因编码 531 个氨基酸的蛋白质 parafibromin[以甲状旁腺肿瘤（parathyroid tumor）及颌骨纤维瘤（fibromas）命名][36]。虽然其功能未明，认为其可能与转录后事件及组蛋白修饰有关。最近研究表明，其有促凋亡活性，对于其抑瘤功能很重要[37]。

CDC73 基因包括 17 个外显子，其突变分布在整个编码区，大多通过早期截短突变导致功能缺陷[38]。约存在 100 多个生殖细胞或体细胞突变位点，但是没有热点突变，在基因型和表型之间也无相关性[39]。大部分 HPT-JT 患者存在 CDC73 的生殖细胞突变，约 20% 的散发型甲状旁腺癌也有 CAC73 突变。CDC73 的体细胞突变可以在 50% ～ 100% 的散发型甲状旁腺癌中检测到[40, 41]。在散发型甲状旁腺瘤中几乎没有 CDC73 突变，因此 CDC73 突变可以作为辨别良性及恶性甲状旁腺肿瘤的重要指标[37, 42]。

垂体腺

家族性孤立性垂体腺瘤（FIPA，MIM102200）

约 5% 的垂体肿瘤以家族性出现。FIPA（OMIM #102200）是一种常染色体显性遗传病，在同一个家族中至少有 2 例垂体肿瘤，不具备 MEN1 或 Carney 复合综合征特征[43]。一项包含 64 个 FIPA 家系的研究表明，其家族成员中有 55/138 发生泌乳素腺瘤，47 人有生长激素瘤，28 人有非分泌腺瘤，8 人有促肾上腺皮质激素分泌腺瘤[44]。两类表型发生的概率相等，同源性表达同类垂体肿瘤，或是异质性的，发生不同类的垂体肿瘤。相对于散发性腺瘤来说，在异质性家系中，泌乳素腺瘤表现为侵袭性更强，发生于近鞍和海绵窦侵袭的概率更高。相反在同源性家系中，生长激素腺瘤的侵袭性更强。

在 20%（15% ～ 40%）左右的 FIPA 患者发生芳香烃受体相互作用蛋白（AIP）基因的生殖细胞突变，然而其余的致病基因并不清楚[45]。AIP 基因有 6 个外显子编码 330 个氨基酸（37 kDa）的细胞质分子伴侣蛋白（XAP2）[46]。基因位于 11q13，在 MEN1 基因下游 2.7 MB 处。AIP 与芳香烃受体和 90kDa 热休克蛋白（HSP90）形成复合物。芳香烃受体是配体活化转录因子，参与细胞信号转导通路[47]。AIP 阳性 FIPA 家系平均诊断年龄比 AIP 阴性早 13 年，大部分 AIP 阳性的 FIPA 患者是男性，而在 AIP 阴性家系中男女患者数相等。AIP 阳性的垂体肿瘤体积大，常侵入周围结构，并对生长抑素类似物反应差[48, 49]。

2 型多发性内分泌肿瘤

2A 型和 2B 型多发性内分泌腺瘤病

临床特征

1968 年 Steiner 等报道了一个家系，出现甲状腺髓样癌（MTC）、嗜铬细胞瘤（PHEO）、甲状旁腺功能亢进（HPTH）及库欣综合征[50]。被命名为 2 型多发性内分泌肿瘤，现在知道是 MEN2A。目前认为，根据遗传性 MTC 的特征，有三种相关综合征：

MEN2A（OMIM#171400）、MEN2B（OMIM#162300）及家族性甲状腺髓样癌（FMTC）（OMIM#155240）[51, 52]。大多数内分泌专家认为FMTC代表了MEN2A的变异体，不应该单独列为一个疾病类型。后来建议分为MEN2A和MEN2B两种综合征。而且，在MEN2A也有4种类型：经典型MEN2A，Hirschsprung病的MEN2A，皮肤苔藓样淀粉样变性的MEN2A和FMTC[53]。

在遗传性MTC患者中，95%具有MEN2A，5%具有MEN2B。事实上，所有这些综合征均发生MTC，50%以上患者带有MEN2A和MEN2B将发展为PHEO。PHEO几乎都是良性的，限定在肾上腺。单侧PHEO患者在10年内通常发展为双侧PHEO[54]。遗传性MTC的生化和遗传实验的诊断发展之前，是PHEO而不是MTC为MEN2A患者最普遍的死亡原因[55]。30% MEN2A患者出现甲状旁腺功能亢进（HPTH），常为中度或无症状。

MEN2B患者具有典型的面貌外观与马方综合征体型和非典型相貌。他们也有弥漫性神经节瘤和骨骼异常。

甲状腺髓样瘤来源于神经嵴的C细胞。C细胞分泌多肽激素降钙素（CTN）、癌胚抗原（CEA）。血清CTN作为MTC的良好标志物，目前主要用于检测甲状腺切除术后持续性或复发性MTC。MTC最有效的治疗是及时甲状腺切除术，最好在MTC还局限在甲状腺时进行手术。

MEN2A和MEN2B的分子遗传学

1985年Takahashi等发现RET（rearranged during transfection）原癌基因[56]。此基因定位在染色体10q11.2的近着丝粒区，包含21个外显子。RET编码酪氨酸受体激酶，表达在神经内分泌细胞（包括甲状腺C细胞及肾上腺髓质细胞）、神经细胞（包括副交感及交感神经节细胞）、泌尿生殖道细胞及鳃弓细胞。RET对于肠道、肾脏和神经系统中神经元细胞的发育、存活和再生是必不可少的。

RET蛋白有胞外区，其包含4个钙黏蛋白样重复、1个钙结合位点及富含半胱氨酸区、跨膜区、含2个酪氨酸激酶域的胞内区[53]。RET的选择性剪接产生3种亚型，即C端分别有9个、43个或51个氨基酸，被称为RET9、RET43及TER51[57, 58]。缺少RET51的小鼠是正常的，而小鼠缺失RET9则出现肾畸形及胃肠道神经支配缺陷[59]。RET51和RET9具有转化活性，但RET51作用较强。

三联复合体在RET信号转导中是必不可少的。4种胶质细胞源性神经营养因子（GDNF）家族配体——GDNF，神经营养因子，persephin或artemin其中一种结合RET，再与4种糖基磷脂酰肌醇锚蛋白辅助受体结合，组装为GDNF家族受体（GFR）：GFR-α1、GFR-α2、GFR-α3或GFR-α4[60-62]。GFL-GFR复合体引起RET分子形成二聚体，激活自身磷酸化及胞内信号。原癌基因RET激活的分子通路见图19.2[53]。

MEN2A和MEN2B是由于RET原癌基因突变导致的，最常见的突变如图19.3所示[63, 64]。约50%的MEN2B患者和10%的MEN2A患者中RET突变是新发的，来自父系等位基因。而且，MEN2B有性别倾向性，男性患者的女儿往往是受累成员[65]。

在MEN2A患者，基因型和表型有相关关系。在98%的MEN2A患者中，RET突变发生在密码子609、611、618、620和634。RET密码子634突变在MEN2A中占80%。

PHEO的频率取决于发生RET密码子突变：634（50%）、609（4%～26%）、611（10%～25%）、618（12%～23%）和620（13%～24%）[66, 67]。RET 634位突变与30% HPTH发生率相关，RET 609、611、618和620突变患者的发生频率为2%～10%[68]。MEN2A患者也可能患皮肤苔藓样淀粉样变，几乎总是与RET密码子634突变相关。较少见的MEN2A患者发生Hirschsprung病，与RET外显子10的突变相关：609（15%）、611（5%）、618（30%）和620（50%）[70]。

95% MEN2B患者出现RET胞内区域密码子M918T（外显子16）的点突变，其余大部分MEN2B患者出现密码子A883F（外显子15）的突变[71, 72]。在少见情况下，MEN2B患者可见RET密码子V804M与Y806C或S904C、E805K、Q781R的相同等位基因上串联出现的双重突变。双突变的患者MEN2B综合征并不典型，MTC比典型的MEN2B患者出现较晚[73-76]。约50%的散发型MTC有RET体细胞M918突变，呈现恶性程度更高的临床表型[77]。近来发现大部分散发型MTC患者无体细胞RET突变，但有HRAS、KRAS的体细胞突变，很少有NRAS突变[78]。还没有证据表明体细胞RAS突变与MTCD临床行为相关。

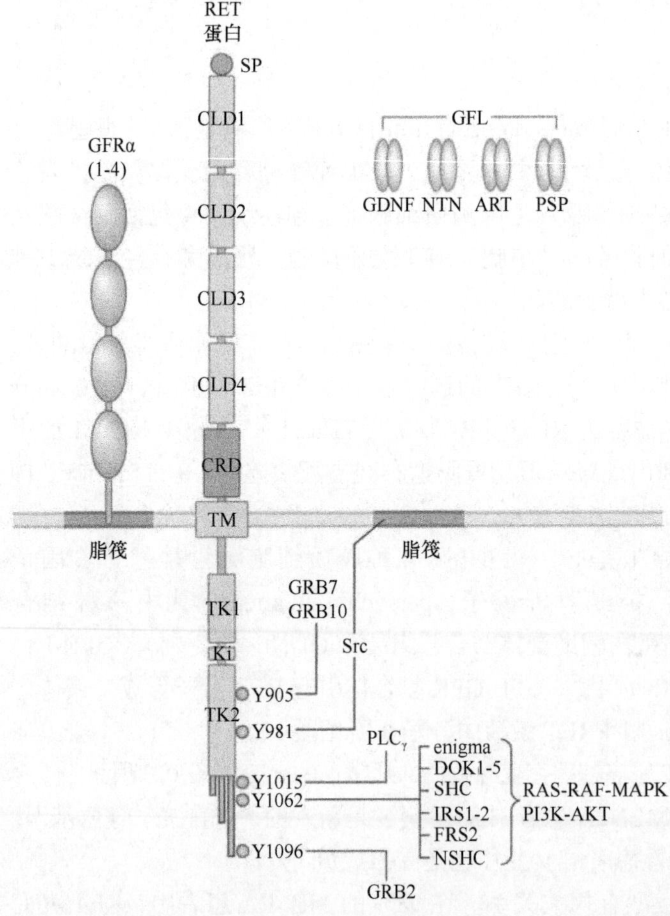

图19.2　RET蛋白。RET主要的磷酸化位点（Y905、Y1015和Y1062）的位置标记，也包括其他磷酸化位点和细胞信号通路。SP，信号肽；CLD，钙黏蛋白样结构域；CRD，半胱氨酸富集区；TM，跨膜区；TK，酪氨酸激酶；Ki，激酶插入区域；GFRa（1～4），GDNF家族a受体；GFL，胶质细胞源性神经营养因子（GDNF）家族配体；NTN，神经秩蛋白；ART，青蒿琥酯；PSP，persephin（引自Wells SA Jr，Pacini F，Robinson BG，et al. Multiple endocrine neoplasia type 2 and familial medullary thyroid carcinoma：an update. J Clin Endocrinol Metab 2013；98：3149-3164，图1，版权所有2013；经Endocrine Society许可，http：//jcem.endojournals .org/site/author/itoa.xhtml.）

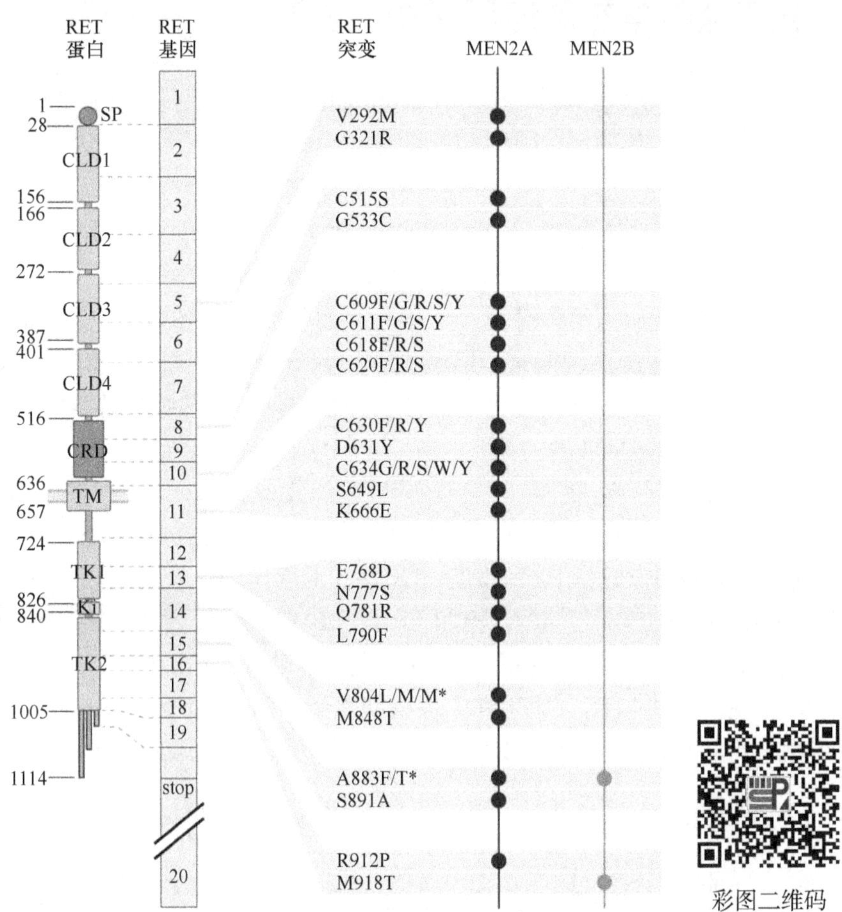

图 19.3　RET 基因，蛋白，和 MEN2A、MEN2B、FMTC 相关的 RET 点突变。RET 基因编码区外显子 1 ～ 20 在图中用灰色标记。外显子 19 选择性剪切导致两个 mRNAs，外显子 19 剪切叠加到外显子 20 时生成 RET-51（1114 氨基酸），外显子 19 未剪切产生 RET-9（1072 氨基酸）。此外，外显子 21 的选择性剪接导致一个少见 RET 亚型 RET-43 的 C 端部分的合成。在上图中，只显示出 RET-51，而 RET-9、RET-43 和剪切性外显子 21 未显示。RET 蛋白在左侧蓝色和红色标记。氨基酸残基，编号为 1 ～ 1114，显示在图左侧。RET 的细胞外结构域 [含信号肽 SP、CLD1-4 和富含半胱氨酸结构域（CRD）]、跨膜区（TM）、和胞内酪氨酸激酶结构域（TK）显示如图。RET TK 被插入区域（Ki）分为两部分（TK1 和 TK2）。报道的与 MEN2A、MEN2B 和 FMTC 相关的 RET 基因点突变位置，标记在 RET 基因右侧。导致 MEN2A 和 MEN2B 的基因突变标记为黑色，而 FMTC 相关突变基因位点标记为红色。* 表示纯合子突变。一些报道的 RET 基因突变没有相关的功能研究表明特定的突变是真正功能获得性突变（引自 de Groot JW，Links TP，Plukker JT，et al. RET as a diagnostic and therapeutic target in sporadic and hereditary endocrine tumors. Endocr Rev 2006；27：535-560）

在推测为散发型 MTC 患者中，如进行直接 DNA 分析，7% 的患者有 RET 生殖细胞突变，表现出 MEN2A 的特征，提示他们和他们的一级亲属应该进行此遗传综合征的全面评估[79]。

分子遗传学在临床医学中的应用

RET 原癌基因突变导致 MEN2A、MEN2B 及 FMTC，这些发现改变了散发型及遗传型 MTC 患者的治疗，代表个体化基因组医学的新模式。

预防性甲状腺切除术

对于遗传了 RET 等位基因突变的 MEN2A 和 MEN2B 患者，在 MTC 发生前或局限于腺体时切除甲状腺是很关键的[80]。因此，就遗传了突变的 RET 等位基因的遗传性 MTC 家族性肿瘤综合征的患者而言，问题在于甲状腺是否需预防性切除，在什么年龄切除。2000 年，在 MEN 协会委员会会议上提出一组建议，评估特异性 RET 密码子突变与遗传性 MTC 的生物学恶性变的关系[81]。在结合临床资料的基础上，专门小组定义了甲状腺肿瘤严重程度的三级标准，随后，3 个权威研究组织公布了 MEN2A 和 MEN2B 患者的管理标准，包括继承 RET 等位基因突变的青年亲属在什么年龄适宜行预防性甲状腺切除术[82-84]。总的来说，各组间的意见是相似的，甲状腺切除术需要基于具有 RET 突变青年患者的临床恶性程度。对于某些突变来说这不是问题。例如，RET M918T 突变，常发生在大部分 MEN2B 患者，应该在诊断后马上行甲状腺切除术，即使是 1 月龄的婴儿。携带有 RET634 位密码子突变的患者呈现侵袭性 MTC，应该在 5 岁前切除甲状腺。在其他 RET 突变的 MTC 患者应基于患者家族中 MTC 的症状，或其他 RET 突变，或血清总 CTN 水平的升高程度。

分子靶向治疗

对于局部晚期或转移性 MTC，目前还没有有效的治疗方法，单药或联合化疗的特点是反应差、缓解时间短[85]。伊马替尼的发现与应用治疗慢性粒细胞白血病获得显著的效果。人们希望类似的药物开发能用于实体肿瘤，包括甲状腺癌，其中的特定突变基因是已知的[86]。在 MTT 凡德他尼的Ⅱ期临床试验，已知该药能抑制 RET 和血管内皮生长因子受体，表明其对晚期 MTC 患者均有显著的临床效果[87, 88]。在随后的Ⅲ期随机临床试验中，对于局部晚期或转移性 MTC 患者，凡德他尼与安慰剂相比诱导显著的无进展生存期[89]。美国 FDA 批准凡德他尼用于晚期 MTC 治疗，随后，同样基于一个Ⅲ期临床试验的结果，FDA 批准了卡博替尼用于晚期 MTC 患者的治疗[90]。尽管这些药物在晚期 MTC 取得了显著疗效，但在大多数患者逐渐产生耐药，疾病进展。我们希望，了解各种 MTT 药物在分子水平上的耐药机制，为开发联合治疗提供有效的策略。

甲状腺癌

甲状腺乳头状癌

甲状腺恶性肿瘤有广泛的生物学行为，从生长缓慢的乳头状甲状腺癌（PTC）和滤泡状甲状腺癌（FTC）到高度侵袭性的未分化癌（ATC）。在过去 30 年里，已经查明了 MAPK 及 PI3K/ 蛋白激酶 B 的突变和染色体重排导致了常见的甲状腺癌（图 19.4）。例如，在 70% 的甲状腺肿瘤中 HRAS、KRAS、NRAS 或 BRAF 活化突变，或 RET （RET/PTCs）或 NTRK1 （TRK-Ts）的重排 [91]。最常见的突变，$BRAF^{V600E}$ 发生在 50% 的 PTC 患者中，在经典 PTC 患者最常见（60%），以及 90% 的高细胞变种的 PTC 中。突变也发生在分化较差的甲状腺癌和未分化癌中。HRAS、KRAS 或更常见 NRAS 突变发生在 25% 的 FTC，15% 的 PTC（滤泡状变种）或 5% 的 FTC 中 [92]。p53 和 CTNNB1（β-catenin）的突变经常出现在分化较差的甲状腺癌和未分化癌中 [93]。

在 1985 年 RET 原癌基因的发现中最先描述了甲状腺癌相关的染色体重排 [56]。1987 年 Fusco 等在 30% 的 PTC 发现有染色体易位，RET 酪氨酸激酶编码域 C 端与启动子及不相关基因的 N 端融合 [94]。这些异源片段的融合造成组成性激活嵌合癌基因 RET/PTC 的异常表达。随后，在 PTC 发现了超过 15 个分子融合基因，根据 5′ 端区域的异源基因进行区分（图 19.5）。最常见的嵌合癌基因是 H4（CCDC6）-RET，即 RET/PTC1（60% ～ 70%）及 ELE1-RET，即 RET/PTC3（20% ～ 30%）。儿童甲状腺癌患者 RET/PTC 比例大于 50%，切尔诺贝利事件的辐射后造成基辅及白俄罗斯患 PTC 的青少年上述重排发生率达 62% ～ 87%[96, 97]。

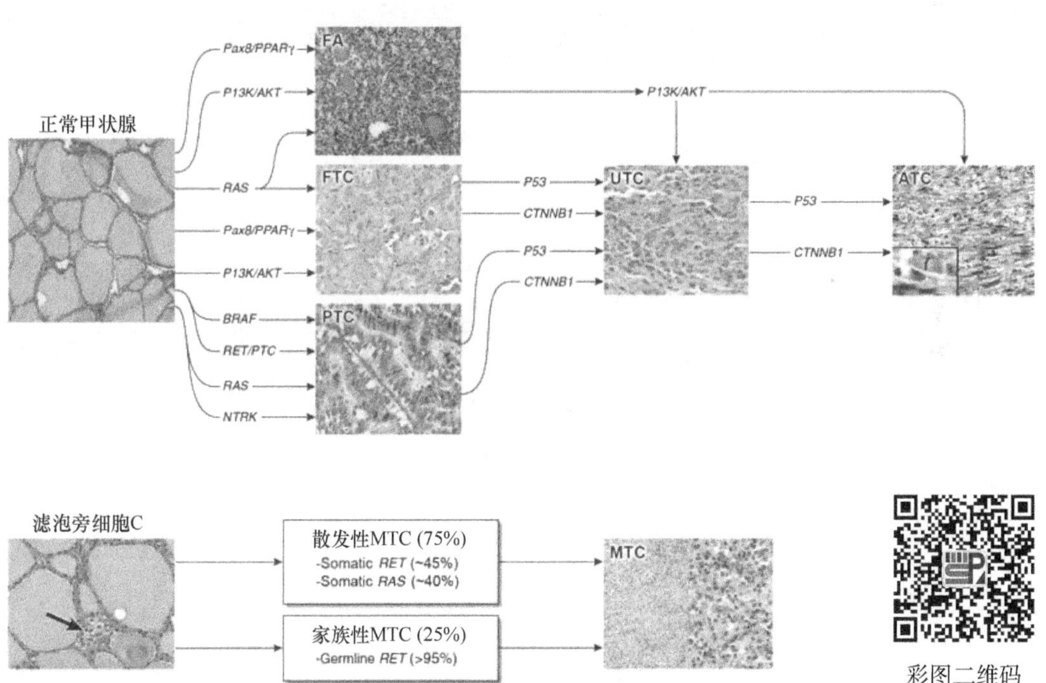

图 19.4　起源于滤泡细胞（上）或滤泡旁细胞（下）的甲状腺肿瘤亚型与最常见的致癌驱动基因（见文中详述）。FA，滤泡性腺瘤；FTC，滤泡性甲状腺癌；PTC，甲状腺乳头状癌；UTC，甲状腺未分化癌；ATC，间变性甲状腺癌；MTC，甲状腺髓样癌、甲状腺髓样癌。箭头：甲状腺 C 细胞滤泡旁区（引自 Wells SA Jr，Sanoto M. Update：the status of clinical trials of kinase inhibitors in thyroid cancer. J ClinEndocrinol Metab 2014；99：1543-1555，图 1，版权所有 2013；经 Endocrine Society 许可，http：// jcem .endojournals.org/site/author/itoa.xhtml. ）

针对分化型甲状腺癌患者正在进行 MTT 药物的临床实验，大多数药物针对 $BRAF^{V6003}$，能诱导部分缓解（改良 RECIST）的比例为 0 ～ 60%[98, 99]。在进展期，局部侵袭、转移性

难治性 I^{131} 治疗后的分化型甲状腺癌中，进行了索拉非尼与安慰剂组对照的Ⅲ期的随机临床试验。与安慰剂组相比，索拉非尼显著改善患者无进展生存期，FDA 批准索拉非尼用于晚期 PTC 患者的治疗[100]。

甲状腺滤泡癌

过氧化物酶体增殖物激活受体 -γ（PPAR-γ）是类固醇核激素受体超家族成员，由定位在 3p25 的 PPARG 基因编码。在甲状腺滤泡癌（FTC）中首次发现，涉及甲状腺特异性转录因子配对盒基因 8（paired-box gene 8，PAX8）和过氧化物酶体增殖物激活受体 -γ（PPAR-γ）的重排，在 t（2，3）（q13；p25）检测到细胞遗传学易位[101]。PAX8-PPARγ 局限在非典型滤泡增生及 FTC，在 PTC 及其他低分化或未分化甲状腺癌中（甲状腺间变癌）未检测到。对 88 例常规的滤泡癌及 Hürthle 细胞癌的 ras 突变及 PAX8-PPARγ 重排进行分析，49% FTC 有 ras 突变，36% 有 PAX8-PPAR 重排，1 例两者均有。ras 突变在约半数滤泡性腺瘤中出现，仅 4% 出现 PAX8-PPARγ 易位。明显的肿瘤侵袭与 PAX8-PPARγ 易位相关，与 ras 突变不相关[102]。

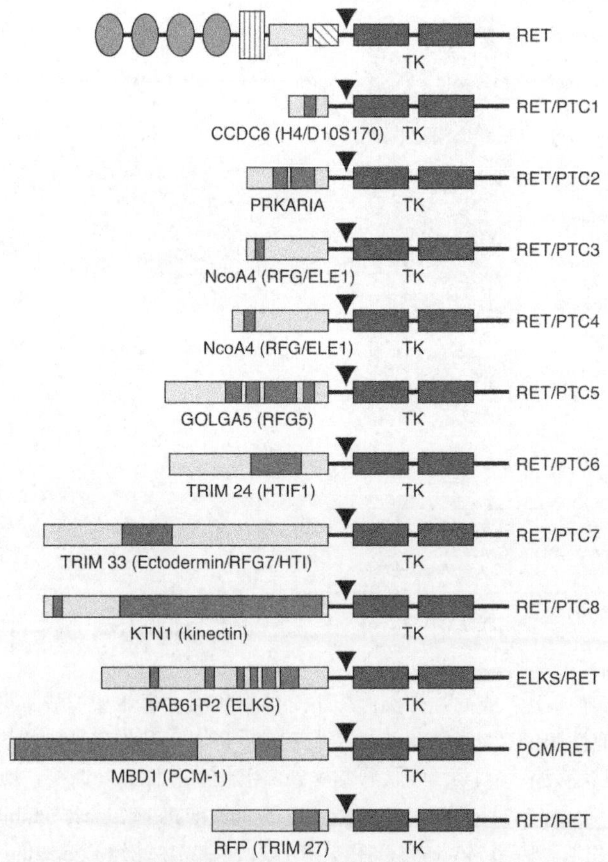

图 19.5　甲状腺乳头状癌相关的 RET/PTC 易位。TK，酪氨酸激酶区域（引自 Santoro M，Melillo RM，Fusco A. RET/PTC activation in papillary thyroid carcinoma：European Journal of Endocrinology Prize Lecture. Eur J Endocrinol 2006；155：645-653）

即使利用MTTs药物治疗分化型甲状腺癌患者取得显著的进步，然而几乎所有的患者都产生抗药性，疾病进展，最终死亡。人们希望单药治疗提高患者生存期，远远要超过当前药物的治疗效果，但临床研究需要基于肿瘤细胞体内外的分子研究，集中研究联合治疗的策略。已经有联合治疗的成功范例，如联合伊马替尼和尼洛替尼治疗伊马替尼难治性急变期慢性粒细胞白血病患者，该类患者单用两种药物无效或不能耐受，已经被证明具有良好的效果[103, 104]。

未来研究方向

分子遗传学的研究进展阐明了很多实体肿瘤的致癌事件，在内分泌肿瘤中最明显。基因突变导致MEN1及MEN2的发现很重要，引起了对遗传性肿瘤及其相应的散发病例发病机制的了解。这些发现非常有利于内分泌肿瘤患者的诊断及治疗，在遗传性MTC家系中得到最清楚的证明。

分子水平的研究在治疗上的另一个成就是鉴定了MTTs治疗的分子靶点。最近，在分化型甲状腺癌和MTC患者中的前瞻性随机安慰剂对照试验已经完成，基于治疗的患者的无进展生存期与对照组的比较结果，美国FDA批准了用于治疗晚期甲状腺癌（疾病到了无药可救的阶段）患者的药物。随着MTTs在内分泌肿瘤患者中的应用，将引入新的更有效的化合物和有效联合治疗方案。

（彭淑平　李　征）

参考文献

1. Wermer P. Genetic aspects of adenomatosis of endocrine glands. *Am J Med* 1954; 16: 363-371.
2. Kouvaraki MA, Lee JE, Shapiro SE, et al. Genotype-phenotype analysis in multiple endocrine neoplasia type 1. *Arch Surg* 2002; 137: 641-647.
3. Lévy-Bohbot N, Merle C, Goudet P, et al. Prevalence, characteristics and prognosis of MEN 1-associated glucagonomas, VIPomas, and somatostatinomas: study from the GTE (Groupe des Tumeurs Endocrines) registry. *Gastroenterol Clin Biol* 2004; 28: 1075-1081.
4. Triponez F, Dosseh D, Goudet P, et al. Epidemiology data on 108 MEN 1 patients from the GTE with isolated nonfunctioning tumors of the pancreas. *Ann Surg* 2006; 243: 265-272.
5. Verges B, Boureille F, Goudet P, et al. Pituitary disease in MEN type 1 (MEN1): data from the France-Belgium MEN1 multicenter study. *J Clin Endocrinol Metab* 2002; 87: 457-465.
6. Goudet P, Bonithon-Kopp C, Murat A, et al. Gender-related differences in MEN1 lesion occurrence and diagnosis: a cohort study of 734 cases from the Groupe d'etude des Tumeurs Endocrines. *Eur J Endocrinol* 2011; 165: 97-105.
7. Thevenon J, Bourredjem A, Faivre L, et al. Higher risk of death among MEN1 patients with mutations in the JunD interacting domain: a Groupe d'etude des Tumeurs Endocrines (GTE) cohort study. *Hum Mol Genet* 2013; 22: 1940-1948.
8. Chandrasekharappa SC, Guru SC, Manickam P, et al. Positional cloning of the gene for multiple endocrine neoplasiatype 1. *Science* 1997; 276: 404-407.
9. Manickam P, Vogel AM, Agarwal SK, et al. Isolation, characterization, expression and functional analysis of the zebrafi sh ortholog of MEN1. *Mamm Genome* 2000; 11: 448-454.

10. Huang SC, Zhuang Z, Weil RJ, et al. Nuclear/cytoplasmic localization of the multiple endocrine neoplasia type 1 gene product, menin. *Lab Invest* 1999; 79: 301-310.

11. Crabtree JS, Scacheri PC, Ward JM, et al. A mouse model of multiple endocrine neoplasia, type 1, develops multiple endocrine tumors. *Proc Natl Acad Sci U S A* 2001; 98: 1118-1123.

12. Lemos MC, Thakker RV. Multiple endocrine neoplasia type 1 (MEN1): analysis of 1336 mutations reported in the first decade following identification of the gene. *Hum Mutat* 2008; 29: 22-32.

13. Huang J, Gurung B, Wan B, et al. The same pocket in menin binds both MLL and JUND but has opposite effects on transcription. *Nature* 2012; 482: 542-546.

14. Gurung B, Hua X. Menin/PRMT5/hedgehog signaling: a potential target for the treatment of multiple endocrine neoplasia type 1 tumors. *Epigenomics* 2013; 5: 469-471.

15. Agarwal SK. Multiple endocrine neoplasia type 1. *Front Horm Res* 2013; 41: 1-15.

16. Thakker RV. Multiple endocrine neoplasia type 1 (MEN1). *Best Pract Res Clin Endocrinol Metab* 2010; 24: 355-370.

17. Bassett JH, Forbes SA, Pannett AA, et al. Characterization of mutations in patients with multiple endocrine neoplasia type 1. *Am J Hum Genet* 1998; 62: 232-244.

18. Knudson AG Jr, Strong LC, Anderson DE. Heredity and cancer in man. *Prog Med Genet* 1973; 9: 113-158.

19. Agarwal SK, Debelenko LV, Kester MB, et al. Analysis of recurrent germline mutations in the MEN1 gene encountered in apparently unrelated families. *Hum Mutat* 1998; 12: 75-82.

20. Owens M, Ellard S, Vaidya B. Analysis of gross deletions in the MEN1 gene in patients with multiple endocrine neoplasia type 1. *Clin Endocrinol* 2008; 68: 350-354.

21. Schussheim DH, Skarulis MC, Agarwal SK, et al. Multiple endocrine neoplasia type 1: new clinical and basic fi ndings. *Trends Endocrinol Metab* 2001; 12: 173-178.

22. Brown EM, Gamba G, Riccardi D, et al. Cloning and characterization of an extracellular Ca(2+)-sensing receptor from bovine parathyroid. *Nature* 1993; 366: 575-580.

23. Foley TP Jr, Harrison HC, Arnaud CD, et al. Familial benign hypercalcemia. *J Pediatr* 1972; 81: 1060-1067.

24. Pollak MR, Brown EM, Chou YH, et al. Mutations in the human Ca(2+)-sensing receptor gene cause familial hypocalciuric hypercalcemia and neonatal severe hyperparathyroidism. *Cell* 1993; 75: 1297-1303.

25. Heath H 3rd, Jackson CE, Otterud B, et al. Genetic linkage analysis in familial benign (hypocalciuric) hypercalcemia: evidence for locus heterogeneity. *Am J Hum Genet* 1993; 53: 193-200.

26. Lloyd SE, Pannett AA, Dixon PH, et al. Localization of familial benign hypercalcemia, Oklahoma variant (FBHOk), to chromosome 19q13. *Am J Hum Genet* 1999; 64: 189-195.

27. Nesbit MA, Hannan FM, Graham U, et al. Identification of a second kindred with familial hypocalciuric hypercalcemia type 3 (FHH3) narrows localization to a ≤ 3.5 megabase pair region on chromosome 19q13.3. *J Clin Endocrinol Metab* 2010; 95: 1947-1954.

28. Alon US, VandeVoorde RG. Beneficial effect of cinacalcet in a child with familial hypocalciuric hypercalcemia. *Pediatr Nephrol* 2010; 25: 1747-1750.

29. Pollak MR, Brown EM, Estep HL, et al. Autosomal dominant hypocalcaemia caused by a Ca(2+)-sensing receptor gene mutation. *Nat Genet* 1994; 8: 303-307.

30. Kinoshita Y, Hori M, Taguchi M, et al. Functional activities of mutant calcium-sensing receptors determine clinical presentations in patients with autosomal dominant hypocalcemia. *J Clin Endocrinol Metab* 2014; 99: E363-E368.

31. Warner J, Epstein M, Sweet A, et al. Genetic testing in familial isolated hyperparathyroidism: unexpected results and their implications. *J Med Genet* 2004; 41: 155-160.

32. Warner JV, Nyholt DR, Busfield F, et al. Familial isolated hyperparathyroidism is linked to a 1.7 Mb region on chromosome 2p13.3-14. *J Med Genet* 2006; 43: e12.

33. Jackson CE, Norum RA, Boyd SB, et al. Hereditary hyperparathyroidism and multiple ossifying jaw fibromas: a clinically and genetically distinct syndrome. *Surgery* 1990; 108: 1006-1012; discussion

1012-1013.

34. Cavaco BM, Guerra L, Bradley KJ, et al. Hyperparathyroidism-jaw tumor syndrome in Roma families from Portugal is due to a founder mutation of the HRPT2 gene. *J Clin Endocrinol Metab* 2004; 89: 1747-1752.
35. Guarnieri V, Scillitani A, Muscarella LA, et al. Diagnosis of parathyroid tumors in familial isolated hyperparathyroidism with HRPT2 mutation: implications for cancer surveillance. *J Clin Endocrinol Metab* 2006; 91: 2827-2832.
36. Carpten JD, Robbins CM, Villablanca A, et al. HRPT2, encoding parafibromin, is mutated in hyperparathyroidism-jaw tumor syndrome. *Nat Genet* 2002; 32: 676-680.
37. Lin L, Czapiga M, Nini L, et al. Nuclear localization of the parafibromin tumor suppressor protein implicated in the hyperparathyroidism-jaw tumor syndrome enhances its proapoptotic function. *Mol Cancer Res* 2007; 5: 183-193.
38. Bradley KJ, Cavaco BM, Bowl MR, et al. Parafibromin mutations in hereditary hyperparathyroidism syndromes and parathyroid tumours. *Clin Endocrinol* 2006; 64: 299-306.
39. Newey PJ, Bowl MR, Cranston T, et al. Cell division cycle protein 73 homolog (CDC73) mutations in the hyperparathyroidism-jaw tumor syndrome (HPT-JT) and parathyroid tumors. *Hum Mutat* 2010; 31: 295-307.
40. Howell VM, Haven CJ, Kahnoski K, et al. HRPT2 mutations are associated with malignancy in sporadic parathyroid tumours. *J Med Genet* 2003; 40: 657-663.
41. Shattuck TM, Valimaki S, Obara T, et al. Somatic and germline mutations of the HRPT2 gene in sporadic parathyroid carcinoma. *N Engl J Med* 2003; 349: 1722-1729.
42. Krebs LJ, Shattuck TM, Arnold A. HRPT2 mutational analysis of typical sporadic parathyroid adenomas. *J Clin Endocrinol Metab* 2005; 90: 5015-5017.
43. Carney JA, Gordon H, Carpenter PC, et al. The complex of myxomas, spotty pigmentation, and endocrine overactivity. *Medicine (Baltimore)* 1985; 64: 270-283.
44. Daly AF, Jaffrain-Rea ML, Ciccarelli A, et al. Clinical characterization of familial isolated pituitary adenomas. *J Clin Endocrinol Metab* 2006; 91: 3316-3323.
45. Igreja S, Chahal HS, King P, et al. Characterization of aryl hydrocarbon receptor interacting protein (AIP) mutations in familial isolated pituitary adenoma families. *Hum Mutat* 2010; 31: 950-960.
46. Dull AB, Carlson DB, Petrulis JR, et al. Characterization of the phosphorylation status of the hepatitis B virus X-associated protein 2. *Arch Biochem Biophys* 2002; 406: 209-221.
47. Vierimaa O, Georgitsi M, Lehtonen R, et al. Pituitary adenoma predisposition caused by germline mutations in the AIP gene. *Science* 2006; 312: 1228-1230.
48. Daly AF, Tichomirowa MA, Petrossians P, et al. Clinical characteristics and therapeutic responses in patients with germ-line AIP mutations and pituitary adenomas: an international collaborative study. *J Clin Endocrinol Metab* 2010; 95: E373-E383.
49. Leontiou CA, Gueorguiev M, van der Spuy J, et al. The role of the aryl hydrocarbon receptor-interacting protein gene in familial and sporadic pituitary adenomas. *J Clin Endocrinol Metab* 2008; 93: 2390-2401.
50. Steiner AL, Goodman AD, Powers SR. Study of a kindred with pheochromocytoma, medullary thyroid carcinoma, hyperparathyroidism and Cushing's disease: multiple endocrine neoplasia, type 2. *Medicine (Baltimore)* 1968; 47: 371-409.
51. Williams ED, Pollock DJ. Multiple mucosal neuromata with endocrine tumours: a syndrome allied to von Recklinghausen's disease. *J Pathol Bacteriol* 1966; 91: 71-80.
52. Farndon JR, Leight GS, Dilley WG, et al. Familial medullary thyroid carcinoma without associated endocrinopathies: a distinct clinical entity. *Br J Surg* 1986; 73: 278-281.
53. Wells SA Jr, Santoro M. Targeting the RET pathway in thyroid cancer. *Clin Cancer Res* 2009; 15: 7119-7123.
54. Lairmore TC, Ball DW, Baylin SB, et al. Management of pheochromocytomas in patients with multiple endocrine neoplasia type 2 syndromes. *Ann Surg* 1993; 217: 595-601; discussion 601-603.
55. Lips CJ, Landsvater RM, Hoppener JW, et al. Clinical screening as compared with DNA analysis in families

with multiple endocrine neoplasia type 2A. *N Engl J Med* 1994; 331: 828-835.
56. Takahashi M, Ritz J, Cooper GM. Activation of a novel human transforming gene, ret, by DNA rearrangement. *Cell* 1985; 42: 581-588.
57. Tahira T, Ishizaka Y, Itoh F, et al. Characterization of ret protooncogene mRNAs encoding two isoforms of the protein product in a human neuroblastoma cell line. *Oncogene* 1990; 5: 97-102.
58. Myers SM, Eng C, Ponder BA, et al. Characterization of RET proto-oncogene 3' splicing variants and polyadenylation sites: a novel C-terminus for RET. *Oncogene* 1995; 11: 2039-2045.
59. de Graaff E, Srinivas S, Kilkenny C, et al. Differential activities of the RET tyrosine kinase receptor isoforms during mammalian embryogenesis. *Genes Dev* 2001; 15: 2433-2444.
60. Baloh RH, Tansey MG, Lampe PA, et al. Artemin, a novel member of the GDNF ligand family, supports peripheral and central neurons and signals through the GFRalpha3-RET receptor complex. *Neuron* 1998; 21: 1291-1302.
61. Creedon DJ, Tansey MG, Baloh RH, et al. Neurturin shares receptors and signal transduction pathways with glial cell line-derived neurotrophic factor in sympathetic neurons. *Proc Natl Acad Sci U S A* 1997; 94: 7018-7023.
62. Sanicola M, Hession C, Worley D, et al. Glial cell line-derived neurotrophic factor-dependent RET activation can be mediated by two different cell-surface accessory proteins. *Proc Natl Acad Sci U S A* 1997; 94: 6238-6243.
63. Donis-Keller H, Dou S, Chi D, et al. Mutations in the RET proto-oncogene are associated with MEN 2A and FMTC. *Hum Mol Genet* 1993; 2: 851-856.
64. Mulligan LM, Kwok JB, Healey CS, et al. Germ-line mutations of the RET proto-oncogene in multiple endocrine neoplasia type 2A. *Nature* 1993; 363: 458-460.
65. Carlson KM, Bracamontes J, Jackson CE, et al. Parent-oforigin effects in multiple endocrine neoplasia type 2B. *Am J Hum Genet* 1994; 55: 1076-1082.
66. Imai T, Uchino S, Okamoto T, et al. High penetrance of pheochromocytoma in multiple endocrine neoplasia 2 caused by germ line RET codon 634 mutation in Japanese patients. *Eur J Endocrinol* 2013; 168: 683-687.
67. Frank-Raue K, Rybicki LA, Erlic Z, et al. Risk profiles and penetrance estimations in multiple endocrine neoplasia type 2A caused by germline RET mutations located in exon 10. *Hum Mutat* 2011; 32: 51-58.
68. Herfarth KK, Bartsch D, Doherty GM, et al. Surgical management of hyperparathyroidism in patients with multiple endocrine neoplasia type 2A. *Surgery* 1996; 120: 966-973; discussion 973-974.
69. Gagel RF, Levy ML, Donovan DT, et al. Multiple endocrine neoplasia type 2a associated with cutaneous lichen amyloidosis. *Ann Intern Med* 1989; 111: 802-806.
70. Borst MJ, VanCamp JM, Peacock ML, et al. Mutational analysis of multiple endocrine neoplasia type 2A associated with Hirschsprung's disease. *Surgery* 1995; 117: 386-391.
71. Eng C, Smith DP, Mulligan LM, et al. Point mutation within the tyrosine kinase domain of the RET proto-oncogene in multiple endocrine neoplasia type 2B and related sporadic tumours. *Hum Mol Genet* 1994; 3: 237-241.
72. Smith DP, Houghton C, Ponder BA. Germline mutation of RET codon 883 in two cases of de novo MEN 2B. *Oncogene* 1997; 15: 1213-1217.
73. Miyauchi A, Futami H, Hai N, et al. Two germline missense mutations at codons 804 and 806 of the RET proto-oncogene in the same allele in a patient with multiple endocrine neoplasia type 2B without codon 918 mutation. *Jpn J Cancer Res* 1999; 90: 1-5.
74. Iwashita T, Murakami H, Kurokawa K, et al. A two-hit model for development of multiple endocrine neoplasia type 2B by RET mutations. *Biochem Biophy Res Commun* 2000; 268: 804-808.
75. Kameyama K, Okinaga H, Takami H. RET oncogene mutations in 75 cases of familial medullary thyroid carcinoma in Japan. *Biomed Pharmacother* 2004; 58: 345-347.
76. Nakao KT, Usui T, Ikeda M, et al. Novel tandem germline RET proto-oncogene mutations in a patient with

multiple endocrine neoplasia type 2B: report of a case and a literature review of tandem RET mutations with in silico analysis. *Head Neck* 2013; 35: E363-E368.

77. Elisei R, Cosci B, Romei C, et al. Prognostic significance of somatic RET oncogene mutations in sporadic medullary thyroid cancer: a 10-year follow-up study. *J Clin Endocrinol Metab* 2008; 93: 682-687.
78. Moura MM, Cavaco BM, Pinto AE, et al. High prevalence of RAS mutations in RET-negative sporadic medullary thyroid carcinomas. *J Clin Endocrinol Metab* 2011; 96: E863-E868.
79. Elisei R, Romei C, Cosci B, et al. RET genetic screening in patients with medullary thyroid cancer and their relatives: experience with 807 individuals at one center. *J Clin Endocrinol Metab* 2007; 92: 4725-4729.
80. Skinner MA, Moley JA, Dilley WG, et al. Prophylactic thyroidectomy in multiple endocrine neoplasia type 2A. *N Engl J Med* 2005; 353: 1105-1113.
81. Brandi ML, Gagel RF, Angeli A, et al. Guidelines for diagnosis and therapy of MEN type 1 and type 2. *J Clin Endocrinol Metab* 2001; 86: 5658-5671.
82. American Thyroid Association Guidelines Task Force, Kloos RT, Eng C, et al. Medullary thyroid cancer: management guidelines of the American Thyroid Association. *Thyroid* 2009; 19: 565-612.
83. Chen H, Sippel RS, O'Dorisio MS, et al. The North American Neuroendocrine Tumor Society consensus guideline for the diagnosis and management of neuroendocrine tumors: pheochromocytoma, paraganglioma, and medullary thyroid cancer. *Pancreas* 2010; 39: 775-783.
84. Tuttle RM, Ball DW, Byrd D, et al. Medullary carcinoma. *J Natl Compr Canc Netw* 2010; 8: 512-530.
85. Matuszczyk A, Petersenn S, Bockisch A, et al. Chemotherapy with doxorubicin in progressive medullary and thyroid carcinoma of the follicular epithelium. *Horm Metab Res* 2008; 40: 210-213.
86. Druker BJ, Guilhot F, O'Brien SG, et al. Five-year follow-up of patients receiving imatinib for chronic myeloid leukemia. *N Engl J Med* 2006; 355: 2408-2417.
87. Wells SA Jr, Gosnell JE, Gagel RF, et al. Vandetanib for the treatment of patients with locally advanced or metastatic hereditary medullary thyroid cancer. *J Clin Oncol* 2010; 28: 767-772.
88. Robinson BG, Paz-Ares L, Krebs A, et al. Vandetanib (100 mg) in patients with locally advanced or metastatic hereditary medullary thyroid cancer. *J Clin Endocrinol Metab* 2010; 95: 2664-2671.
89. Wells SA Jr, Robinson BG, Gagel RF, et al. Vandetanib in patients with locally advanced or metastatic medullary thyroid cancer: a randomized, double-blind phase III trial. *J Clin Oncol* 2012; 30: 134-141.
90. Elisei R, Schlumberger MJ, Muller SP, et al. Cabozantinib in progressive medullary thyroid cancer. *J Clin Oncol* 2013; 31: 3639-3646.
91. Fagin JA. The Jeremiah Metzger Lecture: intelligent design of cancer therapy: trials and tribulations. *Trans Am Clin Climatol Assoc* 2007; 118: 253-261.
92. Howell GM, Hodak SP, Yip L. RAS mutations in thyroid cancer. *Oncologist* 2013; 18: 926-932.
93. Lee J, Hwang JA, Lee EK. Recent progress of genome study for anaplastic thyroid cancer. *Genomics Inform* 2013; 11: 68-75.
94. Fusco A, Grieco M, Santoro M, et al. A new oncogene in human thyroid papillary carcinomas and their lymph-nodal metastases. *Nature* 1987; 328: 170-172.
95. Santoro M, Melillo RM, Fusco A. RET/PTC activation in papillary thyroid carcinoma: European Journal of Endocrinology Prize Lecture. *Eur J Endocrinol* 2006; 155: 645-653.
96. Klugbauer S, Lengfelder E, Demidchik EP, et al. High prevalence of RET rearrangement in thyroid tumors of children from Belarus after the Chernobyl reactor accident. *Oncogene* 1995; 11: 2459-2467.
97. Nikiforov YE, Rowland JM, Bove KE, et al. Distinct pattern of ret oncogene rearrangements in morphological variants of radiation-induced and sporadic thyroid papillary carcinomas in children. *Cancer Res* 1997; 57: 1690-1694.
98. Ho AL, Grewal RK, Leboeuf R, et al. Selumetinib-enhanced radioiodine uptake in advanced thyroid cancer. *N Engl J Med* 2013; 368: 623-632.
99. Pennell NA, Daniels GH, Haddad RI, et al. A phase II study of gefitinib in patients with advanced thyroid

cancer. *Thyroid* 2008; 18: 317-323.

100. Brose MS, Nutting C, Jarzarb B, et al. Sorafenib in locally advanced or metastatic patients with radioactive iocinerefractory differentiated thyroid cancer: The phase III Decision trial. *J Clin Oncol* 2013; 31: 4.
101. Kroll TG, Sarraf P, Pecciarini L, et al. PAX8-PPARgamma1 fusion oncogene in human thyroid carcinoma [corrected]. *Science* 2000; 289: 1357-1360.
102. Nikiforova MN, Lynch RA, Biddinger PW, et al. RAS point mutations and PAX8-PPAR gamma rearrangement in thyroid tumors: evidence for distinct molecular pathways in thyroid follicular carcinoma. *J Clin Endocrinol Metab* 2003; 88: 2318-2326.
103. Zhu GR, Ji O, Ji JM, et al. Combining nilotinib and imatinib improves the outcome of imatinib-resistant blast phase CML. *Acta Haematol* 2012; 127: 152-155.
104. Gomez-Almaguer D, Tarin-Arzaga L, Cantu-Rodriguez O, et al. More about imatinib and nilotinib combination therapy in chronic myeloid leukemia. *Acta Haematol* 2013; 129: 18-19.

第二十章　肉瘤的分子生物学

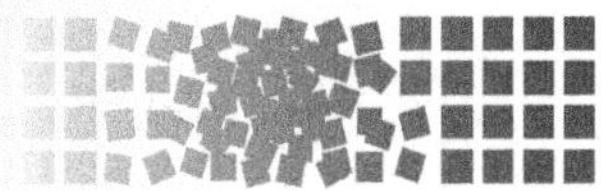

Samuel Singer, Torsten O. Nielsen, Cristina R. Antonescu

引言

肉瘤约占人类癌症的 1%，是危及生命的间叶性恶性肿瘤。新诊断的肉瘤患者病例中 50%最终死亡，其治疗具有挑战性。由于有超过 70 多种具有独特的分子、病理、临床、预后、治疗等特点的组织学亚型肉瘤，因此在诊断上也颇具挑战。

软组织肉瘤

根据软组织肉瘤分子和细胞遗传特性，改进了分类法，将肉瘤分成两大类，一类是简单染色体组型，一类是高度复杂染色体组型。图 20.1 是在每类亚型中发现的分子的改变。第一组由近似二倍体，简单核型和简单的遗传变异（易位、倒位或特异的激活突变）的肉瘤组成。与染色体易位相关的肉瘤通常发生在青年人，30 ～ 50 岁发病率最高。这类肿瘤的发生基本是由融合基因所诱发的转录调控失常造成的。第二组由异常的、高度复杂基因组的肉瘤组成。这类复杂肉瘤亚型发病高峰期通常是 50 ～ 70 岁，细胞周期相关基因 TP53、MDM2、RB1 和 INK4a 有变化，生长因子信号通路异常，但仍然没有发现促进肉瘤发生的关键亚型特异的遗传改变。这些关键信息可用于选择性靶向治疗，改善肉瘤患者生存。这种探索导致了伊马替尼的发现，伊马替尼是一种小分子，可以抑制 ABL、KIT 和血小板衍化生长因子受体 α（PDGFRA）酪氨酸激酶。胃肠道间质瘤（GIST）具有活化的 KIT 和 PDGFRA 基因突变，因此伊马替尼在 GIST 临床应用得到非常好的疗效，是高效低毒的疗法。其成功说明了针对特定的肉瘤致癌基因可以获得巨大的疗效。

图 20.2 阐述了主要的软组织肉瘤亚型的组织学表型，表 20.1 重点列出了软组织肉瘤诊断组织学特征和分子与细胞遗传的异常。

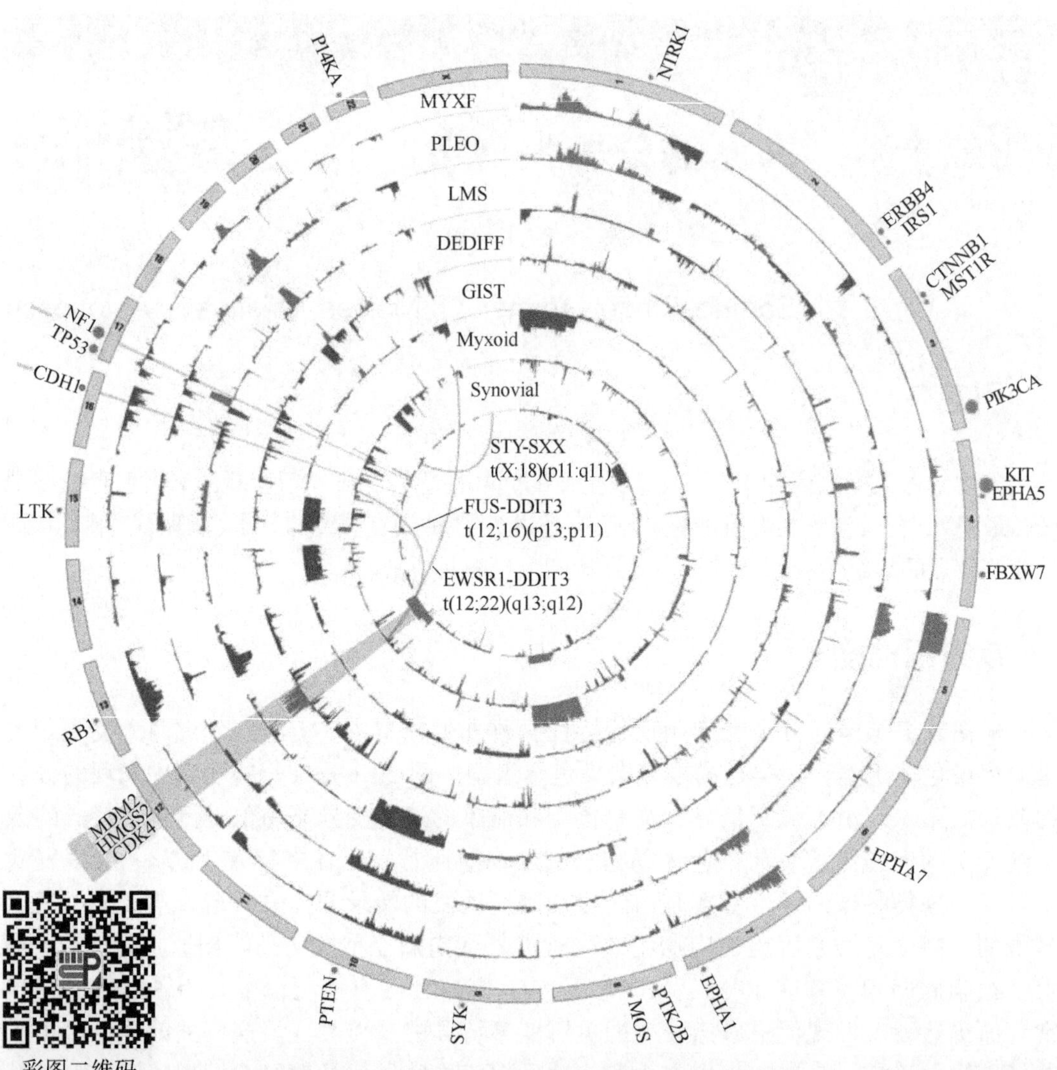

彩图二维码

图 20.1 软组织肉瘤中 DNA 及其拷贝数改变。外环表示染色体位置，第 2 ～ 5 环表示 4 种复杂核型亚型，3 个内圈表示单核型。图最外圈的点表示基因畸变，具有统计学意义，红色表示基因扩增，蓝色表示基因缺失。绿色曲线表示圆细胞 / 黏液样脂肪肉瘤和滑膜肉瘤中特殊的易位染色体断点。绿圆环表示细胞基因核酸的突变累积，其突变率与圆环的大小成正比。MYXF，黏液纤维肉瘤；PLEO，多形性脂肪瘤；LMS，平滑肌瘤；DEDIFF，去分化型脂肪肉瘤；Myxoid，黏液性 / 圆细胞脂肪肉瘤（Courtesy of Barry S. Taylor，Computational Biology Center，Memorial Sloan-Kettering Cancer. 引 自 Barretina J，Taylor BS，Banerji S，et al. Subtype-specific genomic alterations define new targets for soft tissue sarcoma therapy. Nat Genet，2010；42：715-721）

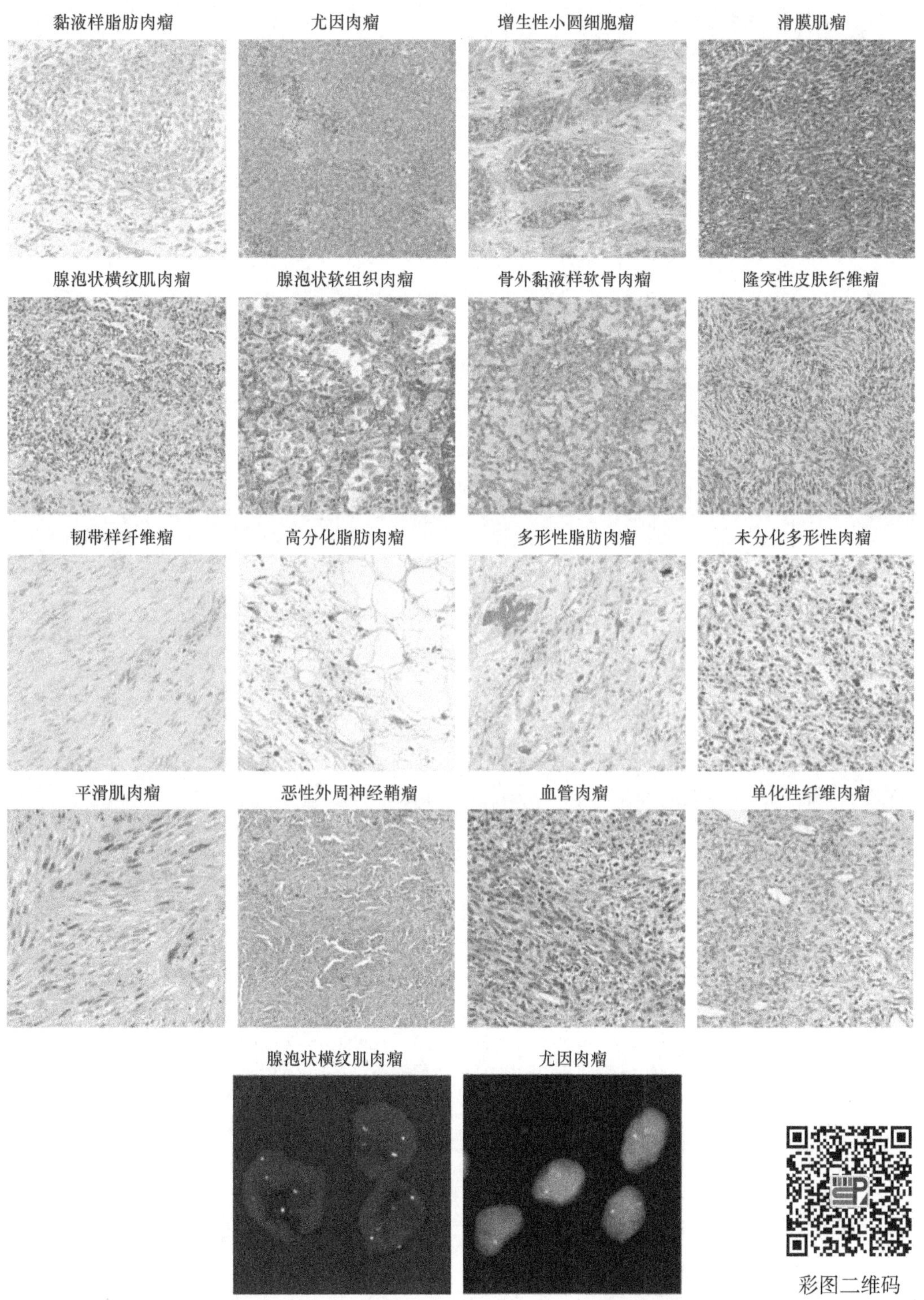

彩图二维码

图 20.2　文中讨论的肉瘤亚型。上部为石蜡切片的苏木素 - 伊红染色图。下部为原位荧光杂交图，左图为腺泡状横纹肌肉瘤，PAX3（红色），FOXO1（绿色）；右图为尤因肉瘤，表示 EWS 断点区域的侧翼探针杂交，EWSR1，恶性

表 20.1 软组织肉瘤的细胞和分子遗传学异常

疾病	诊断形态或免疫组织化学	细胞事件	分子异常	分子诊断特征 [a]
黏液样 / 圆细胞脂肪肉瘤	成脂细胞，丛状脉管系统，黏液状基质	t（12；16）（q13；p11） t（12；22）（q13；q12）	FUS-DDIT3（＞90%） EWSR1-DDIT3（＜5%）	DDIT3 断层分析（FISH）[18, 276]
尤因家族性肉瘤	蓝色小圆细胞；CD99 和 FLI1 表达；淋巴生物标志物表达缺失	t（11；22）（q24；q12） t（21；22）（q22；q12） 或 22q12 和 7p22，17q22，2q33 融合；inv 22q12；t（16；21）（p11；q22）	EWSR1-FLI1（＞80%） EWSR1-ERG（10%～15%） 其他 ETS 家族成员：ETV1，ETV4，FEV，PATZ1（0～5%） FUS-ERG（＜1%）	EWSR1 断层分析（FISH）[41] RT-PCR
增生性小圆细胞瘤	致密基质出现蓝色小圆细胞岛；角蛋白、结蛋白、波形蛋白和 WT1 阳性	t（11；22）（p13；q12）	EWSR1-WT1（＞75%）	EWSR1 断层分析（FISH）[41]
滑膜肉瘤	双相组织学，TLE1 阳性 [61]	t（X；18）（p11；q11）（＞90%）	SYT-SSX1（66%） SYT-SSX2（33%） SYT-SSX4（＜1%）	SYT 断层分析（FISH）[277]
腺泡状横纹肌肉瘤	小蓝细胞表达结蛋白、肌浆蛋白和 myoD1	t（2；13）（q35；q14） t（1；13）（p36；q14）	PAX3-FOXO1（0～80%） PAX7-FOXO1（0～20%） PAX3-NCOA1（＜1%） PAX3-NCOA2（＜1%）	FAX3/7 型特异性 FISH 或 RT-PCR[278]
肺泡软肉瘤	血管系统中出现巢氏多角性细胞；TFE3 阳性 [279]	t（x；17）（p11；q25）	ASPSCR1-TFE3（＞90%）	ASPSCR1-TFE3 RT-PCR[280] 或 TFE3 FISH[93]
隆突性皮肤纤维肉瘤	梭形细胞，皮下组织散布且蜂窝状增长，CD34 阳性	由 t（17；22）（＞75%）t（17；22）（q22；q13.1）[103, 104, 281]（10%）形成的环状染色体	COL1A1-PDGFB	
胚胎型横纹肌肉瘤	梭形细胞核横纹肌原始细胞，结蛋白和肌浆蛋白阳性	2q，8 和 20（＞75%）三体型	11p15 LOH（＞75%）	
骨外黏液样软骨肉瘤	上皮样细胞排列在黏液基质形成网状结构	t（9；22）（q22；q12） t（9；17）（q22；q21） t（9；15）（q22；q21） t（3；9（q12；q22）	EWSR1-NR4A3（75%） TAF15-NR4A3（＜10%） TCF15-NR4A3（＜10%） TFG-NR4A3（＜5%）	EWSR1 断点分析；RT-PCR[112-114]
子宫内膜基质瘤	梭形细胞，CD10 和 ER 阳性	t（7；17（p15；q21）	JAZF1-SUZ12（30%）	
透明细胞肉瘤	明显的巢式上皮样细胞或细胞质双染，S100 和 HMB-45 阳性	t（12；22）（q13；q12） t（2；22）（q34；q12）	EWSR1-ATF1（＞75%） EWSR1-CREB1（＜5%）	EWSR1 断层分析 FISH[41, 282]

续表

疾病	诊断形态或免疫组织化学	细胞事件	分子异常	分子诊断特征[a]
初期纤维肉瘤	单形态梭形细胞，鱼骨状组织	t（12；15）（p13；q25）	ETV6-NTRK3（> 75%）	FISH, RT-PCR
炎性肌纤维母细胞瘤	肌纤维母细胞浸润淋巴浆细胞，ALK 阳性	t（1；2）（q25；p23） t（2；19）（p23；p13） t（2；17）（p23；q23）	ALK-TPM34 ALK-TPM ALK-CLTC	ALK 断层分析（FISH）
单独性纤维瘤	单形态梭形细胞，胶原基质，结石性脉管系统；STAT6 表达	12q13 倒位	NAB2-STAT6（> 95%）	RT-PCR
胃肠间质瘤	细胞呈细长型(70%)，上皮型（20%）或混合型（10%），CD117（KIT），DOG1 和 CD34 阳性	14 和 20 号染色体为单体（75%） 1p 缺失（25%）	KIT 或 PDGFRA 突变（90%）[283, 284]	PCR 突变分析
硬纤维肉瘤	成纤维细胞成束增长，核内 β-catenin 阳性	8 和 20 号染色体病理性	突变 / 缺失导致的 APC 失活（10%） CTNNB1(β-catenin)突变(85%)	β-catenin 表达的 IHC 分析
高分化 / 去分化脂肪肉瘤	非典型性多核细胞，脂肪母细胞，MDM2 和 CDK4 阳性	12q12–q15 环形和大分子标志物	MDM2 和 CDK4 扩增（85%）	MDM2 扩增分析（FISH）
多形性脂肪肉瘤	多形性梭形和巨大细胞，轮辐状生长，多形性成纤维细胞	复合体[b]（> 90%）		无
黏液样肉瘤和未分化多形性肉瘤	多形性梭形和巨大细胞，轮辐状生长，黏液基质呈多态	复合体[b]（< 90%）	SKP2 扩增	无
平滑肌肉瘤	长梭形细胞和嗜酸性胞质相交成簇肌间线蛋白和平滑肌肌动蛋白阳性	复合体[b]（> 50%） 1p 缺失	RB1 点突变 / 缺失	无
恶性外周神经鞘瘤	多形性梭形细胞，有丝分裂细胞数多，区位性坏疽	复合体（90%）	NF1 突变，丢失或缺失（> 50%）	无

a 石蜡包埋切片通过甲醛溶液固定后进行的分子诊断或检测，RT-PCR 定量检测转录本[278]，或 FISH 检测基因组 DNA 的相互作用[285]。b 染色体数目和结构改变的复合核型分析。

注：FISH，荧光原位杂交技术；RT-PCR，反转录聚合酶链反应。

染色体易位相关的软组织肉瘤

黏液型 / 圆形细胞型脂肪肉瘤

黏液型脂肪肉瘤通常发生在成人大腿或其他深度软组织（高峰期，30 ～ 50 岁）。通过组织学特征包括黏液样基质、丛状的血管和脂肪细胞来常规确诊。然而，在高级的圆形细胞脂肪肉瘤中，这些特征可能并不出现。几乎所有黏液型 / 圆形细胞型脂肪肉瘤患者携带平衡易位，t（12；16）（q13；p11）[1]，FUS（又名 TLS）和 DDIT3（又名 CHOP，GADD153）基因发生融合[2]。也有一些罕见病例不是 FUS，而是 EWSR1，已经报道至少有 12 个 FUS-DDIT3 转录变异[3,4]，还有一些转录变异在模型系统中诱导出肉瘤[5,6]。FUS 基因的 5′ 端外显子（编码与 RNA 聚合酶Ⅱ交互作用的转录调控域[7]）与编码 DDIT3 全序列发生易位融合，DDIT3 是一个调控细胞周期[8]、脂肪分化[9]、应激应答[10]等的亮氨酸拉链转录因子。尽管迄今为止只有为数很少的靶基因被验证[11,12]，该融合癌蛋白结合包括辅助因子 C/EBPβ 来下调基因表达。基因融合造成两种结果：①激活至关重要的信号通路，包括与血管生成（IL-8）、早期脂肪分化（PPAR）、生长因子信号激活 [胰岛素样生长因子（IGF），RET] 和细胞周期控制（cyclin D，CDK4）相关的信号通路[12-15]；②抑制 miR-486[16] 和 IL-24[17] 的表达，这些分子本来是肿瘤抑制因子。

临床上，通过反转录酶 - 聚合酶链反应（RT-PCR）[3] 或荧光原位杂交（FISH）[18] 证明，FUS-DDIT3 易位可以帮助确诊肉瘤，也可对圆形细胞为主的小活检样本进行辅助诊断。然而，融合亚型似乎没有显示出独立于分级分期的预后价值。总体上，黏液样脂肪肉瘤的分子标志物已经难以作为独立的因素进行预后评估，作为分类标准也很困难[19]。然而 p53、IGF1R/IGF2、AXL 和 RET 的高表达可能是不利因素[13,20,21]。此外，18% 的黏液样 / 圆细胞脂肪肉瘤中发生的 PIK3CA 突变与不良预后相关[22]。

黏液样脂肪肉瘤有密集的微血管、高表达的 IL-8[12]，以及血管内皮高表达生长因子（VEGF）[23]。这些特点表明，抗血管生成的治疗价值，可能也是已观察到的放疗[24]和曲贝替定[25]的治疗敏感性的基础。曲贝替定可能通过破坏 FUS-DDIT3 与它的靶点启动子的结合发挥作用，但目前还没有用于靶向 FUS-DDIT3 的药物。

尤因肉瘤

尤因家族肿瘤最常出现在青少年和年轻成年人，肿瘤多数发生在骨，但也见于软组织。一系列侵袭性蓝色小圆形细胞肿瘤因为与尤因肉瘤有共同的特征性染色体易位而被归入尤因家族肿瘤[26,27]。EWSR1，通常是 5′ 易位伙伴，会与诸多 ETS 家族转录因子中的一个（通常是 FLI1）[28] 发生融合。融合基因编码蛋白中的 EWSR1 至少仍具有 N 端转录调节区[29]，但失去其 RNA 识别域。ETS 因子则提供其 C 端的 DNA 结合域并失去其天然反式激活结构域。融合基因编码蛋白的几个直接调控的靶基因已被充分证实。尤因肉瘤组织中，融合蛋白的靶基因有些是上调的（PTPL1[30]、PRKCB[31]、DAX1/NR0B1[32]），有些是被抑制的（FOXO1[33]、TGFBR2、LOX[34]、IGFBP3[35]、let-7 microRNA 前体[36]），但辅助因子介导的基因抑制占主导地位[37]，最终的结果是促进细胞增殖，细胞生存的通路被激活[38]和促进间充质分化的通路被抑制[39,40]。

EWSR1 易位分子的确认对于疾病治疗至关重要，因为尤因肉瘤的许多临床表现、形态和免疫特征与间质软骨肉瘤和小细胞骨肉瘤等实体瘤相似。商业化 EWSR1 的 FISH 分离探针是非常有价值的辅助性诊断工具（图 20.2）[41]；而 RT-PCR 技术有些复杂，因为需要覆盖许多其他融合位点，但优点是能识别特异性融合位点[42]。

目前一些靶向引起染色体易位的机制和通路的药物（包括 IGF 抑制剂 /mTOR 通路抑制剂，组蛋白去乙酰化酶和细胞周期蛋白依赖性激酶抑制剂[43]）已用于尤因肉瘤的临床试验，且用于抑制癌蛋白本身的策略也在积极开发中[43-45]。

促纤维增生性小圆细胞肿瘤

在促纤维增生性小圆细胞肿瘤中，和参与尤因肉瘤相同的 EWSR1 的 5′ 端，与 WT1 基因融合[46,47]，WT1 是肾母细胞瘤缺失的抑癌基因[48]。这个融合蛋白包含 WT1 基因后三个 DNA 结合锌指结构域。尽管促纤维增生性小圆细胞肿瘤与尤因肉瘤家族肿瘤有些相似之处，但小圆细胞肿瘤很少能通过积极的常规化疗联合手术切除而治愈，且预后差，研究新的治疗方案迫在眉睫[49,50]。目前已确定 EWSR1-WT1 基因的几个靶基因，如直接诱导 PDGFRA 基因表达[51]，同时伴随着 VEGF 和 VEGFR2 的高表达，这也解释了结缔组织增生的肿瘤中使用舒尼替尼只能部分缓解[52]。EWSR1-WT1 也诱导 IL2RB 表达，其下游 JAK/STAT 和 AKT/mTOR 信号通路似乎被活化[46,53,54]，提示其可能是促纤维增生性小圆细胞肿瘤的潜在治疗靶点。

滑膜肉瘤

滑膜肉瘤与大部分染色体易位相关肉瘤的区别在于，参与其染色体 t（X；18）（p11，q11）易位的基因，编码表观遗传调控因子，而不是编码直接结合 DNA 的转录因子[55]。这个易位基因融合了广泛表达的 SS18（又名 SYT）基因与正常情况下只在睾丸中表达的 SSX 基因[56]。融合癌蛋白中 SS18，形成 BAF 染色质重塑复合物的一部分[57]，保留了除 C 端最后 8 个氨基酸转录活化结构域以外的所有部分。而 SSX 部分（SSX1、2 或 4）只保留与多梳蛋白核定位相关的 C 端的 78 个残余的抑制结构域[58]。在间充质干细胞[59]外源性表达或在小鼠条件表达 SS18-SSX[55,60] 能产生滑膜肉瘤。SS18 和 SSX 都不携带 DNA 结合结构；但融合癌蛋白至少获得两种调控表观遗传的异常功能。留下的 SSX 的 C 端与 TLE1 融合，高表达的 TLE1 是滑膜肉瘤的诊断标志物，招募多梳蛋白复合物[61]。SS18 结合转录因子 ATF2，从而将复合物招募至携带 cAMP 反应元件（CRE）的启动子。最终的结果是多梳蛋白介导的 ATF2 靶基因的表观遗传抑制，包括抑癌基因 EGR1 和 CDKN2A[62]。此外，当 BAF 复合物中 SS18-SSX 替代了内源性 SS18，SMARCB1（SNF5）成分即被释放[63]。此后，多梳蛋白的活性增加且活化干细胞相关程序[64]，这是滑膜肉瘤的一个特性。滑膜肉瘤的关键基因和致癌途径直接或间接地被活化，包括组蛋白脱乙酰酶[62]、SOX2[63]、Wnt 基因 /β-catenin[66]、TWIST1[67]、FGFR2[68]、BCL2[69] 和 IGF2[59,71,72] 介导的 Akt/mTOR 信号途径[70]。因此，在没有直接靶向 SS18-SSX 融合蛋白药物的情况下，这些异常激活的关键基因和通路都可能是滑膜肉瘤的候选靶点。

拷贝数变化在成人患者中比儿童患者中更为常见，且拷贝数变化和与有丝分裂及染色体的功能相关的基因表达都与转移有关[73]。

腺泡状横纹肌肉瘤

腺泡状横纹肌肉瘤是一类常发生在大龄儿童和青少年的侵袭性肉瘤，位于13q14上FOXO1（即FKHR）的转录激活域与配对转录因子PAX3（2q35）或PAX7（1p36）的DNA结合结构域融合[74, 75]。直到最近发现约20%的病例曾被认为没有易位，但事实上这类肿瘤代表着胚胎横纹肌肉瘤组织的变异型[76]。横纹肌肉瘤患者中涉及PAX3的易位比PAX7易位的患者预后更差[77]。因此，为了优化患者管理，横纹肌肉瘤诊断应通过FISH（图20.2）和（或）RT-PCR确认[78]。易位导致融合转录因子在细胞核中高表达，并异常激活PAX的靶基因，这些靶基因中一些参与神经发育，在正常的骨骼肌中不表达[79, 80]。最近发现，PAX3-FOXO1融合mRNA和嵌合蛋白质也可以在正常胎儿肌肉发育过程中（在没有DNA易位的细胞中）短暂表达[81]。PAX3-FOXO1的直接靶基因包括P-钙黏蛋白（CDH3）[82]、GREM1、DAPK1、MYOD1[83]及PDGFRA。PDGFRA抑制剂能有效抑制小鼠移植瘤模型中肉瘤的生长[84]。腺泡状横纹肌肉瘤中激酶靶点还包括IGF1R和ALK[85-87]。PAX3-FOXO1的另外一个可能的直接靶基因是细胞周期调节因子SKP2[88]，这也许能解释为什么腺泡状横纹肌肉瘤需要配合常规的细胞毒性化疗。

腺泡状软组织肉瘤

腺泡状软组织肉瘤的临床表现与具有诊断意义的分子标志物和其他易位相关肉瘤[89]有很多相似之处。在这种疾病中，位于17q25上广泛表达的ASPSCR1（即ASPL），其5′端与位于Xp11上的TFE3基因的外显子3或4发生融合，后者保持了碱性螺旋-环-螺旋的结构和亮氨酸拉链结构域的转录活性[90]。有趣的是，类似的融合子存在于一系列的肾细胞癌中，特别是出现在那些年轻患者中[91]，也出现在一系列的血管周围上皮细胞肿瘤中[92]。虽然腺泡状软组织肉瘤具有鲜明的组织学特征，但还可使用两个诊断辅助技术，分别是通过FISH[93]检测TFE3的重排和通过RT-PCR检测TFE3易位或通过免疫组织化学检测TFE3的表达[94, 95]。Kobos等[96]结合表达谱、染色质免疫沉淀和功能验证，确定了被ASPSCR1-TFE3癌蛋白转录激活的一个基因的CACGTG共同序列。他们验证的直接靶标[97]名单包括MET和血管生成介质，这与之前的研究结果一致[97-99]。肿瘤异种移植瘤模型中抗血管生成治疗法是有效的[100]。VEGFR抑制剂西地尼布在转移性腺泡状软组织肉瘤的单臂Ⅱ期临床研究显示，较高的疾病控制率与血管生成基因（包括ANGPT2）的下调相关，这支持抗血管生成因子作为一种治疗腺泡状软组织肉瘤的进一步试验[101]。

隆突性皮肤纤维肉瘤

隆突性皮肤纤维肉瘤（DFSP）特点是包含17号和22号染色体的额外环状染色体[102-104]，少量发生的der（22）t（17；22）（q21-q23；q13）不平衡易位。这两种类型的畸变造成的分子后果是22号染色体血小板生长衍生因子β（PDGFB）通过与17号染色体的胶原基因 COL1A1 融合而过表达[105, 106]。同样的融合基因也可见于两种组织学变异型：巨细胞纤维瘤及 Bednar 肿瘤（色素性隆突性皮肤纤维肉瘤，pigmented DFSP）。FISH 和比较基因组杂交技术（CGH）的研究表明，COL1A1-PDGFB 拷贝数增加与 DFSP 的纤维肉瘤转化有关，虽然这些病例中拷贝数增加并不是稳定的特征[107, 108]。

在自分泌循环中，COL1A1-PDGFB 融合产物信号通过 PDGF 受体发生作用[109]。酪氨酸激酶抑制剂如伊马替尼能通过作用于 PDGER 而阻断该信号转导。多项临床研究表明，伊马替尼治疗晚期和转移性 DFSP 疗效甚佳[102, 110, 111]。这些结果支持 DFSP 细胞依赖于 PDGF 增殖和生存信号通路的异常激活这一理论。

骨外黏液样软骨肉瘤

在大多数骨外黏液样软骨肉瘤中，位于 9q22-q31.1 上的基因 NR4A3 与以下 4 个易位基因中的一个发生融合：22q12 上的 EWSR1（最常见），17q11 上的 TAF15，15q21 上的 TCF12 或 3q12 上的 TFG[112-114]。这些融合基因还没有在任何其他肿瘤类型中发现，因此它们代表骨外黏液样软骨肉瘤诊断标志物，但这 4 个融合基因的预后意义还不清楚。

NR4A3 编码广泛表达的孤立核受体，也称为 NOR-1、TEC、MINOR 或 CHN[115]。t（9；22）使 EWSR1 的转录激活结构域与 NR4A3 全长融合。类似于 EWSR1-ETS 融合子，EWSR1-NR4A3 融合蛋白不仅具有强大的转录活性，而且还调节 RNA 剪接[116]。

TAF15 与 EWSR1、FUS 同属于 FET 家族，包含特征性的 87 个氨基酸的 RNA 识别基序[117]，介导蛋白质 -RNA 相互作用。EWSR1、FUS 和 TAF15 的 N 端区域含有 SYGQ 简并重复序列，SYGQ 和各种转录因子的异源 DNA 结合结构域融合时将启动和介导强大的基因转录[118]。

基因谱分析表明，骨外黏液样软骨肉瘤具有完全不同的基因组改变，包括 NMB、DKK1、DNER 和 CLCN3 在内的基因表达上调[119]。原位杂交证实，NMB 只在骨外黏液样软骨肉瘤中高表达而不在其他类型肉瘤中表达，表明其可作为骨外黏液样软骨肉瘤的特异性诊断标志物。

孤立性纤维瘤和血管外皮细胞瘤

孤立性纤维瘤（SFT）和血管外皮细胞瘤因有相似的病理特征，被列为同一种疾病类型[120]。在最近的一项采用配对末端转录组测序的研究中，不论解剖位置在哪里（胸膜、脑膜或软组织），NAB2-STAT6 融合在所有的 SFTS[121] 高频出现。正常的基因组中，染色体 12q13 上 NAB2 和 STAT6 是相邻基因，它们以相反的方向转录，但在 SFT 中，发生融合后染色体倒置，融合基因 NAB2 和 STAT6 以相同的方向转录。

与已知 NAB2 作为早期生长反应蛋白 1（EGR1）的抑制因子相反，融合基因 NAB2-STAT6 可以诱导 EGR1 靶基因的表达。通过对 7 例 SFTS 和 282 例其他肿瘤样品的 RNA 测序分析，表明在 SFTS 中 EGR1 的靶基因（NAB2、NAB1、IGF2、FGF2 和 PDGFD）和受体酪氨酸激酶（如 FGFR1 和 NTRK1）均高表达[121]。在阵列分析中其他酪氨酸激酶受体如 DDR1 和 ERBB2 也存在过表达[122]。

不论解剖学位置，IGF2 在 SFT 中都呈现过表达[122]。在大多数成人组织中 IGF2 是父系等位印迹基因，且 IGF2 在 SFTS 中过表达与印迹缺失相关。虽然 IGF2 通过结合 IGF1R 发挥作用，但在 SFTS 中 IGF1R 表达并不上调，这说明 IGF2 信号转导通过胰岛素受体 A 实现[123]。高表达的 IGF2 和随后的胰岛素受体活化可以解释为什么一部分 SFT 患者呈现低血糖，称为 Doege-Potter 综合征，与肿瘤大小和侵袭性临床行为相关，且病变需通过手术切除[124]。

虽然在恶性胸膜 SFT 中报告了一个 PDGFRB 突变（D850V）[125]，但在随后的 39 例 SFTS 的测试中，并没有发现这个位点存在突变，而且 PDGFRB mRNA 也未出现上调[122]。

与突变相关的简单核型软组织肉瘤

硬化性纤维瘤病

硬化性纤维瘤病是发生在软组织深部的成纤维细胞增生，常局部浸润，从不发生转移。约 70% 纤维瘤病由腺瘤性结肠息肉病基因（APC）或 CTNNB1 突变引起，但肿瘤的发生也受到内分泌和生理因素的影响，如妊娠、创伤和手术史。纤维瘤病通常分为两类：散发型和 APC 基因（染色体 5q）杂合性丢失型。虽然生殖细胞 APC 突变也常导致家族性腺瘤性息肉病[126]，但有些携带 APC 突变的纤维瘤病患者并不发生息肉病。生殖细胞 APC 突变的个体呈现出 APC 的第二拷贝失活，通常由于发生了点突变或缺失[126, 127]。

散发性纤维瘤病只有少数呈现出 APC 失活。β- 联蛋白（β-catenin）、CTNNB1 大部分（52% ～ 85%）有点突变激活[128, 129]。CTNNB1 突变导致 β-catenin 的降解受阻，从而导致其过表达。β-catenin 是 Wnt 信号通路中的重要分子，由 APC 负调控，所以 APC 失活和 CTNNB1 突变都导致 Wnt 信号通路的上调。特异的 CTNNB1 突变可能有显著性预后意义；据报道，发生 S45F 突变的纤维瘤病患者，5 年无复发生存率只有 23%，而那些 T41A 突变的肿瘤患者为 57%，野生型 CTNNB1 的患者为 65%[128]。这些结果表明，CTNNB1 突变状态可能帮助筛选患者进行更积极的治疗。

基于大多数患者中 APC 失活或 CTNNB1 突变激活的发现，小分子 β-catenin 拮抗剂的应用可能使患者显著获益，特别是不能手术切除的晚期肿瘤患者。尽管这样的 β-catenin 靶向药物仍处于临床前开发，β-catenin 下游靶标基质金属蛋白酶的抑制剂，在浸润性纤维瘤病转基因 Apc/Apc^{1638N} 小鼠模型中明显减小肿瘤体积并抑制肿瘤侵袭[130]。同时也发现 Hedgehog 信号在人类和小鼠纤维瘤病中活化。抑制 Hedgehog 信号可以抑制培养的人纤维瘤细胞的增殖和下调 β-catenin 水平，并减少小鼠移植瘤模型中肿瘤的大小和数量[131]。这些结果表明，Hedgehog 拮抗剂为纤维瘤病患者的治疗带来了希望。

硬化性纤维瘤病患者中 PDGF-AA 和 PDGF-BB 水平升高，因此酪氨酸激酶抑制剂伊马替尼可在晚期患者中试用。在 19 位患者中，其中有 3 位（16%）对治疗有部分反应，另外 4 位患者病情稳定超过 1 年；总体来看，1 年内肿瘤控制率为 37%[132]。这些肿瘤的疗效可能是因为抑制了 PDGFRB 激酶活性。索拉非尼是一个多靶点酪氨酸激酶抑制剂，也能导致 25% 的硬化性纤维瘤病患者肿瘤变小，70% 的硬化性纤维瘤病患者病情稳定，且 70% 的患者症状得到缓解[133]。

复杂软组织肉瘤类型

高分化和去分化脂肪肉瘤

高分化和去分化脂肪肉瘤是脂肪肉瘤最常见的组织类型。该类脂肪肉瘤特征是12号染色体长臂的扩增，常发生双微体、环状染色体和大标记染色体。此外，12q13.2-q23.1区域常发生复杂的基因重组（图20.1）[22, 134, 135]。扩增区域包括癌基因MDM2、HMGA2及CDK4，但12号染色体长臂可能还包含其他致病基因。基于染色体重组和相关的基因过表达的结果，NAV3、WIF1、MDM1、LRRK2、ELK3、DUSP6、YEATS4、TBK1和FRS2在14%～80%的肿瘤中扩增。去分化脂肪肉瘤中除了12q发生畸变，另外还发生1p、1q、5p、6q和20q显著扩增[22, 134, 135]。

JUN的扩增（位于1p32）可以解释未分化脂肪肉瘤中脂肪细胞分化为何受阻[136]。然而JUN的扩增或过表达，仅占去分化脂肪肉瘤（DDLS）的一小部分[22, 137]。另一个参与分化表型的基因是C/EBPα，它在许多DLLS组织和细胞系中低表达。外源性表达C/EBPα导致脂肪肉瘤细胞的增殖能力下降50%、G_2/M期阻滞、凋亡，以及诱导早期脂肪生成标志物[138]。CCAAT增强子结合蛋白α（C/EBPα）的表达可以独立预测原发性脂肪肉瘤患者远处部位无复发生存期[139]，而包含C/EBPα基因的19号染色体长臂缺失提示原发腹膜后DDLS预后不良[140]。此外C/EBPα下调可能是因为表观遗传缺陷；24%的去分化脂肪肉瘤的C/EBPα启动子存在甲基化和8.3%组蛋白去乙酰酶HDAC1发生体细胞突变。用去甲基化剂和组蛋白去乙酰化酶抑制剂伏立诺他处理DDLS细胞，细胞中C/EBPα的表达增加19倍，细胞增殖降低，且诱导细胞凋亡，异种移植瘤生长减少50%～70%[141]。总之，这些结果表明C/EBPα在DDLS中是抑癌基因，其缺失可以解释DDLS的未分化状态。

基因表达谱分析表明，分化良好的脂肪肉瘤和DDLS中细胞周期和检查位点信号通路被活化，包括CDK4、MDM2、CDK1、CDC7、TOP2A、PRC1、PLK1和cyclin B1、cyclin B2和cyclin E2的上调[142, 143]，这些分子可以作为治疗的靶标。事实上，nutlin-3a是一种MDM2癌基因选择性拮抗剂，在一定浓度下能诱导DDLS细胞系凋亡和抑制其增殖，但不会影响正常的脂肪来源的干细胞[142]。此外，PD0332991是CDK4/CDK6的选择性抑制剂，通过诱导DDLS细胞系和异体移植瘤的G_1细胞周期停滞和促进衰老而抑制其病情进展[22]。最近PD0332991的Ⅱ期临床试验表明，在CDK4扩增的脂肪肉瘤患者中，66%患者12周内病情无恶化，其中部分有影像学的反应证据及病情稳定期延长[144]。这些结果为高分化脂肪肉瘤和DDLS患者临床应用MDM2拮抗剂和CDK4抑制剂提供了合理的依据。

多形性脂肪肉瘤

多形性脂肪肉瘤占全部脂肪肉瘤的5%，是最少见的脂肪肉瘤亚型。它的特点是染色体数量多和染色体复杂重排，且有许多不可识别的标记染色体和非克隆改变。高分辨率的单核苷酸多态性（SNP）芯片分析表明存在多个区域显著的拷贝数的扩增和缺失[145]。在约 60% 的肿瘤中发现其最常见突变区域是涵盖抑癌基因 RB1 的 13q14.2-q14.3 区域。另外一个最常见的改变是涵盖 TP53 基因的 17p13.1 的缺失。RB1 和 TP53 两者的缺失是半合子缺失的混合物，少数则是纯合子缺失。此外，17% 的肿瘤中均发现了 TP53 的点突变[22]。在 TP53 突变的细胞中，通过 nutlin-3a 对 MDM2 的拮抗作用可增强化疗的敏感性[146]，这些表明 nutlin-3a 联合化疗对 TP53 突变的多形性脂肪肉瘤患者有潜在的应用前景。另外，激活突变 TP53 的小分子药物如 PRIMA-1（APR-246）[147] 目前也正处于 Ⅰ 期试验。

SNP 分析得出的 1/3 基因改变是 17q11.2 的缺失，其涵盖抑癌基因 NF1。24 例多形性脂肪肉瘤患者中，有 9 例（38%）发生 NF1 缺失，其中包括 1 例纯合性丢失和 2 例非丢失等位基因突变[22]。因为 NF1 功能丧失可以激活 RAS 和 mTOR 通路，频繁的 NF1 变异表明 MEK 或 mTOR 抑制剂可能具有临床应用价值。

黏液纤维肉瘤和多形性未分化肉瘤（恶性纤维组织细胞瘤）

现在病理学家认为，黏液纤维肉瘤是一种诊断标准非常明确的独特的肿瘤类型[120, 148, 149]。然而，多形性未分化肉瘤定义尚不明确。对以下两点仍有争议：①它是否代表多形性肉瘤呈现成纤维细胞 / 肌成纤维细胞分化，因而与黏液纤维肉瘤具有共同的基因组改变；②其是否代表终末期未分化形态，而与黏液纤维肉瘤具有不同的基因组改变，仍然有争议。

黏液纤维肉瘤

黏液纤维肉瘤，也为恶性纤维组织细胞瘤的黏液样型，是一种含有不同比例黏液质（至少 10%）的恶性成纤维细胞病变，由透明质酸、梭形和多形性肿瘤细胞组成肿瘤实质。核型高度复杂，染色体通常数目多样，结构重排，存在染色体三倍体或四倍体[150-152]。染色体畸变不一致，一般情况下，分级高和复发的病例中染色体组型的复杂性更高[152]。

38 例黏液纤维肉瘤的 SNP 阵列分析显示，约 55% 黏液纤维肉瘤有染色体 5p 扩增[22]。该区域涵盖 RICTOR（mTOR 的结合伴侣）、CDH9 和 LIFR，其他扩增区域包括位于 1p 的几个不连续的位点和分布有 PI4KB、ETV3 和 MCL1 的 1q 及其他。抗凋亡基因 MCL1 在这些肿瘤中同时高表达。黏液纤维肉瘤中也有抑癌基因的缺失，如 CDKN2A/CDKN2B、RB1、TP53、NF1 和 PTEN 等，这些分子事件表明，该肿瘤存在抑癌基因功能的广泛缺失[22]。

多形性未分化肉瘤（恶性纤维组织细胞瘤）

50% 以上发生在老年人的软组织肉瘤具有组织学上的多形性，分级更高。传统上大多数归类为恶性纤维组织细胞瘤（MFH）[153, 154]。MFH 最初定义为恶性多形性梭形细胞肿瘤，表现为成纤维细胞和组织细胞分化。最近，病理学家已经认可多种恶性肿瘤可以具有相同的形态学特征[155]。许多肉瘤以前都归类于多形性 MFH，通过仔细的免疫组化和组织病理学分析，发现了分化上的差异，并可重新分类为黏液纤维肉瘤（30%）、肌源性肉瘤（30%）、脂肪肉瘤（4%）、恶性外周神经鞘瘤（2%）或软组织成骨肉瘤（3%），而约 30% 的无特定分化特征或为肌成纤维细胞分化[148]。多形性未分化肉瘤（UPS）这一术语，现在被保留用于现有技术没有发现分化特征的多形性肉瘤。

由于这一诊断标准变化，UPS 的遗传基础很难评价。在 Mitelman 数据库中有 60 多例癌症中染色体的改变描述为多形性 MFH 或其他不清楚的 MFH，其染色体组型高度复杂。大部分染色体为三倍体或四倍体，不过也有一些近似单倍体[156-160]。端粒联合、环状染色体、双着丝点染色体是常见的。33 例肿瘤的比较基因组杂交研究中，有 25 例符合当前定义的 UPS，其中发现了大量的染色体拷贝数变化。频率最高的（发现在 50% ～ 65% 的肿瘤中）分别在染色体 1p（1p33-p32、1p31 和 1p21），染色体 1q21 和 20q13 的扩增，染色体 1q41、2q36-q37、10q25-q26、13q13-q14、13q14-q21 和 16q12 的缺失[161]。大多数 UPS 的染色体拷贝数扩增和平滑肌肉瘤[161-164]或多形性或去分化脂肪肉瘤高度相似[165-167]。TP53、RB1 和 INK4a 的突变和（或）缺失已被认为是肿瘤发生的驱动基因[162, 168-171]。

最近的研究表明，从 UPS 中分离出的类似干细胞的肿瘤起始细胞（侧群细胞）可以激活 Hedgehog 和 Notch 信号通路。在 UPS 移植瘤模型中抑制这些通路的激活，可以降低侧群细胞的比例，并抑制肿瘤细胞的自我更新。这项工作表明，在一小亚群肿瘤起始细胞中靶向活化的信号通路中对肿瘤自我更新起显著作用，也许可以提供这些未分化肿瘤有希望的治疗途径[172]。

平滑肌肉瘤

平滑肌肉瘤定义为有平滑肌发生分化证据的恶性肿瘤。核型非常复杂，伴随着多个染色体的扩增、获得和缺失[173-175]。最常见的染色体突变包括 1p12-pter、2p、13q14-q21（包括 RB1）[176]、10q（包括 PTEN）[177]的缺失和 16q、17p、8q 和 1q21-q31 的拷贝数增加，这些突变与临床上侵袭行为相关。在腹膜后肿瘤细胞中位于 17p 上的心肌素（MYOCD）基因显著扩增且过表达。在包含 MYOCD 基因扩增片段的平滑肌肉瘤细胞系中敲除 MYOCD 基因，可以降低平滑肌细胞分化并抑制其转移[178]。在 27 例平滑肌肉瘤染色体拷贝数改变的分析中[22]，染色体的缺失比扩增更常见，包含已知的抑癌基因，如 TP53、BRCA2、RB1 和 FANCA，最显著的变化是 10 号染色体缺失（50% ～ 70% 的病例，见图 20.1）。平滑肌细胞中使 PTEN 基因失活（人类 10q23.21）可以在小鼠模型模拟人类平滑肌肉瘤的产生，说明 10q 缺失发生在平滑肌肉瘤的早期。此外，在小鼠平滑肌谱系中 Pten 基因和 Tp53 的部分失活导致高级别的多形性肉瘤和复杂染色体核型平滑肌肉瘤的发生[180]。肉瘤中 PTEN 和 TP53 这两个基因缺陷使 Notch 信号转导活化和更大的转移潜能，而 γ- 分泌酶抑制剂可以抑制其进展[180]。除了 PTEN 失活，研究人员也验证了 MTOR 纯合性丢失。因为 PTEN 是 Akt 的抑制剂，这些事实表明，Akt/mTOR 信号的异常在平滑肌肉瘤发展中扮演着重要的角色。mTOR 抑制剂如依维莫司（RAD001）和替西罗莫司对平滑肌肉瘤患者在临床试验中具有一定疗效[181, 182]。

RB1 缺失在平滑肌肉瘤中常见，70% 携带杂合性丢失和 8% 携带纯合性丢失。RB1 缺失在平滑肌肉瘤患者中的作用解释了为什么在遗传性视网膜母细胞瘤个体中平滑肌肉瘤发生率高[183]。

恶性周围神经鞘瘤

恶性周围神经鞘瘤（MPNST）是一种高度侵袭性软组织肉瘤，很少发生在一般人群，但是在 1 型神经纤维瘤（NF1）患者中常见。NF1 是由 NF1 基因的杂合突变引起的遗传性肿瘤易感综合征。在 NF1 患者的 MPNST 通常由神经纤维瘤发展而来。NF1 患者一生患 MPNST 的风险是 8% ～ 13%，而普通人群中仅仅是 0.001%[184, 185]。

NF1 基因参与散发性或 NF1 相关的 MPNST。约 70% 的散发性和 NF1 相关的 MPNST 显示染色体 17q 上的 NF1 单等位基因或双等位基因的缺失[186-188]。NF1 编码神经纤维瘤蛋白，它加速 Ras-GTP 水解从而负调控 Ras[189]。在 NF1 患者中，施万细胞系（Schwann cell lineage）中的某个未知细胞型失去 NF1 基因功能（突变、缺失或杂合性丢失）时，导致神经纤维瘤蛋白的损失，继而激活 Ras 信号，导致了神经纤维瘤[190–192]。

散发型和 NF1 相关 MPNST 都具有复杂的核型和克隆性染色体畸变[150, 193, 194]。MPNST 的比较基因组杂交分析（CGH）显示，最频繁扩增的微小区域为 1q24.1−q24.2、1q24.3−q25.1、8p23.1−p12、9q34.11−q34.13 和 17q23.2−q25.3[195]。17q 的扩增与低存活率和前述的癌症相关的基因过表达相关，包括 TOP2A、ETV4、ErbB2 和 BIRC5[195-197]。其他常见的改变包括 9p21 和 13q14 的重排或缺失，分别导致 CDKN2A（编码 p16INK4A 和 p14ARF 的细胞周期抑制蛋白）和 RB1 的失活。最近在 NF1 相关 MPNST 的高分辨率比较基因组杂交分析（CGH）中，最频繁缺失区域（33% 病例）是 9p21.3 上包含 CDKN2A、CDKN2B 和 MTAP 基因的区域[191]。因此，这些研究提示 p16INK4A-RB1 通路参与肿瘤发生，另一项研究也证明了这点[198]。

最近另一项研究表明，p19ARF-MDM2-p53[199] 和 EGFR 通路参与了 MPNST 肿瘤的发生发展[200, 201]。MPNST 患者中由于 17p 的频繁缺失，位于该区域的 TP53（位于 17p13）频繁发生突变或缺失失活[194]。基于这些观察结果，有研究在 EGFR 过表达和（或）体细胞 P53 缺失的小鼠用 SB（Sleeping Beauty）转座子体细胞致突变筛选中寻找 MPNST 驱动基因[202]。过度表达 EGFR 与 p53 突变协同作用，显著增加黏液纤维肉瘤和 MPNST 的形成，效果可以通过 SB 诱变增强。MPNST 中发现，最多的突变是 PTEN 基因和 NF1，表明这些突变可能共同作用促进 MPNST 的发生。此外，Foxr2 可促进锚定非依赖型 MPNST 细胞生长和肿瘤发生[202]。

人神经纤维瘤 NF1 缺失的施万细胞即使缺乏生长因子也发生 mTOR 的活化。此外，这些细胞和敲除 NF1 的小鼠细胞都对 mTOR 抑制剂雷帕霉素高度敏感[203]。在转基因小鼠模型中，雷帕霉素通过抑制 mTOR 的靶蛋白细胞周期蛋白 D1 有效抑制侵袭性 NF1 相关恶性肿瘤的生长。这些结果表明 mTOR 抑制剂可用于 NF1 和 MPNST 的靶向治疗。

最近的研究表明，趋化因子受体 CXCR4 在 NF1 相关的 MPNST 中高表达，且 CXCR4 与其配体 CXCL12 通过刺激细胞周期蛋白 D1 的表达来促进 MPNST 的生长。在自发 MPNST 和转基因小鼠模型中，CXCR4 高度特异性拮抗剂 AMD3100 可以抑制 MPNST 细胞增殖，转基因小鼠自发性 MPNST 肿瘤和移植瘤的生长。这些结果表明，靶向 CXCR4/CXCL12 调控的自分泌细胞周期进程有望成为 MPNST 患者的治疗策略[204]。

多数 MPNST 患者中 NF1 的失活和随之而来的 Ras/Raf/MAPK 途径的活化都支持用

B-Raf 酪氨酸激酶抑制剂索拉非尼靶向 B-Raf。MPNST 细胞系对纳摩尔浓度的索拉非尼都非常敏感，并发现其机制是细胞周期蛋白 D1 被抑制和 RB1 去磷酸化共同介导的 G_1 期细胞周期阻滞[205]。最近完成索拉非尼用于转移性 MPNST 患者的临床Ⅱ期试验。虽然 12 例 MPNST 患者没有 1 例符合实体瘤疗效评价反应标准（RECIST），但 3 例病情稳定，2 例肿瘤消退或转移灶出现囊性变[206]。

血管肉瘤

血管肉瘤是内皮细胞分化的罕见血管恶性肿瘤，是原发性的或放射治疗后或慢性淋巴水肿导致的继发性病变。通过表达谱分析，血管肉瘤有血管特异性受体酪氨酸激酶上调的特征，包括 TIE1、KDR（VEGFR2）、TEK（TIE2）和 FLT1（VEGFR1）[207]。这些基因的全长测序显示，10% 血管肉瘤患者 KDR 发生突变，这些血管肉瘤患者都患有乳腺肿瘤，接受或未接受过放射治疗。KDR 发生突变的部位在细胞外免疫球蛋白 C2 结构域，跨膜结构域或激酶结构域。KDR 突变导致 KDR 蛋白高表达，然而 KDR 拷贝数并没有增加。在 COS-7 细胞中 KDR 突变体表达显示非配体依赖性的激酶活化，并可被 KDR 抑制剂抑制[207]。与其他类型肉瘤对比，血管肉瘤呈现 VEGF 配体表达（VEGFA 和 VEGFB）下调，与 KDR 不依赖外源性 VEGF 激活相一致[207]。这些结果为原发或辐射诱导的血管肉瘤提供了 VEGFR 靶向治疗的实验基础。

最近阵列 CGH 研究发现，复发的遗传异常只发生在放疗和淋巴水肿相关肉瘤而不出现在原发性血管肉瘤[208]。最频繁发生的是在染色体 8q24.21（50%）的高度扩增，其次是 10p12.33（33%）和 5q35.3（11%）的扩增。用 FISH 技术证实了在大部分放疗和慢性淋巴水肿相关的血管肉瘤中位于 8q24.21 上的 MYC 扩增，但只有少数原发性血管肉瘤存在 MYC 扩增[209, 210]。未发现 MYC 扩增能导致患者出现更高级形态增殖或促进增殖。这些发现说明，尽管原发和继发性血管肉瘤有类似的形态学特征，但具有完全不同的遗传学特征。

骨及软骨肿瘤

软骨肿瘤

软骨肿瘤是最常见的原发性骨肿瘤，软骨瘤都会产生软骨基质，至少是灶性的[120]。最常见的良性肿瘤是内生软骨瘤和骨软骨瘤，它们可能是软骨肉瘤的前体。

内生软骨瘤

内生软骨瘤可以是骨的干骺端发生单个病变或多发病变，与在内生软骨瘤病（Ollier disease）或 Maffucci 综合征发现的相同[211]。内生软骨瘤中 Hedgehog 信号持续激活，阻止正常软骨分化并促进其增殖[212]。约 15% 的内生软骨瘤患者中存在体细胞 PTHR1 杂合突变，PTHR1 可编码甲状旁腺激素样激素（PTHLH）受体[213-215]。PTHR1 突变破坏了正常的 Indian Hedgehog——PTHLH 反馈回路，导致 Hedgehog 信号通路异常激活[213]，可能是部分内生软骨瘤患者的发病机制[215]。Maffucci 综合征的遗传特征依然未知。

骨软骨瘤

骨软骨瘤从骨的干骺端软骨帽骨性生长。骨软骨瘤可以是单个或多个，如在多骨软骨瘤综合征（MO），它是由抑癌基因家族生殖细胞显性突变造成的，尤其是 EXT1（位于 8q）或 EXT2（位于 11p）[216]。约 38% 的散发性和 25% 的遗传性骨软骨瘤发现有野生型等位基因丢失 [217, 218]。小鼠模型中 EXT1 的双等位基因失活可以重现在人多骨软骨瘤综合征中发现的形态特征 [219, 220]。EXT1 和 EXT2 可以编码催化硫酸乙酰肝素链在蛋白多糖延伸的糖基转移酶 [221]；已有研究表明，有硫酸乙酰肝素的合成缺陷影响细胞外基质中 Hedgehog 配体的扩散，这反过来使软骨细胞生长板向错误的方向生长 [222]。它也干扰软骨膜的骨化，导致骨软骨瘤形成 [223]。

软骨肉瘤

软骨肉瘤是一种产生恶性软骨基质的肿瘤，其具有多种形态特征。它常出现在老年患者，发病高峰是 40 ～ 70 岁。低级别软骨肉瘤很少转移，但可发展到高级别软骨肉瘤，约 70% 的高级别软骨肉瘤发生转移。有些软骨肉瘤由良性病变（内生软骨瘤或骨软骨瘤）产生，这种又称为继发性软骨肉瘤 [120]。

在软骨瘤中检测到主要的遗传改变是体细胞中异柠檬酸脱氢酶（IDH）基因的突变。起初发现，145 例软骨肉瘤患者中有 81 例（56%）的 IDH1 和 IDH2 发生突变 [224]。最近的研究证实，61% 的软骨肉瘤中 IDH1 和 IDH2 存在突变 [225]。软骨肿瘤中，IDH 突变似乎只限于内生软骨瘤、骨膜软骨肉瘤和常规或去分化的中心性（髓内）软骨肉瘤 [224, 226]。在继发性外周软骨肉瘤没有发现 IDH 的突变，因此并不是骨软骨瘤的共同分子特征。IDH1 和 IDH2 突变似乎也不发生在骨软骨瘤或骨肉瘤，包括成软骨型骨肉瘤，因此基因突变检测可用于诊断。

软骨肉瘤中普遍的 IDH 突变主要是 IDH1 R132（0 ～ 90% 的 IDH 突变病例）和位于 IDH2 的同源位置的 R172（0 ～ 10%）。这些突变在神经胶质瘤和急性髓细胞白血病也很常见。这些突变阻断异柠檬酸转化为 α- 酮戊二酸，然后增加 HIF1A 的表达水平，HIF1A 是在缺氧环境中有利于肿瘤生长的转录因子的一个亚单元 [227]。HIF1A 在中高级中心性软骨肉瘤中高表达 [228, 229]。

IDH1 R132 和 IDH2 R172 突变赋予酶新功能，可以将 α- 酮戊二酸转换成 *R*（－）-2- 羟基戊二酸二乙酯（2HG），从而导致 2HG 的水平显著升高 [230, 231]。2HG 本身具有致癌性，在包含 IDH1 和 IDH2 突变的低级别胶质瘤 [232]、急性骨髓性白血病 [233] 和软骨肉瘤 [234] 中能诱导 CpG 岛 DNA 高甲基化。在上述癌症中，高表达的 2HG 与 10-11 易位双加氧酶（TET）介导的 DNA 去甲基化抑制相关，导致高甲基化表型，影响视黄酸受体通路上的基因 [234]，并且在软骨肉瘤会影响参与干细胞维持与分化相关的基因 [235]。间充质祖细胞中表达的 IDH2 突变体在体外和体内都具有致癌作用，且导致 DNA 高甲基化和分化受阻，使用 DNA 去甲基化药物后是可逆的 [235]。因此，对于 IDH 突变的软骨肉瘤患者，去甲基化剂或选择性 IDH 突变蛋白抑制剂，如目前正在开发的 IDH1 R132 突变体抑制剂具有较好的临床应用前景 [236]。

最近全基因组外显子测序研究表明，37% 软骨肉瘤中发现 COL2A1 插入、缺失或重排，

COL2A1 编码关节软骨的主要组分 α 链胶原Ⅱ型胶原纤维[237]。研究人员推测，这种突变可以干扰成熟胶原纤维的合成。他们还确认了突变发生在 IDH1/2（59%）、TP53（20%）及 RB1 通路基因（33%）和 Hedgehog 通路基因（18%）。

软骨肉瘤中其他潜在的可靶向异常包括 Hedgehog 通路、IGF 通路、CDK4、MDM2 和 SRC。原发性中心型软骨肉瘤中 Hedgehog 信号被持续激活，该激活被认为发生在肿瘤早期，且可维持软骨细胞增殖状态[212, 238]。Hedgehog 抑制剂，如环巴胺和三苯乙醇，可以在体外和异种移植软骨肉瘤中不同程度地抑制细胞的生长[212]。这些结果表明，软骨肉瘤患者可用一些新的 Hedgehog 通路抑制剂，如选择性 smoothened 抑制剂维莫德吉（GDC-0449，最近批准用于基底细胞癌）治疗[239-241]。与原发性中心型软骨肉瘤不同，继发性周围软骨肉瘤中 Hedgehog 信号降低[242]，表明 Hedgehog 信号通路抑制剂可能不适用于这种类型。小鼠模型中高表达的 GLi2 可以诱导良性软骨瘤，而 GLi2 高表达与 p53（Trp53）缺失共同作用，通过激活 IGF 信号转导抑制凋亡，导致类似于软骨肉瘤的肿瘤发展[243]。因此，抑制 IGF 信号转导可阻止软骨肉瘤恶化，并且还可以作为具有吸引力的治疗靶点。蛋白激酶组分析已经证明，在软骨肉瘤细胞系中 SRC 途径被激活，实际上 SRC 抑制剂达沙替尼确实可降低软骨肉瘤细胞的生存力[244]。

骨肉瘤

骨肉瘤是常见于儿童和青少年的原发性骨恶性肿瘤，主要发生在长骨中与生长板相邻的骨形成细胞[245]。骨肉瘤的特点是复杂的 DNA 拷贝数改变（很少具有重复改变）和基因组高度不稳定性。大多数的骨肉瘤是散发型的。危险因素包括进行过放疗和化疗[246]。与骨肉瘤相关的家族性综合征主要包括先天性血管萎缩性皮肤异色症（Rothmund-Thomson 综合征）[247]、Li-Fraumeni 综合征（与 TP53 突变相关）及遗传性视网膜母细胞瘤。患有遗传性视网膜母细胞瘤儿童的骨肉瘤发生率是一般人群的 1000 倍左右。并且，在原发性骨肉瘤样本中 80% 左右均发现 RB1 基因的改变[248-250]。约 20% 的骨肉瘤存在 CDKN2A 基因（编码 p16-INK4A 蛋白）的缺失或 CDK4 基因的扩增[251]，结合 RB1 与 CDKN2A 基因改变[252]相关性分析发现，骨肉瘤患者中普遍存在由 RB1 缺失、CDK4 扩增及 CDKN2A 缺失引起的 G_1/S 期异常。

另一个与骨肉瘤显著相关的基因是 TP53。骨肉瘤 TP53 突变的概率高达 19% ～ 38%[253, 254]，并且 TP53 突变往往与基因组的不稳定性密切相关[254]。骨肉瘤患者与一般群体相比，存在 MDM2 扩增的情况高 5% ～ 10%[255]。在骨肉瘤患者中 TP53 的突变往往与 HIC1（高甲基化基因 1）的高甲基化相关联，具体来说，在 29 例具有 TP53 突变的骨肉瘤患者中，12 例存在 HIC1 的高甲基化，概率为 41%；而没有 TP53 突变的 24 例肿瘤患者中，只有 2 例存在该位点的甲基化，概率仅为 8%，二者之间存在显著性差异（P=0.007）[256]。小鼠的 HIC1 和 Trp53 杂合缺失实验表明，在骨肉瘤的发生过程中二者相互作用[256]。以上结果表明，HIC1 的功能缺失和 TP53 突变共同推进了人骨肉瘤的发生、发展。

骨肉瘤阵列比较基因组杂交芯片（CGH）分析表明，约 75% 骨肉瘤存在 1p36、p21、8q24、16p13、17p11 和 19p13 重复扩增[257-260]，而 2q、6p、8p、10p 和 17p13 则存

在缺失[258-261]。经常有报道染色体臂 6p、8q 和 17p 的拷贝获得或扩增，被认为能够增加肿瘤细胞的侵袭性[262]。8q24 的 MYC 原癌基因在 43% 的骨肉瘤患者中存在拷贝数增加[263]。8q24 的原癌基因还包括 RECQL4 和 EXT1。RECQL4 解旋酶基因生殖细胞突变导致 Rothmund Thomson 综合征，EXT1 突变导致多发性外生骨疣[265]，以上两种综合征都大大增加发展为骨肉瘤的风险。

未来的发展：新一代测序和功能筛选

在美国每年死于肉瘤的患者约 5800 例，研究新的靶向治疗方案迫在眉睫[266]，鉴定每种肉瘤亚型中驱动基因突变是关键的挑战。一旦这些驱动子改变被明确，联合功能筛选、高通量化合物筛选、组合化学及结构生物学信息就能获得新的小分子来靶向这些驱动突变。新一代测序技术的高速发展极大地拓宽了我们对特定肿瘤中各亚型的突变、易位、表观遗传改变及异常的信号通路等的认识。同时，大量的测序实验及整合分析使我们能够对包括拷贝数变化、结构重排、表达密码子突变、选择性剪切类型、数字基因表达谱、嵌合转录本及 DNA 甲基化位点在内的各种变化进行整体基因组分析。这种方法比以往的任何方法更能为肿瘤基因组分析提供一个更深层次的视角。以单个肿瘤为例，我们可以对人类基因组的所有蛋白编码区域进行重测序得到详细的转录组信息（RNA-seq）[267]，然后用其他基于测序的方法（如染色质免疫沉淀测序、甲基化测序、DNA 酶测序等）来对表观基因标记及染色质结构进行全基因组分析[268]。关于基因表达的研究，以基因芯片为主的研究手段正被以测序为基础的方法替代，因为 RNA-seq 能为要研究的基因提供更加精确的如转录本水平、选择性剪切、序列突变等方面的信息。RNA-seq 还有一个附加优势，那就是即使在完全不知道某个基因的情况下，它依然能够识别一些罕见的转录本[267-270]。如果将测序结果与人类肉瘤组织中发现的发生遗传学改变的细胞系中进行高通量 RNA 干扰筛选所得的数据进行整合，那将大大加强鉴定和靶向肉瘤发生的相关信号通路和蛋白的能力。

我们可以利用高通量生物化学方法筛选低亲和力化合物，结合敏感的生物物理技术如磁共振、X 射线衍射及蛋白配体晶体学等设计能表现靶蛋白三维结构的化合物[271-274]，由此产生的与物理化学相关的数据能促进与药效基因相匹配的三维结构库[275]的虚拟筛选，同时能够加快我们对一些靶向肿瘤发生相关的信号通路的选择性小分子抑制剂的开发。

（彭淑平　唐敬群）

参考文献

1. Limon J, Turc-Carel C, Dal Cin P, et al. Recurrent chromosome translocations in liposarcoma. *Cancer Genet Cytogenet* 1986; 22: 93-94.

2. Crozat A, Aman P, Mandahl N, et al. Fusion of CHOP to a novel RNA-binding protein in human myxoid liposarcoma. *Nature* 1993; 363: 640-644.

3. Powers MP, Wang WL, Hernandez VS, et al. Detection of myxoid liposarcoma-associated FUS-DDIT3 rearrangement variants including a newly identified breakpoint using an optimized RT-PCR assay. *Mod Pathol*

2010; 23: 1307-1315.

4. Willems SM, Schrage YM, Bruijn IH, et al. Kinome profiling of myxoid liposarcoma reveals NF-kappaB-pathway kinase activity and casein kinase II inhibition as a potential treatment option. *Mol Cancer* 2010; 9: 257.
5. Charytonowicz E, Terry M, Coakley K, et al. PPARgamma agonists enhance ET-743-induced adipogenic differentiation in a transgenic mouse model of myxoid round cell liposarcoma. *J Clin Invest* 2012; 122: 886-898.
6. Schwarzbach MH, Koesters R, Germann A, et al. Comparable transforming capacities and differential gene expression patterns of variant FUS/CHOP fusion transcripts derived from soft tissue liposarcomas. *Oncogene* 2004; 23: 6798-6805.
7. Zinszner H, Albalat R, Ron D. A novel effector domain from the RNA-binding protein TLS or EWS is required for oncogenic transformation by CHOP. *Genes Dev* 1994; 8: 2513-2526.
8. Barone MV, Crozat A, Tabaee A, et al. CHOP (GADD153) and its oncogenic variant, TLS-CHOP, have opposing effects on the induction of G1/S arrest. *Genes Dev* 1994; 8: 453-464.
9. Kuroda M, Ishida T, Takanashi M, et al. Oncogenic transformation and inhibition of adipocytic conversion of preadipocytes by TLS/FUS-CHOP type II chimeric protein. *Am J Pathol* 1997; 151: 735-744.
10. Tabas I, Ron D. Integrating the mechanisms of apoptosis induced by endoplasmic reticulum stress. *Nat Cell Biol* 2011; 13: 184-190.
11. Forni C, Minuzzo M, Virdis E, et al. Trabectedin (ET-743) promotes differentiation in myxoid liposarcoma tumors. *Mol Cancer Ther* 2009; 8: 449-457.
12. Goransson M, Andersson MK, Forni C, et al. The myxoid liposarcoma FUS-DDIT3 fusion oncoprotein deregulates NFkappaB target genes by interaction with NFKBIZ. *Oncogene* 2009; 28: 270-278.
13. Cheng H, Dodge J, Mehl E, et al. Validation of immature adipogenic status and identification of prognostic biomarkers in myxoid liposarcoma using tissue microarrays. *Hum Pathol* 2009; 40: 1244-1251.
14. Lanckohr C, Kasprzynski A, Klein-Hitpass L, et al. Identification of genes over-expressed in myxoid/round cell liposarcoma. DNA microarray analysis and immunohistochemical correlation. *Pathologe* 2010; 31: 60-66.
15. Tajima T, Morii T, Kikuchi F, et al. Signifi cance of LRP and PPAR-gamma expression in lipomatous soft tissue tumors. *Open Orthop* J 2010; 4: 48-55.
16. Borjigin N, Ohno S, Wu W, et al. TLS-CHOP represses miR-486 expression, inducing upregulation of a metastasis regulator PAI-1 in human myxoid liposarcoma. *Biochem Biophys Res Commun* 2012; 427: 355-360.
17. Oikawa K, Tanaka M, Itoh S, et al. A novel oncogenic pathway by TLS-CHOP involving repression of MDA-7/IL-24 expression. *Br J Cancer* 2012; 106: 1976-1979.
18. Willmore-Payne C, Holden J, Turner KC, et al. Translocations and amplifications of chromosome 12 in liposarcoma demonstrated by the LSI CHOP breakapart rearrangement probe. *Arch Pathol Lab Med* 2008; 132: 952-957.
19. Fiore M, Grosso F, Lo Vullo S, et al. Myxoid/round cell and pleomorphic liposarcomas: prognostic factors and survival in a series of patients treated at a single institution. *Cancer* 2007; 109: 2522-2531.
20. Antonescu CR, Tschernyavsky SJ, Decuseara R, et al. Prognostic impact of P53 status, TLS-CHOP fusion transcript structure, and histological grade in myxoid liposarcoma: a molecular and clinic opathologic study of 82 cases. *Clin Cancer Res* 2001; 7: 3977-3987.
21. Hoffman A, Ghadimi MP, Demicco EG, et al. Localized and metastatic myxoid/round cell liposarcoma: clinical and molecular observations. *Cancer* 2013; 119: 1868-1877.
22. Barretina J, Taylor BS, Banerji S, et al. Subtype-specific genomic alterations define new targets for soft tissue sarcoma therapy. *Nat Genet* 2010; 42: 715-721.
23. Mentzel T, Brown LF, Dvorak HF, et al. The association between tumour progression and vascularity in myxofibrosarcoma and myxoid/round cell liposarcoma. *Virchows Arch* 2001; 438: 13-22.
24. de Vreeze RS, de Jong D, Haas RL, et al. Effectiveness of radiotherapy in myxoid sarcomas is associated

with a dense vascular pattern. *Int J Radiat Oncol Biol Phys* 2008; 72: 1480-1487.

25. Gronchi A, Bui BN, Bonvalot S, et al. Phase II clinical trial of neoadjuvant trabectedin in patients with advanced localized myxoid liposarcoma. *Ann Oncol* 2012; 23: 771-776.
26. Burchill SA. Ewing's sarcoma: diagnostic, prognostic, and therapeutic implications of molecular abnormalities. *J Clin Pathol* 2003; 56: 96-102.
27. Ordonez JL, Osuna D, Herrero D, et al. Advances in Ewing's sarcoma research: where are we now and what lies ahead? *Cancer Res* 2009; 69: 7140-7150.
28. Sankar S, Lessnick SL. Promiscuous partnerships in Ewing's sarcoma. Cancer Genet 2011; 204: 351-365.
29. Paronetto MP. Ewing sarcoma protein: a key player in human cancer. *Int J Cell Biol* 2013; 2013: 642853.
30. Abaan OD, Levenson A, Khan O, et al. PTPL1 is a direct transcriptional target of EWS-FLI1 and modulates Ewing's sarcoma tumorigenesis. *Oncogene* 2005; 24: 2715-2722.
31. Surdez D, Benetkiewicz M, Perrin V, et al. Targeting the EWSR1-FLI1 oncogene-induced protein kinase PKC-beta abolishes Ewing sarcoma growth. *Cancer Res* 2012; 72: 4494-4503.
32. Garcia-Aragoncillo E, Carrillo J, Lalli E, et al. DAX1, a direct target of EWS/FLI1 oncoprotein, is a principal regulator of cell-cycle progression in Ewing's tumor cells. *Oncogene* 2008; 27: 6034-6043.
33. Niedan S, Kauer M, Aryee DN, et al. Suppression of FOXO1 is responsible for a growth regulatory repressive transcriptional sub-signature of EWS-FLI1 in Ewing sarcoma. *Oncogene* 2013 Sep 2 [Epub ahead of print].
34. Sankar S, Bell R, Stephens B, et al. Mechanism and relevance of EWS/FLI-mediated transcriptional repression in Ewing sarcoma. *Oncogene* 2013; 32: 5089-5100.
35. Prieur A, Tirode F, Cohen P, et al. EWS/FLI-1 silencing and gene profiling of Ewing cells reveal downstream oncogenic pathways and a crucial role for repression of insulin-like growth factor binding protein 3. *Mol Cell Biol* 2004; 24: 7275-7283.
36. De Vito C, Riggi N, Suva ML, et al. Let-7a is a direct EWSFLI-1 target implicated in Ewing's sarcoma development. *PloS One* 2011; 6: e23592.
37. Owen LA, Kowalewski AA, Lessnick SL. EWS/FLI mediates transcriptional repression via NKX2.2 during oncogenic transformation in Ewing's sarcoma. *PloS One* 2008; 3: e1965.
38. Stoll G, Surdez D, Tirode F, et al. Systems biology of Ewing sarcoma: a network model of EWS-FLI1 effect on proliferation and apoptosis. *Nucleic Acids Res* 2013; 41: 8853-8871.
39. Bilke S, Schwentner R, Yang F, et al. Oncogenic ETS fusions deregulate E2F3 target genes in Ewing sarcoma and prostate cancer. *Genome Res* 2013; 23: 1797-1809.
40. Kovar H. Downstream EWS/FLI1 - upstream Ewing's sarcoma. *Genome Med* 2010; 2: 8.
41. Yamaguchi U, Hasegawa T, Morimoto Y, et al. A practical approach to the clinical diagnosis of Ewing's sarcoma/primitive neuroectodermal tumour and other small round cell tumours sharing EWS rearrangement using new fluorescence in situ hybridisation probes for EWSR1 on formalin fixed, paraffin wax embedded tissue. *J Clin Pathol* 2005; 58: 1051-1056.
42. Warren M, Weindel M, Ringrose J, et al. Integrated multimodal genetic testing of Ewing sarcoma—a single-institution experience. *Hum Pathol* 2013; 44: 2010-2019.
43. Kelleher FC, Thomas DM. Molecular pathogenesis and targeted therapeutics in Ewing sarcoma/primitive neuroectodermal tumours. *Clin Sarcoma Res* 2012; 2: 6.
44. Grohar PJ, Helman LJ. Prospects and challenges for the development of new therapies for Ewing sarcoma. *Pharmacol Ther* 2013; 137: 216-224.
45. Erkizan HV, Kong Y, Merchant M, et al. A small molecule blocking oncogenic protein EWS-FLI1 interaction with RNA helicase A inhibits growth of Ewing's sarcoma. *Nat Med* 2009; 15: 750-756.
46. Gerald WL, Haber DA. The EWS-WT1 gene fusion in desmoplastic small round cell tumor. *Semin Cancer Biol* 2005; 15: 197-205.
47. Ladanyi M, Gerald W. Fusion of the EWS and WT1 genes in the desmoplastic small round cell tumor.

Cancer Res 1994; 54: 2837-2840.

48. Hartwig S, Ho J, Pandey P, et al. Genomic characterization of Wilms' tumor suppressor 1 targets in nephron progenitor cells during kidney development. *Development* 2010; 137: 1189-1203.
49. Dufresne A, Cassier P, Couraud L, et al. Desmoplastic small round cell tumor: current management and recent fi ndings. *Sarcoma* 2012; 2012: 714986.
50. Tap WD, Demetri G, Barnette P, et al. Phase II study of ganitumab, a fully human anti-type-1 insulin-like growth factor receptor antibody, in patients with metastatic Ewing family tumors or desmoplastic small round cell tumors. *J Clin Oncol* 2012; 30: 1849-1856.
51. Lee SB, Kolquist KA, Nichols K, et al. The EWS-WT1 translocation product induces PDGFA in desmoplastic small round-cell tumour. *Nat Genet* 1997; 17: 309-313.
52. Italiano A, Kind M, Cioffi A, et al. Clinical activity of sunitinib in patients with advanced desmoplastic round cell tumor: a case series. *Target Oncol* 2013; 8: 211-213.
53. Wong JC, Lee SB, Bell MD, et al. Induction of the interleukin-2/15 receptor beta-chain by the EWS-WT1 translocation product. *Oncogene* 2002; 21: 2009-2019.
54. Subbiah V, Brown RE, Jiang Y, et al. Morphoproteomic profiling of the mammalian target of rapamycin (mTOR) signaling pathway in desmoplastic small round cell tumor (EWS/WT1), Ewing's sarcoma (EWS/FLI1) and Wilms' tumor(WT1). *PloS One* 2013; 8: e68985.
55. Haldar M, Randall RL, Capecchi MR. Synovial sarcoma: from genetics to genetic-based animal modeling. *Clin Orthop Relat Res* 2008; 466: 2156-2167.
56. dos Santos NR, Torensma R, de Vries TJ, et al. Heterogeneous expression of the SSX cancer/testis antigens in human melanoma lesions and cell lines. *Cancer Res* 2000; 60: 1654-1662.
57. Middeljans E, Wan X, Jansen PW, et al. SS18 together with animal-specific factors defi nes human BAF-type SWI/SNF complexes. *PloS One* 2012; 7: e33834.
58. Soulez M, Saurin AJ, Freemont PS, et al. SSX and the synovial-sarcoma-specific chimaeric protein SYT-SSX colocalize with the human Polycomb group complex. *Oncogene* 1999; 18: 2739-2746.
59. Cironi L, Provero P, Riggi N, et al. Epigenetic features of human mesenchymal stem cells determine their permissiveness for induction of relevant transcriptional changes by SYTSSX1. *PloS one* 2009; 4: e7904.
60. Haldar M, Hedberg ML, Hockin MF, Capecchi MR. A CreER based random induction strategy for modeling translocationassociated sarcomas in mice. *Cancer Res* 2009; 69: 3657-3664.
61. Jagdis A, Rubin BP, Tubbs RR, et al. Prospective evaluation of TLE1 as a diagnostic immunohistochemical marker in synovial sarcoma. *Am J Surg Pathol* 2009; 33: 1743-1751.
62. Su L, Sampaio AV, Jones KB, et al. Deconstruction of the SS18-SSX fusion oncoprotein complex: insights into disease etiology and therapeutics. *Cancer Cell* 2012; 21: 333-347.
63. Kadoch C, Crabtree GR. Reversible disruption of mSWI/SNF (BAF) complexes by the SS18-SSX oncogenic fusion in synovial sarcoma. *Cell* 2013; 153: 71-85.
64. Wilson BG, Wang X, Shen X, et al. Epigenetic antagonism between polycomb and SWI/SNF complexes during oncogenic transformation. *Cancer Cell* 2010; 18: 316-328.
65. Naka N, Takenaka S, Araki N, et al. Synovial sarcoma is a stem cell malignancy. *Stem Cells* 2010; 28: 1119-1131.
66. Barham W, Frump AL, Sherrill TP, et al. Targeting the wnt pathway in synovial sarcoma models. *Cancer Discov* 2013; 3: 1286-1301.
67. Lee KW, Lee NK, Ham S, et al. Twist1 is essential in maintaining mesenchymal state and tumor-initiating properties I synovial sarcoma. *Cancer Lett* 2014; 343: 62-73.
68. Garcia CB, Shaffer CM, Alfaro MP, et al. Reprogramming of mesenchymal stem cells by the synovial sarcoma-associated oncogene SYT-SSX2. *Oncogene* 2012; 31: 2323-2334.
69. Jones KB, Su L, Jin H, et al. SS18-SSX2 and the mitochondrial apoptosis pathway in mouse and human synovial sarcomas. *Oncogene* 2013; 32: 2365-2371.

70. Setsu N, Kohashi K, Fushimi F, et al. Prognostic impact of the activation status of the Akt/mTOR pathway in synovial sarcoma. *Cancer* 2013; 119: 3504-3513.

71. de Bruijn DR, Allander SV, van Dijk AH, et al. The synovialsarcoma- associated SS18-SSX2 fusion protein induces epigenetic gene (de)regulation. *Cancer Res* 2006; 66: 9474-9482.

72. Sun Y, Gao D, Liu Y, et al. IGF2 is critical for tumorigenesis by synovial sarcoma oncoprotein SYT-SSX1. *Oncogene* 2006; 25: 1042-1052.

73. Lagarde P, Przybyl J, Brulard C, et al. Chromosome instability accounts for reverse metastatic outcomes of pediatric and adult synovial sarcomas. *J Clin Oncol* 2013; 31: 608-615.

74. Davis RJ, D'Cruz CM, Lovell MA, et al. Fusion of PAX7 to FKHR by the variant t(1; 13)(p36; q14) translocation in alveolar rhabdomyosarcoma. *Cancer Res* 1994; 54: 2869-2872.

75. Galili N, Davis RJ, Fredericks WJ, et al. Fusion of a fork head domain gene to PAX3 in the solid tumour alveolar rhabdomyosarcoma. *Nat Genet* 1993; 5: 230-235.

76. Williamson D, Missiaglia E, de Reynies A, et al. Fusion genenegative alveolar rhabdomyosarcoma is clinically and molecularly indistinguishable from embryonal rhabdomyosarcoma. *J Clin Oncol* 2010; 28: 2151-2158.

77. Sorensen PH, Lynch JC, Qualman SJ, et al. PAX3-FKHR and PAX7-FKHR gene fusions are prognostic indicators in alveolar rhabdomyosarcoma: a report from the children's oncology group. *J Clin Oncol* 2002; 20: 2672-2679.

78. Wexler LH, Ladanyi M. Diagnosing alveolar rhabdomyosarcoma: morphology must be coupled with fusion confi rmation. *J Clin Oncol* 2010; 28: 2126-2128.

79. Davicioni E, Anderson MJ, Finckenstein FG, et al. Molecular classification of rhabdomyosarcoma—genotypic and phenotypic determinants of diagnosis: a report from the Children's Oncology Group. *Am J Pathol* 2009; 174: 550-564.

80. Marshall AD, Grosveld GC. Alveolar rhabdomyosarcoma—The molecular drivers of PAX3/7-FOXO1-induced tumorigenesis. *Skelet Muscle* 2012; 2: 25.

81. Yuan H, Qin F, Movassagh M, et al. A chimeric RNA characteristic of rhabdomyosarcoma in normal myogenesis process. *Cancer Discov* 2013; 3: 1394-1403.

82. Thuault S, Hayashi S, Lagirand-Cantaloube J, et al. P-cadherin is a direct PAX3-FOXO1A target involved in alveolar rhabdomyosarcoma aggressiveness. *Oncogene* 2013; 32: 1876-1887.

83. Ahn EH, Mercado GE, Lae M, et al. Identification of target genes of PAX3-FOXO1 in alveolar rhabdomyosarcoma. *Oncol Rep* 2013; 30: 968-978.

84. Taniguchi E, Nishijo K, McCleish AT, et al. PDGFR-A is a therapeutic target in alveolar rhabdomyosarcoma. *Oncogene* 2008; 27: 6550-6560.

85. Aslam MI, Hettmer S, Abraham J, et al. Dynamic and nuclear expression of PDGFRalpha and IGF-1R in alveolar rhabdomyosarcoma. *Mol Cancer Res* 2013; 11: 1303-1313.

86. van Gaal JC, Roeffen MH, Flucke UE, et al. Simultaneous targeting of insulin-like growth factor-1 receptor and anaplastic lymphoma kinase in embryonal and alveolar rhabdomyosarcoma: a rational choice. *Eur J Cancer* 2013; 49: 3462-3470.

87. Olanich ME, Barr FG. A call to ARMS: targeting the PAX3-FOXO1 gene in alveolar rhabdomyosarcoma. *Expert Opin Ther Targets* 2013; 17: 607-623.

88. Nishijo K, Chen QR, Zhang L, et al. Credentialing a preclinical mouse model of alveolar rhabdomyosarcoma. *Cancer Res* 2009; 69: 2902-2911.

89. Mitton B, Federman N. Alveolar soft part sarcomas: molecular pathogenesis and implications for novel targeted therapies. *Sarcoma* 2012; 2012: 428789.

90. Ladanyi M, Lui MY, Antonescu CR, et al. The der(17)t(X; 17) (p11; q25) of human alveolar soft part sarcoma fuses the TFE3 transcription factor gene to ASPL, a novel gene at 17q25. *Oncogene* 2001; 20: 48-57.

91. Kuroda N, Mikami S, Pan CC, et al. Review of renal carcinoma associated with Xp11.2 translocations/TFE3

gene fusions with focus on pathobiological aspect. *Histol Histopathol* 2012; 27: 133-140.

92. Malinowska I, Kwiatkowski DJ, Weiss S, et al. Perivascular epithelioid cell tumors (PEComas) harboring TFE3 gene rearrangements lack the TSC2 alterations characteristic of conventional PEComas: further evidence for a biological distinction. *Am J Surg Pathol* 2012; 36: 783-784.
93. Hodge JC, Pearce KE, Wang X, et al. Molecular cytogenetic analysis for TFE3 rearrangement in Xp11.2 renal cell carcinoma and alveolar soft part sarcoma: validation and clinical experience with 75 cases. *Mod Pathol* 2014; 27: 113-127.
94. Williams A, Bartle G, Sumathi VP, et al. Detection of ASPL/TFE3 fusion transcripts and the TFE3 antigen in formalinfi xed, paraffin-embedded tissue in a series of 18 cases of alveolar soft part sarcoma: useful diagnostic tools in cases with unusual histological features. *Virchows Arch* 2011; 458: 291-300.
95. Tsuji K, Ishikawa Y, Imamura T. Technique for differentiating alveolar soft part sarcoma from other tumors in paraffi nembedded tissue: comparison of immunohistochemistry for TFE3 and CD147 and of reverse transcription polymerase chain reaction for ASPSCR1-TFE3 fusion transcript. *Hum Pathol* 2012; 43: 356-363.
96. Kobos R, Nagai M, Tsuda M, et al. Combining integrated genomics and functional genomics to dissect the biology of a cancer-associated, aberrant transcription factor, the ASPSCR1-TFE3 fusion oncoprotein. *J Pathol* 2013; 229: 743-754.
97. Lazar AJ, Das P, Tuvin D, et al. Angiogenesis-promoting gene patterns in alveolar soft part sarcoma. *Clin Cancer Res* 2007; 13: 7314-7321.
98. Lazar AJ, Lahat G, Myers SE, et al. Validation of potential therapeutic targets in alveolar soft part sarcoma: an immunohistochemical study utilizing tissue microarray. *Histopathology* 2009; 55: 750-755.
99. Stockwin LH, Vistica DT, Kenney S, et al. Gene expression profiling of alveolar soft-part sarcoma (ASPS). *BMC Cancer* 2009; 9: 22.
100. Vistica DT, Hollingshead M, Borgel SD, et al. Therapeutic vulnerability of an in vivo model of alveolar soft part sarcoma (ASPS) to antiangiogenic therapy. *J Pediatr Hematol Oncol* 2009; 31: 561-570.
101. Kummar S, Allen D, Monks A, et al. Cediranib for metastatic alveolar soft part sarcoma. *J Clin Oncol* 2013; 31: 2296-2302.
102. McArthur GA, Demetri GD, van Oosterom A, et al. Molecular and clinical analysis of locally advanced dermatofibrosarcoma protuberans treated with imatinib: Imatinib Target Exploration Consortium Study B2225. *J Clin Oncol* 2005; 23: 866-873.
103. O'Brien KP, Seroussi E, Dal Cin P, et al. Various regions within the alpha-helical domain of the COL1A1 gene are fused to the second exon of the PDGFB gene in dermatofi brosarcomas and giant-cell fibroblastomas. *Genes Chromosomes Cancer* 1998; 23: 187-193.
104. Pedeutour F, Coindre JM, Sozzi G, et al. Supernumerary ring chromosomes containing chromosome 17 sequences. A specifi c feature of dermatofibrosarcoma protuberans? *Cancer Genet Cytogenet* 1994; 76: 1-9.
105. Simon MP, Pedeutour F, Sirvent N, et al. Deregulation of the platelet- derived growth factor B-chain gene via fusion with collagen gene COL1A1 in dermatofibrosarcoma protuberans and giant-cell fibroblastoma. *Nat Genet* 1997; 15: 95-98.
106. Patel KU, Szabo SS, Hernandez VS, et al. Dermatofibrosarcoma protuberans COL1A1-PDGFB fusion is identified in virtually all dermatofibrosarcoma protuberans cases when investigated by newly developed multiplex reverse transcription polymerase chain reaction and fluorescence in situ hybridization assays. *Hum Pathol* 2008; 39: 184-193.
107. Kiuru-Kuhlefelt S, El-Rifai W, Fanburg-Smith J, et al. Concomitant DNA copy number amplification at 17q and 22q in dermatofi brosarcoma protuberans. *Cytogenet Cell Genet* 2001; 92: 192-195.
108. Abbott JJ, Erickson-Johnson M, Wang X, et al. Gains of COL1A1-PDGFB genomic copies occur in fibrosarcomatous transformation of dermatofi brosarcoma protuberans. *Mod Pathol* 2006; 19: 1512-1518.
109. Shimizu A, O'Brien KP, Sjoblom T, et al. The dermatofibrosarcoma protuberans-associated collagen type Ialpha1/platelet-derived growth factor (PDGF) B-chain fusion gene generates a transforming protein that is

processed to functional PDGF-BB. *Cancer Res* 1999; 59: 3719-3723.

110. Maki RG, Awan RA, Dixon RH, et al. Differential sensitivity to imatinib of 2 patients with metastatic sarcoma arising from dermatofibrosarcoma protuberans. *Int J Cancer* 2002; 100: 623-626.
111. Sirvent N, Maire G, Pedeutour F. Genetics of dermatofibrosarcoma protuberans family of tumors: from ring chromosomes to tyrosine kinase inhibitor treatment. *Genes Chromosomes Cancer* 2003; 37: 1-19.
112. Panagopoulos I, Mertens F, Isaksson M, et al. Molecular genetic characterization of the EWS/CHN and RBP56/CHN fusion genes in extraskeletal myxoid chondrosarcoma. *Genes Chromosomes Cancer* 2002; 35: 340-352.
113. Sjogren H, Meis-Kindblom JM, Orndal C, et al. Studies on the molecular pathogenesis of extraskeletal myxoid chondrosarcoma-cytogenetic, molecular genetic, and cDNA microarray analyses. *Am J Pathol* 2003; 162: 781-792.
114. Hisaoka M, Hashimoto H. Extraskeletal myxoid chondrosarcoma: updated clinicopathological and molecular genetic characteristics. *Pathol Int* 2005; 55: 453-463.
115. Sandberg AA. Genetics of chondrosarcoma and related tumors. Curr Opin Oncol 2004; 16: 342-354.
116. Ohkura N, Yaguchi H, Tsukada T, et al. The EWS/NOR1 fusion gene product gains a novel activity affecting pre-mRNA splicing. *J Biol Chem* 2002; 277: 535-543.
117. Bertolotti A, Lutz Y, Heard DJ, et al. hTAF(II)68, a novel RNA/ssDNA-binding protein with homology to the pro-oncoproteins TLS/FUS and EWS is associated with both TFIID and RNA polymerase II. *EMBO J* 1996; 15: 5022-5031.
118. Arvand A, Denny CT. Biology of EWS/ETS fusions in Ewing's family tumors. *Oncogene* 2001; 20: 5747-5754.
119. Subramanian S, West RB, Marinelli RJ, et al. The gene expression profile of extraskeletal myxoid chondrosarcoma. *J Pathol* 2005; 206: 433-444.
120. Fletcher CDM, Bridge JA, Hogendoorn P, et al. eds. *WHO Classification of Tumours of Soft Tissue and Bone*. 4th ed. Lyon, France: IARC Press; 2013.
121. Robinson DR, Wu YM, Kalyana-Sundaram S, et al. Identification of recurrent NAB2-STAT6 gene fusions in solitary fibrous tumor by integrative sequencing. *Nat Genet* 2013; 45: 180-185.
122. Hajdu M, Singer S, Maki RG, et al. IGF2 over-expression in solitary fibrous tumours is independent of anatomical location and is related to loss of imprinting. *J Pathol* 2010; 221: 300-307.
123. Li Y, Chang Q, Rubin BP, et al. Insulin receptor activation in solitary fibrous tumours. *J Pathol* 2007; 211: 550-554.
124. Zafar H, Takimoto CH, Weiss G. Doege-Potter syndrome: hypoglycemia associated with malignant solitary fi brous tumor. *Med Oncol* 2003; 20: 403-408.
125. Rossi G, Schirosi L, Giovanardi F, et al. Pleural malignant solitary fibrous tumor with sarcomatous overgrowth showing PDGFRbeta mutation. *Chest* 2006; 130: 581-583.
126. Sen-Gupta S, Van der Luijt RB, Bowles LV, et al. Somatic mutation of APC gene in desmoid tumour in familial adenomatous polyposis. *Lancet* 1993; 342: 552-553.
127. Okamoto M, Sato C, Kohno Y, et al. Molecular nature of chromosome 5q loss in colorectal tumors and desmoids from patients with familial adenomatous polyposis. *Hum Genet* 1990; 85: 595-599.
128. Lazar AJ, Tuvin D, Hajibashi S, et al. Specific mutations in the beta-catenin gene (CTNNB1) correlate with local recurrence in sporadic desmoid tumors. *Am J Pathol* 2008; 173: 1518-1527.
129. Tejpar S, Nollet F, Li C, et al. Predominance of betacatenin mutations and beta-catenin dysregulation in sporadic aggressive fibromatosis (desmoid tumor). *Oncogene* 1999; 18: 6615-6620.
130. Kong Y, Poon R, Nadesan P, et al. Matrix metalloproteinase activity modulates tumor size, cell motility, and cell invasiveness in murine aggressive fibromatosis. *Cancer Res* 2004; 64: 5795-5803.
131. Ghanbari-Azarnier R, Sato S, Wei Q, et al. *Targeting stem cell behavior in desmoid tumors (aggressive fibromatosis) by inhibiting hedgehog signaling*. Neoplasia (New York, NY) 2013; 15: 712-719.

132. Heinrich MC, McArthur GA, Demetri GD, et al. Clinical and molecular studies of the effect of imatinib on advanced aggressive fibromatosis (desmoid tumor). *J Clin Oncol* 2006; 24: 1195-1203.

133. Gounder MM, Lefkowitz RA, Keohan ML, et al. Activity of Sorafenib against desmoid tumor/deep fibromatosis. *Clin Cancer Res* 2011; 17: 4082-4090.

134. Horvai AE, DeVries S, Roy R, et al. Similarity in genetic alterations between paired well-differentiated and dedifferentiated components of dedifferentiated liposarcoma. *Mod Pathol* 2009; 22: 1477-1488.

135. Rieker RJ, Weitz J, Lehner B, et al. *Genomic profiling reveals subsets of dedifferentiated liposarcoma to follow separate molecular pathways*. Virchows Arch 2010; 456: 277-285.

136. Mariani O, Brennetot C, Coindre JM, et al. JUN oncogene amplification and overexpression block adipocytic differentiation in highly aggressive sarcomas. *Cancer Cell* 2007; 11: 361-374.

137. Snyder EL, Sandstrom DJ, Law K, et al. c-Jun amplification and overexpression are oncogenic in liposarcoma but not always sufficient to inhibit the adipocytic differentiation programme. *J Pathol* 2009; 218: 292-300.

138. Wu YV, Okada T, DeCarolis P, et al. Restoration of C/EBPalpha in dedifferentiated liposarcoma induces G2/M cell cycle arrest and apoptosis. *Genes Chromosomes Cancer* 2012; 51: 313-327.

139. Gobble RM, Qin LX, Brill ER, et al. Expression profiling of liposarcoma yields a multigene predictor of patient outcome and identifies genes that contribute to liposarcomagenesis. *Cancer Res* 2011; 71: 2697-2705.

140. Crago AM, Socci ND, DeCarolis P, et al. Copy number losses define subgroups of dedifferentiated liposarcoma with poor prognosis and genomic instability. *Clin Cancer Res* 2012; 18: 1334-1340.

141. Taylor BS, DeCarolis PL, Angeles CV, et al. Frequent alterations and epigenetic silencing of differentiation pathway genes in structurally rearranged liposarcomas. *Cancer Discov* 2011; 1: 587-597.

142. Singer S, Socci ND, Ambrosini G, et al. Gene expression profiling of liposarcoma identifies distinct biological types/subtypes and potential therapeutic targets in well-differentiated and dedifferentiated liposarcoma. *Cancer Res* 2007; 67: 6626-6636.

143. Ugras S, Brill E, Jacobsen A, et al. Small RNA sequencing and functional characterization reveals MicroRNA-143 tumor suppressor activity in liposarcoma. *Cancer Res* 2011; 71: 5659-5669.

144. Dickson MA, Tap WD, Keohan ML, et al. Phase II trial of the CDK4 inhibitor PD0332991 in patients with advanced CDK4-amplified well-differentiated or dedifferentiated liposarcoma. *J Clin Oncol* 2013; 31: 2024-2028.

145. Taylor BS, Barretina J, Socci ND, et al. Functional copynumber alterations in cancer. *PloS One* 2008; 3: e3179.

146. Ambrosini G, Sambol EB, Carvajal D, et al. Mouse double minute antagonist Nutlin-3a enhances chemotherapy-induced apoptosis in cancer cells with mutant p53 by activating E2F1. *Oncogene* 2007; 26: 3473-3481.

147. Lehmann S, Bykov VJ, Ali D, et al. Targeting p53 in vivo: a first-in-human study with p53-targeting compound APR-246 in refractory hematologic malignancies and prostate cancer. *J Clin Oncol* 2012; 30: 3633-3639.

148. Fletcher CD, Gustafson P, Rydholm A, et al. Clinicopathologic re-evaluation of 100 malignant fibrous histiocytomas: prognostic relevance of subclassification. *J Clin Oncol* 2001; 19: 3045-3050.

149. Hollowood K, Fletcher CD. Malignant fibrous histiocytoma: morphologic pattern or pathologic entity? *Semin Diagn Pathol* 1995; 12: 210-220.

150. Bridge RS Jr, Bridge JA, Neff JR, et al. Recurrent chromosomal imbalances and structurally abnormal breakpoints within complex karyotypes of malignant peripheral nerve sheath tumour and malignant triton tumour: a cytogenetic and molecular cytogenetic study. *J Clin Pathol* 2004; 57: 1172-1178.

151. Mertens F, Fletcher CD, Dal Cin P, et al. Cytogenetic analysis of 46 pleomorphic soft tissue sarcomas and correlation with morphologic and clinical features: a report of the CHAMP Study Group. Chromosomes

and Morphology. *Genes Chromosomes Cancer* 1998; 22: 16-25.

152. Willems SM, Debiec-Rychter M, Szuhai K, et al. Local recurrence of myxofibrosarcoma is associated with increase in tumour grade and cytogenetic aberrations, suggesting a multistep tumour progression model. *Mod Pathol* 2006; 19: 407-416.

153. Weiss SW. Malignant fibrous histiocytoma. A reaffirmation. *Am J Surg Pathol* 1982; 6: 773-784.

154. Weiss SW, Enzinger FM. Malignant fibrous histiocytoma: an analysis of 200 cases. *Cancer* 1978; 41: 2250-2266.

155. Fletcher CD. Pleomorphic malignant fibrous histiocytoma: fact or fiction? A critical reappraisal based on 159 tumors diagnosed as pleomorphic sarcoma. *Am J Surg Pathol* 1992; 16: 213-228.

156. Aspberg F, Mertens F, Bauer HC, et al. Near-haploidy in two malignant fibrous histiocytomas. *Cancer Genet Cytogenet* 1995; 79: 119-122.

157. Mandahl N, Heim S, Willen H, et al. Characteristic karyotypic anomalies identify subtypes of malignant fibrous histiocytoma. *Genes Chromosomes Cancer* 1989; 1: 9-14.

158. Schmidt H, Korber S, Hinze R, et al. Cytogenetic characterization of ten malignant fibrous histiocytomas. *Cancer Genet Cytogenet* 1998; 100: 134-142.

159. Szymanska J, Tarkkanen M, Wiklund T, et al. A cytogenetic study of malignant fibrous histiocytoma. *Cancer Genet Cytogenet* 1995; 85: 91-96.

160. Walter TA, Weh HJ, Schlag PM, et al. Cytogenetic studies in malignant fibrous histiocytoma. *Cancer Genet Cytogenet* 1997; 94: 131-134.

161. Kresse SH, Ohnstad HO, Bjerkehagen B, et al. DNA copy number changes in human malignant fibrous histiocytomas by array comparative genomic hybridisation. *PloS One* 2010; 5: e15378.

162. Chibon F, Mairal A, Freneaux P, et al. The RB1 gene is the target of chromosome 13 deletions in malignant fibrous histiocytoma. *Cancer Res* 2000; 60: 6339-6345.

163. Derre J, Lagace R, Nicolas A, et al. Leiomyosarcomas and most malignant fibrous histiocytomas share very similar comparative genomic hybridization imbalances: an analysis of a series of 27 leiomyosarcomas. *Lab Invest* 2001; 81: 211-215.

164. Parente F, Grosgeorge J, Coindre JM, et al. Comparative genomic hybridization reveals novel chromosome deletions in 90 primary soft tissue tumors. *Cancer Genet Cytogenet* 1999; 115: 89-95.

165. Chibon F, Mariani O, Derre J, et al. ASK1 (MAP3K5) as a potential therapeutic target in malignant fibrous histiocytomas with 12q14-q15 and 6q23 amplifications. *Genes Chromosomes Cancer* 2004; 40: 32-37.

166. Chibon F, Mariani O, Derre J, et al. A subgroup of malignant fibrous histiocytomas is associated with genetic changes similar to those of well-differentiated liposarcomas. *Cancer Genet Cytogenet* 2002; 139: 24-29.

167. Chibon F, Mariani O, Mairal A, et al. The use of clustering software for the classification of comparative genomic hybridization data. an analysis of 109 malignant fibrous histiocytomas. *Cancer Genet Cytogenet* 2003; 141: 75-78.

168. Simons A, Schepens M, Jeuken J, et al. Frequent loss of 9p21 (p16(INK4A)) and other genomic imbalances in human malignant fibrous histiocytoma. *Cancer Genet Cytogenet* 2000; 118: 89-98.

169. Reid AH, Tsai MM, Venzon DJ, et al. MDM2 amplification, P53 mutation, and accumulation of the P53 gene product in malignant fibrous histiocytoma. *Diagn Mol Pathol* 1996; 5: 65-73.

170. Taubert H, Wurl P, Meye A, et al. Molecular and immunohistochemical p53 status in liposarcoma and malignant fibrous histiocytoma: identification of seven new mutations for soft tissue sarcomas. *Cancer* 1995; 76: 1187-1196.

171. Yoo J, Lee HK, Kang CS, et al. p53 gene mutations and p53 protein expression in human soft tissue sarcomas. *Arch Pathol Lab Med* 1997; 121: 395-399.

172. Wang CY, Wei Q, Han I, et al. Hedgehog and Notch signaling regulate self-renewal of undifferentiated pleomorphic sarcomas. *Cancer Res* 2012; 72: 1013-1022.

173. Mandahl N, Fletcher CD, Dal Cin P, et al. Comparative cytogenetic study of spindle cell and pleomorphic leiomyosarcomas of soft tissues: a report from the CHAMP Study Group. *Cancer Genet Cytogenet* 2000; 116: 66-73.

174. Sandberg AA. Updates on the cytogenetics and molecular genetics of bone and soft tissue tumors: leiomyosarcoma. *Cancer Genet Cytogenet* 2005; 161: 1-19.

175. Yang J, Du X, Chen K, et al. Genetic aberrations in soft tissue leiomyosarcoma. *Cancer Lett* 2009; 275: 1-8.

176. Wang R, Titley JC, Lu YJ, et al. Loss of 13q14-q21 and gain of 5p14-pter in the progression of leiomyosarcoma. *Mod Pathol* 2003; 16: 778-785.

177. Hu J, Rao UN, Jasani S, et al. Loss of DNA copy number of 10q is associated with aggressive behavior of leiomyosarcomas: a comparative genomic hybridization study. *Cancer Genet Cytogenet* 2005; 161: 20-27.

178. Perot G, Derre J, Coindre JM, et al. Strong smooth muscle differentiation is dependent on myocardin gene amplification in most human retroperitoneal leiomyosarcomas. *Cancer Res* 2009; 69: 2269-2278.

179. Hernando E, Charytonowicz E, Dudas ME, et al. The AKTmTOR pathway plays a critical role in the development of leiomyosarcomas. *Nat Med* 2007; 13: 748-753.

180. Guijarro MV, Dahiya S, Danielson LS, et al. Dual Pten/Tp53 suppression promotes sarcoma progression by activating Notch signaling. *Am J Pathol* 2013; 182: 2015-2027.

181. Mita MM, Tolcher AW. The role of mTOR inhibitors for treatment of sarcomas. *Curr Oncol Rep* 2007; 9: 316-322.

182. Okuno S, Bailey H, Mahoney MR, et al. A phase 2 study of temsirolimus (CCI-779) in patients with soft tissue sarcomas: a study of the Mayo phase 2 consortium (P2C). *Cancer* 2011; 117: 3468-3475.

183. Kleinerman RA, Tucker MA, Abramson DH, et al. Risk of soft tissue sarcomas by individual subtype in survivors of hereditary retinoblastoma. *J Natl Cancer Inst* 2007; 99: 24-31.

184. Evans DG, Baser ME, McGaughran J, et al. Malignant peripheral nerve sheath tumours in neurofibromatosis 1. *J Med Genet* 2002; 39: 311-314.

185. Ducatman BS, Scheithauer BW, Piepgras DG, et al. Malignant peripheral nerve sheath tumors. A clinicopathologic study of 120 cases. *Cancer* 1986; 57: 2006-2021.

186. Mantripragada KK, Spurlock G, Kluwe L, et al. High-resolution DNA copy number profiling of malignant peripheral nerve sheath tumors using targeted microarray-based comparative genomic hybridization. *Clin Cancer Res* 2008; 14: 1015-1024.

187. Perry A, Roth KA, Banerjee R, et al. NF1 deletions in S-100 protein-positive and negative cells of sporadic and neurofibromatosi 1 (NF1)-associated plexiform neurofibromas and malignant peripheral nerve sheath tumors. *Am J Pathol* 2001; 159: 57-61.

188. Lothe RA, Slettan A, Saeter G, et al. Alterations at chromosome 17 loci in peripheral nerve sheath tumors. *J Neuropathol Exp Neurol* 1995; 54: 65-73.

189. Cichowski K, Jacks T. NF1 tumor suppressor gene function: narrowing the GAP. *Cell* 2001; 104: 593-604.

190. Carroll SL, Ratner N. How does the Schwann cell lineage form tumors in NF1? *Glia* 2008; 56: 1590-1605.

191. Mantripragada KK, de Stahl TD, Patridge C, et al. Genomewide high-resolution analysis of DNA copy number alterations in NF1-associated malignant peripheral nerve sheath tumors using 32K BAC array. *Genes Chromosomes Cancer* 2009; 48: 897-907.

192. Upadhyaya M, Kluwe L, Spurlock G, et al. Germline and somatic NF1 gene mutation spectrum in NF1-associated malignant peripheral nerve sheath tumors (MPNSTs). *Hum Mutat* 2008; 29: 74-82.

193. Fletcher CD, Dal Cin P, de Wever I, et al. Correlation between clinicopathological features and karyotype in spindle cell sarcomas. A report of 130 cases from the CHAMP study group. *Am J Pathol* 1999; 154: 1841-1847.

194. Mertens F, Dal Cin P, De Wever I, et al. Cytogenetic characterization of peripheral nerve sheath tumours: a report of the CHAMP study group. *J Pathol* 2000; 190: 31-38.

195. Kresse SH, Skarn M, Ohnstad HO, et al. DNA copy number changes in high-grade malignant peripheral

nerve sheath tumors by array CGH. *Mol Cancer* 2008; 7: 48.

196. Skotheim RI, Kallioniemi A, Bjerkhagen B, et al. Topoisomerase-II alpha is upregulated in malignant peripheral nerve sheath tumors and associated with clinical outcome. *J Clin Oncol* 2003; 21: 4586-4591.
197. Storlazzi CT, Brekke HR, Mandahl N, et al. Identification of a novel amplicon at distal 17q containing the BIRC5/SURVIVIN gene in malignant peripheral nerve sheath tumours. *J Pathol* 2006; 209: 492-500.
198. Agesen TH, Florenes VA, Molenaar WM, et al. Expression patterns of cell cycle components in sporadic and neurofibromatosis type 1-related malignant peripheral nerve sheath tumors. *J Neuropathol Exp Neurol* 2005; 64: 74-81.
199. Birindelli S, Perrone F, Oggionni M, et al. Rb and TP53 pathway alterations in sporadic and NF1-related malignant peripheral nerve sheath tumors. *Lab Invest* 2001; 81: 833-844.
200. Keizman D, Issakov J, Meller I, et al. Expression and significance of EGFR in malignant peripheral nerve sheath tumor. *J Neurooncol* 2009; 94: 383-388.
201. Ling BC, Wu J, Miller SJ, et al. Role for the epidermal growth factor receptor in neurofibromatosis-related peripheral nerve tumorigenesis. *Cancer Cell* 2005; 7: 65-75.
202. Rahrmann EP, Watson AL, Keng VW, et al. Forward genetic screen for malignant peripheral nerve sheath tumor formation identifies new genes and pathways driving tumorigenesis. *Nat Genet* 2013; 45: 756-766.
203. Johannessen CM, Reczek EE, James MF, et al. The NF1 tumor suppressor critically regulates TSC2 and mTOR. *Proc Natl Acad Sci U S A* 2005; 102: 8573-8578.
204. Mo W, Chen J, Patel A, et al. CXCR4/CXCL12 mediate autocrine cell- cycle progression in NF1-associated malignant peripheral nerve sheath tumors. *Cell* 2013; 152: 1077-1090.
205. Ambrosini G, Cheema HS, Seelman S, et al. Sorafenib inhibits growth and mitogen-activated protein kinase signaling in malignant peripheral nerve sheath cells. *Mol Cancer Ther* 2008; 7: 890-896.
206. Maki RG, D'Adamo DR, Keohan ML, et al. Phase II study of sorafenib in patients with metastatic or recurrent sarcomas. *J Clin Oncol* 2009; 27: 3133-3140.
207. Antonescu CR, Yoshida A, Guo T, et al. KDR activating mutations in human angiosarcomas are sensitive to specifi c kinase inhibitors. *Cancer Res* 2009; 69: 7175-7179.
208. Manner J, Radlwimmer B, Hohenberger P, et al. MYC high level gene amplification is a distinctive feature of angiosarcomas after irradiation or chronic lymphedema. *Am J Pathol* 2010; 176: 34-39.
209. Guo T, Zhang L, Chang NE, et al. Consistent MYC and FLT4 gene amplification in radiation-induced angiosarcoma but not in other radiation- associated atypical vascular lesions. *Genes Chromosomes Cancer* 2011; 50: 25-33.
210. Italiano A, Thomas R, Breen M, et al. The miR-17-92 cluster and its target THBS1 are differentially expressed in angiosarcomas dependent on MYC amplification. Genes *Chromosomes Cancer* 2012; 51: 569-578.
211. Schwartz HS, Zimmerman NB, Simon MA, et al. The malignant potential of enchondromatosis. *J Bone Joint Surg Am* 1987; 69: 269-274.
212. Tiet TD, Hopyan S, Nadesan P, et al. Constitutive hedgehog signaling in chondrosarcoma up-regulates tumor cell proliferation. *Am J Pathol* 2006; 168: 321-330.
213. Hopyan S, Gokgoz N, Poon R, et al. A mutant PTH/PTHrP type I receptor in enchondromatosis. *Nat Genet* 2002; 30: 306-310.
214. Rozeman LB, Sangiorgi L, Briaire-de Bruijn IH, et al. Enchondromatosis (Ollier disease, Maffucci syndrome) is not caused by the PTHR1 mutation p.R150C. *Hum Mutat* 2004; 24: 466-473.
215. Couvineau A, Wouters V, Bertrand G, et al. PTHR1 mutations associated with Ollier disease result in receptor loss of function. *Hum Mol Genet* 2008; 17: 2766-2775.
216. Jennes I, Pedrini E, Zuntini M, et al. Multiple osteochondromas: mutation update and description of the multiple osteochondromas mutation database (MOdb). *Hum Mutat* 2009; 30: 1620-1627.
217. Bovee JV, Cleton-Jansen AM, Wuyts W, et al. EXT-mutation analysis and loss of heterozygosity in sporadic

and hereditary osteochondromas and secondary chondrosarcomas. *Am J Hum Genet* 1999; 65: 689-698.

218. Hameetman L, Szuhai K, Yavas A, et al. The role of EXT1 in nonhereditary osteochondroma: identification of homozygous deletions. *J Natl Cancer Inst* 2007; 99: 396-406.
219. Jones KB, Piombo V, Searby C, et al. A mouse model of osteochondromagenesis from clonal inactivation of Ext1 in chondrocytes. *Proc Natl Acad Sci U S A* 2010; 107: 2054-2059.
220. Bovee JV. EXTra hit for mouse osteochondroma. *Proc Natl Acad Sci U S A* 2010; 107: 1813-1814.
221. McCormick C, Leduc Y, Martindale D, et al. The putative tumour suppressor EXT1 alters the expression of cell-surface heparan sulfate. *Nat Genet* 1998; 19: 158-161.
222. Benoist-Lasselin C, de Margerie E, Gibbs L, et al. Defective chondrocyte proliferation and differentiation in osteochondromas of MHE patients. *Bone* 2006; 39: 17-26.
223. St-Jacques B, Hammerschmidt M, McMahon AP. Indian hedgehog signaling regulates proliferation and differentiation of chondrocytes and is essential for bone formation. *Genes Dev* 1999; 13: 2072-2086.
224. Amary MF, Bacsi K, Maggiani F, et al. IDH1 and IDH2 mutations are frequent events in central chondrosarcoma and central and periosteal chondromas but not in other mesenchymal tumours. *J Pathol* 2011; 224: 334-343.
225. Kerr DA, Lopez HU, Deshpande V, et al. Molecular distinction of chondrosarcoma from chondroblastic osteosarcoma through IDH1/2 mutations. *Am J Surg Pathol* 2013; 37: 787-795.
226. Damato S, Alorjani M, Bonar F, et al. IDH1 mutations are not found in cartilaginous tumours other than central and periosteal chondrosarcomas and enchondromas. *Histopathology* 2012; 60: 363-365.
227. Zhao S, Lin Y, Xu W, et al. Glioma-derived mutations in IDH1 dominantly inhibit IDH1 catalytic activity and induce HIF-1alpha. *Science* 2009; 324: 261-265.
228. Lin C, McGough R, Aswad B, et al. Hypoxia induces HIF-1alpha and VEGF expression in chondrosarcoma cells and chondrocytes. *J Orthop Res* 2004; 22: 1175-1181.
229. Kubo T, Sugita T, Shimose S, et al. Expression of hypoxiainducible factor-1alpha and its relationship to tumour angiogenesis and cell proliferation in cartilage tumours. *J Bone Joint Surg Br* 2008; 90: 364-370.
230. Dang L, White DW, Gross S, et al. Cancer-associated IDH1 mutations produce 2-hydroxyglutarate. *Nature* 2009; 462: 739-744.
231. Ward PS, Cross JR, Lu C, et al. Identification of additional IDH mutations associated with oncometabolite R(-)-2-hydroxyglutarate production. *Oncogene* 2012; 31: 2491-2498.
232. Turcan S, Rohle D, Goenka A, et al. IDH1 mutation is sufficient to establish the glioma hypermethylator phenotype. *Nature* 2012; 483: 479-483.
233. Figueroa ME, Abdel-Wahab O, Lu C, et al. Leukemic IDH1 and IDH2 mutations result in a hypermethylation phenotype, disrupt TET2 function, and impair hematopoietic differentiation. *Cancer Cell* 2010; 18: 553-567.
234. Guilhamon P, Eskandarpour M, Halai D, et al. Meta-analysis of IDH-mutant cancers identifies EBF1 as an interaction partner for TET2. *Nat Commun* 2013; 4: 2166.
235. Lu C, Venneti S, Akalin A, et al. Induction of sarcomas by mutant IDH2. Genes Dev 2013; 27: 1986-1998.
236. Popovici-Muller J, Saunders JO, Salituro FG, et al. Discovery of the first potent inhibitors of mutant IDH1 that lower tumor 2-HG in vivo. *ACS Med Chem Lett* 2012; 3: 850-855.
237. Tarpey PS, Behjati S, Cooke SL, et al. Frequent mutation of the major cartilage collagen gene COL2A1 in chondrosarcoma. *Nat Genet* 2013; 45: 923-926.
238. Schrage YM, Hameetman L, Szuhai K, et al. Aberrant heparin sulfate proteoglycan localization, despite normal exostosin, in central chondrosarcoma. *Am J Pathol* 2009; 174: 979-988.
239. Rudin CM, Hann CL, Laterra J, et al. Treatment of medulloblastoma with hedgehog pathway inhibitor GDC-0449. *N Engl J Med* 2009; 361: 1173-1178.
240. Von Hoff DD, LoRusso PM, Rudin CM, et al. Inhibition of the hedgehog pathway in advanced basal-cell carcinoma. *N Engl J Med* 2009; 361: 1164-1172.

241. Ruch JM, Kim EJ. Hedgehog signaling pathway and cancer therapeutics: progress to date. *Drugs* 2013; 73: 613-623.

242. Hameetman L, Rozeman LB, Lombaerts M, et al. Peripheral chondrosarcoma progression is accompanied by decreased Indian Hedgehog signalling. *J Pathol* 2006; 209: 501-511.

243. Ho L, Stojanovski A, Whetstone H, et al. Gli2 and p53 cooperate to regulate IGFBP-3-mediated chondrocyte apoptosis in the progression from benign to malignant cartilage tumors. *Cancer Cell* 2009; 16: 126-136.

244. Schrage YM, Briaire-de Bruijn IH, de Miranda NF, et al. Kinome profiling of chondrosarcoma reveals SRC-pathway activity and dasatinib as option for treatment. *Cancer Res* 2009; 69: 6216-6222.

245. Raymond AK, Ayala AG, Knuutila S. *Conventional osteosarcoma*. In: Fletcher CD, Unni KK, Mertens F, eds. Pathology and Genetics of Tumors of Soft Tissue and Bone. Lyon, France: IARC Press; 2002: 264-270.

246. Skubitz KM, D'Adamo DR. Sarcoma. *Mayo Clin Proc* 2007; 82: 1409-1432.

247. Dick DC, Morley WN, Watson JT. Rothmund-Thomson syndrome and osteogenic sarcoma. *Clin Exp Dermatol* 1982; 7: 119-123.

248. Belchis DA, Meece CA, Benko FA, et al. Loss of heterozygosity and microsatellite instability at the retinoblastoma locus in osteosarcomas. *Diagn Mol Pathol* 1996; 5: 214-219.

249. Feugeas O, Guriec N, Babin-Boilletot A, et al. Loss of heterozygosity of the RB gene is a poor prognostic factor in patients with osteosarcoma. *J Clin Oncol* 1996; 14: 467-472.

250. Wadayama B, Toguchida J, Shimizu T, et al. Mutation spectrum of the retinoblastoma gene in osteosarcomas. *Cancer Res* 1994; 54: 3042-3048.

251. Wei G, Lonardo F, Ueda T, et al. CDK4 gene amplification in osteosarcoma: reciprocal relationship with INK4A gene alterations and mapping of 12q13 amplicons. *Int J Cancer* 1999; 80: 199-204.

252. Nielsen GP, Burns KL, Rosenberg AE, et al. CDKN2A gene deletions and loss of p16 expression occur in osteosarcoma that lack RB alterations. *Am J Pathol* 1998; 153: 159-163.

253. Gokgoz N, Wunder JS, Mousses S, et al. Comparison of p53 mutations in patients with localized osteosarcoma and metastatic osteosarcoma. *Cancer* 2001; 92: 2181-2189.

254. Overholtzer M, Rao PH, Favis R, et al. The presence of p53 mutations in human osteosarcomas correlates with high levels of genomic instability. *Proc Natl Acad Sci U S A* 2003; 100: 11547-11552.

255. Lonardo F, Ueda T, Huvos AG, et al. p53 and MDM2 alterations in osteosarcomas: correlation with clinicopathologic features and proliferative rate. *Cancer* 1997; 79: 1541-1547.

256. Chen W, Cooper TK, Zahnow CA, et al. Epigenetic and genetic loss of Hic1 function accentuates the role of p53 in tumorigenesis. *Cancer Cell* 2004; 6: 387-398.

257. Man TK, Lu XY, Jaeweon K, et al. Genome-wide array comparative genomic hybridization analysis reveals distinct amplifications in osteosarcoma. *BMC Cancer* 2004; 4: 45.

258. Squire JA, Pei J, Marrano P, et al. High-resolution mapping of amplifications and deletions in pediatric osteosarcoma by use of CGH analysis of cDNA microarrays. *Genes Chromosomes Cancer* 2003; 38: 215-225.

259. Atiye J, Wolf M, Kaur S, et al. Gene amplifications in osteosarcoma-CGH microarray analysis. *Genes Chromosomes Cancer* 2005; 42: 158-163.

260. Zielenska M, Marrano P, Thorner P, et al. High-resolution cDNA microarray CGH mapping of genomic imbalances in osteosarcoma using formalin-fixed paraffin-embedded tissue. *Cytogenet Genome Res* 2004; 107: 77-82.

261. Tarkkanen M, Karhu R, Kallioniemi A, et al. Gains and losses of DNA sequences in osteosarcomas by comparative genomic hybridization. *Cancer Res* 1995; 55: 1334-1338.

262. Ozaki T, Schaefer KL, Wai D, et al. Genetic imbalances revealed by comparative genomic hybridization in osteosarcomas. *Int J Cancer* 2002; 102: 355-365.

263. Stock C, Kager L, Fink FM, et al. Chromosomal regions involved in the pathogenesis of osteosarcomas.

Genes Chromosomes Cancer 2000; 28: 329-336.

264. Wang LL, Gannavarapu A, Kozinetz CA, et al. Association between osteosarcoma and deleterious mutations in the RECQL4 gene in Rothmund-Thomson syndrome. *J Natl Cancer Inst* 2003; 95: 669-674.
265. Tiet TD, Alman BA. Developmental pathways in musculoskeletal neoplasia: involvement of the Indian Hedgehogparathyroid hormone-related protein pathway. *Pediatr Res* 2003; 53: 539-543.
266. Siegel R, Naishadham D, Jemal A. Cancer statistics, 2013. *CA Cancer J Clin* 2013; 63: 11-30.
267. Wang Z, Gerstein M, Snyder M. RNA-Seq: a revolutionary tool for transcriptomics. *Nat Rev Genet* 2009; 10: 57-63.
268. Wold B, Myers RM. Sequence census methods for functional genomics. *Nat Methods* 2008; 5: 19-21.
269. Pepke S, Wold B, Mortazavi A. Computation for ChIP-seq and RNA-seq studies. *Nat Methods* 2009; 6: S22-S32.
270. Mortazavi A, Williams BA, McCue K, et al. Mapping and quantifying mammalian transcriptomes by RNA-Seq. *Nat Methods* 2008; 5: 621-628.
271. Delucas LJ, Hamrick D, Cosenza L, et al. Protein crystallization: virtual screening and optimization. *Prog Biophys Mol Biol* 2005; 88: 285-309.
272. Sharp SY, Prodromou C, Boxall K, et al. Inhibition of the heat shock protein 90 molecular chaperone in vitro and in vivo by novel, synthetic, potent resorcinylic pyrazole/isoxazole amide analogues. *Mol Cancer Ther* 2007; 6: 1198-1211.
273. Oltersdorf T, Elmore SW, Shoemaker AR, et al. An inhibitor of Bcl-2 family proteins induces regression of solid tumours. *Nature* 2005; 435: 677-681.
274. Strebhardt K, Ullrich A. Paul Ehrlich's magic bullet concept: 100 years of progress. *Nat Rev Cancer* 2008; 8: 473-480.
275. Schneider G, Fechner U. Computer-based de novo design of drug-like molecules. *Nat Rev Drug Discov* 2005; 4: 649-663.
276. Sugita S, Seki K, Yokozawa K, et al. Analysis of CHOP rearrangement in pleomorphic liposarcomas using fluorescence in situ hybridization. *Cancer Sci* 2009; 100: 82-87.
277. Terry J, Barry TS, Horsman DE, et al. Fluorescence in situ hybridization for the detection of t(X; 18)(p11.2; q11.2) in a synovial sarcoma tissue microarray using a breakapart-style probe. *Diagn Mol Pathol* 2005; 14: 77-82.
278. Meier VS, Kuhne T, Jundt G, et al. Molecular diagnosis of Ewing tumors: improved detection of EWS-FLI-1 and EWSERG chimeric transcripts and rapid determination of exon combinations. *Diagn Mol Pathol* 1998; 7: 29-35.
279. Argani P, Lal P, Hutchinson B, et al. Aberrant nuclear immunoreactivity for TFE3 in neoplasms with TFE3 gene fusions: a sensitive and specific immunohistochemical assay. *Am J Surg Pathol* 2003; 27: 750-761.
280. Barr FG, Smith LM, Lynch JC, et al. Examination of gene fusion status in archival samples of alveolar rhabdomyosarcom entered on the Intergroup Rhabdomyosarcoma Study-III trial: a report from the Children's Oncology Group. *J Mol Diagn* 2006; 8: 202-208.
281. Mandahl N, Heim S, Willen H, et al. Supernumerary ring chromosome as the sole cytogenetic abnormality in a dermatofibrosarcoma protuberans. *Cancer Genet Cytogenet* 1990; 49: 273-275.
282. Hisaoka M, Ishida T, Kuo TT, et al. Clear cell sarcoma of soft tissue: a clinicopathologic, immunohistochemical, and molecular analysis of 33 cases. *Am J Surg Pathol* 2008; 32: 452-460.
283. Heinrich MC, Corless CL, Duensing A, et al. PDGFRA activating mutations in gastrointestinal stromal tumors. *Science* 2003; 299: 708-710.
284. Hirota S, Isozaki K, Moriyama Y, et al. Gain-of-function mutations of c-kit in human gastrointestinal stromal tumors. *Science* 1998; 279: 577-580.
285. Tanas MR, Goldblum JR. Fluorescence in situ hybridization in the diagnosis of soft tissue neoplasms: a review. *Adv Anat Pathol* 2009; 16: 383-391.

第二十一章 皮肤黑色素瘤的分子生物学

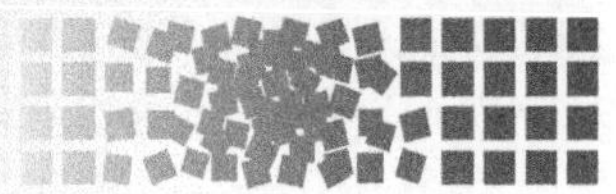

Michael A. Davies, Levi A. Garraway

引言

皮肤癌最常见的形式是基底细胞癌、鳞状细胞癌、黑色素瘤。黑色素瘤在确诊的皮肤病病例中占 5%，黑色素瘤在每年因皮肤癌死亡的原因中占比大于 70%。2013 年，估计新增黑色素瘤病例 76 690 例，9840 例将死于此病[1]。尽管大多数主要癌症（肺癌、结直肠癌、乳腺癌、前列腺癌）的年发病率和死亡率在下降，黑色素瘤公共健康负担却继续上升。在过去的 25 年中，黑色素瘤的年发病率以每年 3% 持续增加[2-4]。黑色素瘤常攻击年轻、健康的个体，它也成为一个重大的经济负担，由于黑色素瘤死亡率高，在美国估计每年遭受损失的生产力价值 35 亿美元[5]。

皮肤黑色素瘤起源于生成色素的表皮黑色素细胞。根据美国癌症联合委员会（American Joint Committee on Cancer）发布的指南，临床上黑色素瘤可分不同阶段[6]。只有原发肿瘤的患者（Ⅰ期、Ⅱ期），垂直生长的肿瘤（Breslow）厚度（mm）和溃疡状态是判断疾病预后最有效的指标。黑色素瘤通常首先区域性地扩散到引流淋巴结。对于具有区域性疾病的患者（Ⅲ期），预后由受累淋巴结的数目、淋巴结转移的大小（微小转移灶和大转移灶）、淋巴结累及的模式（淋巴结、过境转移或两者都有）及原发性肿瘤的溃疡状态决定。黑色素瘤也因其实际上可转移到所有远处器官的能力而著称。对于具有远处转移的患者（Ⅳ期），预后由累及器官部位和是否有血清乳酸脱氢酶水平升高决定。对于没有高风险特征的原发性肿瘤较薄的患者（Ⅰ期），长期疾病特异性生存大于 95%。相比之下，对于有远处转移的患者（Ⅳ期），中位生存期为 6 ～ 8 个月，小于 10% 的患者在诊断后 5 年仍存活。

许多流行病学研究已经确定，患皮肤黑色素瘤的风险与暴露于紫外线（UV）辐射具有密切关系[7,8]。最近 20 年通过临床前模型中聚焦分子分析和机制研究，对于这个侵袭性疾病的分子基础的初步研究已经显著加深。最近，高通量测序方法的发展使得从外显子组和全基因组评估分子变化成为可能，对分子异质性和黑色素瘤的发病机制的理解有了快速增长。值得注意的是，这些研究已经证明，在所有实体瘤中，黑色素瘤的体细胞突变发生率是最高的（图 21.1）。观察到的突变大多由 CT 或 GA 替换组成，其与 UV 辐射诱导的 DNA 损伤密切相关，因此在分子水平上确定环境暴露在这种疾病发挥重要作用[9]。体细胞突变的模式也确定了许多可能促进这种疾病的发病机制的关键功能通路。重要的是，许多这些发现正迅速转化为分子测试和治疗，影响这种高度侵袭性疾病患者的临床管理和转归。

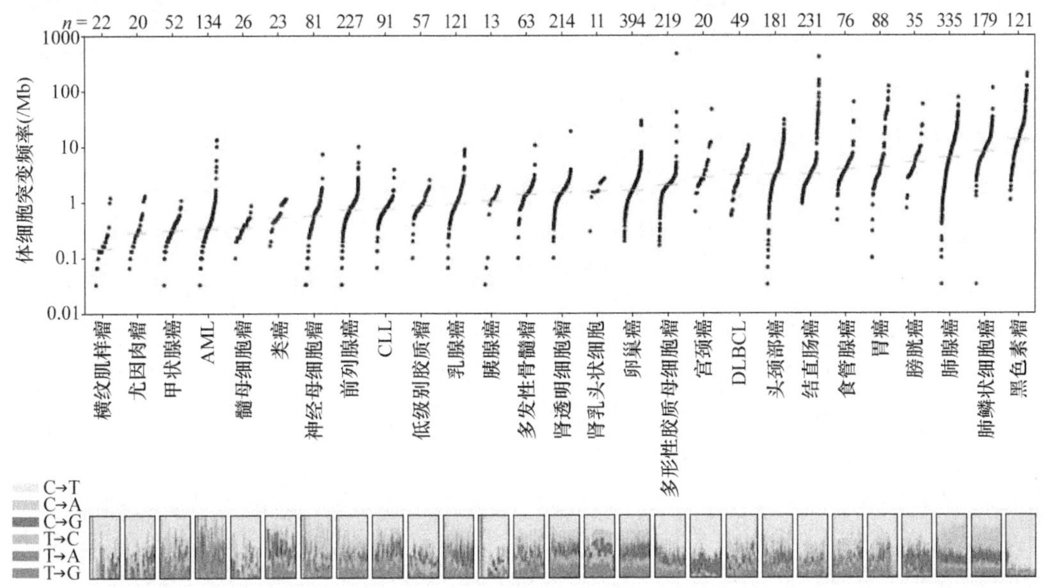

图 21.1　各种类型癌症的全外显子测序分析中的体细胞突变率。每个点表示指定肿瘤类型的每个外显子中突变的总频率（突变 / Mb）。在分析的 27 种肿瘤类型中，黑色素瘤显示体细胞突变的中位数最高。AML，急性骨髓细胞白血病；CLL，慢性淋巴细胞白血病；DLBCL，弥漫性大 B 细胞淋巴瘤（引自 Lawrence MS，Stojanov P，Polak P，et al.Nature.Vol.499.London：Nature Publishing Group；2013：215）

彩图二维码

RAS-RAF-MAPK 通路

RAS-RAF 丝裂原活化蛋白激酶（MAPK）信号转导途径是由多种细胞信号和通路激活的分子级联（图 21.2）。信号通过 RAS 和 RAF 的转导导致 ERK1 / 2 激酶的活化，通过丝氨酸苏氨酸磷酸化事件调控多种蛋白，最终调节多种基因转录，控制细胞增殖、生存和其他关键细胞进程。在黑色素细胞中被 ERK 信号调节的转录因子的例子包括小眼畸形相关转录因子（MITF，下文详细描述），各种 ETS 转录因子，FOS 和 JUN 早期基因等。

广泛的遗传和机制研究发现，许多肿瘤类型中存在激活 MAPK 通路的突变。该通路的激活似乎是皮肤黑色素瘤中最高频和最重要的分子事件之一（图 21.3）。为此，几种 MAPK 信号蛋白（如 RAS 和 RAF 亚型）由“经典”癌基因编码，MAPK 下游的关键转录效应因子在黑色素瘤和其他癌症中发生致癌性失调。非恶性转化的黑色素细胞中，MAPK 关键效应分子也具有细胞调节分化和衰老的作用。

彩图二维码

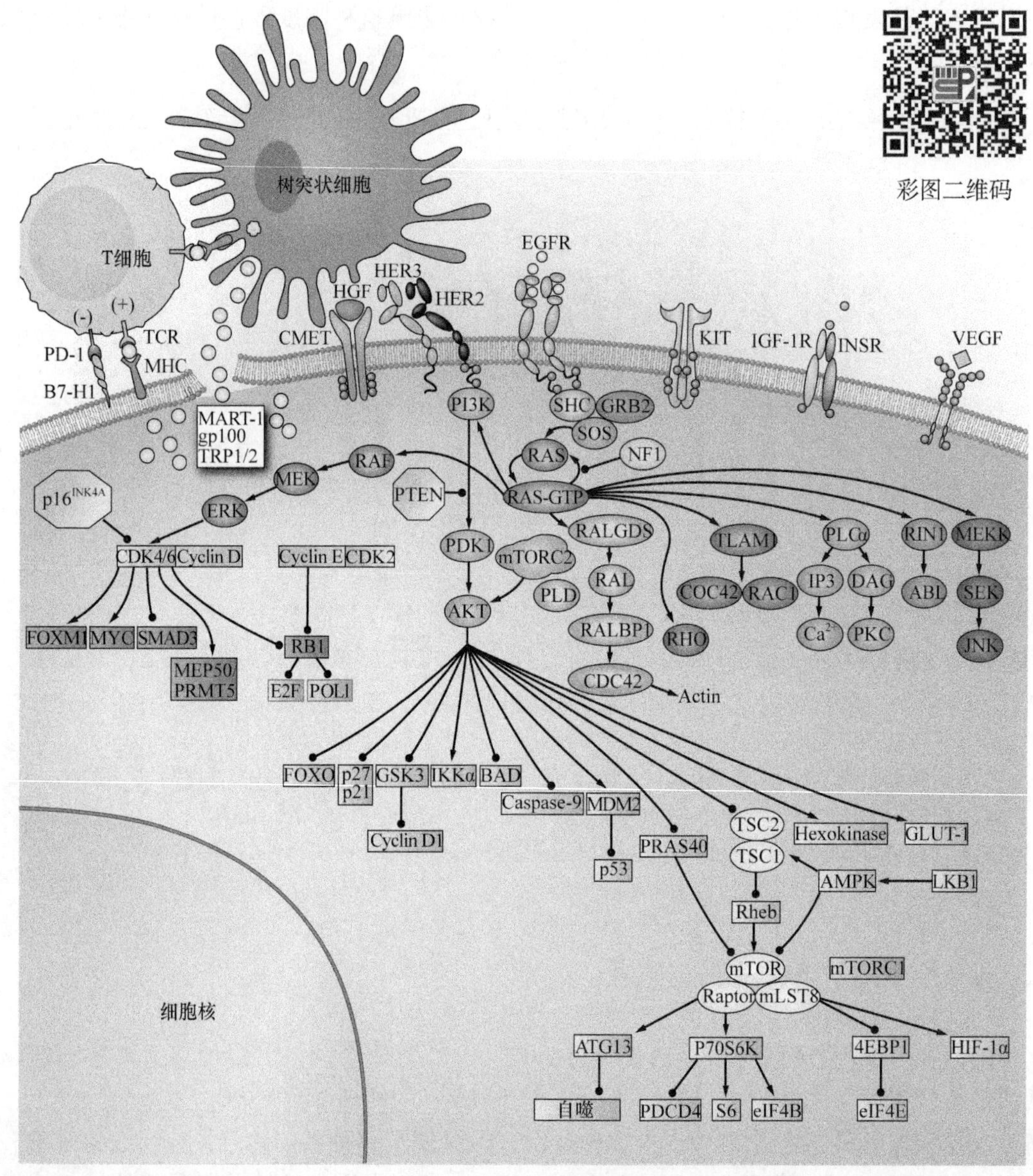

图 21.2　黑色素瘤分子信号通路（引自 Sullivan RJ. Lorusso PM，Flaherty KT，Clinical Cancer Research. Vol. 19. Philadelphia，PA：American Association for Cancer Research；2013：5286）

RAS 家族 GTPases

RAS 蛋白（HRAS、KRAS 和 NRAS）是包含 RAS-RAF-MAPK 级联的初始信号节点的小 GTP 酶。在 HRAS 和 KRAS 中发现激活突变，这个基因家族可引起了多种癌症类型并因此确定了该通路在癌症发病机制中的作用。在 20% ～ 25% 的皮肤黑色素瘤患者中检测到 NRAS 中的活化突变（图 21.3）[10-12]。在痣特别是先天性痣中也检测到 NRAS 突变 [13]。KRAS 突变在皮肤黑色素瘤中不常见，但在 Spitz 痣中可检测到，Spitz 痣是经常发生在儿童和年轻人中的一种罕见的良性病变 [14]。尽管 KRAS 突变在其他癌症类型中发生频率高，在黑色素细胞病变中却极为罕见。

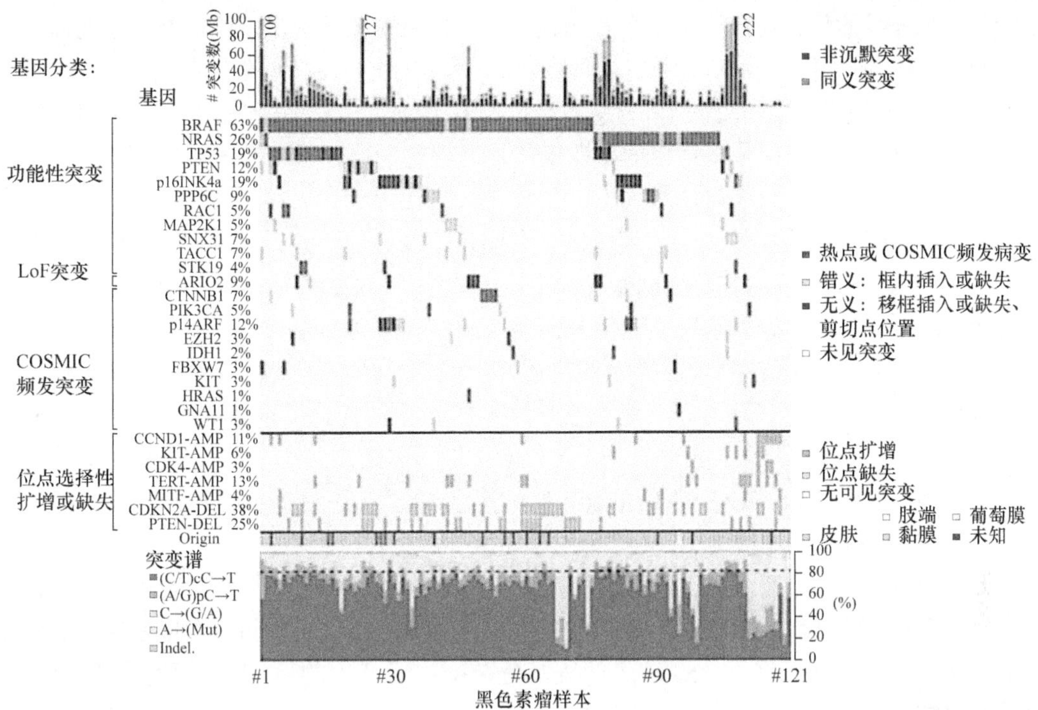

图 21.3　黑色素瘤中驱动突变的全景图。每行表示在 121 个黑色素瘤群中的每个指定基因中的体细胞突变、扩增或缺失的发生率。每列表示存在于该肿瘤中的体细胞事件。每个肿瘤的突变谱图在图的底部显示（引自 Hodis E，Watson IR，Kryukov GV，et al. Cell. Vol. 150. Cambridge，MA：Cell Press；2012：259）

彩图二维码

在 Ink4a/Arf 缺失的小鼠中过表达活化的 HRAS 和 NRAS，引起小鼠自发性黑色素瘤的形成[15, 16]。虽然 HRAS 诱导的黑色素瘤几乎不发生转移，NRAS 诱导的肿瘤则常发生淋巴结转移和远处转移，与之一致的是黑色素瘤中 NRAS 突变的细胞较 HRAS 突变的细胞明显具有选择优势。在人黑色素瘤细胞系中干扰 NRAS 表达，抑制了肿瘤细胞的生存能力，说明黑色素瘤生成依赖于该癌基因[17]。此外，在可诱导 HRAS 表达的转基因模型中，诱导 HRAS 表达黑色素瘤增大，而关闭 HRAS 基因表达则引起这些肿瘤消退，从而确定了这些肿瘤中 RAS 癌基因的依赖作用[18]。

RAF 激酶

RAF 蛋白（ARAF、BRAF 和 CRAF）是丝氨酸 - 苏氨酸激酶，其包含 RAS-RAF-MAPK 通路关键信号效应因子（图 21.2）。这些蛋白质的每一种都可能在生理信号转导中起作用，但是在黑色素瘤的发病机制中 BRAF 发挥中心作用。在 40% ～ 45% 的皮肤黑色素瘤患者中检测到 BRAF 的体细胞热点突变，使它成为目前为止该疾病中检测到的最常见的致癌性异常[10]。约 95% 的体细胞热点突变导致蛋白质中第 600 位缬氨酸被取代。最常见的突变（约 70% 的 BRAF 突变）是 T → A 颠换，导致缬氨酸变为谷氨酸（V600E）。虽然 T → A 颠换不是典型的与紫外线诱导损伤相关，BRAF（V600E）突变更常见于间歇性暴露于紫外线的位置所产生的黑色素瘤组织[19]。其他的碱基置换，特别是黑色素瘤中约 20% 的 BRAF 突变中的 V600K 突变在具有慢性日光损伤（CSD）的黑色素瘤中更常见，尽管在 CSD 的黑色素瘤中 BRAF 的总体突变率比没有 CSD 肿瘤的总体突变率低[19-22]。BRAF（V600）突变是黑色素瘤中的早期事件，因为它们也存在于大多数良性和发育不良的痣中（≥ 80%）[23]。除了影响 V600 的突变之外，在患者中，也在 BRAF 中超过 20 个其他位点检测到体细胞事件影响，但总体上它们是不常见的（总计约 5% 的患病率）[24]。

在 MAPK 通路中，BRAF 是 RAS 下游的直接靶分子（图 21.3）。在体外 BRAF（V600E）突变和 V600 位点的其他碱基置换使体外激酶活性被诱导增加 200 倍[25]。BRAF 中影响其他位点的突变可具有高、中或低等的催化活性。然而，所有这些突变引起 MEK 和 ERK 信号活性增加。这可能发生在低活性突变体中，因为构象变化促进 BRAF 与其他 RAF 异构体，如 CRAF 形成异源二聚体，与 RAS 蛋白形成多蛋白复合物[24]。值得注意的是，BRAF（V600）突变和 NRAS 突变在新诊断的黑色素瘤中是相互排斥的，但是已经观察到 NRAS 突变与非激活性 BRAF 突变的共存现象[26, 27]。

大量数据表明，在人类良性色素痣中，野生型 BRAF 参与调控细胞衰老。通过转基因在斑马鱼的黑色素细胞中表达突变的 BRAF（V600E）蛋白，可以产生良性的痣样损伤。然而，当这些斑马鱼与 p53 缺失的斑马鱼杂交之后产生的后代则发生侵袭性黑色素瘤（经过较长的潜伏期后）[28]。在小鼠黑色素细胞中单独诱导突变型 BRAF（V600E）表达，引起皮肤过度色素沉着，以及发生具有衰老特征的色素痣[29]。携带激活型 BRAF 突变的人类先天性色素痣组织表达衰老相关的酸性 - 半乳糖苷酶（senescence-associated acidic β-galactosidase，SA-β-Gal），该分子是经典的衰老相关标志物[30]。这意味着仅激活 BRAF 并不足以诱导患者超越痣这个阶段引起肿瘤进展恶化。有趣的是，痣样组织的免疫组化染色发现，INK4A 异质性表达模式，只有部分和衰老相关的酸性 β- 半乳糖苷酶重叠表达，表明在致癌基因诱导的衰老中存在 INK4A 非依赖性通路。在 INK4A 失活的环境中，BRAF（V600E）在鼠黑色素细胞中的表达引起黑色素细胞增生，但是没有侵袭性的病变[31]。然而，同时缺失磷酸酶和张力蛋白同源物 [PTEN，一种磷脂酰肌醇激酶（PI3K）信号通路的负性调节剂] 导致 100% 外显的侵袭性黑色素瘤形成自发的转移。

现在 BRAF 突变的意义通过抑制这一靶点的功能和临床效应得到支持。早期实验表明，在具有 BRAF（V600E）突变的人黑色素瘤细胞中敲除 BRAF 可以抑制 ERK 激活，诱导细胞周期停滞和（或）凋亡，并减缓细胞生长[32, 33]。这些初始结果导致 BRAF（V600E）蛋白的强效和选择性抑制剂的开发和测试。其中两种药物（维罗非尼、达拉非尼）已经证明在Ⅲ期临床试验中可显著改善患者治疗效果，因此得到监管机构批准，而其他药物在早期试验中也显示出有希望的结果[34, 35]。

有趣的是，在具有野生型 BRAF 的黑色素瘤特别是在具有激活性 NRAS 突变的肿瘤中，使用这些 BRAF（V600E）的选择性抑制剂引起 MAPK 通路的矛盾性激活[36, 37]。该通路的激活引起细胞系和异种移植模型中肿瘤生长增加，因而支持这些抑制剂只在具有 BRAF 激活突变的黑色素瘤患者中使用。这个矛盾性信号效应似乎也是增殖性皮肤损伤的潜在机制，增殖性皮肤损伤是选择性 BRAF 抑制剂最常见的毒性（角化棘皮瘤和鳞状细胞癌）表现之一[38, 39]。

虽然 CRAF 在黑色素瘤中很少突变，临床前研究也支持 CRAF 在这种恶性肿瘤中具有功能意义的假设。具有活化 NRAS 突变的细胞似乎主要利用 CRAF 向 MEK 和 ERK 传递信号[26]。虽然 CRAF 似乎在具有 BRAF（V600）突变的黑色素瘤中很大程度上是不必要的，但是它可能通过与非活化性BRAF突变形成异源二聚体在通路激活中发挥关键作用，它可能成为此种肿瘤的治疗靶点[40]。在具有 BRAF（V600E）突变的黑色素瘤中，CRAFT 表达增加和（或）介导的信号参与突变选择性 BRAF 抑制剂抗性的机制[41-43]。

MEK1/2

由于丝氨酸 - 苏氨酸激酶 MEK1 / 2 是 RAS 和 RAF 下游 MAPK 信号转导通路的关键成员，关于这些激酶在黑色素瘤生物学和治疗中的作用也引起了足够的关注。与 NRAS 和 BRAF 相反，黑色素瘤和大部分肿瘤较少发生 MEK1/2 突变[11, 12, 44]。然而，通过药物抑制 MEK 为 BRAF 或 NRAS 突变的黑色素瘤提供了另外一种可能的治疗策略。大量的临床前研究数据支持这种来源于遗传和药理分析的意见。遗传和药理分析显示，与缺乏致癌性 MAPK 通路突变的肿瘤细胞系相比，多种抑制 MEK 的化合物对 BRAF（V600E）突变的肿瘤细胞的效果有显著的提高[45]。在具有 BRAF（V600E）或 BRAF（V600K）突变的转移性黑色素瘤患者中使用 MEK1 / 2 抑制剂曲美替尼作为单一药物治疗，与化疗相比，在临床反应率、无进展生存期和总生存率方面发生显著改善，所以在 2013 年 MEK1/2 抑制剂曲美替尼得到监管机构批准[46]。此外，使用选择性 RAF 抑制剂（如达布拉非尼、达拉非尼）和 MEK 抑制剂（如曲美替尼）的联合治疗显著改善临床反应率和持续时间[47]。这一关键发现促成了批准将 RAF / MEK 联合抑制剂用于 BRAF（V600E）突变的黑色素瘤。有趣的是，这种组合比单一用 BRAF 抑制剂观察到更少的皮肤毒性，可能是由于在 RAS 突变的角质细胞中封闭了 RAS-RAF-MAPK 信号的矛盾性激活[39]。

突变型 BRAF 选择性抑制剂对于 NRAS 激活性突变的患者治疗效果不好，临床前研究表明至少有一些 NRAS 突变的黑色素瘤细胞也对 MEK 抑制剂敏感。最近在 NRAS 突变的转移性黑色素瘤患者中已经证明，MEK1 / 2 抑制剂 MEK162 效果令人满意，正在开展随机临床研究与化疗对比[48]。作为组合策略（与 PI3K 抑制剂、CDK4 抑制剂等联用）的一部分，MEK 抑制剂也已经在 NRAS 突变的黑色素瘤中证明了功效。目前在临床试验中正在研究这些联合治疗在患者中的安全性和功效[49]。

NF1

一小部分黑色素瘤缺乏 BRAF 或 NRAS 突变；然而，MAPK 信号仍然在这种条件下起作用。最近的基因组特征研究表明，在很多“BRAF / NRAS 野生型”黑色素瘤中抑癌基因 NF1 发生失活突变[11, 12]。NF1 编码神经纤维瘤蛋白，所谓的 RAS-GAP，其正常的生理作用包括通过剪切 RAS-GTP 负性调控 RAS 信号。因此，NF1 的缺失导致 RAS 信号失调。在基因工程黑色素瘤小鼠模型中 NF1 缺失与其他已知癌基因一起足以驱动黑色素瘤产生[50]。此外，在对 RAF 抑制抵抗的 BRAF 突变的临床标本中也发现了 NF1 的缺失[50, 51]。

MAPK 通路和治疗抵抗

不幸的是，在 BRAF（V600）突变的黑色素瘤中，RAF 和 MEK 抑制剂令人印象深刻的临床效果很短暂：绝大多数患者在治疗一年内疾病进展（虽然一部分患者可能获得长期的临床疗效）。RAF / MEK 抑制剂抗性有多种机制，其中大多数是 MEK / ERK 信号的恢复为关键的下游机制。例如，NRAS 突变 [52] 或 NF1 失活 [51] 通过 C-RAF 信号通路实现这种抗性机制，C-RAF 通常在 BRAF 突变型黑色素瘤中无活性，但是可以在上游 RAS 信号的作用下通过同源或异源二聚化被活化。RAF 的一个选择性剪接异构体也通过 RAF 介导的二聚化起作用 [43]。某些受体酪氨酸激酶驱动的抗性机制也可以部分通过 RAS 依赖性方式增强 A-RAF 和（或）C-RAF 活性来起作用 [42, 53]。其他抗性效应物可以避开 RAF 蛋白，但仍然作用于 MEK / ERK 激活 - 激酶 COT（由 MAP3K8 基因编码），这是该机制的一个例子 [54]，或者分别编码 MEK1 和 MEK2 激酶的 MAP2K1 或 MAP2K2 的激活性体细胞突变使 MEK / ERK 信号恢复 [55, 56]。有趣的是，在单药 RAF 抑制抵抗和联合 RAF / MEK 抑制抵抗的情况下发现了 NRAS 和 MAPK2 突变 [57]，强调了持续 ERK 信号作为该治疗方式抗性机制的重要性。

虽然对 MEK / ERK 非依赖性抵抗机制还了解不深入，最近的研究也表明这种效应可能也很重要。例如，过表达一些开放阅读框产生了对 MAPK 抑制剂的抗性，大规模的开放阅读框的功能筛选鉴定了几十个对 RAF、MEK 和 ERK 抑制剂产生抗性的基因 [58]。这些基因中的部分编码蛋白可以绕过 MEK / ERK 信号，而其他的基因编码转录因子在 ERK 下游（如 MITF）发挥作用或代替 ERK 驱动的转录作用。由于在 BRAF（V600）突变黑色素瘤中联合 MAPK 靶向治疗获得关注，这种 ERK 非依赖的抵抗机制可能越来越明显。

细胞周期调节因子

RB 信号通路调控细胞周期的进入和运行。该通路在黑色素瘤中的重要作用最初来源于发现了该通路（CDKN2A、CDK4）的生殖细胞突变是家族性黑色素瘤（超过 3 个受累的家庭成员）中最常见的事件。随后的研究表明，在皮肤黑色素瘤中该通路普遍存在体细胞变异。功能研究认为细胞周期进入和运行的调节异常对于该疾病的发病机制至关重要，并且在 RAS-RAF-MAPK 通路抑制剂的治疗抵抗中发挥作用。

CDKN2A 基因座

在染色体 9p21 的 CDKN2A 基因的生殖细胞缺失和激活突变是家族性黑色素瘤中最常见的事件（约 40%）。在 70% 的皮肤黑色素瘤中检测到体细胞突变、缺失或表观遗传沉默 [59, 60]。因此，CDKN2A 功能破坏可能在黑色素瘤发病中具有重要的作用。CDKN2A 基因位点包括独特的基因结构，可以产生两个不同的转录本和相应抑癌基因产物 $p16^{INK4A}$ 和 $p19^{ARF}$（图 21.2）。$p16^{INK4A}$ 缺失引起 CDK4 / 6-cyclin D1 复合物活性增强，进而导致视网膜母细胞瘤基因（RB）的肿瘤抑制活性降低；ARF（在人类称为 $p14^{ARF}$，在小鼠称

为 $p19^{ARF}$）的缺失则引起 MDM2 的活化，导致 p53 活性下降。因此，CDKN2A 基因座完全缺失可以导致 RB 和 p53 两个关键肿瘤抑制基因通路的失活。小鼠 Cdkn2a 同源体基因第 2 外显子和第 3 外显子纯合性丢失，联合黑色素细胞中激活的 HRAS 引起黑色素瘤患病率增高[15]。因此，CDKN2A 基因异常可能“引导”黑色素细胞形成肿瘤。

INK4A

不影响 ARF 编码区的 INK4A 基因内突变的发现支持 INK4A 功能的特殊意义，生殖细胞该突变的携带者对黑色素瘤易感[61]。此外，在没有 CDKN2A 异常的家族黑色素瘤中，最常见的遗传事件是 CDK4 点突变，该点突变破坏了 CDK4 与 INK4A 的相互作用[62]。在致癌性启动事件（如激活的 H-RAS）的协同下，INK4A 缺陷（ARF 完整）的基因工程小鼠也有黑色素瘤形成，尽管潜伏期比全基因座缺失的小鼠长[63]。值得注意的是，这种小鼠体内形成的黑色素瘤组织发现有 ARF 缺失或 p53 突变。因此，虽然 INK4A 是真正的抑癌基因，而外加 p53 通路遗传性失调似乎是黑色素瘤发生必需的，至少在这种小鼠模型上看来是如此的。

CDK4

CDK4 受 $p16^{INK4A}$ 的直接抑制（图 21.2），是 RB 活性的主要调节分子。如前所述，在黑色素瘤高发的家系中发现 CDK4 基因生殖细胞突变使 CDK4 蛋白对 INK4A 的抑制（如 Arg24Cys）作用不敏感[61]。这些肿瘤保留了野生型 INK4A 的功能，这说明 INK4A 位于 CDK4 的上游，同时表明 RB 通路失调在黑色素瘤发生中具有核心地位。在散发性黑色素瘤中也观察到体细胞局部 CDK4 基因扩增（尽管很少）[64]。在动物模型中致癌物诱导的黑色素瘤没有 INK4A 的体细胞失活，与家族性黑色素瘤中观察到的排他性类似[65]。CDK4 与细胞周期蛋白 D（见下文）相互作用以驱动通过 G_1/S 细胞周期检查点的进程。最近，CDK4 和其他 CDK 小分子抑制剂已经进入几种肿瘤类型包括黑色素瘤的临床试验。尤其是肿瘤遗传数据和来自基因工程小鼠模型的近期结果为 NRAS 突变黑色素瘤中联合 CDK 和 MAPK 通路的抑制剂提供了合理的基础[18]。

CCND1

CCND1 编码细胞周期蛋白 D1（cyclin D1）激酶，其与 CDK4 或 CDK6 形成复合物可以使 RB1 失活（图 21.2）。CCND1 基因座的扩增已被确认为皮肤黑色素瘤相对罕见的事件（5% ～ 10%）[11, 66]。然而，这种分子事件在没有 BRAF 或 NRAS 突变的皮肤黑色素瘤（5% ～ 10%）中富集。尽管在具有 BRAF（V600）突变的黑色素瘤中罕见，cyclin D1 的扩增已经在临床前模型中作为对 BRAF 抑制剂治疗抵抗的预测因子，在一项用 BRAF 抑制剂达拉非尼治疗转移性黑色素瘤患者的研究中，CCND1 的拷贝数增加与更短的无进展生存相关[67, 68]。

RB1

RB1 基因生殖细胞突变使存活下来的双侧视网膜母细胞瘤患者对黑色素瘤易感[69]。

在这些患者的黑色素瘤组织中存在残留的野生型 RB1 等位基因杂合性丢失，发生 RB1 基因 LOH 的个体在其有生之年患黑色素瘤的风险增加了 4 ～ 80 倍。在一些原发性皮肤黑色素瘤中，RB1 基因位点存在缺失[13]，在极少数情况下存在 RB1 基因重排[14]。

p53 通路

p53 通路通过多种机制的调节对于正常基因组的维持发挥重要作用，包括细胞周期检查点、激活 DNA 损伤修复机制和诱导细胞凋亡。大于 50% 的肿瘤存在 TP53 基因突变。初期的研究表明，TP53 基因位点在人类黑色素瘤很少突变，但是全外显子组研究在约 20% 的肿瘤中发现了 TP53 的突变，这些肿瘤通常没有 CDKN2A 和 $P14^{ARF}$ 突变或缺失[64]。抑制 p53 功能的 MDM2 扩增也在 CDKN2A 正常的黑色素瘤中被检测到。功能上，p53 基因缺失在斑马鱼中与活化的 BRAF、在小鼠中与活化的 HRAS 一起协同诱导黑色素瘤的发生[28, 70]。因此，尽管人类黑色素瘤中很少有 TP53 基因缺失，但是 p53 信号通路失活对黑色素瘤发生似乎很关键。

磷脂酰肌醇 -3- 激酶途径

与其他通路相比，在癌症中，激活性致癌事件对 PI3K-AKT 通路的影响更频繁[71]。PI3K 在细胞膜上磷酸化脂质，招募具有普列克底物蛋白（pleckstrin）同源结构域蛋白质。受 PI3K 调节的关键蛋白之一是丝氨酸苏氨酸激酶 AKT。AKT 的两个关键残基（Ser473 和 Thr308）在细胞膜上被磷酸化，激活其催化活性。活化 AKT 磷酸化多种效应蛋白，包括 GSK3、P70S6K、PRAS40 和 BAD 等，其调节细胞过程，包括增殖、生存、运动、血管生成和代谢（图 21.3）。该途径在肿瘤中可以被激活，通过通路中的组成分子的激活突变（即 PIK3CA、AKT1）和功能失活事件（即 PTEN、TSC2）被激活。PI3K-AKT 通路也是 RAS 蛋白和许多生长因子及其受体的关键效应通路，这些分子在肿瘤中也经常是异常的。

如前所述，RAS-RAF-MAPK 通路的活化是皮肤黑色素瘤中普遍存在的事件。总体而言，PI3K-AKT 通路中遗传事件较少见[11]。然而，多个证据支持 PI3K-AKT 信号在至少一部分黑色素瘤中功能性补充 RAS-RAF-MAPK 的激活。此外，最近的数据表明，在对 RAF 抑制剂治疗抵抗时 PI3K 通路可能出现突变[56, 72]。

磷酸酶和张力蛋白同源物 PTEN

在 PI3K 信号通路突变中，抑癌基因 PTEN 所在染色体 10q 区域的缺失是最常发生的，说明这一区段也可能存在其他的抑癌基因（见后文所述）。PTEN 通过抑制第二信使 PIP3 来下调磷酸化的 AKT（图 21.3）。PTEN 的缺失导致多种癌症（包括黑色素瘤）中 AKT 活性的增加。在黑色素瘤中，PTEN 基因的体细胞点突变和纯合缺失较少。尽管只有约 20% 的黑色素瘤中发现 PTEN 等位基因缺失，但是有 30% ～ 40% 黑色素瘤组织 PTEN 表达缺失[27, 73]。在多个研究中，PTEN 的缺失在具有 BRAF 活化突变和野生型 BRAF 和 NRAS 的黑色素瘤中出现，但在具有 NRAS 突变的肿瘤中很少见[74]。

如前所述，黑色素细胞中同时存在 PTEN 缺失和致癌性 BRAF 表达的小鼠模型中，出现了 100% 外显的侵袭性、转移性黑色素瘤[31]。值得注意的是，只有 PTEN 的缺失不会引起黑色素细胞表型变化。BRAF 和 PTEN 互补效应支持临床上观察到的这些改变的重叠，临床前模型也已经证明在 NRAS 突变基础上 PTEN 的缺失可以促进黑色素瘤细胞运动、侵袭和转移。然而，因为自然发生率很低，这一发现的意义还不可知。BRAF/NRAS 野生型黑色素瘤中 PTEN 缺失的功能意义仍有待阐明。功能上，在 PTEN 缺陷型黑色素瘤细胞中表达 PTEN 可以消除磷酸化 AKT 活性，诱导凋亡，抑制生长、致瘤和转移。已经开发了许多不同的 PI3K-AKT 信号通路抑制剂，并在临床进行试验。既往的数据表明，PI3K-AKT 通路激活的不同分子机制可能与其依赖于不同途径效应物的激活和功能相关[77]。临床前研究支持 AKT 和 PI3K 是 PTEN 缺失的黑色素瘤的重要靶点[78]。

AKT

黑色素瘤组织和细胞系中 PTEN 的缺失与磷酸化 AKT（激活型）的表达水平明显增高相关[73]。除了 PTEN 缺失，AKT 还可以通过影响蛋白质的普列克底物蛋白同源结构域的点突变来激活。已经在多种肿瘤类型中检测到这种 AKT1 的突变[79]。黑色素肿瘤和细胞系的分析确认了黑色素瘤中也存在相同的突变，发生较罕见（0 ～ 1% 患病率），同时也发现在 AKT3 中存在类似突变，在其他癌症中尚未报道[80]。每一个具有 AKT1/3 突变的肿瘤也同时存在 BRAF（V600）突变。在黑色素瘤组织中已经检测到 AKT3 基因位点拷贝数增加，功能研究支持转移性黑色素瘤特异性地表现为 AKT3 的磷酸化和对 AKT3 的功能依赖性[76,81]。

磷脂酰肌醇激酶

在多种癌症类型中，包括乳腺癌、结肠癌和肺肿瘤，编码 PI3K 催化亚基 PIK3CA 的热点突变很常见[82]。PIK3CA 基因突变在黑色素瘤中很少见（约 2%），经常影响具有未知功能意义的残基[83]。尽管目前的临床发现还不明确，临床前研究已经表明，在黑色素细胞中同时存在 PI3K 激活和 BRAF 突变可以在小鼠模型中诱导黑色素瘤[84]。

受体酪氨酸激酶

受体酪氨酸激酶（RTK）是一个跨膜激酶的多样化家族，与多种肿瘤相关。有几个 RTK 成员位于黑色素瘤 DNA 拷贝数增加或扩增多发的已知区域，并且其蛋白水平发生相应变化。

受体酪氨酸激酶 c-KIT 基因及其配体（干细胞因子）在黑色素细胞发育中具有关键性作用。KIT 或受体酪氨酸激酶突变都可以导致色素沉着障碍，在小鼠中注射 c-Kit 封闭性抗体可以确认毛囊中色素干细胞的存在[85]。然而，大量的免疫组化研究表明，良性到原发性再到转移性黑色素瘤的转变与 c-KIT 表达水平不断降低相关[86]。因此乍看之下，KIT 基因似乎在黑色素瘤发生和进展过程中是失活的。然而，最近研究表明，慢性日光性损伤部位的皮肤黑色素瘤及起源于肢端表面（手掌、脚底、指甲）的黑色素瘤中，发现了

KIT 基因激活突变和扩增[87]。KIT 基因点突变通常发生在和胃肠道基质瘤受累的相同区域，这些突变的功能性意义已经通过 KIT 抑制剂对这种疾病的临床效果得到了证明[86]。功能研究支持 KIT 突变可以激活多种信号通路，特别是 PI3K-AKT 信号通路[88]。在具有多发性点突变的黑色素瘤细胞系中抑制 KIT 导致生长抑制和（或）凋亡[89]。在患者中，KIT 抑制剂伊马替尼在 KIT 突变和（或）扩增患者群体中的初始临床试验中临床反应率为 10 % ～ 30%[90, 91]。这比之前三个在未经筛选的黑色素瘤患者中进行伊马替尼临床试验观察到的反应率（约 1%）高得多，但远远低于在胃肠道基质瘤患者中观察到的临床反应率（≥ 70%）[86]。因此，虽然在 KIT 突变的患者中许多临床反应显著且持久，进一步了解 KIT 突变意义的研究还正在进行，以期为有 KIT 突变的黑色素瘤患者开发更有效的临床策略。

受体酪氨酸激酶 c-MET 及其配体 HGF 的过表达与黑色素瘤进展相关。7q33-qter 的染色体区域的 c-MET 位点的拷贝数增加与人类侵袭性和转移性癌症相关[92]，MET/HGF 的高表达与鼠黑色素移植瘤的转移能力相关[47]。在转基因小鼠模型中 HGF/SF 高表达可在长时间（长达 2 年）的潜伏期后触发自发黑色素瘤形成；然而，暴露在 UVB 或 Ink4a / Arf 缺陷状态下，肿瘤发病时间大大提前[93]。最近，有独立研究小组的研究表明，c-MET 可以被黑色素瘤肿瘤微环境中的支持细胞产生的 HGF 激活[53, 94]。这种旁分泌效应导致肿瘤细胞中 PI3K-AKT 信号通路的激活并引起对 MAPK 信号通路抑制剂的抗性。 c-MET 抑制在黑色素瘤中的临床效用正在进行临床试验。

一项基于测序的黑色素瘤中的酪氨酸激酶组学研究发现，ERBB4 突变可能影响多达 20% 的黑色素瘤[95]。与其他已知的癌基因突变不同，在该研究中 ERBB4 突变大多是非多发性的（如很少累及相同的氨基酸或保守区）。然而，ERBB4 基因突变使其受体本身活性增强及 PI3K-AKT 通路活化，导致依赖于相应蛋白质的细胞存活。即使有这些有希望的初步结果，ERBB4 抑制剂在黑色素瘤的临床意义仍不清楚。

黑色素合成途径

MITF

MITF 编码一种谱系转录因子，这种转录因子是正常黑色素细胞存活的关键。MITF 在黑色素瘤中扩增，从而使这种转录因子被定义为黑色素瘤关键调节子[96]。这个发现确定了一类新的癌基因，称为谱系生存癌基因[97]。即肿瘤可能是在一种选择性压力下，“劫持”已有的谱系生存机制来确保它的增殖。MITF 作为一种癌基因的阐明，应用了一种跨组织的方法，在代表 9 种肿瘤类型的 NCI60 细胞系组，进行基因表达分析和高密度单核苷酸多态性（SNP）阵列分析[96]。经常发生 3p13-p14 区域的扩增，可将黑色素瘤与其他类型肿瘤显著地区分，MITF 作为该区域唯一的基因，可显示出很强的扩增和过表达。随后用荧光原位杂交技术发现 10% 的皮肤原发性和 15% ～ 20% 转移性黑色素瘤存在 MITF 扩增，并且与 Kaplan-Meier 分析表明的患者 5 年生存率降低相关。外源性 MITF 结合活化的 BRAF，在人永生化的黑色素细胞中表现出恶性转化能力。此外，在 3p13-p14 扩增的细胞系中抑制 MITF 使细胞生长和生存能力下降并表现出对某些抗癌药物的敏感性。MITF 基因的破坏导致人黑色素细胞生存能力下降，从而引起小鼠的被毛颜色缺陷和人类色素沉积缺陷。这表明 MITF 是黑色素细胞谱系生存必需的，支持 MITF 也是黑色素瘤存活关键的论点 [98, 99]。最近发现，MITF 的生殖细胞变异体（E318K）使黑色素瘤患病风险增高。

MITF 通路下游的分子包括色素酶基因和与增殖、存活和代谢相关的基因 [100, 101]。MITF 与一些已知的黑色素瘤通路相关，包括 INK4A、c-Met 和 CDK2 的转录激活 [102]。此外，MITF 受到 MAPK 信号和 c-KIT 的调控 [100, 103]。最近，ETS 转录因子 ETV1 被发现在黑色素瘤中正性调控 MITF 的表达，ETV1 本身也可以作为一个扩增的黑色素瘤基因 [104]。总体上，这些结果证实 MITF 在黑色素瘤的信号整合中居核心作用。

MC1R 通路

色素沉着对皮肤肿瘤的易感性具有重要影响，已经充分证实了浅色的皮肤对紫外线照射和黑色素瘤产生更为敏感。黑色素由黑色素细胞产生并分布到滤泡间角质形成细胞，对皮肤具有保护作用，这至少在一定程度上可以解释上述观察结果。遗传研究证实，红色头发 / 白色皮肤（RHC）的表型与黑色素细胞特异性黑素皮质素受体 1 基因（melanocyte-specific melanocortin 1 receptor gene，MC1R）等位基因突变体有关，MC1R 是黑色素形成的关键基因 [105]。G 蛋白偶联 MC1R 的配体是 MSH 肽，其激活下游 cAMP-CREB/ATF1 信号级联反应，最终导致 MITF 的表达增加。不是所有携带 RHC 等位基因的个体都产生相同的黑色素，然而 RHC 携带者患黑色素瘤的风险仍然值得注意 [106]，这提示黑色素非依赖性机制可能影响 RHC 携带者的易感性。一个可能的节点是 cAMP，作为第二信使，cAMP 可以激活包括 MAPK 和 PI3K 在内的下游信号通路，尽管目前的认识尚不全面 [107]。

最近的数据显示，MSH / MC1R 通路参与了正常皮肤照射紫外线之后的色素沉着反应过程，这种反应过程与人类皮肤癌（包括黑色素瘤）的发病风险相关。采用一种“红头”小鼠模型（MC1R 基因移码突变）证明紫外线暴露之后的色素沉着（晒黑）反应依赖于 MC1R 信号通路，这是因为角质形成细胞是通过显著上调 MSH 表达应对紫外线暴露反应。通过局部施用小分子 cAMP 激动剂可以逆转“皮肤”（浅肤色）表型 [108]。在遗传缺陷的“红头”小鼠中产生的色素沉着对紫外线诱导的皮肤肿瘤形成具有保护作用。随后的分析显示，肿瘤抑制蛋白 p53 可以作为角化细胞中的“UV 传感器”，将紫外线损伤转化为直接刺激 MSH 转录表达的信号 [109]。

RAC1

RAC1 是小 GTP 酶的 Rho 家族的成员之一，它们是细胞骨架重组和细胞运动的调节剂。最近，两个大于 100 例黑色素瘤的全外显子测序研究指出，RAC1 的热点突变导致一个 P29S 的置换 [11, 12]。总体上，5% ～ 10% 的样品中检测到突变，使其成为继 BRAF 和 NRAS 后受编码区热点突变影响的第三个最常见的基因。突变的最初特征研究表明，它使 RAC1 蛋白活性增加，并在体外促进细胞增殖和迁移。RAC1 P29S 突变的总体临床意义还有待于研究其抑制的临床关联和功能评价。

端粒酶

通过端粒酶失调获得的端粒稳定性长期以来被认为是许多癌症中致癌作用的标志。然而，在癌症中端粒酶调节改变的分子基础仍然不清楚。来自黑色素瘤的全基因组测序数据分析意外发现两个影响 TERT 启动子的高度多发突变，TERT 编码端粒酶复合物的关键催化组分[10, 111]。这两个突变在相同的 11 个核苷酸延伸部位产生共同的 ETS 转录因子结合结构域，表明这两个突变造成了获得性功能效应。这个发现以后，多个研究已经确定了在黑色素瘤和其他肿瘤类型中的 TERT 启动子突变的高频率，并且这些突变与 TERT 表达增强有关。因此，黑色素瘤遗传学研究是第一个研究基因调节区内高度多发的功能性突变的例子。

黑色素瘤的分子遗传学：展望未来

人们对黑色素瘤的遗传和分子的认识及其对治疗的影响目前正处于变革时代。过去十年，我们对这种疾病发病机制的理解大大加深。大规模平行测序技术已经可以用较低的成本获得完整的癌基因组和“外显子组”（基因组的蛋白质编码区）的完整序列。加上计算生物学的发展，这些新技术迅速对癌症基因组改变及其产生的致瘤机制带来了新的理解。衍生于转移性黑色素瘤患者的细胞系（及其配对的正常对照）的测序是第一个癌症基因组测序的对象[121]。这项测序发现了超过 33 000 个体细胞碱基置换，其中 187 个是非同义编码突变。如预期，大多数碱基突变是紫外线暴露标志性 C → T 转换。

这个初步发现为黑色素瘤研究的主要挑战提供了一个线索，即确定哪些体细胞变化是有意义的。在黑色素瘤中 UV 相关碱基突变发生率较高，表明在一个典型的皮肤黑色素瘤组织中，全基因组范围接近 2% 的基因可能发生非同义编码突变，当然其中大部分突变属于“乘客突变”，在黑色素瘤发生或进展过程中不具有十分显著的生物学意义。因此，要想找到“驱动”肿瘤发生的所有重要的基因组改变，不仅需要完成上百例黑色素瘤组织样本基因组测序，同时需要运用日益复杂的分析方法进行数据挖掘[11]。对于这个目标的初步见解来自黑色素瘤的全外显子测序研究，该研究应用了进化选择对癌症基因组影响模式的算法。这种方法促成了几种新的黑色素瘤基因的发现，否则这些基因可能被普遍存在于黑色素瘤基因组中的高 UV 相关突变掩盖。同时，美国的几项大型研究计划（癌症基因组计划，Cancer Genome Atlas）和国际研究项目（国际癌症基因组联盟，International Cancer Genomic Consortium）雄心勃勃，试图综合分析包括黑色素瘤在内的多种人类肿瘤基因组特征[113]。因此，有理由相信，未来十年将会见证黑色素瘤基因组特征研究的重大突破，阐明这种恶性疾病的生物学行为及治疗。

虽然大量黑色素瘤的测序有助于识别有统计学意义的突变，但也需要其他方法来区分黑色素瘤发生、发展和维持的功能性“驱动因子”的完整谱。这样的遗传事件可以赋予转化活性，提示预后或与对新出现的靶向治疗的反应性（或抗性）相关。虽然黑色素瘤中的初步外显子组测序已经提供了很多信息，但它们没有包括其他分子特征的平行特征，如 DNA 甲基化、mRNA 和 miRNA 表达、蛋白质表达和活化，以及临床特征和结果。获得所有以上类型的数据可以进行综合分析，有助于阐明关键的分子事件和途径。此外，关于黑色素瘤生物学的关键驱动因素的假设将受益于功能测试。越来越多地在进行这种通过使用 RNAi 文库、小分子集合和（或）基因的开放阅读框的表达文库等高通量筛选方法的测试，至少已经开始进行。这些方法不仅能够评估单个基因 / 目标，而且能够用更全面的数据分析方法来识别关键网络和通路。这样的方法可以个性化集中研究功能重要的或在临床上可利用的个体基因。

黑色素瘤的分子生物学特征分析的一个挑战是认识到它可以受到越来越多的有效治疗的影响。如前所述，已经进行了多项研究来说明治疗抗性的分子基础。到目前为止，所有已经报道的研究发现，在开始治疗前存在的 BRAF 基因中相同的突变，在疾病进展时持续存在[114]。同时，在进展性病变中已经鉴定出了多种新的基因组特征，这证实了某些长期存在的假设，也挑战了某些假设。如前所述，约 25% 的进展性病变患者中，NRAS 突变与 BRAF 突变一起出现[52]。这种现象与未治疗的肿瘤中这些突变的相互排斥性形成鲜明的对比，并且强调了这些研究不应受到先前关于该疾病的分子生物学的观察假设的禁锢。另一方面，虽然 MEK1/2 中的一些突变引起对 BRAF 和 MEK 抑制剂的显著抗性，但在其他情况下，MEK1 突变的存在也不排除对 RAF 抑制剂有临床反应[55, 115]。因此，类似于先前关于不同 BRAF 突变的研究，认为不是所有的 MEK1 突变都具有相同的意义[24]。进展性病变的特征也证实了黑色素瘤的分子异质性。这种异质性已经在个体患者的不同进展性肿瘤内，以及在个体肿瘤的不同区域内独立的抗性机制中得到证明[72, 115, 116]。

除了前面提到的靶向治疗领域的进展，黑色素瘤治疗正在通过提高对肿瘤免疫反应的理解和靶向发生革命性变化。伊匹单抗是一种阻断 T 细胞表面抑制性 CTLA4 分子的抗体，是第一个证明在转移性黑色素瘤患者的随机临床试验获得生存优势的治疗药物，并于 2011 年获得监管部门批准[117]。靶向其他抑制性分子的药物，包括 PD-1 和 PD-L1，最近已经在早期临床试验中证明了其临床安全性和活性[118, 119]。虽然之前的抗性研究集中于黑色素瘤对 MAPK 通路抑制剂的抗性，越来越多的证据表明体细胞突变可能对免疫治疗的有效性有很大影响[120]。除了产生可被免疫系统识别的新抗原，肿瘤中的致癌信号通路也可以影响抗肿瘤免疫应答[121, 122]。

在未来，黑色素瘤分子生物学与肿瘤微环境和免疫系统知识的整合可能对推动更多的发现是必需的。虽然目前这是一项很艰巨的任务，但过去十年的显著进展已经提供了一个概念验证，证明我们对这种疾病的分子基础的研究进展对患有这种高度恶性疾病患者的生活质量和生存有许多积极的影响。

（王　帆　向娟娟）

参考文献

1. Siegel R, Naishadham D, Jemal A. Cancer statistics, 2013. *CA Cancer J Clin* 2013; 63: 11-30.

2. Simard EP, Ward EM, Siegel R, et al. Cancers with increasing incidence trends in the United States: 1999 through 2008. *CA Cancer J Clin* 2012; 62: 118-128.

3. Jemal A, Saraiya M, Patel P, et al. Recent trends in cutaneous melanoma incidence and death rates in the

United States, 1992-2006. *J Am Acad Dermatol* 2011; 65: S17-S25. e1-e3.
4. Hall HI, Miller DR, Rogers JD, et al. Update on the incidence and mortality from melanoma in the United States. *J Am Acad Dermatol* 1999; 40: 35-42.
5. Ekwueme DU, Guy GP Jr, Li C, et al. The health burden and economic costs of cutaneous melanoma mortality by race/ethnicity-United States, 2000 to 2006. *J Am Acad Dermatol* 2011; 65: S133-S143.
6. Balch CM, Gershenwald JE, Soong SJ, et al. Final version of 2009 AJCC melanoma staging and classification. *J Clin Oncol* 2009; 27: 6199-6206.
7. Gilchrest BA, Eller MS, Geller AC, et al. The pathogenesis of melanoma induced by ultraviolet radiation. *N Engl J Med* 1999; 340: 1341-1348.
8. Kanavy HE, Gerstenblith MR. Ultraviolet radiation and melanoma. *Sem Cutan Med Surg* 2011; 30: 222-228.
9. Berger MF, Hodis E, Herrernan TP, et al. Melanoma genome sequencing reveals frequent PREX2 mutations. *Nature* 2012; 485: 502-506.
10. Hocker T, Tsao H. Ultraviolet radiation and melanoma: a systematic review and analysis of reported sequence variants. *Hum Mutat* 2007; 28: 578-588.
11. Hodis E, Watson IR, Kryukov GV, et al. A landscape of driver mutations in melanoma. *Cell* 2012; 150: 251-263.
12. Krauthammer M, Kong Y, Ha BH, et al. Exome sequencing identifies recurrent somatic RAC1 mutations in melanoma. *Nat Genet* 2012; 44: 1006-1014.
13. Bauer J, Curtin JA, Pinkel D, et al. Congenital melanocytic nevi frequently harbor NRAS mutations but no BRAF mutations. *J Invest Dermatol* 2007; 127: 179-182.
14. Bastian BC, LeBoit PE, Pinkel D. Mutations and copy number increase of HRAS in Spitz nevi with distinctive histopathological features. *Am J Pathol* 2000; 157: 967-972.
15. Chin L, Pomerantz J, Polsky D, et al. Cooperative effects of INK4a and ras in melanoma susceptibility in vivo. *Genes Dev* 1997; 11: 2822-2834.
16. Ackermann J, Frutschi M, Kaloulis K, et al. Metastasizing melanoma formation caused by expression of activated N-RasQ61K on an INK4a-deficient background. *Cancer Res* 2005; 65: 4005-4011.
17. Eskandarpour M, Kiaii S, Zhu C, et al. Suppression of oncogenic NRAS by RNA interference induces apoptosis of human melanoma cells. *Int J Cancer* 2005; 115: 65-73.
18. Kwong LN, Costello JC, Liu H, et al. Oncogenic NRAS signaling differentially regulates survival and proliferation in melaoma. *Nat Med* 2012; 18: 1503-1510.
19. Curtin JA, Fridlyand J, Kageshita T, et al. Distinct sets of genetic alterations in melanoma. *N Engl J Med* 2005; 353: 2135-2147.
20. Menzies AM, Haydu LE, Visintin L, et al. Distinguishing clinicopathologic features of patients with V600E and V600K BRAF-mutant metastatic melanoma. *Clin Cancer Res* 2012; 18: 3242-3249.
21. Bucheit AD, Syklawer E, Jakob JA, et al. Clinical characteristics and outcomes with specific BRAF and NRAS mutations in patients with metastatic melanoma. *Cancer* 2013; 119: 3821-3829.
22. Handolias D, Salemi R, Murray W, et al. Mutations in KIT occur at low frequency in melanomas arising from anatomical sites associated with chronic and intermittent sun exposure. *Pigment Cell Melanoma Res* 2010; 23: 210-215.
23. Pollock PM, Harper UL, Hansen KS, et al. High frequency of BRAF mutations in nevi. *Nat Genet* 2003; 33: 19-20.
24. Wan PT, Garnett MJ, Roe SM, et al. Mechanism of activation of the RAF-ERK signaling pathway by oncogenic mutations of B-RAF. *Cell* 2004; 116: 855-867.
25. Davies H, Bignell GR, Cox C, et al. Mutations of the BRAF gene in human cancer. *Nature* 2002; 417: 949-954.
26. Heidorn SJ, Milagre C, Whittaker S, et al. Kinase-dead BRAF and oncogenic RAS cooperate to drive tumor progression through CRAF. *Cell* 2010; 140: 209-221.
27. Goel VK, Lazar AJ, Warneke CL, et al. Examination of mutations in BRAF, NRAS, and PTEN in primary

cutaneous melanoma. *J Invest Dermatol* 2006; 126: 154-160.
28. Patton EE, Widlund HR, Kutok JL, et al. BRAF mutations are sufficient to promote nevi formation and cooperate with p53 in the genesis of melanoma. *Curr Biol* 2005; 15: 249-254.
29. Dhomen N, Reis-Filho JS, da Rocha Dias S, et al. Oncogenic Braf induces melanocyte senescence and melanoma in mice. *Cancer Cell* 2009; 15: 294-303.
30. Michaloglou C, Vredeveld LC, Soengas MS, et al. BRAFE600-associated senescence-like cell cycle arrest of human naevi. *Nature* 2005; 436: 720-724.
31. Dankort D, Curley DP, Cartlidge RA, et al. Braf(V600E)cooperates with Pten loss to induce metastatic melanoma. *Nat Genet* 2009; 41: 544-552.
32. Hingorani SR, Jacobetz MA, Robertson GP, et al. Suppression of BRAF(V599E)in human melanoma abrogates transformation. *Cancer Res* 2003; 63: 5198-5202.
33. Wellbrock C, Ogilvie L, Hedley D, et al. V599EB-RAF is an oncogene in melanocytes. *Cancer Res* 2004; 64: 2338-2342.
34. McArthur GA, Chapman PB, Robert C, et al. Safety and efficacy of vemurafenib in BRAF(V600E)and BRAF(V600K)mutation-positive melanoma(BRIM-3): extended follow-up of a phase 3, randomised, open-label study. *Lancet Oncol* 2014; 15: 323-332.
35. Hauschild A, Grob JJ, Demidov LV, et al. Dabrafenib in BRAF mutated metastatic melanoma: a multicentre, open-label, phase 3 randomised controlled trial. *Lancet* 2012; 380: 358-365.
36. Hatzivassiliou G, Song K, Yen I, et al. RAF inhibitors prime wild-type RAF to activate the MAPK pathway and enhance growth. *Nature* 2010; 464: 431-435.
37. Poulikakos PI, Zhang C, Bollag G, et al. RAF inhibitors transactivate RAF dimers and ERK signalling in cells with wildtype BRAF. *Nature* 2010; 464: 427-430.
38. Oberholzer PA, Kee D, Dziunycz P, et al. RAS mutations are associated with the development of cutaneous squamous cell tumors in patients treated with RAF inhibitors. *J Clin Oncol* 2012; 30: 316-321.
39. Su F, Viros A, Milagre C, et al. RAS mutations in cutaneous squamous-cell carcinomas in patients treated with BRAF inhibitors. *N Engl J Med* 2012; 366: 207-215.
40. Smalley KS, Xiao M, Villanueva J, et al. CRAF inhibition induces apoptosis in melanoma cells with non-V600E BRAF mutations. *Oncogene* 2009; 28: 85-94.
41. Montagut C, Sharma SV, Shioda T, et al. Elevated CRAF as a potential mechanism of acquired resistance to BRAF inhibition in melanoma. *Cancer Res* 2008; 68: 4853-4861.
42. Villanueva J, Vultur A, Lee JT, et al. Acquired resistance to BRAF inhibitors mediated by a RAF kinase switch in melanoma can be overcome by cotargeting MEK and IGF-1R/PI3K. *Cancer Cell* 2010; 18: 683-695.
43. Poulikakos PI, Persaud Y, Janakiraman M, et al. RAF inhibitor resistance is mediated by dimerization of aberrantly spliced BRAF(V600E). *Nature* 2011; 480: 387-390.
44. Nikolaev SI, Rimoldi D, Iseli C, et al. Exome sequencing identifies recurrent somatic MAP2K1 and MAP2K2 mutations in melanoma. *Nat Genet* 2011; 44: 133-139.
45. Solit DB, Garraway LA, Pratilas CA, et al. BRAF mutation predicts sensitivity to MEK inhibition. *Nature* 2006; 439: 358-362.
46. Flaherty KT, Robert C, Hersey P, et al. Improved survival with MEK inhibition in BRAF-mutated melanoma. *N Engl J Med* 2012; 367: 107-114.
47. Flaherty KT, Infante JR, Daud A, et al. Combined BRAF and MEK inhibition in melanoma with BRAF V600 mutations. *N Engl J Med* 2012; 367: 1694-1703.
48. Ascierto PA, Schadendorf D, Berking C, et al. MEK162 for patients with advanced melanoma harbouring NRAS or Val600 BRAF mutations: a non-randomised, open-label phase 2 study. *Lancet Oncol* 2013; 14: 249-256.
49. Kwong LN, Davies MA. Targeted therapy for melanoma: rational combinatorial approaches. *Oncogene* 2014; 33: 1-9.

50. Maertens O, Johnson B, Hollstein P, et al. Elucidating distinct roles for NF1 in melanomagenesis. *Cancer Discov* 2013; 3: 338-349.
51. Whittaker SR, Theurillat JP, Van Allen E, et al. A genomescale RNA interference screen implicates NF1 loss in resistance to RAF inhibition. *Cancer Discov* 2013; 3: 350-362.
52. Nazarian R, Shi H, Wang Q, et al. Melanomas acquire resistance to BRAF(V600E)inhibition by RTK or N-RAS upregulation. *Nature* 2010; 468: 973-977.
53. Straussman R, Morikawa T, Shee K, et al. Tumour microenvironment elicits innate resistance to RAF inhibitors through HGF secretion. *Nature* 2012; 487: 500-504.
54. Johannessen CM, Boehm JS, Kim SY, et al. COT drives resistance to RAF inhibition through MAP kinase pathway reactivation. *Nature* 2010; 468: 968-972.
55. Wagle N, Emery C, Berger MF, et al. Dissecting therapeutic resistance to RAF inhibition in melanoma by tumor genomic profi ling. *J Clin Oncol* 2011; 29: 3085-3096.
56. Van Allen EM, Wagle N, Sucker A, et al. The genetic landscape of clinical resistance to RAF inhibition in metastatic melanoma. *Cancer Discov* 2014; 4: 94-109.
57. Wagle N, Van Allen EM, Treacy DJ, et al. MAP kinase pathway alterations in BRAF-mutant melanoma patients with acquired resistance to combined RAF/MEK inhibition. *Cancer Discov* 2014; 4: 61-68.
58. Johannessen CM, Johnson LA, Piccioni F, et al. A melanocyte lineage program confers resistance to MAP kinase pathway inhibition. *Nature* 2013; 504: 138-142.
59. Stark M, Hayward N. Genome-wide loss of heterozygosity and copy number analysis in melanoma using high-density single-nucleotide polymorphism arrays. *Cancer Res* 2007; 67: 2632-2642.
60. Lin WM, Baker AC, Beroukhim R, et al. Modeling genomic diversity and tumor dependency in malignant melanoma. *Cancer Res* 2008; 68: 664-673.
61. FitzGerald MG, Harkin DP, Silva-Arrieta S, et al. Prevalence of germ-line mutations in p16, p19ARF, and CDK4 in familial melanoma: analysis of a clinic-based population. *Proc Natl Acad Sci U S A* 1996; 93: 8541-8545.
62. Zuo L, Weger J, Yang Q, et al. Germline mutations in the p16INK4a binding domain of CDK4 in familial melanoma. *Nat Genet* 1996; 12: 97-99.
63. Sharpless NE, Kannan K, Xu J, et al. Both products of the mouse Ink4a/Arf locus suppress melanoma formation in vivo. *Oncogene* 2003; 22: 5055-5059.
64. Muthusamy V, Hobbs C, Noqueira C, et al. Amplif ication of CDK4 and MDM2 in malignant melanoma. *Genes Chromosomes Cancer* 2006; 45: 447-454.
65. Sotillo R, Garcia JF, Ortega S, et al. Invasive melanoma in Cdk4-targeted mice. *Proc Natl Acad Sci U S A* 2001; 98: 13312-13317.
66. Sauter ER, Yeo UC, von Stemm A, et al. Cyclin D1 is a candidate oncogene in cutaneous melanoma. *Cancer Res* 2002; 62: 3200-3206.
67. Smalley KS, Lioni M, Dalla Palma M, et al. Increased cyclin D1 expression can mediate BRAF inhibitor resistance in BRAF V600E mutated melanomas. *Mol Cancer Ther* 2008; 7: 2876-2883.
68. Nathanson KL, Martin AM, Wubbenhorst B, et al. Tumor genetic analyses of patients with metastatic melanoma treated with the BRAF inhibitor Dabrafenib(GSK2118436). *Clin Cancer Res* 2013; 19: 4868-4878.
69. Fletcher O, Easton D, Anderson K, et al. Lifetime risks of common cancers among retinoblastoma survivors. *J Natl Cancer Inst* 2004; 96: 357-363.
70. Bardeesy N, Bastian BC, Hezel A, et al. Dual inactivation of RB and p53 pathways in RAS-induced melanomas. *Mol Cell Biol* 2001; 21: 2144-2153.
71. Yuan TL, Cantley LC. PI3K pathway alterations in cancer: variations on a theme. *Oncogene* 2008; 27: 5497-5510.
72. Shi H, Hugo W, Kong X, et al. Acquired resistance and clonal evolution in melanoma during BRAF inhibitor

therapy. *Cancer Discov* 2014; 4: 80-93.

73. Davies MA, Stemke-Hale K, Lin E, et al. Integrated molecular and clinical analysis of AKT activation in metastatic melanoma. *Clin Cancer Res* 2009; 15: 7538-7546.
74. Wu H, Goel V, Haluska FG. PTEN signaling pathways in melanoma. *Oncogene* 2003; 22: 3113-3122.
75. Nogueira C, Kim KH, Sung H, et al. Cooperative interactions of PTEN deficiency and RAS activation in melanoma metastasis. *Oncogene* 2010; 29: 6222-6232.
76. Robertson GP. Functional and therapeutic significance of Akt deregulation in malignant melanoma. *Cancer Metastasis Rev* 2005; 24: 273-285.
77. Vasudevan KM, Barbie DA, Davies MA, et al. AKT-independent signaling downstream of oncogenic PIK3CA mutations in human cancer. *Cancer Cell* 2009; 16: 21-32.
78. Kwong LN, Davies MA. Navigating the therapeutic complexity of PI3K pathway inhibition in melanoma. *Clin Cancer Res* 2013; 19: 5310-5319.
79. Carpten JD, Faber AL, Horn C, et al. A transforming mutation in the pleckstrin homology domain of AKT1 in cancer. *Nature* 2007; 448: 439-444.
80. Davies MA, Stemke-Hale K, Tellez C, et al. A novel AKT3 mutation in melanoma tumours and cell lines. *Br J Cancer* 2008; 99: 1265-1268.
81. Stahl JM, Sharma A, Cheung M, et al. Deregulated Akt3 activity promotes development of malignant melanoma. *Cancer Res* 2004; 64: 7002-7010.
82. Samuels Y, Wang Z, Bardelli A, et al. High frequency of mutations of the PIK3CA gene in human cancers. *Science* 2004; 304: 554.
83. Omholt K, Krockel D, Ringborg U, et al. Mutations of PIK3CA are rare in cutaneous melanoma. *Melanoma Res* 2006; 16: 197-200.
84. Marsh Durban V, Deuker MM, Bosenberg MW, et al. Differential AKT dependency displayed by mouse models of BRAFV600E-initiated melanoma. *J Clin Invest* 2013; 123: 5104-5118.
85. Nishimura EK, Jordan SA, Oshima H, et al. Dominant role of the niche in melanocyte stem-cell fate determination. *Nature* 2002; 416: 854-860.
86. Woodman SE, Davies MA. Targeting KIT in melanoma: A paradigm of molecular medicine and targeted therapeutics. *Biochem Pharmacol* 2010; 80: 568-574.
87. Curtin JA, Busam K, Pinkel D, et al. Somatic activation of KIT in distinct subtypes of melanoma. *J Clin Oncol* 2006; 24: 4340-4346.
88. Liang R, Wallace AR, Schadendorf D, et al. The phosphatidyl inositol 3- kinase pathway is central to the pathogenesis of Kit-activated melanoma. *Pigment Cell Melanoma Res* 2011; 24: 714-723.
89. Jiang X, Zhou J, Yuen NK, et al. Imatinib targeting of KIT mutant oncoprotein in melanoma. *Clin Cancer Res* 2008; 14: 7726-7732.
90. Carvajal RD, Antonescu CR, Wolchok JD, et al. KIT as a therapeutic target in metastatic melanoma. *JAMA* 2011; 305: 2327-2334.
91. Hodi FS, Corless CL, Giobbie-Hurder A, et al. Imatinib for melanomas harboring mutationally activated or amplified KIT arising on mucosal, acral, and chronically sun-damaged skin. *J Clin Oncol* 2013; 31: 3182-3190.
92. Bastian BC, LeBoit PE, Hamm H, et al. Chromosomal gains and losses in primary cutaneous melanomas detected by comparative genomic hybridization. *Cancer Res* 1998; 58: 2170-2175.
93. Recio JA, Noonan FP, Takayama H, et al. Ink4a/arf deficiency promotes ultraviolet radiation-induced melanomagenesis. *Cancer Res* 2002; 62: 6724-6730.
94. Wilson TR, Fridlyand J, Yan Y, et al. Widespread potential for growth-factor-driven resistance to anticancer kinase inhibitors. *Nature* 2012; 487: 505-509.
95. Prickett TD, Agrawal NS, Wei X, et al. Analysis of the tyrosine kinome in melanoma reveals recurrent mutations in ERBB4. *Nat Genet* 2009; 41: 1127-1132.
96. Garraway LA, Widlund HR, Rubin MA, et al. Integrative genomic analyses identify MITF as a lineage

survival oncogene amplifi ed in malignant melanoma. *Nature* 2005; 436: 117-122.

97. Garraway LA, Sellers WR. Lineage dependency and lineage survival oncogenes in human cancer. *Nat Rev Cancer* 2006; 6: 593-602.
98. Yokoyama S, Woods SL, Boyle GM, et al. A novel recurrent mutation in MITF predisposes to familial and sporadic melanoma. *Nature* 2011; 480: 99-103.
99. Bertolotto C, Lesueur D, Giuliano S, et al. A SUMOylation defective MITF germline mutation predisposes to melanoma and renal carcinoma. *Nature* 2011; 480: 94-98.
100. Haq R, Shoag J, Andreu-Perez P, et al. Oncogenic BRAF regulates oxidative metabolism via PGC1alpha and MITF. *Cancer Cell* 2013; 23: 302-315.
101. Haq R, Yokoyama S, Hawryluk EB, et al. BCL2A1 is a lineage-specific antiapoptotic melanoma oncogene that confers resistance to BRAF inhibition. *Proc Natl Acad Sci U S A* 2013; 110: 4321-4326.
102. Chin L, Garraway LA, Fisher DE. Malignant melanoma: genetics and therapeutics in the genomic era. *Genes Dev* 2006; 20: 2149-2182.
103. Price ER, Ding HF, Badalian T, et al. Lineage-specific signaling in melanocytes. C-kit stimulation recruits p300/CBP to microphthalmia. *J Biol Chem* 1998; 273: 17983-17986.
104. Jane-Valbuena J, Widlund HR, Perner S, et al. An oncogenic role for ETV1 in melanoma. *Cancer Res* 2010; 70: 2075-2084.
105. Bastiaens M, ter Huurne J, Gruis N, et al. The melanocortin-1-receptor gene is the major freckle gene. *Hum Mol Genet* 2001; 10: 1701-1708.
106. Healy E, Jordan SA, Budd PS, et al. Functional variation of MC1R alleles from red-haired individuals. *Hum Mol Genet* 2001; 10: 2397-2402.
107. Khaled M, Larribere L, Bille K, et al. Microphthalmia associated transcription factor is a target of the phosphatidylinositol-3-kinase pathway. *J Invest Dermatol* 2003; 121: 831-836.
108. D' Orazio JA, Nobuhisa T, Cui R, et al. Topical drug rescue strategy and skin protection based on the role of Mc1r in UV-induced tanning. *Nature* 2006; 443: 340-344.
109. Cui R, Widlund HR, Feige E, et al. Central role of p53 in the suntan response and pathologic hyperpigmentation. *Cell* 2007; 128: 853-864.
110. Huang FW, Hodis E, Xu MJ, et al. Highly recurrent TERT promoter mutations in human melanoma. *Science* 2013; 339: 957-959.
111. Horn S, Figl A, Rachakonda PS, et al. TERT promoter mutations in familial and sporadic melanoma. *Science* 2013; 339: 959-961.
112. Pleasance ED, Cheetham RK, Stephens PJ, et al. A comprehensive catalogue of somatic mutations from a human cancer genome. *Nature* 2010; 463: 191-196.
113. International Cancer Genome Consortium, Hudson TJ, Anderson W, et al. International network of cancer genome projects. *Nature* 2010; 464: 993-998.
114. Bucheit AD, Davies MA. Emerging insights into resistance to BRAF inhibitors in melanoma. *Biochem Pharmacol* 2014; 87: 381-389.
115. Trunzer K, Pavlick AC, Schuchter L, et al. Pharmacodynamic effects and mechanisms of resistance to vemurafenib in patients with metastatic melanoma. *J Clin Oncol* 2013; 31: 1767-1774.
116. Wilmott JS, Tembe V, Howle JR, et al. Intratumoral molecular heterogeneity in a BRAF-mutant, BRAF inhibitor-resistant melanoma: a case illustrating the challenges for personalized medicine. *Mol Cancer Ther* 2012; 11: 2704-2708.
117. Hodi FS, O' Day SJ, McDermott DF, et al. Improved survival with ipilimumab in patients with metastatic melanoma. *N Engl J Med* 2010; 363: 711-723.
118. Brahmer JR, Tykodi SS, Chow LQ, et al. Safety and activity of anti-PD-L1 antibody in patients with advanced cancer. *N Engl J Med* 2012; 366: 2455-2465.
119. Topalian SL, Hodi FS, Brahmer JR, et al. Safety, activity, and immune correlates of anti-PD-1 antibody in

cancer. *N Engl J Med* 2012; 366: 2443-2454.

120. Robbins PF, Lu YC, El-Gamil M, et al. Mining exomic sequencing data to identify mutated antigens recognized by adoptively transferred tumor-reactive T cells. *Nat Med* 2013; 19: 747-752.

121. Boni A, Cogdill AP, Dang P, et al. Selective BRAFV600E inhibition enhances T-cell recognition of melanoma without affecting lymphocyte function. *Cancer Res* 2010; 70: 5213-5219.

122. Dong Y, Richards JA, Gupta R, et al. PTEN functions as a melanoma tumor suppressor by promoting host immune response. *Oncogene* 2013(ePub ahead of print).

第二十二章 中枢神经系统肿瘤的分子生物学

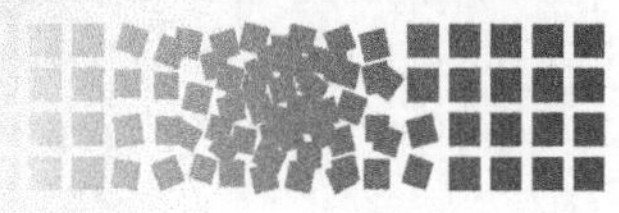

Victoria Clark, Jennifer Moliterno Günel, Murat Günel

胶质瘤

胶质瘤占所有原发性脑瘤的26.4%，其中，恶性胶质瘤（WHO分级Ⅲ或Ⅳ）占所有原发性脑瘤的19.9%[1]。胶质瘤的WHO分类：①根据细胞形态学相似性，分为星形胶质细胞瘤、少突胶质细胞瘤或混合型胶质瘤；②根据组织学特征和侵袭性，分为WHO Ⅰ、Ⅱ、Ⅲ和Ⅳ级。高级别的胶质瘤（WHO Ⅲ和Ⅳ）预后差，WHO Ⅳ级星形胶质细胞瘤（多形性胶质母细胞瘤，glioblastoma multiforme，GBM）中位生存期不超过15～20个月[3]。低级别胶质瘤（WHO Ⅰ和Ⅱ级）的预后差别较大，可以进展为高级别胶质瘤。

成人低级别胶质瘤

为什么有些低级别胶质瘤进展很快，而有些尽管处于活化区域却不进展。Ⅰ级胶质瘤主要是毛细胞型星形胶质瘤，组织学上是良性肿瘤，很少发生恶性进展，高发人群为儿童，详见后文的儿童低级别胶质瘤内容。组织学上，Ⅱ级胶质瘤根据细胞起源分为3类，①弥漫性星形细胞瘤，起源于星形细胞；②少突神经胶质细胞瘤，起源于少突胶质细胞；③少突星形胶质细胞瘤，起源于星细胞和少突细胞[2]。这三种亚型都伴有异柠檬酸脱氢酶1（IDH1）基因R132残基的驱动突变[4]，IDH1的R132突变会生成异常的代谢物2-羟基戊二酸二乙酯（2HG）[5]。IDH1 R132的突变通过影响G-CIMP等基因的CpG岛高甲基化（G-CIMP表型）[6]和组蛋白甲基化修饰的改变[7-9]促进肿瘤的发生。尽管Ⅱ级星形细胞瘤和Ⅱ级少突神经胶质细胞瘤均存在IDH1的R132残基突变，但Ⅱ级少突神经胶质细胞瘤的预后（11.6年）明显优于Ⅱ级星形细胞瘤（5.6年）[10]，Ⅱ级少突神经胶质细胞瘤进展为高级别胶质瘤的概率为45%，而Ⅱ级星形细胞瘤进展为高级别胶质瘤的概率则为74%[1]。含有IDH1突变的Ⅱ级胶质瘤患者的生存和进展获益可能由于共同突变而改变。少突神经胶质细胞瘤通常还伴有染色体1p和19q的杂合性丢失（LOH）[11-13]，该LOH通常是单着丝粒易位的结果[14]。在少突神经胶质细胞瘤中，1p/19q缺失通常与capicua转录抑制子（CIC，定位于1号染色体）或者与远端上游元件（far upstream element，FUSE）结合蛋白1（FUBP1，定位于19号染色体）的体细胞突变共存[15]，IDH1-CIC/FUBP1-1p/19q LOH的Ⅱ级少突神经胶质细胞瘤中位生存期为8年[16]。而在Ⅱ级星形胶质细胞瘤中，普遍存在染色质修饰因子ATRX（α地中海贫血/精神发育迟缓X连锁综合征）的体细胞突变、抑癌基因 p53 突变、17 号染色体 LOH（p53 位于 17 号染色体），IDH1-ATRX-TP53 型Ⅱ级星形胶质细胞瘤的中位生存期为 5 年[16]。该型Ⅱ级星形胶质细胞瘤容易进展形成继发性多型性胶质母细胞瘤，这个过程受到表观遗传学失调，视网膜母细胞瘤（RB1）、细胞周期蛋白依赖性激酶抑制剂 2A（CDKN2A）和磷酸酶和张力蛋白同源物 RB1、CDKN2A 和 PTEN 等基因缺失的介导[17, 18]。Ⅱ级少突星形胶质细胞瘤具有Ⅱ级星形胶质细胞瘤的突变和染色体 LOH，中位生存期为 6.6 年[10]。

成人高级别胶质瘤

多型性胶质母细胞瘤（GBM，WHO Ⅳ）是最常见的恶性脑瘤，占所有原发性脑肿瘤的 15.6%，占胶质瘤的 60%[1]。有两种主要途径形成 GBM：一种是原发性 GBM，占所有 GBM 的 95%；另外一种是继发性 GBM，主要从低级别胶质瘤进展而来，占 5% 左右（图 22.1）[17]。继发性 GBM 多发生于年轻人，预后比较好，携带有 IDH1 突变，常见的同时发生突变的有 ATRX 突变、TP53 突变，以及 RB1、CDKN2A 和 PTEN 的缺失[16-21]。相反的，原发性 GBM 主要发生在老年人，预后差，通常伴有 p53、RB1 和受体酪氨酸激酶 /Ras/ 磷脂酰肌醇 -3- 激酶

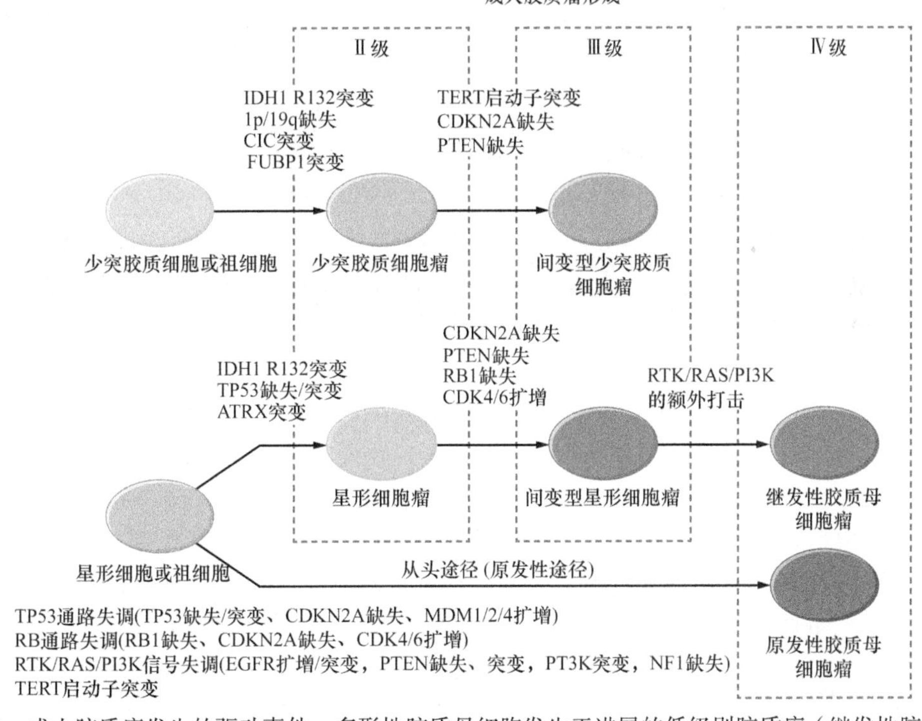

图 22.1　成人胶质瘤发生的驱动事件。多形性胶质母细胞发生于进展的低级别胶质瘤（继发性胶质母细胞瘤）或者原发性产生（原发性胶质母细胞瘤）。IDH1，异柠檬酸脱氢酶 1；CIC，Capicua 转录抑制因子；FUBP1，远端上游元件结合蛋白 1；TERT，端粒酶反转录酶；CDKN2A，细胞周期素依赖激酶抑制剂 2A；PTEN，磷酸酶和张力蛋白同源物；TP53，肿瘤蛋白 p53；ATRX，α 地中海贫血 / 智力低下综合征 X；RB1，视网膜母细胞瘤；CDK4/6，细胞周期蛋白依赖性激酶 CDK4/6；RTK，受体酪氨酸激酶；PI3K，磷脂酰肌醇 -3- 激酶；EGFR，表皮生长因子受体；NF1，神经纤维瘤 1

（RTK/Ras/PI3K）三条核心信号的失调[17, 20, 22-24]。TCGA 进行的大规模的 GBM 基因组第二代测序研究表明，在 85.3% 的 GBM 中存在 p53 信号通路的失调，包括 p53 缺失（27.9%）、CDKN2A 杂合性丢失（57.8%）及 MDM1/2/4 扩增（15.1%）[24]。CDKN2A 的缺失也会导致 Rb 通路的失调，其他影响 Rb 信号通路的事件包括 RB1 基因缺失（7.6%）或 CDK4/6 扩增（15.5%），占所有 Rb 信号改变的 78.9%[24]。67.3% 的 GBM 存在 RTK 的体细胞突变，最常见的是表皮生长因子受体（EGFR）（57.4%）和血小板源性生长因子受体 α（PDGFRA）（13.1%）[24]。PTEN 缺失或 PI3K 的突变和神经纤维瘤蛋白 1（neurofibromin 1，NF1）缺失发生在 10% 的 GBM[24]。整体来说，RTK/Ras/PI3K 信号通路在 89.6% 的肿瘤中被打击一次，在 39% 的肿瘤中被打击多次[24]。此外，据报道，83.3% 的 GBM 有 TERT 启动子突变（C228T 或 C250T）反复发生，这些突变和 ATRX 突变是相互排斥的[25]。

在基因表达谱分析的基础上，GBM 又被分为 4 型：经典型（7 号染色体扩增、10 号染色体缺失、CDKN2A 缺失）；间充质型（NF1 局灶性缺失或突变）；前神经型（IDH1 突变或 PDGFRA 扩增）、神经型（EGFR 扩增伴有神经表达标志）[23]。这些分类可用于预测治疗效果，如经典型 GBM 对于密集型治疗反应更好，而前神经型则对密集型治疗效果不佳[23]。另一个预后的标志是 CpG 岛甲基化表型（G-CIMP）。研究表明，在 IDH1 突变并伴有 G-CIMP 甲基化修饰的前神经元型 GBM 的生存（中位生存期为 150 周）比没有 G-CIMP 甲基化修饰的前神经元型 GBM（中位生存期为 42 周）或其他型 GBM（中位生存期为 54 周）显著增加[6]。O-6-甲基鸟嘌呤 -DNA 甲基转移酶（MGMT）启动子甲基化状态也在临床上用于判断对治疗的反应。因为，MGMT 表达沉默的肿瘤的 O6 位点的烷基基团不能被烷化剂替莫唑胺去除[27]。

间变型（WHO Ⅲ级）胶质瘤包括间变型星形胶质细胞瘤、间变型少突星形胶质细胞瘤和间变型少突神经细胞瘤，其基因组学研究不如 GBM 深入。临床上间变型胶质瘤可以产生于无低级别胶质瘤病史的患者（原发性）或者从低级别胶质瘤进展而来（继发性间变型胶质瘤）。Ⅲ级胶质瘤进展为 GBM 的风险高，进展的比例和预后在不同的组织型各有不同，间变型星形胶质细胞瘤 5 年总生存率为 26.5%，间变型少突神经母细胞瘤 5 年总生存率为 50.7%[1]。75% ～ 90% 的Ⅲ级胶质瘤中存在 IDH1 突变[4, 16, 28]。间变型星形胶质细胞瘤占原发性脑肿瘤的 1.7%，经常携带 ATRX 和 IDH1 突变、p53 缺失和 Rb 通路的改变（包括 RB1 的丢失、CDKN2A 缺失、CDK4/6 扩增）[16, 18, 28]。已经确定的还有 RTK/Ras/PI3K 通路的失调（包括染色体 10q 的 LOH）会导致胶质母细胞瘤的快速进展[17, 18, 21]。间变型少突胶质细胞瘤很少见（占原发性脑瘤的 0.5%）[1]，Ⅱ级少突神经母细胞瘤（主要特征为染色体 1p/19q 缺失、IDH1-CIC/FUBP1 突变）的进展可能是由 CDKN2A 和 PTEN 的缺失介导的[13]。与 GBM 相同，在间变型胶质瘤中也确认了 TERT 启动子区的反复突变（C288T 或 C250T），在 26.7% 的间变型神经胶质细胞瘤、14.8% 的间变型星形细胞瘤和 88.4% 的间变型少突胶质细胞瘤中可见[25]。不同间变型胶质瘤中 TERT 启动子区突变的差异可能由于在间变型星形细胞瘤中 ATRX 的突变频率更高，在 GBM 和其他胶质瘤类型中 TERT 的启动子突变和 ATRX 的突变是相互排斥的[25]。

儿童低级别胶质瘤

儿童低级别胶质瘤（WHO Ⅰ和Ⅱ级）是儿童最常见的脑肿瘤[1]，广义上可以分为非浸润型胶质瘤（如毛细胞型星形胶质细胞瘤）和浸润型胶质瘤。毛细胞星形胶质细胞瘤

（WHO Ⅰ级）在组织学分型上属于良性肿瘤，恶性进展可能性低，通常发生在儿童，主要在小脑半球多见（67%）[10]，表现为囊性[2]。丝裂原活化蛋白激酶 / 细胞外信号调节激酶（MAPK/ERK）通路活化参与驱动毛细胞型星形胶质细胞瘤的形成。这一发现是通过研究遗传性肿瘤综合征神经纤维瘤 1 型患者获得的，15% 的该综合征患者有 NF1 基因生殖细胞的功能缺失性突变。NF1 是 Ras 信号通路的负性调控子，该综合征患者除了可以发展为咖啡牛奶斑和皮肤神经纤维瘤，还可以进展为毛细胞型星形胶质细胞瘤[29]。进一步的研究表明，MAPK/ERK 通路活化对于散发性毛细胞型星形胶质细胞瘤的形成非常重要，90% 的小脑毛细胞型星形胶质细胞瘤均有 KIAA1549-BRAF 融合基因（B-Raf 是一个原癌基因，是一种丝 / 苏氨酸激酶），该融合基因可以通过 BRAF 自身抑制性结构域的截短而导致 BRAF 信号通路的持续活化[30-33]。毛细胞型星形胶质细胞瘤也可以通过体细胞 BRAF V600E 突变、K-ras 突变、Raf-1 原癌基因、丝 / 苏氨酸激酶 RAF1 融合和 NF1 的功能缺失性突变而导致 MAPK/ERK 的持续性活化[32, 33]。约 20% 非小脑来源的毛细胞星形胶质细胞瘤没有 KIAA1549-BRAF 融合基因，这种没有 KIAA1549-BRAF 融合基因的肿瘤近来被发现通过其他的方式活化MAPK 信号通路，包括成纤维生长因子受体（FGFR1）改变 [突变、酪氨酸激酶结构域（TK）复制、与酸性卷曲螺旋蛋白 1（transforming，acidic coiled-coil containing protein 1，TACC1）融合][32, 33]，神经营养酪氨酸激酶受体 2（neurotrophic tyrosine kinase，receptor，type 2，NTRK2）融合导致酪氨酸激酶区截短从而诱导了受体二聚体持续形成[33]，以及与 FGFR1 发生共突变的肿瘤中导致蛋白酪氨酸磷脂酶非受体 11（protein tyrosine phosphatase，non receptor type11，PTPN11）热点突变[33]。

儿童弥漫性胶质瘤，包括弥漫性星形胶质细胞瘤、神经节细胞胶质瘤、血管中心性胶质瘤、多发性黄色星形胶质细胞瘤、少突神经胶质瘤和少突星形胶质细胞瘤[32, 34]，这些肿瘤无论是其弥漫性生长的模式、解剖学定位（通常在小脑幕）、还是恶性转化倾向均与毛细胞型星形胶质细胞瘤完全不同[2]。Zhang 等[32]最近的研究发现，52%（23 例中 12 例）的弥漫性星形胶质细胞瘤（WHO Ⅱ级）都有 ERK/MAPK 信号通路的活化，ERK/MAPK 信号通路的活化是通过 FGFR1/3 改变（融合或 FGFR1 TK 复制）、BRAF 改变（V600E 突变或融合）或 KRAS 活化突变（Q61H）导致的。在少突神经胶质瘤（5 例中有 3 例存在 FGFR1 TK 复制）和少突星形细胞瘤中（8 例中有 6 例存在 FGFR1 改变，包括 4 例 FGFR1 TK 复制、1 例融合和 1 例突变）[32]发现了常见的多发的 FGFR1 改变。ERK/MAPK 活化的弥漫性星形胶质细胞瘤亚群（12 例中的 2 例，16.67%）存在多发的组蛋白 H3、家族 3A（H3F3A）K27M 突变，这个突变在儿童多形性胶质母细胞瘤（GBM）中也常被报道[32]。

大多数其他类型的弥漫性低级别胶质瘤也同样存在 MAPK/ERK 活化。多形性黄色瘤型星形胶质细胞瘤（WHO Ⅱ级）很罕见，2/3 以上为小脑幕上星形细胞瘤[35]。5 年总生存率为 81%，可能发生恶性进展，但是很少见[36]。最近的研究表明，10 例多形性黄色瘤型星形胶质细胞瘤中有 7 例有 BRAF V600E 突变[32]。同样，该研究也发现，55.6%（9 例中的 5 例）的神经节细胞胶质瘤也存在 BRAF 改变引起的 ERK/MAPK 活化（其中 3 例 V600E，2 例 BRAF 融合产生）[32]。

与毛细胞型星形胶质细胞瘤不同，约 1/4 的儿童弥漫性星形胶质细胞瘤（23 例中的 6 例，26%）存在 v-myb 禽成髓细胞瘤病毒致癌基因同源物（MYB）的改变，包括与原钙黏蛋白 γ 亚家族 A，1（protocadherin gamma subfamily A，1，PCDHGA1）的融合，或游离体的形成[32]，有一例存在v-myb禽成髓细胞瘤病毒致癌基因同源物样1（MYBL1）的重排。在一项独立拷贝数改变的研究中，Ramkissoon等确认了28%（5/18）的儿童弥漫性星形胶质细胞瘤中由于局部扩增导致的MYBL1的短串联重复/截短。这些MYB/MYBL1改变在毛细胞型星形胶质细胞瘤中没有观察到，虽然在Zhang[32]和Ramkissoon等[34]报道的另外两个血管中心性胶质瘤中均存在MYB/MYBL融合，进一步提示该通路的改变是弥漫性儿童胶质瘤亚型的特异性改变。

儿童高级别胶质瘤

虽然儿童GBM与成人GBM的组织学类型基本相似，但是儿童GBM的一部分有特别的基因组改变驱动肿瘤形成，这些肿瘤形成时的表观遗传学的失调控也在其中发挥作用。Schwartzentruber等[37]的研究表明，反复发生的组蛋白变体H3.3的突变（H3F3A K27M；G34R/V），常与染色体重塑子ATRX或死亡结构域相关蛋白（DAXX）及TP53的有害突变共存在，31%的儿童GBM中有驱动肿瘤的形成。在弥漫性脑桥胶质瘤（DIPG）中上述比例更高，一项独立研究表明，78%的DIPG含有H3F3A或组蛋白簇1，H3b（HIST1H3B）的K27M体细胞突变，而H3F3A G34R突变则主要局限在非脑干细胞儿童GBM中[38]。最近，H3K27 K27M被鉴定为一个显性负性突变，该突变可以改变其与多梳抑制复合物（PRC2）的结合，从而导致了全基因组范围内的H3K27me3抑制性标志物减少，最终导致了全基因组DNA低甲基化[39]。在儿童GBM中，H3.3突变和IDH1 R132H的突变是相互排斥的[8, 37]，因此，在儿童GBM中，很少有IDH1的突变，但IDH1的突变可以导致表观遗传学的失调控和DNA的高甲基化修饰（G-CIMP）[9]。与儿童低级别胶质瘤相同，据报道，10%的高级别胶质瘤中也有BRAF（V600E）突变[40]；然而，与儿童低级别胶质瘤不同的是，高级别胶质瘤中BRAF（V600E）突变常与CDKN2A/B的杂合性丢失同时发生[41]。

从结构变异的角度来说，儿童GBM与经典的原发性成人GBM有所差别，74%的成人患者和13%的儿童GBM患者伴有7号染色体的扩增；80%的成人GBM有10号染色体缺失，而儿童GBM只有35%的患者伴有10号染色体缺失[42]。然而，儿童GBM患者发生1q扩增的频率更高（30%的儿童患者，9%的成人患者），在12%儿童GBM中发生高频PDGFA的局灶性扩增，19%儿童GBM中发生CDKN2A/B杂合性丢失[42]。儿童胶质瘤和成人胶质瘤的驱动事件见表22.1。

表22.1 儿童胶质瘤和成人胶质瘤的驱动事件总结

WHO级别	患病人群	诊断	受影响的信号通路	标志突变或结构异常	注释
I	儿童	毛细胞型星形胶质细胞瘤	MAPK/ERK信号通路	KIAA1549-BRAF 融合（90%在小脑）	在MAPK/ERK信号的一次打击
				BRAF（V600E）	
				KRAS	
				RAF1融合	
				NF1功能丧失	
				FGFR1改变（突变，和TACC1融合），在PTPN11热点共同突变	

续表

WHO 级别	患病人群	诊断	受影响的信号通路	标志突变或结构异常	注释
Ⅱ	儿童	弥漫性星形胶质细胞瘤	MAPK/ERK 信号	FGFR1/3 改变（融合 或 FGFR1 TK 复制）	
				BRAF 改变（V600E 突变或融合）	
				KRAS 激活突变(Q61H)	
			MYB	MYB, 包括与 PCDHGA1 融合或附体形成，以及 1 例 出 现 MYBL1 重组	
Ⅱ	成人	弥漫性星形胶质细胞瘤	表观遗传调节异常	IDH1 R132H/C/S	更可能进展到高级别的神经胶质瘤
			染色质重塑	ATRX	
			TP53 信号通路	TP53 突变，17 号染色体杂合性丢失	
		少突神经胶质瘤	表观遗传失调	IDH1 R132H/C/S	
			未知	1p/19q 缺失	
				CIC	
				FUBP1	
		少突星形胶质细胞瘤	表观遗传失调	IDH1 R132H/C/S	
				同时发生星形胶质细胞和少突胶质细胞的遗传事件	
Ⅲ	成人	间变性星形细胞瘤	表观遗传失调	IDH1 R132H/C/S	在 RTK / RAS / P13K 通路中，额外的打击可驱使发展为胶质母细胞瘤
			端粒维持	TERT 启动子突变	
			染色质重塑	ATRX 突变	
			p53 通路	TP53 突变和 17 号染色体杂合性丢失	
				CDKN2A 缺失	
			Rb 通路	RB1 缺失	
				CDKN2A 缺失	
				CDK4/6 扩增	
Ⅳ	儿童	胶质母细胞瘤	染色质重塑	H3F3A K27M; G34R/N	
				ATRX 突变	
				DAXX 突变	
			p53 信号通路	TTP53	

续表

WHO 级别	患病人群	诊断	受影响的信号通路	标志突变或结构异常	注释
Ⅳ	成人	次级胶质母细胞瘤	染色质重塑	IDH1 R132H/C/S	从较低级的胶质瘤进展
			染色质重塑	ATRX 突变	
			p53 信号通路	TP53 突变，17 号染色体杂合性丢失	
			Rb 信号通路	RB1 丢失	
				CDKN2A 丢失	
			PI3K	PTEN 丢失	
		原发胶质母细胞瘤	TP53 信号通路	TP53 缺失	
				CDKN2A 缺失	
				MDM1/2/4 获得	
			RB 信号通路	CDKN2A 缺失	
				RB1 缺失	
				CDK4/6 扩增	
			受体酪氨酸激酶	EGFR 扩增	
				PDGFRA 扩增	
			PI3K	PTEN 缺失	
				PI3K 突变	
			RAS	NF1 缺失	
			端粒维持	TERT	

注：BRAF，B-Raf 原癌基因，丝氨酸 / 苏氨酸激酶；KRAS，Kirsten 大鼠肉瘤病毒癌基因同源物；RAF1，v-raf-1 鼠白血病病毒致癌基因同源物 1；TACC1，转化酸性卷曲螺旋的蛋白质 1；PTPN11，非受体型蛋白酪氨酸磷酸酶 11；FGFR1/3，成纤维细胞生长因子受体 1/3；TK，酪氨酸激酶结构域；MYB，v-myb 禽成髓细胞瘤病毒致癌基因同源物；PCDHGA1，原钙黏蛋白 γ 亚家族 a，1；MYBL1，v-myb 禽成髓细胞瘤病毒致癌基因同源物样 1；IDH1，异柠檬酸脱氢酶 1；ATRX，α 地中海贫血 /X 连锁智力低下综合征；TP53，肿瘤蛋白 p53；CIC，capicua 转录抑制子；FUBP1，远端上游元件（FUSE）结合蛋白 1；TERT，端粒酶逆转录酶；CDKN2A，细胞周期素依赖性激酶抑制剂 2A；RB1，视网膜母细胞瘤 1；CDK4/6，细胞周期蛋白依赖性激酶 4/6；H3F3A，H3 组蛋白，家族 3A；DAXX，死亡域相关蛋白；PTEN，磷酸酶和张力蛋白同源物；EGFR，表皮生长因子受体；PDGFRA，血小板衍生的生长因子受体 α；PI3K，磷酸肌醇 -3- 激酶；NF1，神经纤维瘤蛋白 1。

脑膜瘤

脑膜瘤是最常见的原发性颅内肿瘤，占所有原发性脑肿瘤的 1/3[1]。脑膜瘤被认为起源于脑膜的蛛网膜，脑膜瘤可以发生于整个神经轴，因此脑膜瘤以具有多种多样的组织亚型为显著特征（根据 2007 年 WHO 的分类，脑膜瘤共有 15 种组织亚型）[43]。尽管 70% ～ 80% 的脑膜瘤是良性肿瘤（WHO Ⅰ级），但它们却表现出更强的侵袭性行为（WHO Ⅱ级和Ⅲ级）[43]。最近的基因组学研究显示，80% 的脑膜瘤可以恰好分为 3 个临床相关的、却相互排斥的遗传组别，它们在组织学、解剖学定位和恶性进展的可能性方面存在差异（图 22.2）[44-46]。

第一大类脑膜瘤也是最大的一类为 NF2/chr22 缺失的脑膜瘤，其特点是抑癌基因神经纤维瘤 NF2 基因（merlin，NF2）的双等位基因缺失。遗传性肿瘤综合征神经纤维瘤病Ⅱ型的一个重要特征是由于抑癌基因 NF2 的生殖细胞突变导致的多发性脑膜瘤[47]，NF2 的双等位基因缺失能够驱动 50% 的散发性脑膜瘤的形成[48]，而且是脑膜瘤恶性转化的重要风险因子。至少

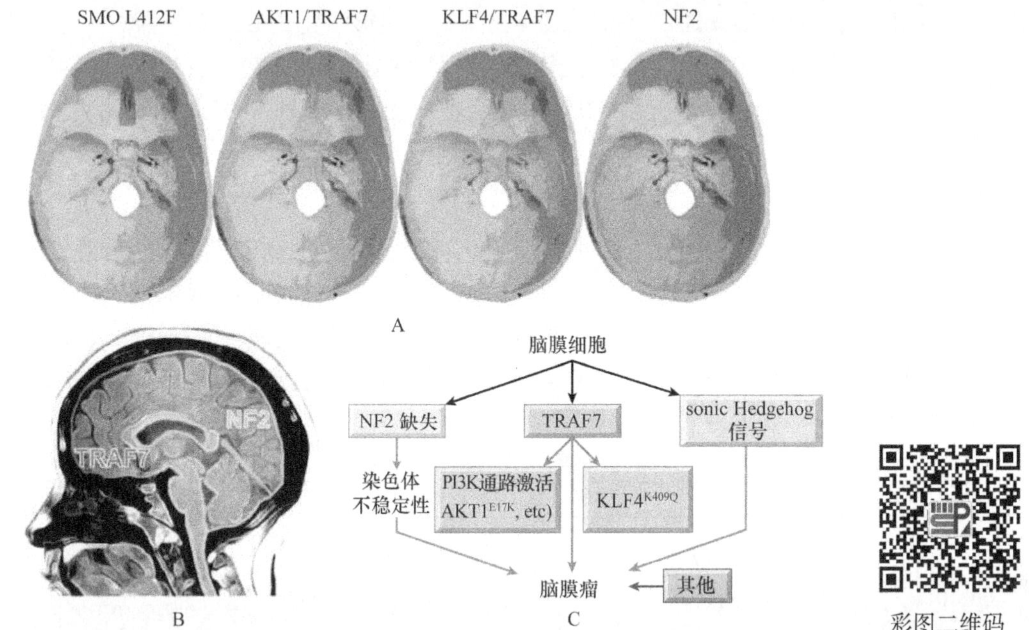

图 22.2　脑膜瘤形成的驱动事件。A. 1 级脑膜瘤，NF2/chr22 缺失脑膜瘤的生长仅限于后部和外侧颅底，而非 NF2 突变肿瘤在颅底的中线生长；B. 侧凸侧脑膜瘤，TRAF7 突变体肿瘤位于前侧；C. 脑膜瘤的驱动和已知激活途径的总结。NF2，神经纤维瘤蛋白 2；TRAF7，TNF 受体相关因子 7；AKT1，v-akt 鼠胸腺瘤病毒癌基因 1；KLF4，Kruppel 样因子 4（胃肠富集型）；SMO，平滑卷曲类受体

75% 的 WHO Ⅱ级脑膜瘤有 NF2/chr22 的缺失 [43, 44]。NF2/chr22 缺失的肿瘤更多见于大脑两侧凸面的脑膜，但是当肿瘤位于颅底时，肿瘤则被限制在颅底的后外侧部 [44]。NF2/chr22 缺失在脊柱脑膜瘤中也是很常见的。罕见的是，NF2/chr22 缺失肿瘤中也有染色质重塑基因 SWI/SNF 相关的、基质相关肌动蛋白依赖染色质调节因子 B 亚家族成员 1 SMARCB1（the chromatin remodeling gene SWI/SNF related，matrix associated，actin dependent regulator of chromatin，subfamily b，member 1）基因的双等位基因缺失 [49]。SMARCB1 也位于 22 号染色体，已被发现在各种恶性横纹肌样瘤 [50, 51]、多发性脑膜瘤和神经鞘瘤病 [52] 家族中存在缺失。

第二大类是 TRAF7 突变的脑膜瘤，该类脑膜瘤恶性转化的风险较低 [44]。肿瘤坏死因子受体相关因子 7（TRAF7）含有一个促凋亡 N 端环和具有 E3 泛素连接酶活性的锌指结构域，其体细胞突变在约 25% 的脑膜瘤中存在（包括 27% 为 WHO Ⅰ级）。TRAF7 突变肿瘤通常同时发生 AKT/PI3K/mTOR 通路成员的突变，最引人注意的是，复发性 v-akt 小鼠胸腺瘤病毒癌基因同源物 1（AKT1）的 E17K 突变，该突变可激活 PI3K 通路，在 14% 的Ⅰ级脑膜瘤中有报道 [44, 45]。第二种 TRAF7 亚群存在一个发育的重要调节转录因子 Krupple 样因子 4（KLF4）[46] 和 4 个能重编程分化细胞到诱导性多能干细胞状态的 Yamanaka 因子中的一个共突变 [53]。12% 的 WHO Ⅰ级脑膜瘤中最常见的 KLF4 K409Q 突变是在 DNA 结合结构域的突变，表明这个突变可能可以改变转录因子 KLF4 结合到其共同识别序列 [44, 46]。这些突变增加了手术后瘤周水肿的风险 [54]，100% 的分泌性脑膜瘤存在 KLF4 的 K409Q 突变和 TRAF7 的共突变 [44, 46]。TRAF7 突变的肿瘤通常位于颅底中线处，尤其是前颅底区，虽然它们可于前叶脑膜侧翼生长 [44]。

第三大类主要的脑膜瘤是 sonic Hedgehog（SHH）组。约 3% 的良性脑膜瘤具有

SMO（smoothened，frizzled class）的突变，SMO 突变能够活化 SHH 信号通路[44, 45]。有趣的是，SMO L412F（n=5）突变的脑膜瘤全部位于颅前窝内侧[44]。在多发性脑膜瘤家族有报道，SMO 下游分子 SUFU 的功能缺失性生殖细胞突变能够抑制 SHH 信号通路[55]。

髓母细胞瘤

髓母细胞瘤（WHO Ⅳ级）发生于小脑，是儿童最常见的恶性脑瘤。这些侵袭性的胚胎性肿瘤通常可以通过脑脊液转移到软脑膜，并通过第四脑室进展扩散[2]。经过 10 多年的研究已经明确，髓母细胞瘤不是一个同质性疾病。根据转录表达谱、体细胞拷贝数变异、驱动突变、细胞起源、解剖学定位、预后、转移倾向和对靶向治疗的反应等的显著不同，髓母细胞瘤被分为四个亚型（图 22.3）。

成神经管细胞瘤亚型特征

组别	祖细胞	生长	预后	特征突变	结构事件
WNT	低菱形唇	第四脑室，背侧脑干浸润	好	CTNNB1(91%), DDX3X, SMARCA4,MLL2, TP53	染色体6
SHH	外部颗粒层的小脑粒神经元前体	小脑半球	中	PTCH1, SUFU,SMO, TP53, MLL2, DDX3X	基因组不稳定，包括MYCN和GLI2的频率扩增，删除PTCH1
3组	外颗粒层的小脑粒神经元前体，神经干细胞	诊断时约30%转移(婴儿47%)	差		基因组不稳定性，包括MYC扩增，MYC/PVT1融合，TGFB信号成员体细胞拷贝数改变，包括扩增OTX2
4组	未知	诊断时约30%转移(婴儿36%)	中	KDM6A	基因组不稳定性，包括SNCAIP串联重复，MYCN扩增

A

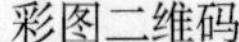

彩图二维码

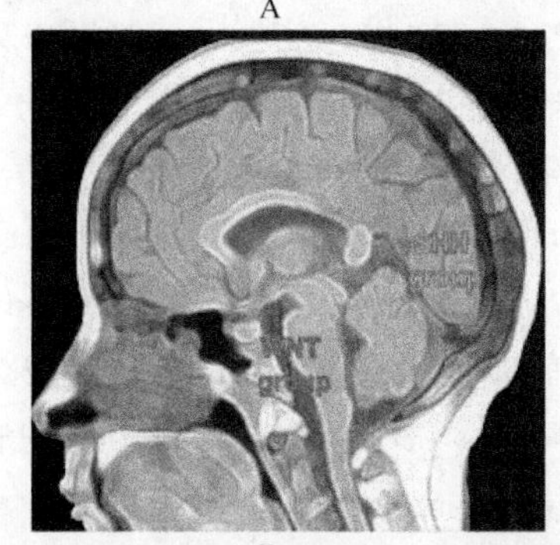

B

图 22.3　成神经管细胞瘤亚型特征。A. 表格总结了四种成神经管细胞亚类型的基因组基础、解剖定位和推测的祖细胞；B. WNT 组成神经管细胞瘤出现在第四脑室，而 SHH 组成神经管细胞瘤出现在小脑半球。CTNNB1，catenin（cadherin-associated protein），beta 1，88kDa，联蛋白 β1，88kDa（钙黏蛋白相关蛋白）；DDX3X，DEAD（Asp-Glu-Ala-Asp）box helicase 3，X-linked，X 连锁 DEAD（Asp-Glu-Ala-Asp）盒解旋酶 3；SMARCA4，SWI/SNF related，matrix associated，actin dependent regulator of chromatin，subfamily a，member 4，SWI/SNF 相关基质关联肌动蛋白依赖染色质调控因子亚家族 a 成员 4；MLL2，lysine（K）-specific methyltransferase 2D，赖氨酸（K）- 特异性甲基转移酶 2D；TP53，tumor protein p53，肿瘤蛋白 p53；PTCH1，patched 1；SUFU，suppressor of fused homolog（Drosophila），抑制 Hh 信号通路蛋白同源物（果蝇）；SMO，smoothened，frizzled class receptor，平滑卷曲类受体；KDM6A，lysine（K）-specific demethylase 6A，赖氨酸（K）特异性去甲基化酶 6A；MYCN，v-myc avian myelocytomatosis viral oncogene neuroblastoma derived homolog，鸟髓细胞瘤病病毒癌基因神经母细胞瘤衍生的同源物；GLI2，GLI family zinc finger 2；GLI. 家族锌指蛋白 1；MYC，v-myc avian myelocytomatosis viral oncogene homolog，鸟髓细胞瘤病病毒癌基因同源物；OTX2，orthodenticle homeobox 2，同源盒基因蛋白 2；SNCAIP，synuclein，alpha interacting protein，突触核蛋白 α 相互作用蛋白 1

不同的分子亚型存在的第一个线索来自遗传性肿瘤综合征的研究。SHH 信号通路参与驱动 Gorlin 综合征患者髓母细胞瘤和痣样基底细胞癌的形成，Gorlin 综合征由于 PTCH1 的生殖细胞缺失突变导致 SHH 信号活化[56, 57]。WNT 信号通路参与驱动 Turcot 综合征（现称为家族性腺瘤息肉病）患者髓母细胞瘤的形成。这个亚型的患者除了腺瘤性息肉病（APC）基因功能缺失型生殖细胞突变导致的遗传性结肠性息肉病外，还有髓母细胞瘤[58]。

候选基因的研究证实了散发性髓母细胞瘤中存在 SHH 或 WNT 通路基因的体细胞突变[59, 60]，但是基于微阵列的转录表达谱和下一代基因组测序技术的发展已经根据不同细胞通路的活化状态和基因组改变将髓母细胞瘤分为四个亚型。WNT 型（占髓母细胞瘤的 10%），最初是根据基因表达谱的无监督层次聚类进行分型的，该型的主要特点为在 91% 的病例中存在 β-catenin（CTNNB1）的体细胞激活性突变[62-65]。50% 的病例中通常存在 CTNNB1 和 DEAD（Asp-Glu-Ala-Asp） box 解旋酶 3，X- 连锁（DDX3X）的共突变。该类型还通常有染色质重塑基因 SWI/SNF 相关的、基质相关肌动蛋白依赖染色质调节因子 a 亚家族成员 4（SMARCA4）的突变（占 26.3%），赖氨酸（K）- 甲基转移酶 2D（KMT2D 或 MLL2，占 12.5%）突变及 TP53 突变（占 12.5%）[62-65]。从结构变异的角度来看，该型可能有 6 号染色单倍体或稳定的基因组[66]。设计精确的老鼠模型已经提供了令人信服的证据，表明 WNT 型髓母细胞瘤起源于下菱唇祖细胞，Wnt 型髓母细胞瘤在第四脑室内生长并浸润到脑干背侧[67]。WNT 型髓母细胞瘤预后最好，5 年总生存率达到 95%。这些肿瘤很少复发[69]。

SHH 型髓母细胞瘤，约占 30%，表现为 SHH 信号表达增强[70]，通常存在体细胞突变（PTCH1、SUFU 和 SMO）[61-64] 或者体细胞拷贝数变异（MYCN 和 GLI 2 的扩增，PTCH1 的缺失）从而影响 SHH 信号成员。除了 Gorlin 综合征外，TP53 突变的患者（Li-Fraumeni 综合征）也能通过染色体碎裂介导的 SHH 癌基因扩增引起 SHH 型髓母细胞瘤的发生。在 13.6% 的 SHH 型髓母细胞瘤中存在 TP53 突变或缺失[62, 64-66]。TP53 突变或缺失的 SHH 型髓母细胞瘤预后非常差，5 年总生存率仅为 41%，而 TP53 野生型的 SHH 型髓母细胞瘤的 5 年总生存率为 81%[72]。与 WNT 型相同，SHH 型髓母细胞瘤也存在 MLL2（12.9%）和 DDX3X（11.7%）的突变[62-65]。然而，从结构变异性角度来说，SHH 型髓母细胞瘤的基因组更不稳定，存在高频的能够改变 SHH 信号（18%）、p53 信号通路（9.4%）和（或）RTK/PI3K 信号通路（10%）的局灶性拷贝数变异[66]。相比于 WNT 髓母细胞瘤，鼠 SHH 髓母细胞瘤产生于外颗粒层祖细胞，人类的 SHH 髓母细胞瘤则产生于大脑半球[67]。SHH 型髓母细胞瘤要比 WNT 型髓母细胞瘤预后差，5 年总生存率为 75%[65, 70]。SHH 型髓母细胞瘤要比 WNT 型更容易复发[73]，复发多为局灶性（而不是转移性）。临床上通过使用 SHH 抑制剂产生初级但是短暂的反应[74, 75]。

剩下的髓母细胞瘤的 2 个亚型——3 型和 4 型，目前也是根据遗传学改变进行分类的。这两型均具有基因组不稳定性，在约 30% 的病例中伴有转移的倾向[70]。3 型髓母细胞瘤（占髓母细胞瘤的 25%）有高频 MYC 的扩增，以及表达与光感受器 / GABA（γ- 氨基丁酸）神经元一致的基因特征[76, 77]。最近，通过对超过 1000 例髓母细胞瘤体细胞拷贝数变异（SCNA）的分析表明，在 3 型髓母细胞瘤中发现的体细胞拷贝数变异的基因加强了转化

生长因子 -β（TGF-β）信号，包括神经发育过程中 TGFB 的靶基因 OTX2 的高频扩增[66]。与 OTX2 扩增相互排斥的是 MYC 扩增的 3 型髓母细胞瘤，这一亚型是一大类携带 8 号染色体碎裂导致的高频的 MYC/PVT1 基因融合的类型[66]。3 型髓母细胞瘤的 5 年总存活率为 50%[65, 70]，4 型髓母细胞瘤（占髓母细胞瘤的 35%）表达神经元特异性基因。与 3 型髓母细胞瘤相比，4 型髓母细胞瘤没有 MYC 基因的扩增，但是在 6.3% 的 4 型髓母细胞瘤中有 MYCN 扩增（也在约 8.2% 的 SHH 型髓母细胞瘤中可见）[65, 66]。KDM6A，一种组蛋白 H3K27 去甲基化酶的有害突变只在 4 型髓母细胞瘤中见到，但是也仅能解释 12% 的肿瘤发生。在 4 型髓母细胞瘤，有 10.4% 存在多发的 SNCAIP 的串联重复，这个串联重复在帕金森病患者的 Lewy 小体形成中发挥作用[66]。4 型髓母细胞瘤的 5 年生存率为 75%[65, 70]。

室管膜瘤

室管膜瘤是胶质肿瘤，产生于脑室系统的细胞层。有趣的是，室管膜瘤生长的解剖学定位可以预测它的预后，儿童的幕下室管膜瘤预后最差。越来越多的证据已经将室管膜瘤根据解剖学定位进行分类，确认了发病年龄、预后、驱动突变、结构变异和转录组学表达谱的差异（图 22.4）。室管膜瘤候选肿瘤干细胞是放射状的胶质细胞[78, 79]，放射状胶质细胞有区域特异性基因表达谱，与从相关解剖部位（脊髓和小脑与幕上）获得的 CD133+ 的室管膜的表达谱一致。例如，遗传性肿瘤综合征神经纤维瘤病Ⅱ型患者经常发生髓内脊髓室管膜瘤，而不是大脑皮层室管膜瘤，95% 以上的成人散发性脊髓室管膜瘤患者存在 22 号染色单体的改变。相反，90% 的幕上室管膜瘤具有 CDNN2A 的缺失，经常伴有 EPH 受体 B2（Ephb2）的局灶性扩增。颅后窝室管膜瘤又可以根据解剖学定位分为两个亚群[81]。后外侧颅窝的室管膜瘤的染色体稳定性较好，多发生于年轻人，有 1q 扩增，更容易复发并伴有转移，预后较差[81]。中线颅后窝室管膜瘤存在广泛的染色体不稳定性，患者年龄较大，具有 22 号染色体的缺失[81]。

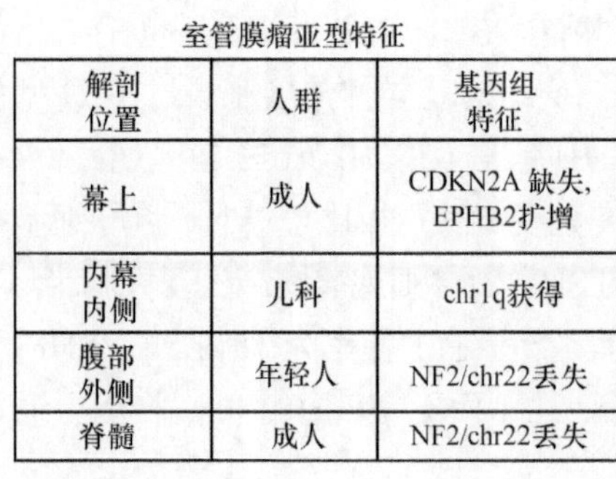

室管膜瘤亚型特征

解剖位置	人群	基因组特征
幕上	成人	CDKN2A 缺失, EPHB2扩增
内幕内侧	儿科	chr1q获得
腹部外侧	年轻人	NF2/chr22丢失
脊髓	成人	NF2/chr22丢失

A

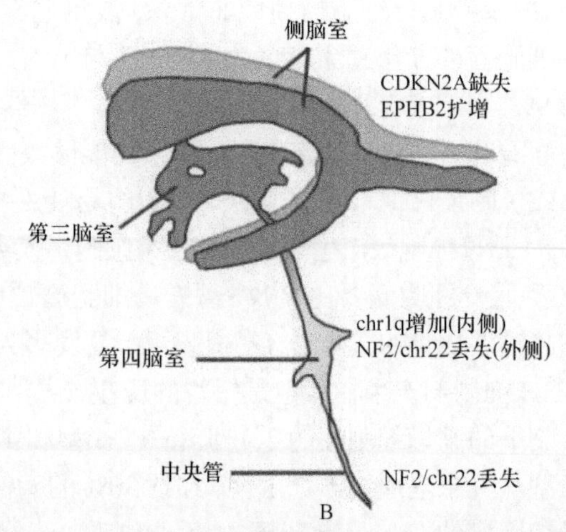

B

图 22.4　解剖位置与室管膜瘤的突变和易感人群相关。A. 基因组驱动事件的解剖位置和受室管膜瘤影响的人群总结表；B. 脊髓室管膜瘤和侧幕室管膜瘤的特征是有 NF2/chr22 的丢失，幕下内侧室管膜瘤有 chr1q 的获得，幕上室管膜瘤具有 CDKN2A 缺失和 EPHB2 扩增。NF2，神经纤维瘤 2；CDKN2A，细胞周期蛋白依赖激酶抑制剂 2A；EPHB2，EPH 受体 b2

结论

过去短短几年时间里，新一代基因组测序技术的应用迎来了发现驱动中枢神经系统肿瘤形成的分子通路的黄金时期。原来主要建立在组织病理学观察基础上的肿瘤分类逐渐根据基因突变、基因组稳定性、表观遗传学改变、基因表达谱差异、生长解剖学定位的差异、治疗反应和总体生存率的差异进行了重新分类，定义了独特的、临床相关的类型。将脑肿瘤的分子分型转化到成功的个体化肿瘤治疗是一个巨大的挑战，但是基因组特征的主要进展是一个假说驱动的临床研究的理想起点。

（佘晓玲　武明花）

参考文献

1. Ostrom QT, Gittleman H, Farah P, et al. CBTRUS statistical report: primary brain and central nervous system tumors diagnosed in the United States in 2006-2010. *Neurooncology* 2013; 15: ii1-56.
2. Louis DN, Ohgaki H, Wiestler OD, et al. *The WHO Classification of Tumours of the Central Nervous System*. Geneva, Switzerland: World Health Organization; 2007.
3. Grossman SA, Ye X, Piantadosi S, et al. Survival of patients with newly diagnosed glioblastoma treated with radiation and temozolomide in research studies in the United States. *Clin Cancer Res* 2010; 16: 2443-2449.
4. Yan H, Parsons DW, Jin G, et al. IDH1 and IDH2 mutations in gliomas. *N Engl J Med* 2009; 360(8): 765-773.
5. Dang L, White DW, Gross S, et al. Cancer-associated IDH1 mutations produce 2-hydroxyglutarate. *Nature* 2009; 462: 739-744.
6. Noushmehr H, Weisenberger DJ, Diefes K, et al. Identification of a CpG island methylator phenotype that defi nes a distinct subgroup of glioma. *Cancer Cell* 2010; 17: 510-522.
7. Rohle D, Popovici-Muller J, Palaskas N, et al. An inhibitor of mutant IDH1 delays growth and promotes differentiation of glioma cells. *Science* 2013; 340: 626-630.
8. Sturm D, Witt H, Hovestadt V, et al. Hotspot mutations in H3F3A and IDH1 define distinct epigenetic and biological subgroups of glioblastoma. *Cancer Cell* 2012; 22: 425-437.
9. Prensner JR, Chinnaiyan AM. Metabolism unhinged: IDH mutations in cancer. *Nature Med* 2011; 17: 291-293.
10. Ohgaki H, Kleihues P. Population-based studies on incidence, survival rates, and genetic alterations in astrocytic and oligodendroglial gliomas. *J Neuropathol Exp Neurol* 2005; 64: 479-489.
11. Ransom DT, Ritland SR, Kimmel DW, et al. Cytogenetic and loss of heterozygosity studies in ependymomas, pilocytic astrocytomas, and oligodendrogliomas. *Genes Chromosomes Cancer* 1992; 5: 348-356.
12. Bello MJ, Vaquero J, de Campos JM, et al. Molecular analysis of chromosome 1 abnormalities in human gliomas reveals frequent loss of 1p in oligodendroglial tumors. *Int J Cancer* 1994; 57: 172-175.
13. Reifenberger J, Reifenberger G, Liu L, et al. Molecular genetic analysis of oligodendroglial tumors shows preferential allelic deletions on 19q and 1p. *Am J Pathol* 1994; 145: 1175-1190.
14. Jenkins RB, Blair H, Ballman KV, et al. A t(1; 19)(q10; p10）mediates the combined deletions of 1p and 19q and predicts a better prognosis of patients with oligodendroglioma. *Cancer Res* 2006; 66: 9852-9861.
15. Bettegowda C, Agrawal N, Jiao Y, et al. Mutations in CIC and FUBP1 contribute to human oligodendroglioma. *Science* 2011; 333: 1453-1455.
16. Jiao Y, Killela PJ, Reitman ZJ, et al. Frequent ATRX, CIC, FUBP1 and IDH1 mutations refine the classification of malignant gliomas. *Oncotarget* 2012; 3: 709-722.
17. Ohgaki H, Kleihues P. Genetic pathways to primary and secondary glioblastoma. *Am J Pathol* 2007; 170: 1445-1453.

18. Dunn GP, Rinne ML, Wykosky J, et al. Emerging insights into the molecular and cellular basis of glioblastoma. *Genes Dev* 2012; 26: 756-784.
19. Hegi ME, Diserens AC, Gorlia T, et al. MGMT gene silencing and benefit from temozolomide in glioblastoma. *N Engl J Med* 2005; 352: 997-1003.
20. Parsons DW, Jones S, Zhang X, et al. An integrated genomic analysis of human glioblastoma multiforme. *Science* 2008; 321: 1807-1812.
21. Furnari FB, Fenton T, Bachoo RM, et al. Malignant astrocytic glioma: genetics, biology, and paths to treatment. *Genes Dev* 2007; 21: 2683-2710.
22. Cancer Genome Atlas Research Network. Comprehensive genomic characterization defines human glioblastoma genes and core pathways. *Nature* 2008; 455: 1061-1068.
23. Verhaak RG, Hoadley KA, Purdom E, et al. Integrated genomic analysis identifies clinically relevant subtypes of glioblastoma characterized by abnormalities in PDGFRA, IDH1, EGFR, and NF1. *Cancer Cell* 2010; 17: 98-110.
24. Brennan CW, Verhaak RG, McKenna A, et al. The somatic genomic landscape of glioblastoma. *Cell* 2013; 155: 462-477.
25. Killela PJ, Reitman ZJ, Jiao Y, et al. TERT promoter mutations occur frequently in gliomas and a subset of tumors derived from cells with low rates of self-renewal. *Proc Natl Acad Sci U S A* 2013; 110: 6021-6026.
26. Esteller M, Garcia-Foncillas J, Andion E, et al. Inactivation of the DNA-repair gene MGMT and the clinical response of gliomas to alkylating agents. *N Engl J Med* 2000; 343: 1350-1354.
27. Erickson LC, Laurent G, Sharkey NA, et al. DNA crosslinking and monoadduct repair in nitrosourea-treated human tumour cells. *Nature* 1980; 288: 727-729.
28. Killela PJ, Pirozzi CJ, Reitman ZJ, et al. The genetic landscape of anaplastic astrocytoma. *Oncotarget* 2014; 5: 1452-1457.
29. Listernick R, Charrow J, Gutmann DH. Intracranial gliomas in neurofibromatosis type 1. *Am J Med Genet* 1999; 89: 38-44.
30. Jones DT, Kocialkowski S, Liu L, et al. Tandem duplication producing a novel oncogenic BRAF fusion gene defi nes the majority of pilocytic astrocytomas. *Cancer Res* 2008; 68: 8673-8677.
31. Forshew T, Tatevossian RG, Lawson AR, et al. Activation of the ERK/MAPK pathway: a signature genetic defect in posterior fossa pilocytic astrocytomas. *J Pathol* 2009; 218: 172-181.
32. Zhang J, Wu G, Miller CP, et al. Whole-genome sequencing identifies genetic alterations in pediatric low-grade gliomas. *Nat Genet* 2013; 45: 602-612.
33. Jones DT, Hutter B, Jager N, et al. Recurrent somatic alterations of FGFR1 and NTRK2 in pilocytic astrocytoma. *Nat Genet* 2013; 45: 927-932.
34. Ramkissoon LA, Horowitz PM, Craig JM, et al. Genomic analysis of diffuse pediatric low-grade gliomas identifies recurrent oncogenic truncating rearrangements in the transcription factor MYBL1. *Proc Natl Acad Sci U S A* 2013; 110: 8188-8193.
35. Giannini C, Scheithauer BW. Classification and grading of low-grade astrocytic tumors in children. *Brain Pathol* 1997; 7: 785-798.
36. Giannini C, Scheithauer BW, Burger PC, et al. Pleomorphic xanthoastrocytoma: what do we really know about it? *Cancer* 1999; 85(9): 2033-2045.
37. Schwartzentruber J, Korshunov A, Liu XY, et al. Driver mutations in histone H3.3 and chromatin remodelling genes in paediatric glioblastoma. *Nature* 2012; 482: 226-231.
38. Wu G, Broniscer A, McEachron TA, et al. Somatic histone H3 alterations in pediatric diffuse intrinsic pontine gliomas and non-brainstem glioblastomas. *Nat Genet* 2012; 44: 251-253.
39. Bender S, Tang Y, Lindroth AM, et al. Reduced H3K27me3 and DNA hypomethylation are major drivers of gene expression in K27M mutant pediatric high-grade gliomas. *Cancer Cell* 2013; 24: 660-672.
40. Nicolaides TP, Li H, Solomon DA, et al. Targeted therapy for BRAFV600E malignant astrocytoma. *Clin*

Cancer Res 2011; 17: 7595-7604.

41. Schiffman JD, Hodgson JG, VandenBerg SR, et al. Oncogenic BRAF mutation with CDKN2A inactivation is characteristic of a subset of pediatric malignant astrocytomas. *Cancer Res* 2010; 70: 512-519.
42. Paugh BS, Qu C, Jones C, et al. Integrated molecular genetic profiling of pediatric high-grade gliomas reveals key differences with the adult disease. *J Clin Oncol* 2010; 28: 3061-3068.
43. Louis DN, Deutsches Krebsforschungszentrum Heidelberg, International Agency for Research on Cancer, et al. *WHO Classification of Tumours of the Central Nervous System*. Geneva, Switzerland: WHO Press; 2007.
44. Clark VE, Erson-Omay EZ, Serin A, et al. Genomic analysis of non-NF2 meningiomas reveals mutations in TRAF7, KLF4, AKT1, and SMO. *Science* 2013; 339: 1077-1080.
45. Brastianos PK, Horowitz PM, Santagata S, et al. Genomic sequencing of meningiomas identifies oncogenic SMO and AKT1 mutations. *Nat Gen* 2013; 45: 285-289.
46. Reuss DE, Piro RM, Jones DT, et al. Secretory meningiomas are defined by combined KLF4 K409Q and TRAF7 mutations. *Acta Neuropathol* 2013; 125: 351-358.
47. Rouleau GA, Merel P, Lutchman M, et al. Alteration in a new gene encoding a putative membrane-organizing protein causes neuro-fibromatosis type 2. *Nature* 1993; 363: 515-521.
48. Ruttledge MH, Sarrazin J, Rangaratnam S, et al. Evidence for the complete inactivation of the NF2 gene in the majority of sporadic meningiomas. *Nature Gen* 1994; 6: 180-184.
49. Schmitz U, Mueller W, Weber M, et al. INI1 mutations in meningiomas at a potential hotspot in exon 9. *Br J Cancer* 2001; 84: 199-201.
50. Versteege I, Sevenet N, Lange J, et al. Truncating mutations of hSNF5/INI1 in aggressive paediatric cancer. *Nature* 1998; 394: 203-206.
51. Biegel JA, Zhou JY, Rorke LB, et al. Germ-line and acquired mutations of INI1 in atypical teratoid and rhabdoid tumors. *Cancer Res* 1999; 59: 74-79.
52. van den Munckhof P, Christiaans I, Kenter SB, et al. Germline SMARCB1 mutation predisposes to multiple meningiomas and schwannomas with preferential location of cranial meningiomas at the falx cerebri. *Neurogenetics* 2012; 13: 1-7.
53. Takahashi K, Yamanaka S. Induction of pluripotent stem cells from mouse embryonic and adult fibroblast cultures by defi ned factors. *Cell* 2006; 126: 663-676.
54. Regelsberger J, Hagel C, Emami P, et al. Secretory meningiomas: a benign subgroup causing life-threatening complications. *Neuro Oncol* 2009; 11: 819-824.
55. Aavikko M, Li SP, Saarinen S, et al. Loss of SUFU function in familial multiple meningioma. *Am J Hum Genet* 2012; 91: 520-526.
56. Hahn H, Wicking C, Zaphiropoulous PG, et al. Mutations of the human homolog of Drosophila patched in the nevoid basal cell carcinoma syndrome. *Cell* 1996; 85: 841-851.
57. Johnson RL, Rothman AL, Xie J, et al. Human homolog of patched, a candidate gene for the basal cell nevus syndrome. *Science* 1996; 272: 1668-1671.
58. Hamilton SR, Liu B, Parsons RE, et al. The molecular basis of Turcot's syndrome. *N Engl J Med* 1995; 332(13): 839-847.
59. Raffel C, Jenkins RB, Frederick L, et al. Sporadic medulloblastomas contain PTCH mutations. *Cancer Res* 1997; 57: 842-845.
60. Zurawel RH, Chiappa SA, Allen C, et al. Sporadic medulloblastomas contain oncogenic beta-catenin mutations. *Cancer Res* 1998; 58: 896-899.
61. Thompson MC, Fuller C, Hogg TL, et al. Genomics identifies medulloblastoma subgroups that are enriched for specific genetic alterations. *J Clin Oncol* 2006; 24: 1924-1931.
62. Pugh TJ, Weeraratne SD, Archer TC, et al. Medulloblastoma exome sequencing uncovers subtype-specific somatic mutations. *Nature* 2012; 488: 106-110.
63. Robinson G, Parker M, Kranenburg TA, et al. Novel mutations target distinct subgroups of medulloblastoma.

Nature 2012; 488: 43-48.

64. Jones DT, Jager N, Kool M, et al. Dissecting the genomic complexity underlying medulloblastoma. *Nature* 2012; 488: 100-105.
65. Northcott PA, Jones DT, Kool M, et al. Medulloblastomics: the end of the beginning. *Nat Rev Cancer* 2012; 12: 818-834.
66. Northcott PA, Shih DJ, Peacock J, et al. Subgroup-specif ic structural variation across 1, 000 medulloblastoma genomes. *Nature* 2012; 488: 49-56.
67. Gibson P, Tong Y, Robinson G, et al. Subtypes of medulloblastoma have distinct developmental origins. *Nature* 2010; 468: 1095-1099.
68. Ellison DW, Onilude OE, Lindsey JC, et al. beta-Catenin status predicts a favorable outcome in childhood medulloblastoma: the United Kingdom Children's Cancer Study Group Brain Tumour Committee. *J Clin Oncol* 2005; 23(31): 7951-7057.
69. Grill J, Dufour C. Neuro-oncology: Stability of medulloblastoma subgroups at tumour recurrence. *Nat Rev Neurol* 2014; 10: 5-6.
70. Kool M, Korshunov A, Remke M, et al. Molecular subgroups of medulloblastoma: an international meta-analysis of transcriptome, genetic aberrations, and clinical data of WNT, SHH, Group 3, and Group 4 medulloblastomas. *Acta Neuropathol* 2012; 123: 473-484.
71. Rausch T, Jones DT, Zapatka M, et al. Genome sequencing of pediatric medulloblastoma links catastrophic DNA rearrangements with TP53 mutations. *Cell* 2012; 148: 59-71.
72. Zhukova N, Ramaswamy V, Remke M, et al. Subgroup-specif ic prognostic implications of TP53 mutation in medulloblastoma. *J Clin Oncol* 2013; 31: 2927-2935.
73. Ramaswamy V, Remke M, Bouffet E, et al. Recurrence patterns across medulloblastoma subgroups: an integrated clinical and molecular analysis. *Lancet Oncol* 2013; 14: 1200-1207.
74. Rudin CM, Hann CL, Laterra J, et al. Treatment of medulloblastoma with hedgehog pathway inhibitor GDC-0449. *N Engl J Med* 2009; 361: 1173-1178.
75. Yauch RL, Dijkgraaf GJ, Alicke B, et al. Smoothened mutation confers resistance to a Hedgehog pathway inhibitor in medulloblastoma. *Science* 2009; 326: 572-574.
76. Cho YJ, Tsherniak A, Tamayo P, et al. Integrative genomic analysis of medulloblastoma identif ies a molecular subgroup that drives poor clinical outcome. *J Clin Oncol* 2011; 29: 1424-1430.
77. Taylor MD, Northcott PA, Korshunov A, et al. Molecular subgroups of medulloblastoma: the current consensus. *Acta Neuropathol* 2012; 123: 465-472.
78. Taylor MD, Poppleton H, Fuller C, et al. Radial glia cells are candidate stem cells of ependymoma. *Cancer Cell* 2005; 8: 323-335.
79. Johnson RA, Wright KD, Poppleton H, et al. Cross-species genomics matches driver mutations and cell compartments to model ependymoma. *Nature* 2010; 466: 632-636.
80. Ebert C, von Haken M, Meyer-Puttlitz B, et al. Molecular genetic analysis of ependymal tumors. NF2 mutations and chromosome 22q loss occur preferentially in intramedullary spinal ependymomas. *Am J Pathol* 1999; 155: 627-632.
81. Witt H, Mack SC, Ryzhova M, et al. Delineation of two clinically and molecularly distinct subgroups of posterior fossa ependymoma. *Cancer Cell* 2011; 20: 143-157.

第二十三章　儿童癌症的分子生物学

Lee J. Helman, David Malkin

引言

儿童恶性肿瘤在生物学特性、组织病理类型和临床表现方面均与成人恶性肿瘤不同。儿童癌症常表现为潜伏期短、生长迅速、侵袭性高，很少与致癌物暴露相关，对标准疗法特别是化疗反应更好。大多数儿童肿瘤散发于没有癌症史的家族，但是至少在 10% ～ 15% 的病例中，患儿有明确的家族关联或该患者有先天性或遗传缺陷，其患特定肿瘤的概率会增加。例如，着色性干皮症、布卢姆综合征和共济失调毛细血管扩张等遗传缺陷都会增加儿童肿瘤的患病率，分别对皮肤癌、白血病和淋巴恶性肿瘤易感。在以上三种情况下，细胞恶性转化的倾向归因于结构组成性基因改变，导致正常的基因组 DNA 修复机制紊乱。其他的遗传缺陷，如贝克威思 - 威德曼综合征（BWS）、希佩尔 - 林道病（von Hippel-Lindau disease）、先天性血管萎缩皮肤异色病（Rothmund-Thomason syndrome）和多发性内分泌腺瘤Ⅰ型和Ⅱ型等，则通过组成性激活使细胞生长和增殖失调的分子通路，与相应的肿瘤相关。在这些综合征中发生的癌症通常是这些遗传缺陷的继发性表型表现，具有独特的可识别的物理特征。另一方面，一些肿瘤易感综合征仅仅通过它们的恶性表现来鉴定，非恶性的特征实际上很难发现，包括遗传性视网膜母细胞瘤、Li-Fraumeni 综合征（LFS）、家族肾母细胞瘤和家族性结肠腺瘤性息肉病。以上疾病都呈现出不同的癌症表型和独特的分子缺陷（表 23.1）。仔细研究癌症家族史就能继续发现新的肿瘤易感综合征，同时鉴定出新的肿瘤基因[2]。

表 23.1　与儿童癌症易感性有关的遗传性综合征

综合征	OMIM 条目[a]	主要肿瘤类型	遗传形式	相关基因
遗传性胃肠道恶性肿瘤				
腺瘤性息肉	175 100	结肠、甲状腺、胃、肠、肝母细胞瘤	显性	APC
幼年性息肉	174 900	胃肠道肿瘤	显性	SMAD4/DPC4
黑斑息肉综合征	175 200	肠、卵巢、胰腺肿瘤	显性	STK11
有癌症易感性皮肤病				
痣样基底细胞癌综合征	109 400	皮肤、髓母细胞瘤	显性	PTCH
Ⅰ型神经纤维瘤病	162 200	神经纤维瘤、胶质瘤、外周神经鞘瘤	显性	NF1
Ⅱ型神经纤维瘤病	101 000	前庭神经鞘瘤	显性	NF2
结节状硬化（症）	191 100	错构瘤、肾血管平滑肌脂肪瘤、肾细胞癌	显性	TSC1/TSC2

续表

综合征	OMIM 条目[a]	主要肿瘤类型	遗传形式	相关基因
着色性干皮病	27 873、278 700、27 872、278 760、27 874、278 780、278 750、133 510	皮肤、黑色素瘤、白血病	隐性	XPA、B、C、D、E、F、G，POLH
色素沉着综合征	268 400	皮肤、骨肿瘤	隐性	RECQL4
白血病 / 淋巴瘤易感性综合征				
布卢姆综合征	210 900	白血病、淋巴瘤、皮肤肿瘤	隐性	BLM
范科尼贫血	227 650	白血病、鳞状细胞癌、妇科肿瘤	隐性	FANCA、B、C、D2、E、F、G
Shwachman-Diamond 综合征	260 400	白血病、骨髓发育不良	隐性	SBDS
奈梅亨断裂综合征	251 260	淋巴瘤、髓母细胞瘤、神经胶质瘤	隐性	NBS1
共济失调毛细血管扩张	208 900	白血病、淋巴瘤	隐性	ATM
泌尿生殖系统肿瘤易感性综合征				
过度生长综合征	312 870	胚胎性肿瘤，肾母细胞瘤	X 连锁	GPC3
希佩尔 - 林道综合征	193 300	视网膜和中枢神经血管母细胞瘤、嗜铬细胞瘤、肾细胞癌	显性	VHL
贝克威思 - 威德曼综合征	130 650	肾母细胞瘤、肝母细胞瘤、肾上腺癌、横纹肌肉瘤	显性	CDKN1C/NSD1
肾母细胞瘤综合征	194 070	肾母细胞瘤	显性	WT1
WAGR 综合征	194 072	肾母细胞瘤、性腺胚细胞瘤	显性	WT1
科斯特洛综合征	218 040	神经母细胞瘤、横纹肌肉瘤、膀胱癌	显性	H-Ras
中枢神经系统易感性综合征				
视网膜母细胞瘤	180 200	视网膜母细胞瘤、骨肉瘤	显性	RB1
横纹肌倾向综合征	601 607	横纹肌样瘤、髓母细胞瘤、脉络丛肿瘤		SNF5/INI1
易感性髓母细胞瘤	607 035	髓母细胞瘤	显性	SUFU
肉瘤 / 骨癌易感性综合征				
Li-Fraumeni 综合征	151 623	软组织肉瘤、骨肉瘤、乳腺癌、肾上腺皮质癌、白血病、脑瘤	显性	TP53
多发性骨软骨瘤	133 700、133 701	软骨肉瘤	显性	EXT1/EXT2
内分泌癌症易感性综合征				
MEN1	131 000	胰岛细胞瘤、垂体腺瘤、甲状旁腺腺瘤	显性	MEN1
MEN2	171 400	甲状腺髓样癌、嗜铬细胞瘤、甲状旁腺增生症	显性	RET

注：a，人类孟德尔遗传定律；WAGR，肾母细胞瘤，无虹膜，泌尿生殖异常，智力发育迟缓；MEN，多发性内分泌肿瘤。

儿童癌症和罕见的遗传性癌症综合征及其相关性的研究鉴定出了大量癌基因，包括显性致癌基因、DNA 修复基因和抑癌基因。这些基因不仅对遗传易感性很重要，而且对于所有细胞的正常生长、分化和增殖途径也很重要。这些基因的改变在许多散发的儿童肿瘤都可以发现，对其致瘤功能有了一定研究。许多正向或负向生长调控基因间的复杂的异常的相互作用可以解释体内和体外培养的恶性转化细胞的特性。由于儿童肿瘤受到非遗传因素干扰的可能性较小，故其提供了一个研究这些通路的独特模型。许多儿童肿瘤胚胎性发生表明更好地了解导致这些肿瘤的遗传事件的特点也有利于加深人们对正常的胚胎生长和发育的理解。

本章首先介绍了抑癌基因的概况——在儿童肿瘤中最经常参与的肿瘤基因类型，引出了肿瘤遗传学的典型——视网膜母细胞瘤分子特征的讨论，随之分析了与其他常见儿童肿瘤相关的分子途径。同时评估了家族癌症中分子改变的重要性，也提到了分子疗法中的新方法。

抑癌基因

细胞生长和分化的异常调控会导致其恶性转化和肿瘤形成。通过研究 RNA 肿瘤病毒和恶性细胞中分离的 DNA 的转化效果，发现许多异常激活的生长促进基因或癌基因。然而，显性癌基因的激活本身并不能很好地解释众多与肿瘤转化和形成相关的现象。其中之一就是恶性细胞的融合与正常对照相比致瘤性被抑制了。如果这些恶性细胞携带一个激活显性癌基因，预期这个基因将启动正常细胞的转化，可能会导致胚胎或胎儿死亡。假设正常细胞存在一种因子能抑制融合的恶性细胞生长，就能更好地解释这种现象。在恶性细胞中通常存在特定染色体缺失的现象（表 23.2）。最好的例子就是视网膜母细胞瘤，一种罕见的儿童眼部肿瘤，患者往往存在 13 号染色体的长臂小区域高频缺失。假定特定染色体区域内的基因缺失的观点与恶性肿瘤发展是由于显性作用基因发挥作用的观点强烈对抗。Knudson [3] 在比较了家族性肿瘤和散发肿瘤的患病率后发现，生长抑制基因的组成型突变可以解释一些家族性肿瘤的形式。这些基因的失活将促进细胞的转化 [4]。这种生长抑制基因被称为抑癌基因。

表 23.2　儿童肿瘤中常见的细胞遗传学重排

肿瘤类型	细胞遗传学重排	相关基因
尤因肉瘤	t（11；22）（q24；q12）、+8	EWS（22）FLi-1（11）
神经母细胞瘤	del1p32-p36、DMs、HSRs，+17q21-qter	N-MYC
视网膜母细胞瘤	del13q14	Rb
肾母细胞瘤	del11p13，t（3；17）	WT1
滑膜肉瘤	t（X；11）（p11；q11）	SSX（X）SYT（18）
骨肉瘤	del13q14	?
横纹肌肉瘤	t（2；13）、（q37；q14）、t（2；11）、3p-、11p-	PAX3（2）FOXO1（13）
周围神经上皮瘤	t（11；22）（q24；q12）、+8	EWS（22）FLi-1（11）
星形细胞瘤	i（17q）	?
脑膜瘤	delq22，-22	MN1，NF2，?
非典型畸胎瘤 / 横纹肌样瘤	delq22.11	SNF 5
生殖细胞瘤	i（12p）	

抑癌基因的突变可见于生殖细胞或体细胞，而显性癌基因的突变最常见于体细胞。显性癌基因突变可能是原发性重新产生的，或在家族内代代相传。抑癌基因的功能和细胞定位的多样性及组织特异性的表达说明其存在一个复杂的协调有序的细胞通路，通过把核过程与胞内和胞外环境联系起来抑制细胞生长。这个讨论只适用于与儿童肿瘤相关的基因。

视网膜母细胞瘤：范例

视网膜母细胞瘤是一种抑癌基因突变引起的癌症，是一种发生在婴幼儿视网膜的恶性肿瘤，发病率约为 1 ∶ 20 000[5]。约 40% 的视网膜母细胞瘤病例是遗传的形式，儿童在视网膜母细胞瘤的易感位点（Rb1）通过生殖细胞从父母遗传一个突变的等位基因，在单个视网膜细胞的一个体细胞突变引起其他正常的等位基因功能丧失，从而导致肿瘤的形成。其往往具有对称和多病灶的特点。这种疾病属于常染色体显性遗传方式，外显率接近 100%[6]。其他的 60% 的视网膜母细胞瘤病例是散发的（非遗传的），单个视网膜细胞的两个 Rb1 等位基因都是通过体细胞突变而失活。所以可以想象，这种情况很罕见，并且这种患者通常只有一种肿瘤，比遗传形式的婴儿病例的肿瘤出现晚。15% 的单侧视网膜母细胞瘤是遗传性的[6]，但是随机发生在任一侧眼。遗传性视网膜母细胞瘤生存者在以后的生活中患间质肿瘤如骨肉瘤、成纤维肉瘤和黑色素瘤的风险增加了数百倍[7]。一些遗传机制参与肿瘤演化过程中第二野生型 Rb1 等位基因的去除，包括染色体复制或不分离，有丝分裂重组和基因转换[8]。

Rb1 位于 13 号染色体短臂 1 区 4 带，编码一个 105kDa 大小的磷酸化蛋白[9, 10]。Rb1 位点的等位基因的第二拷贝导致了疾病的发生。突变等位基因纯合性丢失（或野生型等位基因杂合性丢失）将导致 Rb1 基因功能丧失和肿瘤发展。Rb1 基因不仅在视网膜母细胞瘤中发生改变，Rb1 基因和其蛋白产物在骨肉瘤、小细胞肺癌、膀胱癌、乳腺癌和前列腺癌中也发生了变化[10, 11]。Rb1 基因在所有细胞类型的细胞周期调控中均起核心作用，特别是决定细胞从 G_1 期到 S 期（DNA 合成）的转换过程。

虽然发现了 Rb1 基因及其编码的蛋白对生长有调控作用，但其具体作用机制尚不清楚。在视网膜发育过程中，Rb1 基因的失活是肿瘤形成的必要非充分条件[12]。视网膜母细胞瘤的形成还是其他调控细胞周期基因异常表达复杂的相互作用的结果。特别是在视网膜发育过程中，Arf、MDM2、MDMX 和 p53（见下文）介导的肿瘤监视信号通路，在 Rb1 基因失活后被激活。Rb1 基因缺失的视网膜细胞在 p53 的介导下凋亡，退出细胞周期。随后在肿瘤发展过程中，MDMX 基因扩增，其蛋白表达量上升，在 Rb1 基因缺失的视网膜细胞中抑制 p53 反应[13]。这些研究不仅为视网膜母细胞瘤的形成提供了一个具有挑战性的生物学机制，同时也为其新的治疗方法提供了潜在分子靶点[14, 15]。通过着重观察家族中的可变外显率，发现一些 Rb1 突变可能使病情减弱。在视网膜以外，Rb1 基因失活经常是引起肿瘤发生的多个遗传事件中的限速步骤。关于 Rb1 基因的分子特征和潜在功能活性在本章的其他部分再进行详述。

视网膜母细胞瘤的遗传方式和表现形式已经被描述得较全面，已确定了致病基因。基因失活的主要机制已被人们了解，有力的证据表明，pRB 及其结合分子与其他细胞周期靶点存在错综复杂的功能相互关系，为新的小分子疗法的发展提供了靶点。

琥珀酸脱氢酶缺陷的胃肠道间质瘤

胃肠道间质瘤（GIST）是在成人和儿童胃肠道（GI）中最常见的间质肿瘤。令人惊奇的是，与大多数成人胃肠道间质瘤存在 KIT 或血小板源性生长因子受体 A（PDGFRA）的突变，以及对酪氨酸激酶抑制剂（TK）敏感不同，85% 的儿童胃肠间质瘤都不存在这两种突变，因此毫不奇怪，对 TK 抑制剂敏感性大为降低。所以，在儿童人群中与成人人群中组织学相似的肿瘤，其生物学有显著差异。最近研究表明，儿童型胃肠道间质瘤主要特征是线粒体酶和琥珀酸脱氢酶的代谢紊乱（SDH）[18]。许多患者已被发现携带 SDH 亚基 B、C 或 D（SDH_x）的生殖细胞突变。第一次描述这些生殖细胞突变是在 Carney-Stratakis 综合征中，这种综合征患者对胃肠间质瘤和副神经节瘤易感[19]。值得注意的是，这些 SDH 缺陷的儿童为主的胃肠道间质瘤多出现在胃，且在女性更多见。

典型的成人 GIST、KIT 或 PDGFRA 活化的肿瘤与 SDH 缺陷的儿童型 GIST 肿瘤的分子差异特征表现在这两种 GIST 具有显著的表观遗传差异。特别是，相比 TK- 突变体的 GIST，SDH 缺陷的肿瘤存在普遍高甲基化的现象。值得注意的是，在 DNA 酶超敏位点内的高甲基化富集[21]。

因此，显然大部分儿童 GIST 是由 SDH 功能缺陷相关的机制驱动的，而成人 GIST 是由 KIT 或 PDGFRA 激酶的突变活化引起的。另外，这类肿瘤很多都与 SDH_x 的生殖细胞突变相关，与副神经节细胞瘤可能相关，也可能不相关。儿童型 GIST 的广泛高甲基化与基因组稳定相关，提示这些肿瘤是表观遗传驱动的肿瘤[21]。总的来说，这些数据清楚地表明，尽管肿瘤在组织学上有相似性，发生在年轻人群中的 GIST 有独特的行为，需要有与 TK 突变的成人 GIST 完全不同的临床管理方式。

神经纤维瘤

神经纤维瘤存在两种形式。神经纤维瘤 1 型（NF1）是最常见的常染色体显性遗传病之一，患病率约为 1/3500[22]，其中一半患者来自新的自发突变。NF1 基因突变携带者易患多种肿瘤，包括施万细胞来源的肿瘤（神经纤维瘤和恶性神经鞘瘤，胶质瘤包括视神经胶质瘤、恶性胶质瘤和嗜铬细胞瘤）[23, 24]。较少发生的是白血病、骨肉瘤、横纹肌肉瘤、胃肠道间质瘤和肾母细胞瘤。

使用标准的连锁分析，将 NF1 基因定位于 17q11，随后克隆此基因[25, 26]。NF1 基因是一个很特殊的基因[27]，一个内含子包含了三个嵌入基因，分别是 OMGP、EV12A 和 EV12B。该基因编码一 2818 个氨基酸的蛋白质，称为神经纤维瘤蛋白，在机体广泛表达。该基因的一个区域与哺乳动物 GTP 酶活化蛋白（GAP）的 GTP 酶活化部位存在广泛的结构同源性：GTP 酶活化蛋白失活导致 GTP 不能被 ras 癌蛋白水解为二磷酸鸟苷（GDP）。NF1 一个等位基因的突变，使蛋白过早截短，从而使神经纤维瘤蛋白的功能丧失，随后在肿瘤中的另一个等位基因缺失或突变。基因丧失功能后，GTP 结合的 Ras 蛋白水平增加，为细胞分裂传递信号。在 NF1 相关肿瘤中的 RAS 活化的下游调节因子被激活，包括哺乳动物雷帕霉素靶蛋白（mTOR）和丝裂原活化蛋白激酶（MEK）[28, 29]。因此，虽然靶向 RAS 仍然困难，但 mTOR 和 MEK 抑制剂目前已在临床应用或在临床试验中。神经纤维瘤 2 型（NF2）的发病率仅为百万分之一，远远低于 NF1。虽然 NF2 也是高外显率的常染色体显性遗传疾病，但是新的突变率非常低[30]。它的临床特征是双侧前庭神经鞘瘤、脊神经根瘤、脑膜瘤和室管膜瘤。

NF2 位于 22 号染色体的长臂 12 区，编码一个大小为 69kDa 的蛋白质，命名为 merlin，虽然没有 NF1 的表达普遍，但是研究显示其也在各种组织包括脑组织中表达[32, 33]。虽然NF2对于肿瘤形成的机制似乎与Knudson二次打击模型(Knudson two-hit model)一致，但还没有阐明。merlin 是连接细胞表面蛋白和细胞骨架蛋白的 Band 4.1 家族的成员[34]。merlin 可抑制很多对于正常生长至关重要的信号通路，包括 mTOR、Rac1 和 Hippo/YAP 信号通路，merlin 缺失可以活化这些通路，再次表明抑制这些通路可以作为潜在的治疗手段[34]。

神经母细胞瘤

超过 75% 的神经母细胞瘤患者有非随机染色体异常[35]。最常见的是 1 号染色体短臂上的缺失或重排，在 10、11、14、17 和 19 染色体上的缺失和重排也有报道。等位基因的缺失表明，这些区域中未知抑癌基因功能的失活。抑癌基因如 CHD5 和驱动蛋白 KIF1Bbeta 基因位于 1 号染色体的短臂 3 区 6 带，被认为对于神经母细胞瘤的发病机制和侵袭性很重要[36, 37]。1 号染色体短臂的缺失是神经母细胞瘤患者强预后因素，不依赖于年龄和肿瘤分期[38]。虽然目前还不清楚是这个区域内的哪个基因与神经母细胞瘤的发展直接相关，但是 p53 抑瘤家族中的 p73 异常表达，被认为在神经母细胞瘤的生长和化疗抵抗中发挥作用[39]。由于不同的启动子识别序列和不同的 mRNA 剪接方式，导致 p73 基因产生了多个功能不同的蛋白亚型[40, 41]。选择性剪切 p73 的 mRNA 片段能编码出超过 7 种 p73 蛋白的亚型，它们的 C 端编码序列不同（TA-p73α、β、γ、δ、ε、ζ 和 η）。

除了这些 C 端剪接形式外，还存在位于 3 号内含子的替代启动子转录出的三种其他形式，Np73α、ΔNp73β 和 ΔNp73γ。可能由于 ΔNp73 基因具有抗凋亡的特性，而且能使 TAp73 和 p53 失活，所以高表达 ΔNp73 的患者往往会有较差的整体临床预后[42, 43]。

神经母细胞瘤有另外两个高度特征性的独特的细胞遗传重排[44]。这些结构——均匀染色区（HSR）和双微体（DM）含有基因扩增区。N-myc 基因，一个与细胞原癌基因 c-myc 具有很大同源性的癌基因，在 HSR 和 DM 区域内扩增。实际上，所有的神经母细胞瘤细胞系有扩增和过表达的 N-myc[45]，N-myc 基因的扩增被认为和肿瘤的快速生长密切相关。未分化肿瘤细胞中 N-myc 基因的表达水平增加。而分化程度较好的肿瘤细胞（神经节母细胞瘤和神经节瘤）N-myc 基因的表达水平低得多（或单拷贝）。在体外培养的神经母细胞瘤细胞系 N-myc 基因表达量减弱与其体外分化相关[46]。这个现象为目前的治疗试验提供了证据，试验表明用顺式视黄酸来治疗患者，生存期延长[47]。此外，N-myc 基因扩增与较晚的临床分期密切相关[48]。

表达高亲和力神经生长因子受体 trkA[49] 的神经母细胞瘤细胞可以在神经生长因子作

用下终末分化，并可能表现出典型的神经节分化形态学改变。显示神经节分化及 trk 基因激活的肿瘤有一个良好的预后[49]。与此相反，TrkB 受体表达与肿瘤预后不良相关，并且似乎介导化疗抗性[50, 51]。多药化疗方案耐药性（即多药耐药性）是具有侵袭性的、反应较差的 N-myc 基因扩增型神经母细胞瘤的特征。一个有趣的现象是，促进体外多药耐药的多药耐药相关蛋白的表达在 N-myc 基因扩增的神经母细胞瘤中增加，在分化后的体外肿瘤细胞中减少，并且与不良预后相关，这种相关性不依赖于 N-myc 基因扩增[52]。染色体 17q21-qter 的获得是最大的影响预后的因素[53]，编码生存素（凋亡抑制蛋白 NM23 和 PMID 的成员）的 BICR5 基因位于染色体 17q21-qter，已被假定为神经母细胞瘤相关的候选基因，已被证明是最有力的预后因素。

一小部分神经母细胞瘤属于常染色体显性遗传。到目前为止，唯一一个与神经母细胞瘤风险相关的基因是 PHOX2B，同时这个基因也与中枢性呼吸暂停有关[54]。位于 2 号染色体 p23 区域的间变性淋巴瘤激酶（ALK）的 TK 区原发性或遗传性错义突变，已经在大多数遗传性神经母细胞瘤家族及体细胞肿瘤细胞中发现[55-58]。ALK 抑制剂目前已进入Ⅰ/Ⅱ期临床试验，证实了确认这个靶点用于新的治疗的价值[59]。神经母细胞瘤中其他分子改变的作用机制仍然有待阐明。除了 1 号染色体 p36 区域的缺失，11 号染色体 q23 区域的不平衡 LOH 与患者无事件生存率降低独立相关。几乎有 1/3 的神经母细胞瘤患者有 11 号染色体 q23 区域的改变，最常见与 4 期患者和诊断年龄超过 2.5 岁相关。1p36 LOH 和 11q23 LOH 都与中低风险患者无进展生存降低独立相关[60]。

然而，另一个具有临床显著价值的生物标志物是端粒酶的表达及其长度。短端粒预后良好，与疾病分级无关，而长端粒或不变端粒预后较差[61, 62]。用人端粒酶反转录酶（Htert）检测端粒酶的表达发现，虽然其在预后不良型肿瘤中高表达，但是在神经母细胞瘤低风险患者中不表达[62]。联合应用标志物，1p 和 11q、N-Myc 的扩增、trkA 基因和端粒酶的表达，这些标志物联合作为预后指标，提供了一个强大的方法，用以为神经母细胞瘤研发合理的分层治疗方案。

尤因肉瘤家族肿瘤

尤因肉瘤（ES）是首先运用分子诊断的肿瘤之一，促进了肿瘤分类的发展。最初 James Ewing[63] 将尤因肉瘤描述为骨肿瘤，以小的、蓝色、圆形细胞为特征，有丝分裂活动很少。在 1983 年，Turc-Carel[64] 等在这些肿瘤中发现了多发的 t（11；22）染色体易位。随后研究人员在成人神经母细胞瘤或外周原始神经外胚层肿瘤（pPNET）中发现了一个细胞遗传学上相同的 t（11；22），这样命名只因为和神经母细胞瘤在组织学上具有相似性[65]。基于有相同的易位，可假设 pPNET 和尤因肉瘤是有关的。易位断裂点的分子特征是框内融合，在一个新的 ES 基因即 22 号染色体上的尤因肉瘤断裂区域 1 基因（EWS）和 ETS 转录因子家族成员即 22 号染色体上的弗罗德白血病病毒整合 1 基因之间的框内融合（FLI-1）[66-68]。

除了在 pPNET 中发现的融合转录本外，还有其他变异体，尤其是胸壁阿斯金瘤和软组织 ES——以前因为它定位在软组织中被看作横纹肌肉瘤（RMS）——也有同样的融合转录本。共鉴定了 5 个易位点，总是 EWS 基因和 ETS 家族成员融合 [69-72]。90% 以上的 ES 的家族肿瘤（ESFT）携带 EWS-ETS 融合基因，应该考虑应用反转录聚合酶链反应或荧光原位杂交检测 EWS-ETS 作为诊断可疑 ESFT 的标准方式。有趣的是，尽管有研究人员提出 ESFT 中该特异性融合蛋白的表达有预后意义 [73]，但是在美国和欧洲的前瞻性研究表明，其对预后没有影响 [74, 75]。新的融合转录因子及其下游靶基因还在研究中。EWS-ETS 融合基因的一个靶基因可以抑制一个公认的抑癌基因——转化生长因子 -β Ⅱ型受体 [76]。

表达谱分析还表明，EWS-ETS 融合基因转录上调 p53[77]。特别令人感兴趣的是，目前已知 EWS-ETS 的表达可诱导细胞凋亡，EWS-ETS 诱导转化似乎还需要其他改变的参与，如 p53 或 p16 信号的丢失 [78]。研究者现在已经在尤因肉瘤细胞系利用 RNA 干扰技术抑制 EWS-FLI1，来识别适当情况下受到该融合基因调控的基因。运用这种方法发现，NKX2.2 和 NR0B1 是 EWS-FLI-1 的靶基因，对于致癌性转化是很重要的 [79, 80]。最近的研究结果表明，GGAA 微卫星序列可能标志着 EWS-FLI-1 结合上调的基因 [81]。

横纹肌肉瘤

横纹肌肉瘤（RMS）的两个主要的组织亚型为胚胎型和腺泡型，具有独特的组织学外观及独特的分子遗传异常，两种亚型有共同的肌细胞起源。胚胎型肿瘤占所有 RMS 的 2/3，组织学特点是基质丰富，细胞呈梭形。腺泡型肿瘤占 RMS 的约 1/3，组织学特点是排列致密的小圆形细胞，经常排列成隔膜，使人联想到腺泡，由此得名。两个组织学亚型都表达肌肉特异性蛋白质，包括肌动蛋白、肌球蛋白、结蛋白和 MyoD[82-84]，并且它们几乎总是高水平地表达胰岛素样生长因子 2（IGF2）。

在分子水平上，胚胎型肿瘤的特征是染色体 11p15 位点上的 LOH，这个位点特别让人感兴趣是因为这个位点存在 IGF2 基因 [87, 88]。染色体 11p15 位点上的 LOH 是由母系染色体丢失和父系染色体物质复制引起的 [89]。虽然 LOH 通常与抑癌基因失活相关，在此情况下，存在父系染色体复制的 LOH 可能激活 IGF2。这是因为 IGF2 目前已知是正常的印记基因，即该基因的母系等位基因一般转录沉默，只有父系等位基因有转录活性 [90, 91]。因此，存在父系染色体复制的 LOH 可能导致 IGF2 基因座的双倍基因剂量效应。此外，腺泡型肿瘤不发生 LOH，正常印记母系等位基因重新表达 [92, 93]。因此，LOH 和印记丢失（LOI）在这种情况下可能导致同样的结果，即正常情况下单等位基因表达的 IGF2 在这种情况下双等位基因都表达出来了。然而，由于 LOH 引起一个目前还未知的抑癌基因失活也是可能的。

腺泡 RMS 的特征是 2 号染色体 q35 区域和 13 号染色体 q14 区域发生染色体易位现象 [t（2；13）（q35；q14）][94]。这种易位的分子克隆已识别了融合转录因子的形成方式，是 2 号染色体上 PAX-3 基因 5′ 端 DNA 结合区域融合到 13 号染色体 FOXO1 基因 3′ 端的转录激活结构域 [95, 96]。t（1；13）（q36；q14）变异体在少数腺泡型肿瘤上发现，其形成方式是 1 号染色体上 PAX-7 基因 5′ 端 DNA 结合位点融合到相同的 13 号染色体 FOXO1 基因 3′ 端的转录激活结构域 [97]。荧光原位杂交（FISH）或反转录聚合酶链反应（RT-PCR）技术可以在约 90% 肿瘤中发现 PAX3/7-FOXO1 融合基因，并且能诊断腺泡横纹肌肉瘤（ARMS）。如前所述，异位产生的融合蛋白导致了一种新的转录因子的形成。

最近的分子生物学技术的应用已经清楚地表明，PAX3/7- 突变阳性 RMS 与融合基因阴性肿瘤明显不同。在 RNA 表达水平，融合基因阳性肿瘤聚类在一起，其表达谱与融合基因阴性肿瘤不同。此外，该融合基因阳性肿瘤具有侵袭性更强的临床表现[98]。目前新一代测序技术也已表明，相比于融合基因阳性肿瘤，融合基因阴性肿瘤有更多突变[99,100]。融合基因阴性 RMS 中发现的常见突变包括以前发现过的突变 [HRAS、KRAS 和 NRAS，FGFR4，磷脂酰 -4,5- 二磷酸酯 -3- 激酶催化亚基 α（PIK3CA）和 NF1] 及泛素连接酶 FBXW7 和转录抑制子 BCOR。

值得注意的是，许多在融合基因阴性 RMS 中发现的突变是 PAX 融合蛋白的转录靶基因，表明点突变累积或异常转录激活导致相同基因上调引起类似的肿瘤。尽管与成人肿瘤相比，儿童肿瘤突变相对较少，越来越多证据表明，靶向 RAS/ 磷脂酰 -4,5- 二磷酸酯 -3- 激酶催化亚基 α（PIC3CA）通路的成员代表了合理的肿瘤治疗新方法的发展。

儿童 Li-Fraumeni 综合征肿瘤相关的遗传性综合征

虽然与儿童癌症发展有关的多种综合征的详细描述超出了本章的范围，但本章还是讨论了一部分，用以说明在疾病管理中应该考虑的表型的广泛性和潜在的遗传机制。一些遗传性癌症综合征与儿童期肿瘤发生及成人期发生的肿瘤相关。儿童 Li-Fraumeni 综合征（LFS）肿瘤最早是在 1969 年的一份流行病学评估中进行了经典描述，这份评估来自超过 600 例的儿童肉瘤患者的医疗史和家族史的记录[102]。虽然其他癌症，通常是特别年幼时就起病的类型也被发现[104]，但是最初描述的肿瘤谱家族包括软组织肉瘤骨肉瘤、乳腺癌、脑肿瘤、白血病和肾上腺皮质癌（ACC），已经被大量实验充分证实[103]。抑癌基因 TP53 的生殖细胞突变和 LFS 有关[105,106]。这些突变主要是错义突变，产生稳定的突变蛋白。生殖细胞中 TP53 的突变谱与大量肿瘤中发现的体细胞突变类似。携带者的突变是杂合性的，在这些携带者产生的肿瘤中，第二个（野生型）等位基因经常是缺失或突变，导致功能失活[107]。

几个综合性数据库记录了所有已报道的生殖细胞（和体细胞）TP53 突变，在评估新的突变及表型 - 基因型相关性方面非常有价值[108]。只有 60% ～ 80% 的典型 LFS 家族可检测该基因的改变。还不能确定剩下的患者是否与修饰基因的存在，还是与造成 TP53 表达异常的启动子缺陷相关，或仅仅由于基因型 - 表型的弱关联性（即广泛的临床定义包含了不属于 LFS 真正成员的家族）。其他候选易感基因，如 P16、P15、P21、BRCA1、BRCA2 和 PTEN，与多部位癌症相关，一般不作为潜在靶点。虽然 hCHK2 限制点激酶作为主要的表型促成物的作用还有争议，但是它被认为是 LFS 中 TP53 功能失活的替代机制[110]。

有报道称，在一些表型类似于经典的 LFS 表型的癌症患者也存在生殖细胞 TP53 的改变。3% ～ 10% 散发性 RMS 或骨肉瘤的儿童中已经证明携带生殖细胞 TP53 突变[111,112]。这些患者通常比带有野生型 TP53 的人年轻。在超过 60% 的间变型 RMS 患儿中发现生殖细胞 TP53 突变[113]，在 SHH 亚型髓母细胞瘤患者中高频出现[114]。看起来超过 75% 的散发性肾上腺皮质癌的儿童携带生殖细胞 TP53 突变，虽然在某些病例中，家族史的发展与 LFS 并没有本质的不同[115,116]。这些重要的发现表明更大范围的患者面临 TP53 生殖细胞突变的风险，指出了 TP53 突变分析的细化标准 [117, 118]。在巴西肾上腺皮质癌患者的一个独特的亚群中发现了一个引人注目的基因型 - 表型的关联，在这个亚群中的 35 个没有亲戚关系的患者中观察到同样的生殖细胞 TP53 第 337 位密码子的突变 [119]。突变的功能完整性似乎由细胞 pH 的变化调控，这表明了肾上腺皮质癌细胞中 TP53 突变导致恶性转化的潜在生物学机制 [120]。所有这些发现表明，生殖细胞 TP53 突变可能与综合征的儿童肿瘤的早发型的发展相关 [121]。LFS 家族中的发病年龄和癌症类型的变异性表明了调节效应在突变的 TP53 基因型的作用。突变的基因型到表型的关系分析揭示了一个耐人寻味的现象。无义突变、移码突变和剪接突变产生一个通常与早发型癌症特别是脑肿瘤相关的截短或无功能的蛋白质。TP53 DNA 结合结构域的错义突变常见于乳腺癌和脑肿瘤，然而肾上腺皮质癌是唯一与非 DNA 连接环结构中的突变相关的癌症。目前也已经发现了发病年龄的调节子。鼠双微基因 2（MDM2）蛋白是 TP53 的关键负向调节因子，并且通过蛋白酶降解靶向 TP53。MDM2 单核苷酸多态性 309 增强 Sp1 转录因子结合，增加 MDM2 表达水平。共同遗传 MDM2 单核苷酸多态性 309T/G 同种型与癌症早发相关 [122]。突变的 TP53 LFS 家族的后代癌症发病年龄更早表明遗传早现现象（genetic anticipation）。几种分子机制，包括 p53 携带者的端粒损耗一代比一代加速，PIN3 多态性缺乏，或过多的 DNA 拷贝数变异，这些都是肿瘤发病年龄的有用预测指标，可部分解释遗传早现现象 [122-124]。因此，虽然生殖细胞 p53 突变确立了 LFS 中肿瘤发展的基线风险，但是遗传辅助因子的复杂相互作用可能确定了患者个体的特异表型。

贝克威思 - 威德曼综合征

贝克威思 - 威德曼综合征（Bechwith-Wiedemann syndrome，BWS）发病率为 1/13 700。自从报道了与脐疝、巨舌症、巨人症和其他先天异常的联系，已记录了超过 450 个病例。随着年龄的增长，BWS 的表型特征变得越来越不明显。出生时实验室检查发现可能包括低血糖症、红细胞增多症、低血钙症、高甘油三脂血症、高胆固醇血症和高血清 α- 甲胎蛋白水平。这种情况的早期诊断对于避免新生儿低血糖症对神经系统的损伤很关键，对启动肿瘤发展合适的筛选方案也很重要 [125]。BWS 患者形成肿瘤的风险估计增加 7.5%，如果存在偏侧发育过度，风险进一步增加到 10%。发病率最高的肿瘤包括肾母细胞瘤、肝母细胞瘤、神经母细胞瘤和肾上腺皮质癌 [126]。

BWS 的遗传基础很复杂。各种染色体 11p15 的改变或分子改变均与 BWS 表型及其肿瘤相关 [127]。单独一个基因不太可能形成 BWS 表型。因为这个区域的异常看起来影响了一个印记区域，所以染色体 11p15 的这部分正常基因调控更可能以区域性的方式发生，并且可能依赖不同的独立因子或基因，包括父系表达的基因 IGF2、KCNQ10T1 和母系表达的基因 H19、CDKN1C 和 KCNQ1。患有横纹肌肉瘤或肝母细胞瘤的 BWS 儿童在区域 1 有表观遗传改变，然而患有肾母细胞瘤的 BWS 儿童有区域 2 改变或单亲二倍体 [128]。

与 BWS 有关的染色体异常非常少，只有 20 个病例与染色体 11p15 易位或倒位有关。这些病例的染色体断裂点见于母系来源的 11 号染色体。BWS 中的亲本来源依赖性表明，染色体易位破坏了染色体 11p15 区域的一个基因的印记。另一方面，BWS 相关的染色体 11p15 重复（约报道了 30 个病例）总是父系来源的，而且其重复断裂点多种多样 [130]。父系单亲二倍体，两个等位基因从单亲（父亲）遗传而来，据报道在约 15% 的散发 BWS 患者存在[130]。虽然染色体的参与程度高度可变，但是胰岛素 /IGF2 区域总是以单亲二倍体存在。IGF2 和 H19 的等位基因特异性 DNA 甲基化的改变反映了这种父系印记现象。少数 BWS 患者具有明显的 DNA 序列变异，最常见的是 CDKN1C 突变[131]。25% ～ 50% 的 BWS 患者呈现出 IGF2 的双等位基因而不是单等位基因的表达。另外的 50% 有表观遗传突变，导致 KCNQ10T0 的印记丢失（LOI）。令人感兴趣的是，表观遗传改变如甲基化作用、染色质修饰发生在许多儿童和成人癌症[132]，表明 BWS 模型对于理解癌症广泛分子改变的价值。虽然在一些患者中存在相关的细胞遗传和分子发现，但是没有单一的 BWS 的诊断测试。该发现如 LFS 所描述，或者其他多部位癌症表型，表型不是很清晰，使遗传联系看起来模糊，多种因素导致肿瘤的形成可能性很大。

戈林综合征

痣样基底细胞癌综合征或戈林综合征是一种罕见的常染色体显性遗传综合征，特点为多发性基底细胞癌；发育缺陷，包括双肋异常和其他脊柱和肋异常；掌跖点凹；牙源性角化囊肿；全身性过度生长[133]。SHH 信号通路指导一系列生物的胚胎发育。戈林综合征看起来由抑癌基因 PTCH 的生殖细胞突变导致，PTCH 为 SHH 的受体[134, 135]。髓母细胞瘤在约 5% 的戈林综合征患者中发生。另外，约 10% 的到 2 岁时诊断为髓母细胞瘤的患者有与戈林综合征一致的其他表型特征，并且也有生殖细胞 PTCH 突变[136]。虽然戈林综合征发病于生殖细胞 PTCH 突变的个体，一部分患有髓母细胞瘤的儿童携带 SHH 通路上另一个基因 SUFU 的生殖细胞突变，伴有肿瘤中的 LOH。需要进一步说明的是，杂合性 PTC 缺失的小鼠患有横纹肌肉瘤[137]。虽然在戈林综合征中很少见到横纹肌肉瘤，但是对小鼠的研究表明 PTC 信号和横纹肌肉瘤可能有联系[138]。

恶性横纹肌样瘤

恶性横纹肌样瘤是不常见的儿童肿瘤，以原发性肾肿瘤形式发生，但是也见于肺、肝、软组织和中枢神经系统，在这几个部位它们一般称为非典型畸胎样横纹肌样瘤[139]。反复发生的 22 号染色体的易位涉及 22q11.2 的一个断裂点，以及 22 号染色体完全或部分单体型，表明在这个区域存在抑癌基因。hSNF5/INI1 基因已经被分离克隆，发现其发生双等位基因多发失活突变[140]。编码基因产物被认为参与染色质重塑。研究证实了失活突变不仅存在于多数恶性横纹肌样瘤（肾内或肾外），而且也存在于慢性粒细胞白血病[141]及多种其他儿童型和成人型恶性肿瘤[142]。一些恶性横纹肌样瘤个体的有趣特征是发现生殖细胞突变，表明这个肿瘤家族由 INI1 的一个等位基因的主要遗传缺陷而引起[143]。进一步研究此基因的功能对于阐明此基因在这种广泛的肿瘤形成中的作用是很重要的。

DICER1 综合征

DICER1 综合征最近被定义为独特的发育不良、增生的或明显恶性的肿瘤的特征表型。其中出现最多的是罕见的儿童肺胸膜肺母细胞瘤（PPB）。其他表现形式包括卵巢支持 - 间质细胞瘤（SLCT）、结节性甲状腺增生、垂体母细胞瘤、松果体母细胞瘤、甲状腺乳头状癌和滤泡状癌、颈部横纹肌肉瘤、囊性肾瘤，可能还有肾母细胞瘤[144]。生殖细胞 DICER1 突变在患有上述一种或几种肿瘤的儿童和年轻成人均有发现，体细胞 DICER1 突变见于散发的肿瘤。DICER1 是一种核糖核酸内切酶，可把发夹结构的前体微小 RNA（miRNA）剪接成小的有功能的 miRNA。成熟的 5′miRNA 及 RNA 诱导的沉默复合物的其他组分下调靶向的 miRNA。

与经典的努德森（Kundson）双击机制使抑癌基因失活不同，DICER1 功能缺失的影响看起来是由于一个初始的失活突变，减少了一半野生型 DICER1 蛋白的表达量，随后第二击特异清除成熟的 5′miRNA 的产物。疾病外显率高度可变。DICER1 突变携带者中潜在致命的肿瘤如儿童肺胸膜肺母细胞瘤（PPB）和松果体母细胞瘤的患病风险表明，需要有一个临床监测方式，特别需要针对肺、腹部和脑的监测。

生殖细胞突变和儿童癌症的预测性检测

癌症易发个体和家庭中抑癌基因的生殖细胞突变的识别引出了几个重要的问题，包括在这种家族和未受累亲属及选择受试的患者中进行预测性检测的伦理问题，以及实用和准确的实验室技术的发展，试点测试程序的发展，基于测试结果的临床干预的作用。本章不打算详细讨论这些问题，但我们不能无视它们的重要性。

因为某些原因，试验还不能普及普通儿童，特别是由于抑癌基因的极低携带率和缺乏对携带者临床前筛选的标准方法。这些限制也有例外，包括在某些家族中筛选基因携带者，包括视网膜母细胞瘤、BWS、多发性内分泌腺瘤、家族性腺瘤性息肉病、LFS、遗传性副神经节瘤综合征或希佩尔 - 林道病等家族。对于其中的一些疾病，有一些可用的临床监测方法，然而对于其他疾病，减少风险的手术治疗也被证明是有价值的[145-148]。总的来说，遗传试验不会导致受测儿童或其父母焦虑、沮丧或表现出其他心理压力[150, 151]。然而，获得阳性结果后是否更可能经受心理压力与特定环境或性格有关[149]。父母现在常规讨论的是做产前诊断还是胚胎植入前遗传学诊断。多学科小组必须参与，为家长和家庭提供必要的方法来做出这些挑战伦理的决策[151, 152]。筛选程序的发展需要处理好费用、知情同意书（特别是影响儿童的内容）、对受测个体的社会经济影响、提供结果的一致性和咨询服务等方面。对就业风险、健康保险或人寿保险的歧视的存在有担忧，但可以通过国会立法禁止此种行为，减轻这种歧视[153]。

分子治疗

随着更新的分子分析技术的应用，越来越多的分子信号通路的改变被识别，越来越清晰地表明，这些信号通路的改变可能是这些肿瘤的致命弱点。靶向酪氨酸激酶的新药及改变肿瘤表观遗传状态的药物在儿童肿瘤的早期临床研究中处于不同的研发阶段。儿童肿瘤靶向治疗的发展有一个特别的问题，即在许多肿瘤中标准的细胞毒性药物的相对效率。因此，单一靶向药物活性的识别与这种药物和细胞毒性药物的联合用药是一个重要的挑战。正在进行的研究将 mTOR 抑制剂（横纹肌肉瘤）或 IGFIR 抑制剂（尤因肉瘤）与化疗联合应用，为这些方法是否有疗效提供了重要信息。最重要的挑战将是正确识别对特定儿童肿瘤的恶性行为很关键的可靶向改变的通路，然后迅速用合理的方法检测它们，以改善儿童癌症患者的转归。

（彭淑平　向娟娟）

参考文献

1. Knapke S, Nagarajan R, Correll J, et al. Hereditary cancer risk assessment in a pediatric follow-up clinic. *Pediatr Blood Cancer* 2012; 58: 85-89.
2. Choong SC, Priest JR, Foulkes WD. Exploring the endocrine manifestations of DICER1 mutations. *Trends Mol Medicine* 2012; 18: 503-505.
3. Knudson AG Jr. Mutation and cancer: statistical study of retinoblastoma. *Proc Natl Acad Sci U S A* 1971; 68: 820-823.
4. Comings DE. A general theory of carcinogenesis. *Proc Natl Acad Sci U S A* 1973; 70: 3324-3328.
5. Devesa SS. The incidence of retinoblastoma. *Am J Ophthalmol* 1975; 80: 263-265.
6. Knudson AG Jr, Hethcote HW, Brown BW. Mutation and childhood cancer: a probabilistic model for the incidence of retinoblastoma. *Proc Natl Acad Sci U S A* 1975; 72: 5116-5120.
7. Smith LM, Donaldson SS, Egbert PR, et al. Aggressive management of second primary tumors in survivors of hereditary retinoblastoma. *Int J Radiat Oncol Biol Phys* 1989; 17: 499-505.
8. Cavenee WK, Dryja TP, Phillips RA, et al. Expression of recessive alleles by chromosomal mechanisms in retinoblastoma. *Nature* 1983; 305: 779-784.
9. Squire J, Dryja TP, Dunn J, et al. Cloning of the esterase D gene: a polymorphic gene probe closely linked to the retinoblastoma locus on chromosome 13. *Proc Natl Acad Sci U S A* 1986; 83: 6573-6577.
10. Friend SH, Bernards R, Rogelj S, et al. A human DNA segment with properties of the gene that predisposes to retinoblastoma and osteosarcoma. *Nature* 1986; 323: 643-646.
11. Bookstein R, Shew JY, Chen PL, et al. Suppression of tumorigenicity of human prostate carcinoma cells by replacing a mutated RB gene. *Science* 1990; 247: 712-715.
12. Burkart DL, Sage J. Cellular mechanism of tumor suppression by the retinoblastoma gene. *Nature Rev Cancer* 2008; 8: 671-682.
13. Laurie NA, Donovan SL, Shih CS, et al. Inactivation of the p53 pathway in retinoblastoma. *Nature* 2006; 444: 61-66.
14. Reed D, Shen Y, Shelat A, et al. Identification and characterization of the first small molecule inhibitor of MDMX. *J Biol Chem* 2010; 285: 10786-10796.
15. Marine JC, Dyer MA, Jochemsen AG. MDMX: from bench to bedside. *J Cell Science* 2007; 120: 371-378.
16. Matsunaga E. Hereditary retinoblastoma: penetrance, expressivity and age of onset. *Hum Genet* 1976; 33: 1-15.
17. Schubert EL, Strong LC, Hansen MF. A splicing mutation in RB1 in low penetrance retinoblastoma. *Br J Cancer* 1986; 53: 661.
18. Janeway KA, Kim SY, Lodish M, et al. Defects in succinate dehydrogenase in gastrointestinal stromal tumors lacking KIT and PDGFRA mutations. *Proc Natl Acad Sci U S A* 2011; 108: 314-318.
19. McWhinney SR, Pasini B, Stratakis CA. Familial gastrointestinal stromal tumors and germ-line mutations. *N Engl J Med* 2007; 357: 1054-1056.
20. Agaram NP, Laquaglia MP, Ustun B, et al. Molecular characterization of pediatric gastrointestinal stromal

tumors. *Clin Cancer Res* 2008; 14: 3204-3215.

21. Killian JK, Kim SY, Miettinen M, et al. Succinate dehydrogenase mutation underlies global epigenomic divergence in gastrointestinal stromal tumor. *Cancer Discovery* 2013; 3: 648-657.
22. Stumpf GR, Alkane JF, Annegers JF, et al. Neurofibromatosis. *Arch Neurol* 1988; 45: 575.
23. Riccardi VM, Eichner JE. *Neurofibromatosis: Phenotype, Natural History and Pathogenesis*. Baltimore: Johns Hopkins University Press; 1986.
24. Halliday AL, Sobel RA, Martuza RL. Benign spinal nerve sheath tumors: their occurrence sporadically and in neurofi - bromatosis types 1 and 2. *J Neurosurg* 1991; 74: 248-253.
25. Marchuk DA, Saulino AM, Tavakkol R, et al. cDNA cloning of the type 1 neurofibromatosis gene: complete sequence of the NF1 gene product. *Genomics* 1991; 11: 931-940.
26. DeClure JE, Cohen BD, Lowy DR. Identification and characterization of the neurofibromatosis type 1 protein product. *Proc Natl Acad Sci U S A* 1991; 88: 9914-9918.
27. Viskochil D, Buchberg AM, Xu G, et al. Deletions and a translocation interrupt a cloned gene at the neurofi - bromatosis type 1 locus. *Cell* 1990; 62: 187-192.
28. Dasgupta B, Yi Y, Chen DY, et al. Proteomic analysis reveals hyperactivation of the mammalian target of rapamycin pathway in neurofibromatosis 1-associated human and mouse brain tumors. *Cancer Res* 2005; 65: 2755-2760.
29. Jessen WJ, Miller SJ, Jousma E, et al. MEK inhibition exhibits efficacy in human and mouse neurofi - bromatosis tumors. *J Clin Invest* 2013; 123: 340-347.
30. Martuza RL, Eldridge R. Neurofibromatosis 2(bilateral acoustic neurofibromatosis). *N Engl J Med* 1988; 318: 684-688.
31. Trofatter JA, MacCollin MM, Rutter JL, et al. A novel moesin-, ezrin-, radixin- like gene is a candidate for the neurofi bromatosis 2 tumor suppressor. *Cell* 1993; 73: 791-800.
32. Rouleau GA, Merel P, Lutchman M, et al. Alteration in a new gene encoding a putative membrane-organizing protein causes neurofibromatosis type 2. *Nature* 1993; 363: 515-521.
33. Hara T, Bianchi AB, Seizinger BR, et al. Molecular cloning and characterization of alternatively spliced transcripts of the mouse neurofibromatosis 2 gene. *Cancer Res* 1994; 54: 330-335.
34. Lin AL, Gutmann DH. Advances in the treatment of neurofibromatosis-associated tumours. *Nat Rev Clin Oncol* 2013; 10: 616-624.
35. Brodeur GM, Sekhon G, Goldstein MN. Chromosomal aberrations in human neuroblastomas. *Cancer* 1977; 40: 2256-2263.
36. Fujita T, Igarashi J, Okawa ER, et al. CHD5, a tumor suppressor gene deleted from 1p36 in neuroblastoma. *J Natl Cancer Inst* 2008; 100: 940-949.
37. Munirajan AK, Avdo K, Mukai A, et al. KIF1Bbeta functions as a haploinsufficient tumor suppressor gene mapped to chromosome 1p36.2 by inducing apoptotic cell death. *JBC* 2008; 283: 24426-24434.
38. Caron H, van Sluis P, de Kraker J, et al. Allelic loss of chromosome 1p as a predictor of unfavorable outcome in patients with neuroblastoma. *N Engl J Med* 1996; 334: 225-230.
39. Lau L, Hansford LM, Cheng LS, et al. Cyclooxygenase inhibitors modulate the p53/HDM2 pathway and enhance chemotherapy-induced apoptosis in neuroblastoma. *Oncogene* 2007; 26: 1920-1931.
40. Irwin MS, Kaelin WG. p53 family update: p73 and p63 develop their own identities. *Cell Growth Differ* 2001; 12: 337-349.
41. Melino G, De Laurenzi V, Vousden KH. p73: Friend or foe in tumorigenesis. *Nat Rev Cancer* 2002; 2: 605-615.
42. Casciano I, Mazzocco K, Boni L, et al. Expression of DeltaNp73 is a molecular marker for adverse outcome in neuroblastoma patients. *Cell Death Differ* 2002; 9: 246-251.
43. Douc-Rasy S, Barrois M, Echeynne M, et al. DeltaNp73alpha accumulates in human neuroblastic tumors. *Am J Pathol* 2002; 160: 631-639.

44. Biedler JL, Ross R, Sharske S, et al. Human neuroblastoma cytogenetics: search for significance of homogeneously staining regions in double minute chromosomes. In: Evans AE, ed. *Advances in Neuroblastoma Research*. New York: Raven; 1980: 81.
45. Schwab M, Alitalo K, Klempnauer KH, et al. Amplified DNA with limited homology to myc cellular oncogene is shared by human neuroblastoma cell lines and a neuroblastoma tumour. *Nature* 1983; 305: 245-248.
46. Thiele CJ, Reynolds CP, Israel MA. Decreased expression of N-myc precedes retinoic acid-induced morphological differentiation of human neuroblastoma. *Nature* 1985; 313: 404-406.
47. Matthay KK, Villablanca JG, Seeger RC, et al. Treatment of high-risk neuroblastoma with intensive chemotherapy, radiotherapy, autologous bone marrow transplantation, and 13-cis-retinoic acid. Children's Cancer Group. *N Engl J Med* 1999; 341: 1165-1173.
48. Schwab M, Ellison J, Busch M, et al. Enhanced expression of the human gene N-myc consequent to amplification of DNA may contribute to malignant progression of neuroblastoma. *Proc Natl Acad Sci U S A* 1984; 81: 4940-4944.
49. Nakagawara A, Arima-Nakagawara M, Scavarda NJ, et al. Association between high levels of expression of the TRK gene and favorable outcome in human neuroblastoma. *N Engl J Med* 1993; 328: 847-854.
50. Ho R, Eggert A, Hishiki T, et al. Resistance to chemotherapy mediated by TrkB in neuroblastomas. *Cancer Res* 2002; 62: 6462-6466.
51. Jaboin J, Kim CJ, Kaplan DR, et al. Brain-derived neurotrophic factor activation of TrkB protects neuroblastoma cells from chemotherapy-induced apoptosis via phosphatidylinositol 3′-kinase pathway. *Cancer Res* 2002; 62: 6756.
52. Norris MD, Bordow SB, Marshall GM, et al. Expression of the gene for multidrug-resistance-associated protein and outcome in patients with neuroblastoma. *N Engl J Med* 1996; 334: 231-238.
53. Islam A, Kageyama H, Takada N, et al. High expression of Survivin, mapped to 17q25, is significantly associated with poor prognostic factor and promotes cell survival in human neuroblastoma. *Oncogene* 2000; 19: 617-623.
54. Trochet D, Bourdeaut F, Janoueix-Lerosey I, et al. Germline mutations of the paired-like homeobox 2B(PHOX2B)gene in neuroblastoma. *Am J Hum Genet* 2004; 74: 761-764.
55. Mosse YP, Laduenslager M, Longo L, et al. Identification of ALK as a major familial neuroblastoma predisposition gene. *Nature* 2008; 455: 930-935.
56. Janoueix-Larosey I, Lequin D, Bruggieres L, et al. Somatic and germline activation mutations in the ALK kinase receptor in neuroblastoma. *Nature* 2008; 455: 967-970.
57. George RE, Sanda T, Hanna M, et al. Alkylating mutations in ALK provide a therapeutic target in neuroblatsoma. *Nature* 2008; 455: 975-978.
58. Chen Y, Takita J, Choi YL, et al. Oncogenic mutations of ALK kinase in neuroblastoma. *Nature* 2008; 477: 971-974.
59. Mosse YP, Lim MS, Voss SD, et al. Safety and activity of crizotinib for pediatric patients with refractory solid tumors or anaplastic large cell lymphoma: a COG phase I consortium study. *Lancet Oncol* 2013; 14: 472-480.
60. Attiyeh EF, London WB, Mosse YP, et al. Chromosome 1p and 11q deletions and outcome in neuroblastoma. *N Engl J Med* 2005; 353: 2243-2253.
61. Binz N, Shalaby T, Rivera P, et al. Telomerase inhibition, telomere shortening, cell growth suppression and induction of apoptosis by telomestatin in childhood neuroblastoma cells. *Eur J Cancer* 2005; 41: 2873-2881.
62. Ohali A, Avigad S, Ash S, et al. Telomere length is a prognostic factor in neuroblastoma. *Cancer* 2006; 107: 1391-1399.
63. Ewing J. Classics in oncology. Diffuse endothelioma of bone: proceedings of the New York Pathological Society, 1921. *CA Cancer J Clin* 1972; 22: 95-98.
64. Turc-Carel C, Aurias A, Mugneret F, et al. Chromosomes in Ewing's sarcoma. I. An evaluation of 85 cases of

remarkable consistency of t(11; 22)(q24; q12). *Cancer Genet Cytogenet* 1988; 32: 229.

65. Whang-Peng J, Triche T, Knutsen T, et al. Chromosome translocation in peripheral neuroepithelioma. *N Engl J Med* 1984; 311: 584-585.
66. Delattre O, Zucman J, Ploustagel B, et al. Gene fusion with an ETS DNA binding domain caused by chromosome translocation in human cancers. *Nature* 1992; 359: 162-165.
67. Zucman J, Delattre O, Desmaze C, et al. Cloning and characterization of the Ewing's sarcoma and peripheral neuroepithelioma t(11; 22)translocation breakpoints. *Genes Chromosomes Cancer* 1992; 5: 271-277.
68. May WA, Gishizky ML, Lessnick SL, et al. Ewing sarcoma 11; 22 translocation produces a chimeric transcription factor that requires the DNA-binding domain encoded by FLI1 for transformation. *Proc Natl Acad Sci U S A* 1993; 90: 5752-5756.
69. Sorensen PH, Lessnick SL, Lopez-Terrada D, et al. A second Ewing's sarcoma translocation, t(21; 22), fuses the EWS gene to another ETS-family transcription factor, ERG. *Nat Genet* 1994; 6: 146-151.
70. Jeon IS, Davis JN, Braun BS, et al. A variant Ewing's sarcoma translocation(7; 22)fuses the EWS gene to the ETS gene ETV1. *Oncogene* 1995; 10: 1229-1234.
71. Kaneko Y, Yoshida K, Handa M, et al. Fusion of an ETS-family gene, EIAF, to EWS by t(17; 22)(q12: q12) chromosome translocation in an undifferentiated sarcoma of infancy. *Genes Chromosomes Cancer* 1996; 15: 115.
72. Peter M, Couturier J, Pacquement H, et al. A new member of the ETS family fused to EWS in Ewing tumors. *Oncogene* 1997; 14: 1159-1164.
73. de Alava E, Kawai A, Healey J, et al. EWS-FLI1 fusion transcript structure is an independent determinant of prognosis in Ewing's sarcoma. *J Clin Oncol* 1998; 16: 1248-1255.
74. Le Deley MC, Delattre O, Schaefer KL, et al. Impact of EWS-ETS fusion type on disease progression in Ewing's sarcoma/peripheral primitive neuroectodermal tumor: prospective results from the cooperative Euro-E.W.I.N.G. 99 trial. *J Clin Oncol* 2010; 28: 1982-1988.
75. van Doorninck JA, Ji L, Schaub B, et al. Current treatment protocols have eliminated the prognostic advantage of type 1 fusions in Ewing sarcoma: a report from the Children's Oncology Group. *J Clin Oncol* 2010; 28: 1989-1994.
76. Hahm KB, Cho K, Lee C, et al. Repression of the gene encoding the TGF-beta type II receptor is a major target of the EWS-FLI1 oncoprotein. *Nat Genet* 1999; 23: 222-227.
77. Lessnick SL, Dacwag CS, Golub TR. The Ewing's sarcoma oncoprotein EWS/FLI induces a p53-dependent growth arrest in primary human fi broblasts. *Cancer Cell* 2002; 1: 393-401.
78. Deneen B, Denny CT. Loss of p16 pathways stabilizes EWS/FLI1 expression and complements EWS/FLI1 mediated transformation. *Oncogene* 2001; 20: 6731-6741.
79. Smith R, Owen LA, Trem DJ, et al. Expression profiling of EWS/FLI identifies NKX2.2 as a critical target gene in Ewing's sarcoma. *Cancer Cell* 2006; 9: 405-416.
80. Kinsey M, Smith R, Lessnick SL. NR0B1 is required for the oncogenic phenotype mediated by EWS/FLI in Ewing's sarcoma. *Mol Cancer Res* 2006; 4: 851-859.
81. Gangwal K, Sankar S, Hollenhorst PC, et al. Microsatellites as EWS/FLI response elements in Ewing's sarcoma. *Proc Natl Acad Sci U S A* 2008; 105: 10149-10154.
82. Parham DM, Webber B, Holt H, et al. Immunohistochemical study of childhood rhabdomyosarcomas and related neoplasms: results of an Intergroup Rhabdomyosarcoma Study Project. *Cancer* 1991; 67: 3072-3080.
83. Dodd S, Malone M, McCulloch W. Rhabdomyosarcoma in children: a histological and immunohistochemical study of 59 cases. *J Pathol* 1989; 158: 13-18.
84. Dias P, Parham DM, Shapiro DN, et al. Myogenic regulatory protein(MyoD1)expression in childhood solid tumors: diagnostic utility in rhabdomyosarcoma. *Am J Pathol* 1990; 137: 1283-1291.
85. El-Badry OM, Minniti C, Kohn EC, et al. Insulin-like growth factor II acts as an autocrine growth and motility factor in human rhabdomyosarcoma tumors. *Cell Growth Differ* 1990; 1: 325-331.

86. Minniti CP, Tsokos M, Newton WA Jr, et al. Specific expression of insulin-like growth factor-II in rhabdomyosarcoma tumor cells. *Am J Clin Pathol* 1994; 101: 198-203.

87. Scrable H, Witte D, Lampkin B, et al. Chromosomal localization of the human rhabdomyosarcoma locus by mitotic recombination mapping. *Nature* 1987; 329: 645-647.

88. Scrable H, Witte D, Shimada H, et al. Molecular differential pathology of rhabdomyosarcoma. *Genes Chromosomes Cancer* 1989; 1: 23-35.

89. Scrable H, Cavenee W, Ghavimi F, et al. A model for embryonal rhabdomyosarcoma tumorigenesis that involves genome imprinting. *Proc Natl Acad Sci U S A* 1989; 86: 7480-7484.

90. Rainier S, Johnson LA, Dobry CJ, et al. Relaxation of imprinted genes in human cancer. *Nature* 1993; 362: 747-749.

91. Ogawa O, Eccles MR, Szeto J, et al. Relaxation of insulin like growth factor II gene imprinting implicated in Wilms' tumour. *Nature* 1993; 362: 749-751.

92. Zhan S, Shapiro DN, Helman LJ. Activation of an imprinted allele of the insulin-like growth factor II gene implicated in rhabdomyosarcoma. *J Clin Invest* 1994; 94: 445-448.

93. Zhan S, Shapiro D, Zhang L, et al. Concordant loss of imprinting of the human insulin-like growth factor II gene promoters in cancer. *J Biol Chem* 1995; 270: 27983-27986.

94. Douglass EC, Valentine M, Etcubanas E, et al. A specific chromosomal abnormality in rhabdomyosarcoma. *Cytogenet Cell Genet* 1987; 45: 148-155.

95. Barr FG, Galili N, Holick J, et al. Rearrangement of the PAX3 paired box gene in the paediatric solid tumour alveolar rhabdomyosarcoma. *Nat Genet* 1993; 3: 113-117.

96. Shapiro DN, Sublett JE, Li B, et al. Fusion of PAX3 to a member of the forkhead family of transcription factors in human alveolar rhabdomyosarcoma. *Cancer Res* 1993; 53: 5108-5112.

97. Davis RJ, D'Cruz CM, Lovell MA, et al. Fusion of PAX7 to FKHR by the variant t(1; 13)(p36; q14) translocation in alveolar rhabdomyosarcoma. *Cancer Res* 1994; 54: 2869-2872.

98. Williamson D, Missiaglia E, de Reyniès A, et al. Fusion genenegative alveolar rhabdomyosarcoma is clinically and molecularly indistinguishable from embryonal rhabdomyosarcoma. *J Clin Oncol* 2010; 28: 2151-2158.

99. Chen X, Stewart E, Shelat AA, et al. Targeting oxidative stress in embryonal rhabdomyosarcoma. *Cancer Cell* 2013; 24: 710-724.

100. Shern JF, Chen L, Chmielecki J, et al. Comprehensive genomic analysis of rhabdomyosarcoma reveals a landscape of alterations affecting a common genetic axis in fusion-positive and fusion-negative tumors. *Cancer Discov* 2014; 4: 216-231.

101. Renshaw J, Taylor KR, Bishop R, et al. Dual blockade of the PI3K/AKT/mTOR(AZD8055)and RAS/MEK/ERK(AZD6244)pathways synergistically inhibits rhabdomyosarcoma cell growth in vitro and in vivo. *Clin Cancer Res* 2013; 19: 5940-5951.

102. Li FP, Fraumeni JF Jr. Rhabdomyosarcoma in children: epidemiologic study and identification of a familial cancer syndrome. *J Natl Cancer Inst* 1969; 43: 1365-1373.

103. Li FP, Fraumeni JF Jr, Mulvihill JJ, et al. A cancer family syndrome in twenty-four kindreds. *Cancer Res* 1988; 48: 5358-5362.

104. Nichols KE, Malkin D, Garber JE, et al. Germ-line p53 mutations predispose to a wide spectrum of early-onset cancers. *Cancer Epidemiol Biomarkers Prev* 2001; 10: 83-87.

105. Malkin D, Li FP, Strong LC, et al. Germ line p53 mutations in a familial syndrome of breast cancer, sarcomas, and other neoplasms. *Science* 1990; 250: 1233-1238.

106. Srivastava S, Zou ZQ, Pirollo K, et al. Germ-line transmission of a mutated p53 gene in a cancer-prone family with Li-Fraumeni syndrome. *Nature* 1990; 348: 747-749.

107. Varley JM, Thorncroft M, McGown G, et al. A detailed study of loss of heterozygosity on chromosome 17 in tumours from Li-Fraumeni patients carrying a mutation to the TP53 gene. *Oncogene* 1997; 14: 865-871.

108. Leroy B, Fournier JL, Ishioka C, et al. The TP53 website: an integrative resource centre for the TP53 mutation database and TP53 mutant analysis. *Nucl Acids Res* 2013; 41: D962-D969.
109. Bell DW, Varley JM, Szydlo TE, et al. Heterozygous germ line hCHK2 mutations in Li-Fraumeni syndrome. *Science* 1999; 286: 2528-2531.
110. Bougeard G, Limacher JM, Martin C, et al. Detection of 11 germline inactivating TP53 mutations and absence of TP63 and HCHK2 mutations in 17 French families with Li-Fraumeni or Li-Fraumeni-like syndrome. *J Med Genet* 2001; 38: 253-257.
111. Diller L, Sexsmith E, Gottlieb A, et al. Germline p53 mutations are frequently detected in young children with rhabdomyosarcoma. *J Clin Invest* 1995; 95: 1606-1611.
112. McIntyre JF, Smith-Sorensen B, Friend SH, et al. Germline mutations of the p53 tumor suppressor gene in children with osteosarcoma. *J Clin Oncol* 1994; 12: 925-930.
113. Hettmer S, Archer NM, Somers GR, et al. Anaplastic rhabdomyosarcoma in TP53 germline mutation carriers. *Cancer* 2014; 120: 1068-1075.
114. Rausch T, Jones DT, Zapatka M, et al. Genome sequencing of pediatric medulloblastoma links catastrophic DNA rearrangements with TP53 mutations. *Cell* 2012; 148: 59-71.
115. Wagner J, Portwine C, Rabin K, et al. High frequency of germline p53 mutations in childhood adrenocortical cancer. *J Natl Cancer Inst* 1994; 86: 1707-1710.
116. Varley JM, McGown G, Thorncroft M, et al. Are there low penetrance TP53 alleles? Evidence from childhood adrenocortical tumors. *Am J Hum Genet* 1999; 65: 995-1006.
117. Chompret A, Brugieres L, Ronsin M, et al. P53 germline mutations in childhood cancers and cancer risk for carrier individuals. *Brit J Cancer* 2001; 82: 1932-1937.
118. Tinat J, Bougeard G, Baert-Desurmont S, et al. 2009 version of the Chompret criteria for Li-Fraumeni syndrome. *J Clin Oncol* 2009; 27: e108-e109.
119. Ribeiro RC, Sandrini F, Figueiredo B, et al. An inherited p53 mutation that contributes in a tissue-specific manner to pediatric adrenal cortical carcinoma. *Proc Natl Acad Sci U S A* 2001; 98: 9330-9335.
120. DiGiammarino EL, Lee AS, Cadwell C, et al. A novel mechanism of tumorigenesis involving pH-dependent destabilization of a mutant p53 tetramer. *Nat Struct Biol* 2002; 9: 12-16.
121. Olivier M, Goldgar DE, Sodha N, et al. Li-Fraumeni and related syndromes: correlation between tumor type, family structure, and TP53 genotype. *Cancer Res* 2003; 63: 6643-6650.
122. Tabori U, Nanda S, Druker H, et al. Younger age of cancer initiation is associated with shorter telomere length in Li-Fraumeni syndrome. *Cancer Res* 2007; 67: 1415-1418.
123. Marcel V, Palmero EI, Falagan-Lotsch P, et al. TP53 PIN 3 and MDM2 SNP309 polymorphisms as genetic modifiers in the Li-Fraumeni syndrome: impact on age at fi rst diagnosis. *J Med Genet* 2009; 46: 766-772.
124. Shlien A, Tabori U, Marshall CR, et al. Excessive genomic DNA copy number variation in the Li-Fraumeni cancer predisposition syndrome. *Proc Natl Acad Sci U S A* 2008; 105: 11264-11269.
125. Clericuzio CL, Johnson C. Screening for Wilms tumor in high-risk individuals. *Hematol Oncol Clin North Am* 1995; 9: 1253-1265.
126. Sotelo-Avila C, Gonzalez-Crussi F, Fowler JW. Complete and incomplete forms of Beckwith-Wiedemann syndrome: their oncogenic potential. *J Pediatr* 1980; 96: 47-50.
127. Mannens M, Hoovers JM, Redeker E, et al. Parental imprinting of human chromosome region 11p15.3-pter involved in the Beckwith-Wiedemann syndrome and various human neoplasia. *Eur J Hum Genet* 1994; 2: 3-23.
128. Engel JR, Smallwood A, Harper A, et al. Epigenetic-phenotype correlations in Beckwith-Wiedemann syndrome. *J Med Genet* 2000; 37: 921-926.
129. Henry I, Bonaiti-Pellie C, Chehensse V, et al. Uniparental paternal disomy in a genetic cancer-predisposing syndrome. *Nature* 1991; 351: 665-667.
130. Reik W, Brown KW, Schneid H, et al. Imprinting mutations in the Beckwith-Wiedemann syndrome

suggested by altered imprinting pattern in the IGF2-H19 domain. *Hum Mol Genet* 1995; 4: 2379-2385.
131. Li M, Squire J, Shuman C, et al. Imprinting status of 11p15 genes in Beckwith-Wiedemann syndrome patients with CDKN1C mutations. *Genomics* 2001; 74: 370-376.
132. Feinberg AP. Genomic imprinting and gene activation in cancer. *Nat Genet* 1993; 4: 110-113.
133. Gorlin RJ. Nevoid basal-cell carcinoma syndrome. *Medicine(Baltimore)*1987; 66: 98-113.
134. Gailani MR, Stahle-Backdahl M, Leffell DJ, et al. The role of the human homologue of Drosophila patched in sporadic basal cell carcinomas. *Nat Genet* 1996; 14: 78-81.
135. Hahn H, Wicking C, Zaphiropoulous PG, et al. Mutations of the human homolog of Drosophila patched in the nevoid basal cell carcinoma syndrome. *Cell* 1996; 85: 841-851.
136. Cowan R, Hoban P, Kelsey A, et al. The gene for the naevoid basal cell carcinoma syndrome acts as a tumour-suppressor gene in medulloblastoma. *Br J Cancer* 1997; 76: 141-145.
137. Hahn H, Wojnowski L, Zimmer AM, et al. Rhabdomyosarcomas and radiation hypersensitivity in a mouse model of Gorlin syndrome. *Nat Med* 1998; 4: 619-622.
138. Zhan S, Helman LJ. Glimpsing the cause of rhabdomyosarcoma. *Nat Med* 1998; 4: 559-560.
139. Parham DM, Weeks DA, Beckwith JB. The clinicopathologic spectrum of putative extrarenal rhabdoid tumors. An analysis of 42 cases studied with immunohistochemistry or electron microscopy. *Am J Surg Pathol* 1994; 18: 1010-1029.
140. Versteege I, Sevenet N, Lange J, et al. Truncating mutations of hSNF5/INI1 in aggressive paediatric cancer. *Nature* 1998; 394: 203-206.
141. Grand F, Kulkarni S, Chase A, et al. Frequent deletion of hSNF5/INI1, a component of the SWI/SNF complex, in chronic myeloid leukemia. *Cancer Res* 1999; 59: 3870-3874.
142. Sevenet N, Sheridan E, Amram D, et al. Constitutional mutations of the hSNF5/INI1 gene predispose to a variety of cancers. *Am J Hum Genet* 1999; 65: 1342-1348.
143. Biegel JA, Zhou JY, Rorke LB, et al. Germ-line and acquired mutations of INI1 in atypical teratoid and rhabdoid tumors. *Cancer Res* 1999; 59: 74-79.
144. Choong SC, Priest JR, Foulkes WD. Exploring the endocrine manifestations of DICER1 mutations. *Trends Mol Medicine* 2012; 18: 503-505.
145. Field M, Shanley S, Kirk J. Inherited cancer susceptibility syndromes in pediatric practice. *J Paediatr Child Health* 2007; 43: 219-229.
146. Villani A, Tabori U, Schiffman JD, et al. Biochemical and imaging surveillance in TP53 mutation carriers with Li-Fraumeni syndrome: a prospective observational study. *Lancet Oncology* 2011; 12: 559-567.
147. Jasperson KW, Kohlmann W, Gammon A, et al. Role of rapid sequence whole body MRI screening in SDH-associated hereditary paraganglioma families. *Fam Cancer* 2013; 13: 257-265.
148. Moore SW, Appfelstaedt J, Zaahl MG. Familial medullary carcinoma prevention, risk evaluation, and RET in children of families with MEN2A. *J Pediatr Surg* 2007; 42: 326-332.
149. Grosfeld FJ, Beemer FA, Lips CJ, et al. Parents' responses to disclosure of genetic test results of their children. *Am J Med Genet* 2000; 94: 316-323.
150. Michie S, Bobrow M, Marteau TM. Predictive genetic testing in children and adults: a study of emotional impact. *J Med Genet* 2001; 38: 519-526.
151. Lammens C, Bleiker Aaronson N, Aaronson N, et al. Attitudes towards pre-implantation genetic diagnosis for hereditary cancer. *Fam Cancer* 2009; 8: 457-464.
152. Malkin D. Prenatal diagnosis, preimplantation genetic diagnosis and cancer: was Hamlet wrong? *J Clin Oncol* 2009; 27: 4446-4447.
153. Roth MT, Painter RB. Genetic discrimination in health insurance: an overview and analysis of the issues. *Nurs Clin North Am* 2000; 35: 731-756.

第二十四章　淋巴瘤的分子生物学

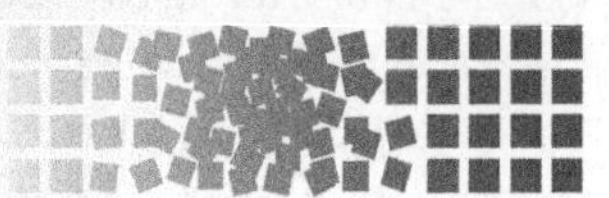

Laura Pasqualucci, Riccardo Dalla-Favera

引言

淋巴瘤是一组具有异质性的生物学和临床特性各不相同的肿瘤，这些肿瘤来源于淋巴组织中的细胞，淋巴瘤历史上可分为两种不同的类别：非霍奇金淋巴瘤（NHL）和霍奇金淋巴瘤（HL）[1]。在过去数十年中，从B细胞（大多数情况下）或T细胞克隆扩增阐述淋巴系统恶性肿瘤分子发病机制已经取得了重要进展。与淋巴瘤发展相关的最常见的遗传变异的研究确定了多个原癌基因和抑癌基因，这些基因的异常参与淋巴瘤的发病机制。而对T细胞非霍奇金淋巴瘤（T-NHL）和霍奇金淋巴瘤的发病机制目前了解得相对较少。本章重点讨论最常见的和研究得最深入的几种淋巴瘤，包括B细胞非霍奇金淋巴瘤、T细胞非霍奇金淋巴瘤、霍奇金淋巴瘤和来源于B细胞的慢性淋巴细胞性白血病（CLL）。将重点介绍遗传损伤机制及与正常淋巴细胞生物学相关基因的特性。

淋巴瘤的起源细胞

成人B细胞和T细胞的数目没有明显的差别；但是，85%的淋巴瘤起源于成熟B细胞，只有10%～15%起源于T细胞。这个区别可能可以部分由独特的DNA修饰事件来解释，为了高效产出中和抗体，在正常的B细胞产生DNA修饰事件，而这些DNA修饰事件在机制上比T细胞产生的用于编码T细胞受体的DNA修饰事件更复杂。因此，这些过程的生物学是了解淋巴瘤发生的关键。

B细胞发育和生发中心反应动态

B细胞来源于骨髓的多能干细胞，在骨髓，前体B细胞首先组装免疫球蛋白重链基因座（IGH），随后通过位点特异性的剪接和重新连接过程组装轻链基因座（IGL），也称V（D）J重组[2]。不能表达功能性（和非自体反应的）抗炎受体的细胞在骨髓内即被清除，而能够成功重排它们抗体基因的前体B细胞被正性选择，迁移到外周淋巴器官，成为成熟的初始B细胞[3]。在大多数B细胞中，后续的成熟步骤与生发中心（GC）的组织结构紧密相关。生发中心是特异的微环境，初始B细胞在CD4^{+}T细胞和抗原提呈细胞传递信号的情况下遭遇外源性抗原后形成（图24.1）[3-5]。

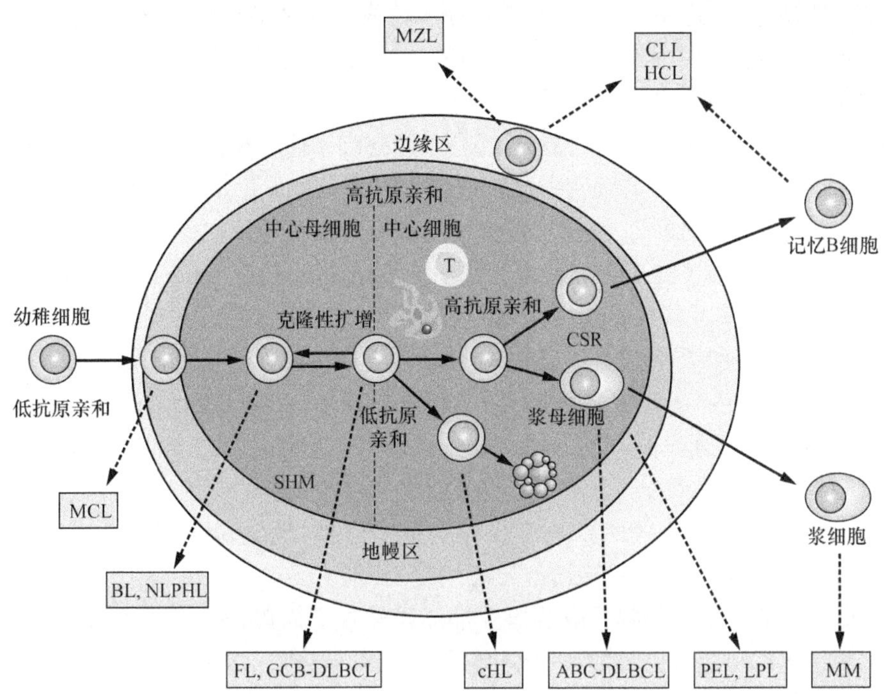

图 24.1　正常 B 细胞的发育和淋巴瘤的产生。由生发中心（GC）、外套区及边缘区组成的淋巴滤泡示意图。B 细胞在骨髓成功发生 Ig 基因重排，移动到外周淋巴器官形成初始 B 细胞。当遭遇 T 细胞依赖抗原时，B 细胞在生发中心变成增殖的中心母细胞并最终成熟为中心细胞。这些事件均与体细胞超突变和类别转换重组的激活相关。只有具有抗原高亲和力的 GC B 细胞才能被选择性地从 GC 中脱离出来并进一步分化成浆细胞或记忆 B 细胞，而低亲和力克隆因凋亡而被去除。虚线箭头表示根据 IgV 基因体细胞突变的表现形式及不同的表型特征而划分的各种淋巴瘤亚型的正常对照。MCL，套细胞淋巴瘤；FL，滤泡型淋巴瘤；BL，Burkitte 淋巴瘤；HCL，毛囊细胞性白血病；MM，多发性骨髓瘤；LPHD，淋巴细胞为主的霍奇金病；LPL，淋巴浆细胞淋巴瘤；MZL，边缘区淋巴瘤；PEL，原发性渗出性淋巴瘤

生发中心是高度动态的结构，B 细胞在两个区域之间往返。这两个区域在一些物种中是保守的：暗区（dark zone，DZ）由快速增生的生发中心母细胞（centroblast，CB）组成（倍增时间 6 ～ 12 小时）；明区（light zone，LZ）由更静息的中心细胞（centrocyte，CC）组成，中心细胞处于固有辅助细胞 [滤泡树突状细胞（FDC）和人滤泡辅助性 T 细胞（Tfh）] 组成的网络中。根据目前认可的模型，暗区是生发中心 B 细胞通过体细胞超突变的过程（SHM）修饰其 Ig 基因（IgV）可变区的部位，体细胞超突变引入的突变大部分是单核苷酸置换，少量缺失和复制以改变它们的抗原亲和性 [3, 5, 10-12]。相反，明区是基于对抗原的亲和力的选择部位。 GC 反应的关键调节子是 BCL6[13, 14]，它是一种转录抑制因子 [15]，能负性调节许多基因的表达，调控的基因参与了 B 细胞受体（BCR）和 CD40 信号转导 [16, 17]，T 细胞介导的 B 细胞活化 [16]，诱导凋亡 [16, 18]，DNA 损伤反应（调控参与感受和执行 DNA 损伤反应的基因）[19-22]，多种细胞因子和趋化因子信号通路 [如干扰素和转化生长因子 β（TGF-β）启动的信号通路][16, 18]，通过抑制 PRDM1/BLIMP1 主要调控因子的浆细胞分化过程 [23-26]。这些转录程序表明 BCL6 对于建立生发中心的增生状态起关键作用，促进抗原特异性 DNA 修饰过程（体细胞超突变和类别转换重组）而不

触发 DNA 损伤反应；此外，BCL6 控制多种导致成熟前过早活化和分化的信号通路，这些成熟前的活化和分化发生在产生高亲和力的抗体细胞选择生存之前。

生发中心母细胞被认为停止增生，移动到明区，在明区中心细胞通过与 $CD4^+$T 细胞和滤泡树突细胞相互作用被抗原刺激[3, 4, 7, 8]。表达与抗原低亲和力 BCR 的中心细胞被凋亡清除，而少数具有高亲和力的细胞可以被选择生存和分化成记忆细胞和浆细胞[4]，或者被各种信号激活重新进入暗区[9]。反复交替发生的突变和选择导致在群体水平的亲和力成熟。在生发中心，中心细胞也经历类别转换重组（class-switch recombination，CSR），是一种 DNA 重塑事件能够赋予具有相同特异性的抗体不同的效应功能[27]。体细胞超突变和类别转换重组代表 B 细胞特异性功能，通过参与单链或双链断裂的机制修饰 B 细胞的基因组或者依赖于活化诱导胞嘧啶核苷脱氨酶（activation-induced cytidine deaminase，AID）的活性[28-30]，该观念对于理解 B 细胞非霍奇金淋巴瘤基因遗传改变产生的机制非常重要。

一旦这些过程完成，两个使生发中心母细胞迁移的关键信号为抗原与 BCR 衔接，以及 $CD40^+$T 细胞表达的配体激活 CD40 受体。这些信号分别在翻译水平和转录水平刺激 BCL6 下调，从而恢复 DNA 损伤反应及活化和分化能力。

这些关于生发中心母细胞反应的概要描述虽然过于简单，但是对于引入两个关键概念理解 B 细胞非霍奇金淋巴瘤的发病机制是有用的。首先，体细胞超突变的活性导致了基因组 DNA 不可逆的改变，由此可以推论，除了大部分套细胞淋巴瘤（MCL）外，大多数 B 细胞非霍奇金淋巴瘤都来源于生发中心中克隆扩增的 B 细胞，因为恶性细胞克隆包含高度突变的，大部分是同种突变的 IgV 序列，表明起源于单个起始细胞[31]。其次，B 细胞非霍奇金淋巴瘤中致瘤病变的两个常见机制——染色体易位和异常体细胞超突变（ASHM）——由 B 细胞分化过程中使 Ig 基因正常多样化的机制发生错误导致，这些证据进一步支持了大多数 B 细胞非霍奇金淋巴瘤起源于生发中心（图 24.2）[32]。最后，生发中心发育过程中两个独特阶段的定义反映了在 B 细胞分化的相同阶段不同的瞬间状态，从某种程度上可以用来识别不同的 B 细胞非霍奇金淋巴瘤亚型。

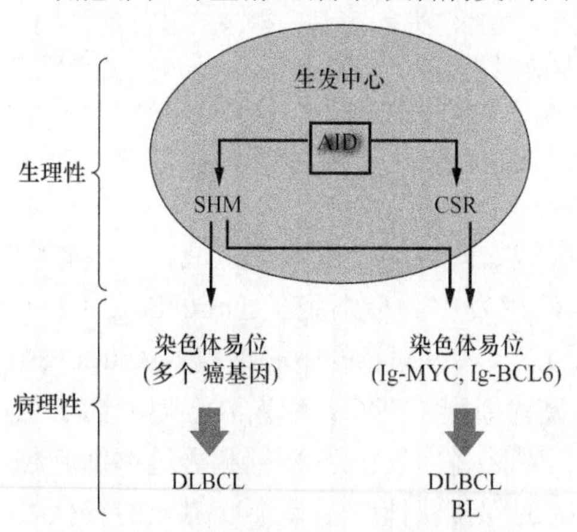

图 24.2　淋巴瘤形成过程中的遗传损伤的模式图。B-NHL 相关的遗传损伤可归因于生发中心内细胞高度增殖的环境下体细胞超突变和类别转换重组等生理过程中的错误，包括染色体易位，表现为 Ig 基因和一些癌基因（如 BCL6 或 MYC）并置，以及多个靶基因异常的体细胞超突变。AID，激活诱导的胞嘧啶核苷脱氨酶；SHM，体细胞超突变；CSR，类别转换重组

T 细胞发育

T 细胞发育是根据 CD4 和 CD8 分子的表达情况按照一定的阶段顺序逐步进行的。定向淋巴祖细胞从骨髓移出并迁移到胸腺，形成早期的 T 细胞祖细胞或双阴性细胞（DN1），它们缺乏 CD4 和 CD8 的表达，具有未重排的 T 细胞受体（TCR）基因[33]。在胸腺皮质，T 细胞经过双阴性 DN2、DN3 和 DN4 的发展阶段，并在 TCRβ 位点进行特异性重排以获得前 TCR 的表达[33]。那些成功重组了前 TCR 的胸腺细胞被筛选进一

步分化成为表达完整表面 TCR 的双阳性细胞（$CD4^+CD8^+$），在髓质内进入阳性选择和阴性选择过程，然后作为单阳性 T 细胞离开胸腺[33]。这个过程的最终结果就是形成一个表现出协调性 TCR 及其辅助受体特异性的成熟 T 细胞群，这是对外界抗原产生有效免疫反应必需的。大部分成熟 T 细胞非霍奇金淋巴瘤起源于淋巴器官中的胸腺后 T 细胞。

淋巴瘤遗传病变的普遍机制

类似于其他癌症，淋巴瘤表现出影响癌基因和抑癌基因的多种遗传病变积累的多步骤过程，包括染色体易位、点突变、基因组缺失和拷贝数（CN）获得 / 扩增。

染色体易位

虽然在其他非淋巴肿瘤中也有发现，但染色体易位代表了血液系统恶性肿瘤的遗传标志。染色体易位通过两个特异的染色体之间的互换和平衡重组产生，目前认为染色体易位经常与特定肿瘤类型相关，在这些肿瘤类型中它们在每个肿瘤病例克隆性表达。

染色体易位发生的确切分子机制还不十分清楚，但对于它们发生的必要条件的研究已经取得了显著的进步[34]。目前已证实染色体易位的发生至少部分是 B 细胞 Ig 和 T 细胞的 TCR 基因重排错误的结果之一。根据染色体断裂位点的特征，可以大致区分出 3 种类型：①重组激活基因 RAG 介导的 V（D）J 重组过程的错误导致的易位，如套细胞淋巴瘤中，涉及 IGH 和 CCND1 基因的重组，或滤泡性淋巴瘤（FL）的 IGH 和 BCL2 基因的重组[34-36]；② AID 依赖 CSR 过程中错误介导的易位，如散发性 Burkitt 淋巴瘤（BL）中 Ig 和 MYC 基因之间的重组[34]；③ AID 介导体细胞超突变时产生的易位，同时也产生 DNA 断裂，如参与地方性 Burkitt 淋巴瘤中 Ig 和 MYC 位点的断裂[34]。通过易发淋巴瘤小鼠的体内实验结果提供了抗体相关重组参与的结论性证据，在小鼠中去除 AID 酶足以去除正在发生类别转换重组的正常 B 细胞中产生的 MYC-IGH 易位[37, 38]，并可阻止生发中心母细胞来源的 B 细胞非霍奇金淋巴瘤的产生。

所有非霍奇金淋巴瘤相关的染色体易位的普遍特征是在染色体重组位点附近存在原癌基因。与急性白血病相比，在大部分淋巴瘤类型中，癌基因的编码域不受易位的影响，但伴侣染色体的异源调控序列的并置引起癌基因表达模式改变（原癌基因失调控）（图 24.3）。如果原癌基因的表达在正常的肿瘤对照是受到严格调控，在淋巴瘤细胞中持续性表达，这种原癌基因失调控过程可定义为同源性的，而在肿瘤细胞的正常对照细胞中原癌基因不表达，在淋巴瘤中原癌基因易位表达，这种原癌基因失调控定义为异源性的。在大多数非霍奇金淋巴瘤相关的易位中，原癌基因失调控的异源性调控序列来源于靶组织中高水平表达的抗原受体位点[34]。然而某些易位如弥漫性大 B 细胞淋巴瘤（DLBCL）中涉及 BCL6 的易位，在个别肿瘤案例中，来源于不同染色体位点的不同启动子区域可以与原癌基因 BCL6 并置，这种现象被称为混杂易位（promiscuous translocations）[40-47]。

一些较少见情况下，B 细胞非霍奇金淋巴瘤相关染色体易位，两个相关基因的编码区并置，形成了一个嵌合单位并编码一个新的融合蛋白，这种易位是急性白血病相关的染色体易位常见的结果（图 24.3）。例如，黏膜相关的淋巴组织（MALT）淋巴瘤的 t（11;

18）和间变性大细胞淋巴瘤（ALCL）的 t（2；5）。通过对大多数常见易位的遗传位点的分子克隆，人们已经鉴定了很多与淋巴瘤发生相关的原癌基因。

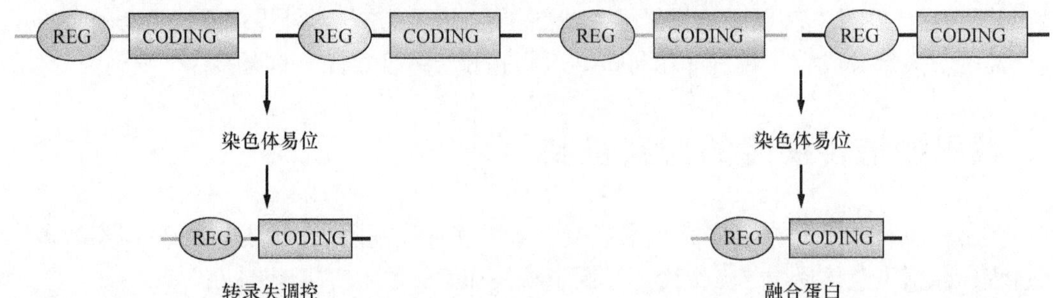

图 24.3　染色体易位的分子影响。上图：涉及两个癌基因染色体易位的示意图，包含调控（REG）和编码序列。只显示了一边的平衡相互易位。下图：染色体易位的两种不同结果。在转录调控异常的情况下（左侧），癌基因正常的调控序列被来源于伴侣染色体的调控序列替代，导致癌基因的异常调控表达。在大多数 B-NHL 病例，异质性调控区来源于 Ig 位点。在融合蛋白的情况下（右侧），两个基因的编码序列在一个框架内连接成一个嵌合体转录单元从而编码一个具有新的生化和功能特点的融合蛋白

异常的体细胞超突变

异常的体细胞超突变（ASHM）定义了一种遗传病变机制，这种遗传病变似乎源于生理性体细胞超突变过程的功能障碍，导致多个非 Ig 基因的突变[48]。这种现象只与 B 细胞非霍奇金淋巴瘤相关，尤其是弥漫性大 B 细胞淋巴瘤（DLBCL），已发现超过 10% 的转录激活的基因由异常的体细胞超突变引起。

在生发中心 B 细胞中，体细胞超突变在时间和空间上受到严格调控，仅在重排的 IgV[49] 和其他少数基因的 5′ 区域，包括 BCL16 和 B 细胞受体[50-53] 的 CD79 部分引入了突变，尽管在这些少数基因上发现的突变功能尚不清楚。与之相反，在超过 50% 的弥漫性大 B 细胞淋巴瘤（病例和较少的一些其他类型的淋巴瘤）可发现影响数个位点的多突变事件[54-58]。这些已经鉴定了的靶位点包括一些众所周知的原癌基因，如 PIM1、PAX5 和最常发生改变的人类瘤基因 MYC[48]。这些突变通常分布于转录起始位点 2kb 以内（如 Ig 位点的高突变区）[59]，并且根据靶基因的基因组构成来影响非翻译区和编码区，从而改变对某些因子的反应，这些因子正常情况下调控这些基因的表达，或者改变关键的结构和功能特性[48]。MYC 就是这种情况，相当数量的氨基酸替换导致 MYC 致瘤潜能的活化。然而，异常的体细胞超突变所致的潜在的广泛遗传病变的全面描述仍然缺乏，其功能障碍的机制还未阐明。

拷贝数增加和扩增

除了染色体易位和异常的体细胞超突变，基因拷贝数增加和扩增也可以改变原癌基因的结构和它们的表达模式，导致一个未受损伤的蛋白过表达。和上皮细胞癌相比，到目前为止，只有少数基因被鉴定为 B 细胞非霍奇金淋巴瘤拷贝数扩增的特异性靶基因，如弥漫性大 B 细胞淋巴瘤的 REL 和 BCL2 基因[60-63]，以及原发性纵隔大 B 细胞瘤（PMBCL）中编码程序性细胞死亡 PD-1 配体的基因[64, 65]。

激活性点突变

原癌基因编码序列的体细胞点突变可能改变其蛋白产物的生物学特性，导致其稳定或者持续性激活。在过去几年中，使用全基因组、高通量测序技术已经能够确定许多之前没有想到的在癌症中体细胞突变的靶点，包括淋巴恶性肿瘤。这些基因将在各个疾病章节进行讨论。值得注意的是，在人类肿瘤中常见的 RAS 基因的突变，在淋巴瘤中却很少见[66]。

突变的失活与缺失

直到最近，TP53 基因，这个可能是人类肿瘤中最常见的基因改变的靶点[66]，也是参与非霍奇金淋巴瘤发病机制的少数真正的抑癌基因之一，虽然其发生频率相对较低且仅限于特异性疾病类型，如 Burkitt 淋巴瘤和来源于滤泡性淋巴瘤或慢性淋巴细胞白血病转化的弥漫性大 B 细胞淋巴瘤[68, 69]。非霍奇金淋巴瘤中 TP53 失活的机制大体来说与在其他肿瘤中发现的类似，涉及一个等位基因的点突变和第二个等位基因的染色体缺失或突变。然而，最近利用基因组技术的成果表明另外一些通过特异性染色体缺失和（或）有害突变导致的在 B 细胞非霍奇金淋巴瘤丢失的候选抑癌基因。其中两个基因定位于 6 号染色体长臂（6q），已知该区域在很大比例的预后差的侵袭性淋巴瘤中缺失[70, 71]。定位于 6q21 的 PRDM1/BLIMP1 基因，在约 25% 的活化的 B 细胞样弥漫大 B 细胞淋巴瘤（ABC-DLBCL）病例中存在双等位基因的失活[72-74]；还有定位于 6q23 的 NF-κB 负性调控子 A20 基因在 ABC-DLBCL、PMBCL、边缘区淋巴瘤亚型和 HL 中经常缺失[75-78]。单等位基因失活的突变和缺失被发现在很大比例的 DLBCL 和 FL 中影响乙酰化转移酶基因 CREBBP 和 EP300，提示发挥单倍体不足抑癌基因的作用[79]。这两种淋巴瘤类型也存在 MLL2[80] 的截短突变，其已经成为癌症中最常见的突变基因之一。在拷贝数缺失导致失活的抑癌基因中，几个重要的基因值得提及，染色体 13q14.3 上的 DLEU2/mir-15a/16-1 簇在 CLL 中是最常见的改变（＞50% 的病例中发生）[81]，CDKN2A（p16/INK4a）在转化的滤泡性淋巴瘤（tFL）、里氏综合征（RS）和 ABC-DLBCL 中通过局灶性纯合缺失而失活[82-84]，在各种 B 细胞非霍奇金淋巴瘤中通过表观转录沉默导致抑癌基因的失活发生频率较低[83]。

传染性病原体

病毒和细菌感染都与淋巴瘤的发病机制相关。至少有三个病毒与非霍奇金淋巴瘤亚型相关：EB 病毒（the Epstein-Barr virus，EBV）、人类疱疹病毒 -8（the human herpesvirus-8，HHV-8/KSHV）及人类 T 细胞白血病病毒 1 型（HTLV-1）。其他的传染性病原体，如人免疫缺陷性病毒（HIV）、丙肝病毒（HCV）、幽门螺杆菌（*Helicobacter pylori*）和鹦鹉热衣原体（*Chlamydophila psittaci*），通过损伤免疫系统，和（或）通过提供慢性抗原刺激间接参与非霍奇金淋巴瘤的发病机制。

EBV 最初在非洲地方性 Burkitt 淋巴瘤中被发现[86, 87]，随后在部分散发性 Burkitt 淋巴瘤、HIV 相关的淋巴瘤和原发性渗出性淋巴瘤（PELs）中被检测到[88-92]。在 EBV 感染后，EBV 基因组进入 B 淋巴细胞细胞核中，在核中主要作为染色体外环状分子 [游离体

（episome）] 存在[93]。环状游离体的生成通过其黏性末端重复片段介导，该重复片段由不同数目的串联重复序列（VNTR）组成[93, 94]。由于该终末端的异质性，包含在新的游离体中的串联重复序列的数目存在显著差异，这样也就形成了单个感染细胞的克隆性标志[94]。在 EBV 感染的非霍奇金淋巴瘤中，病毒的病理作用至少是双重的。首先，EBV 可以显著改变 B 细胞的生长是公认的[93]；其次，EBV 感染的淋巴瘤通常显示出单一形式的融合 EBV 末端，表明淋巴瘤细胞群是单个的感染性细胞的克隆性扩增[88, 89]。但是，EB 病毒在淋巴瘤发生中的作用目前仍不清楚，因为几乎所有人在一生中都会感染该病毒，但病毒转化基因通常却不会在 Burkitt 淋巴瘤细胞中表达。

HHV-8 是一个最先在 HIV 相关的卡波西肉瘤（Kaposi sarcoma）组织中鉴定出来的 γ 疱疹病毒[95]，随后发现能感染 PEL 细胞并在相当一部分的多中心卡斯尔曼病（multicentric Castleman disease）中发现[96-98]。系统进化分析表明，与 HHV-8 亲源最近的是鼠猴疱疹病毒（herpes virus saimiri，HVS），HVS 是一种与 T 细胞淋巴增生性疾病相关的灵长类 γ-2 疱疹病毒[99]。与其他的 γ 疱疹病毒相同，HHV-8 也具有亲淋巴细胞性，可以在体内和体外感染淋巴细胞[95, 97, 98]。自然感染 HHV-8 的淋巴瘤细胞以病毒游离体结构携带病毒基因组，病毒基因表达显示出显著抑制，提示其潜伏感染的模式[99]。

HTLV-1 RNA 反转录病毒首先从一个成人 T 细胞白血病 / 淋巴瘤（ATLL）患者建立的细胞系中分离出来[100]。与急性转化反转录病毒不同，HTLV-1 基因组并不编码病毒的癌基因，也不通过邻近细胞原癌基因顺式激活转化 T 细胞，因为前病毒似乎是以随机的方式整合到宿主的基因组中[101-103]。而 HTLV-1 的病因效应似乎最初归因于病毒产生的反式调控蛋白（HTLV-1 tax），它能激活一些宿主基因的转录[104-110]。然而，tax 表达在体内被抑制，最可能导致感染细胞的免疫逃逸，使其恶性转化细胞的功能被质疑。最近，一个病毒因子被确认，被认为与细胞增殖和病毒复制相关，可能是 HTLV-1 介导的淋巴瘤生成的原因。

由于丙型肝炎病毒（HCV）阳性患者患淋巴增生性疾病的发病风险增加，B-NHL 与 HCV 感染的相关性被提出，HCV 是一种黄病毒家族（Flaviviridae family）的单链 RNA 病毒[111]，干预性研究结果表明，用抗病毒治疗去除 HCV 能直接引起血清阳性的惰性淋巴瘤患者肿瘤消退[112]。虽然机制尚不清楚，但目前研究模型表明丙型肝炎病毒感染相关抗原慢性刺激的 B 细胞可以诱导非恶性 B 细胞的扩增，随着其他遗传损伤的积累，非恶性 B 细胞的扩增随后逐渐演变为 B-NHL。

因为在大量的淋巴瘤样本中发现了幽门螺杆菌，从而报道了胃内幽门螺杆菌的抗原刺激和来源于胃的 MALT 淋巴瘤之间的因果关系[113-115]，通过使用抗生素而去除感染后可使 70% 的病例得到长期完全转归[116]。然而，有 t（11；18）（q21；21）染色体易位的患者用抗生素根除治疗的效果较差[117]。

鹦鹉热衣原体是一种必须寄生在细胞内的细菌，最近报道其与眼附属器边缘区 B 细胞淋巴瘤（marginal zone B-cell lymphoma，MZL）的发展相关，尽管在不同地理区域之间的患病率差异仍是一个主要的研究问题[118, 119]。在这种惰性淋巴瘤中，鹦鹉热衣原体可导致局部和系统性的持续感染，可能通过体内促有丝分裂和促进多克隆细胞增殖，诱导被感染细胞的抗凋亡而促进了淋巴瘤的形成。值得注意的是，通过抗生素的细菌根治法往往可以引起淋巴瘤的消退[120]。

B 细胞非霍奇金淋巴瘤的分子发病机制

接下来将重点讨论研究得比较彻底的与最常见类型的 B-NHL 相关的遗传病变，其分类根据淋巴瘤的世界卫生组织（WHO）分类标准进行[1]。HIV 相关的 NHL 的分子发病机制也将提及，而其他 B 细胞 NHL 型的发病机制目前了解得很少。淋巴母细胞瘤被认为与 T 和 B 细胞 - 急性淋巴细胞白血病是相同的疾病，将不在本章中讨论。

套细胞淋巴瘤

细胞起源

套细胞淋巴瘤（MCL）是一种侵袭性疾病，占全部 NHL 诊断的 5% 而且通常被认为是不可治愈的[1]。根据免疫表型、基因表达谱和分子特征，如大多数病例中存在的非突变 IgV 基因，MCL 历史上被认为来自于位于次级滤泡套区的初始、GC 前的外周 B 细胞（图 24.1）[121]。最近发现的 BCR 多样性，包括 IGHV 超突变，发生于一种亚型的肿瘤病例中（占 15% ～ 40%），这已经改变了这种模式，表明存在独特的分子亚型，其中包括受 CG 环境影响的亚型。

遗传病变

MCL 与 t（11；14）（q13；32）易位相关，易位将染色体 14q32 上的 IGH 基因和染色体 11q13 上包含 CCND1（也称为 BCL1）基因的区域并置[122-124]。易位持续性的导致 cyclin D1 的同源性调控异常和过表达。cyclin D1 是 D 型 G_1 细胞周期素的一种，调控细胞周期的早期阶段且在正常情况下的静止期 B 细胞中不表达[125-127]。通过异常调控 cyclin D1，t（11；14）被认为通过干扰细胞周期 G_1 ～ S 期转换作用于细胞的恶性转化[121]。重要的是，这种基因病变的频率和特异性，联合 cyclin D1 在肿瘤细胞中的表达可以为 MCL 诊断提供非常好的标志物[1]。

除了 t（11；14），10% 以上的 MCL 由于继发性的染色体重排、微缺失或 3′ 非编码区的点突变而过表达异常的 cyclin D1 或较短的 cyclin D1 转录本[128-130]。这些改变通过消除不稳定序列，引起 mRNA 的半衰期增加而使 cyclin D1 过表达，这种病变通常在具有高增殖活性和侵袭性更强的临床过程的病例中更常见。当伴有其他致癌事件发生时，人类肿瘤中 cyclin D1 异常调控的致病作用可通过体外 cyclin D1 蛋白过表达促进细胞恶性转化，以及在转基因鼠内促进 B 细胞淋巴瘤发生[131, 132]，尽管如此，我们仍缺乏能够真实地复制人类 MCL 的动物模型。

MCL 其他遗传性改变包括通过基因组缺失和突变引起的 ATM 双等位基因失活[133]、TP53 基因的丢失（20% 的患者，是不良预后的标志物）[134] 及缺失、点突变或启动子高甲基化导致的 CDKN2A 的失活（约 50% 病例属于具有母细胞形态的 MCL 变异型）[135]。也有与侵袭性肿瘤相关的突变激活 Notch 信号通路，包括 NOTCH1（12% 的临床样本）和 NOTCH2（5% 的样本）；这些相互排斥的病变大部分由截短事件组成，这些截短去除了 NOTCH 蛋白降解所需的 PEST 序列，从而维持蛋白质稳定[136, 137]。其他常见的基因突变也有报道，包括编码抗凋亡蛋白 BIRC3、Toll 样受体 2（TLR2）、染色质修饰者 WHSC1 和 MLL2 及 MEF2B 转录因子[136]。在一小部分病例，BMI1 扩增和（或）过表达有可能是导致 CDKN2A 失活的另一种机制[138, 139]。

Burkitt 淋巴瘤

细胞起源

Burkitt 淋巴瘤（BL）是一种侵袭性淋巴瘤，由三种临床类型组成，即散发性 BL、地方性 BL 和 HIV 相关性 BL，该型往往诊断为 AIDS 的早期表现[1]。在所有类型中，具有高突变的 IgV 序列[140-143]及明显的基因转录谱的表达[144, 145]，清楚地确定其来源于 GC B 细胞。

遗传病变

所有的 BL 病例，包括其白血病的变体，几乎都具备一种必需的遗传病变（如 8q24 的 MYC 与伴侣染色体上的 Ig 位点之间的染色体易位）[146, 147]。在约 80% 的病例，这种易位发生在 IGH 位点，导致 t（8；14）（q24；q32），而剩下的 20% 病例或涉及 IGκ（2p12）或涉及 IGγ（22q11）[146-149]。虽然在显微镜下相当一致，但这些易位表现出来高度的分子异质性，t（8；14）断裂点位于 MYC 基因的 5′ 端并靠近中心粒的区域，而在 t（2；8）和 t（8；22）断裂点则位于 MYC 基因的 3′ 端[146-150]。更多的分子异质性来自染色体 8 和 14 的 t（8；14）确切断裂点。地方性 BL 的易位涉及 8 号染色体 MYC 基因 5′ 端还未定义距离的序列（＞1000kb）和 14 号染色体 IGHJ 区域内或接近该基因的区域的序列[151, 152]。在散发性 BL，t（8；14）主要涉及 8 号染色体 MYC 基因内或 MYC 基因 5′ 近端（＜3kb）的序列，以及 14 号染色体 IGH 转换区域内的序列[144, 145]。

t（8；14）、t（2；8）和 t（8；22）易位最常见的结果是 MYC 原癌基因易位和持续性的过表达[153-155]，而在大部分增生性 GC B 细胞中通常表达缺失[13]，部分由于 BCL6 介导的转录抑制[156]。至少有三种不同的机制引起了 MYC 癌基因激活，包括：① MYC 编码序列和来源于 Ig 位点的异源性增强子之间的并置[153-155]；②基因 5′ 端调控序列的结构改变，从而影响 MYC 基因对控制其表达的细胞因子的反应性[157]，特别是 MYC 基因的外显子 1 和内含子 1 的连接点包含了关键的调控元件，这些调控元件要么通过易位缺失要么在易位的等位基因发生突变；③编码蛋白反式激活结构域的第二个外显子内的氨基酸替代而引起的 MYC 癌基因激活[158, 159]。这些突变可以破坏 p107，一种与 RB1 相关的核蛋白，抑制 MYC 基因的活性[160]，或者能增加蛋白的稳定性[161, 162]。

MYC 是一个核磷酸蛋白，作为序列特异性 DNA 结合蛋白转录调控因子调控细胞增殖、细胞生长、分化和凋亡，这些特征均与肿瘤发生相关[163]。此外，MYC 也可以不依赖于它的转录活性而控制 DNA 的复制，通过诱导复制性压力促进基因组的不稳定性[164]。与 MYC 基因参与多细胞过程一致，MYC 靶基因网络约包括全部蛋白编码基因的 15% 及非编码 RNA[163-165]。在体内，MYC 被发现主要与相关蛋白 MAX 形成异源二聚体，这种相互作用在 MYC 基因诱导的转录刺激和细胞增生中是必要的[166-172]。在携带 MYC 易位的 NHL 中，MYC 的持续性表达诱导具有多种功能的靶基因的转录，通过影响 DNA 复制、能量代谢、蛋白合成和端粒延长调节细胞生长[163, 172, 173]。此外，失调控的 MYC 表达被认为可以导致基因组的不稳定性，从而通过促进其他基因损伤的发生而促进肿瘤的进展[174]。在转基因鼠模型中，MYC 表达的失调控导致高度显性的和短潜伏期的侵袭性 B 细胞淋巴瘤的发展[162, 175, 176]。这些鼠模型证实了 B 细胞中 MYC 失调控在发病机制中的作用，尽管产生的这些淋巴瘤比人类 BL 淋巴瘤更加不成熟，这极可能是由于表达 MYC 转基因的启动子序列的早期激活。

最近，新基因组学技术的应用揭示了与 MYC 共同促进这种侵袭性淋巴瘤发展的其他致癌机制。转录因子 3（TCF3）（10% ～ 25%）及其负调节因子 ID3（35% ～ 58%）的突变在 BL 的所有三种亚型中都经常发生，在这些 BL 中促进“tonic”（抗原非依赖性）BCR 信号转导和通过激活磷酸肌醇 -3- 激酶（PI3K）途径而维持肿瘤细胞的存活（图 24.4）[177]。此外，TCF3 可以通过反式激活 CCND3 来促进细胞周期进程。值得注意的是，在 38% 的 sBL 中，CCND3 自身可作为获得性的功能突变位点，可以影响 D 型细胞周期蛋白的 C 端保守残基，参与维持蛋白质稳定性，促进其高表达。有趣的是，CCND3 突变仅发生在 2.6% 的地方性 BL 中，表明这种亚型具有替代致癌机制[177]。其他常见的遗传病变包括通过突变和（或）缺失导致的 TP53 的丢失（30% 的散发性 BL 和流行性 BL）[68]、由于缺失或者高甲基化导致的 CDKN2B 的失活（17% 的样本）[75]、30% 的病例检测出 6q 的缺失，与临床分型无关[70]。最后一个 BL 发展中的参与因素是单克隆 EBV 感染，事实上发生在所有的流行性 BL 和 30% 的散发性 BL 中[86, 88, 178, 179]。一类小 RNA 分子 EBER 的持续性表达被认为可以介导 BL 中的 EBV 转化潜能[180]。然而，由于 BL 中 EBV 感染显示出特殊的潜伏感染表型，即 EBV 转化抗原 LMP1 和 EBNA2 都呈阴性；因此，这种病毒在发病机制中确切的作用还难以确定[181]。

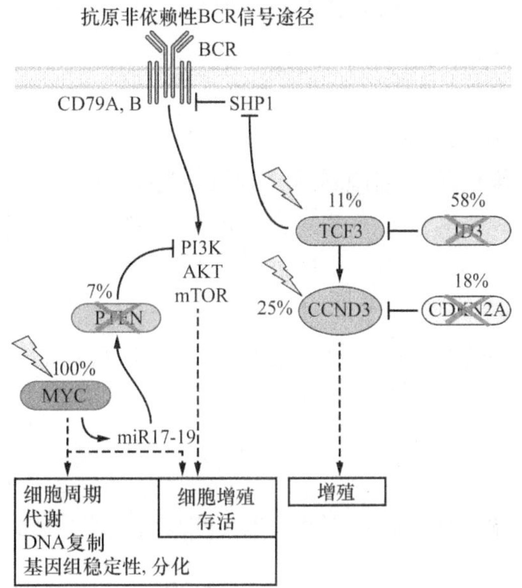

图 24.4 Burkitt 淋巴瘤中常见的遗传损伤。闪电符号表示激活突变，交叉符号表示灭活。mTOR，哺乳动物雷帕霉素靶蛋白

滤泡性淋巴瘤

滤泡性淋巴瘤（FL）是第二常见的 B-NHL（约占诊断的 20%），也是最常见的低级 B-NHL[1]。这是一种不活跃的但几乎无法治愈的疾病，其特征是持续的进展和复发模式，经常组织转化成侵袭性淋巴瘤，具有弥漫性大 B 细胞结构和不良预后（20% ～ 30% 的病例）[182, 183]。

细胞起源

特异性的 GC B 细胞标志物，如 BCL6 和 CD10 及显示 SHM 活性的体细胞突变的 Ig 基因的存在支持 FL 发生于 GC B 细胞[1]。

遗传病变

FL 的遗传特征是影响定位于染色体 18q21 上的 BCL2 基因的染色体易位，该易位可在 80% ～ 90% 的病例中检测到，虽然在 3 级 FL 中的发生频率很低，但与细胞亚型无关[184-187]。这些重排导致了 BCL2 的 3′ 非翻译区和 IgJ_H 片段的连接，引起 GC B 细胞的 BCL2 基因的异位表达[184, 185, 188-192]，正常情况下，BCL2 的转录是被 BCL6 抑制的[18, 193]。约 70% 的断裂点位于 18 号染色体主要的断裂点区域内，剩余的 5% ～ 25% 则定位于更远的较小的区域内，位于 BCL2 下游的 20kb 范围内[184, 185, 188, 1189]。涉及 BCL2 基因 5′ 侧翼区域的重排在少数病例中被发现[194]。BCL2 基因编码一个 26kDa 的镶嵌膜蛋白，通过阻止程序性细胞死亡而控制细胞凋亡阈值，从而在不依赖抗原选择的情况下，通过抑制肿瘤细胞凋亡而促成淋巴瘤的形成，但是，额外的遗传变异可能对于细胞的恶性转化也是必需的。其中最突出的是多种表观遗传修饰因子的突变，包括甲基转移酶 MLL2（80% ～ 90% 的病例）[80]、多梳蛋白癌基因 EZH2（7% 的患者）[195]、乙酰转移酶 CREBBP 和 EP300（约 40% 的患者）[79, 80] 及多核心组蛋白[196]，这些改变可能通过重塑肿瘤前体细胞的表观遗传谱参与细胞转化。慢性抗原刺激也发挥重要作用[197, 198]。

通过对顺序的、克隆相关 FL 和 tFL 活检组织进行全外显子测序和拷贝数分析，最近提供了在组织学进展到弥漫性大 B 细胞淋巴瘤过程中必需的分子事件的特征，这些分子事件在赋予恶性程度更高表型中可能发挥重要作用。tFL 特异性病变包括 CDKN2A/B 缺失、突变和高甲基化导致的失活（约 1/3 的患者）[84, 136, 199]、MYC 的重排和扩增[84, 200]、TP53 突变 / 缺失（25% ～ 30% 的患者）[69, 201-203]、6 号染色体的缺失（20% 的患者）[70]、ASHM 和免疫调节剂 B2M 的双等位基因缺失（尽管仍需要更多大型队列研究）[84]。BCL6 基因的染色体易位在 6% ～ 14% 的 FL 患者中检测到，并在最终发展成侵袭性 DLBCL 的患者中，这种染色体易位的发生率明显较高[204-207]。

弥漫性大 B 细胞淋巴瘤

弥漫性大 B 细胞淋巴瘤（diffuse large B-cell lymphoma，DLBCL）是 B-NHL 最常见的类型，占成人新发病例的 40%，并包括原发性病例及源自其他低侵袭性的 B-NHL 临床进展而来的疾病，如 FL 和 CLL[1, 208]。

细胞起源

基于基因表达谱分析，在诊断对象中至少已经鉴定出 3 种有明显特征的分子亚型，反映了它们来自不同发育阶段的 B 细胞。生发中心 B 细胞样 DLBCL 似乎来源于增生性的 GC；ABC-DLBCL 显示出 BCR 活化 B 细胞相关或发生浆母细胞分化的 B 细胞相关的转录谱；PMBCL，推测来源于后生发中心胸腺 B 细胞。剩余的 15% ～ 30% 的病例没有明确的分类[209-212]。根据基因表达谱的分型具有很好的预后价值，与 ABC-DLBCL 相比，诊断为 GCB-DLBCL 的患者显示出较好的总生存率[63]，但在免疫表型和形态学上不完全一致，目前还不能预测不同的治疗[213, 214]；因此，这个分类标准没有正式被纳入世界 WHO 的分类标准。另外一个独立的分类根据涉及氧化磷酸化基因的表达，B 细胞受体 / 增生，肿瘤微环境 / 宿主炎症反应确认了 3 个亚类[215]。

遗传病变

DLBCL 的异质性在与其发病机制相关的遗传病变的类型中有所反映，包括平衡的互易易位、基因扩增、染色体缺失、单点突变，并且在所有 NHL、ASHM 中相对独特。近几年，全基因组方法的应用，如全外显子组 / 转录组 / 基因组测序和单核苷酸多态性（SNP）阵列分析等提供了一个全面的 DLBCL 基因组全景。其中一个重要的发现是，与其他 B 细胞恶性肿瘤相比，DLBCL 基因组复杂程度更高，平均每例患者存在 50 ～ 100 个病变，且患者间差异很大[80, 216, 217]。虽然许多已知的病变在两种分子亚型中都可发现，在转化过程中的作用一致，但其他的异常均优先或特异地与某种 DLBCL 的亚型相关，表明 GCB 和 ABC-DLBCL 具有不同的癌基因通路（图 24.5）。

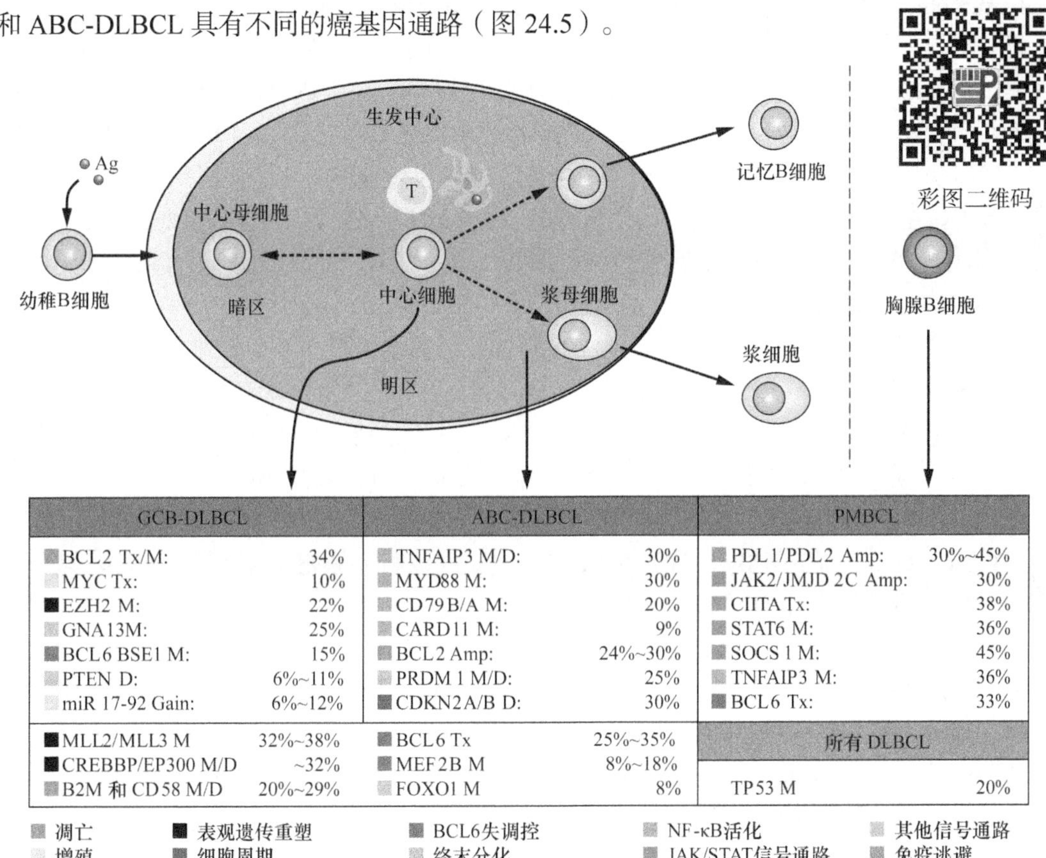

GCB-DLBCL		ABC-DLBCL		PMBCL	
BCL2 Tx/M:	34%	TNFAIP3 M/D:	30%	PDL1/PDL2 Amp:	30%~45%
MYC Tx:	10%	MYD88 M:	30%	JAK2/JMJD 2C Amp:	30%
EZH2 M:	22%	CD79B/A M:	20%	CIITA Tx:	38%
GNA13M:	25%	CARD11 M:	9%	STAT6 M:	36%
BCL6 BSE1 M:	15%	BCL2 Amp:	24%~30%	SOCS 1 M:	45%
PTEN D:	6%~11%	PRDM 1 M/D:	25%	TNFAIP3 M:	36%
miR 17-92 Gain:	6%~12%	CDKN2A/B D:	30%	BCL6 Tx:	33%
MLL2/MLL3 M	32%~38%	BCL6 Tx	25%~35%	所有 DLBCL	
CREBBP/EP300 M/D	~32%	MEF2B M	8%~18%		
B2M 和 CD58 M/D	20%~29%	FOXO1 M	8%	TP53 M	20%

图 24.5　与 DLBCL 相关的遗传损伤。在三种主要的 DLBCL 亚型中鉴定出最常见的遗传病变，包括在 GCB- 和 ABC-DLBCL 之间均存在的病变及与各个分子亚型优先分离的病变。功能损失变化为黑色，功能增益事件为红色。颜色编号的正方形表示受改变影响的生物功能 / 信号通路

GCB 和 ABC 都有的病变

无论什么亚型，在 DLBCL 中破坏最突出的是，由于 CREBBP / EP300 乙酰转移酶基因（35% 的患者）和 MLL2 H3K4 三甲基转移酶基因的（30% 的患者）突变引起的染色质的表观遗传调控[79, 80, 217]。这些病变可能通过重编程癌症表观基因组促进肿瘤发展，如在 CREBBP / EP300 中，通过改变的癌基因 BCL6（通常被乙酰化灭活）的活性，与抑癌

基因 p53（需要特定位点乙酰化维持其功能）之间的平衡 [79]。

由于多种遗传病变引起的 BCL6 活性失调也是 DLBCL 中 GCB 和 ABC-DLBCL 主要的发病机制。位于 3q27 的 BCL6 基因的染色体重排在高达 35% 的 DLBCL 患者发生 [71, 205, 218]，而在 ABC-DLBCL 亚型中的发生频率高两倍（图 24.4）[219]。重排使 BCL6 下游的完整的编码区与来自于伴侣染色体的具有相同方向转录起始位点的异源性序列并置，这些异源性序列包括 IGH（14q23）、IGκ（2p12）、IG λ（22q11），并至少还有 20 种以上与 IG 位点不相关的染色体位点 [40–47]。大部分易位导致融合转录产物，其中 BCL6 的启动子和第一个非编码外显子被来源于易位的伴侣基因序列取代 [41, 220]。由于这些启动子的共同特点是在 B 细胞发育过程中有广泛的活性，包括在后生发中心分化阶段表达，所以上述易位阻止了 BCL6 的表达下调，BCL6 表达下调通常与分化成为后生发中心细胞密切相关。各种间接机制也参与 BCL6 基因产物的异常调控，包括其正调节因子 MEF2B 的功能获得性突变（11% 的患者）[221]、CREBBP / EP300 的失活性突变 / 缺失 [79]、FBXO11 的突变 / 缺失（5% 的患者）[222]、FBXO11 编码的泛素连接酶参与调节 BCL6 蛋白降解。这些病变通过增强 GC 细胞的典型增殖表型，同时抑制正常的 DNA 损伤反应，在淋巴瘤发生中起到关键作用；此外，通过小鼠模型发现，BCL6 的表达失调可导致 DLBCL，证实 BCL6 的持续性表达可以阻断终末分化状态 [223]。

DLBCL 细胞也获得了逃避免疫监视的能力，包括细胞毒性 T 淋巴细胞（CTL）介导的细胞毒性 [通过 B2M / 人白细胞抗原 Ⅰ（HLA- Ⅰ）基因的基因缺失] 和自然杀伤（NK）细胞介导的死亡（通过 CD58 分子的基因损失）[224]。通过破坏主要 Ⅱ 型组织相容性复合体（MHC- Ⅱ）的 Ⅱ 型反式激活剂的主要组织相容性复合物反式激活因子（C Ⅱ TA）和编码免疫调节蛋白 PDL1 / PDL2 的基因的扩增，PMBCL 中也可以形成类似的效应。

最后，约 50% 的 DLBCL 与 ASHM 相关 [48]。由该机制引起的编码区和非编码区突变的基因数目和种类在不同的病例有所不同，大部分尚未确认。但是，某些基因突变的倾向靶点在 DLBCL 的两个主要的亚型中被发现，其中 MYC 和 BCL2 的突变在 GCB-DLBCL 亚型中出现频率明显较高，而 PM1 的突变几乎只在 ABC-DLBCL 的病例中被观察到。因此，ASHM 可能通过在不同的患者改变不同细胞通路来促进 DLBCL 的异质性。在约 20% 的患者中可发现 TP53 抑癌基因的突变和缺失，包括来源于 FL 转化的病例，与涉及 BCL2 的染色体易位相关度更高 [69]。

GCB-DLBCL

GCB-DLBCL 特异性的遗传病变包括 t（14；18）和 t（8；14）易位，分别在 34% 和 10% 的病例中异常调控 BCL2 和 MYC 癌基因 [63, 193, 225, 226]。这种精确限制在这种类型的淋巴瘤的突变还有 EZH2 基因的突变 [195]，EZH2 基因编码组蛋白甲基转移酶，负责组蛋白 H3 的 27 位赖氨酸（H3K27）的三甲基化，还有 S1PR2 衔接蛋白 GNA13 的突变，影响 BCL6 5′ 端非翻译外显子 1 的自调节结构域的突变 [219, 227, 228]，以及抑癌基因 PTEN 的缺失 [83, 229]。

BCL6 的 5′ 调控区序列的体细胞突变可在高达 75% 的 DLBCL 的病例中被检测到 [52, 230, 231]，反映了正常的 GC B 细胞中的生理性 SHM 的活性 [52, 53]。然而，一些有关 BCL6 等位基因突变的功能性分析揭示了与 DLBCL 密切相关的一个突变亚型，而在正常的 GC 细胞或其他恶性 B 细胞中该突变不存在 [227]。这些突变通过破坏一个自调控环路而异常调控 BCL6 的转录，在这个自调控环路中，BCL6 蛋白通过结合基因的启动子区域[227, 228]，或者通过在后生发中心 B 细胞中阻止 CD40 诱导的 BCL6 的下调来调控自身的表达[232]。由于异常调控 BCL6 表达的突变没有全部被鉴定出来，因此，携带 BCL6 异常的 DLBCL 患者所占的比例仍不确定。

ABC-DLBCL

有几种仅在 ABC-DLBCL 中观察到的遗传变异，包括染色体 18q24 上 BCL2 位点的扩增[233, 234]；NF-κB（CARD11，TNFAIP3/A20）的突变[75, 235]；B 细胞受体信号通路（CD79B）上的突变[236]；TLR（MYD88）信号通路上的突变[237]；BLIMP1 失活性的突变和缺失[72-74]；染色体易位异常调控 BCL6 癌基因；p16 抑瘤基因的缺失或表达缺失。ATM 基因的突变在少数病例中有报道[238]。

ABC-DLBCL 的一个主要的特点是 NF-κB 信号通路的持续性活化，活化证据表现为富集于 NF-κB 的靶基因选择性表达特征，以及 NF-κB 是 ABC-DLBCL 细胞的增殖和存活的必须条件。尤其是在这种疾病亚型中，各种 NF-κB 正性和负性调控子的改变和其他聚集于 NF-κB 活性的调节分子维持着表型。在多达 30% 的病例中，编码负性调控子 A20 的 TNFAIP3 基因通过突变和（或）缺失引起双等位基因失活，因而阻止了 NF-κB 反应的终止[75, 76]。在 A20 基因敲除的细胞系中重新导入野生型的 A20 蛋白引起细胞凋亡、细胞增生阻滞，说明了 A20 的抑癌基因功能，这种功能部分是通过抑制 NF-κB 的活性实现的[75, 76]。在另外 10% 的 ABC-DLBCL 中，CARD11 基因在卷曲螺旋结构域中发生癌性突变并增强其反式激活 NF-κB 靶基因的能力[235]。在一些较少的情况下，发现 NF-κB 通路组成成分的各种其他基因的突变，整体占所有 ABC-DLBCL 病例的 50% 以上[75]，提示在剩下的一些病例中，一些尚未确定的遗传病变引起 NF-κB 活化。

除了持续性的 NF-κB 活化，ABC-DLBCL 显示出 BCR 信号的慢性活化，这种活化与 10% 的 ABC-DLBCL 的活检组织中影响免疫受体酪氨酸活化基序（ITAM）信号分子 CD79B 和 CD79A 的体细胞突变相关，但这种突变在其他 DLBCL 中很少见[236]。此外，几个 BCR 近端和远端亚单位的沉默对 ABC-DLBCL 具有毒性。这些研究结果为支持靶向 BCR 信号转导的治疗策略提供了基因证据[236]，缺失、干扰该信号通路的激酶抑制剂正在成为治疗 ABC-DLBCL 的新范例。

约 30% 的 ABC-DLBCL 患者在 MYD88 衔接分子的细胞内 Toll / 白细胞介素 -1 受体结构域内多次发生变化，其具有激活 NF-κB 及 JAK / STAT3 转录反应的能力。尽管 MYD88 突变与 TLR 信号转导之间的关系尚不清楚，但 MYD88 被认为是 ABC-DLBCL 存活所必需的，表明 TLR 在该疾病类型中可能具有致病作用。

ABC-DLBCL 遗传病变损伤的第二个重要过程包括终末 B 细胞分化。在高达 25% 的 ABC-DLBCL 中，PRDM1 基因通过双等位基因截短或错义突变和（或）基因组缺失导致失活，以及持续性活化的易位的 BCL6 等位基因所致的转录抑制[72-74]。PRDM1 基因编码一个锌指蛋白转录抑制子，在经历浆细胞分化的 GC B 细胞亚群和全部浆细胞中表达[239, 240]，它对于 B 细胞的终末分化是必需的[241]。因此，BLIMP1 失活可通过阻滞后生发中心 B 细胞分化而促成淋巴瘤的形成。与此一致，异常调控 BCL6 基因的易位在 BLIMP1 突变的 DLBCL 中几乎从未被发现，表明 BCL6 的调控异常和 BLIMP1 的失活代表了同一条通路上不同的癌变机制（图 24.6）。

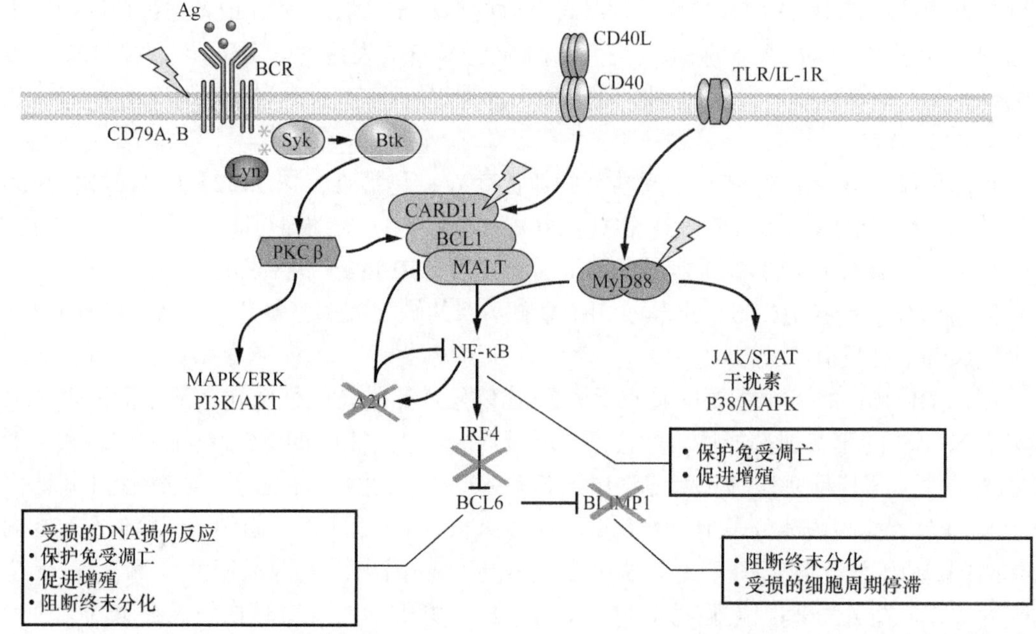

图 24.6　活化的 B 细胞样弥漫性大 B 细胞淋巴瘤（ABC-DLBCL）的通路损伤。表达功能性 B 细胞表面受体（BCR）和 CD40 受体的生发中心细胞示意图。正常的 B 细胞中被抗炎（小球所示）激动的 BCR 或有 T 细胞提呈的 CD40L 与 CD40 受体的相互作用诱导了 NF-κB 通路的活化，包括他的靶点 IRF4 和 A20。IRF4 下调 BCL6 的表达从而释放了 BLIMP1 的表达，BLIMP1 是浆细胞分化的一个主要的浆细胞调节因子。在 ABC-DLBCL 中，多种遗传损伤汇集到该通路，并在不同的病例（以百分比表示）中从多种层面干扰该通路。推测通过排他性异常调控 BCL6 和 BLIMP1 的失活来阻碍 B 细胞的终末分化，促进 NF-κB 的抗凋亡和促增殖的功能进而促成淋巴瘤的产生

PMBCL

PMBCL 是一种多见于年轻的成年女性的肿瘤，累及纵隔，并表现出特征性的基因表达谱，大部分与 HL 相似[211, 212]。PMBCL 和 HL 共同的遗传特征是 9q24 的染色体区域扩增，可在近 50% 的患者中检测到[93, 242]。这个相对较大的区间囊括了多个可能具有致病意义的基因，如编码 JAK2 酪氨酸激酶的基因、编码 T 细胞反应抑制剂的 PDL1 和 PDL2 基因[64, 83, 242]，与一些肿瘤中抗肿瘤免疫应答受损有关。其他影响 PMBCL 免疫反应调节因子的病变包括 MHC Ⅱ类反式激活因子基因 C Ⅱ TA 的基因断裂点和突变，其可以通过下调表面 HLA Ⅱ类表达来减少肿瘤细胞免疫原性[64, 65, 243]。前面提及的病变能干扰淋巴瘤细胞和微环境之间的相互作用，表明其在逃避免疫监视的机制中发挥核心作用。除了促进淋巴瘤形成之外，这些基因表达水平的升高可能部分地解释了这些淋巴瘤类型的独特特征，即有明显的炎性浸润。PMBCL 和 HL 同样存在影响 NF-κB 通路和异常调节受体酪氨酸激酶表达的遗传病变[78, 244-246]。特别是转录因子 STAT6 的突变，JAK2 的扩增 / 过表达 [通过白细胞介素 3（IL-3）/ IL-4 促进 STAT6 激活] 和其负调节物 SOCS1 的失活突变在 PMBCL 中频发，表明 JAK / STAT 信号转导途径在疾病中发挥重要作用。

来源于 CLL 和 FL 转化的 DLBCL

最近，对 CLL / RS 或 FL / tFL 的顺序组织活检进行的外显子测序研究为推动这一转

化过程的分子机制提供了线索。这些分析延伸了一些在转化过程中特异性获得的遗传病变，包括 CDKN2A / B 丢失、TP53 丢失和 MYC 易位（在两种情况下都有），以及 tFL 中的 ASHM 和 B2M 失活或 RS 中的 NOTCH1 突变[82, 84]，还重建了转化过程中主要肿瘤克隆的进化史，显示 FL 和 tFL 是由共同祖先的突变克隆通过趋异进化而来，而与 RS 相反。RS 进程类似于 CLL[247]，由主要的 CLL 克隆通过线性模式发展而来。最后，研究还表明，与新生 DLBCL 比较，尽管它们形态相似，RS 和 tFL 的基因组很大程度上是独特的，是不同病变的独特组合，这在新生 DLBCL / NOS 中不常见[82, 84]。

黏膜相关淋巴组织结外边缘区淋巴瘤

细胞起源

黏膜相关淋巴组织（MALT）淋巴瘤是第三常见的 B-NHL[1]，在过去二十年中其发病率稳步升高[248]。IgV 的重排和体细胞突变[31, 249]，以及与黏膜相关的淋巴组织密切相关的组织结构[1]表明，这些肿瘤来源于后生发中心，可能是边缘区的记忆 B 细胞（图 24.1）。一些研究支持抗原刺激的关键作用，尤其是在胃 MALT 淋巴瘤的发病机制中的作用：①这种疾病几乎在所有病例中与胃黏膜的幽门螺杆菌的慢性感染有关[113-115]；②通过抗生素治疗去除幽门螺杆菌可以导致 70% 的患者肿瘤消退[116, 250]；③ MALT 淋巴瘤细胞表达自身反应性 BCR，尤其针对类风湿因子[251, 252]。MALT 淋巴瘤在除了胃以外的身体其他部位的发生发展是否也取决于抗体刺激，现在还是一个疑问。在这方面，值得注意的是，唾液腺和甲状腺 MALT 淋巴瘤一般是自身免疫过程的后遗症，即分别称为干燥综合征（Sjögren syndrome）和慢性淋巴细胞性甲状腺炎（桥本甲状腺炎，Hashimoto 甲状腺炎）。

遗传病变

大部分与 MALT 特异的，常见的相关结构变异都靶向 NF-κB 信号通路，这提示该通路在 MALT 发病机制中的重要作用。最常见的遗传病变是 t（11；18）（2；33）易位，涉及 11q21 上的 BIRC3 基因和 18q21 上的 MALT1 基因[253, 254]，可见于 25% ～ 40% 的胃和肺 MALT 淋巴瘤[255-257]。BIRC3 在多个物种中进化保守地调控细胞程序性死亡，MALT1、BCL10 及 CARD11 是三体复合物的组成成分，在 BCR 和 NF-κB 的信号活化中起着重要的作用[258]。值得注意的是，这两个基因编码的野生型蛋白不能活化 NF-κB，与 BIRC3/MALT1 融合蛋白不同，这提示易位可能通过抑制凋亡且无须上游信号的 NF-κB 活化来赋予肿瘤细胞的生存优势[253, 254, 259]。在其他的 15% ～ 20% 的病例中还发现，在 t（14；18）（q32；q21）易位时[260, 261]，MALT1 基因易位到 IGH 位点，而 5% 的患者携带染色体 1p22 的异常，通常表现为 t（1；14）（p22；q32）；后者异常调控 BCL10 的表达，BCL10 是一个马的疱疹病毒 -2 E10 基因的细胞同源体，它包括一个 N 端 caspase 招募结构域（CARD），与一些凋亡分子中可见的结构域同源[262, 263]。然而，BCL10 没有体内促凋亡活性，而是作为抗原诱导的 NF-κB 活化的正向调控因子[258, 264, 265]。因此，这种易位可以提供 NF-κB 的转录靶点介导的抗凋亡和促增殖信号。

一份最近的研究确定了一个与 MALT 淋巴瘤密切相关（但不仅局限于 MALT 淋巴瘤）

的易位 t（3；14）（p13；32）[266, 267]，该易位导致 FOXP1 的异常调控表达。FOXP1 是翼 - 螺旋转录因子 Forkhead box 家族成员，参与 Rag1 和 Rag2 的调控，是 B 细胞发育的必需条件之一[268]。最后，在 20% 的 MALT 淋巴瘤中报道了由于突变和（或）缺失导致的 TNFAIP3 的纯合性或杂合性丢失，并且与其他导致 NF-κB 的活化遗传病变相互排斥[77]。这种疾病中其他常见的遗传病变还包括 3 号染色体三倍体[269, 270]、BCL6 的改变、TP53 的突变[271-273]。

慢性淋巴细胞性白血病

细胞起源

慢性淋巴细胞性白血病（chronic lymphocytic leukemia，CLL）是成熟的、静止的 B 淋巴细胞恶性肿瘤，来源于一种常见的类似抗原刺激的 B 细胞的前体细胞的癌性转化[274, 275]。该概念的阐明源自基因表达谱研究，虽然 CLL 表达体细胞突变和非突变 IgV 基因各占 50%[276, 277]，但所有的病例均有一个与 $CD27^+$ 记忆和边缘区 B 细胞更相关的表达谱[278, 279]。此外，这些患者中 Ig 基因的分析表明，不同个体中有着相似的甚至相同的抗原受体表达信号[280-285]。这些发现称为"stereotypy"，也强烈地支持了抗原在 CLL 发病机制中的重要作用。CLL 的组织遗传异质性与患者预后相关，Ig 基因的突变与显著延长的存活期相关[286, 287]。有趣的是，6% 的正常老年人群中可发生单克隆 B 淋巴细胞增多症（MBL），在 1% ～ 2% 的患者中其被认为是 CLL 的前体[288]。

遗传病变

不同于大多数成熟的 B-NHL，而与后生发中心或不依赖生发中心的 B 细胞来源相一致，CLL 的遗传病变大部分没有平衡染色体易位[81]。与之相反，CLL 经常发生染色体数目的异常，包括 12 号染色体三倍体和 17p、11q 和 13q14 区域的单等位基因或双等位基因缺失 / 失活（表 24.1）[81]。这些异常中 13q14 的缺失最常见，在高达 76% 的患者中存在单等位基因缺失，24% 的患者存在双等位基因缺失。有趣的是，相同的缺失在 MBL 的患者中也被发现[287]。在所有的受累病例中存在一个最小的缺失区域，涵盖了一个长的非编码 RNA（DLEU2）和两个 microRNA 表达簇，miR-15a 和 miR-16-1[288-290]。13q14 最小缺失区内编码的抑癌基因参与 CLL 发病最近已经在克隆性淋巴增生疾病两个动物模型中被证实，这两种动物模型具有 25% ～ 40% 外显率的 MBL、CLL 和 DLBCL 的特征[291]。通过间期细胞荧光原位杂交实验发现 12 号染色体三倍体型存在于约 16% 的 CLL 患者，且与不良预后相关。但没有发现特定的基因[289-291]。染色体 11q22–q23 的缺失（18% 的 CLL 病例）几乎都包含了 ATM 基因并可促进基因组不稳定性[295-297]。由于这些突变可发生在生殖细胞，所以认为该突变可能会部分导致家族性 CLL。11q22–q23 缺失区域内的另一个重要靶点是 BIRC3 基因，编码 NF-κB 的负性调节因子[298]。这样的情况下，失活突变的鉴定和持续性 NF-κB 活化，表明 NF-κB 可以为不良预后的患者提供治疗靶点。17p13 的缺失在约 7% 的诊断 CLL 患者和更多的 CLL 转化成 RS 的患者（一种临床预后差的高度侵袭性淋巴瘤）中被发现，其中包括 TP53 抑癌基因，经常伴随第二个等位基因的突变[68, 299]。最近，在 5% ～ 10% 的 CLL 患者中发现 NOTCH1 的功能获得性突变和 SF3B1 的突变，可能与不良预后相关[300-303]，RS 患者（30% 的病例）和氟达拉滨治疗抵抗患者（25% 的病例）中，这种突变相对富集支持了上述发现（图 24.7）[82, 300-304]。

表 24.1　非霍奇金淋巴瘤（NHL）相关的最常见的遗传病变

NHL 亚型	遗传变异	影响的病例（%）	涉及的基因	功能性的结果	基因功能
套细胞淋巴瘤	t（11；14）（q13；q32）	95	CCND1	转录异常调控	细胞周期调控
Burkitt 淋巴瘤	t（8；14）（q24；q32）	80	MYC	转录异常调控	控制增殖和生长
	t（2；8）（p11；q24）	15	MYC	转录异常调控	
	t（8；22）（q24；q11）	5	MYC	转录异常调控	
滤泡型淋巴瘤	t（14；18）（q32；q21）	90	BCL2	转录异常调控	抗凋亡
	t（2；18）（p11；q21）	稀少	BCL2		
	t（18；22）（q21；q11）	稀少	BCL2		
弥漫性大 B 细胞淋巴瘤（GC B）	t（8；14）（q24；q32）	10	MYC	转录异常调控	增殖和生长
	t（14；18）（q32；q21）	30	BCL2	转录异常调控	抗凋亡
	t（3；其他）（q27；其他）	15	BCL6	转录异常调控	DNA 损伤反应；分化
	EZH2 M	20	EZH2	未知	染色体重塑
弥漫性大 B 细胞淋巴瘤（AB C）	t（3；其他）（q27；其他）	25	BCL6	转录异常调控	DNA 损伤反应；分化
	TNFAIP3 M/D	20	TNFAIP3	功能丢失	NF-κB 负性调控子
	PRDM1 M/D	20	PRDM1	功能丢失	终末 B 细胞分化
	CD79B M	18	CD79B	获得性的功能	慢性活化的 BCR 信号
	CARD11 M	9	CARD11	获得性的功能	NF-κB 正性调控子
	18q21 扩增	30	BCL2	基因量的增加	抗凋亡
原发性纵隔 B 细胞淋巴瘤	9p24.1 扩增	50	JAK2	基因量的增加	JAK、ATAT 通路调控
			PDL1，PDL2	基因量的增加	免疫调节性反应
MALT 淋巴瘤	t（11；18）（q21；q21）	30	API2-MALT1 MALT1	融合蛋白	NF-κB 正性调控子
	t（14；18）（q32；q21）	15～20	MALT1	转录异常调控	NF-κB 正性调控子
	t（3；14）（p13；q32）	10	FOXP1	转录异常调控	转录因子
	t（1；14）（q22；q32）	5	BCL10	转录异常调控	NF-κB 正性调控子
淋巴浆细胞性淋巴瘤	t（9；14）（q13；q32）	50	PAX5	转录异常调控	B 细胞增生和分化
间变性大细胞淋巴瘤	t（2；5）（q23；q35）	60[a]	NPM/ALK	融合蛋白	酪氨酸激酶
经典的 Hodgkin 淋巴瘤	TNFAIP3 M/D	40[b]	TNFAIP3	功能丢失	NF-κB 负性调控子
	SOCS1 M/D	45	SOCS1	功能丢失	JAK、ATAT 通路调控
	2p13 扩增	50	REL	基因量的增加	NF-κB 正性调控子
	9p24.1 扩增	50	JAK2	基因量的增加	JAK、ATAT 通路调控
			PDL1，PDL2	基因量的增加	免疫调节性反应

注：GC B，生发中心 B 细胞样；AB C，活化的 B 细胞样；MALT，黏膜相关淋巴组织结外边缘区淋巴瘤；M，突变；D，缺失。

a 成人人群；儿童为 85%。

b 60% 为 EB 病毒阴性的病例。

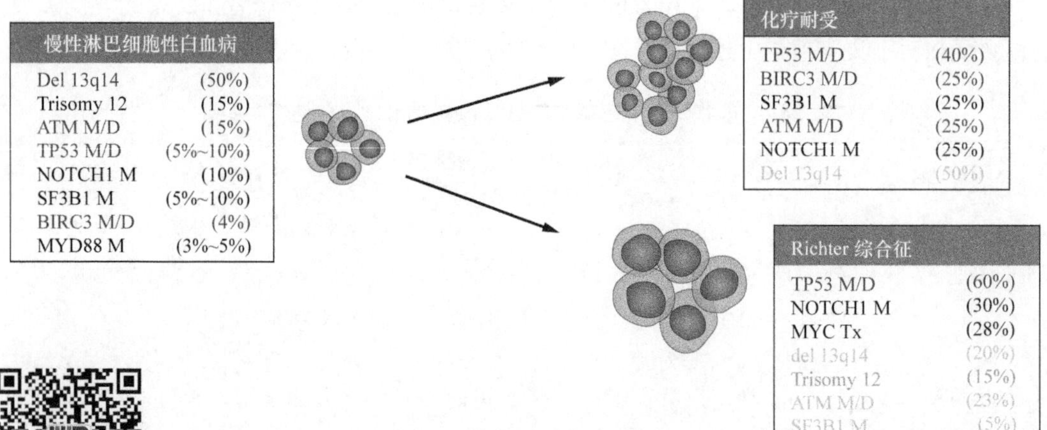

彩图二维码

图 24.7　与 CLL 相关遗传损伤。在诊断期间未选择的 CLL 病例中观察到常见遗传改变的频率，氟达拉滨抗性 CLL 和 Richter 综合征。蓝色，功能缺失性突变；红色，功能获得性突变

HIV 相关的 NHL

免疫缺陷和淋巴瘤之间的相关性已在许多临床观察中被证实，包括先天性的免疫缺陷（如 Wiskott-Aldrich 综合征）、医源性的免疫缺陷（如免疫抑制剂的治疗）及病毒诱导（如 AIDS）的免疫缺陷。对 HIV 相关的 NHL 的分子病理生理学机制已经进行了详细的研究，可将其分为三个临床病理类型：BL、DLBCL 和 PEL[1, 305, 306]。根据来源部位通常将 HIV 相关 NHL 划分为系统性 HIV 相关 NHL（如 DLBCL 和 BL）和 HIV 相关的 PCNSL，表现为与弥漫性大细胞一致结构的均一表型[1, 305, 306]。

细胞起源

HIV 相关的 NHL 总是来源于经历了 GC 反应的 B 细胞，这是根据其具备 Ig 和 BCL 基因的体细胞突变及一些表型特征和转录特征来推断的[305-307]。根据免疫母细胞特征存在与否，以及 BCL6、CD138 和 EBV 编码的 LMP1 的表达，HIV 相关的 DLBCL 和 PCNSL 都可以被分成两个不同的组织遗传学类型。显示出 $BCL6^+/CD138^-/LMP1^-$ 表型的患者形态学上与生发中心 B 细胞表型相似；$BCL6^-/CD138^+/LMP1^+$ 患者表型上与免疫母细胞淋巴瘤和类浆细胞一致，反映了 B 细胞分化的后生发中心阶段[305, 306]。PEL 都来源于 B 细胞，反映了 B 细胞分化的终末前阶段[97, 308-310]。

遗传病变

三种 HIV 相关 NHL 与独特的分子通路相关。HIV 相关的 BL 因染色体易位一致显示 MYC 基因的活化，这种染色体易位与散发性 BL 结构类似，通常没有 BCL6 的重排[305-307]。HIV 相关的 BL 也经常有 TP53 的突变（60%）、BCL6 5′ 非编码区的突变（60%）及 30% 患者的肿瘤克隆有 EBV 的感染，虽然 EBV 编码的抗原 LMP1 和 EBNA2 不表达[311, 312]。抗原，经常是自身抗原的刺激和选择似乎是 HIV 相关的 BL 的主要特征[142, 313]。

与 BL 不同，在 HIV 相关的 DLBCL 中最常见的遗传改变是 EBV 的感染，有接近

60% ～ 70% 的患者有 EBV 的感染并且通常（但不总是）与 LMP1 的表达相关[89, 91, 312]。而且，20% 的 HIV 相关的 DLBCL 患者有 BCL6 的重排[314]。70% 的病例有 BCL6 5′ 非编码区的突变[315]。

所有 HIV 相关的 PCNSL 有 EBV 的感染[316]。然而，只有一部分具有免疫母细胞形态的 PCNSL 表达 LMP1 转化蛋白[317]。HIV 相关 PCNSL 表现出 ASHM[57] 并且具有 CARD11 基因的致癌突变（16% 的病例）[318]，这部分解释了以前研究发现的这种亚型淋巴瘤具有持续活化的 NF-κB。尽管有报道表明，在免疫缺陷的患者中 HHV-8 可能与 PCNSL 的发病机制相关，但后续的系统深入研究已经排除这种假说[319, 320]。

最后一种从分子水平上鉴定了的 HIV 相关 NHL 的类型称为 PEL，又称体腔淋巴瘤（body cavity-based vymphoma）[97, 308, 309]。这种淋巴瘤全部病例都与 HHV-8 的感染相关，临床上表现为全身性的浆膜腔积液（胸膜、心包和腹膜），但缺乏实体肿瘤[97, 308, 309]。除了 HHV-8 之外，PEL 还经常显示具有 EBV 共感染的肿瘤克隆[90, 92, 97, 308, 309]。

T 细胞非霍奇金淋巴瘤的分子发病机制

外周 T 细胞淋巴瘤（PTCL）包括一组高度异质性且相对不常见的疾病，世界范围内占所有 NHL 的 5% ～ 10%，其发病率和相对患病率具有明显的地理差异[1]。PTCL 来源于成熟的胸腺后 T 细胞，根据其临床表现分为白血病型或弥散型，弥散型主要有结外型、皮肤型和结节型[1]。尽管有关 T 细胞淋巴瘤的研究受到其罕见性及均匀样本采集难度的限制，但最近十年，有关 T 细胞淋巴瘤的分子生物学、分类和预后研究已经取得了显著进展。

成人 T 细胞淋巴瘤 / 白血病（HTLV-1 阳性）

细胞起源

ATLL 包括一系列与 HTLV-1 感染相关的淋巴增生性疾病，主要发生在日本西南部和加勒比盆地[1, 321]。美国和欧洲被认为是低风险地区，不到 1% 的人口为 HTLV-1 的携带者[322]，且只有 2% ～ 4% 的血清阳性个体最终发展为 ATLL[1, 101, 102]。所有的病例具有明显的 TCR 的克隆性重排，其病毒的克隆性整合也被发现[323, 324]。

遗传病变

与其他成熟 T 细胞肿瘤相比，ATLL 的分子病理机制已经被广泛研究。尤其已发现 HTLV-1 与反式调控蛋白（HTLV-1 tax）的产生相关，该蛋白可以明显地增加所有病毒基因产物的表达，转录活化某些宿主基因的表达，包括 IL2、CD25（IL-2 受体 α 链）、c-sis、c-fos 和 GM-CSF[104-106, 107, 108]。事实上，ATLL 的特点就是持续高水平表达的 IL-2 受体。结合体外细胞研究结果，这些基因在正常 T 细胞中活化和生长中的作用提示，tax 介导的宿主基因的活化是 HTLV-1 启动的 T 细胞转化的重要机制[104]。此外，tax 干扰 DNA 损伤修复功能和有丝分裂检查点[109, 110, 325]，这与 ATLL 细胞具有高频的异常核型的现象一致。

ATLL 发病前具有很长的临床潜伏期（通常为 10 ～ 30 年），只有很小比例的感染者会发展成为恶性肿瘤，而且 ATLL 白血病细胞的单克隆来源特征表明，HTLV-1 不足以导致完全的恶性表型 [101-103]。因此，ATLL 模型提示早期阶段的 tax 诱导的多克隆 T 细胞增生，进一步促进了额外的遗传事件的产生，导致一个完全恶性转化的细胞的单克隆过度增殖。根据这个观点，TP53 抑癌基因突变是 ATLL 常见的遗传损伤，在 40% 的病例中失活 [326, 327]。

外周 T 细胞淋巴瘤 / 未特指型

这一型代表了 PTCL 里最大的也是最具有异质性的一个淋巴瘤群体，包括了所有缺乏其他分类特异性特征的病例。大部分患者来源于 αβ$CD4^+$ T 细胞，表现为一个或几个 T 细胞相关抗原的异常表达缺陷 [328]。基于基因表达谱，外周 T 细胞淋巴瘤 / 未特指型（PTCL/NOS）假定作为一个群体似乎与活化的 T 细胞而不是静止的 T 细胞最接近，并可以根据与 $CD4^+$ 和 $CD8^+$ T 细胞的转录表达谱的相似程度进行分离。然而，基因表达谱与免疫表型之间没有相关性，可能反映了在这类疾病中 T 细胞抗原的检出率有差异。

遗传病变

通过传统的细胞遗传学方法，以及在所有病例中采用更加敏感的方法，如基于阵列的检测方法，发现在大多数的 PTCL /NOS 中存在克隆数目和结构的变异。对于有些位点，基因拷贝数和表达之间的关系已经被证实，提示其在发病中的作用。候选基因包括 7q 染色体上的 CDK6、8 号染色体上的 MYC，以及 7p22 的 NF-κB 调控子 CARD11，而 9p21 的丢失与 CDKN2A/B 的表达下调相关 [329]。涉及 TCR 位点的染色体易位在较少的病例中被报道，对它的了解仍然不多，主要是因为易位的“伙伴”还没有被确定，除了以下几个例子：BCL3 基因，t（14; 19）（q11; q13）易位时的脊髓灰质炎病毒受体相关 2（PVRL2）基因，以及在两个病例中克隆的 IRF4 基因 [330-332]。最近，全外显子测序研究显示，RHOA 小 GTP 酶基因反复发生杂合性突变（18% 的患者），包括热点 Gly17Val 替换，这种突变通过 GEP 蛋白的隔离对 Rho 信号通路具有抑制作用 [333, 334]。这些突变似乎与 Tfh 样 PTCL / NOS 不同，其特征在于 CD10 和 PD-1 的表达，$CD21^+$FDC 的增殖和 EBER 阳性。在少数患者中发现 TET2、DNM3TA、IDH2、TET3、FYN 和 B2M 也存在突变 [333, 334]。

血管免疫母细胞性 T 细胞淋巴瘤

细胞起源

血管免疫母细胞性 T 细胞淋巴瘤（angioimmunoblastic T-cell lymphoma，AITL）是一种老年人的侵袭性疾病，占西方国家中所有 PTCL 的 1/3[335]。肿瘤细胞表现为成熟的 $CD4^+CD8^-$T 细胞表型，伴有一个或几个 T 细胞标志物的高频缺失，以及在一部分细胞中可见的 BCL6 和 CD10 的共表达。基于单标记标志物表达研究最初的推测 [337]，基因表达谱的研究证实 AITL 来源于滤泡辅助性 T 细胞 [336]。

遗传病变

直到最近，少数的遗传研究未能找到 AITL 相关的致瘤通路。然而，2013 年两项全外显子的测序研究发现，67% AITL 病例存在高频发生的 RHOA 突变[3333, 334]。这些突变与 PTCL / NOS 中观察到的突变相似，但在其他成熟 B 细胞和 T 细胞肿瘤中没有发现，强烈表明 RHO 信号通路的破坏在其发病机制中起作用。高达 90% 的 AITL 患者被报道有额外的克隆性异常，包括染色体不平衡性和 TET2、IDH2 和 DNMT3A 的突变，这些突变在各种血液细胞肿瘤中常见，而影响 TCR 位点的染色体易位极其少见[329, 333, 334]。

皮肤 T 细胞淋巴瘤

在有限的但是相当一部分显示出克隆性分子标志物的原发皮肤 T 细胞淋巴瘤（cutaneous T-cell lymphoma，CTCL）中存在遗传病变。10q24 上的 NFKB2 基因的重排是其中最值得注意的，这种重排导致了一种嵌合蛋白，这种嵌合蛋白保留了体外与 κB 结合的 rel 效应结构域[338, 339]，但是缺少了调控生理情况下蛋白的核质分布所需的锚定蛋白调控结构域。因而易位可通过 NF-κB 通路的持续性活化而在淋巴瘤的发展中发挥作用。

间变性大细胞淋巴瘤

细胞起源

间变性大细胞淋巴瘤（anaplastic large cell lymphoma，ALCL）是一种 T-NHL 的独特亚型（约 12% 的病例），其对应的正常细胞还没有被发现[1, 321]。肿瘤由大的、多形性的细胞组成，表现出独特的 CD30 抗原阳性和大多数 T 细胞的标志物缺乏的表型[1, 340]。根据间变性淋巴瘤激酶（ALK）（见下文）胞质部分的嵌合体蛋白的表达，ALCL 被划分为两群[341]，表现出各自独特的转录谱信号，一种是最常见的且可治愈的 ALK 阳性 ALCL，另一种是更具侵袭性的 ALK 阴性 ALCL[1, 342-344]。然而，区分 ALCL 和其他 T-NHL 常见的 30 个基因预测指标可以确认，与 ALK 状态无关，从而表明这两个亚群是密切相关的，很可能来源于共同的前体[345]。

遗传病变

ALK+ 的 ALCL 的遗传特征是涉及 2p23 及其各种染色体伴侣的易位，其中 t（2；5）（p23；q35）在 70% ～ 80% 的病例中发生[1, 346]。t（2；5）易位断裂点的克隆表明了该易位涉及 2p23 上的 ALK 基因和 5q35 上的 nucleophosmin（NPM1）基因[347]。易位导致了 NPM 的 N 端与 ALK 的催化结构域在阅读框内连接，通过多种生物学机制驱动其恶性转化[341]：① ALK 基因，在正常 T 细胞中不表达，在淋巴瘤细胞中不适当地表达，推测是由于 ALK 基因与 NPM1 的启动子序列并置，而 NPM1 生理情况下在 T 细胞中表达。②所有涉及 ALK 的易位均产生具有持续性的酪氨酸活性的蛋白，这是由于在大多数情况下各种融合伴侣诱导自发的二聚体化[346]。持续性 ALK 的活化进而可以导致一些下游信号级联活化，其中 JAK-STAT 和 PI3K-AKT 通路起着关键作用[348-351]。体外和体内转基因鼠的研究均已表明，NPM/ALK 嵌合体蛋白具有恶性转化的能力[352-354]。

在少部分病例中，NPM-ALK 以外的其他融合导致了相应的嵌合体 ALK 蛋白的异常亚细胞定位和 ALK 的持续性活化。在这些重排中，最常见涉及的基因有 TPM3/TPM4、

TRK 融合基因[355]、ATIC[356, 357]、CLTCL1 和 MSN。最近发现的新型 TRAF1 / ALK 融合转录物可导致持续的 NF-κB 表达，进一步扩展了已知的 ALK 融合伴侣的多样性[358]。ALK 阴性的 ALCL 的细胞遗传学异常不常见，因此其分子机制尚不清楚。

霍奇金淋巴瘤的分子发病机制

霍奇金淋巴瘤（霍奇金病，Hodgkin lymphoma，HL）是一种 B 淋巴细胞的恶性肿瘤，以散在的大型非典型细胞——单核的霍奇金细胞和多核 Reed-Sternberg（HRS）细胞的存在为特点，与炎性细胞混杂在一起[1, 359]。根据肿瘤细胞的形态学和表型及浸润的成分，HL 被分成两个主要的亚群：结节性淋巴细胞为主的 HL（nodular lymphocyte-predominant HL，NLPHL，占 5%），以及经典的 HL（cHL），包括结节硬化型（nodular sclerosis）、混合细胞型（mixed cellularity）、淋巴细胞减少型（lymphocyte depletion）和淋巴细胞富集型（lymphocyte-rich）。到目前为止，HL 的分子生物学研究一直因活检组织中肿瘤细胞稀少而受到阻碍（一般情况下＜ 1%，偶见有＞ 10% HRS 细胞的病例）。然而，用复杂的实验技术来分离和富集肿瘤细胞极大地提高了我们对 HL 组织遗传学特性的了解。

细胞起源

虽然 cHL 的 HRS 细胞丢失了几乎所有的 B 细胞特异性基因的表达[360-362]，克隆性重排和体细胞突变的 Ig 基因的存在表明两种 HL 都是 B 细胞克隆群[363, 364]。约 25% 的 cHL 患者中，无义突变破坏了框架内的 VH 基因重排（crippling mutation），进而阻止了抗原的选择。这些数据表明，cHL 的 HRS 细胞通过一种与抗原刺激无关的机制来逃避凋亡[364]。

遗传病变

一系列的结构改变可以导致 cHL 中 NF-κB 的持续性活化。约 50% 的患者表现为 REL 的扩增，与 REL 的表达水平升高相关[365, 366]；正性调控因子 BCL3 的扩增或易位也被报道[330]。最近，NF-κB 负性调控因子的编码区序列发现了很多失活的突变，包括 NFKBIA（20% 的病例）、NFKBIE（15% 的病例）和 TNFAIP3（40% 的病例）及其他[78, 367, 369]。值得注意的是，TNFAIP3 突变的病例中 EBV 总是阴性的，表明 EBV 感染可能部分替代 A20 的病理发生功能，引起 NF-κB 的持续活化[78, 639]。在过去几年中，大量的并行 DNA 测序技术发现了调节肿瘤微环境的遗传变异，包括 PD-L1（CD274）和 PD-L2（CD273）的基因组扩增及 C Ⅱ TA 的易位[64, 45, 243]。JAK2 的扩增、STAT6 的突变和 JAK/STAT 通路的负性调节子 SOCS1 的失活突变在 NLPHL 中常见[242, 246]。在其他大量病例中，自分泌和旁分泌信号通路也可以导致持续性 JAK/STAT 通路活化[359]。BCL6 易位在 NLPHD 的淋巴细胞和组织细胞中被发现，但在 cHL 中很少见[370, 371]，BCL2 易位或凋亡正性和负性调控子（如 TP53、FAS、BAD 和 ATM）的突变几乎也是没有的[369]。如上所述，在 cHL 而不是 NLPHL 中，一个重要的病理性辅助因子是 EBV 的单克隆性感染，在接近 40% 的 cHL 和高达 90% 的 HIV 相关的

HL 中发生，表明感染发生在克隆扩增之前[359]。在 EBV 基因组编码的病毒蛋白中，感染的 HRS 细胞最常表达 LMP1、LMP2 和 EBNA1，但却不表达 EBNA2[359]。

（赛步青 马 健）

参考文献

1. Swerdlow SH, Campo E, Harris NL, et al. , eds. WHO Classification of Tumours of Haematopoietic and Lymphoid Tissues. Lyon: International Agency for Research on Cancer; 2008.
2. Jung D, Giallourakis C, Mostoslavsky R, et al. Mechanism and control of V(D)J recombination at the immunoglobulin heavy chain locus. Annu Rev Immunol 2006; 24: 541-570.
3. Rajewsky K. Clonal selection and learning in the antibody system. *Nature* 1996; 381: 751-758.
4. Klein U, Dalla-Favera R. Germinal centres: role in B-cell physiology and malignancy. Nat Rev Immunol 2008; 8: 22-33.
5. MacLennan IC. Germinal centers. Annu Rev Immunol 1994; 12: 117-139.
6. Green JA, Cyster JG. S1PR2 links germinal center confinement and growth regulation. *Immunol Rev* 2012; 247: 36-51.
7. Allen CD, Okada T, Tang HL, et al. Imaging of germinal center selection events during affinity maturation. *Science* 2007; 315: 528-531.
8. Schwickert TA, Lindquist RL, Shakhar G, et al. In vivo imaging of germinal centres reveals a dynamic open structure. *Nature* 2007; 446: 83-87.
9. Victora GD, Schqickert TA, Fooksman DR, et al. Germinal center dynamics revealed by multiphoton microscopy with a photoactivatable fluorescent reporter. *Cell* 2010; 143: 592-605.
10. Di Noia JM, Neuberger MS. Molecular mechanisms of antibody somatic hypermutation. *Annu Rev Biochem* 2007; 76: 1-22.
11. Goossens T, Klein U, Küppers R. Frequent occurrence of deletions and duplications during somatic hypermutation: implications for oncogene translocations and heavy chain disease. *Proc Natl Acad Sci U S A* 1998; 95: 2463-2468.
12. Kuppers R, Zhao M, Hansmann ML, et al. Tracing B cell development in human germinal centres by molecular analysis of single cells picked from histological sections. *EMBO J* 1993; 12: 4955-4967.
13. Klein U, Tu Y, Stolovitzky GA, et al. Transcriptional analysis of the B cell germinal center reaction. *Proc Natl Acad Sci U S A* 2003; 100: 2639-2644.
14. Cattoretti G, Ghang CC, Cechova K, et al. BCL-6 protein is expressed in germinal-center B cells. *Blood* 1995; 86: 45-53.
15. Chang CC, Ye BH, Chaganti RS, et al. BCL-6, a POZ/zinc finger protein, is a sequence-specific transcriptional repressor. *Proc Natl Acad Sci U S A* 1996; 93: 6947-6952.
16. Basso K, Saito M, Sumazin P, et al. Integrated biochemical and computational approach identifies BCL6 direct target genes controlling multiple pathways in normal germinal center B cells. *Blood* 2010; 115: 975-984.
17. Niu H, Cattoretti G, Dalla-Favera R. BCL6 controls the expression of the B7-1/CD80 costimulatory receptor in germinal center B cells. *J Exp Med* 2003; 198: 211-221.
18. Ci W, Polo JM, Cerchietti L, et al. The BCL6 transcriptional program features repression of multiple oncogenes in primary B cells and is deregulated in DLBCL. *Blood* 2009; 113: 5536-5548.
19. Phan RT, Dalla-Favera R. The BCL6 proto-oncogene suppresses p53 expression in germinal-centre B cells. *Nature* 2004; 432: 635-639.
20. Phan RT, Saito M, Basso K, et al. BCL6 interacts with the transcription factor Miz-1 to suppress the cyclin-dependent kinase inhibitor p21 and cell cycle arrest in germinal center B cells. *Nat Immunol* 2005; 6:

1054-1060.

21. Ranuncolo SM, Polo JM, Dierov J, et al. Bcl-6 mediates the germinal center B cell phenotype and lymphomagenesis through transcriptional repression of the DNA-damage sensor ATR. *Nat Immunol* 2007; 8: 705-714.
22. Ranuncolo SM, Polo JM, Melnick A. BCL6 represses CHEK1 and suppresses DNA damage pathways in normal and malignant B-cells. *Blood Cells Mol Dis* 2008; 41: 95-99.
23. Keller AD, Maniatis T. Identification and characterization of a novel repressor of beta-interferon gene expression. *Genes Dev* 1991; 5: 868-879.
24. Turner CA Jr, Mack DH, Davis MM. Blimp-1, a novel zinc finger-containing protein that can drive the maturation of B lymphocytes into immunoglobulin-secreting cells. *Cell* 1994; 77: 297-306.
25. Shaffer AL, Yu X, He Y, et al. BCL-6 represses genes that function in lymphocyte differentiation, inflammation, and cell cycle control. *Immunity* 2000; 13: 199-212.
26. Tunyaplin C, Shaffer AL, Angelin-Duclos CD, et al. Direct repression of prdm1 by Bcl-6 inhibits plasmacytic differentiation. *J Immunol* 2004; 173: 1158-1165.
27. Honjo T, Kinoshita K, Muramatsu M. Molecular mechanism of class switch recombination: linkage with somatic hypermutation. *Annu Rev Immunol* 2002; 20: 165-196.
28. Longerich S, Basu U, Alt F, et al. AID in somatic hypermutation and class switch recombination. *Curr Opin Immunol* 2006; 18: 164-174.
29. Muramatsu M, Kinoshita K, Fagarasan S, et al. Class switch recombination and hypermutation require activation-induced cytidine deaminase(AID), a potential RNA editing enzyme. *Cell* 2000; 102: 553-563.
30. Revy P, Muto T, Levy Y, et al. Activation-induced cytidine deaminase(AID) deficiency causes the autosomal recessive form of the Hyper-IgM syndrome(HIGM2). *Cell* 2000; 102: 565-575.
31. Kuppers R, Klein U, Hansmann ML, et al. Cellular origin of human B-cell lymphomas. *N Engl J Med* 1999; 341: 1520-1529.
32. Nussenzweig A, Nussenzweig MC. Origin of chromosomal translocations in lymphoid cancer. *Cell* 2010; 141: 27-38.
33. von Boehmer H, Aifantis I, Gounari F, et al. Thymic selection revisited: how essential is it? *Immunol Rev* 2003; 191: 62-78.
34. Kuppers R, Dalla-Favera R. Mechanisms of chromosomal translocations in B cell lymphomas. *Oncogene* 2001; 20: 5580-5594.
35. Tsujimoto Y, Gorham J, Cossman J, et al. The t(14; 18)chromosome translocations involved in B-cell neoplasms result from mistakes in VDJ joining. *Science* 1985; 229: 1390-1393.
36. Tsujimoto Y, Louie E, Bashir MM, et al. The reciprocal partners of both the t(14; 18)and the t(11; 14)translocations involved in B-cell neoplasms are rearranged by the same mechanism. *Oncogene* 1988; 2: 347-351.
37. Ramiro AR, Jankovic M, Eisenreich T, et al. AID is required for c-myc/IgH chromosome translocations in vivo. *Cell* 2004; 118: 431-438.
38. Robbiani DF, Bothmer A, Callen E, et al. AID is required for the chromosomal breaks in c-myc that lead to c-myc/IgH translocations. *Cell* 2008; 135: 1028-1038.
39. Pasqualucci L, Bhagat G, Jankovic M, et al. AID is required for germinal center-derived lymphomagenesis. *Nat Genet* 2008; 40: 108-112.
40. Akasaka H, Akasaka T, Kurata M, et al. Molecular anatomy of BCL6 translocations revealed by long-distance polymerase chain reaction-based assays. *Cancer Res* 2000; 60: 2335-2341.
41. Chen W, Iida S, Louie DC, et al. Heterologous promoters fused to BCL6 by chromosomal translocations affecting band 3q27 cause its deregulated expression during B-cell differentiation. *Blood* 1998; 91: 603-607.
42. Ye BH, Lista F, Lo Coco F, et al. Alterations of a zinc finger-encoding gene, BCL-6, in diffuse large-cell lymphoma. *Science* 1993; 262: 747-750.
43. Ye BH, Rao PH, Chaganti RS, et al. Cloning of bcl-6, the locus involved in chromosome translocations

affecting band 3q27 in B-cell lymphoma. *Cancer Res* 1993; 53: 2732-2735.
44. Yoshida S, Kaneita Y, Aoki Y, et al. Identification of heterologous translocation partner genes fused to the BCL6 gene in diffuse large B-cell lymphomas: 5′-RACE and LA - PCR analyses of biopsy samples. *Oncogene* 1999; 18: 7994-7999.
45. Baron BW, Nucifora G, McCabe N, et al. Identification of the gene associated with the recurring chromosomal translocations t(3; 14)(q27; q32)and t(3; 22)(q27; q11)in B-cell lymphomas. *Proc Natl Acad Sci U S A* 1993; 90: 5262-5266.
46. Kerckaert JP, Deweindt C, Tilly H, et al. LAZ3, a novel zinc-finger encoding gene, is disrupted by recurring chromosome 3q27 translocations in human lymphomas. *Nat Genet* 1993; 5: 66-70.
47. Miki T, Kawamata N, Aria A, et al. Molecular cloning of the breakpoint for 3q27 translocation in B-cell lymphomas and leukemias. *Blood* 1994; 83: 217-222.
48. Pasqualucci L, Neumeister P, Goossens T, et al. Hypermutation of multiple proto-oncogenes in B-cell diffuse large-cell lymphomas. *Nature* 2001; 412: 341-346.
49. Neuberger MS. Antibody diversification by somatic mutation: from Burnet onwards. *Immunol Cell Biol* 2008; 86: 124-132.
50. Gordon MS, Kanegai CM, Doerr JR, et al. Somatic hypermutation of the B cell receptor genes B29(Igbeta, CD79b)and mb1(Igalpha, CD79a). *Proc Natl Acad Sci U S A* 2003; 100: 4126-4131.
51. Müschen M, Re D, Jungnickel B, et al. Somatic mutation of the CD95 gene in human B cells as a side-effect of the germinal center reaction. *J Exp Med* 2000; 192: 1833-1840.
52. Pasqualucci L, Migliazza A, Fracchiolla N, et al. BCL-6 mutations in normal germinal center B cells: evidence of somatic hypermutation acting outside Ig loci. *Proc Natl Acad Sci U S A* 1998; 95: 11816-11821.
53. Shen HM, Peters A, Baron B, et al. Mutation of BCL-6 gene in normal B cells by the process of somatic hypermutation of Ig genes. *Science* 1998; 280: 1750-1752.
54. Cerri M, Capello D, Muti G, et al. Aberrant somatic hypermutation in post-transplant lymphoproliferative disorders. *Br J Haematol* 2004; 127: 362-364.
55. Deutsch AJ, Aigelsreiter A, Staber PB, et al. MALT lymphoma and extranodal diffuse large B-cell lymphoma are targeted by aberrant somatic hypermutation. *Blood* 2007; 109: 3500-3504.
56. Gaidano G, Pasqualucci L, Capello D, et al. Aberrant somatic hypermutation in multiple subtypes of AIDS-associated non- Hodgkin lymphoma. *Blood* 2003; 102: 1833-1841.
57. Montesinos-Rongen M, Van Roost D, Schaller C, et al. Primary diffuse large B-cell lymphomas of the central nervous system are targeted by aberrant somatic hypermutation. *Blood* 2004; 103: 1869-1875.
58. Vakiani E, Basso K, Klein U, et al. Genetic and phenotypic analysis of B-cell post-transplant lymphoproliferative disorders provides insights into disease biology. *Hematol Oncol* 2008; 26: 199-211.
59. Storb U, Peters A, Klotz E, et al. Cis-acting sequences that affect somatic hypermutation of Ig genes. *Immunol Rev* 1998; 162: 153-160.
60. Houldsworth J, Mathew S, Rao PH, et al. REL proto-oncogene is frequently amplified in extranodal diffuse large cell lymphoma. *Blood* 1996; 87: 25-29.
61. Houldsworth J, Oishen AB, Cattoretti G, et al. Relationship between REL amplification, REL function, and clinical and biologic features in diffuse large B-cell lymphomas. *Blood* 2004; 103: 1862-1868.
62. Rao PH, Houldsworth J, Dyomina K, et al. Chromosomal and gene amplification in diffuse large B-cell lymphoma. *Blood* 1998; 92: 234-240.
63. Rosenwald A, Wright G, Chan WC, et al. The use of molecular profiling to predict survival after chemotherapy for diffuse large-B-cell lymphoma. *N Engl J Med* 2002; 346: 1937-1947.
64. Green MR, Monti S, Rodig SJ, et al. Integrative analysis reveals selective 9p24. 1 amplification, increased PD-1 ligand expression, and further induction via JAK2 in nodular sclerosing Hodgkin lymphoma and primary mediastinal large B-cell lymphoma. *Blood* 2010; 116: 3268-3277.
65. Rui L, Emre NC, Kruhlak MJ, et al. Cooperative epigenetic modulation by cancer amplicon genes. *Cancer*

Cell 2010; 18: 590-605.
66. Neri A, Knowles DM, Greco A, et al. Analysis of RAS oncogene mutations in human lymphoid malignancies. *Proc Natl Acad Sci U S A* 1988; 85: 9268-9272.
67. Hollstein M, Sidransky D, Vogelstein B, et al. p53 mutations in human cancers. *Science* 1991; 253: 49-53.
68. Gaidano G, Ballerini P, Gong JZ, et al. p53 mutations in human lymphoid malignancies: association with Burkitt lymphoma and chronic lymphocytic leukemia. *Proc Natl Acad Sci U S A* 1991; 88: 5413-5417.
69. Lo Coco F, Gaidano G, Louie DC, et al. p53 mutations are associated with histologic transformation of follicular lymphoma. *Blood* 1993; 82: 2289-2295.
70. Gaidano G, Gauptschein RS, Parsa NZ, et al. Deletions involving two distinct regions of 6q in B-cell non-Hodgkin lymphoma. *Blood* 1992; 80: 1781-1787.
71. Offi t K, Wong G, Filippa DA, et al. Cytogenetic analysis of 434 consecutively ascertained specimens of non-Hodgkin's lymphoma: clinical correlations. *Blood* 1991; 77: 1508-1515.
72. Mandelbaum J, Bhagat G, Tang H, et al. BLIMP1 is a tumor suppressor gene frequently disrupted in activated B celllike diffuse large B cell lymphoma. *Cancer Cell* 2010; 18: 568-579.
73. Pasqualucci L, Compagno M, Houldsworth J, et al. Inactivation of the PRDM1/BLIMP1 gene in diffuse large B cell lymphoma. *J Exp Med* 2006; 203: 311-317.
74. Tam W, Gomez M, Chadburn A, et al. Mutational analysis of PRDM1 indicates a tumor-suppressor role in diffuse large B-cell lymphomas. *Blood* 2006; 107: 4090-4100.
75. Compagno M, Lim WK, Grunn A, et al. Mutations of multiple genes cause deregulation of NF-kappaB in diffuse large B-cell lymphoma. *Nature* 2009; 459: 717-721.
76. Kato M, Sanada M, Kato I, et al. Frequent inactivation of A20 in B-cell lymphomas. *Nature* 2009; 459: 712-716.
77. Novak U, Rinaldi A, Kwee I, et al. The NF-{kappa}B negative regulator TNFAIP3(A20)is inactivated by somatic mutations and genomic deletions in marginal zone lymphomas. *Blood* 2009; 113: 4918-4921.
78. Schmitz R, Hansmann ML, Bohle V, et al. TNFAIP3(A20)is a tumor suppressor gene in Hodgkin lymphoma and primary mediastinal B cell lymphoma. *J Exp Med* 2009; 206: 981-989.
79. Pasqualucci L, Dominguez-Sola D, Chiarenza A, et al. Inactivating mutations of acetyltransferase genes in B-cell lymphoma. *Nature* 2011; 471: 189-195.
80. Morin RD, Mendez-Lago M, Mungall AJ, et al. Frequent mutation of histone-modifying genes in non-Hodgkin lymphoma. *Nature* 2011; 476: 298-303.
81. Dohner H, Stilgenbauer S, Benner A, et al. Genomic aberrations and survival in chronic lymphocytic leukemia. *N Engl J Med* 2000; 343: 1910-1916.
82. Fabbri G, Khiabanian H, Holmes AB, et al. Genetic lesions associated with chronic lymphocytic leukemia transformation to Richter syndrome. *J Exp Med* 2013; 210: 2273-2288.
83. Lenz G, Wright GW, Emre NC, et al. Molecular subtypes of diffuse large B-cell lymphoma arise by distinct genetic pathways. *Proc Natl Acad Sci U S A* 2008; 105: 13520-13525.
84. Pasqualucci L, Khiabanian H, Fangazio M, et al. Genetics of follicular lymphoma transformation. *Cell Rep* 2014; 6: 130-140.
85. Martinez-Delgado B, Robledo M, Arranz E, et al. Hypermethylation of p15/ink4b/MTS2 gene is differentially implicated among non-Hodgkin's lymphomas. *Leukemia* 1998; 12: 937-941.
86. zur Hausen H, Schulte-Holthausen H, Klein G, et al. EBV DNA in biopsies of Burkitt tumours and anaplastic carcinomas of the nasopharynx. *Nature* 1970; 228: 1056-1058.
87. Magrath IT. African Burkitt's lymphoma. History, biology, clinical features, and treatment. *Am J Pediatr Hematol Oncol* 1991; 13: 222-246.
88. Neri A, Barriga F, Inghirami G, et al. Epstein-Barr virus infection precedes clonal expansion in Burkitt's and acquired immunodef iciency syndrome-associated lymphoma. *Blood* 1991; 77: 1092-1095.
89. Ballerini P, Gaidano G, Gong JZ, et al. Multiple genetic lesions in acquired immunodef iciency syndrome-related non- Hodgkin's lymphoma. *Blood* 1993; 81: 166-176.

90. Horenstein MG, Nador RG, Chadburn A, et al. Epstein-Barr virus latent gene expression in primary effusion lymphomas containing Kaposi's sarcoma-associated herpesvirus/human herpesvirus-8. *Blood* 1997; 90: 1186-1191.
91. Cingolani A, Gastaldi R, Fassone L, et al. Epstein-Barr virus infection is predictive of CNS involvement in systemic AIDS-related non-Hodgkin's lymphomas. *J Clin Oncol* 2000; 18: 3325-3330.
92. Fassone L, Bhatia K, Gutierrez M, et al. Molecular profile of Epstein-Barr virus infection in HHV-8-positive primary effusion lymphoma. *Leukemia* 2000; 14: 271-277.
93. Kieff E, Leibowitz D. Oncogenesis by herpesvirus. In: Weinberg RA, ed. *Oncogenes and the Molecular Origin of Cancer*. Cold Spring Harbor, NY: Cold Spring Harbor Laboratory Press; 1989: 259.
94. Raab-Traub N, Flynn K. The structure of the termini of the Epstein-Barr virus as a marker of clonal cellular proliferation. *Cell* 1986; 47: 883-889.
95. Chang Y, Cesarman E, Pessin MS, et al. Identification of herpesvirus-like DNA sequences in AIDS-associated Kaposi's sarcoma. *Science* 1994; 266: 1865-1869.
96. Soulier J, Grollet L, Oksenhelder E, et al. Kaposi's sarcoma associated herpesvirus-like DNA sequences in multicentric Castleman's disease. *Blood* 1995; 86: 1276-1280.
97. Cesarman E, Chang Y, Moore PS, et al. Kaposi's sarcoma associated herpesvirus-like DNA sequences in AIDS-related body-cavity-based lymphomas. *N Engl J Med* 1995; 332: 1186-1191.
98. Gaidano G, Pastore C, Gloghini A, et al. Distribution of human herpesvirus-8 sequences throughout the spectrum of AIDS-related neoplasia. *Aids* 1996; 10: 941-949.
99. Moore PS, Gao SJ, Dominguez G, et al. Primary characterization of a herpesvirus agent associated with Kaposi's sarcomae. *J Virol* 1996; 70: 549-558.
100. Poiesz BJ, Ruscetti FW, Gazdar AF, et al. Detection and isolation of type C retrovirus particles from fresh and cultured lymphocytes of a patient with cutaneous T-cell lymphoma. *Proc Natl Acad Sci U S A* 1980; 77: 7415-7419.
101. Ferreira OC Jr, Planelles V, Rosenblatt JD. Human T-cell leukemia viruses: epidemiology, biology, and pathogenesis. *Blood Rev* 1997; 11: 91-104.
102. Uchiyama T. Human T cell leukemia virus type I(HTLV-I)and human diseases. *Annu Rev Immunol* 1997; 15: 15-37.
103. Yoshida M. Howard Temin Memorial Lectureship. Molecular biology of HTLV-1: deregulation of host cell gene expression and cell cycle. *Leukemia* 1997; 11: 1-2.
104. Cross SL, Feinberg MB, Wolf JB, et al. Regulation of the human interleukin-2 receptor alpha chain promoter: activation of a nonfunctional promoter by the transactivator gene of HTLV-I. *Cell* 1987; 49: 47-56.
105. Fujii M, Sassone-Corsi P, Verma IM. c-fos promoter transactivation by the tax1 protein of human T-cell leukemia virus type I. *Proc Natl Acad Sci U S A* 1988; 85: 8526-8530.
106. Inoue J, Seiki M, Taniguchi T, et al. Induction of interleukin 2 receptor gene expression by p40x encoded by human T-cell leukemia virus type 1. *Embo J* 1986; 5: 2883-2888.
107. Nimer SD, Gasson JC, Hu K, et al. Activation of the GMCSF promoter by HTLV-I and -II tax proteins. *Oncogene* 1989; 4: 671-676.
108. Wano Y, Feinberg M, Hosking JB, et al. Stable expression of the tax gene of type I human T-cell leukemia virus in human T cells activates specific cellular genes involved in growth. *Proc Natl Acad Sci U S A* 1988; 85: 9733-9737.
109. Jeang KT, Widen SG, Semmes OJ 4th, et al. HTLV-I transactivator protein, tax, is a trans-repressor of the human betapolymerase gene. *Science* 1990; 247: 1082-1084.
110. Jin DY, Spencer F, Jeang KT. Human T cell leukemia virus type 1 oncoprotein Tax targets the human mitotic checkpoint protein MAD1. *Cell* 1998; 93: 81-91.
111. Marcucci F, Mele A. Hepatitis viruses and non-Hodgkin lymphoma: epidemiology, mechanisms of tumorigenesis, and therapeutic opportunities. *Blood* 2011; 117: 1792-1798.

112. Hermine O, Lefrere F, Bronowicki JP, et al. Regression of splenic lymphoma with villous lymphocytes after treatment of hepatitis C virus infection. *N Engl J Med* 2002; 347: 89-94.
113. Wotherspoon AC, Ortiz-Hidalgo C, Falzon MR, et al. Helicobacter pylori-associated gastritis and primary B-cell gastric lymphoma. *Lancet* 1991; 338: 1175-1176.
114. Doglioni C, Wotherspoon AC, Moschini A, et al. High incidence of primary gastric lymphoma in northeastern Italy. *Lancet* 1992; 339: 834-835.
115. Parsonnet J, Hansen S, Rodriguez L, et al. Helicobacter pylori infection and gastric lymphoma. *N Engl J Med* 1994; 330: 1267-1271.
116. Wotherspoon AC, Doglioni C, Diss TC, et al. Regression of primary low-grade B-cell gastric lymphoma of mucosaassociated lymphoid tissue type after eradication of Helicobacter pylori. *Lancet* 1993; 342: 575-577.
117. Liu H, Ruskon-Fourmestraux A, Lavergne-Slove A, et al. Resistance of t(11; 18)positive gastric mucosa-associated lymphoid tissue lymphoma to Helicobacter pylori eradication therapy. *Lancet* 2001; 357: 39-40.
118. Ferreri AJ, Dolcetti R, Magnino S, et al. Chlamydial infection: the link with ocular adnexal lymphomas. *Nat Rev Clin Oncol* 2009; 6: 658-669.
119. Stefanovic A, Lossos IS. Extranodal marginal zone lymphoma of the ocular adnexa. *Blood* 2009; 114: 501-510.
120. Ferreri AJ, Ponzoni M, Guidoboni M, et al. Regression of ocular adnexal lymphoma after Chlamydia psittaci-eradicating antibiotic therapy. *J Clin Oncol* 2005; 23: 5067-5073.
121. Jares P, Colomer D, Campo E. Genetic and molecular pathogenesis of mantle cell lymphoma: perspectives for new targeted therapeutics. *Nat Rev Cancer* 2007; 7: 750-762.
122. Tsujimoto Y, Jaffe E, Cossman J, et al. Clustering of breakpoints on chromosome 11 in human B-cell neoplasms with the t(11; 14)chromosome translocation. *Nature* 1985; 315: 340-343.
123. Tsujimoto Y, Yunis J, Onorato-Showe L, et al. Molecular cloning of the chromosomal breakpoint of B-cell lymphomas and leukemias with the t(11; 14)chromosome translocation. *Science* 1984; 224: 1403-1406.
124. Erikson J, Finan J, Tsujimoto Y, et al. The chromosome 14 breakpoint in neoplastic B cells with the t(11; 14) translocation involves the immunoglobulin heavy chain locus. *Proc Natl Acad Sci U S A* 1984; 81: 4144-4148.
125. Motokura T, Bloom T, Kim HG, et al. A novel cyclin encoded by a bcl1-linked candidate oncogene. *Nature* 1991; 350: 512-515.
126. Rosenberg CL, Wong E, Petty EM, et al. PRAD1, a candidate BCL1 oncogene: mapping and expression in centrocytic lymphoma. *Proc Natl Acad Sci U S A* 1991; 88: 9638-9642.
127. Withers DA, Harvey RC, Faust JB, et al. Characterization of a candidate bcl-1 gene. *Mol Cell Biol* 1991; 11: 4846-4853.
128. Seto M, Yamamoto K, Iida S, et al. Gene rearrangement and overexpression of PRAD1 in lymphoid malignancy with t(11; 14)(q13; q32)translocation. *Oncogene* 1992; 7: 1401-1406.
129. Komatsu H, Iida S, Yamamoto K, et al. A variant chromosome translocation at 11q13 identifying PRAD1/ cyclin D1 as the BCL-1 gene. *Blood* 1994; 84: 1226-1231.
130. Wiestner A, Tehrani M, Chiorazzi M, et al. Point mutations and genomic deletions in CCND1 create stable truncated cyclin D1 mRNAs that are associated with increased proliferation rate and shorter survival. *Blood* 2007; 109: 4599-4606.
131. Bodrug SE, Warner BJ, Bath ML, et al. Cyclin D1 transgene impedes lymphocyte maturation and collaborates in lymphomagenesis with the myc gene. *Embo J* 1994; 13: 2124-2130.
132. Lovec H, Grzeschiczek A, Kowalski MB, Moroy T. Cyclin D1/ bcl-1 cooperates with myc genes in the generation of B-cell lymphoma in transgenic mice. *Embo J* 1994; 13: 3487-3495.
133. Schaffner C, Idler I, Stilgenbauer S, et al. Mantle cell lymphoma is characterized by inactivation of the ATM gene. *Proc Natl Acad Sci U S A* 2000; 97: 2773-2778.
134. Louie DC, Offi t K, Jaslow R, et al. p53 overexpression as a marker of poor prognosis in mantle cell lymphomas with t(11; 14)(q13; q32). *Blood* 1995; 86: 2892-2899.

135. Pinyol M, Hernandez L, Cazorla M, et al. Deletions and loss of expression of p16INK4a and p21Waf1 genes are associated with aggressive variants of mantle cell lymphomas. *Blood* 1997; 89: 272-280.

136. Bea S, Valdes-Mas R, Navarro A, et al. Landscape of somatic mutations and clonal evolution in mantle cell lymphoma. *Proc Natl Acad Sci U S A* 2013; 110: 18250-1825.

137. Kridel R, Meissner B, Rogic S, et al. Whole transcriptome sequencing reveals recurrent NOTCH1 mutations in mantle cell lymphoma. *Blood* 2012; 119: 1963-1971.

138. Bea S, Tort F, Pinyol M, et al. BMI-1 gene amplification and overexpression in hematological malignancies occur mainly in mantle cell lymphomas. *Cancer Res* 2001; 61: 2409-2412.

139. Bea S, Salaverria I, Armengol L, et al. Uniparental disomies, homozygous deletions, amplifications, and target genes in mantle cell lymphoma revealed by integrative high-resolution whole-genome profiling. *Blood* 2009; 113: 3059-3069.

140. Chapman CJ, Mockridge CI, Rowe M, et al. Analysis of VH genes used by neoplastic B cells in endemic Burkitt's lymphoma shows somatic hypermutation and intraclonal heterogeneity. *Blood* 1995; 85: 2176-2181.

141. Chapman CJ, Zhou JX, Gregory C, et al. VH and VL gene analysis in sporadic Burkitt's lymphoma shows somatic hypermutation, intraclonal heterogeneity, and a role for antigen selection. *Blood* 1996; 88: 3562-3568.

142. Jain R, Roncella S, Hashimoto S, et al. A potential role for antigen selection in the clonal evolution of Burkitt's lymphoma. *J Immunol* 1994; 153: 45-52.

143. Tamaru J, Hummel M, Marafioti T, et al. Burkitt's lymphomas express VH genes with a moderate number of antigen- selected somatic mutations. *Am J Pathol* 1995; 147: 1398-1407.

144. Dave SS, Fu K, Wright GW, et al. Molecular diagnosis of Burkitt's lymphoma. *N Engl J Med* 2006; 354: 2431-2442.

145. Hummel M, Bentink S, Berger H, et al. A biologic definition of Burkitt's lymphoma from transcriptional and genomic profiling. *N Engl J Med* 2006; 354: 2419-2430.

146. Dalla-Favera R, Bregni M, Erikson J, et al. Human c-myc oncgene is located on the region of chromosome 8 that is translocated in Burkitt lymphoma cells. *Proc Natl Acad Sci U S A* 1982; 79: 7824-7827.

147. Dalla-Favera R, Martinotti S, Gallo RC, et al. Translocation and rearrangements of the c-myc oncogene locus in human undifferentiated B-cell lymphomas. *Science* 1983; 219: 963-967.

148. Dalla-Favera R. Chromosomal translocations involving the c-myc oncogene in lymphoid neoplasia. In: Kirsch IR, ed. *The Causes and Consequences of Chromosomal Aberrations*. Boca Raton, FL: CRC Press; 1993: 312.

149. Taub R, Kirsch I, Morton C, et al. Translocation of the c-myc gene into the immunoglobulin heavy chain locus in human Burkitt lymphoma and murine plasmacytoma cells. *Proc Natl Acad Sci U S A* 1982; 79: 7837-7841.

150. Davis M, Malcolm S, Rabbitts TH. Chromosome translocation can occur on either side of the c-myc oncogene in Burkitt lymphoma cells. *Nature* 1984; 308: 286-288.

151. Neri A, Barriga F, Knowles DM, et al. Different regions of the immunoglobulin heavy-chain locus are involved in chromosomal translocations in distinct pathogenetic forms of Burkitt lymphoma. *Proc Natl Acad Sci U S A* 1988; 85: 2748-2752.

152. Pelicci PG, Knowles DM 2nd, Magrath I, et al. Chromosomal breakpoints and structural alterations of the c-myc locus differ in endemic and sporadic forms of Burkitt lymphoma. *Proc Natl Acad Sci U S A* 1986; 83: 2984-2988.

153. ar-Rushdi A, Nishikura K, Erikson J, et al. Differential expression of the translocated and the untranslocated c-myc oncogene in Burkitt lymphoma. *Science* 1983; 222: 390-393.

154. Hayday AC, Gillies SD, Saito H, et al. Activation of a translocated human c-myc gene by an enhancer in the immunoglobulin heavy-chain locus. *Nature* 1984; 307: 334-340.

155. Rabbitts TH, Forster A, Baer R, et al. Transcription enhancer identified near the human C mu immunoglobulin heavy chain gene is unavailable to the translocated c-myc gene in a Burkitt lymphoma.

Nature 1983; 306: 806-809.

156. Dominguez-Sola D, Victora GD, Ying CY, et al. The protooncogene MYC is required for selection in the germinal center and cyclic reentry. *Nat Immunol* 2012; 13: 1083-1091.
157. Cesarman E, Dalla-Favera R, Bentley D, et al. Mutations in the first exon are associated with altered transcription of c-myc in Burkitt lymphoma. *Science* 1987; 238: 1272-1275.
158. Bhatia K, Huppi K, Spangler G, et al. Point mutations in the c-Myc transactivation domain are common in Burkitt's lymphoma and mouse plasmacytomas. *Nat Genet* 1993; 5: 56-61.
159. Bhatia K, Spangler G, Gaiano G, et al. Mutations in the coding region of c-myc occur frequently in acquired immunodeficiency syndrome-associated lymphomas. *Blood* 1994; 84: 883-888.
160. Gu W, Bhatia K, Magrath IT, et al. Binding and suppression of the Myc transcriptional activation domain by p107. *Science* 1994; 264: 251-254.
161. Gregory MA, Hann SR. c-Myc proteolysis by the ubiquitinproteasome pathway: stabilization of c-Myc in Burkitt's lymphoma cells. *Mol Cell Biol* 2000; 20: 2423-2435.
162. Hemann MT, Bric A, Teruya-Feldstein J, et al. Evasion of the p53 tumour surveillance network by tumour-derived MYC mutants. *Nature* 2005; 436: 807-811.
163. Meyer N, Penn LZ. Reflecting on 25 years with MYC. *Nat Rev Cancer* 2008; 8: 976-990.
164. Dominguez-Sola D, Ying CY, Grandori C, et al. Nontranscriptional control of DNA replication by c-Myc. *Nature* 2007; 448: 445-451.
165. Eilers M, Eisenman RN. Myc's broad reach. *Genes Dev* 2008; 22: 2755-2766.
166. Amati B, Brooks MW, Levy N, et al. Oncogenic activity of the c-Myc protein requires dimerization with Max. *Cell* 1993; 72: 233-345.
167. Amati B, Dalton S, Brooks MW, et al. Transcriptional activation by the human c-Myc oncoprotein in yeast requires interaction with Max. *Nature* 1992; 359: 423-426.
168. Blackwood EM, Eisenman RN. Max: a helix-loop-helix zipper protein that forms a sequence-specific DNA-binding complex with Myc. *Science* 1991; 251: 1211-1217.
169. Blackwood EM, Luscher B, Eisenman RN. Myc and Max associate in vivo. *Genes Dev* 1992; 6: 71-80.
170. Gu W, Cechova K, Tassi V, et al. Opposite regulation of gene transcription and cell proliferation by c-Myc and Max. *Proc Natl Acad Sci U S A* 1993; 90: 2935-2939.
171. Kretzner L, Blackwood EM, Eisenman RN. Myc and Max proteins possess distinct transcriptional activities. *Nature* 1992; 359: 426-429.
172. Grandori C, Cowley SM, James LP, et al. The Myc/Max/Mad network and the transcriptional control of cell behavior. *Annu Rev Cell Dev Biol* 2000; 16: 653-699.
173. Dang CV, O'Donnell KA, Zeller KI, et al. The c-Myc target gene network. *Semin Cancer Biol* 2006; 16: 253-264.
174. Felsher DW, Bishop JM. Transient excess of MYC activity can elicit genomic instability and tumorigenesis. *Proc Natl Acad Sci U S A* 1999; 96: 3940-3944.
175. Adams JM, Harris AW, Pinkert CA, et al. The c-myc oncogene driven by immunoglobulin enhancers induces lymphoid malignancy in transgenic mice. *Nature* 1985; 318: 533-538.
176. Kovalchuk AL, Qi CF, Torrey TA, et al. Burkitt lymphoma in the mouse. *J Exp Med* 2000; 192: 1183-1190.
177. Schmitz R, Young RM, Ceribelli M, et al. Burkitt lymphomapathogenesis and therapeutic targets from structural and functional genomics. *Nature* 2012; 490: 116-120.
178. Lombardi L, Newcomb EW, Dalla-Favera R. Pathogenesis of Burkitt lymphoma: expression of an activated c-myc oncogene causes the tumorigenic conversion of EBV-infected human B lymphoblasts. *Cell* 1987; 49: 161-170.
179. Prevot S, Hamilton-Dutoit S, Audouin J, et al. Analysis of African Burkitt's and high-grade B cell non-Burkitt's lymphoma for Epstein-Barr virus genomes using in situ hybridization. *Br J Haematol* 1992; 80: 27-32.

180. Bornkamm GW. Epstein-Barr virus and its role in the pathogenesis of Burkitt's lymphoma: an unresolved issue. *Semin Cancer Biol* 2009; 19: 351-365.
181. Thorley-Lawson DA, Allday MJ. The curious case of the tumour virus: 50 years of Burkitt's lymphoma. *Nat Rev Microbiol* 2008; 6: 913-924.
182. Kridel R, Sehn LH, Gascoyne RD. Pathogenesis of follicular lymphoma. *J Clin Invest* 2012; 122: 3424-3431.
183. Montoto S, Fitzgibbon J. Transformation of indolent B-cell lymphomas. *J Clin Oncol* 2011; 29: 1827-1834.
184. Bakhshi A, Jensen JP, Goldman P, et al. Cloning the chromosomal breakpoint of t(14; 18)human lymphomas: clustering around JH on chromosome 14 and near a transcriptional unit on 18. *Cell* 1985; 41: 899-906.
185. Cleary ML, Sklar J. Nucleotide sequence of a t(14; 18)chromosomal breakpoint in follicular lymphoma and demonstration of a breakpoint-cluster region near a transcriptionally active locus on chromosome 18. *Proc Natl Acad Sci U S A* 1985; 82: 7439-7443.
186. Cleary ML, Smith SD, Sklar J. Cloning and structural analysis of cDNAs for bcl-2 and a hybrid bcl-2/immunoglobulin transcript resulting from the t(14; 18)translocation. *Cell* 1986; 47: 19-28.
187. Ott G, Katzenberger T, Lohr A, et al. Cytomorphologic, immunohistochemical, and cytogenetic profiles of follicular lymphoma: 2 types of follicular lymphoma grade 3. *Blood* 2002; 99: 3806-3812.
188. Tsujimoto Y, Finger LR, Yunis J, et al. Cloning of the chromosome breakpoint of neoplastic B cells with the t(14; 18)chromosome translocation. *Science* 1984; 226: 1097-1099.
189. Cleary ML, Galili N, Sklar, J. Detection of a second t(14; 18)breakpoint cluster region in human follicular lymphomas. *J Exp Med* 1986; 164: 315-320.
190. Graninger WB, Seto M, Boutain B, et al. Expression of Bcl-2 and Bcl-2-Ig fusion transcripts in normal and neoplastic cells. *J Clin Invest* 1987; 80: 1512-1515.
191. Ngan BY, Chen-Levy Z, Weiss LM, et al. Expression in non-Hodgkin's lymphoma of the bcl-2 protein associated with the t(14; 18)chromosomal translocation. *N Engl J Med* 1988; 318: 1638-1644.
192. Petrovic AS, Young RL, Hilgarth B, et al. The Ig heavy chain 3′ end confers a posttranscriptional processing advantage to Bcl-2-IgH fusion RNA in t(14; 18)lymphoma. *Blood* 1998; 91: 3952-3961.
193. Saito M, Novak U, Piovan E, et al. BCL6 suppression of BCL2 via Miz1 and its disruption in diffuse large B cell lymphoma. *Proc Natl Acad Sci U S A* 2009; 106: 11294-11299.
194. Buchonnet G, Jardin F, Jean N, et al. Distribution of BCL2 breakpoints in follicular lymphoma and correlation with clinical features: specific subtypes or same disease? *Leukemia* 2002; 16: 1852-1856.
195. Morin RD, Johnson NA, Severson TM, et al. Somatic mutations altering EZH2(Tyr641)in follicular and diffuse large B-cell lymphomas of germinal-center origin. *Nat Genet* 2010; 42: 181-185.
196. Okosun J, Bodor C, Wang J, et al. Integrated genomic analysis identifies recurrent mutations and evolution patterns driving the initiation and progression of follicular lymphoma. *Nat Genet* 2014; 46: 176-181.
197. Cleary ML, Meeker TC, Levy S, et al. Clustering of extensive somatic mutations in the variable region of an immunoglobulin heavy chain gene from a human B cell lymphoma. *Cell* 1986; 44: 97-106.
198. Bahler DW, Levy R. Clonal evolution of a follicular lymphoma: evidence for antigen selection. *Proc Natl Acad Sci U S A* 1992; 89: 6770-6774.
199. Elenitoba-Johnson KS, Gascoyne RD, Lim MS, et al. Homozygous deletions at chromosome 9p21 involving p16 and p15 are associated with histologic progression in follicle center lymphoma. *Blood* 1998; 91: 4677-4685.
200. Yano T, Jaffe ES, Longo DL, et al. MYC rearrangements in histologically progressed follicular lymphomas. *Blood* 1992; 80: 758-767.
201. Ichikawa A, Hotta T, Takagi N, et al. Mutations of p53 gene and their relation to disease progression in B-cell lymphoma. *Blood* 1992; 79: 2701-2707.
202. O'Shea D, O'Riain C, Taylor C, et al. The presence of TP53 mutation at diagnosis of follicular lymphoma

identifi es a highrisk group of patients with shortened time to disease progression and poorer overall survival. *Blood* 2008; 112: 3126-3129.

203. Sander CA, Yano T, Clark HM, et al. p53 mutation is associated with progression in follicular lymphomas. *Blood* 1993; 82: 1994-2004.
204. Bastard C, Deweindt C, Kerckaert JP, et al. LAZ3 rearrangements in non-Hodgkin's lymphoma: correlation with histology, immunophenotype, karyotype, and clinical outcome in 217 patients. *Blood* 1994; 83: 2423-2427.
205. Lo Coco F, Ye BH, Lista F, et al. Rearrangements of the BCL6 gene in diffuse large cell non-Hodgkin's lymphoma. *Blood* 1994; 83: 1757-1759.
206. Otsuki T, Yano T, Clark HM, et al. Analysis of LAZ3(BCL-6)status in B-cell non-Hodgkin's lymphomas: results of rearrangement and gene expression studies and a mutational analysis of coding region sequences. *Blood* 1995; 85: 2877-2884.
207. Akasaka T, Lossos IS, Levy R. BCL6 gene translocation in follicular lymphoma: a harbinger of eventual transformation to diffuse aggressive lymphoma. *Blood* 2003; 102: 1443-1448.
208. A clinical evaluation of the International Lymphoma Study Group classification of non-Hodgkin's lymphoma. The Non- Hodgkin's Lymphoma Classification Project. *Blood* 1997; 89: 3909-2918.
209. Alizadeh AA, Eisen MB, Davis RE, et al. Distinct types of diffuse large B-cell lymphoma identified by gene expression profiling. *Nature* 2000; 403: 503-511.
210. Wright G, Tan B, Rosenwald A, et al. A gene expressionbased method to diagnose clinically distinct subgroups of diffuse large B cell lymphoma. *Proc Natl Acad Sci U S A* 2003; 100: 9991-9996.
211. Savage KJ, Monti S, Kutok JL, et al. The molecular signature of mediastinal large B-cell lymphoma differs from that of other diffuse large B-cell lymphomas and shares features with classical Hodgkin lymphoma. *Blood* 2003; 102: 3871-3879.
212. Rosenwald A, Wright G, Leroy K, et al. Molecular diagnosis of primary mediastinal B cell lymphoma identifi es a clinically favorable subgroup of diffuse large B cell lymphoma related to Hodgkin lymphoma. *J Exp Med* 2003; 198: 851-862.
213. Choi WW, Weisenburger DD, Greiner TC, et al. A new immunostain algorithm classifies diffuse large B-cell lymphoma into molecular subtypes with high accuracy. *Clin Cancer Res* 2009; 15: 5494-5502.
214. Hans CP, Weisenburger DD, Greiner TC, et al. Confirmation of the molecular classif ication of diffuse large B-cell lymphoma by immunohistochemistry using a tissue microarray. *Blood* 2004; 103: 275-282.
215. Monti S, Savage KJ, Kutok JL, et al. Molecular profiling of diffuse large B-cell lymphoma identif ies robust subtypes including one characterized by host inflammatory response. *Blood* 2005; 105: 1851-1861.
216. Lohr JG, Stojanov P, Lawrence MS, et al. Discovery and prioritization of somatic mutations in diffuse large B-cell lymphoma(DLBCL)by whole-exome sequencing. *Proc Natl Acad Sci U S A* 2012; 109: 3879-3884.
217. Pasqualucci L, Trifonov V, Fabbri G, et al. Analysis of the coding genome of diffuse large B-cell lymphoma. *Nat Genet* 2011; 43: 830-837.
218. Offi t K, Jhanwar S, Ebrahim SA, et al. t(3; 22)(q27; q11): a novel translocation associated with diffuse non-Hodgkin's lymphoma. *Blood* 1989; 74: 1876-1879.
219. Iqbal J, Greiner TC, Patel K, et al. Distinctive patterns of BCL6 molecular alterations and their functional consequences in different subgroups of diffuse large B-cell lymphoma. *Leukemia* 2007; 21: 2332-2343.
220. Ye BH, Chaganti S, Chang CC, et al. Chromosomal translocations cause deregulated BCL6 expression by promoter substitution in B cell lymphoma. *Embo J* 1995; 14: 6209-6217.
221. Ying CY, Dominguez-Sola D, Fabi M, et al. MEF2B mutations lead to deregulated expression of the oncogene BCL6 in diffuse large B cell lymphoma. *Nat Immunol* 2013; 14: 1084-1092.
222. Duan S, Cermak L, Pagan JK, et al. FBXO11 targets BCL6 for degradation and is inactivated in diffuse large B-cell lymphomas. *Nature* 2012; 481: 90-93.
223. Cattoretti G, Pasqualucci L, Ballon G, et al. Deregulated BCL6 expression recapitulates the pathogenesis of human diffuse large B cell lymphomas in mice. *Cancer Cell* 2005; 7: 445-455.

224. Challa-Malladi M, Lieu YK, Califano O, et al. Combined genetic inactivation of β2-Microglobulinand CD58 reveals frequent escape from immune recognition in diffuse large B cell lymphoma. *Cancer Cell* 2011; 20: 728-740.
225. Iqbal J, Sanger WG, Horsman DE, et al. BCL2 translocation defines a unique tumor subset within the germinal center B-cell-like diffuse large B-cell lymphoma. *Am J Pathol* 2004; 165: 159-166.
226. Ladanyi M, Offi t K, Jhanwar SC, et al. MYC rearrangement and translocations involving band 8q24 in diffuse large cell lymphomas. *Blood* 1991; 77: 1057-1063.
227. Pasqualucci L, Migliazza A, Basso K, et al. Mutations of the BCL6 proto-oncogene disrupt its negative autoregulation in diffuse large B-cell lymphoma. *Blood* 2003; 101: 2914-2123.
228. Wang X, Li Z, Naganuma A, et al. Negative autoregulation of BCL-6 is bypassed by genetic alterations in diffuse large B cell lymphomas. *Proc Natl Acad Sci U S A* 2002; 99: 15018-15023.
229. Pfeifer M, Grau M, Lenze D, et al. PTEN loss defines a PI3K/AKT pathway-dependent germinal center subtype of diffuse large B-cell lymphoma. *Proc Natl Acad Sci U S A* 2013; 110: 12420-12425.
230. Capello D, Vitolo U, Pasqualucci L, et al. Distribution and pattern of BCL-6 mutations throughout the spectrum of B-cell neoplasia. *Blood* 2000; 95: 651-659.
231. Migliazza A, Martinotti S, Chen W, et al. Frequent somatic hypermutation of the 5′ noncoding region of the BCL6 gene in B-cell lymphoma. *Proc Natl Acad Sci U S A* 1995; 92: 12520-12524.
232. Saito M, Gao J, Basso K, et al. A signaling pathway mediating downregulation of BCL6 in germinal center B cells is blocked by BCL6 gene alterations in B cell lymphoma. *Cancer Cell* 2007; 12: 280-292.
233. Iqbal J, Neppalli VT, Wright G, et al. BCL2 expression is a prognostic marker for the activated B-cell-like type of diffuse large B-cell lymphoma. *J Clin Oncol* 2006; 24: 961-968.
234. Monni O, Joensuu H, Franssila K, et al. BCL2 overexpression associated with chromosomal amplification in diffuse large B-cell lymphoma. *Blood* 1997; 90: 1168-1174.
235. Lenz G, Davis RE, Ngo VN, et al. Oncogenic CARD11 mutations in human diffuse large B cell lymphoma. *Science* 2008; 319: 1676-1679.
236. Davis RE, Ngo VN, Lenz G, et al. Chronic active B-cell-receptor signalling in diffuse large B-cell lymphoma. *Nature* 2010; 463: 88-92.
237. Ngo VN, Young RM, Schmitz R, et al. Oncogenically active MYD88 mutations in human lymphoma. *Nature* 2011; 470: 115-119.
238. Gronbaek K, Worm J, Ralkiaer E, et al. ATM mutations are associated with inactivation of the ARF-TP53 tumor suppressor pathway in diffuse large B-cell lymphoma. *Blood* 2002; 100: 1430-1437.
239. Angelin-Duclos C, Cattoretti G, Lin KI, et al. Commitment of B lymphocytes to a plasma cell fate is associated with Blimp-1 expression in vivo. *J Immunol* 2000; 165: 5462-5471.
240. Cattoretti G, Angelin-Duclos C, Shaknovich R, et al. PRDM1/Blimp-1 is expressed in human B-lymphocytes committed to the plasma cell lineage. *J Pathol* 2005; 206: 76-86.
241. Shapiro-Shelef M, Lin KI, McHeyzer-Williams LJ, et al. Blimp-1 is required for the formation of immunoglobulin secreting plasma cells and pre-plasma memory B cells. *Immunity* 2003; 19: 607-620.
242. Joos S, Kupper M, Ohl S, et al. Genomic imbalances including amplification of the tyrosine kinase gene JAK2 in CD30+ Hodgkin cells. *Cancer Res* 2000; 60: 549-552.
243. Steidl C, Shah SP, Woolcock BW, et al. MHC class II transactivator CIITA is a recurrent gene fusion partner in lymphoid cancers. *Nature* 2011; 471: 377-381.
244. Mestre C, Rubio-Moscardo F, Rosenwald A, et al. Homozygous deletion of SOCS1 in primary mediastinal B-cell lymphoma detected by CGH to BAC microarrays. *Leukemia* 2005; 19: 1082-1084.
245. Melzner I, Bucur AJ, Bruderlein S, et al. Biallelic mutation of SOCS-1 impairs JAK2 degradation and sustains phospho- JAK2 action in the MedB-1 mediastinal lymphoma line. *Blood* 2005; 105: 2535-2542.
246. Weniger MA, Melzner I, Menz CK, et al. Mutations of the tumor suppressor gene SOCS-1 in classical Hodgkin lymphoma are frequent and associated with nuclear phospho-STAT5 accumulation. *Oncogene*

2006; 25: 2679-2684.

247. Landau DA, Carter SL, Stojanov P, et al. Evolution and impact of subclonal mutations in chronic lymphocytic leukemia. *Cell* 2013; 152: 714-726.

248. Muller AM, Ihorst G, Mertelsmann R, et al. Epidemiology of non-Hodgkin's lymphoma(NHL): trends, geographic distribution, and etiology. *Ann Hematol* 2005; 84: 1-12.

249. Bertoni F, Cazzaniga G, Bosshard G, et al. Immunoglobulin heavy chain diversity genes rearrangement pattern indicates that MALT-type gastric lymphoma B cells have undergone an antigen selection process. *Br J Haematol* 1997; 97: 830-836.

250. Wotherspoon AC. Gastric lymphoma of mucosa-associated lymphoid tissue and Helicobacter pylori. *Annu Rev Med* 1998; 49: 289-299.

251. Bende RJ, Aarts WM, Riedl RG, et al. Among B cell non- Hodgkin's lymphomas, MALT lymphomas express a unique antibody repertoire with frequent rheumatoid factor reactivity. *J Exp Med* 2005; 201: 1229-1241.

252. Hussell T, Isaacson PG, Crabtree JE, et al. Immunoglobulin specificity of low grade B cell gastrointestinal lymphoma of mucosa-associated lymphoid tissue(MALT)type. *Am J Pathol* 1993; 142: 285-292.

253. Akagi T, Motegi M, Tamura A, et al. A novel gene, MALT1 at 18q21, is involved in t(11; 18)(q21; q21)found in low-grade B-cell lymphoma of mucosa-associated lymphoid tissue. *Oncogene* 1999; 18: 5785-5794.

254. Dierlamm J, Baens M, Wlodarska I, et al. The apoptosis inhibitor gene API2 and a novel 18q gene, MLT, are recurrently rearranged in the t(11; 18)(q21; q21)associated with mucosa-associated lymphoid tissue lymphomas. *Blood* 1999; 93: 3601-3609.

255. Remstein ED, James CD, Kurtin PJ. Incidence and subtype specificity of API2-MALT1 fusion translocations in extranodal, nodal, and splenic marginal zone lymphomas. *Am J Pathol* 2000; 156: 1183-1188.

256. Baens M, Maes B, Steyls A, et al. The product of the t(11; 18), an API2-MLT fusion, marks nearly half of gastric MALT type lymphomas without large cell proliferation. *Am J Pathol* 2000; 156: 1433-1439.

257. Motegi M, Yonezumi M, Suzuki H, et al. API2-MALT1 chimeric transcripts involved in mucosa-associated lymphoid tissue type lymphoma predict heterogeneous products. *Am J Pathol* 2000; 156: 807-812.

258. Thome M. CARMA1, BCL-10 and MALT1 in lymphocyte development and activation. *Nat Rev Immunol* 2004; 4: 348-359.

259. Lucas PC, Kuffa P, Gu S, et al. A dual role for the API2 moiety in API2-MALT1-dependent NF-kappaB activation: heterotypic oligomerization and TRAF2 recruitment. *Oncogene* 2007; 26: 5643-5654.

260. Sanchez-Izquierdo D, Buchonnet G, Siebert R, et al. MALT1 is deregulated by both chromosomal translocation and amplification in B-cell non-Hodgkin lymphoma. *Blood* 2003; 101: 4539-4546.

261. Streubel B, Lamprecht A, Dierlamm J, et al. T(14; 18)(q32; q21)involving IGH and MALT1 is a frequent chromosomal aberration in MALT lymphoma. *Blood* 2003; 101: 2335-2339.

262. Willis TG, Jadayel DM, Du MQ, et al. Bcl10 is involved in t(1; 14)(p22; q32)of MALT B cell lymphoma and mutated in multiple tumor types. *Cell* 1999; 96: 35-45.

263. Zhang Q, Siebert R, Yan M, et al. Inactivating mutations and overexpression of BCL10, a caspase recruitment domaincontaining gene, in MALT lymphoma with t(1; 14)(p22; q32). *Nat Genet* 1999; 22: 63-68.

264. Ruland J, Duncan GS, Elia A, et al. Bcl10 is a positive regulator of antigen receptor-induced activation of NF-kappaB and neural tube closure. *Cell* 2001; 104: 33-42.

265. Xue L, Morris SW, Orihuela C, et al. Defective development and function of Bcl10-deficient follicular, marginal zone and B1 B cells. *Nat Immunol* 2003; 4: 857-865.

266. Wlodarska I, Veyt E, De Paepe P, et al. FOXP1, a gene highly expressed in a subset of diffuse large B-cell lymphoma, is recurrently targeted by genomic aberrations. *Leukemia* 2005; 19: 1299-1305.

267. Streubel B, Vinatzer U, Lamprecht A, et al. T(3; 14)(p14. 1; q32)involving IGH and FOXP1 is a novel recurrent chromosomal aberration in MALT lymphoma. *Leukemia* 2005; 19: 652-658.

268. Hu H, Wang B, Borde M, et al. Foxp1 is an essential transcriptional regulator of B cell development. *Nat*

Immunol 2006; 7: 819-826.

269. Wotherspoon AC, Finn TM, Isaacson PG. Trisomy 3 in low-grade B-cell lymphomas of mucosa-associated lymphoid tissue. *Blood* 1995; 85: 2000-2004.
270. Ott G, Kalla J, Steinhoff A, et al. Trisomy 3 is not a common feature in malignant lymphomas of mucosa-associated lymphoid tissue type. *Am J Pathol* 1998; 153: 689-694.
271. Du M, Peng H, Singh N, et al. The accumulation of p53 abnormalities is associated with progression of mucosa- associated lymphoid tissue lymphoma. *Blood* 1995; 86: 4587-4593.
272. Gaidano G, Capello D, Gloghini A, et al. Frequent mutation of bcl-6 proto-oncogene in high grade, but not low grade, MALT lymphomas of the gastrointestinal tract. *Haematologica* 1999; 84: 582-588.
273. Gaidano G, Volpe G, Pastore C, et al. Detection of BCL-6 rearrangements and p53 mutations in Malt-lymphomas. *Am J Hematol* 1997; 56: 206-213.
274. Klein U, Dalla-Favera R. New insights into the pathogenesis of chronic lymphocytic leukemia. *Semin Cancer Biol* 2010; 20: 377-383.
275. Fais F, Ghiotto F, Hashimoto S, et al. Chronic lymphocytic leukemia B cells express restricted sets of mutated and unmutated antigen receptors. *J Clin Invest* 1998; 102: 1515-1525.
276. Oscier DG, Thompsett A, Zhu D, et al. Differential rates of somatic hypermutation in V(H)genes among subsets of chronic lymphocytic leukemia defined by chromosomal abnormalities. *Blood* 1997; 89: 4153-4160.
277. Klein U, Tu Y, Stolovitzky GA, et al. Gene expression profiling of B cell chronic lymphocytic leukemia reveals a homogeneous phenotype related to memory B cells. *J Exp Med* 2001; 194: 1625-1638.
278. Rosenwald A, Alizadeh AA, Widhopf G, et al. Relation of gene expression phenotype to immunoglobulin mutation genotype in B cell chronic lymphocytic leukemia. *J Exp Med* 2001; 194: 1639-1647.
279. Widhopf GF 2nd, Rassenti LZ, Toy TL, et al. Chronic lymphocytic leukemia B cells of more than 1% of patients express virtually identical immunoglobulins. *Blood* 2004; 104: 2499-2504.
280. Messmer BT, Albesiano E, Efremov DG, et al. Multiple distinct sets of stereotyped antigen receptors indicate a role for antigen in promoting chronic lymphocytic leukemia. *J Exp Med* 2004; 200: 519-525.
281. Tobin G, Thunberg U, Karlsson K, et al. Subsets with restricted immunoglobulin gene rearrangement features indicate a role for antigen selection in the development of chronic lymphocytic leukemia. *Blood* 2004; 104: 2879-2885.
282. Murray F, Darzentas N, Hadzidimitriou A, et al. Stereotyped patterns of somatic hypermutation in subsets of patients with chronic lymphocytic leukemia: implications for the role of antigen selection in leukemogenesis. *Blood* 2008; 111: 1524-1533.
283. Stamatopoulos K, Belessi C, Moreno C, et al. Over 20% of patients with chronic lymphocytic leukemia carry stereotyped receptors: Pathogenetic implications and clinical correlations. *Blood* 2007; 109: 259-270.
284. Tobin G, Thunberg U, Johnson A, et al. Chronic lymphocytic leukemias utilizing the VH3-21 gene display highly restricted Vlambda2-14 gene use and homologous CDR3s: implicating recognition of a common antigen epitope. *Blood* 2003; 101: 4952-4957.
285. Damle RN, Wasil T, Fais F, et al. Ig V gene mutation status and CD38 expression as novel prognostic indicators in chronic lymphocytic leukemia. *Blood* 1999; 94: 1840-1847.
286. Hamblin TJ, Davis Z, Gardiner A, et al. Unmutated Ig V(H)genes are associated with a more aggressive form of chronic lymphocytic leukemia. *Blood* 1999; 94: 1848-1854.
287. Rawstron AC, Bennett FL, O'Connor SJ, et al. Monoclonal B-cell lymphocytosis and chronic lymphocytic leukemia. *N Engl J Med* 2008; 359: 575-583.
288. Calin GA, Dumitru CD, Shimizu M, et al. Frequent deletions and down-regulation of micro- RNA genes miR15 and miR16 at 13q14 in chronic lymphocytic leukemia. *Proc Natl Acad Sci U S A* 2002; 99: 15524-15529.
289. Kalachikov S, Migliazza A, Cayanis E, et al. Cloning and gene mapping of the chromosome 13q14 region deleted in chronic lymphocytic leukemia. *Genomics* 1997; 42: 369-377.

290. Migliazza A, Bosch F, Komatsu H, et al. Nucleotide sequence, transcription map, and mutation analysis of the 13q14 chromosomal region deleted in B-cell chronic lymphocytic leukemia. *Blood* 2001; 97: 2098-2104.

291. Klein U, Lia M, Crespo M, et al. The DLEU2/miR-15a/16-1 cluster controls B cell proliferation and its deletion leads to chronic lymphocytic leukemia. *Cancer Cell* 2010; 17: 28-40.

292. Anastasi J, Le Beau MM, Vardiman JW, et al. Detection of trisomy 12 in chronic lymphocytic leukemia by fl uorescence in situ hybridization to interphase cells: a simple and sensitive method. *Blood* 1992; 79: 796-1801.

293. Hjalmar V, Kimby E, Matutes E, et al. Trisomy 12 and lymphoplasmacytoid lymphocytes in chronic leukemic B-cell disorders. *Haematologica* 1998; 83: 602-609.

294. Juliusson G, Oscier DG, Fitchett M, et al. Prognostic subgroups in B-cell chronic lymphocytic leukemia defined by specific chromosomal abnormalities. *N Engl J Med* 1990; 323: 720-724.

295. Bullrich F, Rasio D, Kitada S, et al. ATM mutations in B-cell chronic lymphocytic leukemia. *Cancer Res* 1999; 59: 24-27.

296. Stankovic T, Weber P, Stewart G, et al. Inactivation of ataxia telangiectasia mutated gene in B-cell chronic lymphocytic leukaemia. *Lancet* 1999; 353: 26-29.

297. Starostik P, Manshouri T, O'Brien S, et al. Deficiency of the ATM protein expression defi nes an aggressive subgroup of B-cell chronic lymphocytic leukemia. *Cancer Res* 1998; 58: 4552-4557.

298. Rossi D, Fangazio M, Rasi S, et al. Disruption of BIRC3 associates with fludarabine chemorefractoriness in TP53 wild-type chronic lymphocytic leukemia. *Blood* 2012; 119: 2854-2862.

299. Gaidano G, Foa R, Dalla-Favera R. Molecular pathogenesis of chronic lymphocytic leukemia. *J Clin Invest* 2012; 122: 3432-3438.

300. Fabbri G, Rasi S, Rossi D, et al. Analysis of the chronic lymphocytic leukemia coding genome: role of NOTCH1 mutational activation. *J Exp Med* 2011; 208: 1389-1401.

301. Puente XS, Pinyol M, Quesada V, et al. Whole-genome sequencing identifies recurrent mutations in chronic lymphocytic leukaemia. *Nature* 2011; 475: 101-105.

302. Quesada V, Conde L, Villamor N, et al. Exome sequencing identifies recurrent mutations of the splicing factor SF3B1 gene in chronic lymphocytic leukemia. *Nat Genet* 2012; 44: 47-52.

303. Wang L, Lawrence MS, Wan Y, et al. SF3B1 and other novel cancer genes in chronic lymphocytic leukemia. *N Engl J Med* 2011; 365: 2497-2506.

304. Rossi D, Bruscaggin A, Spina V, et al. Mutations of the SF3B1 splicing factor in chronic lymphocytic leukemia: association with progression and fludarabine-refractoriness. *Blood* 2011; 118: 6904-6908.

305. Carbone A, Gloghini A. AIDS-related lymphomas: from pathogenesis to pathology. *Br J Haematol* 2005; 130: 662-670.

306. Knowles DM. Etiology and pathogenesis of AIDS-related non-Hodgkin's lymphoma. *Hematol Oncol Clin North Am* 2003; 17: 785-820.

307. Gaidano G, Capello D, Carbone A. The molecular basis of acquired immunodeficiency syndrome-related lymphomagenesis. *Semin Oncol* 2000; 27: 431-441.

308. Carbone A, Gaidano G. HHV-8-positive body-cavity-based lymphoma: a novel lymphoma entity. *Br J Haematol* 1997; 97: 515-522.

309. Gaidano G, Carbone A. Primary effusion lymphoma: a liquid phase lymphoma of fluid-filled body cavities. *Adv Cancer Res* 2001; 80: 115-146.

310. Gaidano G, Gloghini A, Gattei V, et al. Association of Kaposi's sarcoma-associated herpesvirus-positive primary effusion lymphoma with expression of the CD138/syndecan-1 antigen. *Blood* 1997; 90: 4894-4900.

311. Carbone A, Gaidano G, Gloghini A, et al. BCL-6 protein expression in AIDS-related non-Hodgkin's lymphomas: inverse relationship with Epstein-Barr virus-encoded latent membrane protein-1 expression. *Am J Pathol* 1997; 150: 155-165.

312. Carbone A, Gaidano G, Gloghini A, et al. Differential expression of BCL-6, CD138/syndecan-1, and Epstein-Barr virus-encoded latent membrane protein-1 identifies distinct histogenetic subsets of acquired immunodeficiency syndromerelated non-Hodgkin's lymphomas. *Blood* 1998; 91: 747-755.
313. Riboldi P, Gaidano G, Schettino EW, et al. Two acquired immunodeficiency syndrome-associated Burkitt's lymphomas produce specific anti-i IgM cold agglutinins using somatically mutated VH4-21 segments. *Blood* 1994; 83: 2952-2961.
314. Gaidano G, Lo Coco F, Ye BH, et al. Rearrangements of the BCL-6 gene in acquired immunodeficiency syndromeassociated non-Hodgkin's lymphoma: association with diffuse large-cell subtype. *Blood* 1994; 84: 397-402.
315. Gaidano G, Carbone A, Pastore C, et al. Frequent mutation of the 5′ noncoding region of the BCL-6 gene in acquired immunodeficiencysyndrome-related non-Hodgkin's lymphomas. *Blood* 1997; 89: 3755-3762.
316. MacMahon EM, Glass JD, Hayward SD, et al. Epstein-Barr virus in AIDS- related primary central nervous system lymphoma. *Lancet* 1991; 338: 969-973.
317. Larocca LM, Capello D, Rinelli A, et al. The molecular and phenotypic profile of primary central nervous system lymphoma identifies distinct categories of the disease and is consistent with histogenetic derivation from germinal centerrelated B cells. *Blood* 1998; 92: 1011-1019.
318. Montesinos-Rongen M, Godlewska E, Brunn A, et al. Mutations of CARD11 but not TNFAIP3 may activate the NF-kappaB pathway in primary CNS lymphoma. *Acta Neuropathol* 2010; 120: 529-535.
319. Antinori A, Larocca LM, Fassone L, et al. HHV-8/KSHV is not associated with AIDS-related primary central nervous system lymphoma. *Brain Pathol* 1999; 9: 199-208.
320. Gaidano G, Capello D, Pastore C, et al. Analysis of human herpesvirus type 8 infection in AIDS-related and AIDS unrelated primary central nervous system lymphoma. *J Infect Dis* 1997; 175: 1193-1197.
321. de Leval L, Bisig B, Thielen C, et al. Molecular classification of T-cell lymphomas. *Crit Rev Oncol Hematol* 2009; 72: 125-143.
322. Taylor GP. The epidemiology of HTLV-I in Europe. *J Acquir Immune Defic Syndr Hum Retrovirol* 1996; 13: S8-14.
323. Tsukasaki K, Tsushima H, Yamamura M, et al. Integration patterns of HTLV-I provirus in relation to the clinical course of ATL: frequent clonal change at crisis from indolent disease. *Blood* 1997; 89: 948-956.
324. Takatsuki K, Matsuoka M, Yamaguchi K. Adult T-cell leukemia in Japan. *J Acquir Immune Defic Syndr Hum Retrovirol* 1996; 13: S15-S19.
325. Uittenbogaard MN, Giebler HA, Reisman D, et al. Transcriptional repression of p53 by human T-cell leukemia virus type I Tax protein. *J Biol Chem* 1995; 270: 28503-28506.
326. Cesarman E, Chadburn A, Inghirami G, et al. Structural and functional analysis of oncogenes and tumor suppressor genes in adult T-cell leukemia/lymphoma shows frequent p53 mutations. *Blood* 1992; 80: 3205-3216.
327. Sakashita A, Hattori T, Miller CW, et al. Mutations of the p53 gene in adult T-cell leukemia. *Blood* 1992; 79: 477-480.
328. Gaulard P, Bourquelot P, Kanavaros P, et al. Expression of the alpha/beta and gamma/delta T-cell receptors in 57 cases of peripheral T-cell lymphomas. Identification of a subset of gamma/delta T-cell lymphomas. *Am J Pathol* 1990; 137: 617-628.
329. de Leval L, Rickman DS, Thielen C, et al. The gene expression profile of nodal peripheral T-cell lymphoma demonstrates a molecular link between angioimmunoblastic T-cell lymphoma(AITL)and follicular helper T(TFH)cells. *Blood* 2007; 109: 4952-4963.
330. Martin-Subero JI, Wlodarska I, Bastard C, et al. Chromosomal rearrangements involving the BCL3 locus are recurrent in classical Hodgkin and peripheral T-cell lymphoma. *Blood* 2006; 108: 401-402.
331. Almire C, Bertrand P, Ruminy P, et al. PVRL2 is translocated to the TRA@ locus in t(14; 19)(q11; q13)-

positive peripheral T-cell lymphomas. *Genes Chromosomes Cancer* 2007; 46: 1011-1018.

332. Feldman AL, Law M, Remstein ED, et al. Recurrent translocations involving the IRF4 oncogene locus in peripheral T-cell lymphomas. *Leukemia* 2009; 23: 574-580.

333. Palomero T, Couronne L, Khiabanian H, et al. Recurrent mutations in epigenetic regulators, RHOA and FYN kinase in peripheral T cell lymphomas. *Nat Genet* 2014; 46: 166-170.

334. Sakata-Yanagimoto M, Enami T, Yoshida K, et al. Somatic RHOA mutation in angioimmunoblastic T cell lymphoma. *Nat Genet* 2014; 46: 171-175.

335. Panwalkar AW, Armitage JO. T-cell/NK-cell lymphomas: a review. *Cancer Lett* 2007; 253: 1-13.

336. Piccaluga PP, Agostinelli C, Califano A, et al. Gene expression analysis of angioimmunoblastic lymphoma indicates derivation from T follicular helper cells and vascular endothelial growth factor deregulation. *Cancer Res* 2007; 67: 10703-10710.

337. Grogg KL, Attygalle AD, Macon WR, et al. Angioimmunoblastic T-cell lymphoma: a neoplasm of germinal-center T-helper cells? *Blood* 2005; 106: 1501-1502.

338. Chang CC, Zhang J, Lombardi L, et al. Rearranged NFKB-2 genes in lymphoid neoplasms code for constitutively active nuclear transactivators. *Mol Cell Biol* 1995; 15: 5180-5187.

339. Neri A, Chang CC, Lombardi L, et al. B cell lymphoma associated chromosomal translocation involves candidate oncogene lyt-10, homologous to NF-kappa B p50. *Cell* 1991; 67: 1075-1087.

340. Fornari A, Piva R, Chiarle R, et al. Anaplastic large cell lymphoma: one or more entities among T-cell lymphoma? *Hematol Oncol* 2009; 27: 161-170.

341. Lamant L, de Reynies A, Duplantier MM, et al. Gene expression profiling of systemic anaplastic large-cell lymphoma reveals differences based on ALK status and two distinct morphologic ALK+ subtypes. *Blood* 2007; 109: 2156-2164.

342. Gascoyne RD, Aoun P, Wu D, et al. Prognostic significance of anaplastic lymphoma kinase(ALK)protein expression in adults with anaplastic large cell lymphoma. *Blood* 1999; 93: 3913-3921.

343. Savage KJ, Harris NL, Vose JM, et al. ALK- anaplastic large cell lymphoma is clinically and immunophenotypically different from both ALK+ ALCL and peripheral T-cell lymphoma, not otherwise specified: report from the International Peripheral T-Cell Lymphoma Project. *Blood* 2008; 111: 5496-5504.

344. Shiota M, Nakamura S, Ichinohasama R, et al. Anaplastic large cell lymphomas expressing the novel chimeric protein p80NPM/ALK: a distinct clinicopathologic entity. *Blood* 1995; 86: 1954-1960.

345. Piva R, Agnelli L, Pellegrino E, et al. Gene expression profiling uncovers molecular classifiers for the recognition of anaplastic large-cell lymphoma within peripheral T-cell neoplasms. *J Clin Oncol* 2010; 28: 1583-1590.

346. Chiarle R, Voena C, Ambrogio C, et al. The anaplastic lymphoma kinase in the pathogenesis of cancer. *Nat Rev Cancer* 2008; 8: 11-23.

347. Morris SW, Kirstein MN, Valentine MB, et al. Fusion of a kinase gene, ALK, to a nucleolar protein gene, NPM, in non-Hodgkin's lymphoma. *Science* 1994; 263: 1281-1284.

348. Kasprzycka M, Marzec M, Liu X, et al. Nucleophosmin/anaplastic lymphoma kinase(NPM/ALK) oncoprotein induces the T regulatory cell phenotype by activating STAT3. *Proc Natl Acad Sci U S A* 2006; 103: 9964-9969.

349. Marzec M, Zhang Q, Goradia A, et al. Oncogenic kinase NPM/ALK induces through STAT3 expression of immunosuppressive protein CD274(PD-L1, B7-H1). *Proc Natl Acad Sci U S A* 2008; 105: 20852-20857.

350. Zhang Q, Wang HY, Liu X, et al. STAT5A is epigenetically silenced by the tyrosine kinase NPM1-ALK and acts as a tumor suppressor by reciprocally inhibiting NPM1-ALK expression. *Nat Med* 2007; 13: 1341-1348.

351. Bai RY, Ouyang T, Miething C, et al. Nucleophosminanaplastic lymphoma kinase associated with anaplastic large cell lymphoma activates the phosphatidylinositol 3-kinase/Akt antiapoptotic signaling pathway. *Blood* 2000; 96: 4319-4327.

352. Chiarle R, Gong JZ, Guasparri I, et al. NPM-ALK transgenic mice spontaneously develop T-cell lymphomas

and plasma cell tumors. *Blood* 2003; 101: 1919-1927.

353. Kuefer MU, Look AT, Pulford K, et al. Retrovirus-mediated gene transfer of NPM-ALK causes lymphoid malignancy in mice. *Blood* 1997; 90: 2901-2910.

354. Lange K, Uckert W, Blankenstein T, et al. Overexpression of NPM-ALK induces different types of malignant lymphomas in IL-9 transgenic mice. *Oncogene* 2003; 22: 517-527.

355. Hernandez L, Bea S, Bellosillo B, et al. Diversity of genomic breakpoints in TFG-ALK translocations in anaplastic large cell lymphomas: identification of a new TFG-ALK(XL)chimeric gene with transforming activity. *Am J Pathol* 2002; 160: 1487-1494.

356. Colleoni GW, Bridge JA, Garicochea B, et al. ATIC-ALK: A novel variant ALK gene fusion in anaplastic large cell lymphoma resulting from the recurrent cryptic chromosomal inversion, inv(2)(p23q35). *Am J Pathol* 2000; 156: 781-789.

357. Ma Z, Cools J, Marynen P, et al. Inv(2)(p23q35)in anaplastic large-cell lymphoma induces constitutive anaplastic lymphoma kinase(ALK)tyrosine kinase activation by fusion to ATIC, an enzyme involved in purine nucleotide biosynthesis. *Blood* 2000; 95: 2144-2149.

358. Feldman AL, Vasmatzis G, Asmann YW, et al. Novel TRAF1-ALK fusion identified by deep RNA sequencing of anaplastic large cell lymphoma. *Genes Chromosomes Cancer* 2013; 52: 1097-1102.

359. Kuppers R. The biology of Hodgkin's lymphoma. *Nat Rev Cancer* 2009; 9: 15-27.

360. Schwering I, Brauninger A, Klein U, et al. Loss of the B-lineage-specific gene expression program in Hodgkin and Reed-Sternberg cells of Hodgkin lymphoma. *Blood* 2003; 101: 1505-1512.

361. Re D, Muschen M, Ahmadi T, et al. Oct-2 and Bob-1 deficiency in Hodgkin and Reed Sternberg cells. *Cancer Res* 2001; 61: 2080-2084.

362. Stein H, Marafioti T, Foss HD, et al. Down-regulation of BOB. 1/OBF. 1 and Oct2 in classical Hodgkin disease but not in lymphocyte predominant Hodgkin disease correlates with immunoglobulin transcription. *Blood* 2001; 97: 496-501.

363. Küppers R, Rajewsky K, Zhao M, et al. Hodgkin disease: Hodgkin and Reed-Sternberg cells picked from histological sections show clonal immunoglobulin gene rearrangements and appear to be derived from B cells at various stages of development. *Proc Natl Acad Sci U S A* 1994; 91: 10962-10966.

364. Kanzler H, Kuppers R, Hansmann ML, et al. Hodgkin and Reed-Sternberg cells in Hodgkin's disease represent the outgrowth of a dominant tumor clone derived from(crippled)germinal center B cells. *J Exp Med* 1996; 184: 1495-1505.

365. Martin-Subero JI, Gesk S, Harder L, et al. Recurrent involvement of the REL and BCL11A loci in classical Hodgkin lymphoma. *Blood* 2002; 99: 1474-1477.

366. Barth TF, Martin-Subero JI, Joos S, et al. Gains of 2p involving the REL locus correlate with nuclear c-Rel protein accumulation in neoplastic cells of classical Hodgkin lymphoma. *Blood* 2003; 101: 3681-3686.

367. Jungnickel B, Staratschek-Jox A, Brauninger A, et al. Clonal deleterious mutations in the IkappaBalpha gene in the malignant cells in Hodgkin's lymphoma. *J Exp Med* 2000; 191: 395-402.

368. Emmerich F, Meiser M, Hummel M, et al. Overexpression of I kappa B alpha without inhibition of NF-kappaB activity and mutations in the I kappa B alpha gene in Reed-Sternberg cells. *Blood* 1999; 94: 3129-3134.

369. Schmitz R, Stanelle J, Hansmann ML, et al. Pathogenesis of classical and lymphocyte-predominant Hodgkin lymphoma. *Annu Rev Pathol* 2009; 4: 151-174.

370. Wlodarska I, Nooyen P, Maes B, et al. Frequent occurrence of BCL6 rearrangements in nodular lymphocyte predominance Hodgkin lymphoma but not in classical Hodgkin lymphoma. *Blood* 2003; 101: 706-710.

371. Martin-Subero JI, Klapper W, Sotnikova A, et al. Chromosomal breakpoints affecting immunoglobulin loci are recurrent in Hodgkin and Reed-Sternberg cells of classical Hodgkin lymphoma. *Cancer Res* 2006; 66: 10332-10338.

第二十五章　急性白血病的分子生物学

Glen D. Raffel, Jan Cerny

引言

在过去十年中，我们对急性白血病分子遗传学的认识有了显著提高。100 种以上可能与急性白血病发病机制相关的突变相继被鉴定出来，这一定程度上得益于人类全基因组测序的成果（表 25.1）。表面看来，过多的突变显示了开发急性白血病分子靶向治疗的前景不容乐观。但是，鉴定的突变比急性白血病表型多得多，同时，在本章中强调了这样一个主题，即这其中的许多突变肯定参与了相似的信号转导通路或转录过程。因此，针对这些共同的转化通路考虑治疗方法是科学合理的。尽管目前仍有很多突变有待鉴定，但目前已观察到的突变为研究白血病的病理生理学机制和新药治疗靶点的开发提供了重要的思路。

表 25.1　白血病中细胞遗传学和分子异常的例子

病变	相关基因	缩写的来源	蛋白特性	引发的疾病
核结合因子（CBFS）相关突变				
t（8；21）（q22；q22） AML1/ETO	ETO（CBFA2T1）（8q22） AML1（RUNX1）（21q22）	Eight twenty-one Acute myeloid leukemia 1	锌指蛋白 CBF 复合体 α 亚基	AML
inv（16）（p13q22） CBF/MYH11	MYH11（SMMHC）（16p13） CBFB/CBF（16q22）	Myosin heavy chain 11 Core-binding factor-β	平滑肌肌球蛋白重链 CBF 复合体亚基	AML
t（3；21）（q26；q22） AML1/EVI1	EVI1（3q26） AML1（RUNX1）（21q22）	Ecotropic virus integration site 1 Acute myeloid leukemia 1	复合锌指 CBF 复合体 α 亚基	MDS，AML CML-BC
t（12；21）（p13；q22） TEL/AML1	TEL（ETV6）（12p13） AML1（RUNX1）（21q22）	Translocation ETS leukemia Acute myeloid leukemia 1	ETS 相关转录因子 CBF 复合体 α 亚基	ALL
AML1 缺失 / 截短	AML1（RUNX1）	Acute myeloid leukemia 1	CBF 复合体亚基	FDP/AML
MLL 相关融合				
t（4；11）（q21；q23） MLL/AF4	AF4（4q21） MLL（11q23）	ALL1 fused chromosome 4 Mixed-lineage leukemia	反式激活因子 果蝇 trithorax 同源物	ALL，AML
t（11；19）（q23；p13.3） MLL/ENL	MLL（11q23） ENL（19p13.3）	Mixed-lineage leukemia Eleven nineteen leukemia	果蝇 trithorax 同源物 转录因子	AML，ALL

续表

病变	相关基因	缩写的来源	蛋白特性	引发的疾病
t（9；11）（p22；q23） MLL/AF9	AF9（9p22） MLL（11q23）	ALL1 fused chromosome 9 Mixed-lineage leukemia	核酸蛋白，ENL同源物 果蝇 trithorax 同源物	AML，ALL
t（1；11）（q21；q23） MLL/AF1	AF1q（1q21） MLL（11q23）	ALL1 fused chromosome 1q Mixed-lineage leukemia	无已知同源蛋白 果蝇三腔同源物	AML
MLL 部分串联重复	MLL（11q23）	Mixed-lineage leukemia	果蝇三腔同源物	AML
RAR-α 相关融合				
t（15；17）（q22；q12-21） PML/RARα	PML（15q21） RAR-α（17q21）	Promyelocytic leukemia Retinoic acid receptor-α	锌指蛋白 视黄酸受体 α	APL
t（11；17）（q23；q21） PLZF/RARα	PLZF（11q23） RAR-α（17q21）	Promyelocytic leukemia zinc finger Retinoic acid receptor-α	锌指蛋白 视黄酸受体 α	APL
t（5；17）（q32；q21） NPM1/RARα	NPM1 RAR-α（17q21）	Nucleophosmin Retinoic acid receptor-α	分子伴侣 视黄酸受体 α	APL
淋巴细胞分化因子相关突变				
dic（9；12）（p13；p13） PAX5/TEL	PAX5（9p13） TEL（ETV6）（12p13）	Paired box 5 Translocation ETS leukemia	转录因子 转录因子	B-ALL
PAX5 功能缺失	PAX5（9p13）	Paired box 5	转录因子	B-ALL
EBF1 功能缺失	EBF1	Early B-cell factor 1	转录因子	B-ALL
IKZF1 功能缺失 /DN	IKZF1	IKAROS family zinc finger 1	转录因子	B-ALL
LEF1 功能缺失	LEF1	Lymphoid enhancer bin-ding factor 1	转录因子	ALL
t（17；19）（q22；p13.3） TCF3/HLF	HLF（17q22） TCF3（E2A）（19p13.3）	Hepatic leukemia factor Transcription factor 3	亮氨酸拉链 bHLH 转录因子	B-ALL
Hox 基因相关突变				
t（7；11）（p15；p15） NUP98/HOXA9	HOXA9（7p15） NUP98（11p15）	Homeobox A9 Nuclear pore 98	同源盒蛋白 核孔蛋白	AML/MDS AML
t（12；13）（p13；q12） TEL/CDX2	TEL（ETV6） CDX2	Ten-eleven translocation Caudal type homeobox 2	转录因子 同源盒蛋白	AML
t（1；19）（q23；p13） TCF3/PBX1	TCF3（E2A） PBX1	Transcription factor 3 Pre-B-cell leukemiaho-meo-box 1	转录因子 同源盒蛋白	B-ALL
其他转录因子				
t（1；22）（p13；q13） OTT1/MAL	OTT1（RBM15）（1p13） MAL（MKL1）（22q13）	One twenty-two Megaka- ryocytic acute leukemia	Spen 同系物 血清反应辅因子	AMKL
GATA1s 删减	GATA1	GATA binding protein 1	转录因子	AMKL
CEBPA 删减	CEBPA	CCAAT/enhancer binding protein-β	转录因子	AML

续表

病变	相关基因	缩写的来源	蛋白特性	引发的疾病
NOTCH1 PEST/HD 点突变	NOTCH1	Notch 1（Drosophila wing phenotype）	转录因子	T-ALL
t（6；9）（p23；q34）DEK/NUP214	DEK（6p23） NUP214（CAN）（9q34）	Not relevant to molecule Nuclear pore 214	转录因子 核孔蛋白	AML
免疫球蛋白增强子位点的相关易位				
t（8；14）（q24；q32）	MYC（8q24） IGH（14q32）	Myelocytomatosis virus Immunoglobulin heavy chain	bHLH/bZIP 转录因子 Ig 重链启动子	B-ALL
t（2；8）（p12；q24）	IGK（2p12） MYC（8q24）	Immunoglobulin κ chain Myelocytomatosis virus	Igκ 链启动子 bHLH/bZIP 转录因子	B-ALL
t（8；22）（q24；q11）	MYC（8q24） IGL（22q11）	Myelocytomatosis virus Immunoglobulin λ chain	bHLH/bZIP 转录因子 Igλ 链启动子	B-ALL
t（X；14）（p22；q32）&	IGH（14q32）	Immunoglobulin heavy chain	Ig 重链启动子	B-ALL
t（Y；14）（p11；q32）	CRLF2（Xp22）/（Yp11）	Cytokine receptor-like 2	胞外受体	
T 细胞受体基因相关异位				
t（1；14）（p32；q11）	TAL1/SCL（1p33） TCRα/δ（14q11）	T-cell acute leukemia 1/ stem cell leukemia T-cell receptor-α/δ	bHLH 转录因子 T 细胞受体启动子	T-ALL
t（1；7）（p32；q34）	TAL1/SCL（1p32） TCRβ（7q34）	T-cell acute leukemia 1/ stem cell leukemia T-cell receptor-β	bHLH 转录因子 T 细胞受体启动子	T-ALL
t（7；9）（q34；q34）	TCRβ（7q34） TAL2/SCL2（9q34）	T-cell receptor-β T-cell acute leukemia 2/ stem cell leukemia	T 细胞受体启动子 bHLH 转录因子	T-ALL
t（7；19）（q34；p13）	TCRβ（7q34） LYL1（19p13）	T-cell receptor-β Lymphoid leukemia 1	T 细胞受体启动子 bHLH 转录因子	T-ALL
t（8；14）（q24；q11）	MYC（8q24） TCRα/β（14q11）	Myelocytomatosis virus T-cell receptor-α/β	bHLH/bZIP 转录因子 T 细胞受体启动子	T-ALL
t（11；14）（p15；q11）	LMO1（11p15） TCRα/α（14q11）	LIM only 1 T-cell receptor-α/δ	锌指 T 细胞受体启动子	T-ALL
t（11；14）（p13；q11）	LMO2（11p13） TCRα/δ（14q11）	LIM only 2 T-cell receptor-α/δ	锌指 T 细胞受体启动子	T-ALL
t（7；10）（q34；q24）	TCRβ（7q34） HOX11（10q24）	T-cell receptor-β Homeobox 11	T 细胞受体启动子 同位序列基因	T-ALL
t（7；9）（q34；q34.3）	TCRβ（7q34） NOTCH1（9q34.3）	T-cell receptor-β Notch 1（drosophila wing）	T 细胞受体启动子 转录因子	T-ALL

续表

病变	相关基因	缩写的来源	蛋白特性	引发的疾病
受体和信号分子				
t（9；22）（q34；q11） BCR/ABL1	BCR ABL1	Breakpoint cluster region c- Abl oncogene 1	S/T 激酶，GTP 酶激活 非酪氨酸激酶受体	AML，ALL
FLT3 ITD 和激活环突变	FLT3R	FMS-like tyrosine kinase	酪氨酸激酶受体	AML
NRAS 激活突变	NRAS	Neuroblastoma rat sarcoma viral oncogene homolog	小 GTP 酶	AML，ALL
KRAS 激活突变	KRAS	Kirsten rat sarcoma viral oncogene homolog	小 GTP 酶	AML，ALL
受体和信号分子				
KIT 激活突变	KIT	v-Kit feline sarcoma viral oncoprotein	酪氨酸激酶受体	AML
JAK2，JAK3 激活突变	JAK2，JAK3	Janus kinase 2，3	非酪氨酸激酶受体	AMKL
MPL 激活突变	MPL	Myeloproliferative leukemia virus oncogene	血小板生成素受体	AMKL
表观遗传修饰因子				
inv8（p11q13）	MOZ	Monocytic leukemia zinc finger protein	K（赖氨酸）乙酰转移酶	AML
MOZ/TIF2	TIF2	Transcriptional intermediary factor 2	核受体共激活剂	
TET2 LOH4q24 功能丧失	TET2	Ten-eleven translocation 2	甲基胞嘧啶双加氧酶	AML，MDS，MPN
IDH1/2 激活突变	IDH1/IDH2	Isocitrate dehydrogenase 1 and 2	异柠檬酸脱氢酶	AML，MDS，MPN
DNMT3 功能丧失	DNMT3	DNA methyltransferase 3	胞嘧啶 -5- 甲基	AML
EZH2 功能丧失	EZH2	Enhancer of zeste homolog 2	组蛋白甲基转移酶	MDS，MPN，AML
抑癌基因				
WT1 功能丧失	WT1	Wilms tumor 1	转录调节因子	AML
TP53（17p）缺失	TP53	Tumor protein p53 kDa	转录因子	AML，ALL

注：AML，急性髓性白血病；CBF，核结合因子；MDS，骨髓增生异常综合征；CML，慢性髓性白血病；ETS，E 26 逆转录病毒；ALL，急性淋巴细胞白血病；ENL，11-19 白血病；MLL，混合谱系白血病；APL，急性早幼粒细胞白血病；B-ALL，急性 B 淋巴细胞白血病；AMKL，急性巨核细胞白血病；bHLH，碱性螺旋 - 环 - 螺旋；T-ALL，急性 T 淋巴 细胞白血病；bZIP，碱性区域 / 亮氨酸拉链；Ig，免疫球蛋白；LIM，Lin-11、Isl-2、Mec-3 同源结构域；MPN，骨髓增生性肿瘤；LOH，杂合性丢失。

白血病干细胞

在白血病的病理生理过程中存在白血病干细胞，这是一个很重要的新兴概念。在正常的造血系统发育过程中，存在很少一部分造血干细胞，具有自我更新能力并产生多潜能造血祖细胞。这些多能的髓系或淋巴系祖细胞本身没有自我更新能力，但可以在外周血成熟发育为正常终末分化的细胞。据推测，白血病干细胞具有无限的自我更新能力，且能产生克隆生长的白血病祖细胞，白血病祖细胞不具有自我更新能力但不能进行正常的造血分化。在稀少的白血病干细胞和大量的衍生的白血病细胞之前假设存在功能差异，如白血病干细胞更多处于休眠静息状态，与保护性龛的结合增强，这些差异被认为赋予了白血病干细胞固有的化疗抵抗性。

第一个支持存在白血病干细胞的有力证据是来自人类白血病细胞注射到免疫缺陷的 NOD-SCID 小鼠（非肥胖糖尿病合并严重免疫缺陷疾病的小鼠）的实验[1,2]。该实验结果表明，产生的白血病来源于非常少量的细胞 [细胞中的 1/（1000 ～ 10000）]，说明在人类白血病细胞中有一个少量的有自我更新能力的细胞群体。这些细胞与正常自我更新能力的造血细胞具有相似的免疫表型，提示在造血干细胞中存在导致白血病发生的突变。在原始的造血祖细胞中（如 $CD34^+/CD38^-$ 细胞）已经检测到一些细胞遗传学异常，如 t（9；22），支持了这一假说[3]。

近年来，这一模式受到了挑战和修订。首先，采用新的方法提高了人类白血病细胞异体移植瘤的形成，提示了归巢和微环境的重要性[4]。研究结果同时表明，赋予白血病细胞自我更新能力的是白血病癌基因本身。在小鼠动物模型中，白血病癌基因 MLL/ENL（mixed-lineage leukemia 1/eleven nineteen leukemia）、MOZ/TIF2（monocytic leukemia zinc finger protein/transcriptional intermediary factor 2）或来源于 9 号染色体蛋白（AF9）的融合基因 MLL/ALL1 的转染，能够使没有自我更新能力的、纯化的定向造血祖细胞产生自我更新的能力[5,6]。HOX 家族和 Notch 基因是常发生高频突变的靶基因，且发现它们在造血干细胞自我更新中具有重要作用，在下文会予以讨论[7]。二次突变也可能激活类似的自我更新能力的信号通路。例如，通过对慢性髓细胞白血病（CML）急性发作成急性髓性白血病（AML）细胞的分析，发现存在白血病干细胞到髓系祖细胞免疫学表型的转变，同时发生 β-catenin 的核转位，这一过程被认为增加了干细胞自我更新的能力[8]。主要的目标之一是鉴定赋予白血病细胞无限自我更新能力的转录程序、基因和信号通路，可能成为白血病的治疗干预的靶点。

急性白血病中的遗传学事件

近年来，评估白血病细胞中基因组完整性的新方法非常有效，从而加快了急性白血病中致病性突变筛查的步伐。通过常规染色的染色体带型模式的核型分析，发现了大量已知的染色体易位和缺失。经典的染色体核型分析能够鉴定分辨率 5 ～ 10Mb 的染色体损伤。这些包括染色体相互平衡易位，如 t（8；21）（q22；q22）或 t（15；17）（q22；q21）；单个染色体的内部缺失，如 5q- 或 7q-；或者整个染色体的获得或缺失（+8 或 -7）；或染色体倒位，如 inv（3），inv（16）或 inv（8）。基于微阵列的技术如比较基因组杂交（comparative genomic hybridization，CGH）和单核苷酸多态性（single nucleotide polymorphism，SNP）芯片技术可以绘制不平衡插入或缺失的详细图谱（＜ 35kb）[9,10]。比较基因组杂交芯片（array comparative genomic hybridization，aCGH）是通过比较待测样本 DNA 与一系列结合在芯片上的正常对照 DNA 样本的全基因组的区域克隆或寡核苷酸杂交信号，检测 DNA 拷贝数增加或缺失。SNP 芯片的不同之处在于，代表全基因组中已知等位基因 SNP 序列的寡聚物被用于测定待测样品基因型和拷贝数的改变。最后，低成本、高通量的测序技术和基于芯片的重测序技术能在单核苷酸水平鉴定出新的体细胞突变，且正在大举应用于具有"正常"细胞遗传学特征的白血病的致病机制、预后分析和分类的研究。全球倡议的测序多个肿瘤基因组包括各种白血病亚型，正通过国际癌症基因组联盟（http://www.icgc.org）和癌症基因组图谱（TCGA）（https://

tcga-data.nci.nih.gov/tcga）进行协调规划和分类登记[12]。

虽然现在大量研究工作都集中在白血病染色体易位的研究，部分原因可能是染色体易位在各类白血病中发生频率较高，但是越来越清楚地发现，点突变在一系列白血病中发挥了重要作用。正在进行的高通量测序方法，在各类白血病亚型中确定了大量单个或重复出现的体细胞点突变。要分析清楚这些测序结果还需要确定驱动突变和“乘客”突变。驱动突变能引起导致白血病病理生理变化的遗传改变，而“乘客”突变只是出现在白血病细胞中，能够遗传但不是疾病发生的原因[13]。因此，经过测序研究，新发现的白血病的体细胞突变在实验模型系统中进行后续的生物学验证是很有必要的。

以核心结合因子为靶标的染色体易位

在急性白血病中，许多不同染色体易位均以核心结合因子（core-binding factor，CBF）为靶标，包括 t（8；21）或 inv（16），它们在约 20% 的 AML 患者中可以测得，t（12；21）出现在约 25% 的小儿 B 细胞型急性淋巴细胞性白血病患者（ALL）中[14]。带有 CBF 的成年白血病患者预后良好，在儿童B细胞型ALL患者中，t(12；21)染色体易位而导致TEL(TES leukemia）/AML1 融合提示预后良好[15]。CBF 是由 AML1（又名 RUNX1 和 CBFA2）和 CBFβ 两个亚基组成的异源二聚体转录因子，在正常造血发育过程中发挥重要作用。任何亚基功能的缺失都可导致造血功能的完全丧失[16, 17]。CBF 的 AML 亚基能够直接接触 DNA，但以单体形式存在时仅能发挥微弱的反式激活靶基因的作用。当它与自身不含 DNA 结合能力的异源二聚体伙伴 CBFβ 结合后，对 CBF 的 AML 靶基因的反式激活功能显著增强[15, 18, 19]。CBF 能反式激活一类在正常髓细胞发育过程中起重要作用的靶基因，包括转录因子（如 PU.1、CEBP/A 和 GATA1），细胞因子 [如粒 - 巨噬细胞集落刺激因子（GM-CSF）] 和细胞因子受体 [如巨噬细胞集落刺激因子（M-CSF）受体]，也能激活在淋巴发育过程中其重要的靶基因，如 TCRβ 增强子和免疫球蛋白重链基因[18-21]。因为 CBF 的靶基因对正常的造血发育至关重要，引起 AML1 或 CBF 功能缺失的突变或基因重排均可能破坏造血分化[15, 18, 19]。

除了染色体易位经常涉及 AML1，已经发现 AML1 的功能缺失型突变对有发展成急性髓细胞白血病（AML）倾向的遗传性白血病综合征家族性血小板紊乱（FPD/AML）的发生起到决定作用[22, 23]。此外，在 AML 散发病例中，3% ～ 5% 的患者含有 AML1 基因的功能缺失突变[22, 24]。其中 M0 型 AML（25%）和带 21 三体的 AML 和骨髓增生异常综合征（MDS）发生频率较高。AML1 功能缺失突变与较差的预后（而不是较好的预后）相关，如携带急性髓细胞白血病 1/8 21(AML1 /ETO)融合基因的急性髓细胞白血病；然而，预后差可能是由于发生在骨髓增生异常或混合性谱系白血病中[19]。

强有力的证据表明，以 CBF 为靶标的染色体易位通过显性负性抑制作用导致 CBF 功能丧失。与 t（8；21）相关的 AML1/ETO 融合和与 inv（16）相关的 CBFβ/MYH11（又名 CBFβ//SMMHC）融合都是 CBF 的显性负性的抑制因子，破坏造血分化功能。在小鼠模型中，由其内源性启动子启动的 AML1/ETO 或 CBFβ/MYH11 任一个融合基因的表达可完全抑制另一个 AML1 或 CBFβ 等位基因的功能，导致造血功能的缺失和胚胎致死[16, 17]。这些观察到的表型与在 AML1$^{-/-}$ 或 CBFβ$^{-/-}$ 基因敲除小鼠中观察到的结果一致，说明 AML1/

ETO 或 CBFβ/MYH11 融合分别对 AML1 或 CBFβ 充当显性负性抑制子的作用[25, 26]。然而，除了作为 CBF 转录靶基因以外，AML1 / ETO 和 CBFβ/ MYH11 已经显示出可发挥新的功能获得性效应。例如，AML1 / ETO 阻断抑癌基因 p14ARF 和核因子 1（NF1），而 CBFβ/ MYH11 阻断 p15INK4B 的表达[27, 28]。AML1 / ETO 下调 DNA 修复基因，可能增强基因组不稳定性[29]。与 AML1 / ETO 相关的组蛋白脱乙酰酶（HDAC）和 DNA 甲基转移酶（DNMT）改变正常的细胞和白血病细胞的表观遗传谱以产生基因表达的整体变化，对于白血病形成是不可缺少的[30, 31]。因此，相应的抑制剂如辛二酰苯胺异羟肟酸（SAHA）和氮杂胞苷可能在 CBF 白血病中具有治疗价值[18]。

虽然 AML1/ETO 的表达能导致基因表达改变和造血细胞增殖性白血病，并且在甲基纤维素培养条件下赋予细胞连续增殖能力（一种自我更新潜能的测量方法），但这并不能在动物模型中诱发白血病的发生。然而，当共表达一种 AML1-ETO 转录本的选择性剪切异构体 AML1/ETO9a 时，则在反转录病毒介导的小鼠移植瘤模型中导致白血病的快速形成，其中 AML1/ETO9a 异构体包括 ETO 基因额外的一个外显子，即外显子 9a（AML1/ETO9a 编码一个 575 的氨基酸且 C 端截短的 AML1/ETO 蛋白）[32]。在人类，AML1 / ETO9a 的存在与 c-KIT 的激活突变密切相关，并导致预后不良[33]。与此相似，在成人造血细胞中，CBFβ/ MYH11 的表达仅在显著延长潜伏期后才能导致白血病的发生；使用诱变剂可明显缩短白血病发生的潜伏期[26]。总之，以 CBF 为靶标的易位损害造血分化且赋予白血病干细胞某些特征，如连续增殖的能力，但不足以导致白血病的发生。

在儿童 B 细胞型急性淋巴细胞白血病（B-ALL）中，25% 的病例具有 t（12；21）（p13；q13），导致 TEL（又名 ETV6）基因易位至 AML1，从而产生嵌合蛋白 TEL / AML1（又名 ETV6 /RUNX1）[34, 35]。TEL 是通过相关的 HDAC 介导的转录抑制子，并且与 AML1 相同，是胎儿造血和永久造血必需的[30, 34, 36]。TEL 具有 30 种已知的不同功能类别的融合伴侣，包括酪氨酸激酶如 TEL / 血小板衍生生长因子受体（PDGFR）和 HOX 基因如 PAX5 / TEL，其中 TEL / AML1 是最常见的[34]。融合蛋白保留 TEL 中的关键抑制结构域，并且其几乎包含完整的 AML1 蛋白质序列。TEL / AML1 具有结合 AML1 共有序列的能力，但是现在对 AML1 反应性启动子元件具有 HDAC 依赖性抑制子功能，从而抑制 AML1 的靶点[34]。此外，生理性 TEL 功能可被 TEL 螺旋 - 环 - 螺旋结构域的异源二聚化的融合异常调控[34]。TEL / AML1 通常与前 B 受体、VPREB 和抑癌基因 CDKN2A 中的缺失一起出现[37]。

以维甲酸受体 α 为靶标的染色体易位

根据经验，全反式维甲酸（ATRA）能完全缓解急性早幼粒细胞性白血病（APL）患者的病情，促成了包含 RAR-α 位点的 t（15；17）（q22；q21）易位导致的融合基因的克隆。一些研究小组几乎在同一时间发现位于 17 号染色体上的 RAR-α（RARα）基因能够与一个新的且后来被鉴定为早幼粒细胞白血病（PML）的基因发生融合[38-40]。易位产生了两种相互融合的 RNA 类型，即 RARα/PML 和 PML/RARα。 PML/RAR-α 融合蛋白包含 PML 锌指结构与 RAR-α 的 DNA 和蛋白结合区的融合。其他几个染色体易位靶向 RARα 位点，与 APL 表型相关。其中研究得最深入的是早幼粒细胞白血病锌指蛋白（PLZF/

RAR-α）融合，而这一蛋白也可异常招募核辅阻遏复合物。但与 PML/RAR-α 融合相比，ATRA 不能解除 PLZF/RAR-α 融合介导的抑制作用，因此在含有与该融合基因相关的 t（11；17）易位的白血病患者中，ATRA 治疗无效[41]。

PML 基因对于核蛋白稳态具有广泛的功能，虽然对其作用还不完全了解，PML 作为核内小体（PML-NB）组成成分，负责核结构和核穿梭[42, 43]。最近发现 PML 作为肿瘤抑制剂在细胞质发挥重要的独立作用，PML 定位于内质网和线粒体相关膜之间的接触点，控制钙转运和凋亡[44]。PML 的小鼠敲除模型显示，PML 对于维持造血干细胞（HSC）中的自我更新是必需的，在敲除小鼠发现造血干细胞中增殖增加和过早耗竭[47]。PML-RARα 的 PML 区域也被确定为三氧化二砷治疗的目标。砷的结合增加 PML 寡聚化，随后苏素化，继而导致 PML/RARα 的降解[46]。

RARα 具有一个 DNA 结合结构域，激素结合结构域和类视黄醇 X 受体（RXR）结合结构域，都包含在 PML/RARα 嵌合蛋白中。RARα 反式激活参与髓系分化的多个基因[47]。PML /RARα 同源二聚体通过 PML 中的卷曲螺旋结构域，结合 RAR 位点，并部分通过 HDAC 和辅阻遏物募集而抑制对粒细胞分化发挥重要作用的基因[47]。然而，PML /RARα 不能只通过 RARα/ RXR 结合位点发挥显性抑制作用。除了发现的那些 RAR 的结合位点，PML / RARα 具有 DNA 共有结合位点的扩展谱[48]。PML / RARα 可能通过招募 HDAC、组蛋白甲基转移酶和 PML-RARα 复合物中的去甲基酶以 ATRA 依赖的方式来广泛修饰表达细胞中组蛋白乙酰化和甲基化标记[48, 49]。因此靶向 PML /RARβ 相关的表观遗传修饰蛋白的药物可以为 ATRA 治疗提供有效的辅助作用。

PML/RAR-α 融合基因对正常细胞的恶性转化作用已在鼠类动物模型中得到检测。在转基因小鼠中，启动子直接驱动 PML/RAR-α 在早幼粒细胞表达，导致 APL 样表型[50-52]。但在白血病发生前有近 6 个月的滞后，不全外显率为 15% ～ 30%，且有核型异常，说明二次突变是白血病发生所必需的。至少在一些病例中，FLT3 的激活突变可能是所需的额外突变。在表达 PML/RAR-α 和活化 FLT3 的白血病动物模型中，ATRA 具有明显的疗效，且已在这一模型进行了一些新药的临床前期试验，如三氧化砷。

靶向 HOX 家族成员的突变

HOX 基因是一组包含同源结构域的转录因子，在脊椎动物的发育和正常造血发育中具有重要作用[54, 55]。HOX 基因聚集在四个基因组位点 HOXA-D，虽然额外的孤儿基因 HOX 在基因组的其他地方。HOX 基因的反式激活作用被辅助因子如前 B 细胞白血病转录因子（PBX1）和骨髓专宿病毒整合位点（Meis1）加强。核运输蛋白 NUP98 在 AML 中至少是 8 个不同的 HOX 基因及许多其他基因的融合伴侣[56]。在造血发育过程中，HOX 基因表达受到严格调控。例如，HOXA9 在早期造血祖细胞中表达，在造血分化过程中表达下调，在终末分化的细胞中检测不到该基因的表达。NUP98 / HOXA9 的表达导致对 HOXA 簇基因的抑制解除，其中几个基因可促进 HSC 的自我更新[54, 56]。

NUP98 基因对白血病恶性转化的作用还不完全清楚。NUP98 是核孔蛋白复合体的组分之一，在各种组织中持续广泛表达。但是，系列证据表明，NUP98 的作用远比一个持续活化的启动子大。例如，NUP98 基序中的 FG 重复对于细胞的恶性转化功能是必不可少的，可以招募转录共激活因子，如 CBP / p300 到 HOXA9 的 DNA 结合位点[57]。在白血病的小鼠动物模型中，仅仅 HOXA9 的过表达不足以导致白血病的发生，但 HOXA9 与转录辅因子如 MEIS1 共表达，则足以诱导 AML 的发生[58]。因此，在 NUP98 / HOXA9 融合中 NUP98 基因具有多种功能，包括提供活化的启动子和招募如 CBP / p300 等转录共激活因子，从而促进其他辅因子如 MEIS1 的功能。NUP98 基因促成白血病发生的流行病学证据包括发现了一系列涉及核孔组分的融合蛋白，而这些核孔组分可在急性白血病中作为染色体易位靶点。其中包括 NUP98 和 NUP214 分别与多种不同基因融合，包括 HOXA9 和 HOXD13（与 NUP98 融合）、DDX10、PMX1、DEK 和 ABL1（与 NUP214 融合）生成的融合蛋白。

失调的 HOX 基因表达在白血病的中可能很重要，不直接靶向 HOX 家族成员。HOX 表达上游的几种蛋白质已被发现是AML相关的融合基因,其中最常见的是MLL基因重排。超过 40 种染色体易位靶向 MLL 基因，因此与 MLL 融合的基因很多。此外，通过增强子效应异常调控 HOX 基因发生在 t（7；10）（q34；q24）时，其中 TCRβ 易位到 HOX11 基因座，在 T 细胞急性淋巴细胞白血病（T-ALL）发生中发挥重要作用[59]。但是，所有融合基因的共同生物学特征可能是它们在造血发展过程中异常调控 HOX 基因的表达。例如，与 AML 相关的染色体易位 t（12；13）导致 TEL 位点处 CDX2 基因的高表达[60]。在结肠上皮中，CDX2 是一个调节 HOX 家族成员表达的同源蛋白。在造血发育中，HOX 基因在结肠隐窝中的结肠干细胞中的表达最高，并且在成熟后表达下调。已证实 CDX2 和 CDX4 在造血祖细胞中导致 HOX 表达失调，从而导致白血病的发生[58, 60]。在反转录病毒转化鼠动物模型中，CDX2 能诱导白血病的发生则是一个重要证据[58, 60]。

总之，这些数据表明，NUP98/HOXA9 融合蛋白部分通过 NUP98 反式激活结构域招募 CBP 异常调控高表达和反式激活，转化造血祖细胞。但是，如同其他参与造血转录因子的基因重排，NUP98 / HOXA9 单独表达不足以引起白血病。在小鼠骨髓移植模型中，NUP98 / HOXA9 诱导 AML 发生需经历一个长时间的潜伏期，说明第二次突变对于急性白血病的发生是必不可少的。在小鼠中 Meis1 或 FLT3ITD 与 NUP98 / HOXA9 的共表达能显著缩短潜伏期；然而，这些突变在所有人类病例中不存在，表明有其他协同途径的存在[61, 62]。

靶向 MLL 基因的染色体易位

MLL 基因位点参与了超过 80 种不同的染色体易位，和一组显著不同的融合伴侣融合[63, 64]，大部分与 FAB 亚型 M4 或 M5 密切相关，但很少与 M2 急性白血病亚型相关。既往接受过化疗且发展为急性白血病（一种化疗相关的骨髓异常增生综合征 / 治疗相关白血病，T-AML）的患者常伴有 11q23 染色体异常，特别是经拓扑异构酶抑制剂，如依托泊苷或拓扑替康治疗的患者。11q23 的染色体易位将导致 MLL N 端的与多种不同基因的融合基因的表达。它们没有共同的功能性结构域或活性，但是某些特定的融合可能与某些特定的白血病表型相关。与 t（4；11）相关的 MLL / AF4 融合在婴儿白血病中常见，且与 90% 以上的急性淋巴细胞白血病（ALL）表型相关，而与 t（9；11）相关的 MLL / AF9 融合几乎完全只与 AML 相关。某些 MLL 融合基因有预后意义。例如，包含 t（9；11）（p22；q23）染色体易位的白血病患者预后比其他涉及 11q23 的染色体易位的患者要好。

MLL 基因编码一个大的泛表达的蛋白。与 MLL 同源的果蝇 trithorax 蛋白在发育过程中调节发育模式和 HOX 基因表达。有假说认为，MLL 基因对于维持 HOX 基因的表达必不可少。在 MLL 纯合性丢失的小鼠中，小鼠妊娠后的第 10.5 天即有胚胎死亡发生。即使是MLL 杂合性丢失的动物也可能出现中轴骨骼的发育异常和造血缺陷，如贫血[66]。因此，作为染色体易位另一类靶向基因，MLL 在正常造血发育中发挥重要作用。

最近在关于 MLL 和 MLL 融合基因功能机制方面的研究取得了重大进展。MLL 结合广泛的表观遗传调节因子，包括含有溴结构域的 BRD3 和 BRD4、H3K79 组蛋白甲基转移酶 DOT1、赖氨酸特异性去甲基酶 KDM1A 和多梳抑制复合物 2（PRC2）。虽然 MLL 具有 Su（var）3-9、zeste 增强子和 Trithorax 同源 H3K4 组蛋白甲基转移酶，但它不保留在 MLL 融合蛋白中。MLL 和 MLL 融合还需要与 MEN1 和晶状体上皮衍生生长因子（LEDGF）形成复合物，与 DNA 相互作用来激活靶基因[67, 68]。MLL 融合作为一个更大的超级延伸复合物（SEC）中的一部分影响靶基因的转录平衡[69]。在 RNA 聚合酶Ⅱ招募到启动子位点之后，控制 RNA 聚合酶Ⅱ的延伸提供了靶基因（如 HOXA9）调控的另一个机制[69, 70]。MLL 融合还形成称为 DotCom 的复合物，其通过相关的 DOT1 活化产生 H3K79 二 / 三甲基化标记，从而改变相关基因的表达[69]。MLL- 融合 / DotCom 相互作用是通过结合核定位的 β-catenin，从而结合和转录调控 Wnt/β-catenin 通路上的靶基因。Wnt 通路对于胎儿 HSC 自我更新是必需的，由 MLL 融合介导的其下游靶标的异常活化被认为赋予白血病干细胞（LSC）自我更新的特性[71]。

虽然不同的 MLL 融合在体外具有相似的转化特性，但是在小鼠动物模型中不同的 MLL 融合蛋白导致的疾病外显率和潜伏期明显不同，而这取决于 MLL 融合的伴侣基因。可能的情况是 MLL 基因重排对于恶性转化非常重要，而其融合的伴侣基因赋予了与疾病表型相关的特性。在小鼠动物模型中，这种疾病发生所需的长潜伏期支持 MLL 融合，如 PML / RAR-α 和 CBF 相关的融合蛋白需要二次突变才能导致白血病的发生。

正如在白血病干细胞这一节中所指出的，某些 MLL 融合基因可能也赋予了造血祖细胞自我更新的特性。在小鼠研究模型中，MLL / ENL 的表达也赋予了正常的髓系祖细胞或粒细胞 - 单核细胞祖细胞自我更新的能力，包括在甲基纤维素培养基中持续的增殖能力和在受体动物中获得可移植的急性白血病表型[5]。相似的，在 MLL / AF9 癌基因诱导的白血病小鼠模型中，多达 1/4 的白血病细胞表现出干细胞的行为[72]。而且，MLL / AF9 阳性的白血病干细胞存在肿瘤异质性，因为当把它们注射到免疫缺陷小鼠中能导致急性淋巴细胞性白血病。相同的细胞注射到针对人类 SCF、GM-CSF 和 IL-3 转基因免疫缺陷小鼠中能导致 AML[73]。这些数据表明，导致白血病发生的突变可能发生在没有固有的自我更新能力的细胞中，但是突变通过特定的转录激活程序赋予了细胞这些能力，这个过程可能被微环境中的某些因素进一步修饰。

C/EBPα 突变

C/EBPα 是分子质量为 42kDa 的造血转录因子，对于正常髓系的发育是必不可少的，其可抑制增殖[74]。C / EBPα 通常通过其启动子区的甲基化在 50% 的急性白血病中表达下调[75]。因此，白血病中 C / EBPα 功能缺失可能损害骨髓分化并去除其对增殖的抑制[76]。两种主要类型的C / EBPα点突变已经在AML中有报道，这两种突变是编码N端区域的短移码突变，导致具有显性负活性的缩短的30kDa蛋白的表达，以及在C端区域中的框内插入或缺失，其改变DNA结合或二聚化结构域，导致功能丧失[77]。2/3的C /EBPα突变的白血病在每个等位基因上均具有N端和C端突变[76]。尽管在细胞遗传正常的患者中存在大量C/EBPα，但患者总体和无进展生存率更长；因此，C/EBPα的状态是重要的预后决定因素[78]。与急性白血病相反，2%的前B-ALL显示C /EBPα或家族成员表达上调，这种表达上调使通过IgH基因位点易位到C / EBPα位点[如在t（14；19）（q32；q13）]所见的增强效应实现[79, 80]。

GATA-1突变

GATA-1突变与急性巨核细胞性白血病（AMKL）（FAB M7）的亚型相关，特别是伴有唐氏综合征（结构性21三体）的白血病患者[81]。GATA-1是促进红细胞和巨核细胞发育的转录因子[82, 83]。GATA-1突变会导致全长GATA-1蛋白的提早终止；但是可以生成源自其他起始密码子的截短翻译产物GATA-1。理论上，GATA-1作为减效或显性负性等位基因发挥作用，GATA-1通路失调被认为促进了白血病的发生[84, 85]。在一过性髓系增殖性疾病患者中经常发现GATA-1突变，且通常发生于唐氏综合征相关性AMKL疾病之前，说明GATA-1突变是一个与生殖细胞21三体协同的早期分子事件[84]。在唐氏综合征胎儿肝脏中的GATA-1突变引起了注意，并且在小鼠动物模型中的GATA-1表达引起胎儿肝巨核细胞的过度增殖，这一系列证据支持该疾病的子宫起源假说[86]。最近在利用具有8.35Mb唐氏综合征关键区域共线基因座的三体小鼠模型鉴定候选基因，确定在21三体中失调的关键合作基因[87]。

与小儿急性巨核细胞白血病相关的t（1；22）易位

t（1；22）（p13；q13）与大部分幼儿非唐氏综合征的AMKL相关，这种易位导致OTT1/MAL（又名RBM15/MKL1）融合基因的表达[88, 89]。OTT1（RBM15）含有3个N端RNA识别基序和一个Spen旁系同源基序，以及C端的直系同源基序，使一个转录激活子或抑制子。小鼠中Ott1的缺失对造血功能产生多方面影响，其中包括巨核细胞的生长和造血干细胞的功能[90, 91]。MAL（MKL1）基因是受Rho-GTP酶调控的血清应答的辅助因子，控制巨核细胞发育[92, 93]。OTT1 / MAL的转基因小鼠模型能够发生AMKL，表明从免疫球蛋白kappa J（RBPJκ）结合位点重组信号结合蛋白的持续性转录激活，包括AMKL发病至关重要的Notch1下游效应子[94]。

表观修饰因子的突变

一些与白血病相关的染色体易位包含转录共激活子和染色体修饰蛋白，它们并没有明显的DNA结合的特异性。这些包括混合系白血病 /CREB-结合蛋白（MLL/CBP）和MOZ/CBP融合基因，参与转录共激活子CBP和MLL/ p300及MOZ / TIF2融合基因，该融合基因分别涉及共激活子p300和TIF2[95, 96]。尽管TIF2还未被证明如CBP和p300有标志性的组蛋白乙酰化转移酶（HAT）活性，但它有与 CBP 相互作用的结构域，能招募 CBP 与 MOZ / TIF2 形成复合体[97]。因此，这种 CBP / p300 的招募是这类融合基因的共同特征。

这些融合蛋白转录调控的靶基因和转化功能尚不完全清楚。把 MLL / CBP 导入原代培养的小鼠骨髓细胞，随后移植入小鼠体内会引发长潜伏期的急性白血病，提示这个过程需要二次突变[98]。MOZ / TIF2 在相似的模型研究中也能导致白血病发生。MOZ 是一个 HAT 蛋白，含有核小体结合域和乙酰辅酶 A 结合的催化结构域。突变分析表明，白血病的发生需要 MOZ 核小体结合活性和 CBP 招募活性，但 MOZ 的 HAT 活性是非必需的。这些结果与 CBP 的功能一致，CBP 被招募到 MOZ 核小体结合位点发挥功能[97]。尽管如此，还有假设认为这类融合的致白血病潜能与CBP/p300显性负性干扰相关或者认为易位导致CBP一个等位基因缺失造成功能缺失。与这个假设一致的发现是，在阔拇指巨趾综合征的患者中发现 CBP/p300 一个等位基因的缺失，有形成恶性肿瘤的倾向（包括结肠癌），而鼠 CBP 杂合子容易发展成血液系统肿瘤[99]。

位于 4q24 上的 TET2 基因属于 10-11（TET）易位家族（TET1、TET2、TET3），其将 5-甲基胞嘧啶（5-mC）转化为羟甲基胞嘧啶（5-hmC），这是 DNA 去甲基化的初始步骤。在 8% ～ 27% 的 AML 病例、20% ～ 25% 的 MDS 病例和 4% ～ 13% 的骨髓增殖性肿瘤（MPN）病例中发现了 TET2 基因的突变。TET2 突变是在大多数情况下单个等位基因功能丧失，包括错义、移码和无义突变。TET2 突变的存在与 MDS 中的高存活率及急性白血病和慢性骨髓单核细胞白血病（CMML）中较差存活率相关[100]。TET2 突变与异柠檬酸脱氢酶（IDH1 / 2）突变相互排斥，表明其具有与 IDH1/2 突变相似的表观遗传缺陷[101]。在体内，TET2 失活诱导髓系和淋巴系恶性肿瘤。TET2 的精确机制和下游效应仍然未知[102]。

编码 IDH1 / 2 基因的突变与 TET2 突变功能重叠，导致白血病细胞的高甲基化，TET2 功能的破坏和造血分化受损。IDH1 和 IDH2 是在三羧酸（TCA）循环中催化异柠檬酸成 α- 酮戊二酸（α-KG）的烟酰胺腺嘌呤二核苷酸磷酸（NADP）- 依赖性 IDH[103]。IDH1 / 2 突变可以在 15% ～ 33% AML 中检测到，大部分是正常核型的 AML，在 3.5% 的 MDS 和 2% ～ 5% 的 MPN 中，以及在胶质瘤中可检测到[103]。突变表现出功能的增加，导致 2- 羟基戊二酸（2-HG）的异常累积。2-HG 是一种肿瘤代谢产物，其抑制 TET2 的酶活性并刺激缺氧诱导因子 -1α（HIF-1α），导致癌症的产生和进展[104]。IDH 突变对 AML 患者生存的影响尚不清楚。一些研究已经观察到 IDH 突变状态不影响预后，而也有其他研究证明，在某些 AML 亚组中 IDH 突变具有较差的预后。

哺乳动物 DNMT 催化甲基转移到 CpG 二核苷酸上的胞嘧啶的 5′ 位。DNMT3A 和 DNMT3B 催化从头 DNA 甲基化，而 DNMT1 主要负责维持甲基化。最近大规模 AML 患者队列研究中（22%）检测到多个位点的多发的 DNMT3A 突变。在 DNMT3A 的所有外显子中发现了几种不同的功能缺失突变，而在氨基酸 R882 处的错义点突变（其降低催化活性和 DNA 结合亲和力）是最常见的[105]。DNMT3A 缺失的造血干细胞自我更新能力增加，失去它们的分化潜能，伴随参与白血病发生的异常甲基化模式[106]。然而，单独 DNMT3A 的敲除不足以引发白血病。据报道，DNMT3A 突变在具有正常核型并与 FAB M5 形态相关的 AML 中发生频率更高。据观察，与 NPM1 和 FLT3 突变的相关性，独特的 DNA 甲基化和基因表达谱，以及较差的预后与 DNMT3A 突变有关[105]。

EZH2 是 H3K27 甲基转移酶、多梳蛋白抑制复合物体 2（PRC2）的组分之一，是沉默靶基因和在干细胞中维持干性所需的。EZH2 通过抑制白血病干细胞中的分化程序来促进白血病的发生[107]。在 6% 的 MDS 病例和 3% ～ 13% 的 MPN 病例中发现 EZH2 突变，但很少发生在 AML 中[108]。

导致 c-MYC 基因过表达的染色体易位

目前为止，描述的染色体易位都导致异常融合基因的表达。染色体易位也可以导致在成人造血组织中通常不表达的正常基因并置于活性启动子或增强子区域附近，从而引起该基因的过表达。目前这些鉴定出来的基因均涉及免疫球蛋白（Ig）或 T 细胞受体增强子位点，且大部分与恶性淋巴肿瘤相关；然而，导致 MYC 过表达的替代机制已被证明在 AML 或 CML 急变中发挥重要作用[109]。

B 细胞白血病或淋巴瘤中一个免疫球蛋白增强子位点并置于癌基因的典型例子是 t（8；14）（q24；q32），由于并置于 14 号染色体上免疫球蛋白重链增强子位点，造成 8 号染色体上 MYC 碱性螺旋 - 环 - 螺旋 - 亮氨酸拉链（bHLH / bZIP）转录因子过表达[110]。并置于人类基因组其他免疫球蛋白增强子的位置也可能会引起相似的表型，如并置于 2 号染色体上的 Igκ 或 22 号染色体上的 Ig λ 位置，表现出 B-ALL 或淋巴瘤的表型。在小鼠模型中，并置于免疫球蛋白的增强子位置的 MYC 基因的过表达，引发 B 细胞白血病和淋巴瘤，确定了在恶性转化过程中 MYC 过表达的重要作用。当 MYC 与 MAX 形成异源二聚体时，则被完全激活成转录因子。MAX 在正常状态下是同源二聚体或与 MAD 形成异源二聚体，MAD 可以抑制转录。MYC 的过表达则形成有利于 MYC-MAX 异源二聚体的平衡，反式激活大量靶基因，包括那些参与代谢、细胞周期和凋亡的基因和参与白血病发生的基因[111]。

与 T 细胞受体相关的染色体易位

T 细胞白血病与一些并置于 TCR 增强子位点处（位于 7q34 上的 TCRβ 或 14q11 上的 TCRα/ δ）基因的过表达有关。这些基因的过表达与 T 细胞表型相关，包括 T 细胞 ALL 和淋巴瘤。例如，T 细胞 ALL 可能与 bHLH 家族成员过表达相关，包括 TAL1 / SCL、TAL2 / SCL2、LYL1、HOX11、HOX11L2、LMO2、LMO1 和 MYC 等[110, 112]。另外，除了少数 T-ALL 病例涉及这些位点的基因重排，很多没有明显的细胞遗传异常患者也能过表达 TAL1、LMO2、HOX11 或 HOX11L2。

急性白血病中的点突变

致瘤性 RAS 突变

RAS 激活突变可能与 AML、ALL 和 MDS 相关，最典型的是 NRAS 或 KRAS 中 12、13 或 61 密码子的改变。报道的突变发生率的差异较大，为 25% ～ 44%，RAS 突变可能导致预后不良[113, 114]。RAS 通过包括磷酸肌醇 -3- 激酶（PI3K）和 RAF- 促分裂原活化蛋白激酶 / 细胞外信号调节激酶（RAF / MEK / ERK）途径的多种下游效应物介导来自上游受体的信号[114, 115]。大量的研究已经投入到开发 RAS 活性的小分子抑制剂，主要集中在异戊烯化抑制剂，包括法尼基转移酶抑制剂和 geranyl-geranylationer 抑制剂，它们能有效阻止激活的 RAS 与胞膜结合[115, 116]。特异地靶向活化的 RAS 突变还是一个理想的选择，且异戊烯基转移酶抑制剂在 AML 中也具有活性。但是临床活性与 RAS 激活突变的存在无关，甚至与法尼基转移酶自身的抑制无关[16, 117]。对于这些发现有几种可能的解释：①激活 RAS 的机制除了固有的点突变外还有其他机制（如持续性活化的酪氨酸激酶，如 FLT3）；②其他异戊烯化的靶蛋白同样在白血病发生中发挥重要作用；③法尼基转移酶抑制剂的脱靶效应。其他研究集中在抑制下游效应物，包括 PI3K 和 RAF / MEK / MAPK[115]。

酪氨酸激酶和相关受体的激活突变

造血细胞酪氨酸激酶的激活突变的确认及其特征的鉴定是最近 AML 发病机制研究中令人振奋的进展。充足的证据表明，激活酪氨酸激酶的染色体易位可导致 CML 和其他 MPN 的发生。最常见的是 BCR/ABL 基因重排，还包括 TEL/ABL、TEK/PDGFβR、TEL/JAK2、H4/PDGFβR、FIP1/PDGFβR 和 rabaptin/PDGFβR 融合蛋白。然而这些融合基因在 AML 中很少出现，1% ～ 2% 新发的 AML 中出现 BCR/ABL 基因重排，而 BCR / ABL 基因重排存在于 20% ～ 30% 的成人 ALL 和 2% ～ 3% 的儿童 ALL 中[119]。费城染色体[120]是染色体 9 的长臂上的 ABL1 致癌基因和染色体 22 的长臂上的断裂点簇区域（BCR）之间的易位 t（9：22）导致的一个融合基因[121]，BCR / ABL1 编码具有持续酪氨酸激酶活性的致癌蛋白。这种蛋白质的分子质量取决于染色体精确的断裂点。大多数患有 ALL 的患者表达 190kDa 的癌蛋白（p190），其余表达 210kDa 的癌蛋白（p210），p210 也常见于 CML 患者中。尽管 BCR / ABL 对于发展 CML 可能是必需的也是充分的，但是对于 Ph^+ ALL 却不是必需的。SRC 激酶是发展 Ph^+ ALL 所必需的[122]。在 BCR-ABL 下游有许多额外的表观遗传变化、拷贝数异常和突变，作用于恶性程度很高的临床进展过程。另外，极少的病例在发生二次突变后，如 NUP98 / HOXA9、AML1 / ETO 或 AML1 / EVI1 基因重排，从 CML 发展为 AML。

但是，已经在相当比例的 AML 病例中发现了酪氨酸激酶激活环的点突变和近膜区突变，这些突变激活了 FLT3、c-KIT。应用伊马替尼治疗 BCR/ABL 阳性的 CML 和 CML 急变的病例证实了分子靶向 ABL 激酶的有效性，这些发现具有重要的临床意义[123]。在 30% ～ 35% 的 AML 病例中有 FLT3 激活突变[124]。在 20% ～ 25% 的病例中，JM 结构域内部串联重复（ITDs）导致了 FLT3 持续性激活。串联重复的大小由几个氨基酸到 50 多个氨基酸不等，且通常在阅读框内。由于 JM 结构域内这些重复的大小多变和位置不同，有人假设这些突变破坏了自主抑制区（autoinhibitory domain），导致在没有配体的情况下激酶持续活化。与此一致的是，FLT3 的晶体结构显示，JM 结构域有 7 个氨基酸向外伸展，能插入到酶的催化结构域，从而阻止激酶活化[125]。这个区域中的 ITD 突变可能破坏自主抑制区的结构而导致激酶激活。

一些大样本研究证实了这些突变在成人和儿童 AML 人群中发生的频率，并证实 FLT3 的突变导致预后不良[126-128]。在其他 5% ～ 10% 的病例中，在靠近酪氨酸激酶 D835 的位置存在所谓的激活环的突变。当用 FLT3 抑制剂治疗过程中，发生这些突变（D835 位置）造成对该抑制剂的抗性[130]。对那些缺少已知 FLT3 突变的患者样本的高通量测序分析发现，有 9 个新的获得性突变，导致胞外结构域、JM 结构域及激活结构域的氨基酸序列改变，但其中只有 4 种突变是能激活激酶、赋予生长因子非依赖性的驱动突变，这也强调了测序获得结果尚需进一步通过生物学实验验证[131]。FLT3 突变可能与已知的基因重排同时发生，如 AML1 / ETO、PML /RARα、CBFβ/ MYH11 或 MLL。据报道约 5% 的 AML 病例中，存在与 FLT3 相似的 C-KIT 基因 D816 位点激活环的突变。血小板生成素受体 MPLW515L 的激活突变，最先在伴有髓样化生的骨髓纤维化患者中被鉴定；MPLT487A 突变则同时在原发性 AMKL 和继发髓样化生的患者中发现 [132-134]。

已经发现非受体酪氨酸激酶 JAK 家族中（JAK1-3）除了参与源于染色体易位的基因融合（如 TEL / JAK2）外，同时含有激活性点突变。JAK 激酶是多种造血细胞因子受体和下游效应子如 STAT 蛋白的重要信号转导中介 [135]。JAKV617F 起初被认为是红细胞增多症中的致病性突变，也在 8% 的初发 AML 和高达 77% 的从 MPN 转化的 AML 病例中发现 [136, 137]。在 AMKL 中，JAK2 和 JAK3 中的其他突变也被分离鉴定 [134, 138]。JAK1、JAK2 和 JAK3 中的突变约在 11% 的 BCR/ABL 阴性儿童急性淋巴白血病中发生，并且经常与淋巴细胞特异性转录因子 IKAROS 及抑癌基因 CDKN2A / B 的缺失共同发生 [139]。已经报道了在相当多（44% ～ 76%）的 AML 患者中存在 STAT3 和 STAT5a / b 的激活磷酸化 [136]，并且提示不良的预后 [140, 141]。

前体 ALL 的一种新近报道的亚型的特征是细胞因子受体样因子 2（CRLF2）改变，其发生在 5% ～ 7% 的儿童 ALL 中，但是在具有唐氏综合征的 ALL 中具有更高比例（0 ～ 50%）。CRLF2 的过表达与 JAK-STAT 通路的活化相关。该机制涉及 CRLF2 和免疫球蛋白重链（IGH）基因座的易位或 CRLF2 与 P2RY8 启动子并置的缺失。P2RY8 / CRLF2 融合是与 CRLF2 过表达无关的较差预后因子及复发风险因子 [142]。

随着测序的不断进行，将会发现更多活化的激酶突变。因为激酶相对来说比较适合靶向治疗，针对这些活化激酶的治疗应该相应扩大。

抑癌基因突变

肾母细胞瘤基因（WT）早先被认为是 WAGR 综合征（Wilms 肿瘤 - 无虹膜 - 生殖器畸形 - 发育延迟）患者中的抑癌基因 [143]。WT1 在不同来源的成人肿瘤中被发现，这些肿瘤来自于通常不表达 WT1 的组织；因此提示 WT1 的表达在这些肿瘤中可能起到癌基因的作用 [144]。WT1 定位于染色体 11p，编码一个含有 N 端转录调控区和 C 端锌指结构域的转录因子（7 ～ 10 号外显子）。WT1 的表达与造血系统的分化程度呈负相关，因为它出现在存在 $CD34^+$ 细胞中，而在成熟白细胞中无表达 [144, 145]。WT1 具有潜在转录调控因子的功能，调节在细胞生存与分化中发挥重要作用的基因。WT1 功能受损可促进干细胞增殖而阻碍细胞分化 [144]。虽然 WT1 在正常和恶性造血中的确切作用仍有待进一步阐明，它很可能在白血病中发挥双重作用 [146]。

野生型 WT1 在各种急性白血病中高表达（75% ～ 100%）[147]。WT1 在 CML 中的表达模式与癌基因功能相符，在慢性阶段低表达，而在进展和急变危象期表达剧增 [148]。在接受化疗之后的患者中，WT1 的高表达则提示预后不良。

在小鼠体内，WT1 发挥抑癌基因的作用 [149]。在约 10% 的正常核型的 AML 中检测到 WT1 突变 [150, 151]。集中在 7 号外显子（主要因插入或缺失导致的移码突变）和 9 号外显子（主要为替换）的突变与不良的临床预后相关 [151-153]。这些结果是支持 WT1 是抑癌基因的例证。但是另一方面，最近有研究大样本分析了具有正常核型的 AML 年轻人群中 WT1 全部编码序列中的突变，发现与之前的研究结果相反 [151-153]，WT1 突变对预后并无影响 [154]。从这个大样本的分析中获得的不同结果，可通过 WT1 在 AML 中具有多样生物学效应来解释，可能在治疗方法和患者特征等方面存在不同。所以对 WT1 突变的检测应成为未来临床试验中风险评估的一部分，用于阐明上述研究中的差异。

TP53 是一个抑癌基因，能诱导细胞周期阻滞，以应对在基因毒性物质、低氧、DNA 损伤、核苷酸耗尽等情况下发生的细胞凋亡和 DNA 修复[155]。TP53 失活在实体瘤恶性转化和造血系统肿瘤进程中发挥重要作用[156-158]。动物实验证明，TP53 一个等位基因缺失足以导致肿瘤发生[159]。TP53 单等位基因缺失的患者即可发生白血病也证明了这一点。AML 中 17p 的丢失通常与 TP53 突变相伴并引起杂合性丢失[160, 161]。另外一种可能是 TP53 下游调节子的失活，这不仅影响细胞周期阻滞，也会影响 DNA 修复和凋亡。另外，也可以考虑某些抑制 TP53 表达或促进 TP53 降解的基因发生了过表达，如在 B-CLL 中检测到 MDM2 的扩增[162]。TP53 缺失可表现为 17p 的缺失，作为构成复杂的异常染色体核型的一部分或单个染色体畸变，二者都导致不好的临床结局[163-166]。TP53 异常的发生率在带有复杂异常染色体核型的 AML 中很高（高达 70%）[163]。但在其他 AML 组中发生率相对较低（2% ～ 9%）[128, 163, 167]，而没有细胞遗传学改变的 TP53 突变是罕见事件[161, 168]。低风险的 AML 中的 t（8；21）和 inv（16）与 TP53 缺失没有明显关联。TP53 缺失与其他高风险染色体异常，如 del（5q），5 号和 7 号染色体单倍体呈显著正相关[20, 166]。染色体核型复杂的患者中，风险因子 FLT3-ITD 和 NPM1 的突变与 TP53 缺失很少同时发生[166]。TP53 缺失的细胞对各种传统的抗白血病药物都具有显著的耐药性[169]。虽然文献称多药耐药基因的表达对于复杂异常染色体核型的患者的疗效有负面作用[170]，但 TP53 的缺失和 MDR1 的表达相关性在 CML 中得到证明，而在 AML 中却没有[171]。因此，独立的耐药机制值得关注[166]。综上所述，TP53 缺失是导致临床结局不良的高风险因素，未来的研究需要进一步提供和评估其他有效的治疗方法。

NOTCH 的激活突变

NOTCH1 是一条进化上保守的信号通路中的重要组分，在早期和晚期淋巴细胞的发育过程中调控 T 细胞的分化，同时在造血干细胞的自我更新中发挥作用[172, 173]。NOTCH1 是异源二聚体跨膜受体。NOTCH1 与配体结合后使异源二聚化结构域（HD）被 ADAM 型蛋白酶和 C 端胞内结构域（ICD）的 γ 分泌酶蛋白水解，然后定位到细胞核发挥反式激活因子作用。在 T-ALL 中发现 NOTCH1 与罕见的 t（7；9）（q34；q34.3）相关，此时 TCRβ 易位到 NOTCH1 基因上，导致截短的、转录活化的 ICD 的表达。在大于 50% 的 T-ALL 患者中发现 NOTCH1 上一系列的点突变[112, 174]。这些突变位点主要集中在富含脯氨酸、谷氨酸、苏氨酸的 PEST 结构域和 HD 这两个区域。发生在 HD 区的无义突变使 NOTCH1 更容易被 γ 分泌酶裂解，从而增强激活。PEST 结构域控制激活的 ICN 降解的速率。PEST 结构域突变主要是阅读框架内的小的插入或缺失，导致全部或部分结构域缺失和延长激活的 ICN 的半衰期。NOTCH1 激活的替代机制是 F Box 蛋白（FBXW7）的失活突变，FBXW7 是一种靶向降解 NOTCH1 ICN 及 MYC 的泛素连接酶复合物的组分，其发生在约 15% 的 T- ALL 中[110, 175]。

因 γ 分泌酶参与处理与阿尔茨海默病相关的病理性的 β 淀粉肽，意外地发现 γ 分泌酶抑制子（GSI）已取得了明显的临床疗效。最初的在 T-ALL 中进行的 GSI 的临床实验对疾病治疗作用小，而胃肠道毒性反应大[176]。但与影响其他通路的药物联合使用，则可能具有协同作用，从而提高药物疗效。在 T-ALL 小鼠模型中采用 GSI 和类固醇激素进行治疗，证实 GSI 能消除类固醇耐药，同时也能减少 GSI 介导的肠道毒性[177]。

改变 NPM1 定位的突变

核磷蛋白（NPM1）编码一个在细胞核与细胞质之间发挥分子伴侣作用的蛋白。NPM1 参与了多种细胞过程，包括 TP53/ARF 信号通路的调控、核糖体的生物合成和中心体的复制[178]。NPM1 此前被鉴定为急性白血病中 RAR、MLF 基因及间变性大细胞淋巴瘤中 ALK 基因易位融合伴侣。在 25% ～ 30% 成年 AML 患者中，NPM1 存在异常的胞质定位并与 12 号外显子的点突变相关，该点突变被认为有增强其表达蛋白内的核输出基序的功能[179]。突变的 NPM1 引起白血病发生的机制尚不清楚，但是 NPM1 的胞质定位被认为是其功能改变的本质因素[180]。在具有正常染色体核型的 AML 患者中，NPM1 的突变率更高，达 50% ～ 60%，同时也倾向发生 FLT3-ITD 突变。在细胞遗传正常的 AML 中，出现 NPM1 胞质定位但未发生 FLT3-ITD 突变的患者，预后良好[180]。

急性淋巴性白血病淋巴发育基因的突变

B 细胞谱系 ALL 发病的一个重要机制是 B 细胞定型和分化所必需的转录因子的突变[181]。由于正常前体 B 细胞发育的早期至晚期需要这些因子的参与，前体 B 细胞的免疫学表型与白血病表型最为接近，所以有假说认为这些基因正常表达水平的缺失将导致分化受阻，这也是白血病发生中关键的一步[182]。尽管涉及这些基因的易位已经在少部分的 B 细胞 ALL 中被鉴定，但是在早期，高通量 SNP 芯片和疾病样本基因组测序已经实际证明了高频的微小缺失和非常常见的点突变[181]。PAX5 是在与许多 B-ALL 密切相关的 B 细胞发育祖 B 细胞和前 B 细胞阶段、免疫表型阶段的主要调节因子[37]。PAX5 是能够与辅阻遏物、染色质重塑蛋白和其他转录因子 [如成红细胞病毒 E26 癌基因同源物 -1（ETS1）和成髓细胞增生症病毒同源物（MYB）] 相互作用的 DNA 结合蛋白[37]。PAX5 的双重作用是同时反式激活下游因子促进 B 细胞发育和抑制其他谱系发育的基因，如 NOTCH1 和 CSFR1[183]。在小鼠中 Pax5 的缺失产生不完全定向 B 系分化的早期 B 细胞，这些早期 B 细胞还可以通过细胞因子转分化到其他谱系细胞[183]。已经鉴定了几种涉及 PAX5 的罕见易位，包括 dic（9; 12）（p13; p13），产生作为显性负性的 PAX5 / ETV6 融合蛋白[183]。实际上，30% 的 B-ALL 通过测序检测发现具有单等位基因的功能丧失型突变[182]。PAX5 单倍体不足对 B-ALL 白血病发生的作用并不完全清楚，而且 PAX5 突变状态似乎没有影响预后[181]。

IKAROS 家族成员（IKZF1-3）也在 B-ALL 中高频突变[188]。IKZF1 对造血干细胞功能和淋巴细胞定向至关重要[186, 187]。IKZF1 拥有对 DNA 结合结构域和同源 / 异源二聚化重要的锌指结构域。与 PAX5 相同，IKZF1 同时激活淋巴细胞特异性基因如 IL-7R，抑制其他谱系分化所需要的基因，如 PU.1。IKZF1 作为转录激活子的功能受到内在的染色质重塑和转录延伸的调节[188]。约 15% 的儿童 B-ALL 患者具有 IKZF1 缺失或点突变，导致功能丧失或显性负性活性，并与不良预后相关[185]。有趣的是，IKZF1 突变更多地与酪氨酸激酶如 BCR / ABL1 和 JAK2，以及细胞因子受体如 IL7R 和 CRLF2 的突变相关[37]。此外，IKZF1 突变在从慢性骨髓性白血病演变而来的 20% 的淋巴母细胞急变危象中存在[189]。

在大量淋巴特异性转录因子（包括编码 E2A 的 TCF3、EBF1 和 LEF1 基因）可以发现其他常见的突变，频率较上述偏低。在 B-ALL 中 TCF3 中最常见的突变是 t（1；19）（q23；p13）的易位，编码融合产物 TCF3 / PBX1，被假设异常调控 B 细胞和 HOX 相关通路[190]。EBF1 被报道在 B-ALL 中有单等位基因功能缺失突变，而在 T-ALL 和 B-ALL 中，LEF1 被观察到有单和双等位基因缺失[182]。这些遗传病变的共同特征是在正常淋巴细胞生成中所需的，并且破译每个突变的病理生理效应，特别是关于单倍体不足的效应，将对未来的治疗有指导作用。

急性白血病的突变互补群

多个证据表明，急性白血病的发生需要一个以上的突变。首先，有证据表明从 CML 到 AML 进展过程中（如 CML 急变危象）获得了额外的细胞遗传异常改变。例如，在 BCR / ABL 阳性的 CML 进展过程中发生的 t（3；21）AML1 / EV11，t（8；21）AML1 / ETO 或 t（7；11）NUP98 / HOXA9 基因重排。在已包含 TEL /PDGFβR 基因重排的慢性粒单核细胞白血病患者向 AML 转变过程与 t（8；21）AML1 / ETO 基因重排的获得密切相关[191]。其次，在小鼠动物模型中 AML1 / ETO 或 CBF/ MYH11 融合蛋白表达不足以引起 AML[26, 192]。在此背景下，一定要使用化学诱变剂产生二次突变才能产生 AML 表型。第三，有证据表明，在某些情况下，与儿童 ALL 相关的 TEL / AML1 基因重排可能在妊娠子宫内获得，但需要数年后才会发生 ALL，表明二次突变对 ALL 发生是必要的[193]。第四，表达 PML / RAR 融合蛋白的转基因小鼠需要经过 3 ～ 6 个月的漫长潜伏期才会最终发生 ALL，并外显率不完全，这也证明了二次突变的必要性[50-52]。

AML 的遗传流行病学为理解协同突变的本质提供了重要的线索。AML 中存在一个广泛互补群，由激活信号转导通路的突变构成，包括发生在 FLT3、RAS 和 KIT 中的激活突变和更罕见的与 CML 疾病进程相关的 BCR / ABL 和 TEL /PDGFβR 融合。我们可以认为，这些突变是一个互补群，因为即便它们在约 50% 的 AML 病例中出现，也几乎不会同时出现在同一患者身上。

第二个互补群以涉及造血转录因子的染色体易位为代表，包括 AML1 / ETO、CBFα/ SMMHC、PML /RARα、NUP98 / HOXA9、MLL 基因重排和 MOZ / TIF2，它们也从未在同一白血病患者中同时发现。总之，第二类突变会损害造血性分化功能，并赋予白血病干细胞自我更新的特性，但单独表达时不足以引起白血病。但源自两个互补群的突变之一的突变经常在同一白血病患者中共同存在。例如，FLT3 或 RAS 的激活突变几乎与前面描述的第二类互补群中所有融合基因相关联[94]。

上述发现提示在 AML 病例发生过程中，存在两类相互协作的突变（图 25.1A）[194]。第一类突变，以 FLT3 或 RAS 的激活突变为例，它们使造血祖细胞获得增殖或生存优势，或两者都有，但对细胞分化没有影响。经过体外细胞连续培养和小鼠动物模型中的系列移植试验证实这些突变不能赋予细胞自我更新能力[195, 196]。第二类突变以 AML1 / ETO、

CBFβ/ SMMHC、PML /RARα、NUP98 / HOXA9 和 MLL 基因重组及 MOZ / TIF2 为例，它们主要是损害造血分化，并赋予造血祖细胞自我更新能力。总之，这些突变之间相互协作诱导 AML 表型的产生，这些表型包括增殖能力增强，生存优势提高，细胞分化受阻和无限自我更新能力。虽然两类模型只有有限数量的突变组合，因为许多突变对增殖和分化具有双重作用，模型可能广泛简化遗传病变之间的相互作用。

对 DNA 样品的全基因组或全外显子组测序有助于更深入地了解不同突变的协同作用。癌症基因组图谱（TCGA）最近发布了 200 个单独的 AML 样品的测序结果，以及匹配的表观遗传学和 RNA 表达分析[12]。仅发现了平均 13 个编码突变 / 基因组，这个比例小于在大多数实体瘤观察到的结果。突变可分为许多功能类别：转录因子融合、与 NPM1 相关、抑癌基因、与 DNA 甲基化相关、信号转导、染色质修饰、髓系转录因子、衔接复合物和与剪接体复合物相关。某些突变组彼此相互排斥，表明可能会影响相同下游通路。例如，衔接、剪接体、信号转导和组蛋白修饰途径的突变通常不会出现在同一个患者身上（图 25.1B）[12, 197]。这些新的单独个体突变或与候选病变协同的突变的实验验证是识别驱动突变和“乘客”突变，以及有临床意义的重要焦点。此外，对一个群体测序可以在诊断、治疗和复发的连续患者样本中定量突变频率，鉴定对白血病起始、进展和治疗抵抗发挥重要作用的突变[198]。

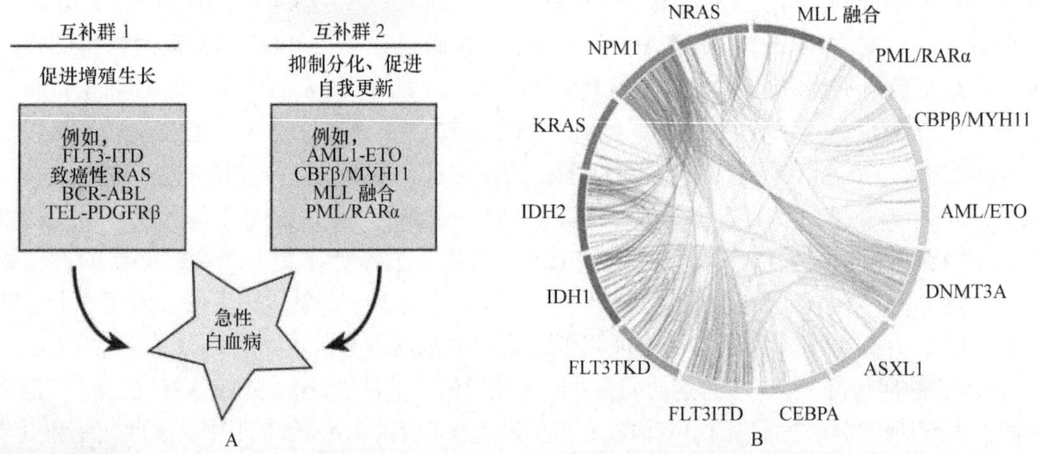

彩图二维码

图 25.1　急性白血病的协同突变。A. 白血病发生的经典模式由两类广泛的互补群组成，通常由相同患者的同一个互补群中任意两个突变不会同时存在而定义。第一组互补群以信号转导通路激活突变为特征。第二组互补群主要与造血祖细胞分化障碍相关，赋予造血祖细胞自我更新能力。总之，这两个互补群之间相互协作导致急性白血病表型的产生。B. 圆形图显示 498 例 AML 同时发生突变。每条连接线代表 AML 中的共同突变，同时展示了 AML 基因组的高分辨率分析如何能够为常见突变建立互补群（改编自 Sanders MA，Valk PJ. The evolving molecular genetic landscape in acute myeloid leukaemia. Curr Opin Hematol 2013；20：79-85）

结论

随着高分辨率图谱和高通量测序等新技术的广泛应用，加快阐明了涉及白血病发生的基本病理生理改变。现在可以鉴定一些特异性分子通路，补充已知的常见的染色体易位，也能对具有正常染色体核型的白血病进行机制探讨。这些新发现的突变不仅能用于疾病的精确预测，而且为靶向白血病发生的异常通路的药物开发提供了新的机遇。随着以通路为靶点的治疗方法的增多，在基因水平有改变的白血病患者中，针对白血病细胞的存活、增殖和分化起主要作用的信号通路进行个体化治疗，以期提高疗效，降低治疗相关的发病率和死亡率。

（王路娟　向娟娟）

参考文献

1. Lapidot T, Sirard C, Vormoor J, et al. A cell initiating human acute myeloid leukaemia after transplantation into SCID mice. *Nature*. 1994; 367: 645-648.
2. Bonnet D, Dick JE. Human acute myeloid leukemia is organized as a hierarchy that originates from a primitive hematopoietic cell. *Nat Med* 1997; 3: 730-737.
3. Buss EC, Ho AD. Leukemia stem cells. *Int J Cancer* 2011; 129: 2328-2336.
4. Saito T, Chiba S, Ichikawa M, et al. Notch2 is preferentially expressed in mature B cells and indispensable for marginal zone B lineage development. *Immunity* 2003; 18: 675-685.
5. Cozzio A, Passegue E, Ayton PM, et al. Similar MLL-associated leukemias arising from self-renewing stem cells and short-lived myeloid progenitors. *Genes Dev* 2003; 17: 3029-3035.
6. Huntly BJ, Shigematsu H, Deguchi K, et al. MOZ-TIF2, but not BCR-ABL, confers properties of leukemic stem cells to committed murine hematopoietic progenitors. *Cancer Cell* 2004; 6: 587-596.
7. Huntly BJ, Gilliland DG. Leukaemia stem cells and the evolution of cancer-stem-cell research. *Nat Rev Cancer* 2005; 5: 311-321.
8. Jamieson CH, Ailles LE, Dylla SJ, et al. Granulocytemacrophage progenitors as candidate leukemic stem cells in blast-crisis CML. *N Engl J Med* 2004; 351: 657-667.
9. Speicher MR, Carter NP. The new cytogenetics: blurring the boundaries with molecular biology. *Nat Rev Genet* 2005; 6: 782-792.
10. Feuk L, Carson AR, Scherer SW. Structural variation in the human genome. *Nat Rev Genet* 2006; 7: 85-97.
11. International Cancer Genome Consortium, Hudson TJ, Anderson W, et al. International network of cancer genome projects. *Nature* 2010; 464: 993-998.
12. Cancer Genome Atlas Research Network. Genomic and epigenomic landscapes of adult de novo acute myeloid leukemia. *N Engl J Med* 2013; 368: 2059-2074.
13. Stratton MR, Campbell PJ, Futreal PA. The cancer genome. *Nature* 2009; 458: 719-724.
14. Koschmieder S, Halmos B, Levantini E, et al. Dysregulation of the C/EBPalpha differentiation pathway in human cancer. *J Clin Oncol* 2009; 27: 619-628.
15. Speck NA, Gilliland DG. Core-binding factors in haematopoiesis and leukaemia. *Nat Rev Cancer* 2002; 2: 502-513.
16. Wang Q, Stacy T, Binder M, et al. Disruption of the Cbfa2 gene causes necrosis and hemorrhaging in the central nervous system and blocks definitive hematopoiesis. *Proc Natl Acad Sci U S A* 1996; 93: 3444-3449.
17. Okuda T, van Deursen J, Hiebert SW, et al. AML1, the target of multiple chromosomal translocations in human leukemia, is essential for normal fetal liver hematopoiesis. *Cell* 1996; 84: 321-330.
18. Goyama S, Mulloy JC. Molecular pathogenesis of core binding factor leukemia: current knowledge and future prospects. *Int J Hematol* 2011; 94: 126-133.
19. Ichikawa M, Yoshimi A, Nakagawa M, et al. A role for RUNX1 in hematopoiesis and myeloid leukemia. *Int J Hematol* 2013; 97: 726-734.
20. Vangala RK, Heiss-Neumann MS, Rangatia JS, et al. The myeloid master regulator transcription factor PU. 1 is inactivated by AML1-ETO in t(8; 21) myeloid leukemia. *Blood* 2003; 101: 270-277.
21. Choi Y, Elagib KE, Delehanty LL, et al. Erythroid inhibition by the leukemic fusion AML1-ETO is associated with impaired acetylation of the major erythroid transcription factor GATA-1. *Cancer Res* 2006; 66:

2990-2996.

22. Song WJ, Sullivan MG, Legare RD, et al. Haploinsufficiency of CBFA2 causes familial thrombocytopenia with propensity to develop acute myelogenous leukaemia. *Nat Genet* 1999; 23: 166-175.
23. Michaud J, Wu F, Osato M, et al. In vitro analyses of known and novel RUNX1/AML1 mutations in dominant familial platelet disorder with predisposition to acute myelogenous leukemia: implications for mechanisms of pathogenesis. *Blood* 2002; 99: 1364-1372.
24. Osato M, Asou N, Abdalla E, et al. Biallelic and heterozygous point mutations in the runt domain of the AML1/PEBP2alphaB gene associated with myeloblastic leukemias. *Blood* 1999; 93: 1817-1824.
25. Yergeau DA, Hetherington CJ, Wang Q, et al. Embryonic lethality and impairment of haematopoiesis in mice heterozygous for an AML1-ETO fusion gene. *Nat Genet* 1997; 15: 303-306.
26. Castilla LH, Garrett L, Adya N, et al. The fusion gene Cbfb-MYH11 blocks myeloid differentiation and predisposes mice to acute myelomonocytic leukaemia. *Nat Genet* 1999; 23: 144-146.
27. Linggi B, Muller-Tidow C, van de Locht L, et al. The t(8; 21) fusion protein, AML1 ETO, specifically represses the transcription of the p14(ARF)tumor suppressor in acute myeloid leukemia. *Nat Med* 2002; 8: 743-750.
28. Markus J, Garin MT, Bies J, et al. Methylation-independent silencing of the tumor suppressor INK4b(p15)by CBFbeta-SMMHC in acute myelogenous leukemia with inv(16). *Cancer Res* 2007; 67: 992-1000.
29. Alcalay M, Meani N, Gelmetti V, et al. Acute myeloid leukemia fusion proteins deregulate genes involved in stem cell maintenance and DNA repair. *J Clin Invest* 2003; 112: 1751-1761.
30. Wang LC, Swat W, Fujiwara Y, et al. The TEL/ETV6 gene is required specifically for hematopoiesis in the bone marrow. *Genes Dev* 1998; 12: 2392-2402.
31. Liu S, Shen T, Huynh L, et al. Interplay of RUNX1/MTG8 and DNA methyltransferase 1 in acute myeloid leukemia. *Cancer Res* 2005; 65: 1277-1284.
32. Yan M, Ahn EY, Hiebert SW, et al. RUNX1/AML1 DNA binding domain and ETO/MTG8 NHR2-dimerization domain are critical to AML1-ETO9a leukemogenesis. *Blood* 2009; 113: 883-886.
33. Jiao B, Wu CF, Liang Y, et al. AML1-ETO9a is correlated with C-KIT overexpression/mutations and indicates poor disease outcome in t(8; 21) acute myeloid leukemia-M2. *Leukemia* 2009; 23: 1598-1604.
34. De Braekeleer E, Douet-Guilbert N, Morel F, et al. ETV6 fusion genes in hematological malignancies: a review. *Leuk Res* 2012; 36: 945-961.
35. Mullighan CG. Genomic characterization of childhood acute lymphoblastic leukemia. *Semin Hematol* 2013; 50: 314-324.
36. Wang LC, Kuo F, Fujiwara Y, et al. Yolk sac angiogenic defect and intra-embryonic apoptosis in mice lacking the Ets-related factor TEL. *Embo J* 1997; 16: 4374-4383.
37. Tijchon E, Havinga J, van Leeuwen FN, et al. B-lineage transcription factors and cooperating gene lesions required for leukemia development. *Leukemia* 2013; 27: 541-552.
38. Goddard AD, Borrow J, Freemont PS, et al. Characterization of a zinc finger gene disrupted by the t(15; 17) in acute promyelocytic leukemia. *Science* 1991; 254: 1371-1374.
39. Kakizuka A, Miller WH Jr, Umesono K, et al. Chromosomal translocation t(15; 17) in human acute promyelocytic leukemia fuses RAR alpha with a novel putative transcription factor, PML. *Cell* 1991; 66: 663-674.
40. de The H, Lavau C, Marchio A, et al. The PML-RAR alpha fusion mRNA generated by the t(15; 17) translocation in acute promyelocytic leukemia encodes a functionally altered RAR. *Cell* 1991; 66: 675-684.
41. Zelent A, Guidez F, Melnick A, et al. Translocations of the RARalpha gene in acute promyelocytic leukemia. *Oncogene* 2001; 20: 7186-7203.
42. Li W, Rich T, Watson CJ. PML: a tumor suppressor that regulates cell fate in mammary gland. *Cell Cycle* 2009; 8: 2711-2717.
43. Carracedo A, Ito K, Pandolfi PP. The nuclear bodies inside out: PML conquers the cytoplasm. *Curr Opin*

Cell Biol 2011; 23: 360-366.
44. Giorgi C, Ito K, Lin HK, et al. PML regulates apoptosis at endoplasmic reticulum by modulating calcium release. *Science* 2010; 330: 1247-1251.
45. Ito K, Bernardi R, Morotti A, et al. PML targeting eradicates quiescent leukaemia-initiating cells. *Nature* 2008; 453: 1072-1078.
46. Zhang XW, Yan XJ, Zhou ZR, et al. Arsenic trioxide controls the fate of the PML-RARalpha oncoprotein by directly binding PML. *Science* 2010; 328: 240-243.
47. de Thé H, Chen Z. Acute promyelocytic leukaemia: novel insights into the mechanisms of cure. *Nat Rev Cancer* 2010; 10: 775-783.
48. Martens JH, Brinkman AB, Simmer F, et al. PML-RARalpha/RXR Alters the Epigenetic Landscape in Acute Promyelocytic Leukemia. *Cancer Cell* 2010; 17: 173-185.
49. Saeed S, Logie C, Stunnenberg HG, et al. Genome-wide functions of PML-RARalpha in acute promyelocytic leukaemia. *Br J Cancer* 2011; 104: 554-558.
50. Grisolano JL, Wesselschmidt RL, Pelicci PG, et al. Altered myeloid development and acute leukemia in transgenic mice expressing PML-RAR alpha under control of cathepsin G regulatory sequences. *Blood* 1997; 89: 376-387.
51. He LZ, Tribioli C, Rivi R, et al. Acute leukemia with promyelocytic features in PML/RARalpha transgenic mice. *Proc Natl Acad Sci U S A* 1997; 94: 5302-5307.
52. Brown D, Kogan S, Lagasse E, et al. A PMLRARalpha transgene initiates murine acute promyelocytic leukemia. *Proc Natl Acad Sci U S A* 1997; 94: 2551-2556.
53. Tallman MS, Nabhan C, Feusner JH, et al. Acute promyelocytic leukemia: evolving therapeutic strategies. *Blood* 2002; 99: 759-767.
54. Alharbi RA, Pettengell R, Pandha HS, et al. The role of HOX genes in normal hematopoiesis and acute leukemia. *Leukemia* 2013; 27: 1000-1008.
55. Abramovich C, Humphries RK. Hox regulation of normal and leukemic hematopoietic stem cells. *Curr Opin Hematol* 2005; 12: 210-216.
56. Gough SM, Slape CI, Aplan PD. NUP98 gene fusions and hematopoietic malignancies: common themes and new biologic insights. *Blood* 2011; 118: 6247-6257.
57. Kasper LH, Brindle PK, Schnabel CA, et al. CREB binding protein interacts with nucleoporin-specif ic FG repeats that activate transcription and mediate NUP98-HOXA9 oncogenicity. *Mol Cell Biol* 1999; 19: 764-776.
58. Bansal D, Scholl C, Frohling S, et al. Cdx4 dysregulates Hox gene expression and generates acute myeloid leukemia alone and in cooperation with Meis1a in a murine model. *Proc Natl Acad Sci U S A* 2006; 103: 16924-16929.
59. Hatano M, Roberts CW, Minden M, et al. Deregulation of a homeobox gene, HOX11, by the t(10; 14) in T cell leukemia. *Science* 1991; 253: 79-82.
60. Rawat VP, Cusan M, Deshpande A, et al. Ectopic expression of the homeobox gene Cdx2 is the transforming event in a mouse model of t(12; 13)(p13; q12) acute myeloid leukemia. *Proc Natl Acad Sci U S A* 2004; 101: 817-822.
61. Pineault N, Buske C, Feuring-Buske M, et al. Induction of acute myeloid leukemia in mice by the human leukemiaspecif ic fusion gene NUP98-HOXD13 in concert with Meis1. *Blood* 2003; 101: 4529-4538.
62. Palmqvist L, Argiropoulos B, Pineault N, et al. The Flt3 receptor tyrosine kinase collaborates with NUP98-HOX fusions in acute myeloid leukemia. *Blood* 2006; 108: 1030-1036.
63. Eguchi M, Eguchi-Ishimae M, Greaves M. Molecular pathogenesis of MLL-associated leukemias. *Int J Hematol* 2005; 82: 9-20.
64. Slany RK. The molecular biology of mixed lineage leukemia. *Haematologica* 2009; 94: 984-993.
65. Ng RK, Kong CT, So CC, et al. Epigenetic dysregulation of leukemic Hox code in MLL-rearranged leukemia mouse model. *J Pathol* 2014; 232: 65-74.

66. Yu BD, Hanson RD, Hess JL, et al. MLL, a mammalian trithorax-group gene, functions as a transcriptional maintenance factor in morphogenesis. *Proc Natl Acad Sci U S A* 1998; 95: 10632-10636.
67. Yokoyama A, Somervaille TC, Smith KS, et al. The menin tumor suppressor protein is an essential oncogenic cofactor for MLL-associated leukemogenesis. *Cell* 2005; 123: 207-218.
68. Yokoyama A, Cleary ML. Menin critically links MLL proteins with LEDGF on cancer-associated target genes. *Cancer Cell* 2008; 14: 36-46.
69. Mohan M, Lin C, Guest E, et al. Licensed to elongate: a molecular mechanism for MLL-based leukaemogenesis. *Nat Rev Cancer* 2010; 10: 721-728.
70. Lin C, Smith ER, Takahashi H, et al. AFF4, a component of the ELL/P-TEFb elongation complex and a shared subunit of MLL chimeras, can link transcription elongation to leukemia. *Mol Cell* 2010; 37: 429-437.
71. Yeung J, Esposito MT, Gandillet A, et al. beta-Catenin mediates the establishment and drug resistance of MLL leukemic stem cells. *Cancer Cell* 2010; 18: 606-618.
72. Somervaille TC, Cleary ML. Identification and characterization of leukemia stem cells in murine MLL-AF9 acute myeloid leukemia. *Cancer Cell* 2006; 10: 257-268.
73. Wei J, Wunderlich M, Fox C, et al. Microenvironment determines lineage fate in a human model of MLL-AF9 leukemia. *Cancer Cell* 2008; 13: 483-495.
74. Wang X, Scott E, Sawyers CL, et al. C/EBPalpha bypasses granulocyte colony-stimulating factor signals to rapidly induce PU. 1 gene expression, stimulate granulocytic differentiation, and limit proliferation in 32D cl3 myeloblasts. *Blood* 1999; 94: 560-571.
75. Hackanson B, Bennett KL, Brena RM, et al. Epigenetic modification of CCAAT/enhancer binding protein alpha expression in acute myeloid leukemia. *Cancer Res* 2008; 68: 3142-3151.
76. Paz-Priel I, Friedman A. C/EBPalpha dysregulation in AML and ALL. *Crit Rev Oncog* 2011; 16: 93-102.
77. Mueller BU, Pabst T. C/EBPalpha and the pathophysiology of acute myeloid leukemia. *Curr Opin Hematol* 2006; 13: 7-14.
78. Schlenk RF, Dohner K, Krauter J, et al. Mutations and treatment outcome in cytogenetically normal acute myeloid leukemia. *N Engl J Med* 2008; 358: 1909-1918.
79. Chapiro E, Russell L, Radford-Weiss I, et al. Overexpression of CEBPA resulting from the translocation t(14; 19)(q32; q13)of human precursor B acute lymphoblastic leukemia. *Blood* 2006; 108: 3560-3563.
80. Akasaka T, Balasas T, Russell LJ, et al. Five members of the CEBP transcription factor family are targeted by recurrent IGH translocations in B-cell precursor acute lymphoblastic leukemia(BCP-ALL). *Blood* 2007; 109: 3451-3461.
81. Khan I, Malinge S, Crispino J. Myeloid leukemia in Down syndrome. *Crit Rev Oncog* 2011; 16: 25-36.
82. Crispino JD. GATA1 mutations in Down syndrome: implications for biology and diagnosis of children with transient myeloproliferative disorder and acute megakaryoblastic leukemia. *Pediatr Blood Cancer* 2005; 44: 40-44.
83. Bresnick EH, Katsumura KR, Lee HY, et al. Master regulatory GATA transcription factors: mechanistic principles and emerging links to hematologic malignancies. *Nucleic Acids Res* 2012; 40: 5819-5831.
84. Wechsler J, Greene M, McDevitt MA, et al. Acquired mutations in GATA1 in the megakaryoblastic leukemia of Down syndrome. *Nat Genet* 2002; 32: 148-152.
85. Malinge S, Izraeli S, Crispino JD. Insights into the manifestations, outcomes, and mechanisms of leukemogenesis in Down syndrome. *Blood* 2009; 113: 2619-2628.
86. Taub JW, Mundschau G, Ge Y, et al. Prenatal origin of GATA1 mutations may be an initiating step in the development of megakaryocytic leukemia in Down syndrome. *Blood* 2004; 104: 1588-1589.
87. Kirsammer G, Jilani S, Liu H, et al. Highly penetrant myeloproliferative disease in the Ts65Dn mouse model of Down syndrome. *Blood* 2008; 111: 767-775.
88. Ma Z, Morris SW, Valentine V, et al. Fusion of two novel genes, RBM15 and MKL1, in the t(1; 22)(p13; q13) of acute megakaryoblastic leukemia. *Nat Genet* 2001; 28: 220-221.

89. Mercher T, Busson-Le Coniat M, Khac FN, et al. Recurrence of OTT-MAL fusion in t(1; 22) of infant AML-M7. *Genes Chromosomes Cancer* 2002; 33: 22-28.

90. Raffel GD, Mercher T, Shigematsu H, et al. Ott1(Rbm15)has pleiotropic roles in hematopoietic development. *Proc Natl Acad Sci U S A* 2007; 104: 6001-6006.

91. Xiao N, Jani K, Morgan K, et al. Hematopoietic stem cells lacking Ott1 display aspects associated with aging and are unable to maintain quiescence during proliferative stress. *Blood* 2012; 119: 4898-4907.

92. Miralles F, Posern G, Zaromytidou AI, et al. Actin dynamics control SRF activity by regulation of its coactivator MAL. *Cell* 2003; 113: 329-342.

93. Smith EC, Teixeira AM, Chen RC, et al. Induction of megakaryocyte differentiation drives nuclear accumulation and transcriptional function of MKL1 via actin polymerization and RhoA activation. *Blood* 2013; 121: 1094-1101.

94. Mercher T, Raffel GD, Moore SA, et al. The OTT-MAL fusion oncogene activates RBPJ-mediated transcription and induces acute megakaryoblastic leukemia in a knockin mouse model. *J Clin Invest* 2009; 119: 852-864.

95. Taki T, Sako M, Tsuchida M, et al. The t(11; 16)(q23; p13) translocation in myelodysplastic syndrome fuses the MLL gene to the CBP gene. *Blood* 1997; 89: 3945-3950.

96. Carapeti M, Aguiar RC, Goldman JM, et al. A novel fusion between MOZ and the nuclear receptor coactivator TIF2 in acute myeloid leukemia. *Blood* 1998; 91: 3127-3133.

97. Deguchi K, Ayton PM, Carapeti M, et al. MOZ-TIF2-induced acute myeloid leukemia requires the MOZ nucleosome binding motif and TIF2-mediated recruitment of CBP. *Cancer Cell* 2003; 3: 259-271.

98. Lavau C, Luo RT, Du C, et al. Retrovirus-mediated gene transfer of MLL-ELL transforms primary myeloid progenitors and causes acute myeloid leukemias in mice. *Proc Natl Acad Sci U S A* 2000; 97: 10984-10989.

99. Kung AL, Rebel VI, Bronson RT, et al. Gene dose-dependent control of hematopoiesis and hematologic tumor suppression by CBP. *Genes Dev* 2000; 14: 272-277.

100. Tefferi A. Novel mutations and their functional and clinical relevance in myeloproliferative neoplasms: JAK2, MPL, TET2, ASXL1, CBL, IDH and IKZF1. *Leukemia* 2010; 24: 1128-1138.

101. Patel JP, Gonen M, Figueroa ME, et al. Prognostic relevance of integrated genetic profiling in acute myeloid leukemia. *N Engl J Med* 2012; 366: 1079-1089.

102. Moran-Crusio K, Reavie L, Shih A, et al. Tet2 loss leads to increased hematopoietic stem cell self-renewal and myeloid transformation. *Cancer Cell* 2011; 20: 11-24.

103. Dang L, Jin S, Su SM. IDH mutations in glioma and acute myeloid leukemia. *Trends Mol Med* 2010; 16: 387-397.

104. Dang L, White DW, Gross S, et al. Cancer-associated IDH1 mutations produce 2-hydroxyglutarate. *Nature* 2009; 462: 739-744.

105. Ley TJ, Ding L, Walter MJ, et al. DNMT3A mutations in acute myeloid leukemia. *N Engl J Med* 2010; 363: 2424-2433.

106. Tadokoro Y, Ema H, Okano M, et al. De novo DNA methyltransferase is essential for self-renewal, but not for differentiation, in hematopoietic stem cells. *J Exp Med* 2007; 204: 715-722.

107. Tanaka S, Miyagi S, Sashida G, et al. Ezh2 augments leukemogenicity by reinforcing differentiation blockage in acute myeloid leukemia. *Blood* 2012; 120: 1107-1117.

108. Ernst T, Chase AJ, Score J, et al. Inactivating mutations of the histone methyltransferase gene EZH2 in myeloid disorders. *Nat Genet* 2010; 42: 722-726.

109. Delgado MD, Albajar M, Gomez-Casares MT, et al. MYC oncogene in myeloid neoplasias. *Clin Transl Oncol* 2013; 15: 87-94.

110. O'Neil J, Look AT. Mechanisms of transcription factor deregulation in lymphoid cell transformation. *Oncogene* 2007; 26: 6838-6849.

111. Dang CV. MYC on the path to cancer. *Cell* 2012; 149: 22-35.

112. Van Vlierberghe P, Ferrando A. The molecular basis of T cell acute lymphoblastic leukemia. *J Clin Invest* 2012; 122: 3398-3406.

113. Steelman LS, Franklin RA, Abrams SL, et al. Roles of the Ras/Raf/MEK/ERK pathway in leukemia therapy. *Leukemia* 2011; 25: 1080-1094.

114. Chung E, Kondo M. Role of Ras/Raf/MEK/ERK signaling in physiological hematopoiesis and leukemia development. *Immunol Res* 2011; 49: 248-268.

115. Takashima A, Faller DV. Targeting the RAS oncogene. *Expert Opin Ther Targets* 2013; 17: 507-531.

116. Lancet JE, Karp JE. Farnesyltransferase inhibitors in hematologic malignancies: new horizons in therapy. *Blood* 2003; 102: 3880-3889.

117. Braun BS, Shannon K. Targeting Ras in myeloid leukemias. *Clin Cancer Res* 2008; 14: 2249-2252.

118. Moorman AV, Harrison CJ, Buck GA, et al. Karyotype is an independent prognostic factor in adult acute lymphoblastic leukemia(ALL): analysis of cytogenetic data from patients treated on the Medical Research Council(MRC)UKALLXII/Eastern Cooperative Oncology Group(ECOG) 2993 trial. *Blood* 2007; 109: 3189-3197.

119. Jones LK, Saha V. Philadelphia positive acute lymphoblastic leukaemia of childhood. *Br J Haematol* 2005; 130: 489-500.

120. Nowell PC, Hungerford DA. Chromosome studies on normal and leukemic human leukocytes. *J Natl Cancer Inst* 1960; 25: 85-109.

121. Rowley JD. Letter: A new consistent chromosomal abnormality in chronic myelogenous leukaemia identified by quinacrine fluorescence and Giemsa staining. *Nature* 1973; 243: 290-293.

122. Hu Y, Liu Y, Pelletier S, et al. Requirement of Src kinases Lyn, Hck and Fgr for BCR-ABL1-induced B-lymphoblastic leukemia but not chronic myeloid leukemia. *Nat Genet* 2004; 36: 453-461.

123. Deininger M, Buchdunger E, Druker BJ. The development of imatinib as a therapeutic agent for chronic myeloid leukemia. *Blood* 2005; 105: 2640-2653.

124. Stirewalt DL, Radich JP. The role of FLT3 in haematopoietic malignancies. *Nat Rev Cancer* 2003; 3: 650-665.

125. Griffi th J, Black J, Faerman C, et al. The structural basis for autoinhibition of FLT3 by the juxta membrane domain. *Mol Cell* 2004; 13: 169-178.

126. Abu-Duhier FM, Goodeve AC, Wilson GA, et al. FLT3 internal tandem duplication mutations in adult acute myeloid leukaemia define a high-risk group. *Br J Haematol* 2000; 111: 190-195.

127. Kiyoi H, Naoe T, Nakano Y, et al. Prognostic implication of FLT3 and N-RAS gene mutations in acute myeloid leukemia. *Blood* 1999; 93: 3074-3080.

128. Meshinchi S, Woods WG, Stirewalt DL, et al. Prevalence and prognostic significance of Flt3 internal tandem duplication in pediatric acute myeloid leukemia. *Blood* 2001; 97: 89-94.

129. Griffi n JD. Point mutations in the FLT3 gene in AML. *Blood* 2001; 97: 2193A-2193.

130. Kampa-Schittenhelm KM, Heinrich MC, Akmut F, et al. Quizartinib(AC220) is a potent second generation class III tyrosine kinase inhibitor that displays a distinct inhibition profile against mutant-FLT3, -PDGFRA and -KIT isoforms. *Mol Cancer* 2013; 12: 19.

131. Frohling S, Scholl C, Levine RL, et al. Identification of driver and passenger mutations of FLT3 by high-throughput DNA sequence analysis and functional assessment of candidate alleles. *Cancer Cell* 2007; 12: 501-513.

132. Pardanani AD, Levine RL, Lasho T, et al. MPL515 mutations in myeloproliferative and other myeloid disorders: a study of 1182 patients. *Blood* 2006; 108: 3472-3476.

133. Hussein K, Bock O, Theophile K, et al. MPLW515L mutation in acute megakaryoblastic leukaemia. *Leukemia* 2009; 23: 852-855.

134. Malinge S, Ragu C, Della-Valle V, et al. Activating mutations in human acute megakaryoblastic leukemia. *Blood* 2008; 112: 4220-4226.

135. Baker SJ, Rane SG, Reddy EP. Hematopoietic cytokine receptor signaling. *Oncogene* 2007; 26: 6724-6737.

136. Steensma DP, McClure RF, Karp JE, et al. JAK2 V617F is a rare finding in de novo acute myeloid leukemia, but STAT3 activation is common and remains unexplained. *Leukemia*. 2006; 20: 971-978.
137. Frohling S, Lipka DB, Kayser S, et al. Rare occurrence of the JAK2 V617F mutation in AML subtypes M5, M6, and M7. *Blood* 2006; 107: 1242-1243.
138. Walters DK, Mercher T, Gu TL, et al. Activating alleles of JAK3 in acute megakaryoblastic leukemia. *Cancer Cell* 2006; 10: 65-75.
139. Mullighan CG, Zhang J, Harvey RC, et al. JAK mutations in high-risk childhood acute lymphoblastic leukemia. *Proc Natl Acad Sci U S A* 2009; 106: 9414-9418.
140. Benekli M, Xia Z, Donohue KA, et al. Constitutive activity of signal transducer and activator of transcription 3 protein in acute myeloid leukemia blasts is associated with short disease free survival. *Blood* 2002; 99: 252-257.
141. Redell MS, Ruiz MJ, Gerbing RB, et al. FACS analysis of Stat3/5 signaling reveals sensitivity to G-CSF and IL-6 as a significant prognostic factor in pediatric AML: a Children's Oncology Group report. *Blood* 2013; 121: 1083-1093.
142. Palmi C, Vendramini E, Silvestri D, et al. Poor prognosis for P2RY8-CRLF2 fusion but not for CRLF2 over-expression in children with intermediate risk B-cell precursor acute lymphoblastic leukemia. *Leukemia* 2012; 26: 2245-2253.
143. Haber DA, Buckler AJ, Glaser T, et al. An internal deletion within an 11p13 zinc finger gene contributes to the development of Wilms' tumor. *Cell* 1990; 61: 1257-1269.
144. Hohenstein P, Hastie ND. The many facets of the Wilms' tumour gene, WT1. *Hum Mol Genet* 2006; 15: R196-R201.
145. Baird PN, Simmons PJ. Expression of the Wilms' tumor gene(WT1) in normal hemopoiesis. *Exp Hematol* 1997; 25: 312-320.
146. Yang L, Han Y, Suarez Saiz F, et al. A tumor suppressor and oncogene: the WT1 story. *Leukemia* 2007; 21: 868-876.
147. Miyagi T, Ahuja H, Kubota T, et al. Expression of the candidate Wilm's tumor gene, WT1, in human leukemia cells. *Leukemia* 1993; 7: 970-977.
148. Miwa H, Beran M, Saunders GF. Expression of the Wilms' tumor gene(WT1) in human leukemias. *Leukemia* 1992; 6: 405-409.
149. Smith SI, Down M, Boyd AW, et al. Expression of the Wilms' tumor suppressor gene, WT1, reduces the tumorigenicity of the leukemic cell line M1 in C. B-17 scid/scid mice. *Cancer Res* 2000; 60: 808-814.
150. King-Underwood L, Renshaw J, Pritchard-Jones K. Mutations in the Wilms' tumor gene WT1 in leukemias. *Blood* 1996; 87: 2171-2179.
151. Summers K, Stevens J, Kakkas I, et al. Wilms' tumour 1 mutations are associated with FLT3-ITD and failure of standard induction chemotherapy in patients with normal karyotype AML. *Leukemia* 2007; 21: 550-551.
152. Virappane P, Gale R, Hills R, et al. Mutation of the Wilms' tumor 1 gene is a poor prognostic factor associated with chemotherapy resistance in normal karyotype acute myeloid leukemia: the United Kingdom Medical Research Council Adult Leukaemia Working Party. *J Clin Oncol* 2008; 26: 5429-5435.
153. Paschka P, Marcucci G, Ruppert AS, et al. Wilms' tumor 1 gene mutations independently predict poor outcome in adults with cytogenetically normal acute myeloid leukemia: a cancer and leukemia group B study. *J Clin Oncol* 2008; 26: 4595-4602.
154. Gaidzik VI, Schlenk RF, Moschny S, et al. Prognostic impact of WT1 mutations in cytogenetically normal acute myeloid leukemia: a study of the German-Austrian AML Study Group. *Blood* 2009; 113: 4505-4511.
155. Vousden KH, Lu X. Live or let die: the cell's response to p53. *Nat Rev Cancer*. 2002; 2: 594-604.
156. Nakai H, Misawa S, Taniwaki M, et al. Prognostic significance of loss of a chromosome 17p and p53 gene mutations in blast crisis of chronic myelogenous leukaemia. *Br J Haematol* 1994; 87: 425-427.

157. Dohner H, Fischer K, Bentz M, et al. p53 gene deletion predicts for poor survival and non-response to therapy with purine analogs in chronic B-cell leukemias. *Blood* 1995; 85: 1580-1589.
158. Sander CA, Yano T, Clark HM, et al. p53 mutation is associated with progression in follicular lymphomas. *Blood* 1993; 82: 1994-2004.
159. Venkatachalam S, Shi YP, Jones SN, et al. Retention of wild-type p53 in tumors from p53 heterozygous mice: reduction of p53 dosage can promote cancer formation. *Embo J* 1998; 17: 4657-4667.
160. Herzog G, Lu-Hesselmann J, Zimmermann Y, et al. Microsatellite instability and p53 mutations are characteristic of subgroups of acute myeloid leukemia but independent events. *Haematologica* 2005; 90: 693-695.
161. Fenaux P, Jonveaux P, Quiquandon I, et al. P53 gene mutations in acute myeloid leukemia with 17p monosomy. *Blood* 1991; 78: 1652-1657.
162. Watanabe T, Hotta T, Ichikawa A, et al. The MDM2 oncogene overexpression in chronic lymphocytic leukemia and low-grade lymphoma of B-cell origin. *Blood* 1994; 84: 3158-3165.
163. Haferlach C, Dicker F, Herholz H, et al. Mutations of the TP53 gene in acute myeloid leukemia are strongly associated with a complex aberrant karyotype. *Leukemia* 2008; 22: 1539-1541.
164. Schoch C, Kern W, Kohlmann A, et al. Acute myeloid leukemia with a complex aberrant karyotype is a distinct biological entity characterized by genomic imbalances and a specific gene expression profile. *Genes Chromosomes Cancer* 2005; 43: 227-238.
165. van der Holt B, Breems DA, Berna Beverloo H, et al. Various distinctive cytogenetic abnormalities in patients with acute myeloid leukaemia aged 60 years and older express adverse prognostic value: results from a prospective clinical trial. *Br J Haematol* 2007; 136: 96-105.
166. Seifert H, Mohr B, Thiede C, et al. The prognostic impact of 17p(p53) deletion in 2272 adults with acute myeloid leukemia. *Leukemia* 2009; 23: 656-663.
167. Fenaux P, Preudhomme C, Quiquandon I, et al. Mutations of the P53 gene in acute myeloid leukaemia. *Br J Haematol* 1992; 80: 178-183.
168. Lai JL, Preudhomme C, Zandecki M, et al. Myelodysplastic syndromes and acute myeloid leukemia with 17p deletion. An entity characterized by specif ic dysgranulopoiesis and a high incidence of P53 mutations. *Leukemia* 1995; 9: 370-381.
169. Nahi H, Selivanova G, Lehmann S, et al. Mutated and nonmutated TP53 as targets in the treatment of leukaemia. *Br J Haematol* 2008; 141: 445-453.
170. Schaich M, Soucek S, Thiede C, et al. MDR1 and MRP1 gene expression are independent predictors for treatment outcome in adult acute myeloid leukaemia. *Br J Haematol* 2005; 128: 324-332.
171. Cavalcanti GB Jr, Vasconcelos FC, Pinto de Faria G, et al. Coexpression of p53 protein and MDR functional phenotype in leukemias: the predominant association in chronic myeloid leukemia. *Cytometry B Clin Cytom* 2004; 61: 1-8.
172. Radtke F, Wilson A, MacDonald HR. Notch signaling in hematopoiesis and lymphopoiesis: lessons from Drosophila. *Bioessays* 2005; 27: 1117-1128.
173. Pancewicz J, Nicot C. Current views on the role of Notch signaling and the pathogenesis of human leukemia. *BMC Cancer* 2011; 11: 502.
174. Weng AP, Ferrando AA, Lee W, et al. Activating mutations of NOTCH1 in human T cell acute lymphoblastic leukemia. *Science* 2004; 306: 269-271.
175. Thompson BJ, Buonamici S, Sulis ML, et al. The SCFFBW7 ubiquitin ligase complex as a tumor suppressor in T cell leukemia. *J Exp Med* 2007; 204: 1825-1835.
176. DeAngelo DJ, Stone JR, Silverman LB, et al. A phase I clinical Trial of the notch inhibitor MK-0752 in patients with T-cell acute lymphoblastic leukemia/lymphoma(T-ALL) and other leukemias. *ASCO Meeting Abstracts* 2006: 6585.
177. Real PJ, Tosello V, Palomero T, et al. Gamma-secretase inhibitors reverse glucocorticoid resistance in T cell

acute lymphoblastic leukemia. *Nat Med* 2009; 15: 50-58.

178. Federici L, Falini B. Nucleophosmin mutations in acute myeloid leukemia: a tale of protein unfolding and mislocalization. *Protein Sci* 2013; 22: 545-556.
179. Falini B, Mecucci C, Tiacci E, et al. Cytoplasmic nucleophosmin in acute myelogenous leukemia with a normal karyotype. *N Engl J Med* 2005; 352: 254-266.
180. Falini B, Nicoletti I, Martelli MF, et al. Acute myeloid leukemia carrying cytoplasmic/mutated nucleophosmin(NPMc+ AML): biologic and clinical features. *Blood* 2007; 109: 874-885.
181. Mullighan CG. Molecular genetics of B-precursor acute lymphoblastic leukemia. *J Clin Invest* 2012; 122: 3407-3415.
182. Mullighan CG, Goorha S, Radtke I, et al. Genome-wide analysis of genetic alterations in acute lymphoblastic leukaemia. *Nature* 2007; 446: 758-764.
183. Nutt SL, Heavey B, Rolink AG, et al. Commitment to the B-lymphoid lineage depends on the transcription factor Pax5. *Nature* 1999; 401: 556-562.
184. Kawamata N, Pennella MA, Woo JL, et al. Dominant-negative mechanism of leukemogenic PAX5 fusions. *Oncogene* 2012; 31: 966-977.
185. Mullighan CG, Su X, Zhang J, et al. Deletion of IKZF1 and prognosis in acute lymphoblastic leukemia. *N Engl J Med* 2009; 360: 470-480.
186. Georgopoulos K, Bigby M, Wang JH, et al. The Ikaros gene is required for the development of all lymphoid lineages. *Cell* 1994; 79: 143-156.
187. Merkenschlager M. Ikaros in immune receptor signaling, lymphocyte differentiation, and function. *FEBS Lett* 2010; 584: 4910-4914.
188. Bottardi S, Zmiri FA, Bourgoin V, et al. Ikaros interacts with P-TEFb and cooperates with GATA-1 to enhance transcription elongation. *Nucleic Acids Res* 2011; 39: 3505-3519.
189. Mullighan CG, Miller CB, Radtke I, et al. BCR-ABL1 lymphoblastic leukaemia is characterized by the deletion of Ikaros. *Nature* 2008; 453: 110-114.
190. Lu Q, Kamps MP. Heterodimerization of Hox proteins with Pbx1 and oncoprotein E2a-Pbx1 generates unique DNAbinding specifities at nucleotides predicted to contact the N-terminal arm of the Hox homeodomain—demonstration of Hox-dependent targeting of E2a-Pbx1 in vivo. *Oncogene* 1997; 14: 75-83.
191. Golub TR, Barker GF, Lovett M, et al. Fusion of PDGF receptor beta to a novel ets-like gene, tel, in chronic myelomonocytic leukemia with t(5; 12) chromosomal translocation. *Cell* 1994; 77: 307-316.
192. Higuchi M, O'Brien D, Kumaravelu P, et al. Expression of a conditional AML1-ETO oncogene bypasses embryonic lethality and establishes a murine model of human t(8; 21) acute myeloid leukemia. *Cancer Cell* 2002; 1: 63-74.
193. Wiemels JL, Cazzaniga G, Daniotti M, et al. Prenatal origin of acute lymphoblastic leukaemia in children. *Lancet* 1999; 354: 1499-1503.
194. Gilliland DG. Molecular genetics of human leukemias: new insights into therapy. *Semin Hematol* 2002; 39: 6-11.
195. Kelly LM, Liu Q, Kutok JL, et al. FLT3 internal tandem duplication mutations associated with human acute myeloid leukemias induce myeloproliferative disease in a murine bone marrow transplant model. *Blood* 2002; 99: 310-318.
196. Chan IT, Kutok JL, Williams IR, et al. Conditional expression of oncogenic K-ras from its endogenous promoter induces a myeloproliferative disease. *J Clin Invest* 2004; 113: 528-538.
197. Sanders MA, Valk PJ. The evolving molecular genetic landscape in acute myeloid leukaemia. *Curr Opin Hematol* 2013; 20: 79-85.
198. Welch JS, Ley TJ, Link DC, et al. The origin and evolution of mutations in acute myeloid leukemia. *Cell* 2012; 150: 264-278.

第二十六章　慢性白血病的分子生物学

James S. Blachly*, Christopher A. Eide*, John C. Byrd, Anupriya Agarwal

引言

慢性粒细胞白血病（CML）和慢性淋巴细胞白血病（CLL）是不同的疾病，然而却有共同的重要临床特征。它们通常都在疾病的惰性隐匿阶段被诊断，以持续几年甚至许多年的分化细胞扩增为特点。二者额外突变的获得使疾病进展到晚期难治性阶段，使得当前药物治疗无效。在本章中，我们将会探讨 CML 和 CLL 的关键发病机制，重点讨论近年的数据和潜在的治疗应用。

慢性粒细胞白血病

CML 是由第 9 和 22 号染色体相互易位导致酪氨酸激酶 BCR-ABL 持续激活所致。CML 发病率为每年 $1.3/10^5 \sim 1.5/10^5$，男性发病率稍高，但没有种族差异。目前唯一发现的 CML 高危因素是暴露于电离辐射，是对日本核爆后幸存者和接触二氧化钍或放疗患者的研究发现的。在慢性起始期，细胞的分化和功能大部分得以保留，治疗有效，死亡率低。缺乏有效治疗，疾病无疑会进入急变期，即迅速致死的急性骨髓或淋巴白血病。

发病机制

19 世纪 40 年代中期，Bennett 和 Virchow 报道了第一例疑似 CML。1960 年，费城细胞遗传学家 Nowell 和 Hungerford[1] 描述了 CML 细胞微小的 22 号染色体，被称作费城染色体。1973 年，Janet Rowley[2] 发现所谓的“费城染色体”实际上是 9 号与 22 号染色体易位 [t（9；22）（q34；q11）]。易位后融合的基因随后被鉴定为 ABL（Abelson），定位于 9q34[4]，断裂点簇集区（BCR）位于 22q11 染色体（图 26.1A）。后来的关键发现是 BCR-ABL 酪氨酸激酶的持续激活是细胞恶性转化需要的，并建立了该病的鼠类动物模型[3]。根据 WHO 标准，在骨髓增生的新生物内发现 BCR-ABL 就可以诊断为 CML，虽然该基因易位也出现在一些急性淋巴细胞性白血病（ALL）和罕见的急性髓细胞白血病。

BCR-ABL 接合处的分子解剖学

ABL1 基因的断裂发生在外显子 1b 的上游，外显子 1a 的下游，或更频繁地发生在两

* 分享平等的贡献。

者之间。不管确切的断点位置，初级转录产物剪接后的 BCR mRNA 序列与 ABL1 外显子 a2 融合。BCR 基因的断裂点集中在三个区域：主要（major bcr，M-bcr）、次要（minor bcr，m-bcr）和 μ（μ-bcr）区域。超过 90% 的 CML 患者和 1/3 的 Ph+ ALL 患者表达 BCR-ABL1 的 210kDa 蛋白亚型，其断裂发生在 5.8kb 处主断裂点区域（M-bcr），跨越外显子 e12 ～ e16（原来的外显子 b1 ～ b5）。可变剪切产生了 b2a2（e13a2）或 b3a2（e14a2）转录产物[4]，它们是相互排斥的，分别存在于 36% 和 64% 的患者中。平均而言，b3a2 重排的患者比具有 b2a2 的患者更年长，并具有升高的血小板水平[5]。剩余的 Ph+ ALL 患者和罕见的 CML 病例在更上游的 54.4kb 次要断裂点区域（m-bcr）发生断裂，产生 e1a2 转录本，翻译成 $p190^{BCR-ABL}$ 蛋白[6]。第三个断裂点区域位于 19 号外显子的下游（μ-bcr），产生了 e19a2 BCR-ABL mRNA 和 $p230^{BCR-ABL1}$ 蛋白，并与中性粒细胞增多症相关。虽然在接近 2/3 的患者可以发现易位的 ABL1-BCR 转录本，但在发病机制上似乎无关紧要[7]。

BCR-ABL1 功能结构域和激酶活化

$p210^{BCR-ABL}$ 包括数个不同的结构域[8]（图 26.1B）。BCR N 端的卷曲螺旋结构域使 BCR-ABL1 形成二聚体，其对激酶活性有关键作用。$p210^{BCR-ABL1}$ 蛋白保留了 BCR 丝氨酸 / 苏氨酸激酶和 Rho 鸟苷酸交换因子（Rho-GEF）同源性区域，这两个结构域在 $p190^{BCR-ABL1}$ 中已经被删除，这就可以解释两种变体相关的疾病表型的不同。与 BCR 相反，ABL 序列几乎全部保留，包括 SRC 同源区域 2 和 3，酪氨酸激酶区域、脯氨酸聚集序列和一个巨大 C 端包括了核定位信号，DNA 结合和肌动蛋白结合结构域。ABL1 N 端的“帽子”区域在 BCR-ABL1 中丢失，该区域通过结合到激酶结构域的底部疏水口袋负性调节激酶活性，其在 Ⅰ b 亚型是通过 N 端的豆蔻酰化介导的。BCR 序列替换 ABL1 的“帽子”导致持续激酶激活。

信号转导

BCR-ABL 的许多底物和结合配体已经确定（图 26.1B）。当前正尝试将这些信号转导通路与 CML 特定的表型缺陷相联系，如增殖增加，凋亡减少，骨髓间质附着缺陷及遗传学不稳定性[9]。本章没有全面综述复杂的通路，我们将重点放在那些有强有力证据支持其在疾病发展过程中发挥限速作用的关键通路上。

磷脂酰肌醇 -3- 激酶

磷脂酰肌醇 -3- 激酶（PI3K）自体 177 位酪氨酸的磷酸化激活 PI3K，产生了一个与 GRB2 接头蛋白结合的停泊位点，然后招募 GAB2 形成复合体，激活 PI3K 通路[15,16]。与 Y177/GRB2/GAB2 轴的关键作用相一致，117 位酪氨酸突变为苯丙氨酸或 GAB2 缺乏阻止骨髓性白血病的发生[10]。另一个 PI3K 激活途径是由 p85 调节亚基、CBL 和 CrkL 形成复合体，结合到 BCR-ABL1 的 SH2 和脯氨酸富集区域[11]。PI3K 激活丝 - 苏氨酸激酶 AKT，后者抑制转录因子 FOXO，从而促进生存[12]。此外，SKP2 是泛素蛋白连接酶复合物（SCF）中 F-box 蛋白家族的一员，属于泛素 E3 连接酶，PI3K 通过上调 SKP2 促进 p27 蛋白的泛素化降解，促进细胞增殖；在鼠类 CML 模型，白血病细胞缺失 SKP2 将延长生存时间[13]。PI3K 另一个重要的信号转导通路是 AKT 依赖性的 mTOR 激活，提高了蛋白翻译水平，促进细胞增殖[14]。

彩图二维码

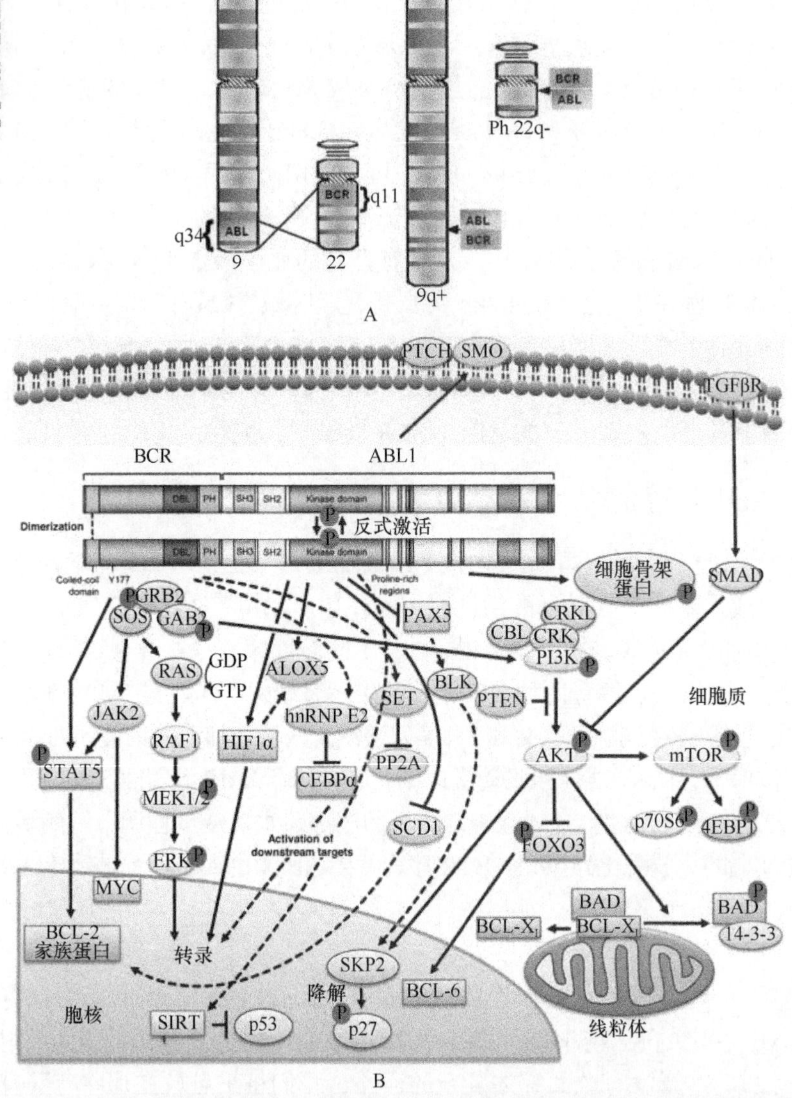

图 26.1 A. t（9；22）（q34；q11）易位产生费城（Ph）染色体的示意图。ABL1 和 BCR 基因分别位于染色体 9 和 22 的长臂上。由于（9；22）的易位，BCR-ABL1 基因在 22 号染色体（22q，Ph 染色体）上形成，而相应的 ABL1-BCR 定位在 9q。B. CML 细胞中，BCR-ABL1 结构域及激活的分子信号转导途径。在 BCR-ABL1 二聚化后，自身磷酸化与 GRB2 等中间蛋白（紫色）相互结合。CRKL 和 CBL 作为 BCR-ABL1 的直接底物也是复合体的一部分。这些 BCR-ABL1 依赖性的信号复合物导致多个通路的激活，最终结果是增强细胞存活，抑制细胞凋亡和干扰细胞黏附和迁移。相关的转录因子（蓝色），丝氨酸/苏氨酸特异性激酶（绿色）和凋亡相关蛋白（红色）分别显示。还包括最近参与 CML 干细胞维持的一些通路和 BCR-ABL1 介导的疾病转化相关分子（橙色）。这仅是一个简化的图，还有更多 BCR-ABL1 和信号蛋白之间的关联被报道。DBL，弥漫性大 B 细胞淋巴瘤；SH3，Src 同源结构域 3；SH2，Src 同源结构域 2；GRB2，生长因子受体结合蛋白 2；SOS，交换因子；PI3K，磷脂酰肌醇 -3- 激酶；JAK2，janus 激酶；RAS-GTP，大鼠肉瘤 - 鸟苷三磷酸；RAS-GDP，大鼠肉瘤 - 鸟苷二磷酸；hnRNP E2，异核核糖核蛋白 E2；AKT，RAC-α 丝氨酸 / 苏氨酸蛋白激酶；mTOR，哺乳动物雷帕霉素靶蛋白；STAT5，信号传感器和转录激活子 5；MEK1 / 2，丝裂原活化蛋白激酶 1/2；CEBPa，CCAAT / 增强子结合蛋白 α；PP2A，蛋白磷酸酶 2A；ERK，细胞外信号调节激酶；FOXO3，叉头框蛋白 O3；SKP2，S 期激酶相关蛋白 2；BAD，BCL2 相关细胞死亡促进因子

Ras-Raf-MEK-ERK 信号通路

GRB2 介导 SOS 复合物活化，影响 Ras 蛋白的鸟嘌呤核苷酸结合状态，促进 Ras-GDP 转变为 Ras-GTP 的活化状态，进而激活信号转导途径的下游蛋白[15]。GTP-RAS 激活促分裂原活化蛋白激酶（MAPK）从而促进增殖。从 RAS 到 MAPK 的信号转导还涉及丝 / 苏氨酸激酶 RAF-1[16] 和另一种 GTP-GDP 交换因子[17] ras 相关的 C3 肉毒杆菌毒素底物（RAC）。在小鼠模型中，缺乏 RAC1/2 延迟 BCR-ABL1 驱动的白血病。

Janus 激酶 / 信号转导途径与转录激活

BCR-ABL1 通过直接磷酸化或间接通过造血细胞激酶（HCK）激活 STAT5、SRC 家族激酶或 JAK2[18]。活化的 STAT5 诱导抗细胞凋亡蛋白如 MCL-1 和 Bcl-xL[19] 的转录。JAK2 已显示在细胞因子信号转导机制中发挥中心作用，使 CML 干细胞在 BCR-ABL1 酪氨酸激酶抑制剂的存在下存活。最近的研究还显示，完全缺乏 STAT5 抑制髓样和淋巴样白血病，暗示其作为消除白血病干细胞的潜在靶标[20-22]。

细胞骨架蛋白

BCR-ABL1 使许多涉及黏附和转移的蛋白磷酸化，包括 FAK、 桩蛋白（paxillin）、p130CAS 和 HEF1。该步骤和 RAS 活化[23] 被认为破坏了整合素介导的 CML 祖细胞附着到间质和细胞外基质，导致不成熟的 Ph+ 前体细胞进入循环并异常增殖[24]。最近报道了 BCR-ABL1 与 GADS/Slp-76/Nck1 接头蛋白复合体结合调节肌动蛋白细胞骨架和非凋亡细胞起泡[25]。

DNA 修复

BCR-ABL1 通过多种机制削弱 DNA 损伤检测。例如，BCR-ABL 通过抑制 ATR[26] 或下调 BRCA1（ATM 的一个下游底物[27]）从而抑制检查点激酶 1（CHK1）。在 CML 中两条关键双链断裂修复途径（非同源末端连接和同源重组）都有缺陷。BCR-ABL1 也上调 RAD51，引起快速但低保真双链断裂修复以应对细胞毒性因子，BCR-ABL1 还诱导活性氧自由基产生，引起慢性氧化性 DNA 损伤，双链断裂和点突变[28]。BCR-ABL1 激酶能抑制尿嘧啶 -DNA 糖基化酶（UNG2）的活性，导致尿嘧啶衍生物在基因组 DNA 中的积累，并有助于增加点突变。最后，端粒缩短导致从慢性期（CP）到急变期（BP）的病程进展[29]。

虽然非常复杂的 CML 相关生物学的研究已经有所进展，但对其全面了解仍有待探索。为克服研究单个信号转导通路的局限性，已经运用定量蛋白组学[30] 和全转录组[31] 来分析建立 BCR-ABL 信号全景图。结果提示，CML 中的细胞进程，不是依赖单一信号通路，而是通过整合的信号网络来实现其致白血病生成的潜能。

CML 的鼠模型

CML 最常用的鼠模型是用反转录病毒在骨髓中表达 BCR-ABL1，然后移植到经致死量照射的同源受体，再发展成类 CML 的骨髓增生性肿瘤[32]。最近可诱导的转基因鼠模型已经建立，这个模型在 SCL 基因调控下条件性表达 BCR-ABL1。该模型有望为在造血干细胞水平研究 CML 疾病发生和进展过程中的机制提供新的工具[33]。新近，用不同种系的免疫缺陷小鼠移植原代 CML 细胞构建异种移植瘤模型[34]。异种移植瘤模型的局限性在于 CP 细胞的低植入，可能是因为细胞因子和黏附分子的种属差异引起 CP 细胞与所处微环境相互作用使其受损。通过直接注射 CML 细胞到新生小鼠肝脏获得了更多有希望的结果[35]。

CML 干细胞

CML 起源于多能造血干细胞（HSC）在 20 世纪 70 年代末已被证明[36]。BCR-ABL1 不会使细胞自我更新，这意味着 CML 必须通过已经有这种能力的 HSC 获得[37]。由于未知原因，主要细胞扩增发生在祖细胞期，而至少最初大多数 HSC 是 Ph 阴性[38]。多个异种移植研究已经显示 CML 白血病干细胞（LSC）存在于骨髓细胞中静息的 $CD34^+CD38^-$ 细胞。最近取得的进展是确定 IL-1 受体相关蛋白（IL-1RAP）是 $CD34^+CD38^-$ 细胞中 CML LSC 细胞特异表达的表面标志物[39]。几种基因对 CML 中 LSC 维持起关键作用，包括 PML[40]、Rac2GTPase[41]、SMO/ hedgehog（Hh）[42]、Wnt/β-catenin[43, 44]、PTEN[45]、HIF-1[46]、BLK[47]、SCD1[48]、TGF-β 和 FOXO3a[12]。此外，据报道维持 CML 中的 LSC、BCL6 是必需且有助于药物抵抗[49]。在这些细胞中 BCL6 的表达以 PTEN/AKT/FOXO 依赖性方式调节。脂质代谢在 CML 干细胞维持中也具有作用，主要由于花生四烯酸 5- 脂氧合酶（ALOX5）的表达增加。Alox5 敲除小鼠不能发展为 CML，表明 ALOX5 在 CML 白血病发生中的关键作用[50]。Sirtuin 1（SIRT1）是一种烟酰胺腺嘌呤二核苷酸依赖性蛋白质脱乙酰酶，也由 BCR-ABL1 转录激活，其通过包括 p53、Ku70 和 FOXO 的多个底物的脱乙酰化在代谢、氧化和遗传毒性胁迫下促进细胞存活。敲低 SIRT1 或小分子抑制剂能有效抑制小鼠中 CML 样骨髓增生性疾病的发展[51]。重要的是，已有研究表明 CML 干细胞存活可以独立于 BCR-ABL1 激酶活性[52]。许多研究进一步提示，骨髓微环境通过许多机制如趋化因子（CXC 基序）受体 4（CXCR4）/ 基质细胞衍生因子 1（SDF-1）[53, 54]，N- 钙黏蛋白[55] 和 Wnt/β-catenin 等来提供 LSC 的生存信号。这些基因对维护正常 HSC 细胞的自我更新也很关键，制约了将其作为治疗靶点的选择。

进展到急变期（BP）

疾病的进展由于分子异常的累积导致白血病克隆终末分化能力的丧失，同时也有赖于 BCR-ABL1 的活化。BCR-ABL1 mRNA 和蛋白的表达水平在 CML-BP 中高于 CP 细胞，包括在 BP 中扩增的 $CD34^+$ 的粒细胞巨噬细胞祖细胞（granulocyte macrophage progenitors，GMPs）[56]。在 BP 中 BCR-ABL1 活性增强的另外一个机制是 SET 表达的增加导致了 PP2A 磷酸酶的失活[57, 58]。BCR-ABL1 的活化也干扰了 CML 的转录组[59]，导致参与 BP 的基因的表达改变（如 PRAME、MZF1、EVI-1、WT1 和 JUN-B）。有趣的是，最近发现有 6 个基因（NIN1NOB1、DDX47、IGSF2、 LTBR4、 SCARB1 和 SLC25A3）准确地区分早期和晚期 CP、CP 和加速期（AP），以及 CP 和 BP[60]；然而，这些基因在疾病进展中的生物学作用仍然是未知的。

CML-BP 患者还具有各种其他的遗传病变，如其他染色体，基因插入和缺失和（或）

点突变。在一个小型 CML-BP 患者的队列中深度测序研究表明，76.9% 的患者检测到突变[61]。最常见的突变（除了在 BCR-ABL1 激酶结构域中的突变）发生在矮小相关转录因子（RUNX1）的位点[62]，以及在髓样 BP 中 ASXL1、WT1 和 TP53[63] 的突变和在淋巴 BP 中细胞周期蛋白依赖性激酶抑制剂 2A/B（CDKN2A /B）和 Ikaros 转录因子（IKZF1）[64] 的突变。

BP 最显著的特征是分化能力的丧失，表明关键骨髓转录因子的功能受到损害。偶尔，分化阻滞可以归因于导致显性负转录因子形成的突变，如 AML1-EVI-1 或 NUP98 - HOXA9 的突变，其阻断分化或有利于未成熟前体的优先生长[65, 66]。孤立的骨髓转化病例与获得性 AML 核心结合因子的突变有关。一个更普遍的机制似乎是 BCR-ABL1 通过稳定的翻译调节基因异质核核糖核蛋白 E2（hnRNP E2）诱导 CCAAT / CEBPα 的下调，hnRNP E2 在 CP 中表达低或检测不到，但在 CML-BP 中很容易检测到[67]。

异常 Wnt/β-catenin 激活与干扰素调节因子 8（Irf8）[68] 结合，通过赋予 GMP 自我更新能力来促进 CML 进展[69]。在 BP 中，GMP 获得的自我更新将大大增加 LSC 细胞池。最近，RNA 结合蛋白 Musashi2（MSI2）显示出在 CML 进展到 BP 的关键作用，MSI2 抑制 Numb 基因的表达，而 Numb 是抑制 BP 发展和增殖的蛋白[70]。有趣的是，表达微阵列研究显示，几个基因如 β-catenin 不仅在疾病进展，而且在抵抗酪氨酸激酶抑制剂中发挥作用，支持药物抗性和疾病进展共享共同的遗传基础的观点[71]。这对疾病的预后，以及发展相应的策略来阻止疾病的进展和耐药提供了研究基础。

结论

BCR-ABL1 形成了一个整合的信号转导通路网络，其颠覆了增殖、细胞死亡、DNA 修复和微环境相互作用的生理性调控，导致 CML 的临床表型。与其他的不断积累的遗传学事件共同作用不可避免地导致 BP 和药物耐受。虽然对恶性转化和疾病进展的研究有了重大进展，但许多方面还有待研究。全基因组扫描工具的产生注定会加速这个过程并有望发现新的消除 CML LSC 治疗靶点，克服耐药现象（除非早期就进行了有效治疗），改善进展到 BP 的患者的预后。

慢性淋巴细胞白血病

CLL 是成人最常见的白血病，有相对一致的免疫表型，包括 dim- 表面免疫球蛋白表达，CD19、CD20、CD23 和泛 T 细胞标志物（pan T-cell marker）CD5[72]。CLL 患者的年龄对总体生存率的影响相当大。50 岁以下确诊的患者中期预计生存时间是 12.3 年，而 50 岁以上患者的生存时间是 31.2 年[73]。虽然年青的 CLL 患者预后差，生存时间短，一些近期研究也认为大龄患者是治疗后生存期较差的高危人群。小部分 CLL 患者有多年的慢性病而且不需要治疗或干预[74-77]。提高对 CLL 的起源、生物学和进展的认识将有助于患者危险分级，也有利于确定潜在的新疗法。

CLL 起源

CLL 是否起源自正常 B 细胞仍然有争议[78-80]。与其他大多数 B 细胞淋巴瘤和白血病不同（套细胞淋巴瘤例外），CLL 表达典型的成熟 B 细胞标志物和 CD5。这个发现促使了一个假说的形成，即 CLL 可能是来源于免疫球蛋白（Ig）VH 没有突变的 $CD5^+$B 细胞。但是 CLL 这种表达 CD5、CD23 和 CD19，低表达 IgM 或 IgD 的总体表型在对应的正常 B 细胞中并没有发现。而且，研究者发现近 40% CLL 是 IgVH 没有突变，余下的是 IgVH 发生突变的[81, 82]。两组患者也有不同的临床特征，这促使另一个假说的产生，即 CLL 可能代表两种不同的疾病[81, 82]。

两项研究检验了 CLL 和正常 B 细胞的基因表达谱，得到类似结果，结果表明 CLL 实际上是普遍表达 CLL 基因信号的疾病[83, 84]。Klein 等[83]首先检测了来自 IgVH 未突变、IgVH 突变，以及来自不同分化阶段正常 B 细胞的基因表达。无监管聚类分析显示，IgVH 突变与未突变 CLL 病例在 CLL 的典型特征方面没有区别。在大多数样本中的 CLL 的表达谱与后期中心记忆 B 细胞非常相似而与初始 B 细胞（naïve B cell）、$CD5^+$B 细胞和生发中心成纤维细胞没有任何相似性。对 IgVH 未突变及突变的 CLL 监督聚类分析显示独特的基因可以区分 CLL 的这两种临床亚型。

Rosenwald 等[84]同时发表了第二篇文章，通过对比 CLL 和其他正常 B 细胞与 B 细胞恶性肿瘤得到与 Klein 等描述的常见 CLL 表型的类似发现。尤其是 CLL 基因型在 $CD5^+$ 正常 B 细胞内没有表达，从而提供了 $CD5^+$ 正常 B 细胞可能并非 CLL 起源的共同证据。对 CLL 样本进行非监督聚类分析，IgVH 突变与未突变样本是相互交错的，然而，监督性聚类分析 IgVH 未突变及突变 CLL，再次确定了多个与 B 细胞受体信号和增殖相关的基因。尤其是与 IgVH 突变的 CLL 相比，在未突变 CLL 存在 ZAP70（zeta-chain associated protein kinase）过表达[85-88]。

随后的研究提示，ZAP70 表达也许可以部分解释为什么 IgVH 没有突变的 CLL 患者的 B 细胞受体信号转导更加活跃[89-91]。多项研究发表证实了 IgVH 突变状态和（或）ZAP70 表达的临床预后意义。对 CLL 患者，在预测早期疾病进展，治疗缓解期和存活率方面，IgVH 和（或）ZAP70 是非常强大的独立因素。不幸的是，不同研究者在测量 ZAP70 表达时变异性过大，制约了其作为临床生物标志物的应用[92]。但是最近，ZAP70 甲基化状态已经被证明是临床相关的替代物。未来，ZAP70 甲基化的评估可能取代 ZAP70 的直接测量。

CLL 发病机制——染色体异常

在 CLL，应用传统的中期细胞遗传学方法，仅有 20% ～ 50% 的患者可以鉴定染色体异常。这是因为 CLL 肿瘤细胞在体外有丝分裂活性弱[93]。早期未刺激性 CLL 的中期核型研究显示异常频率下降，包括 12 号染色体三体、13q14 缺失、14q32 结构畸变和 11q、17p 和 6q 的缺失[94]。此外，发现 15% 左右患者有复杂核型（三个或以上异常），其预示疾病进展快速，Richter 转化和生存率低[95-97]。刺激后中期分析表明在 96 位患者中有 33 位（34%）出现染色体易位，包括平衡易位和非平衡易位，这种易位提示从诊断到需要治疗的中位时间和存活中位时间均显著缩短[98]。后来的对 CLL 进行的 CGH（comparative genomic hybridization）和全基因组 SNP 阵列研究证实了这些缺失及其他染色体缺失[99-101]。

以上研究表明，染色体异常的增加与疾病恶性程度强相关。

由于标准或刺激后核型分析的局限性，常使用已知异常的分裂间期细胞遗传学来鉴定常见的 CLL 临床显著异常。大样本的细胞分裂间期细胞遗传学检测使敏感性提高，结果显示在超过 80% CLL 患者中检测到部分三倍体（12q12、3q27、8q24），染色体的缺失（13q14、11q22-q23、6q21、6q27、17p13）和易位（14q32）。Dohner 等[102]对 325 例患者进行了一项大型的研究，基于对有染色体畸变的 CLL 患者进行回归分析，建立了包括 5 个遗传学亚型的聚类分析模型。17p 缺失的患者中位生存时间是 32 个月，最短的无治疗间歇期（treatment-free interval，TFI）是 9 个月。而 11q 缺失的患者则分别为 79 个月和 13 个月[102]。在较好的 13q14 缺失组 TFI 时间较长，是 92 个月，中期生存时间是 133 个月。而没有检测到染色体异常和那些 12 三体的患者则列入中级，中位生存时间分别是 111 个月和 114 个月，而 TFI 分别是 33 个月和 49 个月。基于该重要研究，CLL 患者被按等级分组排出优先次序（17p13 缺失＞11q22-q23 缺失＞ 12 三体＞无畸变＞ 13q14 缺失）[102]。有趣的是，有高风险患者的分裂间期细胞遗传学异常或其他复杂的异常几乎总是见于 IgVH 未突变或 ZAP70 阳性的 CLL[103]。

CLL 中染色体的缺失频率表明在这些丢失区域中可能存在独特的抑癌基因。特别是多年来，众多对 13q14 区域内编码基因的研究未能鉴定出一个可行的抑癌基因候选物。然而，在 2002 年，Croce 及其同事[104]在 13q14 的缺失区域识别了 miR-15 和 miR-16，两个非编码微小 RNA。微小 RNA 的大小为 21 ～ 25 个核苷酸，代表了一种新识别的基因产物类别，其功能是通过结合特异性基因的 3′ 非翻译区以阻碍翻译沉默基因的表达。当存在非编码 RNA 的近乎完全互补时，RNA 转录也可以被抑制。这个研究组后来表明，miR-16 调节 bcl-2 的表达，其在 CLL 和其他 B 细胞淋巴增殖性疾病中过表达[105]。多个不同的研究将特异性 miR 表达与疾病快速进展，氟达拉滨抗性和预后差联系起来。此外，miR-34a 与 p53 功能障碍相关的不良预后直接相关[106, 107]。在撰写本章时，几个即将出版的报道认为，在 CLL 和其他类型的癌症中的 miR 通过外泌体在细胞 - 细胞间通信中发挥作用。正在研究 miR 在 CLL 发病机制和疾病进展中的作用。此外，最近研究表明其他保守的长链非编码和不同 siRNA 发挥了表观遗传学沉默作用，在 CLL 中具有显著作用。

CLL 的复发性突变

最近，几个团队已经使用下一代测序来证明复发性 CLL 中存在许多突变，包括已知和新型的超过二十多个基因的功能突变，如细胞周期控制基因（ATM、TP53），组蛋白（HISTH1E），炎症（MYD88、DDX3X、MAPK1），Notch 信号转导（FBXW7、NOTCH1），一般信号转导（BRAF、KRAS、PRKD3），基因转录（SMARCA2、NFKBIE）和 RNA 加工（SF3B1、XPO1）[108-111]。这些突变在选择性的遗传亚型中可见，如在 12 三体综合征[112]患者中的 NOTCH1、IGHV 突变患者[110]中的 MyD88 和在 del(11q22.3）患者中的 SF3B1[108]。虽然突变的潜在致病作用可能是清楚的，如 TP53、ATM 或非常罕见的 BRAF 突变，但大多数这些常见突变基因或通路的发病机制仍有待研究，并且是很有希望的研究领域，特别是如果实验性治疗可以靶向患者特异性的基因组改变。此外，这些基因中的几个，包括 NOTCH1[110, 113] 和 SF3B1[108] 也似乎影响 CLL 的预后，提供了评估突变状态和预测疾病预后的可能。

CLL 进展：基因组不稳定性和克隆演进的作用

几个关于克隆演进的研究已经注意到这在 IGHV 突变[114] 和 ZAP70 高表达的患者中更为频繁[115]。在另一项研究中，具有长端粒长度的患者更多可能具有 IGHV 的突变和 del（13q14）；而 del（11q22.3）、del（17p13.1）、复杂核型（超过异常）和 IGHV 未突变的 CLL 患者很可能具有延长的端粒[116]。此外，一项小型研究表明，IGHV 未突变疾病患者的端粒长度较长，可以预期患者有较长无进展生存期[117]。最近，Landau 等[118] 研究了 CLL 进展中肿瘤内异质性的作用和亚克隆驱动突变的存在。使用在多个时间点的测序和拷贝数分析，可以确定早期事件 [del（13q）、+12、MYD88 突变]，晚期事件（如 SF3B1、TP53 突变）及突变的发展和亚克隆的扩增与化疗方案有关。此外，在疾病早期亚克隆驱动突变的存在是独立的不利预后因素。端粒长度、全局性低甲基化和亚克隆驱动突变对 CLL 进展的影响仍需进一步研究。

CLL 和增殖

几十年来，CLL 被看作非增殖性白血病，其发病机制仅涉及凋亡破坏及肿瘤细胞生存延长。这个观点得以长时间存在，部分是由于非增殖血液细胞成分。但是与正常 B 细胞相同，已经认识到在微环境的刺激部位 CLL 细胞可能发生增殖，如在淋巴结和骨髓。在这些部位，可以观察到，在增殖中心，高比例的分裂 CLL 细胞被 T 细胞或可以提供共刺激细胞因子的附属间质细胞包围[119, 120]。技术上的进步，包括口服重水，已经被用来在患者体内精确测量身体各部分的 CLL 并评估了体内 CLL 肿瘤细胞的生长率[121]。这些研究说明，基于疾病状态和 IgVH 突变情况，CLL 的增殖幅度有很大不同[122, 123]。可以预计，在 CLL 通过该方法监测 CLL 细胞的增殖速率可以预测疾病进展。总体来看，这些研究至少部分质疑了 CLL 只是单纯的累积性疾病的理论，并将研究重点放在一些有特点的机体组织，这些组织在肿瘤细胞的增殖中具有非常特异的生物学特点。

CLL 和凋亡破坏

由于衍生出 CLL 的正常细胞还不确定，很难直接比较自发凋亡是否存在差异。然而，许多源于 CLL 的研究的确提供了在体内凋亡被破坏的证据。除了在 CLL 中 Bcl-2 基因重排很少见，Bcl-2 mRNA 蛋白的过表达很常见，已经被证明会导致自发凋亡的破坏及体外细胞药物耐受[124-128]。同样的，已经证实在休眠的 CLL 或暴露于微环境的可溶解及接触因子的 CLL，其他的抗凋亡蛋白 Bcl-2 家族成员，包括 MCL-1、A1 和 BCL-XL 会升高，也与耐药性有关[129-131]。

最后，许多涉及 NF-κB[132]、WNT[133]、hedgehog[134] 和 JAK/STAT[135] 信号转导通路的转录因子被激活，也是 CLL 凋亡破坏和耐药的原因之一。尤其是，对照正常休眠 B 细胞，CLL 中 NF-κB[136-140] 呈现差异性激活且与预后显著相关[141-143]，而且其在 CLL 对于许多抗凋亡基因的正性调节作用已经引起特别关注。

CLL 中 B 细胞受体信号

在 CLL 中，基于 IgVH 突变状态，ZAP70 表达和相关的 B 细胞受体信号增强以确定 CLL 自然病程的差异，已经引起人们关注其在 CLL 发病中的作用[89-91, 143]。为什么 BCR 在 CLL 组成型的活跃还不清楚，但目前理论包括自发或普遍存在的环境抗原刺激及强力 BCR 自身反式激活。在 CLL 中，BCR 下游活化近端的 Lyn 激酶、syk 激活及 Bruton 酪氨酸激酶（BTK）[145-149]。此外，已经报道 PI3K 通路的活性增加[150-152]。最近的研究还表明，成熟记忆 B 细胞发育极大地依赖 PI3K 通路[152]。近期研究应用 PI3K 特异性抑制剂表明，许多来自微环境中的间质细胞，细胞因子（CD40L、IL-6、TNF-α）和纤维连接蛋白的生存保护信号是由 PI3K 通路介导的[153]。如何把 B 细胞受体激酶通路抑制剂应用到临床试验十分有吸引力。对 CLL 患者，用 syk、PI3K 抑制剂和 BTK 抑制剂都显示了巨大而快速的临床反应，且毒性反应相对较少[154]。这些疗法的成功进一步强调了 BCR 信号转导通路在 CLL 发病机制中的重要性。

结论

关于 CLL 发病机制的研究还在继续。这些工作显示，从正常 B 细胞到 CLL 进程中表观遗传和 B 细胞受体信号增强的重要性。鼠类模型表明 NF-κB、Bcl-2、TCL1 与 miR15、miR16 及 DLEU2 的缺失在 CLL 发病机制中的重要性[154]。这些原理的应用（如依鲁替尼抑制 BCR 信号通路）已经大大地改变了 CLL 患者的治疗。随着全基因组测序，全蛋白质组学筛选和 miR 表达谱检测相关技术的进展，将进一步推动 CLL 的风险分级和治疗的进展。

（佘晓玲　向娟娟）

参考文献

1. Nowell PC, Hungerford DA. Chromosome studies on normal and leukemic human leukocytes. *J Natl Cancer Inst* 1960; 25: 85-109.
2. Rowley JD. Letter: A new consistent chromosomal abnormality in chronic myelogenous leukaemia identified by quinacrine fluorescence and Giemsa staining. *Nature* 1973; 243: 290-293.
3. Daley GQ, Van Etten RA, Baltimore D. Induction of chronic myelogenous leukemia in mice by the P210bcr/abl gene of the Philadelphia chromosome. *Science* 1990; 247: 824-830.
4. Groffen J, Stephenson JR, Heisterkamp N, et al. Philadelphia chromosomal breakpoints are clustered within a limited region, bcr, on chromosome 22. *Cell* 1984; 36: 93-99.
5. Bennour A, Ouahchi I, Achour B, et al. Analysis of the clinico-hematological relevance of the breakpoint location within M-BCR in chronic myeloid leukemia. *Med Oncol* 2013; 30: 348.
6. Melo JV. The diversity of BCR-ABL fusion proteins and their relationship to leukemia phenotype. *Blood* 1996; 88: 2375-2384.
7. Melo JV, Gordon DE, Cross NC, et al. The ABL-BCR fusion gene is expressed in chronic myeloid leukemia. *Blood* 1993; 81: 158-165.
8. Hantschel O, Superti-Furga G. Regulation of the c-Abl and Bcr-Abl tyrosine kinases. *Nat Rev Mol Cell Biol* 2004; 5: 33-44.

9. Quintás-Cardama A, Cortes J. Molecular biology of bcrabl1-positive chronic myeloid leukemia. *Blood* 2009; 113: 1619-1630.
10. Sattler M, Mohi MG, Pride YB, et al. Critical role for Gab2 in transformation by BCR/ABL. *Cancer Cell* 2002; 1: 479-492.
11. Gaston I, Johnson KJ, Oda T, et al. Coexistence of phosphotyrosine-dependent and -independent interactions between Cbl and Bcr-Abl. *Exp Hematol* 2004; 32: 113-121.
12. Naka K, Hoshii T, Muraguchi T, et al. TGF-beta-FOXO signalling maintains leukaemia-initiating cells in chronic myeloid leukaemia. *Nature* 2010; 463: 676-680.
13. Agarwal A, Bumm TG, Corbin AS, et al. Absence of SKP2 expression attenuates BCR-ABL-induced myeloproliferative disease. *Blood* 2008; 112: 1960-1970.
14. Markova B, Albers C, Breitenbuecher F, et al. Novel pathway in Bcr-Abl signal transduction involves Akt-independent, PLC-gamma1-driven activation of mTOR/p70S6-kinase pathway. *Oncogene* 2010; 29: 739-751.
15. Kardinal C, Konkol B, Lin H, et al. Chronic myelogenous leukemia blast cell proliferation is inhibited by peptides that disrupt Grb2-SoS complexes. *Blood* 2001; 98: 1773-1781.
16. Salomoni P, Wasik MA, Riedel RF, et al. Expression of constitutively active Raf-1 in the mitochondria restores antiapoptotic and leukemogenic potential of a transformation-deficient BCR/ABL mutant. *J Exp Med* 1998; 187: 1995-2007.
17. Thomas EK, Cancelas JA, Zheng Y, et al. Rac GTPases as key regulators of p210-BCR-ABL-dependent leukemogenesis. *Leukemia* 2008; 22: 898-904.
18. Ilaria RL Jr, Van Etten RA. P210 and P190(BCR/ABL)induce the tyrosine phosphorylation and DNA binding activity of multiple specific STAT family members. *J Biol Chem* 1996; 271: 31704-31710.
19. Klejman A, Schreiner SJ, Nieborowska-Skorska M, et al. The Src family kinase Hck couples BCR/ABL to STAT5 activation in myeloid leukemia cells. *EMBO J* 2002; 21: 5766-5774.
20. Hoelbl A, Schuster C, Kovacic B, et al. Stat5 is indispensable for the maintenance of bcr/abl-positive leukaemia. *EMBO Mol Med* 2010; 2: 98-110.
21. Walz C, Ahmed W, Lazarides K, et al. Essential role for Stat5a/b in myeloproliferative neoplasms induced by BCRABL1 and JAK2(V617F)in mice. *Blood* 2012; 119: 3550-3560.
22. Warsch W, Walz C, Sexl V. JAK of all trades: JAK2-STAT5 as novel therapeutic targets in BCR-ABL1+ chronic myeloid leukemia. *Blood* 2013; 122: 2167-2175.
23. Verfaillie CM, Hurley R, Zhao RC, et al. Pathophysiology of CML: do defects in integrin function contribute to the premature circulation and massive expansion of the BCR/ABL positive clone? *J Lab Clin Med* 1997; 129: 584-591.
24. Ramaraj P, Singh H, Niu N, et al. Effect of mutational inactivation of tyrosine kinase activity on BCR/ABL-induced abnormalities in cell growth and adhesion in human hematopoietic progenitors. *Cancer Res* 2004; 64: 5322-5331.
25. Preisinger C, Kolch W. The Bcr-Abl kinase regulates the actin cytoskeleton via a GADS/Slp-76/Nck1 adaptor protein pathway. *Cell Signal* 2010; 22: 848-856.
26. Melo JV, Barnes DJ. Chronic myeloid leukaemia as a model of disease evolution in human cancer. *Nat Rev Cancer* 2007; 7: 441-453.
27. Risch HA, McLaughlin JR, Cole DE, et al. Population BRCA1 and BRCA2 mutation frequencies and cancer penetrances: a kin-cohort study in Ontario, Canada. *J Natl Cancer Inst* 2006; 98: 1694-1706.
28. Slupianek A, Falinski R, Znojek P, et al. BCR-ABL1 kinase inhibits uracil DNA glycosylase UNG2 to enhance oxidative DNA damage and stimulate genomic instability. *Leukemia* 2013; 27: 629-634.
29. Koptyra M, Falinski R, Nowicki MO, et al. BCR/ABL kinase induces self-mutagenesis via reactive oxygen species to encode imatinib resistance. *Blood* 2006; 108: 319-327.
30. Brehme M, Hantschel O, Colinge J, et al. Charting the molecular network of the drug target Bcr-Abl. *Proc Natl Acad Sci U S A* 2009; 106: 7414-7419.

31. Gerber JM, Gucwa JL, Esopi D, et al. Genome-wide comparison of the transcriptomes of highly enriched normal and chronic myeloid leukemia stem and progenitor cell populations. *Oncotarget* 2013; 4: 715-728.
32. Pear WS, Miller JP, Xu L, et al. Efficient and rapid induction of a chronic myelogenous leukemia-like myeloproliferative disease in mice receiving P210 bcr/abl-transduced bone marrow. *Blood* 1998; 92: 3780-3792.
33. Koschmieder S, Göttgens B, Zhang P, et al. Inducible chronic phase of myeloid leukemia with expansion of hematopoietic stem cells in a transgenic model of BCR-ABL leukemogenesis. *Blood* 2005; 105: 324-334.
34. Agliano A, Martin-Padura I, Mancuso P, et al. Human acute leukemia cells injected in NOD/LtSz-scid/IL-2Rgamma null mice generate a faster and more efficient disease compared to other NOD/scid-related strains. *Int J Cancer* 2008; 123: 2222-2227.
35. Abrahamsson AE, Geron I, Gotlib J, et al. Glycogen synthase kinase 3beta missplicing contributes to leukemia stem cell generation. *Proc Natl Acad Sci U S A* 2009; 106: 3925-3929.
36. Fialkow PJ, Jacobson RJ, Papayannopoulou T. Chronic myelocytic leukemia: clonal origin in a stem cell common to the granulocyte, erythrocyte, platelet and monocyte/macrophage. *Am J Med* 1977; 63: 125-130.
37. Huntly BJ, Shigematsu H, Deguchi K, et al. MOZ-TIF2, but not BCR-ABL, confers properties of leukemic stem cells to committed murine hematopoietic progenitors. *Cancer Cell* 2004; 6: 587-596.
38. Petzer AL, Eaves CJ, Barnett MJ, et al. Selective expansion of primitive normal hematopoietic cells in cytokine supplemented cultures of purified cells from patients with chronic myeloid leukemia. *Blood* 1997; 90: 64-69.
39. Jaras M, Johnels P, Hansen N, et al. Isolation and killing of candidate chronic myeloid leukemia stem cells by antibody targeting of IL-1 receptor accessory protein. *Proc Natl Acad Sci U S A* 2010; 107: 16280-16285.
40. Ito K, Bernardi R, Morotti A, et al. PML targeting eradicates quiescent leukaemia-initiating cells. *Nature* 2008; 453: 1072-1078.
41. Sengupta A, Arnett J, Dunn S, et al. Rac2 GTPase deficiency depletes BCR-ABL leukemic stem cells and progenitors in vivo. *Blood* 2010; 116: 81-84.
42. Zhao C, Chen A, Jamieson CH, et al. Hedgehog signaling is essential for maintenance of cancer stem cells in myeloid leukaemia. *Nature* 2009; 458: 776-779.
43. Zhao C, Blum J, Chen A, et al. Loss of beta-catenin impairs the renewal of normal and CML stem cells in vivo. *Cancer Cell* 2007; 12: 528-541.
44. Jamieson CH, Ailles LE, Dylla SJ, et al. Granulocyte-macrophage progenitors as candidate leukemic stem cells in blastcrisis CML. *N Engl J Med* 2004; 351: 657-667.
45. Ferri C, Bianchini M, Bengio R, et al. Expression of LYN and PTEN genes in chronic myeloid leukemia and their importance in therapeutic strategy. *Blood Cells Mol Dis* 2014; 52: 121-125.
46. Zhang H, Li H, Xi HS, et al. HIF1alpha is required for survival maintenance of chronic myeloid leukemia stem cells. *Blood* 2012; 119: 2595-2607.
47. Zhang H, Peng C, Hu Y, et al. The Blk pathway functions as a tumor suppressor in chronic myeloid leukemia stem cells. *Nat Genet* 2012; 44: 861-871.
48. Zhang H, Li H, Ho N, et al. Scd1 plays a tumor-suppressive role in survival of leukemia stem cells and the development of chronic myeloid leukemia. *Mol Cell Biol* 2012; 32: 1776-1787.
49. Hurtz C, Hatzi K, Cerchietti L, et al. BCL6-mediated repression of p53 is critical for leukemia stem cell survival in chronic myeloid leukemia. *J Exp Med* 2011; 208: 2163-2174.
50. Chen Y, Hu Y, Zhang H, et al. Loss of the Alox5 gene impairs leukemia stem cells and prevents chronic myeloid leukemia. *Nat Genet* 2009; 41: 783-792.
51. Li L, Wang L, Li L, et al. Activation of p53 by SIRT1 inhibition enhances elimination of CML leukemia stem cells in combination with imatinib. *Cancer Cell* 2012; 21: 266-281.
52. Corbin AS, Agarwal A, Loriaux M, et al. Human chronic myeloid leukemia stem cells are insensitive to imatinib despite inhibition of BCR-ABL activity. *J Clin Invest* 2011; 121: 396-409.

53. Agarwal A, Fleischman AG, Petersen CL, et al. Effects of plerixafor in combination with BCR-ABL kinase inhibition in a murine model of CML. *Blood* 2012; 120: 2658-2668.

54. Agarwal A, O'Hare T, Deininger MW. CXCR4 antagonists for the treatment of CML. In: Fruehauf S, Zeller WJ, Calandra G, eds. *Novel Developments in Stem Cell Mobilization: Focus on CXCR4*. New York: Springer; 2012: 351-367.

55. Zhang B, Li M, McDonald T, et al. Microenvironmental protection of CML stem and progenitor cells from tyrosine kinase inhibitors through N-cadherin and Wnt-beta-catenin signaling. *Blood* 2013; 121: 1824-1838.

56. Barnes DJ, Schultheis B, Adedeji S, et al. Dose-dependent effects of Bcr-Abl in cell line models of different stages of chronic myeloid leukemia. *Oncogene* 2005; 24: 6432-6440.

57. Perrotti D, Neviani P. ReSETting PP2A tumour suppressor activity in blast crisis and imatinib-resistant chronic myelogenous leukaemia. *Br J Cancer* 2006; 95: 775-781.

58. Agarwal A, MacKenzie R, Oddo J, et al. A novel SET antagonist(OP449) is cytotoxic to CML cells, including the highly-resistant BCR-ABLT315I mutant, and demonstrates enhanced efficacy in combination with ABL tyrosine kinase inhibitors. *Am Soc Hematol* 2011; 118: 3757.

59. Radich JP, Dai H, Mao M, et al. Gene expression changes associated with progression and response in chronic myeloid leukemia. *Proc Natl Acad Sci U S A* 2006; 103: 2794-2799.

60. Oehler VG, Yeung KY, Choi YE, et al. The derivation of diagnostic markers of chronic myeloid leukemia progression from microarray data. *Blood* 2009; 114: 3292-3298.

61. Grossmann V, Kohlmann A, Zenger M, et al. A deep-sequencing study of chronic myeloid leukemia patients in blast crisis(BC-CML)detects mutations in 76.9% of cases. *Leukemia* 2011; 25: 557-560.

62. Zhao LJ, Wang YY, Li G, et al. Functional features of RUNX1 mutants in acute transformation of chronic myeloid leukemia and their contribution to inducing murine full-blown leukemia. *Blood* 2012; 119: 2873-2882.

63. Sailaja K, Rao VR, Yadav S, et al. Intronic SNPs of TP53 gene in chronic myeloid leukemia: Impact on drug response. *J Nat Sci Biol Med* 2012; 3: 182-185.

64. Mullighan CG, Miller CB, Radtke I, et al. BCR-ABL1 lymphoblastic leukaemia is characterized by the deletion of Ikaros. *Nature* 2008; 453: 110-114.

65. Dash AB, Williams IR, Kutok JL, et al. A murine model of CML blast crisis induced by cooperation between BCR/ ABL and NUP98/HOXA9. *Proc Natl Acad Sci U S A* 2002; 99: 7622-7627.

66. Nucifora G, Birn DJ, Espinosa R 3rd, et al. Involvement of the AML1 gene in the t(3; 21) in therapy-related leukemia and in chronic myeloid leukemia in blast crisis. *Blood* 1993; 81: 2728-2734.

67. Chang JS, Santhanam R, Trotta R, et al. High levels of the BCR/ABL oncoprotein are required for the MAPK-hnRNPE2 dependent suppression of C/EBPalpha-driven myeloid differentiation. *Blood* 2007; 110: 994-1003.

68. Scheller M, Schonheit J, Zimmermann K, et al. Cross talk between Wnt/beta-catenin and Irf8 in leukemia progression and drug resistance. *J Exp Med* 2013; 210: 2239-2256.

69. Jamieson CH, Ailles LE, Dylla SJ, et al. Granulocytemacrophage progenitors as candidate leukemic stem cells in blast-crisis CML. *N Engl J Med* 2004; 351: 657-667.

70. Ito T, Kwon HY, Zimdahl B, et al. Regulation of myeloid leukaemia by the cell-fate determinant Musashi. *Nature* 2010; 466: 765-768.

71. McWeeney SK, Pemberton LC, Loriaux MM, et al. A gene expression signature of CD34+ cells to predict major cytogenetic response in chronic-phase chronic myeloid leukemia patients treated with imatinib. *Blood* 2010; 115: 315-325.

72. Matutes E, Wotherspoon A, Catovsky D. Differential diagnosis in chronic lymphocytic leukaemia. *Best Pract Res Clin Haematol* 2007; 20: 367-384.

73. Montserrat E, Gomis F, Vallespí T, et al. Presenting features and prognosis of chronic lymphocytic leukemia in younger adults. *Blood* 1991; 78: 1545-1551.

74. Eichhorst B, Goede V, Hallek M. Treatment of elderly patients with chronic lymphocytic leukemia. *Leuk Lymphoma* 2009; 50: 171-178.

75. Keating MJ, O'Brien S, Albitar M, et al. Early results of a chemoimmunotherapy regimen of fludarabine, cyclophosphamide, and rituximab as initial therapy for chronic lymphocytic leukemia. *J Clin Oncol* 2005; 23: 4079-4088.

76. Wierda W, O'Brien S, Wen S, et al. Chemoimmunotherapy with fludarabine, cyclophosphamide, and rituximab for relapsed and refractory chronic lymphocytic leukemia. *J Clin Oncol* 2005; 23: 4070-4078.

77. Wierda W, O'Brien S, Faderl S, et al. A retrospective comparison of three sequential groups of patients with Recurrent/Refractory chronic lymphocytic leukemia treated with fludarabine-based regimens. *Cancer* 2006; 106: 337-345.

78. Ghia P, Scielzo C, Frenquelli M, et al. From normal to clonal B cells: chronic lymphocytic leukemia(CLL) at the crossroad between neoplasia and autoimmunity. *Autoimmun Rev* 2007; 7: 127-131.

79. Caligaris-Cappio F, Ghia P. The normal counterpart to the chronic lymphocytic leukemia B cell. *Best Pract Res Clin Haematol.* 2007; 20: 385-397.

80. Oppezzo P, Magnac C, Bianchi S, et al. Do CLL B cells correspond to naive or memory B-lymphocytes? Evidence for an active Ig switch unrelated to phenotype expression and Ig mutational pattern in B-CLL cells. *Leukemia* 2002; 16: 2438-2446.

81. Hamblin TJ, Davis Z, Gardiner A, et al. Unmutated IgV(H) genes are associated with a more aggressive form of chronic lymphocytic leukemia. *Blood* 1999; 94: 1848-1854.

82. Damle RN, Wasil T, Fais F, et al. IgV gene mutation status and CD38 expression as novel prognostic indicators in chronic lymphocytic leukemia. *Blood* 1999; 94: 1840-1847.

83. Klein U, Tu Y, Stolovitzky GA, et al. Gene expression profiling of B cell chronic lymphocytic leukemia reveals a homogeneous phenotype related to memory B cells. *J Exp Med* 2001; 194: 1625-1638.

84. Rosenwald A, Alizadeh AA, Widhopf G, et al. Relation of gene expression phenotype to immunoglobulin mutation genotype in B cell chronic lymphocytic leukemia. *J Exp Med* 2001; 194: 1639-1647.

85. Orchard JA, Ibbotson RE, Davis Z, et al. ZAP-70 expression and prognosis in chronic lymphocytic leukaemia. *Lancet* 2004; 363: 105-111.

86. Wiestner A, Rosenwald A, Barry TS, et al. ZAP-70 expression identifies a chronic lymphocytic leukemia subtype with unmutated immunoglobulin genes, inferior clinical outcome, and distinct gene expression profile. *Blood* 2003; 101: 4944-4951.

87. Rassenti LZ, Huynh L, Toy TL, et al. ZAP-70 compared with immunoglobulin heavy-chain gene mutation status as a predictor of disease progression in chronic lymphocytic leukemia. *N Engl J Med* 2004; 351: 893-901.

88. Crespo M, Bosch F, Villamor N, et al. ZAP-70 expression as a surrogate for immunoglobulin-variable-region mutations in chronic lymphocytic leukemia. *N Engl J Med* 2003; 348: 1764-1775.

89. Chen L, Apgar J, Huynh L, et al. ZAP-70 directly enhances IgM signaling in chronic lymphocytic leukemia. *Blood* 2005; 105: 2036-2041.

90. Gobessi S, Laurenti L, Longo PG, et al. ZAP-70 enhances B-cell-receptor signaling despite absent or inefficient tyrosine kinase activation in chronic lymphocytic leukemia and lymphoma B cells. *Blood* 2007; 109: 2032-2039.

91. Chen L, Huynh L, Apgar J, et al. ZAP-70 enhances IgM signaling independent of its kinase activity in chronic lymphocytic leukemia. *Blood* 2008; 111: 2685-2692.

92. Claus R, Lucas DM, Stilgenbauer S, et al. Quantitative DNA methylation analysis identifies a single CpG dinucleotide important for ZAP-70 expression and predictive of prognosis in chronic lymphocytic leukemia. *J Clin Oncol* 2012; 30: 2483-2491.

93. Juliusson G, Gahrton G. Chromosome aberrations in B-cell chronic lymphocytic leukemia. Pathogenetic and clinical implications. *Cancer Genet Cytogenet* 1990; 45: 143-160.

94. Juliusson G, Merup M. Cytogenetics in chronic lymphocytic leukemia. *Semin Oncol* 1998; 25: 19-26.

95. Oscier DG, Stevens J, Hamblin TJ, et al. Correlation of chromosome abnormalities with laboratory features and clinical course in B-cell chronic lymphocytic leukaemia. *Br J Haematol* 1990; 76: 352-358.
96. Oscier DG, Stevens J, Hamblin TJ, et al. Prognostic factors in stage AO B-cell chronic lymphocytic leukaemia. *Br J Haematol* 1990; 76: 348-351.
97. Juliusson G, Oscier DG, Fitchett M, et al. Prognostic subgroups in B-cell chronic lymphocytic leukemia defined by specific chromosomal abnormalities. *N Engl J Med* 1990; 323: 720-724.
98. Mayr C, Speicher MR, Kofl er DM, et al. Chromosomal translocations are associated with poor prognosis in chronic lymphocytic leukemia. *Blood* 2006; 107: 742-751.
99. Kujawski L, Ouillette P, Erba H, et al. Genomic complexity identifies patients with aggressive chronic lymphocytic leukemia. *Blood* 2008; 112: 1993-2003.
100. Pfeifer D, Pantic M, Skatulla I, et al. Genome-wide analysis of DNA copy number changes and LOH in CLL using high density SNP arrays. *Blood* 2007; 109: 1202-1210.
101. Schwaenen C, Nessling M, Wessendorf S, et al. Automated array-based genomic profiling in chronic lymphocytic leukemia: development of a clinical tool and discovery of recurrent genomic alterations. *Proc Natl Acad Sci U S A* 2004; 101: 1039-1044.
102. Dohner H, Stilgenbauer S, Benner A, et al. Genomic aberrations and survival in chronic lymphocytic leukemia. *N Engl J Med* 2000; 343: 1910-1916.
103. Krober A, Seiler T, Benner A, et al. V(H) mutation status, CD38 expression level, genomic aberrations, and survival in chronic lymphocytic leukemia. *Blood* 2002; 100: 1410-1416.
104. Calin GA, Dumitru CD, Shimizu M, et al. Frequent deletions and down-regulation of micro-RNA genes miR15 and miR16 at 13q14 in chronic lymphocytic leukemia. *Proc Natl Acad Sci U S A* 2002; 99: 15524-15529.
105. Cimmino A, Calin GA, Fabbri M, et al. miR-15 and miR-16 induce apoptosis by targeting BCL2. *Proc Natl Acad Sci U S A* 2005; 102: 13944-13949.
106. Fabbri M, Bottoni A, Shimizu M, et al. Association of a microRNA/TP53 feedback circuitry with pathogenesis and outcome of B-cell chronic lymphocytic leukemia. *JAMA* 2011; 305: 59-67.
107. Zenz T, Habe S, Denzel T, et al. Detailed analysis of p53 pathway defects in fludarabine-refractory chronic lymphocytic leukemia(CLL): dissecting the contribution of 17p deletion, TP53 mutation, p53-p21 dysfunction, and miR34a in a prospective clinical trial. *Blood* 2009; 114: 2589-2597.
108. Wang L, Lawrence MS, Wan Y, et al. SF3B1 and other novel cancer genes in chronic lymphocytic leukemia. *N Engl J Med* 2011; 365: 2497-2506.
109. Fabbri G, Rasi S, Rossi D, et al. Analysis of the chronic lymphocytic leukemia coding genome: role of NOTCH1 mutational activation. *J Exp Med* 2011; 208: 1389-1401.
110. Puente XS, Pinyol M, Quesada V, et al. Whole-genome sequencing identifies recurrent mutations in chronic lymphocytic leukaemia. *Nature* 2011; 475: 101-105.
111. Doménech E, Gómez-López G, Gzlez-Peña D, et al. New mutations in chronic lymphocytic leukemia identify ed by target enrichment and deep sequencing. *PLoS One* 2012; 7: e38158.
112. Balatti V, Bottoni A, Palamarchuk A, et al. NOTCH1 mutations in CLL associated with trisomy 12. *Blood* 2012; 119: 329-331.
113. Rossi D, Rasi S, Fabbri G, et al. Mutations of NOTCH1 are an independent predictor of survival in chronic lymphocytic leukemia. *Blood* 2012; 119: 521-529.
114. Stilgenbauer S, Sander S, Bullinger L, et al. Clonal evolution in chronic lymphocytic leukemia: acquisition of high-risk genomic aberrations associated with unmutated VH, resistance to therapy, and short survival. *Haematologica* 2007; 92: 1242-1245.
115. Shanafelt TD, Witzig TE, Fink SR, et al. Prospective evaluation of clonal evolution during long-term follow-up of patients with untreated early-stage chronic lymphocytic leukemia. *J Clin Oncol* 2006; 24: 4634-4641.

116. Roos G, Kröber A, Grabowski P, et al. Short telomeres are associated with genetic complexity, high-risk genomic aberrations, and short survival in chronic lymphocytic leukemia. *Blood* 2008; 111: 2246-2252.

117. Ricca I, Rocci A, Drandi D, et al. Telomere length identifies two different prognostic subgroups among VH-unmutated B-cell chronic lymphocytic leukemia patients. *Leukemia* 2007; 21: 697-705.

118. Landau Dan A, Carter Scott L, Stojanov P, et al. Evolution and impact of subclonal mutations in chronic lymphocytic leukemia. *Cell* 2013; 152: 714-726.

119. Giné E, Martinez A, Villamor N, et al. Expanded and highly active proliferation centers identify a histological subtype of chronic lymphocytic leukemia("accelerated" chronic lymphocytic leukemia) with aggressive clinical behavior. *Haematologica* 2010; 95: 1526-1533.

120. Bonato M, Pittaluga S, Tierens A, et al. Lymph node histology in typical and atypical chronic lymphocytic leukemia. *Am J Surg Pathol* 1998; 22: 49-56.

121. Hayes GM, Busch R, Voogt J, et al. Isolation of malignant B cells from patients with chronic lymphocytic leukemia(CLL) for analysis of cell proliferation: validation of a simplified method suitable for multi-center clinical studies. *Leuk Res* 2010; 34: 809-815.

122. Calissano C, Damle RN, Hayes G, et al. In vivo intraclonal and interclonal kinetic heterogeneity in B-cell chronic lymphocytic leukemia. *Blood* 2009; 114: 4832-4842.

123. Messmer BT, Messmer D, Allen SL, et al. In vivo measurements document the dynamic cellular kinetics of chronic lymphocytic leukemia B cells. *J Clin Invest* 2005; 115: 755-764.

124. Hanada M, Delia D, Aiello A, et al. bcl-2 gene hypomethylation and high-level expression in B-cell chronic lymphocytic leukemia. *Blood* 1993; 82: 1820-1828.

125. Dancescu M, Rubio-Trujillo M, Biron G, et al. Interleukin 4 protects chronic lymphocytic leukemic B cells from death by apoptosis and upregulates Bcl-2 expression. *J Exp Med* 1992; 176: 1319-1326.

126. McConkey DJ, Chandra J, Wright S, et al. Apoptosis sensitivity in chronic lymphocytic leukemia is determined by endogenous endonuclease content and relative expression of BCL-2 and BAX. *J Immunol* 1996; 156: 2624-2630.

127. Pepper C, Bentley P, Hoy T. Regulation of clinical chemoresistance by bcl-2 and bax oncoproteins in B-cell chronic lymphocytic leukaemia. *Br J Haematol* 1996; 95: 513-517.

128. Robertson LE, Plunkett W, McConnell K, et al. Bcl-2 expression in chronic lymphocytic leukemia and its correlation with the induction of apoptosis and clinical outcome. *Leukemia* 1996; 10: 456-459.

129. Vogler M, Butterworth M, Majid A, et al. Concurrent upregulation of BCL-XL and BCL2A1 induces approximately 1000-fold resistance to ABT-737 in chronic lymphocytic leukemia. *Blood* 2009; 113: 4403-4413.

130. Smit LA, Hallaert DY, Spijker R, et al. Differential Noxa/Mcl-1 balance in peripheral versus lymph node chronic lymphocytic leukemia cells correlates with survival capacity. *Blood* 2007; 109: 1660-1668.

131. Pedersen IM, Kitada S, Leoni LM, et al. Protection of CLL B cells by a follicular dendritic cell line is dependent on induction of Mcl-1. *Blood* 2002; 100: 1795-1801.

132. Furman RR, Asgary Z, Mascarenhas JO, et al. Modulation of NF-kappa B activity and apoptosis in chronic lymphocytic leukemia B cells. *J Immunol* 2000; 164: 2200-2206.

133. Lu D, Zhao Y, Tawatao R, et al. Activation of the Wnt signaling pathway in chronic lymphocytic leukemia. *Proc Natl Acad Sci U S A* 2004; 101: 3118-3123.

134. Hegde GV, Peterson KJ, Emanuel K, et al. Hedgehog-induced survival of B-cell chronic lymphocytic leukemia cells in a stromal cell microenvironment: a potential new therapeutic target. *Mol Cancer Res* 2008; 6: 1928-1936.

135. Frank DA, Mahajan S, Ritz J. B lymphocytes from patients with chronic lymphocytic leukemia contain signal transducer and activator of transcription(STAT) 1 and STAT3 constitutively phosphorylated on serine residues. *J Clin Invest* 1997; 100: 3140-3148.

136. Chen SS, Raval A, Johnson AJ, et al. Epigenetic changes during disease progression in a murine model of

human chronic lymphocytic leukemia. *Proc Natl Acad Sci U S A* 2009; 106: 13433-13438.

137. Pekarsky Y, Palamarchuk A, Maximov V, et al. Tcl1 functions as a transcriptional regulator and is directly involved in the pathogenesis of CLL. *Proc Natl Acad Sci U S A* 2008; 105: 19643-19648.
138. Nishio M, Endo T, Tsukada N, et al. Nurselike cells express BAFF and APRIL, which can promote survival of chronic lymphocytic leukemia cells via a paracrine pathway distinct from that of SDF-1alpha. *Blood* 2005; 106: 1012-1020.
139. Munzert G, Kirchner D, Stobbe H, et al. Tumor necrosis factor receptor-associated factor 1 gene overexpression in B-cell chronic lymphocytic leukemia: analysis of NF-kappa B/Relregulated inhibitors of apoptosis. *Blood* 2002; 100: 3749-3756.
140. Bernal A, Pastore RD, Asgary Z, et al. Survival of leukemic B cells promoted by engagement of the antigen receptor. *Blood* 2001; 98: 3050-3057.
141. Hewamana S, Lin TT, Rowntree C, et al. Rel a is an independent biomarker of clinical outcome in chronic lymphocytic leukemia. *J Clin Oncol* 2009; 27: 763-769.
142. Hewamana S, Lin TT, Jenkins C, et al. The novel nuclear factor-kappa B inhibitor LC-1 is equipotent in poor prognostic subsets of chronic lymphocytic leukemia and shows strong synergy with fludarabine. *Clin Cancer Res* 2008; 14: 8102-8111.
143. Hewamana S, Alghazal S, Lin TT, et al. The NF-kappa B subunit Rel A is associated with in vitro survival and clinical disease progression in chronic lymphocytic leukemia and represents a promising therapeutic target. *Blood* 2008; 111: 4681-4689.
144. Chen L, Widhopf G, Huynh L, et al. Expression of ZAP-70 is associated with increased B-cell receptor signaling in chronic lymphocytic leukemia. *Blood* 2002; 100: 4609-4614.
145. Buchner M, Fuchs S, Prinz G, et al. Spleen tyrosine kinase is overexpressed and represents a potential therapeutic target in chronic lymphocytic leukemia. *Cancer Res* 2009; 69: 5424-5432.
146. Trentin L, Frasson M, Donella-Deana A, et al. Geldanamycin-induced Lyn dissociation from aberrant Hsp90-stabilized cytosolic complex is an early event in apoptotic mechanisms in B-chronic lymphocytic leukemia. *Blood* 2008; 112: 4665-4674.
147. Quiroga MP, Balakrishnan K, Kurtova AV, et al. B-cell antigen receptor signaling enhances chronic lymphocytic leukemia cell migration and survival: specific targeting with a novel spleen tyrosine kinase inhibitor, R406. *Blood* 2009; 114: 1029-1037.
148. Herman SE, Barr PM, McAuley EM, et al. Fostamatinib inhibits B-cell receptor signaling, cellular activation and tumor proliferation in patients with relapsed and refractory chronic lymphocytic leukemia. *Leukemia* 2013; 27: 1769-1773.
149. Herman SE, Gordon AL, Hertlein E, et al. Bruton tyrosine kinase represents a promising therapeutic target for treatment of chronic lymphocytic leukemia and is effectively targeted by PCI-32765. *Blood* 2011; 117: 6287-6296.
150. Cuní S, Pérez-Aciego P, Pérez-Chacón G, et al. A sustained activation of PI3K/NF-kappa B pathway is critical for the survival of chronic lymphocytic leukemia B cells. *Leukemia* 2004; 18: 1391-1400.
151. Ringshausen I, Schneller F, Bogner C, et al. Constitutively activated phosphatidylinositol-3 kinase(PI-3K) is involved in the defect of apoptosis in B-CLL: association with protein kinase Cdelta. *Blood* 2002; 100: 3741-3748.
152. Srinivasan L, Sasaki Y, Calado DP, et al. PI3 kinase signals BCR dependent mature B cell survival. *Cell* 2009; 139: 573-586.
153. Herman SE, Gordon AL, Wagner AJ, et al. Phosphatidylinositol 3-kinase-inhibitor CAL-101 shows promising preclinical activity in chronic lymphocytic leukemia by antagonizing intrinsic and extrinsic cellular survival signals. *Blood* 2010; 116: 2078-2088.
154. Byrd JC, Furman RR, Coutre SE, et al. Targeting BTK with ibrutinib in relapsed chronic lymphocytic leukemia. *N Engl J Med* 2013; 369: 32-42.

第三部分 遗传咨询

第二十七章 遗传咨询

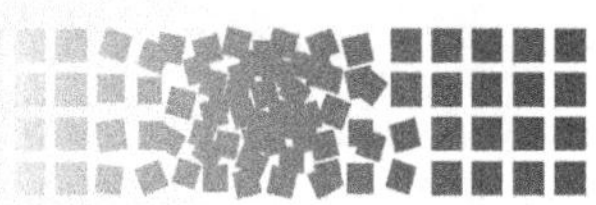

Ellen T. Matloff, Danielle C. Bonadies

引言

临床基因检测已经从对于罕见的遗传性癌症家族的遗传性分析扩展为被广泛使用的检测工具，是外科手术、放射治疗、化学预防、病情监测和家庭管理等的常规协助性工作。该领域的研究进展开创了癌症精准遗传咨询和风险评估的需求。媒体的广泛报道进一步推动了人们对于遗传咨询和基因检测的需求，包括安吉莉娜·朱莉在 2013 年公开披露其个人的 BRCA1 状态，以及商业性检测实验室的大量广告宣传。

肿瘤遗传咨询是指一个健康医疗保健专业人员和个人之间关于其家庭中癌症发生和风险进行沟通的过程[1]。该过程可以将整个家庭的遗传学、医学、社会心理评估和干预等过程融为一体，构建了传统肿瘤学领域和遗传咨询之间的桥梁。

肿瘤遗传咨询的目的包括顾客提供关于个体患肿瘤风险的评估，同时也为顾客提供需要理解和处理这些信息的情感支持。肿瘤遗传咨询也包括解密家庭中的已有肿瘤患者是否由癌基因的突变引起的，如果是，是哪一种癌基因变异。目前有 30 余种遗传性肿瘤综合征，大多数遗传性肿瘤综合征可以由不同基因的突变导致。因此，这些遗传性肿瘤综合征的基因检测是比较复杂的。基因检测公司的广告宣称，基因检测是一个非常简单的过程，只需要一个不需任何培训的医疗保健专业人员即可进行。然而，肿瘤所涉及的基因非常多，因此有关肿瘤的基因检测结果分析也是非常复杂的，结果错判的风险很大，潜在的责任也非常大，对患者和家庭的情感和心理承受的后果的影响很大[2,3]。一个以营利为目的的遗传咨询公司进行的短短几小时的培训很难提供充分的遗传咨询和检测服务[4]。将基因检测责任委派给办公室工作人员和乳腺钼靶摄影人员令人担忧，并可能给订购这些检测的医生其临床和机构带来巨大的隐患[5,6]。肿瘤遗传咨询提供商在承担初始的遗传咨询师角色之前应该谨慎考虑。

遗传性肿瘤咨询和传统的遗传咨询在几个方面存在不同。进行肿瘤遗传咨询的顾客很少关心生育情况，而生育情况是传统的遗传咨询的主要焦点。遗传性肿瘤咨询关注更多的信息是他们自己或者亲属成员中患癌的概率[1]。同时患癌的风险也不是绝对的，随着家庭或者个人经历和年龄的变化，患癌的概率也是不断变化的。降低患癌风险是最积极的选择（如化学预防、预防性手术），当然这种方式未必适合每个年龄段的每个患者。

监测和管理计划需要根据患者的年龄、生育状况、绝经状况、风险种类、筛选情况和个人喜好等进行个性化定制，并随着时间的推移而不断发生变化。肿瘤遗传咨询的目的主要是帮助患者做出最适合自身情况、需求和经济状况的最佳决定。

目前，全国范围内有大量的肿瘤遗传咨询中心，数量还在不停地增加。然而，有专家坚持，解决肿瘤遗传咨询巨大市场需求的唯一办法就是培训更多的医师和护士。但是额外增加这些专门的耗时性工作无疑会增加这些专业人员的临床任务，尤其对于全科医生和妇科医生来说更是个问题，因为他们分别要花费 19.5 分钟和 21.6 分钟来接诊一个患者[7, 8]。比较实际的做法是更好地训练风险评估领域的临床医师，以便他们能够监测遗传性肿瘤的高发人群并向他们建议完整的咨询和检测计划。目前获得遗传咨询已经不是一个问题，网络、电话和基于卫星的远程医疗服务均可获得（表 27.1），同时，大多数医疗保险公司也包含了遗传咨询服务业务[9-11]，一些公司在要求覆盖这些业务[12]。

表 27.1　如何为患者找到一个遗传咨询师

美国遗传咨询师委员会 https://abgcmember.goamp.com/Net/ABGCWcm/Find_Counselor/ABGCWcm/PublicDir.aspx?hkey= 0ad511c0-d9e9-4714-bd4b-0d73a59ee175 http://bit.ly/1kzTbk9 经董事会认证的遗传顾问的名录
DNA 告知 www.informeddna.com（800）975-4819 是一个全国性的独立遗传咨询师网络，咨询师使用电话和网络技术为患者和提供方提供遗传咨询服务，由许多保险公司承保
国家遗传咨询师协会 www.nsgc.org（点击 “寻找咨询师” 键）（312）321-6834 您所在区域的专门研究癌症的遗传咨询师列表
国家癌症研究所癌症遗传服务目录 www.cancer.gov/cancertopics/genetics/directory（800）4-CANCER 一项旨在定位癌症风险咨询和测试服务的提供者的免费服务

肿瘤遗传咨询的候选者

仅有 5%～10% 的肿瘤被认为是由常染色体显性遗传易感基因的单个突变导致的[13]。临床医生关键是确定携带这种遗传性突变最高风险的人群。在遗传性肿瘤中有 7 大关键性风险因子（表 27.2）。第一大风险因子是肿瘤发病年龄较早。即使在没有家族史的情况下，发病年龄较早已经被证明和多种肿瘤中和生殖细胞突变的频率增加密切相关[14]。第二大风险因子是在同侧家族中多个受累亲属存在同一种肿瘤，但并不一定是单个基因突变引起的同一组织学类型。第三大风险因子是一个家族中由于单基因突变导致的不同类型的肿瘤聚集（如一个家族中可能有乳腺癌 / 卵巢癌 / 胰腺癌，或结肠癌 / 子宫癌 / 卵巢癌）。第四大风险因子是同一个人可以发生多个原发性肿瘤，包括多发的原发性乳腺癌或结肠癌，或者单个基因突变导致的多种不同肿瘤（如个体同时患有乳腺癌和卵巢癌）。种族在决定携带遗传性肿瘤基因突变风险最高者时也扮演着重要的角色。犹太血统个体携带 BRCA1/2 三个特异性突变的风险最高[15]。第六大类风险因子是一些不常见的肿瘤，如男性乳腺癌。最后一种风险因子是病理类型。在遗传性肿瘤家族中，常表现为某种病理类型的肿瘤居多，如髓性和三阴性乳腺癌（其中雌激素、孕激素和 Her2 受体均为阴性，通常缩写为 ER-/PR-/Her2-）在 BRCA1 家族中居多[16, 17]。美国国家综合癌症网络中心（NCCN）BRCA 测试指南还包括了三阴性乳腺癌的诊断年龄小于 60 岁[18]。然而，没有这些病理发现的乳腺癌患者也不一定就是携带突变的低风险人群。相反，交界性或黏液性卵巢癌患者却是携带 BRCA1 或 BRCA2 基因突变的低风险人群[19]，他们反而携带了其他突变的基因。研究已经证实，25 岁以前发病的甲状腺髓样癌、皮脂腺腺瘤或癌、肾上腺癌，以及多发性腺瘤、错构瘤或青少年结肠息肉表示可能有其他罕见性遗传性肿瘤综合征[11, 20]。所有这些风险因子都应该综合考虑家族史背景和这些风险因子在还没有发生肿瘤的人群中所占的权重。风险评估经常局限在较小的家族内部，或者女性成员较少的家族内，这样单个风险因子占据更大的权重。

非常少见又相当重要的是一些不常见的身体异常或出生缺陷，它们通常和罕见的遗传性肿瘤综合征密切相关，如良性的皮肤异常、孤独症、大头儿[20, 21]和 Cowden 综合征的甲状腺功能障碍，Gorlin 综合征的牙源性角化囊性瘤[22]，家族性腺瘤性息肉病（FAP）的硬纤维瘤或牙齿发育不良[23]。一旦发现上述或其他异常应该马上对患者家族史进行调查并考虑进行遗传咨询。

本章将会使用女性乳腺癌或者卵巢癌作为肿瘤遗传咨询的范例。

表 27.2　应进行遗传癌症综合征遗传咨询的风险因素

1. 发病年龄早（如乳腺癌、结肠癌和子宫癌患者发病年龄≤ 50 岁）
2. 同侧家族的多名家族成员患有相同的癌症
3. 一种由单一基因突变引起的癌症群集（如乳房 / 卵巢 / 胰腺；结肠 / 子宫 / 卵巢；结肠癌 / 息肉 / 硬化纤维瘤 / 骨瘤）
4. 单个个体的多发性原发性肿瘤（如乳腺癌和卵巢癌；结肠 / 子宫；同步 / 异时结肠癌；＜ 15 个消化道息肉；＜ 5 个错构瘤或幼年性息肉）
5. 种族（如犹太血统的乳腺癌 / 卵巢癌综合征）
6. 癌症和肿瘤的少见表现（如男性乳腺癌、甲状腺髓样癌、视网膜母细胞瘤，甚至皮脂癌和腺癌）
7. 病理学 [如三阴性（ER/PR/Her-2）乳腺癌≤ 60；髓样乳腺癌在具有遗传性乳腺癌和卵巢癌的妇女中较多；结肠癌有异常微卫星不稳定（MSI）或免疫组织化学（IHC）结果异常增加了遗传性结肠癌综合征的风险]

肿瘤遗传咨询的不同阶段

咨询前的信息

在遗传咨询前，咨询者应该被告知在每一个访问过程中可能发生什么，他应该提前收集什么信息。然后，咨询者可以开始收集医疗信息和家族史信息，以及病理报告，这些对遗传咨询非常重要。

家族史

准确的家族史毫无疑问是肿瘤遗传咨询最重要的组成部分之一。家族史最好包括至少三代，然而，大多数患者并非总是能获得这些家族史信息。对于受癌症影响的每个人，准确的诊断记录、诊断时的年龄、治疗策略和环境暴露(如职业暴露、吸烟或其他化学试剂)

等信息都是非常重要的[24]。目前的年龄、偏侧性，有没有发生其他的癌症也必须要如实记录，肿瘤诊断尽可能有病理学证实。Love 等[25]的研究显示，个人准确报告他们一级亲属患癌的原发部分只有 83% 的准确率，而在二级和三级亲属中，准确率分别为 67% 和 60%。对于患者，把子宫癌报告成卵巢癌，或把结肠多发性息肉报告成侵袭性结直肠癌都是很常见的。这些差别虽然对于患者来说似乎很微小，但却能使风险评估出现巨大的差异。受访者可能会被问及是否在家族中存在近亲关系，是否有出生缺陷的或精神障碍的亲属，家族中是否有其他遗传性疾病的亲属（如 Fanconi 贫血、Cowden 综合征），因为这些信息对于做出正确的诊断都是至关重要的。

在家族史采集的过程中最常见的错误概念就是人们认为乳腺、卵巢和子宫癌的母系家族史要比父系家族史更加重要。相反，许多人仍认为前列腺癌的父系家族史应该比母系家族史更加重要。目前所发现的癌基因几乎没有定位在性染色体上的，因此，无论是父系还是母系的家族史都是非常重要的，而且必须要全面考察。同时配偶个人及其家族史的调查也是非常有必要的。这些家族史关系到普通孩子的癌症状态，也可能决定这个孩子是否患严重的隐性遗传病风险增加，如 Fanconi 贫血[26]。遗传了 BRCA2 双拷贝突变（两个突变分别来自父母双方）的孩子已经被证明有这种严重疾病的特征，如 DNA 修复缺陷、高频率的出生缺陷、再生障碍性贫血、白血病和实体肿瘤[26]。应该鼓励患者报告家族史变化情况（如新发癌症诊断、亲属中的遗传检测结果），因为，这些可能改变他们的风险评估和遗传咨询。

详细的家族史还应该包括遗传性疾病、出生缺陷、精神障碍、多次流产和婴儿死亡。某种隐性遗传性疾病的家族史（如共济失调毛细血管扩张症、Fanconi 贫血）能够表明携带一个拷贝的突变基因的健康家庭成员中可能患癌风险增高[26,27]。其他遗传性疾病与相同基因突变引起的遗传性肿瘤综合征相关，如遗传性出血性毛细血管扩张症和幼年性息肉病。

畸形筛查

先天性异常、良性肿瘤和不常见的皮肤特征在很多遗传性肿瘤易感综合征中均可见到。例如，FAP 综合征的颌骨骨瘤，Gorlin 综合征的手掌凹陷及 Cowden 综合征的口唇和黏膜的乳头状瘤。如果能够获取这些良性病变和出生缺陷的准确既往史，并进行畸形筛查，对于诊断、遗传咨询和基因检测具有很大的帮助。例如，BRCA1/2 检测就不适合于具有甲状腺癌家庭史和皮肤异常表现的 Cowden 综合征家族史的乳腺癌患者。

风险评估

风险评估是遗传咨询阶段的最复杂的组成部分。一定要记住，风险评估是可以随着年龄的增长、家族成员健康状况的改变而发生变化的。风险评估可以由三个部分组成。

（1）咨询者在家族中出现癌症的概率是多少（或咨询者患遗传相关性肿瘤的概率是多少，如由于具有乳腺癌家族史患卵巢癌的概率是多少）？

（2）这个家族中的癌症是由单一基因突变引起的吗？

（3）有多少可能可以用我们现有的知识和实验技术来鉴定这个家族中的基因突变？

家族中的癌症聚集可能由于遗传和环境因素的影响，也很可能是一种巧合，因为有些肿瘤在普通人群中也是非常常见的[29]。虽然遗传因素可能是某些家族性癌的主要致病因子，但在其他家族中，可能因为遗传因素增加了个体对环境致癌物的易感性而使肿瘤发生。这也可能是同一家族的多个成员由于共同的地理位置和共同的行为和饮食模式，所以有相似的环境暴露，使他们患肿瘤的风险增加[30]。因此，正确地区分肿瘤的家族性（环境因素引起）和肿瘤的遗传性（具有共同的遗传突变）是至关重要的。越来越多的研究也正在评估一些常见的低外显性的易感基因和单核苷酸多态性（SNP）在家族性肿瘤中的作用和临床价值[31]。

有些模型可以计算妇女患乳腺癌的概率，包括 Gail 和 Claus 模型[32, 33]。计算机模型也可以帮助人们计算出家族中 BRCA 突变的概率[34]。乍一看上去，这些模型似乎简单也容易使用，完全依赖于这些模型去评估肿瘤患病的风险可能非常吸引人。然而，每一种模型均有其优势和劣势，咨询师需要充分理解这些局限性并且熟知哪些模型是已经证实了的，哪些是存在问题的，什么时候模型不能用于特殊的患者，什么时候应该考虑其他的肿瘤遗传综合征。例如，现有的模型中没有一个能够确定模型之外的风险因素，尽管这个危险因素在遗传性风险评估中是必不可少的（如一个霍奇金淋巴瘤放疗后被诊断为乳腺癌的姐妹）。

可检测到的突变的风险也会根据癌症史和与受累的家族成员的关系远近而发生变化。例如，早年起病的乳腺癌家族成员要比未受累的家族成员检测突变的阳性率更高。因此，风险评估过程应该考虑哪个家族成员是风险监测的最佳候选者。

DNA 检测

DNA 检测现在可用于各种遗传性肿瘤综合征。尽管媒体有很多虚假的报道，但是 DNA 检测对于一小部分癌症患者还是可行的。DNA 检测与风险计算模型提供的经验性风险预测相比具有重要的优势，能够为顾客提供真正风险的信息。DNA 检测价格非常高，BRCA1/2 基因的全长测序和重排检测目前需要花费平均 2500 美元 / 人，全套检测高达 7000 美元 / 人。重要的是，DNA 检测应该在受累家族成员中开始，这样才能最大限度地提高科学准确度。大多数保险公司现在也覆盖了经医学评估的家族中的肿瘤基因检测。

DNA 检测最关键的是要有准确的结果排序和对结果的解释说明。不幸的是，结果排序和解释错误是遗传检测最大的风险，也是非常普遍的现象[35]。越来越多的数据显示，30% ～ 50% 的 DNA 检测结果排序都是不当的，这对患者、医生和保险公司都是个问题[36-38]。最近的数据显示，许多医学工作者在解释最基本的家系和 DNA 检测结果时存在困难[33-35]。其他的研究也表明，不准确的 DNA 检测结果的解释已经导致了不适当的处理、不必要的预防性手术、大量的医疗保健经费的浪费、心理困扰和对患者错误的保证[2, 3]。

随着可检测项目和基因的增多，数据分析和解释也变得越来越复杂。例如，研究发现，通过商业测序，约有 25% 的乳腺癌高危家族 BRCA1 和 BRCA2 突变阴性，而他们被发现携带了 BRCA1 或 BRCA2 基因中的某个基因的缺失或复制，或者有这两个基因以外的其他基因的突变[39]。

现在检测公司正在游说并鼓励临床医生、乳腺 X 线技师进行遗传咨询和检测，这特别值得注意。由于检测结果对患者和患者家庭的潜在影响非常大，因此，准确的结果分析是必需的。专业人士已经认识到这一点，并采用标准鼓励临床医生将患者推荐给遗传学专家以确保DNA检测数据的正确排序和分析。美国预防服务工作组（the US Preventive Services Task Force）建议：提示可能有BRCA突变的家族史的女性在进行DNA检测之前应进行遗传咨询[40]。美国癌症外科医师委员会（the American College of Surgeons' Commission on Cancer）的标准包括“由合格的遗传专业人员当场或通过转诊为患者提供肿瘤风险评估、遗传咨询和检测服务”[4]。为了减少错误，有些保险公司要求被保险者在进行遗传性乳腺癌或结肠癌综合征DNA检测之前，需要有专业资格认证的遗传咨询师提供的遗传咨询[12]。

结果可以分为几大类。非常重要的是阴性检测结果也可以有3种不同的解释，详见（2）、（3）和（4）。

（1）有害的突变“阳性”，当一个众所周知的癌基因发生有害突变时，患者及其家族患癌风险相对比较直观。然而，随着多基因组检测技术的发展，许多了解不太多的基因加入监测，在一些癌症风险还未很好定义的基因检测到突变的概率大得多，其相应的医学管理也未知。即使是对了解得较深的基因，风险预测也未必非常准确，应该为患者提供一个风险范围[41, 42]。非常重要的是，当一个真正突变被检测出来后，如有可能，要检测父母双方以确定突变来自父系还是母系家族，即便答案看起来很明显。

（2）真阴性结果，指个体不携带家族中发现的有害突变，理想状态是已证明与家族肿瘤史分离。在这种情况下，个人发生肿瘤的风险已降至普通人群水平。

（3）阴性结果，未检测到突变，通过个人和家族史评估，这个家族中所患的肿瘤不可能是遗传性的。例如，一个38岁时诊断为乳腺癌的患者，她的家族中没有其他人诊断为肿瘤，大多在老年时死于其他原因。

（4）无信息，在一个肿瘤看起来是遗传性的家族中，受累家族成员未检测到基因突变。有可能是该基因的突变没有检测到，可能是该家族携带了其他基因的突变。例如，患者在38岁时患乳腺癌，她的父亲也患有乳腺癌，她的姑姑在50岁之前也患乳腺癌和卵巢癌，那么，这个家族进行基因检测得出的阴性结论几乎是没有意义的。非常简单的解释就是，这个家族含有我们目前检测手段无法检测出来的突变，或者携带了其他癌基因突变。整个家族被认定为高风险家族并进行随访。

（5）不确定意义的变化，指虽然鉴定出了遗传改变，但是该突变的意义还未知。很可能这个突变是有害的突变，也可能是完全没有意义的突变。这些突变可能在检测其他受累家族成员时有帮助，可用于判断是否突变与家族疾病存在分离。如果检测到的突变与家族中的疾病表型共分离，那么所检测到的这个受累家族的基因突变就是有意义的。如果没有检测到疾病表型共分离，那么这个突变的检测就几乎没有意义。其他方法，包括剪接位点的预测，结合物种之间的保守性和氨基酸差异等数据，也能帮助人们判断这些不确定的变化是否具有意义。未受累家族成员的检测对不确定意义的基因变化的判断帮助非常小（而且还可能有害）。根据实验室和所检测的基因报告，不确定意义的突变率差异非常大。通过国家层面建立公开的免费数据库可能有利于不确定意义的突变的判断。

为了准确定位家族中的突变，最可能携带突变的受累个体应该首先进行基因检测，常选择最小发病年龄的受累个体。测试的个体应该精心选择，因为很可能被检测的个体在遗传性家族中是散发病例。例如，在早期发病的乳腺癌家族中，首先检测一名65岁的乳腺癌患者是不合适的，因为她可能是散发病例。

如果突变在已经受累的亲属中被检测出来，在其他家族成员检测相同位点的突变的准确度会很高。没有携带突变的家族成员被认为是真正的阴性，而家族中被检测出突变的成员的患癌风险的信息会更加明确。这些信息对于帮助患者在监控疾病进展和降低风险的决定具有关键的作用。

如果在受累家族中没有检测到突变，通常意味着该家族中的肿瘤存在两种情况：①肿瘤不是遗传性的；②肿瘤由未检测到的突变或者其他基因的突变引起。家族史和风险因子的细致考察将会帮助破译更可能属于（1）或（2）中的哪种情况。此时，其他遗传性检测也是需要的。有些患者肿瘤看起来是遗传性的，却没有检测到突变，此时应该储存先证者的DNA到DNA库中，以便在将来某个时候检测技术提高后再检测使用。一封准确表明家庭中谁能获得DNA的信件应该随同库存样品一起保存。

遗传咨询结果发布会议应该包括对家族哪些人员可能会受益于遗传咨询、检测和参考信息的详细讨论。这不仅适用于已发现携带有害突变的家族成员，对于其他家庭成员也被证明是有用的（如检测其他更高风险的亲属或者检测家族内基因变异与疾病的分离）。

肿瘤易感基因突变的外显率也很难解读。高风险家族的最初评估提示，BRCA1、BRCA2突变携带者具有很高的患癌风险[43]。在没有筛选家族史的人群中的研究发现，外显率要低[44]。由于目前不能获得每个家庭的准确外显率，精准的基因型/表型间的相关性目前也还不明确，因此，比较谨慎的做法是给患者提供肿瘤患病风险的范围，并向患者解释他们的患病风险可能在这个范围内。这对于缺乏长期的与癌症以及风险相关性数据的基因是个挑战。

BRCA1和BRCA2突变的女性携带者终身患乳腺癌的风险是50%～85%，患卵巢癌的风险是15%～60%[15, 42, 43]。值得注意的是，“卵巢癌”分类也包括输卵管癌和原发性腹膜癌[44, 45]。BRCA2携带者患男性乳腺癌、胰腺癌和黑色素瘤的风险也会增加[46, 47]。

监测、降低风险和个体化治疗方案

肿瘤风险咨询会议是给咨询者提供信息、支持、选择和希望的论坛会。突变携带者将被提供早期和进展性监测、化学预防和（或）预防性手术。BRCA携带者详细的处理方案将在本章进行讨论。

检测方案随着新技术和新数据的不断获得而不断发展。目前，对于乳腺癌患病风险增高的个体，尤其是BRCA突变携带者，推荐从25岁开始每年进行乳腺X线检查（钼靶），并由乳腺专科医生进行乳腺检查，每年一次乳腺磁共振成像（MRI）检查，并由乳腺专科医生和妇科医生每年进行临床乳腺检查[48, 49]。一般建议乳腺X线和MRI检查在一年中间隔进行，以便每6个月就可以计划一些干扰措施。最近的数据表明，40岁以下的BRCA携带者用MRI监测更加安全、有效，未来可能在此人群中代替乳腺X线检查[50]。

BRCA携带者可以服用选择性雌激素受体调节剂（SERM）或芳香化酶抑制剂，目的是希望降低乳腺癌的发病风险。这些药物在具有乳腺癌家族史的高危妇女中使用可以有效降低风险[51-53]，但是在没有 BRCA 突变携带的家族中，关于这些药物的作用数据还有限[54-56]。但是有数据显示，在 BRCA 基因突变的携带者服用他莫昔芬治疗乳腺癌可以减少对侧乳腺癌的发生风险[57]。此外，大部分患乳腺癌的 BRCA2 携带者是雌激素阳性亚型[58]，希望此人群对于化学预防反应好。当然，具体的疗效还需要进一步证实。预防性双侧乳腺切除术可以降低 90% 的女性患乳腺癌的发病风险[59]。在基因测试出现之前，肿瘤家族各代成员切除高风险组织的现象也是存在的，在她们并不知道自己的家族性肿瘤的患病风险是否增加。遗传性肿瘤家族中，50% 的未受累成员没有携带遗传易感基因，可以免除预防性手术或侵入性高风险监测方案。因此非常清楚的是，在患者未进行遗传咨询和 DNA 检测的前提下即给予预防性手术切除是非常不合适的[60]。

携带 BRCA1/2 突变的女性患继发的对侧和同侧乳腺癌的风险也是增高的[61]。这些数据提示，选择保乳手术的高风险女性存在乳房再次发生乳腺癌的风险。基于此，BRCA1/2 携带者需要谨慎选择外科手术的方式，很多患者在诊断之后和手术或放疗之前立刻进行遗传咨询和 DNA 检测。检测阳性的患者选择预防性乳腺癌根治术，这样就可以避免再遭受放射治疗及放疗所导致的各种副作用。曾经进行过放疗后又进行保乳重塑手术的患者有 30% ～ 60% 都并发了严重的并发症或乳房美容效果不佳[62,63]。

携带 BRCA1/2 突变的女性患卵巢癌、输卵管癌和原发性腹膜癌的风险也增高，即使她们家族中没有人患过上述肿瘤。对于卵巢癌的监测包括经阴道超声和 CA-125 的测试；然而，这些监测方法对于在治疗效果更好的早期检出卵巢癌的效果在任何人群中均尚未证实。口服避孕药可以降低所有妇女（包括 BRCA 携带者）卵巢癌的发病风险。最近数据显示了口服避孕药增加乳腺癌患病风险的影响，虽然影响非常低[56,65]。鉴于卵巢癌的筛查和治疗均比较困难，因此，对于那些携带了 BRCA1/2 突变还未计划切除卵巢的年轻女性，风险 / 获益分析可能会支持服用避孕药[30]。预防性双侧输卵管卵巢切除术（prophylactic bilateral salpingo-oophorectomy，BSO）是目前降低卵巢癌发生风险的最有效的方法，对于 35 ～ 40 岁的或已生育的 BRCA1/2 突变携带者推荐使用[66]。对于这种预防性手术，已经建立了具体的手术和病理规程[67]。对于携带 BRCA1/2 而病理检测却正常的女性，这种预防性手术降低卵巢癌发病风险非常有效[68]，通过比较各种监测手段和风险降低方式，BRCA 携带者在 40 岁之前选择 BSO 可以有效延长其生命周期[69]。新近的研究已经表明，大部分卵巢癌发生在输卵管，输卵管切除术对于在年轻女性降低卵巢癌的发生风险可能已足够。然而，在向临床试验之外的患者提供该项手术选择之前，还需要更多的数据[70]。有较少的一部分进行了 BSO 手术的人群在手术后发生原发性腹膜癌[44,71]。目前对于 BRCA1/2 携带者是否需要做全腹子宫切除术还存在争论，因为单独做 BSO 手术后，仍然还有一小段输卵管不能被完全切除干净。BRCA 携带者子宫浆液性乳头状癌（uterine serous papillary carcinoma，USPC）的发生风险是否增高的问题也被提出[72-74]。如果 BRCA 突变和子宫癌的确存在关联，那么 BRCA 的突变增加子宫癌的风险似乎也是非常低的，并不比一般人群的比例高[75]。切除子宫可能使 BRCA 携带者未来可以服用无对抗雌激素或他莫昔芬，而不会有发生子宫癌的风险。但是子宫切除术的恢复时间较长，而且比单独做 BSO 手术存在更多的副作用。因此，在手术之前应告知患者每个程序的利弊和过早绝经的相关风险[76]。

携带 BRCA 的女性选择进行预防性卵巢切除术的第二个也是非常重要的原因是通过该手术可以明显降低随后可能发生的乳腺癌风险，特别是当她们在绝经期之前已经完成该手术，预防乳腺癌发生的效果更好[77, 78]。即使一个健康的绝经前 BRCA 女性携带者在手术后选择了低剂量的激素替代疗法（hormone replacement therapy，HRT），也还是可以降低乳腺癌的发生风险[79]。早期的数据表明，除了绝经前行卵巢切除术外，BRCA 突变携带者服用他莫西芬对于降低乳腺癌的发生风险几乎没有额外的作用[80]。如何在这些年轻的 BRCA1/2 携带者中平衡雌激素剥夺后的生活质量问题和癌症风险降低还需要深入研究。

BRCA 相关的肿瘤治疗和预防措施的新进展不断出现。早期研究显示，BRCA 携带者所患乳腺癌和卵巢癌对于多聚腺苷二磷酸 - 核糖聚合酶 [polyadenosine diphosphate（ADP）-ribose polymerases（PARP）] 抑制剂联合化疗是非常敏感的[81, 82]。最新的实验聚焦在鉴定哪一种化学治疗时机对突变携带者最有效。目前的研究已经进行了多个临床试验的验证，大规模的队列研究的更多的数据是必需的。

遗传咨询和 DNA 检测可用于数十种肿瘤综合征，包括 Lynch 综合征、von Hippel-Lindau 综合征、多发性内分泌瘤和家族性腺瘤性息肉病。对这些综合征的已知突变携带者进行监控和降低风险措施可以降低这些综合征相关的发病率和死亡率。

随访

给患者的随访信是传达咨询会上相关信息的一种具体的方法，目的是让患者及其家族成员能够在一定的时间内回顾检查。信件应该寄给患者和患者所授权获悉这些信息的健康管理专家。随访电话和（或）咨询会议也可能有帮助，尤其对于检测结果阳性的情况。有些方案提供患者每年一次或两次通信，更新在肿瘤遗传领域或患者支持团队等方面的相关信息。目前推荐患者在初次咨询后的数月或即便是数年后，也回来参加随访咨询会议，讨论遗传检测和变化检测及降低风险策略的新进展。随访对于具有遗传倾向的个体、被怀疑具有肿瘤遗传综合征或突变但又没有确定的人群、准备做 DNA 检测的人都是非常有益的。也建议生活环境（如妊娠前、完成生育后）发生了改变，那些准备做预防性手术，或那些想与其子女讨论家族遗传性问题的人进行随访性咨询。

肿瘤遗传咨询存在的问题

社会心理问题

肿瘤遗传咨询的社会心理影响不能被低估。仅组织一次肿瘤遗传咨询会议的过程对于那些具有肿瘤遗传家族史的个体而言，都是一件非常艰难的事情。因为，他们不仅害怕自己的患癌风险，他们还要再次面对亲人患癌的痛苦经历[13]。咨询者可能要面对各种情感的攻击，包括生气、对可能患癌的恐惧、对缺陷和死亡的恐惧、悲伤、失控、消极身体意象、孤立的感觉[24]。某些咨询者会努力克服恐惧，如担心保险公司、雇主、家庭成员，甚至是未来的伴侣可能会对他们的患癌风险有负面的反应。对大多数人而言，这是一把双刃剑，一方面他们要平衡心理的恐惧和担心；另一方面，他们可能会获得令人安心的消息和很多必需的信息。

一个人对肿瘤风险的感知往往依赖许多“非医学”的变化。如果他们看起来和某个受累的个体很像，或者和受累个体有共同的个体特征，他们就会认为自己患肿瘤的风险更高[24]。他们对风险的感知也会因为他们的亲戚是肿瘤幸存者或死于肿瘤而发生变化。许多人想知道的不是他们是否会患癌，而是何时可能患癌。

咨询会议实际上给咨询者提供一个表达的机会，说明为什么他们相信自己已经患癌或为什么他们的家族成员已经肿瘤？有些解释可能是围绕家族民俗进行的，因此，认真倾听和讨论这些解释更加重要，而不是忽视它们[24]。在这个过程中，咨询师会最大限度地缓解顾客的恐惧，会给他们更加可靠的医学理论的解说。充分地理解患者对肿瘤风险的感知是非常重要的，因为恐惧可能会阻碍风险监控并干扰一些预防性地健康管理行为[83]。对于准备进行 DNA 检测的患者和家族成员而言，心理健康管理专家的参考意见是非常有帮助的。DNA 检测不仅对患者产生影响，而且也会对她 / 他的子女、兄弟姐妹、父母和亲戚产生影响。这些对于个人和家庭来说都是非常有影响力的，所以，在进行 DNA 检测之前一定要进行详细的讨论。

目前，遗传咨询前后的对比研究发现，至少在短时期内，大多数患者在收到 DNA 检测结果之后，没有产生负面的心理影响[84, 85]。事实上，初步的数据已经表明，有已知突变的家族中寻求检测的个体比逃避检测的个体在 6 个月内心理上表现得更好[84]。在那些已经知道他们是 BRCA 突变携带者的个体中，得到结果后，焦虑和沮丧水平似乎稍有增加，但可在数周之内恢复到检测前水平[86]。虽然这些数据让人信心倍增，重要的是要认识到遗传咨询是个人决定，并非对每个人或每个家庭都是适用的。

儿童的症状前检测

儿童的症状前检测已经被广泛讨论，大部分人认为，只有当症状在儿童期频繁发生或存在有效的干预措施时，症状前检测才是合适的[87]。例如，BRCA 基因的突变检测或其他成人才起病的疾病的基因检测通常被限定在 18 岁以上进行。美国医学遗传学学院（The American College of Medical Genetics）声明，“如果遗传学检测结果直到成年才能产生医学或心理社会效益，那么遗传学检测就应该被推迟到成年之后再进行”[88]。相反，儿童和青年的遗传性髓性甲状腺癌（medullary thyroid carcinoma，MTC）的患病风险的 DNA 诊断是被认可的，并改善了患者的临床管理[89]。MTC 患者的 DNA 检测具有 100% 的准确率，使家族中的高危成员对预防性甲状腺切除术做出明智的决定。FAP 是一种儿童期疾病，如果在症状出现前发现可以降低死亡率[90]。在这些情况下都可以进行症状前检测。

有人提出了关于父母要求对成人起病的疾病进行检测的权利问题，随着直接面向消费者的检测和儿童全外显子组检测，这种情况经常发生[91]。儿童进行这种检测的风险和儿童有权利提出不被检测的权力必须予以考虑。一旦没有医学上的提示，最佳的做法是将对儿童检测的决定推迟到儿童成年后，他们自己可以决定是否接受 DNA 检测。

保密性

由于遗传歧视的问题，围绕癌症基因检测的保密性是最重要的。应慎重考虑家族史信息、家系、遗传检测结果、病理报告、家族其他成员突变的携带情况的保密性，因为大部分医院和医生将这些信息转换到电子医疗记录系统。电子记录的目的是让他/她的整个健康护理团队共享患者信息。然而，遗传学是一门涉及整个家族的特殊专业。患者的记录通常包含在健康保险便携和责任法案（Health Insurance Portability and Accountability Act，HIPAA）内，这个法案是保护许多其他家族成员的健康信息和遗传检测结果，而且这些信息是不适合录入电子表格系统的。所以，在设计遗传咨询服务的电子医疗记录标准时要充分考虑遗传咨询服务的特殊问题。

家族内部遗传咨询结果的保密性也是一个问题，因为遗传咨询和检测通常会显示家族成员而不是患者本人的风险状况。考虑到保密的原则，在接触高危家族成员前，需要征得患者的许可。因此，许多计划已经在其知情同意书中建立了“与家人分享信息”条款。又有问题被提出，如果家族成员被鉴定出存在高发病风险却没有被告知，家族成员是否可以起诉健康管理专家对他们的无视[92]？大多数人建议，保密性主要存在于信息提供者和患者之间。但是，最近更多的人建议，如果没有被告知其他家族成员的潜在危害比破坏患者的信心带来的危害更加严重，这种保密的协定就应该被取缔[93]。这种两难境地还没有权威的解决途径，需要在内部法律部门与伦理委员会的支持下，根据病例的具体情况进行具体处理。

保险和歧视问题

当癌症易感性遗传检测首次广泛应用时，患者和遗传咨询提供者对于医疗保险歧视的担心是最常见的问题之一[94, 95]。有关医疗保险歧视的风险似乎言过其实，几乎还没有医疗保险公司存在歧视的报道[96]。HIPAA 条例禁止使用遗传检测信息作为其他先期条件[97, 98]。2008 年 5 月，HIPAA 委员会通过了遗传信息无歧视法案（Genetic Information Nondiscrimination Act，GINA，HR 493），该法案对健康保险和就业歧视提供个人的遗传信息的广泛保护[99]。此外，2010 年的保健与教育协会（Heath Care and Education Reconciliation Act，HR4872）也禁止团体健康计划基于先天存在的条件拒绝保险，并根据健康状况增加保险费用[100]。健康管理提供者现在可以更加放心地向患者保证，遗传咨询和检测不会使他们面临失去团体或个人保险的风险问题。

越来越多的患者选择给医疗保险公司提交他们的遗传咨询和（或）测试费用。在过去几年里，也有越来越多的保险公司同意为遗传咨询和（或）遗传检测付费[101]，也许根据这些数据显示，这些服务可以减少与遗传排序和遗传检测解读相关的错误，而且分析表明随后的预防性手术是节约成本的[102]。然而，更现实的是，人们可能还是要面临生活或残疾保险歧视的风险，因此，人们在进行遗传检测前，应告知患者相关风险。

生殖问题

对于具有遗传性综合征的男性和女性，以胚胎植入前遗传学诊断、产前检查或精子分类为形式的生殖技术可供选择[103]，但是很少有成年发病情况下的患者要求做上述检测，对于他们有多种监测和减少风险的方法。更为重要的是，如果一个 BRCA2 突变的携带者准备妊娠，评估其配偶是否也携带 BRCA2 突变就显得异常重要。如果配偶有犹太祖先或有乳腺癌、卵巢癌或胰腺癌的个人史或家族史，应该考虑进行 BRCA 的 DNA 检测，并仔细认真地讨论两个 BRCA2 突变的携带者后代可能患 Fanconi 贫血的风险[104]。

近期进展和未来方向

当 2013 年好莱坞明星安吉莉娜 · 朱莉公开她是一个 BRCA1 基因突变携带者时，肿瘤遗传咨询和检测被推动进入聚光灯下。一个月后，美国最高法院一致做出反对基因专利的裁决。全美范围内基因检测的推荐量急剧增加，大多数中心还没有恢复到基线水平。在最高法院裁决的几个小时之内，一些实验室开始提供更低价、更全面的 BRCA 测试，急剧地改变了遗传性乳腺癌基因检测市场。

所有进入 BRCA 市场的实验室在检测基因时，都将 BRCA1 和 BRCA2 包括在基因组合里。这些基因组合可以同时分析增加乳腺癌、结肠癌、卵巢癌、宫颈癌和其他肿瘤风险的基因。该项技术的成本继续下降，一些多基因组合只需要几百美元，明显低于传统的 BRCA 检测（约 4000 美元）。有些基因组合只包括一些了解较深入的基因，如 p53、APC 和 MLH1，而有些基因组合包含了其他更加少见的基因（如 BRIP1、NBN、MRE11A），这些基因对于肿瘤风险的界定还不明确，其医学管理选择也还未知。因为这些基因检测对于临床都是比较新的，预计需要几年的时间才能准确分析癌症风险，对于疾病监测和降低风险提供合适的建议。而且，在不知名的基因中，意义不明确的变异体的发生率可能更普遍。这些改变都使遗传检测的复杂性呈指数增加。某些州和一个国家保险公司对此做出反应，在他们准备将肿瘤遗传检测纳入保险之前，强制性地要求经认证的供应商提供遗传咨询。令人非常惊奇的是，美国临床肿瘤学协会（American Society of Clinical Oncology，ASCO）反对保险公司的决定，尽管超过 10 年的数据显示，大部分临床医生没有时间或技术去提供遗传咨询和遗传检测[38, 105-108]。AMA 于 2014 年 6 月决定是否支持 ASCO 的决议。

某些公司正在通过网站提供直接面向消费者（DTC）的遗传检测。这些遗传检测的准确性有些存在着问题，23andMe 公司最近受到了美国 FDA 的抨击[109]。

保持遗传咨询的高标准、知情同意和准确的结果解释对于降低潜在风险、在 21 世纪最大限度地发挥遗传技术的益处是至关重要的。

（武明花　李　征）

参考文献

1. Peters J. Breast cancer genetics: relevance to oncology practice. Cancer Control 1995; 2: 195-208.

2. Brierley KL, Campfield D, Ducaine W, et al. Errors in delivery of cancer genetics services: implications for practice. *Conn Med* 2010; 74: 413-423.

3. Brierley KL, Blouch E, Cogswell W, et al. Adverse events in cancer genetic testing: medical, ethical, legal, and financial implications. *Cancer J* 2012; 18: 303-309.

4. American College of Surgeons, Commission on Cancer: Cancer Program Standards 2012: Ensuring Patient-Centered Care. http: //www. facs. org/cancer/coc/programstandards2012. html Accessed on December 3, 2012.

5. Yale Cancer Genetic Counseling Program. Mammography techs ordering their own genetic testing? It appears our suspicion was correct. yalecancergeneticcounseling. blogspot. com October 2, 2013. http: // yalecancergeneticcounseling. blogspot. com/2013/10/mammography-techs-ordering-theirown. html
6. Lubin IM, Caggana M, Constantin C, et al. Ordering molecular genetic tests and reporting results: practices in laboratory and clinical settings. *J Mol Diagn* 2008; 10: 459-468.
7. Weeks WB, Wallace AE. Time and money: a retrospective evaluation of the inputs, outputs, efficiency, and incomes of physicians. *Arch Intern Med* 2003; 163(8): 944-948.
8. Doksum T, Bernhardt BA, Holtzman NA. Does knowledge about the genetics of breast cancer differ between nongeneticist physicians who do or do not discuss or order BRCA testing? *Genet Med* 2003; 5: 99-105.
9. Rosenthal ET. Shortage of genetics counselors may be anecdotal, but need is real. *Oncology Times* 2007; 29: 34-36.
10. Informed Medical Decisions. Adult Genetics: Genetic counseling for your health concerns. Available at: http: // www. informeddna. com/index. php/patients/adult-genetics. html. Accessed August 24, 2009.
11. Informed Medical Decisions. News: Aetna Press Release: Aetna to offer access to confidential telephonic cancer geneticcounseling to health plan members. Available at: http: //www. informeddna. com/images/ stories/news_articles/aetna%20 press%20release%20bw. pdf . Accessed August 24, 2009.
12. Schneider, ME. Cigna to require counseling for some genetic tests. Internal Medicine News Digital Network. July 26, 2013. http: //www. internalmedicinenews. com/single-view/cignato-require-counseling-for-some-genetic-tests/efd4f421df8b-46ba2208da423adf198d. html
13. Claus E, Schildkraut J, Thompson W, et al. The genetic attributable risks of breast and ovarian cancer. *Cancer* 1996; 77: 2318-2324.
14. Loman N, Johannsson O, Kristoffersson U. Family history of breast and ovarian cancers and BRCA1 and BRCA2 mutations in a population-based series of early-onset breast cancer. J Natl Cancer Inst 2001; 93: 1215.
15. Struewing J, Hartge P, Wacholder S. The risk of cancer associated with specific mutations of BRCA1 and BRCA2 among Ashkenazi Jews. *N Engl J Med* 1997; 336: 1401-1408.
16. Eisinger F, Jacquemier J, Charpin C, et al. Mutations at BRCA1: the medullary breast carcinoma revisited. *Cancer Res* 1998; 58: 1588-1592.
17. Kandel M, Stadler Z, Masciari S, et al. Prevalence of BRCA1 mutations in triple negative breast cancer. Paper presented at: 2006 42nd Annual ASCO Meeting; 2006; Atlanta, GA.
18. National Comprehensive Cancer Network Clinical Guidelines in Oncology: Genetics/Familial High-Risk Assessment -Breast and Ovarian Cancer. http: //www. nccn. org/professionals/physician_gls/f_guidelines. asp#detection Accessed November 2, 2012.
19. Risch H, McLaughlin J, Cole D, et al. Population BRCA1 and BRCA2 mutation frequencies and cancer penetrances: a kincohort study in Ontario, Canada. *JNCI* 2006; 98: 1694-706.
20. Matloff E, Brierley K, Chimera C. A clinician's guide to hereditary colon cancer. *Cancer J* 2004; 10(5): 280-287.
21. Pilarski R. Cowden syndrome: a critical review of the clinical literature. J Genet Couns 2009 Feb; 18: 13-27.
22. Varga EA, Pastore M, Prior T, et al. The prevalence of PTEN mutations in a clinical pediatric cohort with autism spectrum disorders, developmental delay, and macrocephaly. *Genet Med* 2009; 11: 111-117.
23. Gorlin R. Nevoid basal-cell carcinoma syndrome. *Medicine* 1987; 66(2): 98-113.
24. Schneider K. *Counseling About Cancer: Strategies for Genetic Counseling*. 2nd ed. Wiley-Liss; 2001.
25. Love R, Evan A, Josten D. The accuracy of patient reports of a family history. *J Chronic Dis* 1985; 38(4): 289-293.
26. Alter B, Rosenberg P, Brody L. Clinical and molecular features associated with biallelic mutations in FANCD1/BRCA2. *J Med Genet* 2007; 44: 1-9.
27. Thompson D, Duedal S, Kirner J, et al. Cancer risks and mortality in heterozygous ATM mutation carriers. *J*

Natl Cancer Inst 2005; 97: 813-822.
28. Korzenik J, Chung D, Digumarthy S, at al. Case 33-2005: a 43 year-old man with lower gastrointestinal bleeding. *N Engl J Med* 2005; 353: 1836-1844.
29. American Cancer Society. *Cancer Facts and Figures* 2009. Atlanta, GA: American Cancer Society; 2009.
30. Olopade O, Weber B. Breast cancer genetics: toward molecular characterization of individuals at increased risk for breast cancer. Part II. PPO Updates 1998; 12: 1-8.
31. Stratton MR, Rahman N. The emerging landscape of breast cancer susceptibility. *Nat Genet* 2008; 40: 17-22.
32. Gail M, Brinton L, Byar D. Projecting individualized probabilities of developing breast cancer for white females who are being examined annually. *J Natl Cancer Inst* 1989; 81: 1879-1886.
33. Claus E, Risch N, Thompson W. Autosomal dominant inheritance of early-onset breast cancer. *Cancer* 1994; 73: 643.
34. Parmigiani G, Berry D, Agiular O. Determining carrier probabilities for breast cancer susceptibility genes BRCA1 and BRCA2. *Am J Hum Genet* 1998; 62: 145-158.
35. Friedman S. Thoughts from FORCE: Comments Submitted to the Secretary's Advisory Committee on Genetics Health and Society. http: //facingourrisk. wordpress. com/2008/12/03/ comments-submitted-to-the-secretarys-advisory-committeeon- genetics-health-and-society/. Accessed April 6, 2010.
36. UnitedHealth. Personalized Medicine: Trends and Prospects for the New Science of Genetic Testing and Molecular Diagnostics. Working Paper 7. Minnetonka, MN: United Health Center for Health Reform & Modernization; March 2012.
37. ARUP Laboratories. Value of Genetic Counselors in the Laboratory. Salt Lake City: ARUP Laboratories; March 2011.
38. Plon SE, Cooper HP, Parks B, et al. Genetic testing and cancer risk management recommendations by physicians for atrisk relatives. *Genet Med* 2011; 13: 148-154.
39. Walsh T. More Than 25% of Breast Cancer Families with Wild-Type Results from Commercial Genetic Testing of BRCA1 and BRCA2 Are Resolved by BROCA Sequencing of All Known Breast Cancer Genes. Paper presented at: 2013 American Society of Human Genetics Meeting Session #19; 2013; Boston, MA.
40. U. S. Preventive Services Task Force. Genetic Risk Assessment and BRCA Mutation Testing for Breast and Ovarian Cancer Susceptibility. Rockville, MD: Agency for Healthcare Research and Quality; 2013. http: // www. uspreventiveservicestaskforce. org/uspstf12/brcatest/brcatestfinalrs. htm. Accessed June 2, 2014.
41. King MC, Marks JH, Mandell JB, et al. Breast and ovarian cancer risks due to inherited mutations in BRCA1 and BRCA2. *Science* 2003; 302: 643-646.
42. Antoniou A, Pharoah PD, Narod S, et al. Average risks of breast and ovarian cancer associated with BRCA1 or BRCA2 mutations detected in case Series unselected for family history: a combined analysis of 22 studies. *Am J Hum Genet* 2003; 72: 1117-1130.
43. Ford D, Easton D, Bishop D, et al. Risks of cancer in BRCA1 mutation carriers. *Lancet* 1994; 343: 692-695.
44. Piver M, Jishi M, Tsukada Y. Primary peritoneal carcinoma after prophylactic ooophorectomy in women with a family history of ovarian cancer. *Cancer* 1993; 71: 2751-2755.
45. Aziz S, Kuperstein G, Rosen B. A genetic epidemiological study of carcincoma of the fallopian tube. *Gynecol Oncol* 2001; 80: 341-345.
46. van Asperen C, Brohet R, Meijers-Heijboer, et al. Cancer risks in BRCA2 families: estimates for sites other than breast and ovary. *J Med Genet* 2005; 42: 711-719.
47. Breast Cancer Linkage Consortium. Cancer risks in BRCA2 mutation carriers. *J Natl Cancer Inst* 1999; 91: 1310-1316.
48. Warner E, Plewes D, Hill K, et al. Surveillance of BRCA1 and BRCA2 mutation carriers with magnetic resonance imaging, ultrasound, mammography, and clinical breast examination. *JAMA* 2004; 202: 1317-1325.
49. Kriege M, Brekelmans CT, Boetes C, et al. Efficacy of MRI and mammography for breast-cancer screening

in women with a familial or genetic predisposition. *N Engl J Med* 2004; 29: 351: 427-437.

50. Kuhl C, Weigel S, Schrading S, et al. Prospective multicenter cohort study to refine management recommendations for women at elevated familial risk of breast cancer: the EVA Trial. *J Clin Oncol* 2010: 1450-1457.
51. Powles T, Ashley S, Tidy A, et al. Twenty-year follow-up of the Royal Marsden randomized, double-blinded tamoxifen breast cancer prevention trial. *J Natl Cancer Inst* 2007; 99: 283-290.
52. Cuzick J, Forbes J, Sestak I, et al. Long-term results of tamoxifen prophylaxis for breast cancer: 96 month follow-up of the randomized IBIS-I trial. *J Natl Cancer Inst* 2007; 99: 272-282.
53. Goss PE, Ingle JN, Alés-Martínez JE, et al. Exemestane for breast-cancer prevention in postmenopausal women. *N Engl J Med* 2011; 364: 2381.
54. Fisher B, Constantino J, Wickerman D. Tamoxifen for the prevention of breast cancer: report of the National Surgical Adjuvant Breast and Bowel Project P-1 Study. *J Natl Cancer Inst* 1998; 90: 1371-1388.
55. King M, Wieand S, Hale K. Tamoxifen and breast cancer incidence among women with inherited mutations in BRCA1 and BRCA2. *JAMA* 2001; 286: 2251-2256.
56. Narod S, Brunet J, Ghadirian P. Tamoxifen and risk of contralateral breast cancer in BRCA1 and BRCA2 mutation carriers: a case-control study. *Lancet* 2000; 356: 1876-1881.
57. Phillips KA, Milne RL, Rookus MA, et al. Tamoxifen and risk of contralateral breast cancer for BRCA1 and BRCA2 mutation carriers. *J Clin Oncol* 2013; 31: 3091-3099.
58. Lakhani S, van de Vijver M, Jacquemier J, et al. The pathology of familial breast cancer: predictive value of immunohistochemical markers estrogen receptor, progesterone receptor, HER-2, and p53 in patients with mutations in BRCA1 and BRCA2. *J Clin Oncol* 2002; 20: 2310-2318.
59. Hartmann L, Schaid D, Woods J. Effi cacy of bilateral prophylactic mastectomy in women with a family history of breast cancer. *N Engl J Med* 1999; 340: 77-84.
60. Matloff E. The breast surgeon's role in BRCA1 and BRCA2 testing. *Am J Surg* 2000; 180: 294-298.
61. Turner B, Harold E, Matloff E, et al. BRCA1/BRCA2 germline mutations in locally recurrent breast cancer patients after lumpectomy and radiation therapy: Implications for breast conserving management in patients with BRCA1/BRCA2 mutations. *J Clin Oncol* 1999; 17: 3017-3024.
62. Contant CM, et al. Clinical experience of prophylactic mastectomy followed by immediate breast reconstruction in women at hereditary risk of breast cancer(HBOC) or a proven BRCA1 or BRCA2 germ-line mutation. *Eur J Surg Oncol* 2002; 28: 627-632.
63. Forman DL, Chiu J, Restifo RJ, et al. Breast reconstruction in previously irradiated patients using tissue expanders and implants: a potentially unfavorable result. *Ann Plast Surg* 1998; 40: 360-363.
64. McLaughlin J, Risch H, Lubinski J, et al. Reproductive risk factors for ovarian cancer in carriers of BRCA1 or BRCA2 mutations: a case-control study. *Lancet* 2007; 8: 26-34.
65. Milne R, Knight J, John E, et al. Oral contraceptive use and risk of early-onset breast cancer in carriers and noncarriers of BRCA1 and BRCA2 mutations. Cancer Epidemiol Biomarkers Prev 2005; 14: 350-356.
66. Domchek S, Friebel T, Neuhausen S, et al. Mortality reduction after risk-reducing bilateral salpingo-oophorectomy in a prospective cohort of BRCA1 and BRCA2 mutation carriers. *Lancet Oncol* 2006; 7: 223-229.
67. Powel CB, Kenley E, Chen LM, et al. Risk-reducing salpingooophorectomy in BRCA mutation carriers: role of serial sectioning in the detection of occult malignancy. *J Clin Oncol* 2005; 23: 127-132.
68. Finch A, Beiner M, Lubinski J, et al. Salpingo-oophorectomy and the risk of ovarian, fallopian tube, and peritoneal cancers in women with a BRCA1 or BRCA2 mutation. *JAMA* 2006; 296: 185-192.
69. Kurian AW, Sigal BM, Plevritis SK. Survival analysis of cancer risk reduction strategies for BRCA1/2 mutation carriers. *J Clin Oncol* 2010; 10; 28: 222-231.
70. Kwon JS, Tinker A, Pansegrau G, et al. Prophylactic salpingectomy and delayed oophorectomy as an alternative for BRCA mutation carriers. *Obstet Gynecol* 2013; 121: 14-24.
71. American College of Obstetricians and Gynecologists. ACOG committee opinion. Breast-ovarian cancer

screening. Number 176, October 1996. Committee on Genetics. The American College of Obstetricians and Gynecologists. *Int J Gynaecol Obstet* 1997; 56: 82-83.

72. Hornreich G, Beller U, Lavie O. Is uterine serous papillary carcinoma a BRCA1 related disease? Case report and review of the literature. *Gynecol Oncol* 1999; 75(2): 300-304.
73. Levine D, Lin P, Barakat R. Risk of endometrial carcinoma associated with BRCA mutation. *Gynecol Oncol* 2001; 80(3): 395-398.
74. Goshen R, Chu W, Elit L. Is uterine papillary serous adenocarcinoma a manifestation of the hereditary breast-ovarian cancer syndrome? *Gynecol Oncol* 2000; 79(3): 477-481.
75. Boyd J. The breast, ovarian, and other cancer genes. *Gynecol Oncol* 2001; 80(3): 337-340.
76. Campfi eld Bonadies D, Moyer A, Matloff ET. What I wish I'd known before surgery: BRCA carriers' perspectives after bilateral salipingo-oophorectomy. *Fam Cancer* 2011; 10: 79-85.
77. Rebbeck T, Lynch H, Neuhausen S, et al. Prophylactic oophorectomy in carriers of BRCA1 or BRCA2 mutations. *N Engl J Med* 2002; 346: 1616-1622.
78. Kauff N, Satagopan J, Robson M, et al. Risk-reducing salpingo-oophorectomy in women with a BRCA1 or BRCA2 mutation. *N Engl J Med* 2002; 346: 1609-1615.
79. Rebbeck T, Friebel T, Wagner T, et al. Effect of short-term hormone replacement therapy on breast cancer risk reduction after bilateral prophylactic oophorectomy in BRCA1 and BRCA2 mutation carriers: the PROSE study group. *J Clin Oncol* 2005; 23: 7804-7810.
80. Gronwald J, Tung N, Foulkes W, et al. Tamoxifen and contralateral breast cancer in BRCA1 and BRCA2 carriers: an update. *Int J Cancer* 2006; 118: 2281-2284.
81. Fong PC, Boss DS, Yap TA, et al. Inhibition of Poly(ADPRibose) Polymerase in Tumors from BRCA Mutation Carriers. *N Engl J Med* 2009; 361: 1-12.
82. Inglhart JD, Silver DP. Synthetic lethality—a new direction in cancer-drug development. *N Engl J Med* 2009; 361: 1-3.
83. Kash K, Holland J, Halper M, et al. Psychological distress and surveillance behaviors of women with a family history of breast cancer. *J Natl Cancer Inst* 1992; 84: 24-30.
84. Lerman C, Hughes C, Lemon S. What you don't know can hurt you: adverse psychologic effects in members of BRCA1-linked and BRCA2-linked families who decline genetic testing. *J Clin Oncol* 1998; 16: 1650-1654.
85. Croyle R, Smith K, Botkin J. Psychological responses to BRCA1 mutation testing: preliminary findings. *Health Psychol* 1997; 16: 63-72.
86. Hamilton JG, Lobel M, Moyer A. Emotional distress following genetic testing for hereditary breast and ovarian cancer: a meta-analytic review. *Health Psychol* 2009; 28: 510-518.
87. Clayton E. Removing the shadow of the law from the debate about genetic testing of children. *Am J Med Genet* 1995; 57: 630-634.
88. ASHG/ACMG. Points to consider: ethical, legal, and psychosocial implications of genetic testing in children and adolescents. American Society of Human Genetics Board of Directors, American College of Medical Genetics Board of Directors. *Am J Hum Genet* 1995; 57: 1233-1241.
89. Ledger G, Khosia S, Lindor N, et al. Genetic testing in the diagnosis and management of multiple endocrine neoplasia type II. *Ann Intern Med* 1995; 122: 118-124.
90. Rhodes M, Bradburn D. Overview of screening and management of familial adenomatous polyposis. *Br J Surg* 1992; 33: 125-123.
91. Howard HC, Avard D, Borry P. Are the kids really all right? Direct-to-consumer genetic testing in children: are company policies clashing with professional norms? *Eur J Hum Genet* 2011; 19: 1122-1126.
92. Tsoucalas C. Legal aspects of cancer genetics - screening, counseling, and registers. In: Lynch H, Kullander S, eds. Cancer Genetics in Women. Vol I. Boca Raton, FL: CRC Press, Inc. ; 1987: 9.
93. American Society of Human Genetics. ASHG Statement: professional disclosure of familial genetic information. *Am J Hum Genet* 1998; 62: 474-483.

94. Bluman L, Rimer B, Berry D. Attitudes, knowledge, and risk perceptions of women with breast and/or ovarian cancer considering testing for BRCA1 and BRCA2. *J Clin Oncol* 1999; 17: 1040-1046.
95. Matloff E, Shappell H, Brierley K, et al. What would you do? Specialists' perspectives on cancer genetic testing, prophylactic surgery and insurance discrimination. *J Clin Oncol* 2000; 18: 2484-2492.
96. Hall MA, Rich SS. Patients' fear of genetic discrimination by health insurers: the impact of legal protections *Genet Med* 2000: 2: 214-221.
97. Leib JR, Hoodfar E, Larsen Haidle J, Nagy R. The new genetic privacy law. *Community Oncol* 2008; 5: 351-354.
98. Hudson KL, Holohan JD, Collins FS. Keeping pace with the times—the Genetic Information Nondiscrimination Act of 2008. *N Engl J Med* 2008; 358: 2661-2663.
99. The Genetic Information Nondiscrimination Act of 2008(H. R. 493). Library of Congress Web site. http: // beta. congress. gov/bill/110th-congress/house-bill/493. Accessed June 2, 2014.
100. The Health Care and Education Affordability Reconciliation Act of 2010(H. R. 4872). Library of Congress Web site. http: //beta. congress. gov/bill/111th-congress/house-bill/4872: Accessed June 2, 2014.
101. Manley S, Pennell R, Frank T. Insurance coverage of BRCA1 and BRCA2 sequence analysis. *J Genet Couns* 1998; 7: A462.
102. Grann V, Whang W, Jabcobson J, et al. Benefits and costs of screening Ashkenazi Jewish women for BRCA1 and BRCA2. *J Clin Oncol* 1999; 17: 494-500.
103. Offi t K, Kohut K, Clagett B, et al. Cancer genetic testing and assisted reproduction. *J Clin Oncol* 2006; 24: 4775-4782.
104. Offi t K, Levran O, Mullaney B, et al. Shared genetic susceptibility to breast cancer, brain tumors, and Fanconi anemia. *J Natl Cancer Inst* 2003; 95(20): 1548-1551.
105. Greendale K, Pyeritz RE. Empowering primary care health professionals in medical genetics: How soon? How fast? How far? *Am J Med Genet* 2001; 106: 223-232.
106. Wilkins - Haug L, Hill LD, Power ML, et al. Gynecologists' training, knowledge, and experiences in genetics: a survey. *Obstet Gynecol* 2000; 95: 421-424.
107. Wood ME, Stockdale A, Flynn BS. Interviews with primary care physicians regarding taking and interpreting the cancer family history. *Fam Pract* 2008; 25: 334-340.
108. Bellcross CA, Kolor K, Goddard K, et al. Awareness and utilization of BRCA1/2 testing among U. S. primary care physicians. *Am J Prev Med* 2011; 40: 61-66.
109. Pollack A. F. D. A. Orders genetic testing firm to stop selling DNA analysis service. New York Times. November 25, 2013. http: //www. nytimes. com/2013/11/26/business/fda-demands-ahalt-to-a-dna-test-kits-marketing. html?_r=0.

第二十八章　乳腺癌的遗传检测

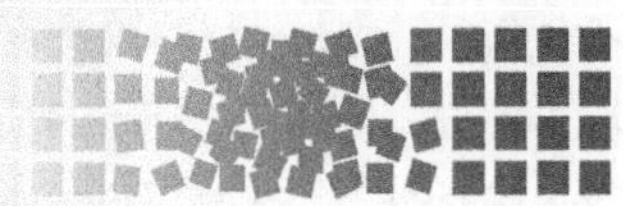

Kristen M. Shannon, Anu Chittenden

引言

美国妇女患乳腺癌的终身风险为 12%[1]。虽然只有 5% ～ 10% 的乳腺癌病例由高外显的癌症易感基因引起，比较一般人群，携带这些基因突变的个体一生中患乳腺癌及其他肿瘤的风险明显增加。甄别这些高风险的携带者使医疗机构能更好地进行咨询和教育、监测和预防，以提高该人群的总体生存率。本章重点聚焦于对乳腺癌高风险患者的识别，并对大部分遗传性乳腺癌综合征的临床特征、癌症风险、致病基因和医疗管理进行总结。

乳腺癌高风险人群鉴别

为了确定个人的遗传性乳腺癌风险，一个准确和全面的家族史是必不可少的。家族史必须包括夫妻双方三代直系血亲的相关信息。准确的家族史应该包含恶性肿瘤受累者和无症状的家庭成员[2,3]；尤其注意患有恶性肿瘤的家庭成员（受影响的），但那些没有患癌的个体（未受影响的）也应该包括在内。同时应该包括无恶性肿瘤症状的先证者和亲属，因为一些遗传性癌症综合征在他们身上表现出其他的非肿瘤症状（如毛根鞘瘤与 Cowden 综合征）。

采集家族史必须考虑受访者表述信息的准确性。许多因素影响被调查个体对家族史的认识，有些已报道的家族史就是错误的[4,5]。有近期研究表明受访者往往只能确定家庭成员患有癌症，但通常不清楚具体的诊断细节[6,7]。乳腺癌的诊断通常较为明确，而卵巢癌的诊断通常不那么清晰[8,9]。要注意家族病史是随时间变化的，尤其是 30 ～ 50 岁家庭成员的相关临床诊断在逐渐增加[10]。最后，先证者和家庭成员的体检在判断一些遗传性乳腺癌综合征上非常有帮助，如 Cowden 综合征。

基因检测

虽然已经建立了一些基因检测指南，但是否进行基因检测还要基于临床的判断。美国国家综合癌症网络（NCCN®）提供的 2011 指南提出了对需要进行基因检测个体的建议，也包含了一些所要检测的基因。但是，最终是否进行基因检测还是依据个体的情况进行判断。

乳腺癌易感性的基因检测是迅速变化的。经典的方法包括对临床怀疑导致乳腺癌的家族易感基因进行检测。在这种情况下找到合适的实验室进行检测是非常重要的，因为实验室技术（及技术的灵敏度）都大为不同。最为常见的基因检测包括问题基因的测序，然而新兴的数据表明，基因的缺失 / 重复检测也是必要的，毕竟基因的突变谱也包括了各种罕见但重要的基因重排[11]。

基因检测技术的进步，特别是下一代测序技术的出现，使各个基因检测公司建立了多个乳腺癌易感基因的检测试剂盒。在这种情况下，可以用一个血液标本进行多达 14 个不同的乳腺癌易感基因的检测。这些基因重要性各异，包含了在临床高外显率的乳腺癌易感基因 TP53 和低外显率的 CHEK2。这类测试将如何发展，以及它将在临床中发挥的作用还有待进一步的观察。

BRCA1 和 BRCA2

概述

BRCA1 和 BRCA2 基因的突变导致了“经典”遗传性乳腺癌综合征即遗传性乳腺癌和卵巢癌综合征（HBOC）。大多数 HBOC 是因为 BRCA1 和 BRCA2 基因的突变[12, 13]，它们分别在 1994 年和 1995 年被克隆。BRCA1 和 BRCA2 基因的突变在大多数人中是罕见的，频率约为 1/400 人，但在 Ashkenazi 犹太人群中突变频率上升为 1/40 人，其携带三种主要致病突变类型，包括 BRCA1 的两种突变（185delAG 和 5382insC）和 BRCA2 的一种突变（6174delT）[16, 17]。其他的突变也被报道，但它们的效用在美国人中较小[18, 19]。

BRCA1/2 突变携带者与肿瘤的关系已经进行了很多的研究。BRCA2 相关乳腺癌与散发性乳腺癌的表型和临床症状都比较相似[20, 21]。BRCA1 相关的乳腺癌往往具有较高的组织学分级，显示更多的髓样病变，与散发性乳腺癌相比，更多为“三阴性”乳腺癌（即雌激素受体阴性，孕激素受体阴性，HER2/neu 过表达少见）[22]。卵巢浆液性乳头状癌是 BRCA1 基因突变携带者的关键特征之一，而在 BRCA2 突变携带者并不常见。子宫内膜样癌和透明细胞亚型卵巢癌有所报道[23]，但卵巢交界性肿瘤并非是其显性表现[24]。输卵管和腹膜的肿瘤发生在突变患者的概率有所增加[25]。BRCA1 和 BRCA2 突变的卵巢癌患者的预后较年龄匹配的对照组患者好。

BRCA1 / 2 突变携带者的鉴别

鉴别高风险的 BRCA1 或 BRCA2 突变携带者非常重要，以便他们能得益于监测和预防的手段。有各种各样的模型用于评估 BRCA1 或 BRCA2 突变的概率与风险[13, 28-31]，这些模型有各自的优点和局限性，指导者要熟练运用并进行适当地解释[32-34]。BRCAPRO 模型可能是临床肿瘤遗传评估最常用的模型，它主要基于携带 BRCA 突变的个人家族史和贝叶斯定理。利用这些模型了解其局限性并在适当环境下进行评估非常重要。要注意由不同模型来计算风险概率结果并不相同，因为使用定量的阈值来确定筛选建议是非常复杂的。健康管理者应该使用临床判断与模型评估相结合的方式为个体提供必不可少的精确风险评估。

癌症风险

与 BRCA1 和 BRCA2 基因突变相关的肿瘤外显率仍然是一个活跃的研究领域。与两者相关的癌症总结在表 28.1 中。乳腺癌的发病风险概率与调查群体相关，有家族史的群体患癌风险较高，一般人群则较低。此外，卵巢癌的风险在 BRCA2 基因突变的患者并不一致，卵巢癌决定簇区的突变意味着更高的终身风险[42]。其他因素，如出生人群、口服避孕药的使用、第一次妊娠的年龄及运动，都会影响患癌的风险性[36]。已有报告显示，BRCA2 突变的患者患胆囊和胆管癌、胃癌、黑色素瘤的风险增加，均不具临床操作性[37,43]。

表 28.1　BRCA1/2 癌症风险

癌症位置	BRCA1 突变（%）	BRCA2 突变（%）
女性乳房	50 ～ 80	40 ～ 70
卵巢	＜ 40	＜ 20
前列腺	＜ 30	＜ 39
胰腺	1.3 ～ 3.2	2.3 ～ 7

资料来源：Ford D，Easton DF，Stratton M，et al. Genetic heterogeneity and penetrance analysis of the BRCA1 and BRCA2 genes in breast cancer families. The Breast Cancer Linkage Consortium. Am J Hum Genet 1998；62：676-689；King MC，Marks JH，Mandell JB. Breast and ovarian cancer risks due to inherited mutations in BRCA1 and BRCA2. Science 2003；302：643-646；Ozcelik H，Schmocker B，Di Nicola N，et al. Germline BRCA2 6174delT mutations in Ashkenazi Jewish pancreatic cancer patients. Nat Genet 1997；16：17-18；Antoniou A，Pharoah PD，Narod S，et al. Average risks of breast and ovarian cancer associated with BRCA1 or BRCA2 mutations detected in case series unselected for family history：a combined analysis of 22 studies. Am J Hum Genet 2003；72：1117-1130；Risch HA，McLaughlin JR，Cole DE，et al. Prevalence and penetrance of germline BRCA1 and BRCA2 mutations in a population series of 649 women with ovarian cancer. Am J Hum Genet 2001；68：700-710；The Breast Cancer Linkage Consortium. Cancer risks in BRCA2 mutation carriers. J Natl Cancer Inst 1999；91：1310-1316；Thompson D，Easton DF. Cancer incidence in BRCA1 mutation carriers. J Natl Cancer Inst 2002；94：1358-1365。

管理

目前对患 HBOC 风险妇女的基因筛查建议基于现有的最好的证据，随着更多 BRCA1 和 BRCA2 相关疾病的出现，有望进一步改善。目前关于 BRCA1 和 BRCA2 突变相关的筛查建议在表 28.2 中列出。

在乳腺癌高遗传风险的女性患者进行预防性乳房切除术是适当的，研究表明预防性乳房切除术可以降低 90% ～ 95% 乳腺癌风险[44-47]。他莫昔芬或雷洛昔芬作为 BRCA 携带者的化学预防用药作用是有限的；然而他莫昔芬可以减少 BRCA 携带者对侧乳房发病的风险[48, 49]。最近的两项研究支持预防性双侧输卵管卵巢切除术：卵巢癌的发病风险在切除术和密切监视的人群分别为 0.15 和 0.04[50, 51]。同时妇女应该被告知潜在的原发性腹膜癌的可能性，已报道在输卵管卵巢预防性切除术 15 年后有原发性腹膜癌的发生[25, 52]。一些研究发现，复方口服避孕药含有雌激素和孕激素，可以降低卵巢癌的发病风险，但其他研究中则没有作用[53, 55]。

男性 BRCA 突变携带者应学会乳腺自查，每月定期自检；并建议每半年进行乳腺临床检查，关注任何可疑的乳腺病变。如有男性乳房女性化，或乳房实质 / 乳腺腺体密度在本底基础上的变化，NCCN 肿瘤临床实践指南（NCCN 指南®）建议每年进行基本乳房 X 线检查以追踪[56]。NCCN 指南同时建议男性 BRCA 突变患者应该坚持进行前列腺癌筛查[56, 57]。

表 28.2　国家综合癌症网络（NCCN）对于 BRCA1/2 携带者的管理指南

女性
■ 18 岁开始乳腺癌风险提示
■ 25 岁以后，每 6 ～ 12 个月进行一次临床乳房检查
■乳腺癌筛查
◆年龄 25 ～ 29 岁，每年度进行乳腺 MRI 检查（首选）或乳房 X 线检查。如果家族有早发病例，则检查时间提前
◆年龄≥ 30 ～ 75 岁，每年度进行乳房 X 线检查和乳腺 MRI 检查
◆年龄≥ 75 岁，依据个人情况进行管理
◆探讨是否进行乳房预防性切除术，以及手术的范围、乳房的重塑及相关风险
■对 35 ～ 40 岁且完成生育或家族中出现早发卵巢癌病例的个体推荐输卵管卵巢预防性切除术；咨询包括生育要求、癌症风险概率、预防效果、更年期症状管理，短期及长期的激素替代疗法，以及相关的医疗问题
■探讨乳房切除术和（或）输卵管卵巢预防性切除术带来的心理、社会和生活质量方面的问题
■对于没有选择输卵管卵巢预防性切除术的患者，从 30 岁开始每 6 个月一次阴道超声检查（对于绝经前妇女最好在月经周期前 1 ～ 10 天）和 CA-125（在绝经前妇女最好是月经周期 5 天后）。如果家族中有卵巢癌早发病例，则在第一例最早确诊年龄之前的 5 ～ 10 年开始检查
■考虑进行乳腺癌和卵巢癌的化学预防，探讨可能的风险和预防效果
■研究成像和筛选的新技术
男性
■ 35 岁开始进行乳房自检训练与教育
■从 35 岁开始临床乳腺检查，每 6 ～ 12 个月一次
■ 40 岁时进行乳房 X 线的初次检查；如果发现乳房实质 / 乳腺腺体密度的变化则每年进行乳房 X 线检查
■ 40 岁开始
◆建议对 BRCA2 携带者进行前列腺癌筛查
◆对 BRCA1 携带者考虑前列腺癌筛查

注：改编自 NCCN 临床实践指南：乳腺癌和卵巢 V.1.2014。© 综合癌症网络公司，版权所有。未经 NCCN 书面许可这里的 NCCN 指南和插图不得以任何形式的复制用于任何用途。查看最新和完整版本 NCCN 指南版本 NCCN 指南，请访问网站 www. NCCN.org。国家综合癌症网络，NCCN，NCCN 指南和所有其他 NCCN 内容都是由国家综合癌症网络公司商标拥有。

社会心理问题

女性 BRCA 携带者的社会心理需求已被广泛研究。虽然大部分 BRCA1 和 BRCA2 基因突变携带者在癌症遗传咨询后有轻微的困扰症状，但这些症状较小且不会影响日常生活，在 1 年的随访后几乎消失[58-62]。约 20% 的 BRCA1/2 突变携带者在知晓后有较高的心理压力[63, 64]。压力的影响因素包括测试前焦虑、测试前的预判风险，以及是否选择预防性手术以减少癌症风险[5]。重要的是，即使妇女在测试后较为焦虑也不会后悔进行测试[66]。有人建议，测试供应商应该考虑在启动基因检测之前进行一个简短的心理逻辑评估[67]，使这些妇女可以在知道结果前获得更全面的支持[68]。

BRCA1/2 突变携带者焦虑的相关症状包括失眠和“坏心情”[60, 69, 70]。另一个社会心理问题的报告表明，BRCA1/2 突变的单身女性增加了寻找伴侣的紧迫感，并从多方面追求亲子关系[71]。

各种研究表明，现有的社会支持网络对 BRCA1/2 突变携带者是不够的，且规范性的服务难以获得且没有得到充分的利用[66, 70, 72]。为了解决这种缺乏规范性支持服务的状况，对 BRCA1/2 携带者进行整体的服务非常重要，包括医学健康管理的更新、遗传隐私与歧视、心理和家庭问题。这样将为 BRCA 携带者及其家人提供一个宝贵的机会以获得更新的医疗信息，分享个人经验，提供和接受支持并改善健康行为[73]。

男性 BRCA 携带者的社会心理影响还没有获得广泛研究，但有一项研究指出，在 4 位突变携带者中，1 位在报告披露后出现高焦虑症状[74]。

TP53

概述

TP53 基因的胚系突变引起 Li-Fraumeni 综合征（LFS），这种罕见的癌症易感综合征被认为导致 1% 的乳腺癌[75]。LFS 涉及多种肿瘤的类型，且可以发生在包括童年在内的任何时间点。大多 LFS 病例是因为 P53 基因突变[76-79]。肿瘤类型包括骨肉瘤（主要是骨肉瘤及软骨肉瘤）、软组织肉瘤、乳腺癌、脑肿瘤、白血病和肾上腺皮质癌[80]。63% ～ 77% 的 LFS 个体会发生经典的相关肿瘤[80-83]。乳腺癌最常见（24% ～ 31.2%），其次是软组织肉瘤（17.8% ～ 11.6%）、脑肿瘤（3.5% ～ 14%）、骨肉瘤（12.6% ～ 13.4%）及肾上腺皮质肿瘤（6.5% ～ 9.9%）[84, 85]。所有 LFS 相关肿瘤如表 28.3 所列。

也有一些关于 LFS 综合征相关肿瘤组织学偏好的数据[80]。乳腺癌最常见的为浸润性导管癌。软组织肉瘤中横纹肌肉瘤占 55%，其次是纤维肉瘤（13%），然后是恶性纤维组织细胞瘤[84]。LFS 相关的脑肿瘤，69% 是星形胶质细胞（星形细胞瘤和胶质母细胞瘤），其次是髓母细胞瘤 / 原始神经外胚层肿瘤（17%）[84]。

表 28.3　与 Li-Fraumeni 综合征相关的肿瘤

肾母细胞瘤	膀胱癌	前列腺癌
恶性叶状柄肿瘤	肝母细胞瘤	胰腺癌
肺癌	淋巴瘤	神经母细胞瘤
脉络膜丛肿瘤	鼻咽癌	睾丸癌症
结直肠癌	输尿管瘤	卵巢癌
胃癌	喉癌	黑色素瘤
性腺生殖细胞肿瘤	畸胎瘤	

资料来源：Gonzalez KD，Noltner KA，Buzin CH，et al. Beyond Li-Fraumeni syndrome：Clinical characteristics of families with p53 germline mutations. J Clin Oncol 2009；27：1250-1256；Nichols KE，Malkin D，Garber JE，et al. Germ-line p53 mutations predispose to a wide spectrum of early-onset cancers. Cancer Epidemiol Biomarkers Prev 2001；10：83-87；Hwang SJ，Lozano G，Amos CI，et al. Germline p53 mutations in a cohort with childhood sarcoma：sex differences in cancer risk. Am J Hum Genet 2003；72：975-983；Kleihues P，Schäuble B，zur Hausen A，et al. Tumors associated with p53 germline mutations：a synopsis of 91 families. Am J Pathol 1997；150：1-13；Olivier M，Goldgar DE，Sogda N，et al. Li-Fraumeni and related syndromes：correlation between tumor type，family structure，and TP53 genotype. Cancer Res 2003；63：6643-6650；Birch JM，Alston RD，McNally RJ，et al. Relative frequency and morphology of cancers in carriers of germline TP53 mutations. Oncogene 2001；20：4621-4628；Strong LC，Williams WR，Tainsky MA. The Li-Fraumeni syndrome：From clinical epidemiology to molecular genetics. Am J Epidemiol 1992；135：190-199。

Li-Fraumeni 综合征的识别

Li 等[80]于 1988 年首次报道了 Li-Fraumeni 综合征并建立了相关的临床诊断标准，现在称为经典 LFS 标准（表 28.4）。1994 年，Birch 等[77]建立了相对宽松的诊断标准以尝试判别非经典标准的 p53 突变家族[77]，即 LFS-like（LFL）标准。经典 LFS 标准和 LFL 标准都是基于 p53 突变家族史，而很难发现 p53 新的胚系突变患者。实际上，p53 新的突变还没有结论，有报道 p53 新的胚系突变患者比例高达 24%[88]。

2001，Chompret 等[89]发展了一套用于识别可能携带 p53 基因突变患者的标准（表 28.4），包括有家族史的 p53 基因突变患者和没有家族史的新发 p53 突变患者。Chompret 标准可以涵盖潜在的有 p53 新的胚系突变个体。

表 28.4 Li-Fraumeni 综合征的临床诊断标准

经典 LFS 标准
■ 45 岁之前诊断出肉瘤的先证者
■一级亲属[a]有 45 岁之前的肿瘤患者
■家族同系的一级或二级亲属[b]在 45 岁前诊断出癌症或在任何年龄诊断出肉瘤
LFL 综合征标准
■ 45 岁前诊断出任何儿童肿瘤或肉瘤、脑肿瘤或肾上腺皮质癌的先证者
■一级亲属或二级亲属在任何年龄诊断出 LFS 相关肿瘤（肉瘤、乳腺癌、脑肿瘤、白血病或肾上腺皮质癌）
■家族同系的一级亲属或二级亲属在 60 岁前诊断出任何肿瘤
Chompret 标准
■ 36 岁前诊断出特定肿瘤的先证者（肉瘤、脑肿瘤、乳腺癌或肾上腺皮质癌），或在 46 岁前至少一个一级或二级亲属患有特定肿瘤（如果先证者为乳腺癌患者，则在亲属中出现除了乳腺癌的其他肿瘤），或一个亲属在任何年龄有多个原发性肿瘤
■先证者有多原发肿瘤，两种属于特定肿瘤且一个在 36 岁之前诊断，无须考虑家族史
■先证者有肾上腺皮质癌，无须考虑家族史或确诊年龄

注：LFL，LFS 样；LFS，Li-Fraumeni 综合征。

a 一级亲属的定义为父母、兄弟和孩子。

b 二级亲属的定义为祖父母、叔叔、阿姨、侄女、侄子或孙子、孙女。

符合 LFS 诊断标准的个体有 50% ～ 70% 确认有 p53 突变[77, 89-92]。符合 LFL 诊断标准的个体有 21% ～ 40% 确认有 p53 突变[79, 90]。符合 Chompret 诊断标准的个体约有 20% 的比例确认有 p53 突变[89]。

癌症风险

通常，LFS 相关的肿瘤发病年龄明显较散发性肿瘤小。然而，具体的发病年龄取决于肿瘤的类型，平均的诊断年龄可以从童年到成年[84]。LFS 的癌症风险复杂，因为在不同的研究结果风险的范围有所不同，且很大程度上取决于研究人群。汇集所有 p53 突变携带者（女性和男性）所有类型的癌症风险，癌症风险 15 ～ 20 岁是 12% ～ 42%，40 ～ 45 岁是 52% ～ 66%，50 岁是 80%，85 岁是 85%[82, 83, 88, 98]。去除年龄因素，一生中女性 p53 突变携带者较男性普遍存在较高的患癌症的风险[83, 88, 94]。

LFS 综合征的患者明显增加了患多种原发性肿瘤的风险。Hisada 等[95]发现随着第一例癌症的诊断，在 30 年左右发生第二种原发肿瘤的风险概率为 57%，在随后 10 年左右发生第三种肿瘤的风险概率为 38%。此外，第二和第三等原发性肿瘤多在之前肿瘤放疗的部位发生[76, 80, 88, 95]。

社会心理问题

作为 LFS 综合征的家庭成员和（或）LFS 患者的社会心理影响尚没有被广泛研究[96, 97]。LFS 综合征疾病的性质导致独特的心理影响是由于家庭直系亲属常需面对许多癌症诊断（和死亡）。这样的情况贯穿于整个生命，父母需要面对孩子的诊断（和死亡），而儿童也需要面对父母的诊断（和死亡），这导致了多次的悲伤经历，对 LFS 的家庭成员是沉重的心理负担[98]。虽然尚无数据，这些社会心理影响可能影响个体与家庭成员之间关系，并且不局限于孩子与配偶。

因为该综合征罕见，很多 LFS 综合征患者可能感到孤独。一般来说，其他遗传性癌症综合征常有"支持团体"帮助应对。不幸的是，在美国尚没有 LFS 综合征"支持团体"。一个在线的 LFS 综合征个人的讨论组 / 支持组可供选择（http://listserv.acor.org/SCRIPTS/WA-ACOR.EXE?OK=53111E8B&L=LI-FRAUMENI）。它的成员包括 LFS 患者、卫生保健机构和 LFS 患者的配偶与朋友。该在线支持组不仅分享关于疾病的信息，也减轻患者及家庭成员的恐惧、焦虑、悲伤和其他心理问题。

Cowden 综合征（CS 磷酸酶和张力蛋白同源染色体）

概述

Cowden 综合征（CS）是由于 PTEN 的胚系突变引起的罕见的遗传性肿瘤综合征，表现为不同器官系统的过度生长。发病率约 1 ∶ 200 000，但可能会被漏诊[99]。Cowden 综合征归类为由 PTEN 突变引起的错构瘤综合征[100]。在大量 Cowden 综合征患者中有 PTEN 突变，其他一些基因突变，如 BMPR1A 和琥珀酸脱氢酶基因突变在一小部分患者中可以导致 Cowden 综合征类似的症状（CS-like）但并未达到 Cowden 综合征诊断标准[101, 102]。

诊断标准及检测标准

传统上 Cowden 综合征的标志性特征之一是皮肤和黏膜的多发性错构瘤。一个完整的身体检查非常重要，包括头围测量和皮肤的检查。然而，Cowden 综合征的诊断标准是复杂的，没有错构瘤的患者也不排除 Cowden 综合征[103]。表 28.5 是 NCCN® 的 Cowden 综合征诊断指南（v.1.2014）。

表 28.5　NCCN 的 Cowden 综合征诊断指南

有 PTEN 基因突变家族史或
个体符合 CS/PHTS 的临床诊断标准或 ■高风险个体如果没有进行测试，其临床诊断与 CS/PHTS 或 BRRS 相关 ◆高风险的个体需满足以下任何一个主要标准或两个次要标准
或

续表

有下列个人史
■ Bannayan-Riley-Ruvalcaba 综合征 ■成人的 Lhermitte-Duclos 病（小脑发育不良性神经节细胞瘤） ■自闭症谱系障碍和大头畸形 ■两个或两个以上活检证实的毛根鞘瘤 ■两个或两个以上主要标准（其一必须是大头畸形） ■三个或三个以上主要标准，没有大头畸形 ■一个主要标准和三个或更多次要标准 ■四个以上次要标准 ■当有亲属临床上诊断为 Cowden 综合征或 Bannayan-Riley-Ruvalcaba 综合征时，则需要较少的条件（任何一个主要的标准或两个次要标准）
主要标准 ■乳腺癌 ■皮肤黏膜损害 ◆活检证实的毛根鞘瘤 ◆多掌跖角皮病 ◆多灶性或广泛的口腔黏膜乳头状瘤病 ◆多发性皮肤面部丘疹（常疣状） ■龟头黄斑色素沉着 ■大头畸形（≥ 97%，成年女性 58cm，成年男性 60cm） ■子宫内膜癌 ■滤泡性甲状腺癌 ■多种胃肠道错构瘤或神经节细胞瘤
次要标准 ■甲状腺结构病变（如腺瘤、结节性甲状腺肿） ■乳头状或滤泡型甲状腺乳头状癌 ■智力低下（智商≤ 75） ■自闭症谱系障碍 ■单胃肠道错构瘤或神经节细胞瘤 ■> 3 食管糖原棘皮症 ■脂肪瘤 ■睾丸脂肪瘤病 ■肾细胞癌 ■结肠癌 ■血管异常（包括多发性脑发育性静脉异常）

注：改编自 NCCN 临床实践指南：乳腺癌和卵巢 V.1.2014。© 综合癌症网络公司，版权所有。未经 NCCN 书面许可这里的 NCCN 指南和插图不得以任何形式的复制用于任何用途。查看最新和完整版本 NCCN 指南版本 NCCN 指南，请访问网站 www. NCCN.org。国家综合癌症网络，NCCN，NCCN 指南和所有其他 NCCN 内容都是由国家综合癌症网络公司商标拥有。

Cowden 综合征鉴别

2011 年克利夫兰诊所提供了一个针对成人 PTEN 基因突变的风险计算器，以及一套儿童标准（http://www.lerner.ccf.org/gmi/ccscore/）。风险评估基于大队列的潜在 Cowden 综合征前瞻性队列研究的数据基础。信息包括体检结果、特定癌症诊断、肠息肉和其他的良性肿瘤。如果一个患者的风险大于 3%，则建议行 PTEN 的突变检测[104]。

癌症风险

Cowden 综合征女性患者乳腺癌的发病风险极高。Cowden 综合征相关的肿瘤还包括甲状腺非髓样癌和子宫内膜癌。最近，肾细胞癌、黑色素瘤和结直肠癌也有报道，与 Cowden 综合征有关的癌症风险差异巨大[104, 105]。最近来自克利夫兰诊所的一篇文章估计，Cowden 综合征有关癌症的终身风险要远高于先前报道，但是，它可能存在队列偏倚[104]。两个报告总结在表 28.6。

表 28.6　Cowden 综合征相关的癌症风险

	Pilarski 等（2009）（%）	Tan 等（2012）（%）
乳腺癌风险	25 ～ 50	85
甲状腺癌	3 ～ 10	35
子宫内膜癌	5 ～ 10	28
肾细胞癌	未知	34
黑色素瘤	未知	6
结直肠癌	未知	9

健康管理

Cowden 综合征诊断复杂。由于 Cowden 综合征的复杂表现，临床医生一般在最明显的病例时才做出确切诊断。在高度怀疑的情况下，一个阴性的遗传测试结果对患者及其家属可能是无意义的。相反，阳性的遗传检测或没有 Cowden 综合征典型症状却有各种各样非确定表现的患者，依然无法确定进一步的筛查和预防措施。NCCN 的健康管理指南总结在表 28.7。

表 28.7　NCCN（v.1.2014）对 Cowden 综合征的管理建议

女性
■ 18 岁开始提示乳腺癌风险 ■ 25 岁以后，或者在家族中发现乳腺癌患者的最早年龄之前的 5 ～ 10 年，每 6 ～ 12 个月进行临床乳房检查 ■ 30 ～ 35 岁或基于家族最早发病患者的年龄，每年进行乳房 X 线检查和乳腺 MRI 检查。对于子宫内膜癌的筛查，对患者进行耐心教育并告知相关的症状以便及时反馈。30 ～ 35 岁开始考虑每年进行随机子宫内膜活检和（或）超声检查 ■在个案的基础上讨论预防性乳房切除术和子宫切除术的必要性及手术方式，包括保留的程度、癌症风险的程度和重建的选择
男性和女性
■在家族中确诊癌症的最早年龄 5 年之前或 18 岁开始年度全面体检，特别要注意乳房和甲状腺检查 ■ 18 岁或在家族中最早确诊甲状腺癌患者之前的 5 ～ 10 年进行年度甲状腺超声检查，无论其是否为第一个确诊患者 ■ 35 岁开始每 5 年进行结肠镜检查，如果患者有症状或发现息肉则加大检查频率 ■ 40 岁开始每 1 ～ 2 年进行肾超声检查。对皮肤疾病进行管理 ■如果有症状，考虑进行儿童的心理评估诊断和脑 MRI ■进行癌症有关症状的教育
亲属的风险
■对亲属进行潜在遗传性癌症风险的教育，进行风险评估并给予管理的建议 ■建议遗传咨询并对高风险亲属进行遗传检测

注：改编自 NCCN 临床实践指南：乳腺癌和卵巢 V.1.2014。© 综合癌症网络公司，版权所有。未经 NCCN 书面许可这里的 NCCN 指南和插图不得以任何形式的复制用于任何用途。查看最新和完整版本 NCCN 指南版本 NCCN 指南，请访问网站 www. NCCN.org。国家综合癌症网络，NCCN，NCCN 指南和所有其他 NCCN 内容都是由国家综合癌症网络公司商标拥有。

社会心理问题

可能是由于罕见，临床和（或）基因诊断的 Cowden 综合征的患者和家庭成员的社会心理影响尚没有被广泛研究。然而，有几个因素会增加 Cowden 综合征的心理负担，包括临床症状的变化，筛选的困难（尤其是乳腺癌），由于皮肤黏膜病变和手术导致的缺陷，可能的儿童智力障碍和（或）自闭症，缺乏新发 PTEN 突变概率及来自家庭遗传的知识，基因检测发现的大量 PTEN 突变和整体 Cowden 综合征知识的匮乏。

由于 PTEN 突变与自闭症和巨头畸形的关联，现在很多儿童进行 PTEN 的基因检测；一小部分发现有 Cowden 综合征或相关的疾病[106]。在家庭中检测儿童的情况可以为成年的家庭成员提供癌症风险的信息。此外，家长可以知道儿童问题的潜在遗传原因，从而寻找相关疾病团体的支持。将来随着靶向治疗的进步，希望可以改善儿童及其成年家庭成员的疾病症状。

检测父母有 PTEN 突变而无症状的儿童是否有意义尚未知。虽然 PTEN 突变所致儿童癌症已经报道，但在 Cowden 综合征这些癌症比较罕见。一些专家坚称在儿童进行甲状腺等肿瘤的早期检测是有助于癌症的检出及预防的[107]，而有些人认为与很小的医疗受益（有些来源于在青年时不会发生恶性变的良性病变）相比，早期筛查会造成过重的心理负担。对无症状的儿童进行 Cowden 综合征检测还有争议。

其他遗传突变和乳腺癌

STK11

黑斑息肉综合征（PJS）是一种罕见的常染色体显性遗传综合征，表现为明显的胃肠道错构瘤性息肉。据估计，在北美洲和西欧发病率约为 1 ∶ 150 000[108, 109]。PJS 的典型症状是小肠 Peutz–Jeghers 息肉并在口周和口内、鼻、肛周区及身体的其他部分有色素沉着（棕色或蓝色点）。这些病变多在童年最突出且随着年龄的增长而褪色。

大多数 PJS 家庭有 STK11 基因突变，但这不能解释所有遗传性病例及许多 PJS 单发病例。PJS 患者女性乳腺癌的终身风险变动较大，一般认为是 30% ～ 50%[111, 112]。PJS 相关肿瘤还包括结肠、胰腺、胃、卵巢、小肠、肺、子宫颈、睾丸、子宫和食管的肿瘤[110]。PJS 的共识诊断标准在 2010 出版（表 28.8）[110]。

表 28.8　黑斑息肉综合征和遗传性弥漫性胃癌综合征的临床标准

PJS 临床诊断标准
存在以下任一条件 ■两个或两个以上的组织学证实的黑斑息肉 ■有任何数量的黑斑息肉且有 PJS 家族史 ■有特征性的皮肤黏膜色素沉着且有 PJS 家族史 ■任意数量的黑斑息肉和特征性的皮肤黏膜色素沉着共存 Beggs 等（2010）[110]

续表

遗传性弥漫性胃癌（DGC）的临床标准
以下任一条件 ■家族中有两个胃癌病例，且其中一例＜ 50 岁发生 DGC
■在一级亲属或二级亲属中，有 3 例 DGC 患者
■家族中有 40 岁之前的 DGC 单发病例
■家族中有 DGC 及乳腺小叶癌的患者，其中一项在 50 岁前诊断

注：PJS，黑斑息肉综合征；DGC，弥漫型胃癌。

引自 Fitzgerald RC，Hardwick R，Hunstman D et al. Hereditary diffuse gastric cancer：Updated consensus guidelines for clinical management and directions for future research. J Med Genet 2010；47：436-444。

CDH1

遗传性弥漫性胃癌是一种罕见的常染色体显性遗传性癌，表现为弥漫性（或印戒细胞）胃癌。这种综合征的发病率还不确定，但应该是罕见的，与正常人群的 1% 发病率比较，该类患者的终身患胃癌风险为 80%[114, 115]。该家族的第二个最常见的癌症是乳腺小叶癌，妇女终身风险为约 40%[116, 120]。也有报道在一些家庭出现唇腭裂[121]。表 28.8 显示了国际胃癌联合会公布的 2010 年的临床标准[113]。在没有胃癌家族史的情况下小叶乳腺癌患者的 CDH1 突变率会低一些[122]。更多说明请参考第 31 章 [结直肠癌综合征基因检测（非息肉综合征）]。

中和低外显率乳腺癌易感基因

乳腺癌家族易感基因还包括 CHEK2 和 ATM。这些基因导致的变化少于传统遗传性乳腺癌综合征；其他因素有可能与这些基因相互影响，并导致乳腺癌风险的平缓增加。

最近，一个美国团队报道了与遗传性卵巢癌相关的 12 个基因，同时也正在分析它们与家族遗传性乳腺癌的相关性[123-125]。更多的实验室开始提供 DNA 修复通路的重要基因的整体测试[126]。以下为这些基因的类别。

1. 类别 1——BRCA1 和 BRCA2 功能相关的基因（ATM、BARD1、CHEK2、MRE11A、NBN、RAD50、RAD51D）

· ATM（共济失调性毛细血管扩张症基因）

· BARD1（BRCA1 相关的 RING domain 1）

· CHEK2（细胞周期检查点激酶 2）

· MRE11A（减数分裂重组同源物 11）

· NBN（nibrin；又名 NBS1）

· Rad50

· RAD51D

2. 类别 2——范科尼贫血信号通路中增加乳腺癌风险的基因（BRIP1、PALB2、RAD51C）

· BRIP1（BRCA 结合蛋白 C 端解旋酶 1，FANCJ）；

· PALB2（BRCA2 稳固蛋白；FANCN）

· RAD51C（FANCO）

3. 类别3——与遗传性结直肠癌相关的基因（MLH1、MSH2、MSH6、PMS2、EPCAM、MYH）

对于许多类别 1 和 2 的基因，乳腺癌的风险并不确定。目前尚不清楚相关的突变测试结果阴性妇女在正常人群中的真正的患病风险（“真实阴性”）。

Lynch 综合征和 MYH 相关性息肉病

Lynch 综合征（LS）是最常见的遗传性结直肠癌综合征之一，占结直肠癌病例的 2% ～ 3%。它是由 DNA 错配修复中的基因突变引起的，包括 MLH1、MSH2、MSH6、PMS2 和间接的 EPCAM。典型的特点是相对早发性的结直肠癌和子宫癌；其他癌症包括胃肠癌、小肠癌、胰腺癌、皮脂腺癌、卵巢癌和泌尿道癌的风险增加，脑肿瘤的患病风险增加的报道罕见[127]。大多数研究认为，MMR 基因突变携带者并不会增加乳腺癌的风险[128]，虽然最近的一篇文章有一个 Lynch 综合征家族的前瞻性研究显示，乳腺癌的风险增加了 4 倍[129]。来自 Lynch 综合征家族的乳腺癌患者有 MMR 缺陷[130-131]，但 MMR 基因的突变是否会增加乳腺癌的风险（和这种风险的大小）还有待研究。更详细的信息请参考第三十一章 [结直肠癌遗传检测（非息肉综合征）]。

MYH 相关性息肉病（MAP）是了解较少的腺瘤性息肉综合征（与家族性腺瘤性息肉病相比）。MYH 参与碱基切除修复；在没有 MYH 时氧化性 DNA 损伤导致 8-oxo-G 形成，引起腺嘌呤的错配。这导致 APC 和其他基因的 G ： C ＞ T ： A 颠换[132]。MAP 综合征表现为衰减表型；腺瘤较少（一般在 10 ～ 100）和息肉类型的混合（锯齿状腺瘤、增生性息肉），十二指肠息肉常见[133, 134]。MAP 患者的肠外表现包括乳腺癌已有报道[135, 136]。然而，MYH 并非乳腺癌的常见诱因[137]。更详细的信息请参考第三十一章 [结直肠癌遗传检测（非息肉综合征）]。

结论

本章提供了乳腺癌遗传综合征相关基因的概要并介绍乳腺癌基因表型。临床医生应该能够识别经典的乳腺癌综合征，知道其相关基因，并了解其医疗管理和社会心理的影响。全基因组测序技术的发展和更廉价、高效的技术可以分析人类基因组所有 22 000 个基因，使发现遗传性乳腺癌所有相关基因成为可能。然而，这些信息与临床的相关性需要更多的研究。阐明这些基因突变间的相互作用及与其他因素的影响有助于明确家族中的患病风险，并采取靶向性的筛查及预防措施。可以明确，随着时间的推移，基因检测将变得更加复杂而且结果的解释需要持续的学习和专业知识的更新。

（李 征 向娟娟）

参考文献

1. Howlander N, Noone AM, Krapcho M, et al, eds. *SEER Cancer Statistics Review*, 1975-2008. Bethesda, MD:

National Cancer Institute; 2011.

2. Bennett RL, French KS, Resta RG, et al. Standardized human pedigree nomenclature: Update and assessment of the recommendations of the National Society of Genetic Counselors. *J Genet Couns* 2008; 17: 424-433.
3. Bennett RL, Steinhaus KA, Uhrich SB, et al. Recommendations for standardized human pedigree nomenclature. Pedigree Standardization Task Force of the National Society of Genetic Counselors. Am J Hum Genet 1995; 56: 745-752.
4. Love RR, Evans AM, Josten DM. The accuracy of patient reports of a family history of cancer. *J Chronic Dis* 1985; 38: 289-293.
5. Theis B, Boyd N, Lockwood G, et al. Accuracy of family cancer history in breast cancer patients. *Eur J Cancer* Prev 1994; 3: 321-327.
6. Reid GT, Walter FM, Brisbane JM, et al. Family history questionnaires designed for clinical use: a systematic review. *Public Health Genomics* 2009; 12: 73-83.
7. Jefferies S, Goldgar D, Eeles R. The accuracy of cancer diagnoses as reported in families with head and neck cancer: A case-control study. *Clin Oncol(R Coll Radiol)* 2008; 20: 309-314.
8. Murff HJ, Spigel DR, Syngal S. Does this patient have a family history of cancer? An evidence-based analysis of the accuracy of family cancer history. *JAMA* 2004; 292: 1480-1489.
9. Chang ET, Smedby KE, Hjalgrim H, et al. Reliability of selfreported family history of cancer in a large case-control study of lymphoma. *J Natl Cancer Inst* 2006; 98: 61-68.
10. Ziogas A, Horick NK, Kinney AY, et al. Clinically relevant changes in family history of cancer over time. JAMA 2011; 306: 172-178.
11. Walsh T, Casadei S, Coats KH, et al. Spectrum of mutations in BRCA1, BRCA2, CHEK2, and TP53 in families at high risk of breast cancer. *JAMA* 2006; 295: 1379-1388.
12. Ford D, Easton DF, Stratton M, et al. Genetic heterogeneity and penetrance analysis of the BRCA1 and BRCA2 genes in breast cancer families. The Breast Cancer Linkage Consortium. *Am J Hum Genet* 1998; 62: 676-689.
13. Frank TS, Manley SA, Olopade OI, et al. Sequence analysis of BRCA1 and BRCA2: Correlation of mutations with family history and ovarian cancer risk. *J Clin Oncol* 1998; 16: 2417-2425.
14. Miki Y, Swensen J, Shattuck-Eidens D, et al. A strong candidate for the breast and ovarian cancer susceptibility gene BRCA1. *Science* 1994; 266: 66-71.
15. Wooster R, Bignell G, Lancaster J, et al. Identification of the breast cancer susceptibility gene BRCA2. *Nature* 1995; 378: 789-792.
16. Struewing JP, Hartge P, Wacholder S, et al. The risk of cancer associated with specific mutations of BRCA1 and BRCA2 among Ashkenazi Jews. *N Engl J Med* 1997; 336: 1401-1408.
17. Kauff ND, Perez-Segura P, Robson ME, et al. Incidence of non-founder BRCA1 and BRCA2 mutations in high risk Ashkenazi breast and ovarian cancer families. *J Med Genet* 2002; 39: 611-614.
18. Thorlacius S, Olafsdottir G, Tryggvadottir L, et al. A single BRCA2 mutation in male and female breast cancer families from Iceland with varied cancer phenotypes. *Nat Genet* 1996; 13: 117-119.
19. Unger MA, Nathanson KL, Calzone K, et al. Screening for genomic rearrangements in families with breast and ovarian cancer identifies BRCA1 mutations previously missed by conformation-sensitive gel electrophoresis or sequencing. *Am J Hum Genet* 2000; 67: 841-850.
20. Chappuis PO, Nethercot V, Foulkes WD. Clinico-pathological characteristics of BRCA1- and BRCA2-related breast cancer. *Semin Surg Oncol* 2000; 18: 287-295.
21. Phillips KA, Andrulis IL, Goodwin PJ. Breast carcinomas arising in carriers of mutations in BRCA1 or BRCA2: Are they prognostically different? *J Clin Oncol* 1999; 17: 3653-3663.
22. Rakha EA, Reis-Filho JS, Ellis IO. Basal-like breast cancer: A critical review. *J Clin Oncol* 2008; 26: 2568-2581.
23. Boyd J, Sonoda Y, Federici MG, et al. Clinicopathologic features of BRCA-linked and sporadic ovarian

cancer. *JAMA* 2000; 283: 2260-2265.

24. Lakhani SR, Manek S, Penault-Llorca F, et al. Pathology of ovarian cancers in BRCA1 and BRCA2 carriers. *Clin Cancer Res* 2004; 10: 2473-2481.
25. Levine DA, Argenta PA, Yee CJ, et al. Fallopian tube and primary peritoneal carcinomas associated with BRCA mutations. *J Clin Oncol* 2003; 21: 4222-4227.
26. Cass I, Baldwin RL, Varkey T, et al. Improved survival in women with BRCA-associated ovarian carcinoma. *Cancer* 2003; 97: 2187-2195.
27. Arun B, Bayraktar S, Liu DD, et al. Response to neoadjuvant systemic therapy for breast cancer in BRCA mutation carriers and noncarriers: A single-institution experience. *J Clin Oncol* 2011; 29: 3739-3746.
28. Berry DA, Iversen ES Jr, Gudbjartsson DF, et al. BRCAPRO validation, sensitivity of genetic testing of BRCA1/BRCA2, and prevalence of other breast cancer susceptibility genes. *J Clin Oncol* 2002; 20: 2701-2712.
29. Tyrer J, Duffy SW, Cuzick J. A breast cancer prediction model incorporating familial and personal risk factors. *Stat Med* 2004; 23: 1111-1130.
30. Couch FJ, DeShano ML, Blackwood MA, et al. BRCA1 mutations in women attending clinics that evaluate the risk of breast cancer. *N Engl J Med* 1997; 336: 1409-1415.
31. Shattuck-Eidens D, Oliphant A, McClure M, et al. BRCA1 sequence analysis in women at high risk for susceptibility mutations. Risk factor analysis and implications for genetic testing. *JAMA* 1997; 278: 1242-1250.
32. Kang HH, Williams R, Leary J, et al. Evaluation of models to predict BRCA germline mutations. *Br J Cancer* 2006; 95: 914-920.
33. Barcenas CH, Hosain GM, Arun B, et al. Assessing BRCA carrier probabilities in extended families. *J Clin Oncol* 2006; 24: 354-360.
34. James PA, Doherty R, Harris M, et al. Optimal selection of individuals for BRCA mutation testing: A comparison of available methods. *J Clin Oncol* 2006; 24: 707-715.
35. Saslow D, Castle PE, Cox JT, et al. American Cancer Society Guideline for human papillomavirus(HPV) vaccine use to prevent cervical cancer and its precursors. *CA Cancer J Clin* 2007; 57: 7-28.
36. King MC, Marks JH, Mandell JB. Breast and ovarian cancer risks due to inherited mutations in BRCA1 and BRCA2. *Science* 2003; 302: 643-646.
37. Ozcelik H, Schmocker B, Di Nicola N, et al. Germline BRCA2 6174delT mutations in Ashkenazi Jewish pancreatic cancer patients. *Nat Genet* 1997; 16: 17-18.
38. Antoniou A, Pharoah PD, Narod S, et al. Average risks of breast and ovarian cancer associated with BRCA1 or BRCA2 mutations detected in case series unselected for family history: a combined analysis of 22 studies. *Am J Hum Genet* 2003; 72: 1117-1130.
39. Risch HA, McLaughlin JR, Cole DE, et al. Prevalence and penetrance of germline BRCA1 and BRCA2 mutations in a population series of 649 women with ovarian cancer. *Am J Hum Genet* 2001; 68: 700-710.
40. The Breast Cancer Linkage Consortium. Cancer risks in BRCA2 mutation carriers. *J Natl Cancer Inst* 1999; 91: 1310-1316.
41. Thompson D, Easton DF. Cancer incidence in BRCA1 mutation carriers. *J Natl Cancer Inst* 2002; 94: 1358-1365.
42. Thompson D, Easton D. Variation in cancer risks, by mutation position, in BRCA2 mutation carriers. *Am J Hum Genet* 2001; 68: 410-419.
43. van Asperen CJ, Brohet RM, Meijers-Heijboer EJ, et al. Cancer risks in BRCA2 families: Estimates for sites other than breast and ovary. *J Med Genet* 2005; 42: 711-719.
44. Hartmann LC, Sellers TA, Schaid DJ, et al. Efficacy of bilateral prophylactic mastectomy in BRCA1 and BRCA2 gene mutation carriers. *J Natl Cancer Inst* 2001; 93: 1633-1637.
45. Rebbeck TR, Friebel T, Lynch HT, et al. Bilateral prophylactic mastectomy reduces breast cancer risk in

BRCA1 and BRCA2 mutation carriers: The PROSE Study Group. *J Clin Oncol* 2004; 22: 1055-1062.
46. Meijers-Heijboer H, van Geel B, van Putten WL, et al. Breast cancer after prophylactic bilateral mastectomy in women with a BRCA1 or BRCA2 mutation. *N Engl J Med* 2001; 345: 159-164.
47. Robson M, Svahn T, McCormick B, et al. Appropriateness of breast-conserving treatment of breast carcinoma in women with germline mutations in BRCA1 or BRCA2: A clinic-based series. *Cancer* 2005; 103: 44-51.
48. Narod SA, Brunet JS, Ghadirian P, et al. Tamoxifen and risk of contralateral breast cancer in BRCA1 and BRCA2 mutation carriers: a case-control study. Hereditary Breast Cancer Clinical Study Group. *Lancet* 2000; 356: 1876-1881.
49. Gronwald J, Tung N, Foulkes WD, et al. Tamoxifen and contralateral breast cancer in BRCA1 and BRCA2 carriers: an update. *Int J Cancer* 2006; 118: 2281-2284.
50. Kauff ND, Satagopan JM, Robson ME, et al. Risk-reducing salpingo-oophorectomy in women with a BRCA1 or BRCA2 mutation. *N Engl J Med* 2002; 346: 1609-1615.
51. Rebbeck TR, Lunch HT, Neuhausen SL, et al. Prophylactic oophorectomy in carriers of BRCA1 or BRCA2 mutations. *N Engl J Med* 2002; 346: 1616-1622.
52. Piver MS, Jishi MF, Tsukada Y, et al. Primary peritoneal carcinoma after prophylactic oophorectomy in women with a family history of ovarian cancer. A report of the Gilda Radner Familial Ovarian Cancer Registry. *Cancer* 1993; 71: 2751-2755.
53. Modan B, Hartge P, Hirsh-Yechezkel G, et al. Parity, oral contraceptives, and the risk of ovarian cancer among carriers and noncarriers of a BRCA1 or BRCA2 mutation. *N Engl J Med* 2001; 345: 235-240.
54. Narod SA, Risch H, Moslehi R, et al. Oral contraceptives and the risk of hereditary ovarian cancer. Hereditary Ovarian Cancer Clinical Study Group. *N Engl J Med* 1998; 339: 424-428.
55. Narod SA, Dube MP, Klihn J, et al. Oral contraceptives and the risk of breast cancer in BRCA1 and BRCA2 mutation carriers. *J Natl Cancer Inst* 2002; 94: 1773-1779.
56. Daly MB, Pilarski R, Axilbund JE, et al. *NCCN Clinical Practice Guidelines in Oncology(NCCN Guidelines®). Genetic/Familial High-Risk Assessment: Breast and Ovarian V1.2014*. c 2014 National Comprehensive Cancer Network, Inc. www. nccn.org. Accessed September 18, 2014.
57. Liede A, Karlan BY, Narod SA. Cancer risks for male carriers of germline mutations in BRCA1 or BRCA2: A review of the literature. *J Clin Oncol* 2004; 22: 735-742.
58. DiCastro M, Frydman M, Friedman I, et al. Genetic counseling in hereditary breast/ovarian cancer in Israel: Psychosocial impact and retention of genetic information. *Am J Med Genet* 2002; 111: 147-151.
59. Lodder LN, Frets PG, Trisburg RW, et al. One year follow-up of women opting for presymptomatic testing for BRCA1 and BRCA2: Emotional impact of the test outcome and decisions on risk management(surveillance or prophylactic surgery). *Breast Cancer Res Treat* 2002; 73: 97-112.
60. Crotser CB, Boehmke M. Survivorship considerations in adults with hereditary breast and ovarian cancer syndrome: State of the science. *J Cancer Surviv* 2009; 3: 21-42.
61. Hamilton JG, Lobel M, Moyer A. Emotional distress following genetic testing for hereditary breast and ovarian cancer: A meta-analytic review. *Health Psychol* 2009; 28: 510-518.
62. Reichelt JG, Moller P, Heimdal K, et al. Psychological and cancer-specific distress at 18 months post-testing in women with demonstrated BRCA1 mutations for hereditary breast/ovarian cancer. *Fam Cancer* 2008; 7: 245-254.
63. Lodder L, Frets PG, Trijsburg RW, et al. Psychological impact of receiving a BRCA1/BRCA2 test result. *Am J Med Genet* 2001; 98: 15-24.
64. Power TE, Robinson JW, Bridge P, et al. Distress and psychosocial needs of a heterogeneous high risk familial cancer population. *J Genet Couns* 2011; 20: 249-269.
65. O'Neill SC, Rini C, Goldsmith RE, et al. Distress among women receiving uninformative BRCA1/2 results: 12-month outcomes. *Psychooncology* 2009; 18: 1088-1096.
66. Di Prospero LS, Seminsky M, Honeyford J, et al. Psychosocial issues following a positive result of genetic

testing for BRCA1 and BRCA2 mutations: Findings from a focus group and a needs-assessment survey. *CMAJ* 2001; 164: 1005-1009.

67. Ertmanski S, Metcalfe K, Trempała J, et al. Identification of patients at high risk of psychological distress after BRCA1 genetic testing. *Genet Test Mol Biomarkers* 2009; 13: 325-330.
68. Roussi P, Sherman KA, Miller S, et al. Enhanced counseling for women undergoing BRCA1/2 testing: Impact on knowledge and psychological distress-results from a randomized clinical trial. *Psychol Health* 2010; 25: 401-415.
69. Shochat T, Dagan E. Sleep disturbances in asymptomatic BRCA1/2 mutation carriers: Women at high risk for breastovarian cancer. *J Sleep Res* 2010; 19: 333-340.
70. Werner-Lin A. Formal and informal support needs of young women with BRCA mutations. *J Psychosoc Oncol* 2008; 26: 111-133.
71. Werner-Lin A. Beating the biological clock: The compressed family life cycle of young women with BRCA gene alterations. *Soc Work Health Care* 2008; 47: 416-437.
72. Metcalfe KA, Liede A, Hoodfar E, et al. An evaluation of needs of female BRCA1 and BRCA2 carriers undergoing genetic counselling. *J Med Genet* 2000; 37: 866-874.
73. McKinnon W, Naud S, Ashikaga T, et al. Results of an intervention for individuals and families with BRCA mutations: a model for providing medical updates and psychosocial support following genetic testing. *J Genet Couns* 2007; 16: 433-456.
74. Lodder L, Frets PG, Trijsburg RW, et al. Men at risk of being a mutation carrier for hereditary breast/ovarian cancer: An exploration of attitudes and psychological functioning during genetic testing. *Eur J Hum Genet* 2001; 9: 492-500.
75. Sidransky D, Tokino T, Helzlsouer K, et al. Inherited p53 gene mutations in breast cancer. *Cancer Res* 1992; 52: 2984-2986.
76. Malkin D, Li FP, Strong LC, et al. Germ line p53 mutations in a familial syndrome of breast cancer, sarcomas, and other neoplasms. *Science* 1990; 250: 1233-1238.
77. Birch JM, Hartley AL, Tricker KJ, et al. Prevalence and diversity of constitutional mutations in the p53 gene among 21 Li-Fraumeni families. *Cancer Res* 1994; 54: 1298-1304.
78. Srivastava S, Zou ZQ, Pirollo K, et al. Germ-line transmission of a mutated p53 gene in a cancer-prone family with Li-Fraumeni syndrome. *Nature* 1990; 348: 747-749.
79. Varley JM, McGown G, Thorncraft M, et al. Germ-line mutations of TP53 in Li-Fraumeni families: An extended study of 39 families. *Cancer Res* 1997; 57: 3245-3252.
80. Li FP, Fraumeni JF Jr, Mulvihill JJ, et al. A cancer family syndrome in twenty-four kindreds. *Cancer Res* 1988; 48: 5358-5362.
81. Gonzalez KD, Noltner KA, Buzin CH, et al. Beyond Li Fraumeni syndrome: Clinical characteristics of families with p53 germline mutations. *J Clin Oncol* 2009; 27: 1250-1256.
82. Nichols KE, Malkin D, Garber JE, et al. Germ-line p53 mutations predispose to a wide spectrum of early-onset cancers. *Cancer Epidemiol Biomarkers Prev* 2001; 10: 83-87.
83. Hwang SJ, Lozano G, Amos CI, et al. Germline p53 mutations in a cohort with childhood sarcoma: sex differences in cancer risk. *Am J Hum Genet* 2003; 72: 975-983.
84. Kleihues P, Schauble B, zur Hausen A, et al. Tumors associated with p53 germline mutations: a synopsis of 91 families. *Am J Pathol* 1997; 150: 1-13.
85. Olivier M, Goldgar DE, Sodha N, et al. Li-Fraumeni and related syndromes: Correlation between tumor type, family structure, and TP53 genotype. *Cancer Res* 2003; 63: 6643-6650.
86. Birch JM, Alston RD, McNally RJ, et al. Relative frequency and morphology of cancers in carriers of germline TP53 mutations. *Oncogene* 2001; 20: 4621-4628.
87. Strong LC, Williams WR, Tainsky MA. The Li-Fraumeni syndrome: From clinical epidemiology to molecular genetics. *Am J Epidemiol* 1992; 135: 190-199.

88. Chompret A, Brugieres L, Ronsin M, et al. P53 germline mutations in childhood cancers and cancer risk for carrier individuals. *Br J Cancer* 2000; 82: 1932-1937.
89. Chompret A, Abel A, Stoppa-Lyonnet D, et al. Sensitivity and predictive value of criteria for p53 germline mutation screening. *J Med Genet* 2001; 38: 43-47.
90. Varley JM, Evans DG, Birch JM. Li-Fraumeni syndrome—a molecular and clinical review. *Br J Cancer* 1997; 76: 1-14.
91. Frebourg T, Barbier N, Yan YX, et al. Germ-line p53 mutations in 15 families with Li- Fraumeni syndrome. *Am J Hum Genet* 1995; 56: 608-615.
92. Brugieres L, Gardes M, Moutou C, et al. Screening for germ line p53 mutations in children with malignant tumors and a family history of cancer. *Cancer Res* 1993; 53: 452-455.
93. Le Bihan C, Moutou C, Brugieres L, et al. ARCAD: A method for estimating age-dependent disease risk associated with mutation carrier status from family data. *Genet Epidemiol* 1995; 12: 13-25.
94. Wu CC, Shete S, Amos CI, et al. Joint effects of germ-line p53 mutation and sex on cancer risk in Li-Fraumeni syndrome. *Cancer Res* 2006; 66: 8287-8292.
95. Hisada M, Garber JE, Fung CY, et al. Multiple primary cancers in families with Li-Fraumeni syndrome. *J Natl Cancer Inst* 1998; 90: 606-611.
96. Dorval M, Patenaude AF, Schneider KA, et al. Anticipated versus actual emotional reactions to disclosure of results of genetic tests for cancer susceptibility: findings from p53 and BRCA1 testing programs. *J Clin Oncol* 2000; 18: 2135-2142.
97. Peterson SK, Pentz ED, Marani SK, et al. Psychological functioning in persons considering genetic counseling and testing for Li-Fraumeni syndrome. *Psychooncology* 2008; 17: 783-789.
98. Oppenheim D, Brigieres L, Chompret A, et al. The psychological burden inflicted by multiple cancers in Li-Fraumeni families: Five case studies. *J Genet Couns* 2001; 10: 169-183.
99. Nelen MR, Kremer H, Konings IB, et al. Novel PTEN mutations in patients with Cowden disease: Absence of clear genotype-phenotype correlations. *Eur J Hum Genet* 1999; 7: 267-273.
100. PTEN hamartoma tumor syndrome(PHTS). 2011. http: //www.ncbi.nlm.nih.gov/books/NBK1488/. Accessed April 23, 2012.
101. Zhou XP, Woodford-Richens K, Lehtonen R, et al. Germline mutations in BMPR1A/ALK3 cause a subset of cases of juvenile polyposis syndrome and of Cowden and Bannayan-Riley- Ruvalcaba syndromes. *Am J Hum Genet* 2001; 69: 704-711.
102. Ni Y, Zbuk KM, Sadler T, et al. Germline mutations and variants in the succinate dehydrogenase genes in Cowden and Cowden-like syndromes. *Am J Hum Genet* 2008; 83: 261-268.
103. Eng C. Will the real Cowden syndrome please stand up: Revised diagnostic criteria. *J Med Genet* 2000; 37: 828-830.
104. Tan MH, Mester JL, Ngeow J, et al. Lifetime cancer risks in individuals with germline PTEN mutations. *Clin Cancer Res* 2012; 18: 400-407.
105. Pilarski R. Cowden syndrome: A critical review of the clinical literature. *J Genet Couns* 2009; 18: 13-27.
106. Conti S, Condo M, Posar A, et al. Phosphatase and tensin homolog(PTEN) gene mutations and autism: Literature review and a case report of a patient with Cowden syndrome, autistic disorder, and epilepsy. *J Child Neurol* 2012; 27: 392-397.
107. Smith JR, Margusee E, Webb S, et al. Thyroid nodules and cancer in children with PTEN hamartoma tumor syndrome. *J Clin Endocrinol Metab* 2011; 96: 34-37.
108. Zbuk KM, Eng C. Hamartomatous polyposis syndromes. *Nat Clin Pract Gastroenterol* Hepatol 2007; 4: 492-502.
109. Kutscher AH, Zegarelli EV, Rankow RM, et al. Incidence of Peutz-Jeghers syndrome. *Am J Dig Dis* 1960; 5: 576-577.
110. Beggs AD, Latchford AR, Vasen HF, et al. Peutz-Jeghers syndrome: A systematic review and

recommendations for management. *Gut* 2010; 59: 975-986.

111. Lim W, Olschwang S, Keller JJ, et al. Relative frequency and morphology of cancers in STK11 mutation carriers. *Gastroenterology* 2004; 126: 1788-1794.
112. Hearle N, Schumacher V, Menko FH, et al. Frequency and spectrum of cancers in the Peutz-Jeghers syndrome. *Clin Cancer Res* 2006; 12: 3209-3215.
113. Fitzgerald RC, Hardwick R, Hunstman D, et al. Hereditary diffuse gastric cancer: Updated consensus guidelines for clinical management and directions for future research. *J Med Genet*. 2010; 47: 436-444.
114. Kluijt I, Sijmons RH, Hoogerbrugge N, et al. Familial gastric cancer: Guidelines for diagnosis, treatment and periodic surveillance. *Fam Cancer* 2012; 11: 363-369.
115. Howlader N, Noone AM, Krapcho M, et al.(eds). SEER Cancer Statistics Review, 1975-2008, National Cancer Institute. Bethesda, MD. http: //seer.cancer.gov/csr/1975_2008/, based on November 2010 SEER data submission, posted to the SEER web site, 2011. Accessed September 3, 2014.
116. Kaurah P, MacMillan A, Boyd N, et al. Founder and recurrent CDH1 mutations in families with hereditary diffuse gastric cancer. *JAMA* 2007; 297: 2360-2372.
117. Brooks-Wilson AR, Kaurah P, Suriano G, et al. Germline E-cadherin mutations in hereditary diffuse gastric cancer: Assessment of 42 new families and review of genetic screening criteria. *J Med Genet* 2004; 41: 508-517.
118. Pharoah PD, Guilford P, Caldas C, et al. Incidence of gastric cancer and breast cancer in CDH1(E-cadherin) mutation carriers from hereditary diffuse gastric cancer families. *Gastroenterology* 2001; 121: 1348-1353.
119. Keller G, Vogelsang H, Becker I, et al. Diffuse type gastric and lobular breast carcinoma in a familial gastric cancer patient with an E-cadherin germline mutation. *Am J Pathol* 1999; 155: 337-342.
120. Oliveira C, Bordin MC, Grehan N, et al. Screening E-cadherin in gastric cancer families reveals germline mutations only in hereditary diffuse gastric cancer kindred. *Hum Mutat* 2002; 19: 510-517.
121. Frebourg T, Oliveira C, Hochain P, et al. Cleft lip/palate and CDH1/E-cadherin mutations in families with hereditary diffuse gastric cancer. *J Med Genet* 2006; 43: 138-142.
122. Schrader KA, Masciari S, Boyd N, et al. Germline mutations in CDH1 are infrequent in women with early-onset or familial lobular breast cancers. *J Med Genet* 2011; 48: 64-68.
123. Walsh T, Casadei S, Lee MK, et al. Mutations in 12 genes for inherited ovarian, fallopian tube, and peritoneal carcinoma identified by massively parallel sequencing. *Proc Natl Acad Sci U S A* 2011; 108: 18032-18037.
124. Ripperger T, Gadzicki D, Meindl A, et al. Breast cancer susceptibility: Current knowledge and implications for genetic counselling. *Eur J Hum Genet* 2009; 17: 722-731.
125. Lalloo F, Evans DG. Familial breast cancer. *Clin Genet* 2012; 82: 105-114.
126. Shuen AY, Foulkes WD. Inherited mutations in breast cancer genes—risk and response. *J Mammary Gland Biol Neoplasia* 2011; 16: 3-15.
127. Weissman SM, Bellcross C, Bittner CC, et al. Genetic counseling considerations in the evaluation of families for Lynch syndrome—a review. *J Genet Couns* 2011; 20: 5-19.
128. Watson P, Vasen HF, Mecklin JP, et al. The risk of extracolonic, extra-endometrial cancer in the Lynch syndrome. *Int J Cancer* 2008; 123: 444-449.
129. Win AK, Young JP, Lindor NM, et al. Colorectal and other cancer risks for carriers and noncarriers from families with a DNA mismatch repair gene mutation: a prospective cohort study. *J Clin Oncol* 2012; 30: 958-964.
130. Walsh MD, Buchanan DD, Cummings MC, et al. Lynch syndrome-associated breast cancers: Clinicopathologic characteristics of a case series from the colon cancer family registry. *Clin Cancer Res* 2010; 16: 2214-2224.
131. Buerki N, Gautier L, Kovac M, et al. Evidence for breast cancer as an integral part of Lynch syndrome. *Genes Chromosomes Cancer* 2012; 51: 83-91.

132. Lefevre JH, Colas C, Coulet F, et al. MYH biallelic mutation can inactivate the two genetic pathways of colorectal cancer by APC or MLH1 transversions. *Fam Cancer* 2010; 9: 589-594.
133. Sieber OM, Lipton L, Crabtree M, et al. Multiple colorectal adenomas, classic adenomatous polyposis, and germ-line mutations in MYH. *N Engl J Med* 2003; 348: 791-799.
134. Boparai KS, Dekker E, Van Eeden S, et al. Hyperplastic polyps and sessile serrated adenomas as a phenotypic expression of MYH-associated polyposis. *Gastroenterology* 2008; 135: 2014-2018.
135. Vogt S, Jones N, Christian D, et al. Expanded extracolonic tumor spectrum in MUTYH-associated polyposis. *Gastroenterology* 2009; 137: 1976-1985.e1-e10.
136. Nielsen M, Franken PF, Reinards TH, et al. Multiplicity in polyp count and extracolonic manifestations in 40 Dutch patients with MYH associated polyposis coli(MAP). *J Med Genet* 2005; 42: e54.
137. Beiner ME, Zhang WW, Zhang S, et al. Mutations of the MYH gene do not substantially contribute to the risk of breast cancer. *Breast Cancer Res Treat* 2009; 114: 575-578.

第二十九章　卵巢癌的遗传检测

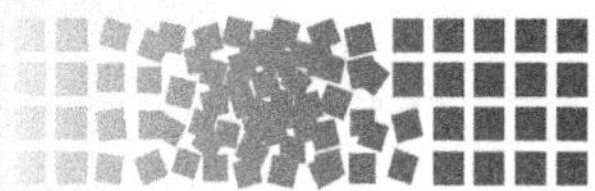

Scott M. Weissman, Shelly M. Weiss, Anna C. Newlin

引言

女性肿瘤中卵巢癌约占 3%，2014 年约有 21 980 例新增病例和 14 270 例死亡病例[1]。因此，确认卵巢癌高风险女性对早期诊断和预防非常关键。研究称，未孕、初潮早和绝经晚等女性更容易患卵巢癌[2-4]。目前，最重要的患病因素是家族病史。若一级亲属中有一个患卵巢癌的个体，则发病风险将从 1.4% 上升到 5%，有两个或更多的一级亲属患病，则终身发病风险上升至 7%[5]。然而，在有两个或更多卵巢癌病例的家族中，可能存在遗传因素，这将会导致更高的患癌风险。以往研究发现，约 10% 的卵巢癌患者的发病是因为潜在性遗传综合征，但更多最新数据显示，仅两种综合征即可引起至少 20% 的卵巢癌（遗传性乳腺癌和卵巢癌综合征与 Lynch 综合征），整体而言，至少 25% 的新诊断的卵巢癌病例是由于单基因的遗传性突变而引起的[6-8]，表明遗传因素导致的卵巢癌病例比原本想象得要多（图 29.1）。本章对已知遗传性癌症综合征范围内的卵巢癌进行了综述，并且论述了一些与临床基因检测相关的卵巢癌新基因，因为这些基因很快就会被专业人员采用。

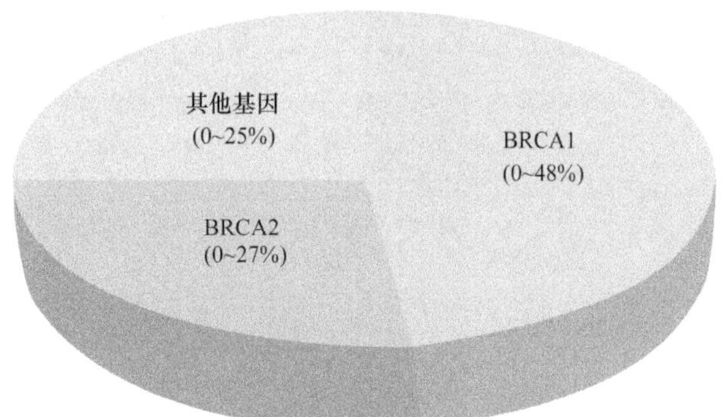

图 29.1　遗传性卵巢癌（包括输卵管和原发性腹膜癌）相关的基因。其他基因包括 BARD1、BRIP1、CHEK2、MRE11、MSH6、NBN、PALB2、PALB2、RAD50、RAD51C、TP53 等（引自 Walsh T，Casadei S，Lee MK，et al. Mutations in 12 genes for inherited ovarian cancer，fallopian tube，and peritoneal carcinoma identified by massively parallel sequencing. Proc Natl Acad Sci USA 2011；108：18032-18037）

遗传性乳腺癌和卵巢癌综合征——BRCA1 和 BRCA2 基因

BRCA1 和 BRAC2（BRAC1/2）基因突变引起的遗传性乳腺癌和卵巢癌综合征是遗传性卵巢癌的最常见原因，包括输卵管癌和原位腹膜癌。普通人群中有 0.125% ～ 0.20% 携带 BRAC1/2 基因突变，而侵袭性卵巢癌患者的突变携带率为 15%[6, 8-10]。在某些 BRAC1/2 突变发生率更高的人群中（如波兰人、犹太人、法裔加拿大人），BRAC1/2 基因对卵巢癌影响更大。例如，有犹太祖先和犹太女性中的卵巢癌患者 BRCA1/2 基因突变发生率分别为 2.3% 和 30% ～ 40%[11-13]。由于 BRCA1/2 和卵巢癌之间的密切关联，很多专业组织和机构建议对每个患有卵巢癌的女性，不管发病年龄和是否有家族病史，都要进行遗传咨询和遗传检测（表 29.1）。目前，商业性实验室中对 BRCA1/2 突变检测的敏感性可达 90%。

两种基因引起卵巢癌的终身风险是不同的。多年的研究已经对终身风险进行了量化[20-26]；然而，两个大型的 Meta 分析显示，BRCA1 和 BRCA2 突变携带者的终身风险分别为 40% 和 20% 左右[27, 28]。1997 年，Gayther 等试图明确 BRCA2 突变与基因型 - 表型之间的关系，并鉴定了 BRCA2 基因中 3035 ～ 6629 核苷酸序列之间的 11 号外显子区域可能与患卵巢癌的风险进一步增加相关；他们将此区域定义为“卵巢癌簇区域（OCCR）”。随后，一个在乳腺癌相关的协作组的乳腺癌家族中（也包含了前述 Gayther 等研究中的家族）开展的关于 OCCR 的研究，进一步细化 OCCR 定位于 3059 ～ 4075 和 6503 ～ 6629 核苷酸区域，但是发现卵巢癌增加可能实际上是由于乳腺癌风险的降低[30]。无论如何，由于卵巢癌的潜在性风险差异不显著，不足以影响临床管理的建议。除了基因 - 表型关系外，研究者还研究了其他遗传修饰因子（如单核苷酸多态性等），这些因子可以影响携带 BRCA1/2 突变患者的卵巢癌患病风险。但在这些数据用于遗传修饰因子临床检测之前还需要进一步验证[31-34]。

表 29.1 组织和机构对因 BRCA1/2 突变引起的卵巢癌采取的相关遗传咨询或检测措施

社会组织	年份	建议
美国医学遗传学会[14]	2005	一个或多个患卵巢癌的家族至少有一个家庭成员患乳腺癌
美国妇产科医院[15]	2009	对 20% ～ 25% 患卵巢癌（包括 FT 和 PPC）倾向的女性进行遗传风险评估，包括家族中患有卵巢癌的、FDR 或 SDR 患有卵巢癌的女性、50 岁以下 FDR 或 SDR 中患有卵巢癌的女性 对 5% ～ 10% 患卵巢癌倾向的女性进行遗传风险评估，包括任何年龄患有卵巢癌、输卵管癌、浆液性癌症的女性
美国乳腺外科临床中心[16]	2006	个体或家族史中有卵巢癌（尤其是非黏液性肿瘤）者需要进行 BRCA 基因测试
国际癌症综合指导中心[17]	2012	任何年龄患有乳腺癌同时患有 FDR、SDR 或患 TDR 同时患上皮性 OC、FT 或 PPC 的女性需进行遗传风险评估；同时也包括任何患 OC、FT 或 PPC，以及在同侧家庭成员至少有 1 人患有 OC 的家族 对 50 岁以下患有乳腺癌，FDR、SDR 中患有 OC、FT 或 PPC 的女性进行 BRCA1/2 遗传检测，也包括任何患乳腺癌的女性，或在 FDR、SDR 或 TDR 中有患上皮性 OC、FT 或 PPC 的女性；任何患上皮 OC、FT 或 PPC 的女性；FDR、SDR 或 TDR 中患 PC 的女性中有患有 BC、OC 或 PC 的女性；或者 50 岁以下个体患有 BC、OC、FT 或 PPC 等的女性

续表

社会组织	年份	建议
妇科肿瘤协会[18]	2007	对 20% ～ 25% 患卵巢癌（包括 FT 和 PPC）倾向的女性进行遗传风险评估，包括 OC 和 BC 家族史的个体，患 OC 的女性和 FDR、SDR 或 TDR 中 50 岁以下患 OC 或 BC 的女性，或者任何年龄中患有 AJ 的女性；或者 50 岁以下患 BC 和 FDR、SDR 或 TDR 中患有 OC 的女性 对 5% ～ 10% 患卵巢癌倾向的女性进行遗传风险评估，包括任何年龄患 BC 或 OC 和 FDR、SDR 或 TDR 中患 BC 的女性（尤其是小于 50 岁的乳腺癌患者），或者 FDR 或 SDR 中符合以上病症的未患病女性
美国预防与服务工作组[19]	2005	未患病但可能存在 BRCA1/2 突变的女性需进行 BRCA1/2 基因检测，主要包括： 非 AJ 女性—FDR 和 SDR 中同时患 OC 和 BC 的女性，或 FDR 和 SDR 任何年龄可患卵巢癌的女性，或在任何年龄的 FDR 和 SDR 中同时患 OC 和 BC 的女性 AJ 女性—FDR（或 SDR 中有 2 个同侧家庭成员）中患 OC 的女性。

注：OC，卵巢癌；BC，乳腺癌；FT，输卵管癌；PPC，原发性腹膜癌；PC，胰腺癌；FDR，一级：亲属（父母、子女、兄弟姐妹）；SDR，二级亲属（阿姨 / 叔叔、祖父母、孙子女、侄子、侄女、异父同胞的兄弟姐妹）；TDR，三级亲属（表妹、叔祖父母、祖父母、重孙子女）；AJ，犹太人。

与普通人群 63 岁的平均卵巢癌发病年龄相比，BRCA1 突变人群的卵巢癌平均发病年龄为 49 ～ 53 岁，而 BRCA2 突变人群的平均发病年龄为 55 ～ 58 岁[6, 8, 35-37]。与乳腺癌不同，非常早期发病的卵巢癌的女性携带 BRCA1/2 突变的可能性小[8, 26, 35, 38, 39]。其中部分原因是早发性卵巢癌更有可能与交界性肿瘤、肿瘤早期和恶性程度更低的组织学特征有关，没有一个是典型的 BRCA1/2 基因相关的卵巢癌患者。

BRCA1/2 相关的卵巢癌几乎都是起源于上皮，且大多数具有侵袭性和非黏液性的。有病例报道，BRCA1/2 突变携带者可患生殖细胞肿瘤和间质细胞瘤。在 BRCA1/2 突变的携带者中，黏液性和边缘性肿瘤约占卵巢癌的 2%；这个比例在 Evans 等综述的前瞻性和回顾性分析中是相同的。与散发性卵巢癌相比，BRCA1/2 卵巢癌更多地为组织浆液性、高级别、实体型免疫组织化学（IHC）检测 p53 染色阳性[39, 41-44]。值得注意的是，在突变携带者中可以发现其他组织学特征（如子宫内膜样组织、透明细胞和乳突状组织），其中一项研究表明，比较对照病例，在 BRCA1 突变携带者中发现了更多巨细胞型肿瘤[42]。几项小规模研究发现，BRCA1/2 相关的卵巢癌患者比无突变的患者有更好的预后[39, 45-48]，这一发现似乎被最近的研究证实。该研究综合了 26 项观察性研究，比较 3879 例 BRCA1/2 相关的卵巢癌患者和 2666 例非 BRCA1/2 突变携带患者的 5 年生存率发现，BRCA2 携带者为 52%，BRCA1 携带者为 44%，而非突变患者为 36%[44]。在对诊断时年龄、疾病阶段、组织学和分级进行调整后，该生存差异仍然存在。

生存差异的潜在性原因可能是 BRCA1/2 相关的卵巢癌对铂类药物的敏感性更好[45, 48]。BRCA1/2 通过同源重组修复 DNA 损伤，铂类抗癌药物在治疗缺乏同源重组的细胞时活性特别强[48, 49]。一类称为多聚腺苷二磷酸核糖的聚合酶（PARP）抑制剂的药物可以通过此途径帮助治疗与 BRCA1/2 相关的癌症。与靶向同源重组的铂类抗癌药物不同，PARP 抑制剂通过碱基切除修复来抑制单链 DNA 的损伤修复，从而导致双链断裂，在不影响正常细胞的同时使 BRCA1/2 缺陷的肿瘤细胞无法修复[50-52]。很多Ⅰ期和Ⅱ期试验已经有报道，临床试验继续在卵巢癌和乳腺癌中研究 PARP 抑制剂的作用[53-56]。

理想的情况下，确定有 BRCA1/2 突变的女性可在卵巢癌早期阶段进行诊断及预防卵巢癌。当对 BRCA1/2 突变阳性的女性进行遗传咨询时，依据核心原则，指导对卵巢癌的筛查和预防的讨论。目前卵巢癌症风险管理的国际癌症综合网络指南建议，已生育子女的妇女在 35 ～ 40 岁时进行输卵管卵巢双边切除手术（RRSO），以降低患癌风险；对于没有选择 RRSO 的女性，建议从 30 岁开始或者家族中最早患卵巢癌年龄的 5 ～ 10 年前开始，每 6 个月进行一次阴道超声和 CA-125 检查[17]。提倡外科干预而不是筛查有两大原因。首先，很多女性通过一次手术可降低双重风险。RRSO 可降低卵巢癌患病风险 80% ～ 95%，降低 BRCA1/2 突变携带者乳腺癌患病风险（绝经前妇女）50%[59-62]。通过病理回顾发现，2.5% ～ 17% 接受 RRSO 的妇女仍可患隐匿性卵巢癌、输卵管或原发性腹膜癌[63-65]，因此有必要对组织进行“高风险”的病理检查[66]。但是，手术后的女性，在 20 年里仍可能面临低于 4% 的患原发性腹膜癌风险[57]。推荐手术的第二个原因是卵巢癌的筛查对于检测早期阶段的卵巢癌无效。此外，对阴道超声和 CA-125 筛查卵巢癌的利弊已有综述总结[4]。降低卵巢癌风险的另一个选择是口服避孕药（OCP）。口服 OCP 避孕药 5 年可以降低卵巢癌风险 50%，BRCA1 和 BRAC2 突变携带者均可受益于口服避孕药[68, 69]。然而，值得注意的是，口服避孕药是否会增加患乳腺癌风险数据存在矛盾，所以在建议女性使用口服避孕药前考虑其年龄、家族史和遗传测试结果等很重要[70-73]。最近，斯坦福大学的研究人员创造了一个在线决策工具来帮助女性 BRCA1/2 突变携带者与卫生保健提供者一起在癌症筛查和手术干预方面做出决定[74]。该工具可在 http://brcatool.stanford.edu 获得。

Lynch 综合征

2% ～ 4% 的卵巢癌被认为与 Lynch 综合征（也称遗传性非息肉病性结直肠癌综合征）相关[7, 75]。Lynch 综合征是一种常染色体显性遗传癌症易感性综合征，其特征为终身患结直肠癌（30% ～ 70%）和肠外恶性肿瘤风险显著增加，肠外恶性肿瘤包括发生在子宫内膜（28% ～ 60%）、胃（6% ～ 9%）、小肠（3% ～ 4%）、泌尿道（3% ～ 8%）、中枢神经系统（4%）、肝胆道（1%）和皮脂腺皮肤损伤（1% ～ 9%）[76]。

Lynch 综合征是由生殖细胞系中 MLH1、MSH2、MSH6 和 PMS2 等错配修复基因（MMR）的突变引起的。在 Lynch 综合征中，这四个基因的突变率分别为约 36%、38%、14%、15%[77]。此外，一小部分 Lynch 综合征患者的生殖细胞中 EPCAM 的缺失可通过表观遗传学沉默来灭活 MSH2 基因[78]。已发现这四个 MMR 癌症风险的变化。与有 MLH1 和 MSH2 突变的家族相比，存在 MSH6 生殖细胞突变的家族中患子宫内膜癌的风险会增加，而结直肠癌的风险略微下降[79]。Lynch 综合征相关的恶性肿瘤总体患病低风险与生殖细胞的 PMS2 突变相关[80]。

符合 Amsterdam Ⅰ或 Amsterdam Ⅱ标准的家族成员临床上诊断为 Lynch 综合征[81, 82]（表 29.2）。尽管 Amsterdam 标准可对家族生殖细胞 MMR 基因突变进行预测，但是受 Lynch 综合征影响的家族中至少有 25% 不符合 Amsterdam 标准[83]。

表 29.2　Lynch 综合征的 Amsterdam 临床诊断标准

Amssterdam Ⅰ标准[81]	Amssterdam Ⅱ标准[82]
三个组织学检测为结直肠癌的家庭成员中，1 人为一级病症至少连续两代的个体患结直肠癌 至少有 1 个家庭成员诊断为结直肠癌的年龄小于 50 岁 排除家族性腺瘤性息肉病	三个患 Lynch 综合征相关的癌症（结肠癌、子宫内膜癌、小肠癌、输卵管癌或肾盂癌）的家庭成员中有 1 人属于一级病症 至少连续两代有诊断为癌症者 至少有 1 个家庭成员诊断为 Lynch 综合征相关癌症的年龄小于 50 岁 排除家族性腺瘤性息肉病

Lynch 综合征患者一生中患卵巢癌的风险估计为 4% ～ 11%[78, 84, 85]，平均诊断年龄为 42.7 岁[75]。其中，约有 1/3 的患者诊断时小于 40 岁（n=80）。Lynch 综合征中的卵巢癌约有 94% 起源于上皮细胞，边缘性和颗粒细胞肿瘤占 4%。Lynch 相关的卵巢癌中，中分化和高分化癌最常见，值得注意的是，有 21.5% 的病例同步发生子宫内膜癌。在对 159 例 MMR 相关的卵巢癌进行 Meta 分析后，发现其组织学亚型包括浆液型（32%）、子宫内膜样（29%）、混合型（24%）、黏液型（19%）和透明细胞型（18%）[87]。一项比较 Lynch 相关的卵巢癌和散发性卵巢癌的研究中，两者的存活率无显著差异，虽然在此项研究中 Lynch 相关的卵巢癌总数较少（n=277）[87]。

Lynch 综合征是一种遗传性癌症综合征，可通过 1 种以上方法检测 MMR 缺陷进行基因诊断，第一，肿瘤组织检测，特别是微卫星不稳定性检测（MSI）和 IHC。第二，生殖细胞基因检测（通常包括 DNA 测序技术和大规模染色体结构重组检测技术）。在对 Lynch 综合征进行遗传评估时，肿瘤组织检测通常被推荐为一线检测方法[78]。然而，因为大部分 MSI 和 IHC 的数据属于结直肠癌和子宫内膜肿瘤[76-78]，目前尚不确定用肿瘤组织检测作为卵巢癌的一线检测方法是否有效。约有 12% 的非选择性卵巢癌具有 MSI 高表达表型[75]。在对 50 岁以下诊断为卵巢癌的 52 位患者进行分析时发现，通过 MSI 和 IHC 可检测出 10% 的患者有 MMR 缺陷[88]。Domanska 等[89]评估了 40 岁以下被诊断为卵巢癌的患者，用 IHC 检测发现约 6% 的病例存在 MMR 缺陷。如果肿瘤组织检测提示 Lynch 综合征（结果显示高水平的 MSI 或 1 种以上 MMR 蛋白缺失），应该进行生殖细胞基因检测，在 20% ～ 70% 的检测时间内可以发现有害突变[78]。分子分析广泛用于 4 个 MMR 基因和 EPCAM 的检测。然而，肿瘤组织检测在卵巢癌中应用，而数据不支持 Lynch 综合征的诊断，由于数据缺乏，也不能排除 Lynch 综合征，所以根据患者的发病年龄和家族史，生殖细胞基因检测可能仍然可以使用。

如果无法获得肿瘤标本，可以先进行生殖细胞遗传检测。最近研究显示，高达 4% 的非选择性卵巢癌患者可能存在 MLH1、MSH2 或 MSH 等生殖细胞突变[6, 7]。如果要对一个卵巢癌患者进行 Lynch 综合征的遗传评估，理想的方法是卫生保健提供者对每一种测试方法的优缺点和患者进行详细讨论，这样患者和提供卫生保健者可以共同决定对有癌症家族史的其他成员最有利的方法。

目前针对 Lynch 综合征女性的卵巢癌管理指南包括生育后预防性子宫切除术和双侧输卵管卵巢癌切除术。没有足够的数据支持常规采用阴道超声和 CA-125 血液检测方法进行癌症筛查[90]，在医生的慎重考虑下可以使用。

黑斑息肉综合征

黑斑息肉综合征（PJS）是一种罕见的常染色体显性遗传疾病，其特征表现为胃肠道错构瘤性息肉，黏膜和皮肤的黑色素沉着，以及胃肠道、乳腺、卵巢、子宫颈和睾丸的良恶性肿瘤。PJS 的发病率还未知，估计为 1/（8300 ～ 200 000）[91, 92]。

与其他息肉最常发生在结肠的错构瘤性综合征相比，PJS 相关的息肉最常发生在小肠（90%），虽然也会发生在消化道其他部位，包括胃（25%）和大肠（33%），还会发生在消化道外，如子宫、膀胱、肺和鼻腔等[93]。胃肠道息肉可能导致慢性出血和贫血，以及反复肠梗阻和肠套叠，需经常进行剖腹手术和肠切除。息肉病通常在青春早期出现症状，但在婴儿期也有肠梗阻的报道[94]。息肉具有多种组织学特征，如组织性增生、腺瘤等，但大多数是错构瘤性的且数量可能从一到数十不等。

在儿童时期，黏膜和皮肤色素沉着的特征表现为口、眼、鼻孔周围、肛周和颊黏膜上深蓝色、深棕色斑点。色素沉着斑最常见于手指，也见于脚和腋下。青春期和成年期的斑点可能会消褪，但口腔内或牙龈上的色素沉着区域可能会持续到成年[95]。

独立的个体中，出现以下临床症状中的任何一个可能诊断为 PJS[96]：

（1）两个或多个组织学上确认的 PJS 息肉。

（2）在近亲中有 PJS 家族史的个人出现任何数量的 PJS 息肉。

（3）在近亲中有 PJS 家族史的个人出现特征性黏膜与皮肤色素沉着。

（4）特征性黏膜与皮肤色素沉着的个体中发生任意数量的 PJS 息肉。

PJS 患者患各种上皮恶性肿瘤（结直肠、胃、胰腺、乳腺和卵巢癌）的风险增加。Giardello 等[97]发现 PJS 患者癌症发生率是普通人群的 18 倍，虽然最近由 Van Lier 等[98]进行的 Meta 分析发现，该概率的下限可能为 10% 左右。

PJS 女性患者有患环状小管性索肿瘤（SCTAT，一种特异的良性卵巢肿瘤）的风险，其中主要成分的形态学特性处于颗粒细胞瘤和支持细胞瘤之间，可能局灶性分化为两种肿瘤之一。多达 36% 的 SCTAT 妇女患有 PJS[99]。SCTAT 可能导致性早熟和不孕，通常认为是良性，但也可能转化为恶性。Young 等[99]对 74 例病例进行研究时发现，有 27 例患者与 PJS 有关，这些肿瘤都是良性的，成典型的多病灶，双边型、非常小的或微型的病灶，以及发生钙化。虽然在 PJS 患者中多数发生的卵巢肿瘤以 SCTAT 为主，其他的组织学发现还包括颗粒细胞肿瘤、囊腺瘤、非肿瘤性囊肿、布兰诺肿瘤、无性细胞瘤和支持细胞瘤[100]。临床诊断卵巢癌的患者年龄为 4.5 ～ 60 岁，一半以上的是 22 岁甚至更年轻的女性。

1998 年，研究人员发现，丝氨酸苏氨酸激酶 11 基因的突变（STK11，也称 LKB1 基因）导致了 PJS[101, 102]。目前临床上广泛采用基因检测，50% ～ 90% 的 PJS 患者中可检测到 STK11 的突变[103-106]。选择标准和测试方法的不同往往会造成检出率的差异。大多数的突变为截短或错义突变，这种突变造成蛋白激酶功能的丧失。然而，高达 30% 的突变可能为大片段缺失，大片段缺失单独用测序的方法无法检测[107]。因此，最优的基因检测方法要包括完整的测序及大片段缺失和复制的分析。尽管在 STK11 检测中加入大片段缺失分析显著增加了突变检出率，仍然有非常小的一部分符合临床诊断标准的个人和家族无法确定有害突变[108,109]。有临床诊断为 PJS 的家族与 19p13.3 位点无关的报道，表明在少数家族中，可能存在另一个导致 PJS 的遗传基因座[110]。

当前国家综合癌症网络指南（NCCN 指南®）对 PJS 个体制定了管理指南[90]（表 29.3），关于卵巢癌的筛查建议从 18 ～ 20 岁，每年进行阴道超声检查。这些建议反映了专家的意见，因为对于 PJS 监测的有效性无对照试验[96]。关于没有对照的数据，德国研究人员最近报道监测策略在 31 位 PJS 患者中早期检出了 50%（5/10）的肿瘤。约有 50% 的个体可早期检测[104]。发生 PJS 患者的恶性肿瘤，包括 SCTAT，应该用标准方法治疗，在女性性腺肿瘤患者中应用保守治疗方法被认为是恰当的。

表 29.3　调整的国家综合癌症中心指南

部位	筛选程序和周期	开始年龄（岁）
乳房	乳房 X 线检查和 MRI 乳房临床检查　6 个月 / 次	～ 25
结肠	结肠镜检　2 ～ 3 年 / 次	18 ～ 20
胃	胃镜检查　2 ～ 3 年 / 次	18 ～ 20
胰腺	磁共振胰胆管造影或内镜检查超声、CA19-9　1 ～ 2 年 / 次	30 ～ 35
小肠	可视化影像（CT 或 MRI 肠造影） 开始检查年龄为 8 ～ 10 岁，18 岁之后，可根据不同的症状每 2 ～ 3 年进行一次检查	8 ～ 10
卵巢	盆腔检查和宫颈脱落细胞涂片 1 年 / 次	18 ～ 20
子宫颈	阴道超声波	
睾丸	睾丸检查和雌性化观察　1 年 / 次	～ 10
肺	提倡戒烟及相关症状的认识	

注：©2014 年美国国家综合癌症网络有限公司保留所有权利。未经机构书面许可插图不得以其他任何形式用于任何目的。

新基因

RAD51C

RAD51C 是一种 RAD51 的同源基因，是同源重组 DNA 双链断裂修复中不可缺少的一部分。最近在范科尼贫血患者发现 RAD51C 等位基因的突变，随后在多达 2.9% 的之前检测出 BRCA1/2 突变阴性的高外显性乳腺癌和卵巢癌家族中也发现了单等位基因的突变[111-114]。RAD51C 家族和 BRCA1/2 突变家族主要相似的是卵巢癌的发生。而且，如同这些家族显示的，存在与癌症表型完全不同的突变，RAD51C 突变的外显率至少可与 BRCA1/2 突变的外显率不相上下。

比 BRCA1/2 相关的卵巢癌发病年龄较轻，报道的 RAD51C 突变的女性卵巢癌平均发病年龄为 57.7 ～ 77 岁（51 ～ 80 岁）[112,115,116]。RAD51C 相关的卵巢癌几乎都是起源于上皮细胞，且多数为侵袭性和非黏液性[112,115,116]。其他报道的组织学发现包括侵袭性子宫内膜样腺癌、恶性囊腺瘤、输卵管癌[116]。

在芬兰乳腺癌 / 卵巢癌家族中发现了 RAD51C 的两个高频“创始人”突变，这表明这个基因的“创始人”突变可能也存在于其他族群[116]。

RAD51D

在乳腺癌和卵巢癌家族中发现，RAD51D突变促使了发现RAD51的同源基因RAD51D在肿瘤易感性方面的作用。先前检测出BRCA1/2突变阴性的高外显性乳腺癌和卵巢癌家族中有多达0.9%发生了RAD51D单等位基因的突变。据估计，约0.6%的非选择性卵巢癌患者存在RAD51D突变[117]。Loveday等[117]发现有1个以上卵巢癌患者的家族中发生突变更加普遍，在235个有两个或更多卵巢癌患者的家族（1.7%）中发现了4种突变。值得关注的是，59个有3个或更多的卵巢癌患者的家族中（5.1%）发现了3种突变。

RAD51D相关的卵巢癌几乎都起源于上皮细胞，有一例报道为透明细胞卵巢癌[118]。RAD51D突变携带者患卵巢癌的相对风险约为6.3，相当于到80岁时累积风险达到约10%。

目前关于RAD51D的研究虽少，但却清楚表明该基因为卵巢癌易感基因。因此，进一步在家族性和散发性卵巢癌中研究对于明确卵巢癌患病风险将很有价值。RAD51D缺失的细胞对PARP抑制剂敏感，表明这是一种患卵巢癌的RAD51D突变携带者可能的治疗方法[117]。

近期研究表明，RAD51C和RAD51D均会影响卵巢癌易感性，还需要在大量突变阳性的队列中进行验证，以形成对携带突变的临床应用的可靠评估，以及确定合适的筛查和癌症预防策略。

结论

遗传性卵巢癌关键基因的确认仍是一个需要解决的难题。从以往研究看，评估遗传性卵巢综合征的家族时，BRCA1和BRCA2是唯一的考虑基因，但新的研究已发现卵巢癌和其他已知的遗传综合征（如Lynch综合征）、新基因（RAD51C/D）也存在相关性。随着基因检测新进展和新技术，如下一代测序和全基因测序的应用，陆续发现了其他基因。随着这些新发现，将使新的卵巢癌发病机制被理解，也希望能研发更好更有效的治疗方法，如PARP抑制剂，然而，更重要的是，更多女性在卵巢癌发生前被确认有患癌风险，从而加强卵巢癌的预防。

（彭淑平　向娟娟）

参考文献

1. American Cancer Society. Cancer facts & figures 2014. http: // www. cancer. org/acs/groups/content/@research/documents/ webcontent/acspc-042151. pdf. Accessed September 5, 2014.

2. Nelson HD, Westhoff C, Piepert J, et al. Screening for ovarian cancer: Brief evidence update. http: //www. uspreventiveservicestaskforce. org/uspstf/uspsovar. htm. Accessed April 7, 2012.

3. Roett MA, Evans P. Ovarian cancer: An overview. *Am Fam Physician* 2009; 80: 609-616.

4. Schorge JO, Modesitt SC, Coleman RL, et al. SGO white paper on ovarian cancer: Etiology, screening and surveillance. *Gynecol Oncol* 2010; 119: 7-17.

5. Kerlikowske K, Brown JS, Grady DG. Should women with familial ovarian cancer undergo prophylactic oophorectomy? *Obstet Gynecol* 1992; 80: 700-707.
6. Pal T, Permuth-Wey J, Betts JA, et al. BRCA1 and BRCA2 mutations account for a large proportion of ovarian carcinoma cases. *Cancer* 2005; 104: 2804-2816.
7. Pal T, Mohammad R, Sun P, et al. The frequency of MLH1, MSH2 and MSH6 mutations in a population-based sample of ovarian cancers [abstract]. In: Proceedings of the 102nd Annual Meeting for the American Association for Cancer Research; April 2-6, 2011; Orlando, FL. Philadelphia, PA: AACR; 2011. Abstract 5617.
8. Walsh T, Casadei S, Lee MK, et al. Mutations in 12 genes for inherited ovarian cancer, fallopian tube, and peritoneal carcinoma identified by massively parallel sequencing. *Proc Natl Acad Sci U S A* 2011; 108: 18032-18037.
9. Wooster R, Bignel G, Lancaster J, et al. Identification of the breast cancer susceptibility gene BRCA2. *Nature* 1995; 378: 789-792.
10. Ford D, Easton DF, Peto J. Estimates of the gene frequency of BRCA1 and its contribution to breast and ovarian cancer incidence. *Am J Hum Genet* 1995; 57: 1457-1462.
11. Struewing JP, Hartge P, Wacholder S, et al. The risk of cancer associated with specific mutations of BRCA1 and BRCA2 among Ashkenazi Jews. *N Engl J Med* 1997; 336: 1401-1408.
12. Moslehi B, Chu W, Karlan B, et al. BRCA1 and BRCA2 mutation analysis of 208 Ashkenazi Jewish women with ovarian cancer. *Am J Hum Genet* 2000; 66: 1259-1272.
13. Modan B, Hartge P, Hirsh-Yechezkel G, et al. Parity, oral contraceptives and the risk of ovarian cancer among carriers and non-carriers of a BRCA1 or BRCA2 mutation. *N Engl J Med* 2001; 345: 235-240.
14. American College of Medical Genetics Foundation. ACMG genetic susceptibility to breast and ovarian cancer: Assessment, counseling and testing guidelines. http: //www. health. ny. gov/ diseases/cancer/ obcancer/pp27-35. htm. Accessed April 21, 2012.
15. American College of Obstetricians and Gynecologists, ACOG Committee on Practice Bulletins—Gynecology, ACOG Committee on Genetics, et al. ACOG Practice Bulletin No. 103: Hereditary breast and ovarian cancer syndrome. *Obstet Gynecol* 2009; 113: 957-966.
16. American Society of Breast Surgeons. BRCA genetic testing for patients with and without breast cancer. http: // www. breastsurgeons. org/statements/PDF_Statements/ BRCA_Testing. pdf. Accessed April 21, 2012.
17. Daly MB, Pilarski R, Axilbund JE, et al. NCCN Clinical Practice Guidelines in Oncology(NCCN Guidelines?). Genetic/Familial High-Risk Assessment: Breast and Ovarian V2. 2014. 2014 National Comprehensive Cancer Network, Inc. www. nccn. org. Accessed September 25, 2014.
18. Lancaster JM, Powell CB, Kauff ND, et al. Society of Gynecologic Oncologists Education Committee statement on risk assessment for inherited gynecologic cancer predispositions. *Gynecol Oncol* 2007; 107: 159-162.
19. U. S. Preventative Services Task Force. Genetic risk assessment and BRCA mutation testing for breast and ovarian cancer susceptibility: Recommendation statement. *Ann Intern Med* 2005; 143: 355-361.
20. Easton DF, Bishop DT, Ford D, et al. Genetic linkage analysis in familial breast and ovarian cancer: Results from 214 families. *Am J Hum Genet* 1993; 52: 678-701.
21. Ford D, Easton DF, Bishop DT, et al. Risks of cancer in BRCA1-mutation carriers. Breast Cancer Linkage Consortium. *Lancet* 1994; 343: 692-695.
22. Easton DF, Ford D, Bishop DT, et al. Breast and ovarian cancer incidence in BRCA1-mutation carriers. *Am J Hum Genet* 1995; 56: 265-271.
23. Narod SA, Ford D, Devilee P, et al. An evaluation of genetic heterogeneity in 145 breast-ovarian cancer families: Breast Cancer Linkage Consortium. *Am J Hum Genet* 1995; 56: 254-264.
24. Ford D, Easton DF, Stratton M, et al. Genetic heterogeneity and penetrance analysis of the BRCA1 and BRCA2 genes in breast cancer families. *Am J Hum Genet* 1998; 62: 676-689.
25. The Breast Cancer Linkage Consortium. Cancer risks in BRCA2 mutation carriers. *J Natl Cancer Inst* 1999;

91: 1310-1316.
26. Antoniou A, Pharoah PD, Narod S, et al. Average risks of breast and ovarian cancer associated with BRCA1 or BRCA2 mutations detected in a case series unselected for family history: A combined analysis of 22 studies. *Am J Hum Genet* 2003; 72: 1117-1130.
27. Chen S, Iversen ES, Friebel T, et al. Characterization of BRCA1 and BRCA2 mutations in a large United States sample. *J Clin Oncol* 2006; 24: 863-871.
28. Chen S, Parmigiani G. Meta-analysis of BRCA1 and BRCA2 penetrance. *J Clin Oncol* 2007; 25: 1329-1333.
29. Gayther SA, Mangion J, Russell P, et al. Variation of risks of breast and ovarian cancer associated with different germline mutations of the BRCA2 gene. *Nat Genet* 1997; 15: 103-105.
30. Thompson D, Easton D. Variation in cancer risks, by mutation position, in BRCA2 mutation carriers. *Am J Hum Genet* 2001; 68: 410-419.
31. Chenevix-Trench G, Milne RL, Antoniou AC, et al. An international initiative to identify genetic modifiers of cancer risk in BRCA1 and BRCA2 mutation carriers: The Consortium of Investigators of Modifiers of BRCA1 and BRCA2(CIMBA). *Breast Cancer Res* 2007; 9: 104.
32. Rebbeck TR, Mitra N, Domchek SM, et al. Modification of ovarian cancer risk by BRCA1/2-interacting genes in a multicenter cohort of BRCA1/2 mutation carriers. *Cancer Res* 2009; 69: 5801-5810.
33. Jakubowska A, Rozkrut D, Antoniou A, et al. The Leu33Pro polymorphism in the ITGB3 gene does not modify BRCA1/2- associated breast or ovarian cancer risks: Results from a multicenter study among 15542 BRCA1 and BRCA2 mutation carriers. *Breast Cancer Res Treat* 2009; 121: 639-649.
34. Ramus SJ, Kartsonaki C, Gayther SA, et al. Genetic variation at 9p22. 2 and ovarian cancer risk for BRCA1 and BRCA2 mutation carriers. *J Natl Cancer Inst* 2011; 103: 105-116.
35. Risch HA, McLaughlin JR, Cole DE, et al. Prevalence and penetrance of germline BRCA1 and BRCA2 mutations in a population series of 649 women with ovarian cancer. *Am J Hum Genet* 2001; 68: 700-710.
36. Frank TS, Deffenbaugh AM, Reid JE, et al. Clinical characteristics of individuals with germline mutations in BRCA1 and BRCA2: Analysis of 10000 individuals. *J Clin Oncol* 2002; 20: 1480-1490.
37. National Cancer Institute. SEER stat fact sheets: Ovary. http: //seer.cancer.gov/statfacts/html/ovary. html. Accessed April 8, 2012.
38. Stratton JF, Thompson D, Bobrow L, et al. The genetic epidemiology of early-onset epithelial ovarian cancer: A populationbased study. *Am J Hum Genet* 1999; 65: 1725-1732.
39. Boyd J, Sonoda Y, Federici MG, et al. Clinicopathologic features of BRCA-linked and sporadic ovarian cancer. *JAMA* 2000; 283: 2260-2265.
40. Friedlander ML, Dembo AJ. Prognostic factors in ovarian cancer. *Semin Oncol* 1991; 18: 205-212.
41. Evans DGR, Young K, Bulman M, et al. Probability of BRCA1/2 mutation varies with ovarian histology: Results from screening 442 ovarian cancer families. *Clin Genet* 2008; 73: 338-345.
42. Lakhani SR, Manek S, Penault-Llorca F, et al. Pathology of ovarian cancers in BRCA1 and BRCA2 carriers. *Clin Cancer Res* 2004; 10: 2473-2481.
43. Mavaddat N, Barrowdale D, Andrulis IL, et al. Pathology of breast and ovarian cancers among BRCA1 and BRCA2 mutation carriers: Results from the Consortium Investigators of Modifiers of BRCA1/2(CIMBA). *Cancer Epidemiol Biomarkers Prev* 2012; 21: 134-147.
44. Bolton KL, Chenevix-Trench G, Goh C, et al. Association between BRCA1 and BRCA2 mutations and survival in women with invasive epithelial ovarian cancer. *JAMA* 2012; 307: 382-390.
45. Ben David Y, Chetrit A, Hirsh-Yechezkel G, et al. Effect of BRCA mutations on the length of survival in epithelial ovarian cancers. *J Clin Oncol* 2002; 20: 463-466.
46. Cass I, Baldwin RL, Varkey T, et al. Improved survival in women with BRCA-associated ovarian carcinoma. *Cancer* 2003; 97: 2187-2195.
47. Chetrit A, Hirsh-Yechezkel G, Ben-David Y, et al. Effect of BRCA1/2 mutations on long term survival of patients with invasive ovarian cancer: The national Israeli study of ovarian cancer. *J Clin Oncol* 2008; 26:

20-25.

48. Tan DS, Rothermundt C, Thomas K, et al. "BRCAness" syndrome in ovarian cancer: A case-control study describing clinical features and outcome of patents with epithelial ovarian cancer associated with BRCA1 and BRCA2 mutations. *J Clin Oncol* 2008; 26: 5530-5536.
49. Roy R, Chun J, Powell SN. BRCA1 and BRCA2: Different roles in a common pathway of genome protection. *Nat Rev Cancer* 2012; 12: 68-78.
50. Bryant HE, Schultz N, Thomas HD, et al. Specific killing of BRCA2-deficient tumors with inhibitors of poly(ADP-ribose)polymerase. *Nature* 2005; 434: 913-917.
51. Fong PC, Boss DS, Yap TA, et al. Inhibition of poly(ADP-ribose)polymerase in tumors from BRCA mutation carriers. *N Engl J Med* 2009; 361: 123-134.
52. Rouleau M, Patel A, Hendzel MJ, et al. PARP inhibition: PARP1 and beyond. *Nat Rev Cancer* 2010; 10: 293-301.
53. Fong PC, Yap TA, Boss DS, et al. Poly(ADP-ribose)polymerase inhibition: Frequent durable responses in BRCA carrier ovarian cancer correlating with platinum-free interval. *J Clin Oncol* 2010; 28: 2512-2519.
54. Audeh MW, Carmichael J, Penson RT, et al. Oral poly(ADPribose) polymerase inhibitor olaparib in patients with BRCA1 or BRCA2 mutations and recurrent ovarian cancer: A proof of concept trial. *Lancet* 2010; 376: 245-251.
55. Gelmon KA, Tischkowitz M, Mackay H, et al. Olaparib in patients with recurrent high-grade serous or poorly differentiated ovarian carcinoma or triple-negative breast cancer: A phase 2, multicentre, open-label, non-randomized study. *Lancet Oncol* 2011; 12: 852-861.
56. Ledermann J, Harter P, Gourley C, et al. Olaparib maintenance therapy in platinum-sensitive relapsed ovarian cancer. *N Engl J Med* 2012; 366: 1382-1392.
57. Finch A, Beiner M, Lubinski J, et al. Salpingo-oophorectomy and the risk of ovarian, fallopian tube and peritoneal cancers in women with a BRCA1 or BRCA2 mutation. *JAMA* 2006; 296: 185-192.
58. Kauff ND, Domcheck SM, Friebel TM, et al. Risk-reducing salpingo-oophorectomy for the prevention of BRCA1- and BRCA2-associated breast and gynecologic cancer: A multicenter, prospective study. *J Clin Oncol* 2008; 26: 1331-1337.
59. Rebbeck TR, Kauff ND, Domcheck SM. Meta-analysis of risk reduction estimates associated with risk-reducing salpingooophorectomy in BRCA1 and BRCA2 mutation carriers. *J Natl Cancer Inst* 2009; 101: 80-87.
60. Domcheck SM, Friebel TM, Singer CF, et al. Association of risk-reducing surgery in BRCA1 or BRCA2 mutation carriers with cancer risk and mortality. *JAMA* 2010; 304: 967-975.
61. Rebbeck TR, Levin AM, Eisen A, et al. Breast cancer risk after bilateral prophylactic oophorectomy in BRCA1 mutation carriers. *J Natl Cancer Inst* 1999; 91: 1475-1479.
62. Eisen A, Lubinski J, Klijn J, et al. Breast cancer risk following bilateral oophorectomy in BRCA1 and BRCA2 mutation carriers: An international case-control study. *J Clin Oncol* 2005; 23: 7491-7496.
63. Powell CB, Kenley E, Chen L, et al. Risk-reducing salpingooophorectomy in BRCA mutation carriers: Role of serial sectioning in the detection of occult malignancy. *J Clin Oncol* 2005; 23: 127-132.
64. Finch A, Shaw P, Rosen B, et al. Clinical and pathologic findings of prophylactic salpingo-oophorectomy in 159 BRCA1 and BRCA2 carriers. *Gynecol Oncol* 2006; 100: 58-64.
65. Domchek SM, Friebel TM, Garber JE, et al. Occult ovarian cancers identified at risk-reducing salpingo-oophorectomy in a prospective cohort of BRCA1/2 mutation carriers. *Breast Cancer Res Treat* 2010; 124: 195-203.
66. Movahedi-Lankarani S, Baker PM, Giks B, et al. Protocol for the examination of specimens from patients with carcinoma of the ovary. http: //www. cap. org/apps/docs/committees/cancer/cancer_protocols/2009/ Ovary_09protocol. pdf. Accessed April 14, 2012.
67. Stirling D, Evans DGR, Pichert G, et al. Screening for familial ovarian cancer: Failure of current protocols to detect ovarian cancer at an early stage according to the International Federation of Gynecology and Obstetrics System. *J Clin Oncol* 2005; 23: 5588-5596.

68. Narod SA, Risch H, Moslehi R, et al. Oral contraceptives and the risk of hereditary ovarian cancer. Hereditary Ovarian Cancer Clinical Study Group. *N Engl J Med* 1998; 39: 424-428.
69. Iodice S, Barile M, Rotmensz N, et al. Oral contraceptive use and breast or ovarian cancer risk in BRCA1/2 carriers: A metaanalysis. *Eur J Cancer* 2010; 46: 2275-2284.
70. Narod SA, Dube MP, Klijn J, et al. Oral contraceptives and the risk of breast cancer in BRCA1 and BRCA2 mutation carriers. *J Natl Cancer Inst* 2002; 94: 1773-1779.
71. Milne RL, Knight JA, John EM, et al. Oral contraceptive use and risk of early-onset breast cancer in carriers and noncarriers of BRCA1 and BRCA2 mutations. *Cancer Epidemiol Biomarkers Prev* 2005; 14: 350-356.
72. Haile RW, Thomas DC, McGuire V, et al. BRCA1 and BRCA2 mutation carriers, oral contraceptive use, and breast cancer before age 50. *Cancer Epidemiol Biomarkers Prev* 2006; 15: 1863-1870.
73. Lee E, Ma H, McKean-Cowdin R, et al. Effect of reproductive factors and oral contraceptives on breast cancer risk in BRCA1/2 mutation carriers and noncarriers: Results from a population based study. *Cancer Epidemiol Biomarkers Prev* 2008; 17: 3170-3178.
74. Kurian AW, Munoz DF, Rust P, et al. Online tool to guide decisions for BRCA1/2 mutation carriers. *J Clin Oncol* 2012; 30: 497-506.
75. Watson P, Bützow R, Lynch HT, et al. The clinical features of ovarian cancer in hereditary nonpolyposis colorectal cancer. *Gynecol Oncol* 2001; 82: 223-228.
76. Weissman SM, Bellcross C, Bittner CC, et al. Genetic counseling considerations in the evaluation of families for Lynch syndrome—a review. *J Genet Counsel* 2011; 20: 5-19.
77. Palomaki GE, McClain MR, Melillo S, et al. EGAPP supplementary evidence review: DNA testing strategies aimed at reducing morbidity and mortality from Lynch syndrome. *Genet Med* 2009; 11: 42-65.
78. Weissman SM, Burt R, Church J, et al. Identification of individuals at risk for Lynch syndrome using targeted evaluations and genetic testing: National Society of Genetic Counselors and the Collaborative Group of the Americans on Inherited Colorectal Cancer Joint Practice Guideline. *J Genet Counsel* 2012; 21: 484-493.
79. Hendriks YM, Wagner A, Morreau H, et al. Cancer risk in hereditary nonpolyposis colorectal cancer due to MSH6 mutations: Impact on counseling and surveillance. *Gastroenterology* 2004; 127: 17-25.
80. Senter L, Clendenning M, Sotamaa K, et al. The clinical phenotype of Lynch syndrome due to germ-line PMS2 mutations. *Gastroenterology* 2008; 135: 419-428.
81. Vasen HF, Mecklin JP, Khan PM, et al. The International Collaborative Group on hereditary non-polyposis colorectal cancer(ICG-HNPCC). *Dis Colon Rectum* 1991; 34: 424-425.
82. Vasen HF, Watson P, Mecklin JP, et al. New clinical criteria for hereditary nonpolyposis colorectal cancer(HNPCC, Lynch syndrome) proposed by the International Collaborative group on HNPCC. *Gastroenterology* 1999; 116: 1453-1456.
83. Hampel H, Frankel WL, Martin E, et al. Feasibility of screening for Lynch syndrome among patients with colorectal cancer. *J Clin Oncol* 2008; 26: 5783-5788.
84. Barrow E, Alduaij W, Robinson L, et al. Colorectal cancer in HNPCC: Cumulative lifetime incidence, survival and tumour distribution. A report of 121 families with proven mutations. *Clin Genet* 2008; 74: 233-242.
85. Watson P, Vasen HF, Mecklin JP, et al. The risk of extracolonic, extra-endometrial cancer in the Lynch syndrome. *Int J Cancer* 2008; 123: 444-449.
86. Pal T, Permuth-Wey J, Kumar A, et al. Systematic review and meta-analysis of ovarian cancers: Estimation of microsatellite-high frequency and characterization of mismatch repair deficient tumor histology. *Clin Cancer Res* 2008; 14: 6847-6854.
87. Crijnen TE, Janssen-Heijnen ML, Gelderblom H, et al. Survival of patients with ovarian cancer due to a mismatch repair defect. *Fam Cancer* 2005; 4: 301-305.
88. Jensen KC, Mariappan MR, Putcha GV, et al. Microsatellite instability and mismatch repair protein defects in ovarian epithelial neoplasms in patients 50 years of age and younger. *Am J Surg Pathol* 2008; 32: 1029-1037.
89. Domanska K, Malander S, Måsbäk A, et al. Ovarian cancer at young age: The contribution of mismatch-

repair defects in a population-based series of epithelial ovarian cancer before age 40. *Intl J Gynecol Cancer* 2007; 17: 789-793.

90. NCCN Clinical Practice Guidelines in Oncology(NCCN Guidelines®). Genetic/Familial High Risk Assessment: Colorectal. V2. 2014. ©2014 National Comprehensive Cancer Network, Inc. www. nccn. org. Accessed September 25, 2014.
91. Allen BA, Terdiman JP. Hereditary polyposis syndromes and hereditary non-polyposis colorectal cancer. *Best Pract Res Clin Gastroenterol* 2003; 17: 237-258.
92. Lindor NM, McMaster ML, Lindor CJ, et al. Concise handbook of familial cancer susceptibility syndromes—second edition. *J Natl Cancer Inst Monogr* 2008; 38: 1-93.
93. Schreibman IR, Baker M, Amos C, et al. The hamartomatous polyposis syndromes: A clinical and molecular review. *Am J Gastroenterol* 2005; 100: 476-490.
94. Boardman LA. Heritable colorectal cancer syndromes: Recognition and preventive management. *Gastroenterol Clin North Am* 2002; 31: 1107-1131.
95. McGarrity TJ, Kulin HE, Zaino RJ. Peutz-Jeghers syndrome. *Am J Gastroenterol* 2000; 95: 596-604.
96. Beggs AD, Latchford AR, Vasen HF, et al. Peutz-Jeghers syndrome: A systematic review and recommendations for management. *Gut* 2010; 59: 975-986.
97. Giardello FM, Brensinger JD, Tersmette AC. Very high risk of cancer in familial Peutz-Jeghers syndrome. *Gastroenterology* 2000; 119: 1447-1453.
98. van Lier MGF, Mathus-Vliegen FMH, Wagner A, et al. High cancer risk in Peutz-Jeghers syndrome: A systematic review and surveillance recommendations. *Am J Gastroenterol* 2010; 105: 1258-1264.
99. Young RH, Welch WR, Dickersin GR, et al. Ovarian sex cord tumor with annular tubules: Review of 74 cases including 27 with Peutz-Jeghers syndrome and four with adenoma malignum of the cervix. *Cancer* 1982; 50: 1384-1402.
100. Dozois RR, Kempers RD, Dahlin DC, et al. Ovarian tumors associated with the Peutz-Jeghers syndrome. *Ann Surg* 1970; 172: 233-238.
101. Hemminki A, Markie D, Tomlinson I, et al. A serine/threonine kinase gene defective in Peutz-Jeghers syndrome. *Nature* 1998; 391: 184-187.
102. Jenne DE, Reimann H, Nezu J, et al. Peutz-Jeghers syndrome is caused by mutations in a novel serine threonine kinase. *Nat Genet* 1998; 18: 38-43.
103. Volikos E, Robinson J, Aittomäki K, et al. LKB1 exonic and whole gene deletions are a common cause of Peutz-Jeghers syndrome. *J Med Genet* 2006; 43: e18.
104. Salloch H, Reinacher-Schick A, Schulmann K, et al. Truncating mutations in Peutz-Jeghers syndrome are associated with more polyps, surgical interventions and cancers. *Int J Colorectal Dis* 2010; 25: 97-107.
105. Amos CI, Keitheri-Cheteri MB, Sabripour M, et al. Genotype-phenotype correlations in Peutz-Jeghers. *J Med Genet* 2004; 41: 327-333.
106. Mehenni H, Resta N, Guanti G, et al. Molecular and clinical characteristics in 46 families affected with Peutz-Jeghers syndrome. *Dig Dis Sci* 2007; 52: 1924-1933.
107. Aretz S, Steinen D, Uhlhaas S, et al. High proportion of large genomic STK11 deletions in Peutz-Jeghers syndrome. *Human Mutat* 2005; 26: 513-519.
108. Hearle N, Lucassen A, Wang R, et al. Mapping of a translocation breakpoint in a Peutz-Jeghers hamartoma to the putative PJS locus at 19q13. 4 and mutation analysis of candidate genes in polyp and STK11-negative PJS cases. *Genes Chromosomes Cancer* 2004; 41: 163-169.
109. Mehenni H, Gehrig C, Nezu J, et al. Loss of LKB1 kinase activity in Peutz-Jeghers syndrome, and evidence for allelic and locus heterogeneity. *Am J Hum Genet* 1998; 63: 1641-1650.
110. Boardman LA, Couch FJ, Burgart LJ, et al. Genetic heterogeneity in Peutz-Jeghers syndrome. *Human Mutat* 2000; 16: 23-30.
111. Vaz F, Hanenberg H, Schuster B, et al. Mutation of the RAD51C gene in a Fanconi anemia-like disorder.

Nat Genet 2010; 42: 406-409.

112. Meindl A, Hellebrand H, Wiek C, et al. Germline mutations in breast and ovarian cancer pedigrees establish RAD51C as a human cancer susceptibility gene. *Nat Genet* 2010; 42: 410-414.
113. Vuorela P, Pylkäs K, Hartikainen JM, et al. Further evidence for the contribution of the RAD51C gene in hereditary breast and ovarian cancer susceptibility. *Breast Cancer Res Treat* 2011; 130: 1003-1010.
114. Thompson ER, Boyle SE, Johnson J, et al. Analysis of RAD51C germline mutations in high-risk breast and ovarian cancer families and ovarian cancer patients. *Hum Mutat* 2012; 33: 95-99.
115. Osorio A, Endt D, Fernández F. Predominance of pathogenic missense variants in the RAD51C gene occurring in breast and ovarian cancer families. *Hum Mol Genet* 2012: 21(13): 2889-2898.
116. Pelttari LM, Heikkinen T, Thompson D, et al. RAD51C is a susceptibility gene for ovarian cancer. Hum Mol Genet 2011; 20: 3278-3288.
117. Loveday C, Turnbull C, Ramsay E, et al. Germline mutations in RAD51D confer susceptibility to ovarian cancer. Nat Genet 2011; 43: 879-882.
118. Osher DJ, De Leeneer K, Michils G, et al. Mutation analysis of RAD51D in non-BRCA1/2 ovarian and breast cancer families. Br J Cancer 2012; 106: 1460-1463.

第三十章　结直肠癌的遗传检测（息肉综合征）

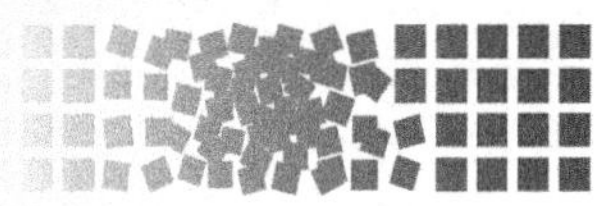

Kory W. Jasperson

引言

遗传性结肠息肉病在所有结直肠癌中占比不到 1%。对遗传性结肠息肉病进行准确分类是非常必要的，因为它们具有不同的癌症发病风险和管理策略，其亲属的患病风险也各不相同。然而，遗传性结肠息肉病特征性的重叠和非典型表现或较轻的症状导致诊断困难。确定结直肠息肉的组织学类型对于指导诊断策略非常有用。家族性腺瘤性息肉病（FAP）、轻型家族性腺瘤性息肉病（AFAP）、MUTYH（MutY 人类同源物）相关性息肉病（MAP）的主要病变是腺瘤性息肉，而黑斑息肉综合征（PJS）、幼年性息肉病综合征（JPS）和 Cowden 综合征（CS）的主要胃肠道病变是错构瘤性息肉病。每个综合征的肠外特征总结在表 30.1 ～表 30.3 中，也是诊断的重要线索。现在基因检测在大部分病例中可以提供精确诊断。

表 30.1　腺瘤性息肉病的特征和相关建议

癌症终身风险	管理建议	良性表型
FAP（APC）		
结直肠（100%）	10 ～ 15 岁每年做结肠镜、乙状结肠镜检直到做结肠切除术	100 ～ 1000 个结直肠腺瘤
十二指肠（5%）	25 ～ 30 岁每 1 ～ 4 年做上消化道镜检	十二指肠息肉
胃（≤ 1%）	十二指肠镜检时检查胃部	胃底腺息肉
甲状腺（1% ～ 2%）	每年做身体检查	
胰腺（1% ～ 2%）		
肝母细胞瘤（1% ～ 2%）		
髓母细胞瘤（＜ 1%）		视网膜色素上皮肥厚、表皮样囊肿、骨瘤 牙齿异常 纤维瘤
AFAP（APC）		
结直肠（70%）	18 ～ 20 岁每 2 ～ 3 年做结肠镜检	10 ～ 100 个结肠腺瘤（范围 0 ～ 100 个）
十二指肠（5%）	25 ～ 30 岁每 1 ～ 4 年做上消化道镜检	十二指肠息肉
胃（≤ 1%）		胃底腺息肉
甲状腺（1% ～ 2%）	每年做身体检查	
胰腺（1% ～ 2%）		

续表

终身癌症风险	管理建议	良性表型
MAP（biallelic MUTYH）		
结直肠（80%）	25～30岁每2～3年做结肠镜检	结肠性腺瘤息肉10～100个；多发性增生性和无蒂锯齿状息肉的可能
十二指肠（4%）	30～35岁每1～4年做上消化道镜检	十二指肠腺瘤性息肉

资料来源：NCCN结直肠癌筛选，版本1.2012. 2012，http://www.nccn.org，2012年4月3日下载。

腺瘤性息肉病

家族性腺瘤性息肉病（FAP）和轻型家族性腺瘤性息肉病（AFAP）

在所有的结肠息肉病中，FAP是最常见和研究得最深入的。FAP是由于APC基因的生殖细胞突变引起的，发生率估计为1/10 000。FAP的典型表现为在20～40岁之间产生成百上千的腺瘤性息肉[1]。与轻型家族性腺瘤性息肉病（AFAP）相关的轻型或不太严重的结肠表型可能与散发性结肠息肉、结肠肿瘤或其他已知的综合征类似（如MAP综合征）。这造成在评估中度腺瘤性息肉病患者时诊断困难。其他与APC的生殖细胞突变相关的疾病包括Gardner综合征[与结肠息肉和骨瘤、表皮囊肿、纤维瘤和（或）纤维瘤病相关]和Turcot综合征（与结肠息肉病、髓母细胞瘤相关）[2]。但是，现在研究认为，Gardner综合征和Turcot综合征相关的特征是APC基因突变的不同表现的结果，而不是特别的临床独立疾病。

结肠表型

虽然FAP相关的腺瘤性息肉与在普通人群发生的腺瘤性息肉恶性比例相似，但未经治疗的FAP患者近100%发展为结肠癌。在FAP患者，结直肠息肉发生的平均年龄是16岁[1]，结直肠癌发生的平均年龄为39岁，约7%的患者21岁前发展为结直肠癌，95%的患者50岁前发展为结直肠癌[3]。

在AFAP患者，发生结直肠癌的终身风险约为70%，其平均发病年龄为50岁左右[4]。即使是同一家族的AFAP患者，结肠表型差异也很大。针对来自同一家族的120例突变阳性个体进行结肠镜检查，发现37%有不到10个腺瘤性结肠息肉（平均年龄36岁；16～67岁），28%有10～50个息肉（平均年龄39岁；21～76岁），35%有多于50个息肉（平均年龄48岁；27～49岁）[4]。此外，每个个体的息肉总数为0～470不等[4]。

结肠外表现

FAP和AFAP患者最常见的肠外表现是上消化道息肉。虽然AFAP结肠表型没有FAP那么严重，但两者上消化道表型类似。常见的是十二指肠的腺瘤性息肉（20%～100%）和壶腹周围腺瘤性息肉（至少50%）[5,6]。FAP患者的十二指肠和壶腹周围癌的相对风险是一般人群的100～330倍，虽然绝对风险只有5%左右[5]。大部分FAP和AFAP相关的小肠肿瘤发生在十二指肠。

在大部分 FAP/AFAP 患者都可以发现胃底腺息肉，数量常为几百个[7]。与其他的结肠和小肠的息肉不同，胃底腺息肉是错构瘤型息肉。息肉通常比较小（1 ～ 5mm），无柄，通常无症状，位于胃底和胃体[7]。胃腺瘤性息肉在 FAP 和 AFAP 患者偶尔发现[8]。从胃底腺息肉发展的胃癌在 FAP 患者中有报道，虽然大部分被认为来源于腺瘤性息肉[8]。FAP 患者发生纤维瘤病的风险增加 800 倍（侵袭性纤维瘤），一生的患病风险为 10% ～ 30%[9-11]。FAP 患者发生纤维瘤病的危险因素包括纤维瘤病家族史，APC 密码子 1399 的 3Ý 突变（基因型－表型相关），女性，既往腹部手术史[10]。虽然纤维瘤病不会转移，但可以局部侵袭，恶性程度高，治疗难度大，是 FAP 患者死亡率的第二主要原因[12]。

生殖细胞 APC 基因突变的表型谱还包括其他良性病变，如骨瘤、表皮样囊肿、纤维瘤、牙齿异常与视网膜色素上皮先天性肥大（CHRPE）。此外，患其他癌症的风险增加，包括胰腺、甲状腺、胆道、脑（典型髓母细胞瘤）和肝（特别是肝母细胞瘤）等部位癌症[6]。

健康管理

如果不治疗，FAP 发展为结直肠癌是不可避免的。除了息肉发生后的预防性结肠切除术很难通过内镜操作，通过早期筛查和息肉切除术，大多数结直肠癌可以在 AFAP 和 FAP 阶段阻止。FAP 患者，建议从 10 岁开始每年进行结肠镜检和选择性乙状结肠镜检[13]。AFAP 患者的筛查可以从十几岁较后期开始，因为息肉在近端分布，结肠镜检较乙状结肠镜检查更为必要[13]。结肠切除术有时在 AFAP 中要避免使用，但是在 FAP 的患者中不存在这种情况。当息肉个数太多（通常大于 20 ～ 30 个息肉），以至不能在内镜下操作时或者确认是高病理级别的腺瘤时，建议进行预防性结肠切除术[13]。全结直肠切除和回肠贮袋肛管吻合术是 FAP 治疗的标准术式，而在 AFAP 和 FAP 直肠受累较少的患者，推荐全结肠切除和回肠直肠吻合术[13, 14]。直肠或回肠袋残端的持续筛查仍然是必要的[13]。

最近，研究证明与通过症状诊断的患者比较，通过监测检出的十二指肠癌生存率提高了[15]。美国国家综合癌症网（NCCN）目前推荐从 25 岁开始进行侧视胃镜术（EGD）检测十二指肠癌[13]。十二指肠息肉的程度由 Spigelman 分期标准确定，用于确定 EGD 随访间隔[13]。对生殖细胞 APC 基因突变患者的管理标准的额外建议由 NCCN 每年概述和更新（www.nccn.org）。

遗传测试与咨询

在 20 ～ 30 岁时检测到至少 100 个结直肠腺瘤性息肉可以考虑诊断为 FAP[6]。为了明确肠外肿瘤的风险并协助确定亲属 FAP 发病的风险，仍然推荐 APC 遗传监测。遗传测试也被证明是高性价比的[16]，虽然它不可能改变有广泛性腺瘤性息肉病例的临床管理。

考虑到表型的变异，AFAP 的诊断标准目前尚未达成共识。NCCN 目前建议累计结直肠腺瘤大于 10 个的患者进行遗传咨询和遗传检测[13]。在那些不严重的息肉患者 APC 突变的确认可以肯定 AFAP 的诊断。值得注意的是，有 100 个或更多的腺瘤性息肉患者如果发病年龄较晚（一般在 40 岁以后）也可能患有 AFAP。

区分 FAP、AFAP 和其他结肠息肉病条件并不总是简单的。具有常染色体显性遗传特征模式的家族史提示 FAP/AFAP，发现 APC 突变的可能性增加[6]。然而，10% ～ 30% 的有 APC 基因的生殖细胞突变的先证者是新发生的，他们的父母均未受累[6,17]。此外，累计小于 10 个腺瘤的 AFAP 患者也并不少见[4]。对于息肉数量较少的患者，是否应该进行基因检测还不明确[13]。然而，这些个体的密切随访非常重要，如果多发腺瘤继续发展，那么应该重新考虑基因检测。

与本章中提到的其他情况不同，肥大性或错构瘤性结肠息肉一般认为与 FAP 和 AFAP 无关。因此，如果发现多发性肥大性或错构瘤性结肠息肉，APC 基因测试不太可能提供有用的信息。与 APC 突变相关的其他特征有助于诊断 AFAP 或 FAP，包括胃底腺息肉、十二指肠腺瘤性息肉、骨瘤、视网膜色素上皮先天性肥大（CHRPE）、纤维瘤病和肝母细胞瘤[6]。

MUTYH 相关性息肉

顾名思义，MAP 综合征是一个由 MUTYH 生殖细胞突变引起的结肠息肉病。与在本章中描述的其他疾病不同，它以常染色体隐性方式遗传。2002 年 Al-Tassan 等[18]首先报道了一个 MUTYH 基因双等位基因突变（纯合性突变或复合杂合性突变）的家族，MUTYH 是碱基切除修复系统的一部分。在这个家族的 3 个兄弟姐妹患有结肠癌和（或）多发性大肠腺瘤，但没有检测到 APC 的突变[18]。3 个患者都有 MUTYH 的复合杂合性突变，而其他 4 个没有症状的兄弟姐妹都没有突变[18]。

现在被广泛接受的是 MAP 综合征与多发性腺瘤和结直肠癌的风险显著增加相关。MUTYH 基因的单等位基因突变携带者结直肠癌患病风险是否有所增加还有争议[19]。MUTYH 单等位基因的突变存在于 1% ～ 2% 的一般人群中，而双等位基因突变在结直肠癌中不到 1%[20]。

结肠表型

MAP 综合征和 AFAP 在肠道表型方面具有相似性，包括平均腺瘤个数、近端分布特征及腺瘤和癌的发生较早[4,19]。MUTYH 相关的息肉发生结直肠癌的风险增加 28 倍，外显率到 50 岁时为 19%，60 岁时为 43%，70 岁时为 80%[19,21]。虽然据报道，最后结直肠癌的患病风险高达 100%[22]，但和 AFAP 类似，其真正外显率可能还不完全。MAP 综合征的息肉数目也是高度变化不定的，一些患者没有息肉直接发生结直肠癌，而有些患者有超过 500 个结直肠息肉[23]。通常为 10 ～ 100 个息肉不等[23]。

在 AFAP、FAP 及 MAP 中，腺瘤是主要的息肉类型。与其他生殖细胞 APC 突变的个体不同，MAP 综合征患者锯齿状息肉最为常见。锯齿状息肉包括增生性息肉、无蒂锯齿状息肉（也称为无蒂锯齿状腺瘤）、传统的锯齿状腺瘤[24]。Boparai 等[25]检测了 17 例 MAP 综合征患者，发现几乎一半（47%）的患者有增生和（或）无蒂锯齿状息肉。此外，有 3 个符合增生性息肉标准的患者，现在也认为是锯齿状息肉。WHO 锯齿状息肉病的诊断标准包括以下情况的任一个：①至少有 5 个锯齿状息肉位于近端乙状结肠，且至少有 2 个大于 10mm；②大于 20 个任何大小的锯齿状息肉，但分布于整个结肠；③任何数量的锯齿状息肉在乙状结肠近端，且一级亲属有锯齿状息肉[24]。有趣的是，Chow 等[26]报道，38 例符合增生性息肉 / 锯齿状息肉诊断标准的病例中有 1 例有 MUTYH 双等位基因突变位点（3%）。最近报道，另一个家族三兄弟有 MUTYH 双等位基因突变，进一步凸显了表型的多样性。他们的病史包括一个在 48 岁时发生大肠癌但没有息肉；另一个在 38 岁时，被认为符合锯齿状息肉病的标准，但只有 2 个腺瘤；另一个在 46 岁时，有 4 个增生性息肉，已切除[27]。目前锯齿状息肉的病因在很大程度上是未知的，然而有越来越多的证据表明，碱基切除修复通路可能参与了少数病例的发生。

Boparai 等[25]在 MAP 综合征患者和对照样本中，比较了增生性或无蒂锯齿状息肉 KRAS 突变与 G ： C 到 T ： A 颠换的频率。在 MAP 综合征，73 例锯齿状息肉中有 51 例（70%）存在 KRAS 突变，而这 51 例当中有 48 例（94%）存在 G ： C 到 T ： A 的颠换，而在对照组中，在 41 例锯齿状息肉中只有 7 例（17%）存在 KRAS 突变，7 例中 2 例（29%）存在 G ： C 到 T ： A 的颠换[25]。这些发现支持 MAP 综合征和锯齿状息肉之间的相关性。

肠外表现

在 MAP 综合征患者中报道了一些肠外症状[23]。但现在还不能确定这些症状是偶发的还是 MUTYH 缺陷引起的。在一项 276 例 MAP 综合征患者的研究中，只有 2 例患有十二指肠癌[22]。但是，与一般人群相比，MAP 综合征患者十二指肠癌的发病率显著升高，标准发病率为 129，估计终身风险约为 4%[22]。虽然 MAP 和 FAP / AFAP 的十二指肠癌终身患病风险相似（4% 和 5 %），但 MAP 患者患胃和十二指肠息肉少得多。150 例 MAP 综合征患者进行上消化道镜检，11% 有胃息肉，17% 有十二指肠息肉[22]。

肠外恶性肿瘤在 MAP 中亦有报道[22]，虽然支持相关性的数据还有冲突[28, 29]。纤维瘤病、甲状腺和脑肿瘤、CHRPE、骨瘤和表皮样囊肿在 MAP 中较少见[23]。

遗传咨询和测试

自从 2002 年关于 MUTYH 双等位基因突变家族的第一个报道后，超过 500 个 MAP 综合征已被证实[23]。与第一个 MAP 家族相同，评估 MUTYH 的遗传检测通常用于有多发性结直肠腺瘤的个体。但是，有许多其他因素可以影响 MUTYH 和 APC 基因突变检测的方法。家族史、息肉发病年龄、类型、位置和息肉总数、结直肠癌病史（包括发病的年龄和位置）、种族和肠外表现等是影响遗传检测的策略和检出率的因素。本文的目的不是要列出 MUTYH 和 APC 遗传检测的每一个具体的方案和策略，而是列出检测多发性腺瘤时的一些关键概念和注意事项。

考虑到 MAP 综合征的常染色体隐性遗传方式，家族中超过一代的成员受累是不常见的；但是在超过一代成员患有结直肠癌的家族并不排除 MAP 的可能。在一些 MAP 家族中存在血缘关系的患者（有共同的祖先），在评估家族史时是一个重要因素。受影响的兄弟姐妹有 1/4 的机会（25%）发生 MAP 综合征，而他们的父母和孩子肯定是携带者。因此，当家族中有明确的隐性遗传证据（在一个家族中有多于一个受累的兄弟姐妹，但其他亲属没有），基因测试应该从 MUTYH 开始。如果在这个家族中没有发现 MUTYH 基因的突变，仍应评估 APC 的状态，因为 APC 基因的生殖系嵌合体可以导致超过一个 FAP 患病的兄弟姐妹而父母不受累[30]。为了明确后代患病的风险，MAP 综合征的配偶也应该进行 MUTYH 基因检测。这种策略性价比较高[31]。

一般来说，APC 基因的生殖细胞突变比 MUTYH 的双等位基因突变更为常见，因此除非有明确的证据表明家族中有隐性遗传特征，APC 基因检测通常优先于 MUTYH 分析。Y179C 和 G396D（以前称为 Y165C 和 G382D）是 MUTYH 最常见的突变热点。在 MAP 家族中可发现这些热点突变[18]。据 Nielsen 等[23]总结，至 2009 年，MUTYH 有超过 100 个不同的突变位点。在北欧血统的 MAP 综合征患者，在 90% 的病例中至少可发现两个突变热点中的一个[23, 32]。如果只发现这些突变中的一个存在，在特异性地检测了这些热点突变后，经常会进行全 MUTYH 测序。在其他人群中，MUTYH 突变范围并不明确，因此在非北欧血统经常进行 MUTYH 全基因测序。与 APC 类似，当腺瘤数量超过 10 个时建议进行 MUTYH 基因检测[13, 23]。MUTYH 双等位基因的突变检出率在 10 ～ 100 个息肉的患者是 28%，在 100 ～ 1000 个息肉的患者是 14%[23]。越来越多的证据表明，增生性和无蒂锯齿状息肉与 MAP 综合征相关，在考虑何时进行 MUTYH 突变检测时这些息肉也应该计入总息肉数目。FAP/AFAP 患者并不会产生大量的锯齿状息肉，因此在多发性锯齿状息肉患者进行 APC 突变检测不太可能提供有用信息。NCCN 指南目前不建议在多发性锯齿状息肉而没有腺瘤的患者进行 MUTYH 突变检测[13]。

在 MAP 和 FAP/AFAP 综合征，早发结直肠癌而几乎没有息肉的情况并不罕见[4, 33]。然而，在这些病例是否要进行 APC 和 MYTYH 的遗传检测还没有达成共识[13, 23]。

健康管理

MAP 患者建议从 25 岁开始进行结肠镜筛查，筛查频率取决于息肉的数量[13]。与 FAP/AFAP 患者相同，结肠切除术建议在内镜无法处理息肉的情况下进行。在 30 岁左右考虑上消化道镜检（EDG），如果发现十二指肠腺瘤，则管理策略与 FAP/AFAP 相同[13]。目前，并没有证据支持对 MUTYH 单等位基因突变携带者增加结直肠癌筛查。

错构瘤性息肉病

黑斑息肉综合征（PJS）

PJS 是一种常染色体显性遗传病，由于 STK11/LKB1 基因突变导致。发病率为 1/（50 000 ～ 200 000）[34]。两个最典型的表现是独特的胃肠型错构瘤，称为黑斑息肉和黏膜色素沉着。这两个特征包含在 PJS 的诊断标准中（表 30.2）。虽然皮肤黏膜色素沉着不是 100% 外显，而且随着时间会淡化，PJS 的皮肤黏膜色素沉着通常在童年即出现。在 20 岁左右，50% 的患者出现小肠梗阻、肠套叠，和（或）由于小肠息肉导致的出血[35]。PJS 患者的息肉数目可以达到数百个，最常见的部位在小肠，其次是结肠和胃[34]。

与 PJS 相关的癌症发病风险在 30 岁后更为显著，虽然也有早发型恶性肿瘤发生。迄今为止，规模最大的一项 419 例 PJS 患者研究中，20 岁时发生任何癌症的风险为 2%，30 岁时为 5%，40 岁时为 17%，50 岁时为 31%，60 岁时为 60%，70 岁时达到 85%[36]。胃肠道癌累积风险最高。与 PJS 相关的特异性癌症风险已列举在表 30.3。

表 30.2　黑斑息肉综合征、幼年性息肉病综合征和 Cowden 综合征的测试和诊断标准

黑斑息肉综合征（PJS）	
满足以下任何条件时考虑 PJS 临床诊断： （1）≥ 3 个组织学证实的黑斑息肉 （2）任何数量的黑斑息肉和 PJS 家族病史 （3）特征性的、突出的皮肤黏膜色素沉着和 PJS 家族病史 （4）≥ 1 个黑斑息肉和特征性的、突出的皮肤黏膜色素沉着	
幼年性息肉病综合征（JPS）	
满足以下任何条件时考虑 PJS 临床诊断： （1）3 ～ 5 个结直肠幼年性息肉 （2）幼年性息肉贯穿整个胃肠道 （3）≥ 1 个 JPS 家族史中的个人存在幼年性息肉	
Cowden 综合征（CS）[a]	
符合下列标准的个人考虑进行 CS 遗传检测： （1）成人发病，出现 Lhermitte-Duclos 病 （2）自闭症谱系障碍和大头畸形 （3）≥ 2 主要标准（一个必须为大头畸形） （4）≥ 3 主要标准无大头畸形 （5）Bannayan-Riley-Ruvalcaba 综合征 （6）1 个主要标准和≥ 3 个次要标准 （7）≥ 2 个活检证实的毛根鞘瘤 （8）≥ 4 个次要标准	
主要标准	次要标准
多发性胃肠道（GI）错构瘤、神经节细胞瘤	单发性错构瘤、神经节细胞瘤
甲状腺非髓样癌	甲状腺腺瘤和结节性甲状腺肿
乳腺癌	乳房纤维囊肿
子宫内膜癌	智力低下（IQ ≤ 75）
皮肤黏膜的损害	自闭症谱系障碍
活检证实的毛根鞘瘤	纤维瘤
多发性掌跖角化病	肾细胞癌
多发性皮肤面部丘疹	子宫肌瘤
龟头黄斑色素沉着	脂肪瘤
多灶性 / 广泛的口腔黏膜病	
大头畸形（巨头）（最少 97%）	

注：IQ，智商。

a. 资料来源：NCCN 结直肠癌筛选，版本 1.2012. 2012，http：//www.nccn.org，2012 年 4 月 3 日下载。

表 30.3 黑斑息肉综合征、幼年性息肉病综合征表现特征和建议

终身癌症风险	管理建议	非恶性特征
黑斑息肉综合征（PJS）（STK11）		
乳腺（54%）	25 岁开始每年做乳房 X 线检查和乳腺磁共振成像	皮肤黏膜的色素沉着
结肠（39%）	25 岁开始每 2 ～ 3 年做结肠镜检	
胰腺（11% ～ 36%）	每 1 ～ 2 年做 CA19-9 检测和磁共振胰胆管造影和（或）内镜	黑斑息肉综合征
胃（29%）	25 ～ 30 岁做上消化道镜检；8 ～ 10 岁考虑小肠的显影（CT、小肠造影、小肠钡灌检查）	
小肠（13%）		
卵巢[a]（21%）	每年做盆腔检查和巴氏涂片	
子宫 / 子宫颈[b]（11%）		
肺（15%）	没有特定的建议方针	
睾丸[c]（< 1%）	每年做睾丸的检查	
幼年性息肉病综合征（JPS）（SMAD4 和 BMPR1A）		
结肠（40% ～ 50%）	15 岁时如存在息肉每年重复一次肠镜检查，如果无息肉 2 ～ 3 年一次	幼年性息肉特征为遗传性出血性毛细血管扩张症
胃（如果胃息肉存在 21%）	15 岁时如存在息肉每年重复一次肠镜检查，如果无息肉 2 ～ 3 年一次	先天缺陷

a 环状小管性索瘤；b 恶性腺瘤；c 睾丸支持细胞瘤。

资料来源：NCCN 结直肠癌筛选，版本 1.2012. 2012，http：//www.nccn.org，2012 年 4 月 3 日下载。

幼年性息肉病综合征（JPS）

JPS 是一种常染色体显性遗传病，由于 SMAD4、BMPR1A 基因生殖细胞突变导致，发生率为（0.6 ～ 1）/100 000，其中新发生的比例为 25% ～ 50%[37, 38]。幼年性息肉病变是 JPS 的特征病变[38]。息肉最常见于结直肠，数目可达数百，虽然在 JPS，大片息肉并不像 FAP 中那样常见[38]。值得注意的是，孤立的幼年性息肉可发生于没有 JPS 综合征的儿童（表 30.2）。便血是最常见的症状，类似 PJS，肠套叠和阻塞也很常见。JPS 中患肿瘤风险最高的是结直肠癌，胃癌通常只在有胃息肉的情况下发生，且 SMAD4 突变的患者较 BMPR1A 突变的个体更易发生[37]。婴儿期幼年性息肉病往往是致命的，但十分罕见。遗传性出血性毛细血管扩张症的症状，如动静脉畸形、毛细血管扩张、鼻出血，可见于 SMAD4 突变的个体，但不会在 BMPR1A 突变的个体出现[37]。

Cowden 综合征（CS）

Cowden 综合征是由于 PTEN 的生殖细胞突变引起的错构瘤综合征的一部分，发病率为 1 ：（200 000 ～ 250 000）[39]。这是一种与特征性黏膜皮肤特征、大头畸形和多种肿瘤和胃肠道表现相关的多系统异常[39]。虽然在 CS 中也有其他恶性肿瘤发生，与 CS 相关的主要癌症包括乳腺癌（25% ～ 50%）、甲状腺非髓样癌（3% ～ 10%）和子宫内膜癌（5% ～ 10%）[39]。一项最近的研究估计，在 PTEN 基因突变携带者，这些癌症的终身患病风险分别为85%、35%和28%[40]。然而，这些风险有可能被高估，因为Tan等[40]的研究未能准确地解释其研究中的偏倚。

胃肠道息肉是CS最常见的症状之一[41]。从食管到直肠，息肉分布于整个胃肠道，可见多发息肉和弥漫性息肉[41]。在食管可见多发的白色斑块，称为糖原棘皮症，也发生在CS患者。在一项127例PTEN突变病例的大型研究中，39例至少进行过一次上消化道镜检患者中，8例（23%）有糖原棘皮症，26例（67%）有十二指肠和（或）胃息肉，只有2例（5%）有胃底腺息肉[41]。在67例至少进行过一次结肠镜检的患者中，62例（93%）有结肠息肉，16例符合增生性息肉病的诊断标准[41]。虽然错构瘤占优势，但也有其他结肠息肉发生，包括腺瘤、增生性息肉、无蒂锯齿状息肉、节细胞神经瘤性息肉，炎症，淋巴和脂肪组织息肉。在这项大型研究的所有突变携带者中，有9例（7%）被诊断为结直肠癌[41]。

黑斑息肉综合征，青少年息肉病综合征和Cowden综合征的遗传咨询和检测

错构瘤性息肉的增生细胞来源于它们的原生组织。错构瘤性息肉是罕见的，在所有结肠息肉中占少数，可能是潜在的肿瘤易感综合征的危险信号。当在个体中发现错构瘤性息肉，鉴别诊断部分取决于息肉的组织学类型、数目和发病的年龄。错构瘤常可被误诊为其他息肉类型，因此应考虑胃肠病理学家的复查[42]。当错构瘤性结肠息肉被确诊时，上消化道镜检（EGD）和仔细的体格检查可能发现肠外表现，有助于精确的诊断，一个详细的家族史也是必要的。JPS与PJS的诊断标准总结在表30.2。CS的遗传检测指南非常广泛，包括很多肠外特征，也总结在表30.2中。由于CS诊断的复杂性，NCCN每年更新其指南[13]。关于JPS、PJS的管理建议总结在表30.3，也由NCCN每年更新[13]。

结论

有很多临床表现是遗传性结肠息肉病的遗传检测的依据。而简化的遗传咨询指南包括以下任意表现的个体：①大于10个结肠腺瘤；②3个或更多的错构瘤性息肉；③至少1个Peutz-Jeghers息肉。在这些个体中的其他表现可能有助于确定遗传检测的具体条件。一旦确定受累个体的遗传性原因，对高危亲属的预测性检测是非常重要的。检测阴性的家庭成员可以不用加强监测和降低风险的措施。而这些措施对检测阳性的家庭成员是必要的。健康管理者参与患者的护理工作，将管理指南更新与遗传性结肠息肉病患者同步，因为管理指南建议在不断变化。

（李　征　向娟娟）

参考文献

1. Petersen GM, Slack J, Nakamura Y. Screening guidelines and premorbid diagnosis of familial adenomatous polyposis using linkage. *Gastroenterology* 1991; 100: 1658-1664.

2. Foulkes WD. A tale of four syndromes: familial adenomatous polyposis, Gardner syndrome, attenuated APC and Turcot syndrome. *QJM* 1995; 88: 853-863.
3. Jasperson KW, Tuohy TM, Neklason DW, et al. Hereditary and familial colon cancer. *Gastroenterology* 2010; 138: 2044-2058.
4. Burt RW, Leppert MF, Slattery ML, et al. Genetic testing and phenotype in a large kindred with attenuated familial adenomatous polyposis. *Gastroenterology* 2004; 127: 444-451.
5. Gallagher MC, Phillips RK, Bulow S. Surveillance and management of upper gastrointestinal disease in familial adenomatous polyposis. *Fam Cancer* 2006; 5: 263-273.
6. Jasperson KW, Burt RW. APC-associated polyposis conditions. In: Pagon RA, Bird TD, Dolan CR, et al. , eds. Gene Reviews. Seattle: University of Washington; 1993.
7. Burt RW. Gastric fundic gland polyps. *Gastroenterology* 2003; 125: 1462-1469.
8. Garrean S, Hering J, Saied A, et al. Gastric adenocarcinoma arising from fundic gland polyps in a patient with familial adenomatous polyposis syndrome. *Am Surg* 2008; 74: 79-83.
9. Nieuwenhuis MH, Casparie M, Mathus-Vliegen LM, et al. A nation-wide study comparing sporadic and familial adenomatous polyposis-related desmoid-type fibromatoses. *Int J Cancer* 2011; 129: 256-261.
10. Nieuwenhuis MH, Lefevre JH, Bulow S, et al. Family history, surgery, and APC mutation are risk factors for desmoid tumors in familial adenomatous polyposis: an international cohort study. *Dis Colon Rectum* 2011; 54: 1229-1234.
11. Sinha A, Tekkis PP, Gibbons DC, et al. Risk factors predicting desmoid occurrence in patients with familial adenomatous polyposis: a meta-analysis. *Colorectal Dis* 2011; 13: 1222-1229.
12. Nieuwenhuis MH, Mathus-Vliegen EM, Baeten CG, et al. Evaluation of management of desmoid tumours associated with familial adenomatous polyposis in Dutch patients. *Br J Cancer* 2011; 104: 37-42.
13. Colon Cancer, Version 1. 2015. Clinical Practice Guidelines in Oncology(NCCN Guidelines). National Comprehensive Cancer Network. http: //www. nccn. org. Accessed September 3, 2014.
14. Guillem JG, Wood WC, Moley JF, et al. ASCO/SSO review of current role of risk-reducing surgery in common hereditary cancer syndromes. *J Clin Oncol* 2006; 24: 4642-4660.
15. Bulow S, Christensen IJ, Hojen H, et al. Duodenal surveillance improves the prognosis after duodenal cancer in familial adenomatous polyposis. *Colorectal Dis* 2011; 14: 947-952.
16. Cromwell DM, Moore RD, Brensinger JD, et al. Cost analysis of alternative approaches to colorectal screening in familial adenomatous polyposis. *Gastroenterology* 1998; 114: 893-901.
17. Hes FJ, Nielsen M, Bik EC, et al. Somatic APC mosaicism: An underestimated cause of polyposis coli. *Gut* 2008; 57: 71-76.
18. Al-Tassan N, Chmiel NH, Maynard J, et al. Inherited variants of MYH associated with somatic G: C → T: A mutations in colorectal tumors. *Nat Genet* 2002; 30: 227-232.
19. Lubbe SJ, Di Bernardo MC, Chandler IP, et al. Clinical implications of the colorectal cancer risk associated with MUTYH mutation. *J Clin Oncol* 2009; 27: 3975-3980.
20. Cleary SP, Cotterchio M, Jenkins MA, et al. Germline MutY human homologue mutations and colorectal cancer: a multisite case-control study. *Gastroenterology* 2009; 136: 1251-1260.
21. Jenkins MA, Croitoru ME, Monga N, et al. Risk of colorectal cancer in monoallelic and biallelic carriers of MYH mutations: a population-based case-family study. *Cancer Epidemiol Biomarkers Prev* 2006; 15: 312-314.
22. Vogt S, Jones N, Christian D, et al. Expanded extracolonic tumor spectrum in MUTYH-associated polyposis. *Gastroenterology* 2009; 137: 1976-1985, e1-e10.
23. Nielsen M, Morreau H, Vasen HF, et al. MUTYH-associated polyposis(MAP). *Crit Rev Oncol Hematol* 2011; 79: 1-16.
24. Snover DC, Ahnen DJ, Burt RW, et al. Serrated polyps of the colon and rectum and serrated polyposis. In: Bosman FT, Carneiro F, Hruban RH, et al. , eds. WHO Classification of Tumours of the Digestive System. 4th ed. Lyon, France: IARC; 2010: 160-165.

25. Boparai KS, Dekker E, Van Eeden S, et al. Hyperplastic polyps and sessile serrated adenomas as a phenotypic expression of MYH-associated polyposis. *Gastroenterology* 2008; 135: 2014-2018.
26. Chow E, Lipton L, Lynch E, et al. Hyperplastic polyposis syndrome: Phenotypic presentations and the role of MBD4 and MYH. *Gastroenterology* 2006; 131: 30-39.
27. Zorcolo L, Fantola G, Balestrino L, et al. MUTYH-associated colon disease: Adenomatous polyposis is only one of the possible phenotypes. A family report and literature review. *Tumori* 2011; 97: 676-680.
28. Out AA, Wasielewski M, Huijts PE, et al. MUTYH gene variants and breast cancer in a Dutch case-control study. *Breast Cancer Res Treat* 2012; 134: 219-227.
29. Santonocito C, Paradisi A, Capizzi R, et al. Common genetic variants of MUTYH are not associated with cutaneous malignant melanoma: Application of molecular screening by means of high-resolution melting technique in a pilot casecontrol study. *Int J Biol Markers* 2011; 26: 37-42.
30. Schwab AL, Tuohy TM, Condie M, et al. Gonadal mosaicism and familial adenomatous polyposis. *Fam Cancer* 2008; 7: 173-177.
31. Nielsen M, Hes FJ, Vasen HF, et al. Cost-utility analysis of genetic screening in families of patients with germline MUTYH mutations. *BMC Med Genet* 2007; 8: 42.
32. Goodenberger M, Lindor NM. Lynch syndrome and MYH associated polyposis: Review and testing strategy. *J Clin Gastroenterol* 2011; 45: 488-500.
33. Wang L, Baudhuin LM, Boardman LA, et al. MYH mutations in patients with attenuated and classic polyposis and with young-onset colorectal cancer without polyps. *Gastroenterology* 2004; 127: 9-16.
34. Offerhaus GJA, Billaud M, Gruber SB. Peutz-Jeghers syndrome. In: Bosman FT, Carneiro F, Hruban RH, et al. , eds. WHO Classif ication of Tumours of the Digestive System. 4th ed. Lyon, France: IARC; 2010: 168-170.
35. Latchford AR, Phillips RK. Gastrointestinal polyps and cancer in Peutz-Jeghers syndrome: clinical aspects. *Fam Cancer* 2011; 10: 455-461.
36. Hearle N, Schumacher V, Menko FH, et al. Frequency and spectrum of cancers in the Peutz-Jeghers syndrome. *Clin Cancer* Res 2006; 12: 3209-3215.
37. Gammon A, Jasperson K, Kohlmann W, et al. Hamartomatous polyposis syndromes. *Best Pract Res Clin Gastroenterol* 2009; 23: 219-231.
38. Offerhaus GJ, Howe JR. Juvenile polyposis. In: Bosman FT, Carneiro F, Hruban RH, et al. , eds. WHO Classifi cation of Tumours of the Digestive System. 4th ed. Lyon, France: IARC; 2010: 166-167.
39. Pilarski R. Cowden syndrome: a critical review of the clinical literature. *J Genet Couns* 2009; 18: 13-27.
40. Tan MH, Mester JL, Ngeow J, et al. Lifetime cancer risks in individuals with germline PTEN mutations. *Clin Cancer Res* 2012; 18: 400-407.
41. Heald B, Mester J, Rybicki L, et al. Frequent gastrointestinal polyps and colorectal adenocarcinomas in a prospective series of PTEN mutation carriers. *Gastroenterology* 2010; 139: 1927-1933.
42. Sweet K, Willis J, Zhou XP, et al. Molecular classif ication of patients with unexplained hamartomatous and hyperplastic polyposis. *JAMA* 2005; 294: 2465-2473.

第三十一章　结直肠癌的遗传检测（非息肉综合征）

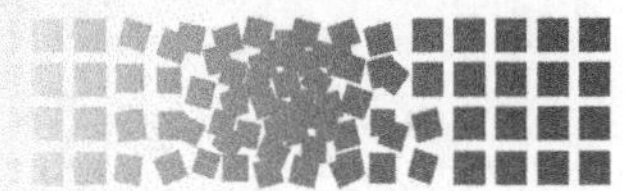

Leigha Senter-Jamieson

引言

5% ～ 10% 的结直肠癌（CRC）是遗传性的，通常以有无息肉作为主要特征来归类。Lynch 综合征（LS），又称为遗传性非息肉病性结直肠癌，是最常见的遗传性结直肠癌，在美国约占结直肠癌总发病人群的 2.2%[1]。在新诊断的子宫内膜癌（EC）中，LS 综合征也占 2.3%[3]。LS 患者患其他癌症，包括卵巢癌、胃癌、小肠癌、尿路上皮癌和胆道癌的风险增加[3]。由于癌症风险增加，针对 LS 患者的癌症筛查建议与一般人群有显著不同，旨在尽可能减少癌症的风险和负担。

4 种错配修复基因（MLH1、MSH2、MSH6、PMS2）的其中一个突变均能引起 LS，已有针对 4 种基因的临床基因检测。与大多数其他遗传综合征不同，典型的 LS 临床检测在生殖细胞遗传检测前，先进行微卫星不稳定性（MSI）的检测和（或）肿瘤组织的免疫组织化学（IHC）染色检测。这种检测方法的差异可以有针对性地进行遗传分析，从而在大部分检测中降低成本，虽然不是所有的样本。本章中我们综述了 LS 遗传咨询的关键性考虑因素。

癌症风险

结直肠癌及子宫内膜癌是最常见的两种 LS 相关的恶性肿瘤，文献已经报道了一些终身患癌风险的数据。确认和测试方法的差异不仅产生了丰富的数据，也提供了较宽范围的癌症风险估计，供临床医生和患者考虑。研究一致发现，LS 男性患者终身患结直肠癌的风险高于女性 LS 患者，男性结直肠癌患病风险是 27% ～ 92%，而女性的风险是 22% ～ 68%[4,5]。最近对 MLH1、MSH2 和 MSH6 突变携带者的大型研究表明，男性和女性患结直肠癌的风险分别为 38% 和 31%[6]。在 LS 结直肠癌诊断的平均年龄往往比一般人群年轻（估计为 45 ～ 59 岁）[6,7]。最近研究表明，LS 女性患者患子宫内膜癌的终身风险为 33% ～ 39%[6,8]。已被诊断为结直肠癌的 LS 患者第二次患原发性结直肠癌风险也增加（10 年风险为 16%）[9]。

LS 相关肿瘤患病风险，除了有性别差异，似乎也有一些基因特异性相关癌症风险的差异。比较 MSH6 和 PSM2，MLH1 和 MSH2 与更高的整体癌症风险相关[10,11]。在 LS 患者家族当中，多变的表型非常常见。因此，作为一项常规内容，LS 家族管理应该考虑家族史（讨论见下文）。

在LS患者卵巢、胃、小肠、尿路上皮、胆道等部位的恶性肿瘤较一般人群也有更高的发生频率。虽然已有研究报道这些不常见的肿瘤类型的累积风险，与结直肠癌及子宫内膜癌相比，它们通常病例较少，且终身癌症风险小于10%[3]。也有LS相关胰腺癌和乳腺癌的报道，但数据并不一致。最近的一项前瞻性研究表明，MMR基因突变携带者与他们正常亲属相比上述两种肿瘤的发病率有所增高[12]。但是，基于这些报告的风险，是否要改变筛查建议，还需要更多的数据。一些LS患者也易患皮脂腺病变和皮肤角化棘皮瘤。当患者具有这些皮肤病变之一并伴有内脏器官的恶性肿瘤时，他们患有LS的变种，称为Muir-Torre综合征[13]。最近的一些研究表明，这些皮肤病变在LS比预想得更为常见，皮肤皮脂腺肿瘤应视为典型的LS疾病谱的一部分[14]。另一个LS综合征变种以胶质母细胞瘤存在为特征，称为Turcot综合征。Turcot综合征常是APC基因的突变造成的，但也已在错配修复基因（MMR）缺失的个体中发现[15]。

临床分类：Amsterdam标准和Bethesda指南

1991年遗传性非息肉性结直肠癌（HNPCC）的国际合作小组撰写了Amsterdam标准Ⅰ[16]，并于1999进行了修订（Amsterdam标准Ⅱ）[17]，来进行LS家族分类（表31.1）。

表31.1　修订版Amsterdam标准

修订版Amsterdam标准
≥3个亲属患结直肠癌、子宫内膜癌、小肠癌、输尿管癌和（或）肾盂癌
并且在以上亲属中，其中一个是另外两个的一级亲属[a]
≥2个连续后代都受到影响
至少有一个确诊年龄＜50岁
排除家族性腺瘤息肉病
肿瘤应该被病理学/组织学证实

a一级亲属：父母，兄弟和儿女。

资料来源：Vasen HF，Watson P，Mecklin JP，et al. New clinical criteria for hereditary nonpolyposis colorectal cancer（HNPCC，Lynch syndrome）proposed by the International Collaborative group on HNPCC. Ciastroente-rology 1999；116：1453-1456。

Amsterdam诊断标准在很大程度上依赖广泛的家族史，而没有考虑LS相关的全部肿瘤谱。不严格的Bethesda指南（写在1997并修订于2004）[18,19]（表31.2）包括LS相关的不常见的肿瘤，

表31.2　修订版Bethesda指南

修订版Bethesda指南
结直肠癌个体如果满足以下任何一项应进行微卫星不稳定检测：
■患结直肠癌的年龄＜50岁
■同一时间诊断的多个结直肠癌（＞1）或不同时间确诊的多个结直肠癌（＞1）或其他LS相关肿瘤[a]
■ MSI-H组织学类型（肿瘤浸润性淋巴细胞，Crohnlike淋巴细胞反应，黏液性或印戒细胞分化，髓样生长模式）的结直肠癌患者年龄＜60岁
■在FDR中，确诊结直肠癌或LS相关性肿瘤患者年龄＜50岁
■在2个FDR和（或）SDR中，结直肠癌或LS相关性肿瘤出现在任何年龄

a结直肠癌、子宫内膜癌、胃癌、小肠癌、卵巢癌、胰腺癌、输尿管癌、肾盂癌、胆管癌、脑癌、脂肪腺癌、角化棘皮瘤。FDR，一级亲属（父母、兄弟、子女）；SDR，二级亲属[祖父母、舅母、姑母、伯母、婶母、叔（伯）父、孙子孙女]。

资料来源：Umar A，Boland CR，Terdiman JP，et al. Revised Bethesda guidelines for hereditary nonpolyposis colorectal cancer（Lynch syndrome）and microsatellite instability. J Natl Cancer Inst 2004；96：261-268。

以及 LS 相关直肠癌常见的病理特征。与 Amsterdam 标准主要依赖家族史进行 LS 的诊断不同，Bethesda 指南旨在确定与应该进行 LS 肿瘤筛查的人员，而较少依赖家族史。然而，已经反复有研究证实，这些临床分类系统并不能可靠地在所有患者人群中预测 LS 患者，特别是那些癌症遗传学诊所以外的人群，这些诊所是专门针对高危患者的[1,20]。

肿瘤筛查

微卫星指在单个核苷酸或多个核苷酸多次重复的 DNA 序列。在一般情况下，同一个人的细胞核苷酸序列的重复次数应保持不变，但当重复的次数在一个或两个等位基因出现不同时即称为微卫星不稳定（MSI）[21]。在 LS 患者，5 个微卫星位点作为衡量 MSI 的标准，如果至少有 40% 的标记出现不稳定，则 LS 相关肿瘤被认为有高水平的 MSI（MSI-H）[22]。几乎所有的 LS 相关肿瘤均显示出 MSI，但 MSI 并不是诊断 LS 的特征，有 10% ～ 15% 的结直肠癌患者显示 MSI[23,24]。然而，MSI 检测可以作为一种筛选工具用于帮助确认生殖细胞遗传检测显示有 MLH1、MSH2、MSH6 和 PMS2 基因突变的个体。如果患者有 MSI-H 结直肠癌，并符合 Amsterdam 标准Ⅱ则可诊断为 LS 综合征（表 31.1）。

免疫组化可用于确定在肿瘤组织中 MMR 蛋白的存在或缺失，是另一个可用的 LS 筛选测试。一个或多个 MMR 蛋白在肿瘤组织中的缺失表示相应的 MMR 基因功能缺陷，但确定其是否由生殖细胞突变或体细胞突变引起则需要更多的分析。进行免疫组化染色较 MSI 检测的优势是其结果可以直接指导后续的遗传检测。例如，在一个结直肠癌患者，免疫组化结果表明 MSH2、MSH6 蛋白的缺失，如果 MSH2 突变检测结果是阴性，则建议检测 TACSTD1 和 MSH6 的突变。根据这个免疫组化的结果，检测 MLH1 和（或）PMS2 的突变通常是不必要的。表 31.3 总结了基于免疫组化结果的基因检测策略[25,26]。比较这些肿瘤筛查策略，用 MSI 和免疫组化染色的组合方式能筛查出大部分的 LS 患者。由于两种方法的敏感度都不是 100%，使用单独一种将遗漏 5% ～ 10% 的病例[27,28]。

表 31.3　基于免疫组化模式的基因检测策略

MLH1 和 PMS2 缺失	MLH1 甲基化和（或）BRAF 检测[a] 或 MLH1 胚系检测[b] ■如果呈阴性，考虑 PMS2 胚系检测
仅 PMS2 缺失	PMS2 胚系检测 ■如果呈阴性，考虑 MLH1 胚系检测
MSH2 和 MSH6 缺失	MSH2 胚系检测 ■如果呈阴性，TACSTD1 缺失检测 ■如果呈阴性，MSH6 胚系检测
仅 MSH6 缺失	MSH6 胚系检测 ■如果呈阴性，考虑 MSH2 胚系检测

a 如果个人 / 家族史有 LS 的高度指示性，放弃 MLH1 甲基化 /BRAF 检测是合适的；b 除非另有说明，胚系检测指测序 / 基因重排检测。

与 LS 无关的表观遗传事件可能导致肿瘤，证明 MSI 及免疫组化染色显示 MLH1 和 PMS2 蛋白的缺失。这些结果往往是由于 MLH1 启动子区甲基化和（或）BRAF 基因体细胞突变（V600E）造成的。一些研究表明，BRAF（V600E）突变与LS无关，但也有很少的例外[11,29]。这两项检测都可以在结直肠癌组织上进行，以帮助确定是否应该进行基因的生殖细胞遗传检测，以进一步简化基因检测的过程。但这些检测都应该在临床家族史的背景下进行，毕竟这些检测的敏感性和特异性不是100%。还需要注意的是，遗传性的MLH1启动子区高甲基化虽然罕见但仍然存在[30]。

用MSI和免疫组化染色等相似的方法筛选子宫内膜癌也是合适的。但是，因为体细胞BRAF基因的突变在子宫内膜癌是罕见的，因此在MSI-H和（或）MLH1和PMS2缺失的子宫内膜癌患者无须进行BRAF的检测[31]。有较少的数据支持在LS相关的其他肿瘤进行MSI和（或）免疫组化检测，但许多报告表明，在没有其他检测方法选择的情况下进行MSI和免疫组化染色检测至少是可行的[32]。

在2009年，基因组应用实践与预防评价工作组推荐在结直肠癌新诊断的个体提供LS相关基因检测。虽然工作组没有具体说明进行基因测试的最佳方法，但免疫组化染色进行肿瘤组织分析可以进行更多目标基因检测，被认为是一个可接受的策略[33]。此外，多项报告已经表明，利用免疫组化染色在结直肠癌患者人群中确认LS综合征的肿瘤筛查是高性价比的方法[34,35]。Ladabaum等[35]从寿命影响，癌症的发病率、死亡率及成本几个方面比较了多种检测方法。他们认为，在MLH1蛋白缺失的患者进行免疫组化染色，包括BRAF基因检测是在结直肠癌患者中识别LS的最佳方法[35]。在这些报告中，LS筛选的有效性一直依赖于针对诊断为LS患者的家庭成员的检测能力；因此，对LS先证者亲属的遗传咨询和信息传播是肿瘤高效诊断和预防的一个关键。

基因检测

在许多情况下，如前所述，肿瘤筛选检测在生殖细胞遗传检测之前进行，但在某些情况下，肿瘤筛选检测不可能完成（如没有充足的肿瘤组织，家族中所有患癌症的个体均已死亡）。在没有免疫组化结果直接进行基因检测的情况下，生殖细胞检测通常是一步步进行的，从MLH1和MSH2的突变检测开始，它们分别占突变的32%和38%[9]。如果MLH1和MSH2没有突变，则进行MSH6和PMS2的突变检测。这两个基因的突变较少见，分别占LS突变的14%和15%[9]。重要的是，测试包括测序和缺失、重复分析，因为所有的突变类型都在MMR基因中报道过。

最近，有报道TACSTD1缺失（也被称为EPCAM，TACSTD1不是MMR基因）会引起MSH2的失活，免疫组化检测发现MSH2蛋白表达缺失。因此免疫组化检测MSH2蛋白缺失，但没有生殖细胞MSHS2突变的患者，应进行TACSTD1缺失检测[36]。

Lynch综合征的遗传咨询

由于LS为常染色体显性遗传，LS患者的一级亲属中有50%的可能也遗传到该病，因此与LS患者的家庭成员针对这些风险进行沟通是非常重要的。数据表明，遵守筛选建议能有效地降低LS患者死于癌症的风险，这些应该在风险家族中进行沟通。在芬兰的一个有关 MMR 基因突变患者的大型研究表明，尽管结直肠癌和子宫内膜癌的患病率增加，但是当家族个体遵循强化的筛查方案和（或）选择预防性手术时，癌症的死亡率并没有增加[37]。

Lynch 综合征的健康管理

LS 患者需要个性化的健康管理以减少其癌症风险。虽然许多团体已经在文献中提出了筛选的建议，但在临床上，通常应用由 NCCN 提出并每年更新 LS 监测和筛选建议。基于目前的建议，LS 患者从 20 ～ 25 岁开始每 1 ～ 2 年进行一次结肠镜检查，如果家族中有25岁之前诊断的结直肠癌患者，要在最早发病年龄前2～5年开始进行结肠镜检查（如果其家庭中没有 30 岁之前诊断结直肠癌的病例，在 MSH6 和 PMS2 突变的家族结肠镜检查可从 30 岁开始，因为这两个基因的外显率较低）。由于没有明确证据支持子宫内膜癌和卵巢癌的筛选，建议女性 LS 患者考虑完成生育后进行预防性子宫切除术及双侧输卵管卵巢切除术。一些临床医生可能会发现子宫内膜取样、经阴道超声和 CA-125 血清筛查有帮助，但是这些方法的使用应慎重考虑。关于 LS 患者的胃和小肠肿瘤的筛查，应考虑从 30 ～ 35 岁开始每 2 年进行胃镜与延长十二指肠镜和胶囊内镜的检查。从 25 ～ 30 岁开始每年进行尿液分析可以用于筛查尿路上皮肿瘤，每年进行体检以评估中枢神经系统肿瘤的症状是合理的[38]。

2011 年 Burn 等[39]通过干预后双盲随机试验随访证实每日服用 600mg 阿司匹林持续最少 25 个月可以使 LS 患者患结直肠癌的风险降低约 60%。与其他关于阿司匹林降低癌症风险的研究相同，阿司匹林的累积使用似乎导致了结果的差异，由于随着时间的推移降低风险的效果变得明显。LS 患者使用阿司匹林最佳剂量和持续时间仍然需要确定，但基于这些证据，许多临床医生已开始考虑在这个人群中使用阿司匹林治疗作为化学预防。

（李　征　向娟娟）

致谢

作者感谢 Kory Jasperson 对本章进行校稿。

参考文献

1. Hampel H, Frankel WL, Martin E, et al. Screening for the Lynch syndrome(hereditary nonpolyposis colorectal cancer). *N Engl J Med* 2005; 352: 1851-1860.
2. Hampel H, Panescu J, Lockman J, et al. Comment on: Screening for Lynch syndrome(hereditary nonpolyposis colorectal cancer)among endometrial cancer patients. *Cancer Res* 2007; 67: 9603.
3. Barrow E, Robinson L, Alduaij W, et al. Cumulative lifetime incidence of extracolonic cancers in Lynch syndrome: a report of 121 families with proven mutations. *Clin Genet* 2009; 75: 141-149.
4. Vasen HF, Wijnen JT, Menko FH, et al. Cancer risk in families with hereditary nonpolyposis colorectal cancer diagnosed by mutation analysis. *Gastroenterology* 1996; 110: 1020-1027.
5. Quehenberger F, Vasen HF, van Houwelingen HC. Risk of colorectal and endometrial cancer for carriers of mutations of the hMLH1 and hMSH2 gene: correction for ascertainment. *J Med Genet* 2005; 42: 491-496.
6. Bonadona V, Bonaiti B, Olschwang S, et al. Cancer risks associated with germline mutations in MLH1,

MSH2, and MSH6 genes in Lynch syndrome. *JAMA* 2011; 305: 2304-2310.

7. Hampel H, Stephens JA, Pukkala E, et al. Cancer risk in hereditary nonpolyposis colorectal cancer syndrome: Later age of onset. *Gastroenterology* 2005; 129: 415-421.
8. Stoffel E, Mukherjee B, Raymond VM, et al. Calculation of risk of colorectal and endometrial cancer among patients with Lynch syndrome. *Gastroenterology* 2009; 137: 1621-1627.
9. Palomaki GE, McClain MR, Melillo S, et al. EGAPP supplementary evidence review: DNA testing strategies aimed at reducing morbidity and mortality from Lynch syndrome. *Genet Med* 2009; 11: 42-65.
10. Baglietto L, Lindor NM, Dowty JG, et al. Risks of Lynch syndrome cancers for MSH6 mutation carriers. *J Natl Cancer Inst* 2010; 102: 193-201.
11. Senter L, Clendenning M, Sotamaa K, et al. The clinical phenotype of Lynch syndrome due to germ-line PMS2 mutations. *Gastroenterology* 2008; 135: 419-428.
12. Win AK, Young JP, Lindor NM, et al. Colorectal and other cancer risks for carriers and noncarriers from families with a DNA mismatch repair gene mutation: A prospective cohort study. *J Clin Oncol* 2012; 30: 958-964.
13. Lynch HT, Lynch PM, Pester J, et al. The cancer family syndrome. Rare cutaneous phenotypic linkage of Torre's syndrome. *Arch Intern Med* 1981; 141: 607-611.
14. South CD, Hampel H, Comeras I, et al. The frequency of Muir-Torre syndrome among Lynch syndrome families. *J Natl Cancer Inst* 2008; 100: 277-281.
15. Hamilton SR, Liu B, Parsons RE, et al. The molecular basis of Turcot's syndrome. *N Engl J Med* 1995; 332: 839-847.
16. Vasen HF, Mecklin JP, Khan PM, et al. The International Collaborative Group on Hereditary Non-Polyposis Colorectal Cancer(ICG-HNPCC). *Dis Colon Rectum* 1991; 34: 424-425.
17. Vasen HF, Watson P, Mecklin JP, et al. New clinical criteria for hereditary nonpolyposis colorectal cancer(HNPCC, Lynch syndrome) proposed by the International Collaborative group on HNPCC. *Gastroenterology* 1999; 116: 1453-1456.
18. Rodriguez-Bigas MA, Boland CR, Hamilton SR, et al. A National Cancer Institute workshop on hereditary nonpolyposis colorectal cancer syndrome: meeting highlights and Bethesda guidelines. *J Natl Cancer Inst* 1997; 89: 1758-1762.
19. Umar A, Boland CR, Terdiman JP, et al. Revised Bethesda guidelines for hereditary nonpolyposis colorectal cancer(Lynch syndrome) and microsatellite instability. *J Natl Cancer Inst* 2004; 96: 261-268.
20. Morrison J, Bronner M, Leach BH, et al. Lynch syndrome screening in newly diagnosed colorectal cancer in general pathology practice: from the revised Bethesda guidelines to a universal approach. *Scand J Gastroenterol* 2012; 46: 1340-1348.
21. de la Chapelle A, Hampel H. Clinical relevance of microsatellite instability in colorectal cancer. *J Clin Oncol* 2010; 28: 3380-3387.
22. Boland CR, Thibodeau SN, Hamilton SR, et al. A National Cancer Institute Workshop on Microsatellite Instability for cancer detection and familial predisposition: development of international criteria for the determination of microsatellite instability in colorectal cancer. *Cancer Res* 1998; 58: 5248-5257.
23. Hampel H, Frankel WL, Martin E, et al. Feasibility of screening for Lynch syndrome among patients with colorectal cancer. *J Clin Oncol* 2008; 26: 5783-5788.
24. Samowitz WS, Curtin K, Lin HH, et al. The colon cancer burden of genetically defined hereditary nonpolyposis colon cancer. *Gastroenterology* 2001; 121: 830-838.
25. Niessen RC, Kleibeuker JH, Westers H, et al. PMS2 involvement in patients suspected of Lynch syndrome. *Genes Chromosomes Cancer* 2009; 48: 322-329.
26. Zighelboim I, Powell MA, Babb SA, et al. Epitope-positive truncating MLH1 mutation and loss of PMS2: Implications for IHC-directed genetic testing for Lynch syndrome. *Fam Cancer* 2009; 8: 501-504.
27. Lindor NM, Burgart LJ, Leontovich O, et al. Immunohistochemistry versus microsatellite instability testing

in phenotyping colorectal tumors. *J Clin Oncol* 2002; 20: 1043-1048.

28. Ruszkiewicz A, Bennett G, Moore J, et al. Correlation of mismatch repair genes immunohistochemistry and microsatellite instability status in HNPCC-associated tumours. *Pathology* 2002; 34: 541-547.
29. Loughrey MB, Waring PM, Tan A, et al. Incorporation of somatic BRAF mutation testing into an algorithm for the investigation of hereditary non-polyposis colorectal cancer. *Fam Cancer* 2007; 6: 301-310.
30. Hitchins MP, Ward RL. Constitutional(germline) MLH1 epimutation as an aetiological mechanism for hereditary nonpolyposis colorectal cancer. *J Med Genet* 2009; 46: 793-802.
31. Mutch DG, Powell MA, Mallon MA, et al. RAS/RAF mutation and defective DNA mismatch repair in endometrial cancers. *Am J Obstet Gynecol* 2004; 190: 935-942.
32. Weissman SM, Bellcross C, Bittner CC, et al. Genetic counseling considerations in the evaluation of families for Lynch syndrome—a review. *J Genet Couns* 2011; 20: 5-19.
33. Evaluation of Genomic Applications in Practice and Prevention(EGAPP) Working Group. Recommendations from the EGAPP Working Group: Genetic testing strategies in newly diagnosed individuals with colorectal cancer aimed at reducing morbidity and mortality from Lynch syndrome in relatives. *Genet Med* 2009; 11: 35-41.
34. Mvundura M, Grosse SD, Hampel H, et al. The cost-effectiveness of genetic testing strategies for Lynch syndrome among newly diagnosed patients with colorectal cancer. *Genet Med* 2010; 12: 93-104.
35. Ladabaum U, Wang G, Terdiman J, et al. Strategies to identify the Lynch syndrome among patients with colorectal cancer: A cost-effectiveness analysis. *Ann Intern Med* 2011; 155: 69-79.
36. Niessen RC, Hofstra RM, Westers H, et al. Germline hypermethylation of MLH1 and EPCAM deletions are a frequent cause of Lynch syndrome. *Genes Chromosomes Cancer* 2009; 48: 737-744.
37. Jarvinen HJ, Renkonen-Sinisalo L, Aktan-Collan K, et al. Ten years after mutation testing for Lynch syndrome: cancer incidence and outcome in mutation-positive and mutation-negative family members. *J Clin Oncol* 2009; 27: 4793-4797.
38. National Comprehensive Cancer Network. NCCN Guidelines & Clinical Resources. NCCN Guidelines for Detection, Prevention, and Risk Reduction [v.1.2012]. 2012. http: // www.nccn.org/professionals/physician_gls/recently_updated.asp
39. Burn J, Gerdes AM, Macrae F, et al. Long-term effect of aspirin on cancer risk in carriers of hereditary colorectal cancer: an analysis from the CAPP2 randomised controlled trial. *Lancet* 2011; 378: 2081-2087.

第三十二章　子宫癌的遗传检测

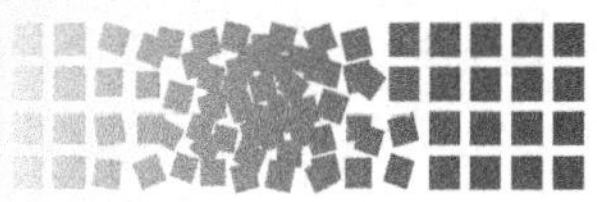

Molly S. Daniels

引言

子宫癌是美国最常见的侵袭性妇科肿瘤。一般人群中子宫癌的诊断年龄中位数为60岁[1]。女性在一生中患子宫癌的平均风险为2.6%[2]。绝大多数子宫癌是子宫内膜起源的。5%或更少是非子宫内膜来源的，包括子宫内膜间质肉瘤、子宫平滑肌肉瘤[3]。

子宫内膜癌可以进一步细分为Ⅰ型和Ⅱ型。Ⅰ型子宫内膜癌组织类型是子宫内膜样癌，超过75%的子宫内膜癌属于Ⅰ型。Ⅱ型子宫内膜癌的组织学类型包括所有非子宫内膜样癌，如子宫乳头状浆液性癌（UPSC）、透明细胞癌和癌肉瘤（也称为恶性中胚叶混合瘤）[4]。Ⅱ型子宫内膜癌一般比Ⅰ型子宫内膜癌诊断较晚，预后较差[5]。

Ⅰ型子宫内膜癌，与个人病史危险因素密切相关，可能是由于这些危险因素决定了子宫内膜暴露的雌激素水平。除长期使用非对抗性雌激素（因为有相关的子宫内膜癌的风险，而不再用于有完整子宫的妇女）和遗传性肿瘤易感性（随后将讨论），子宫内膜癌的最大风险因素是肥胖。与理想体重的女性相比，肥胖女性患子宫内膜癌的风险高达6倍[6]。其他危险因素包括未产妇、初潮年龄早、绝经年龄较晚，以及他莫昔芬的使用。联合使用口服避孕药能降低一般人群子宫内膜癌的风险至相对风险0.6[1]。

本章还讨论了子宫平滑肌瘤，通常称为子宫肌瘤。子宫肌瘤是良性的平滑肌瘤，在一般人群中常见。美国一项研究发现，超过80%的黑人妇女和近70%的白人妇女患子宫肌瘤，虽然不是所有的都有症状[7]。子宫肌瘤的症状包括盆腔疼痛、不孕、妊娠并发症和月经过多[7]。

Lynch 综合征

由于Lynch综合征（又称为遗传性非息肉性结直肠癌综合征）在本书的其他章节已有深入描述，这一部分主要对Lynch综合征相关的子宫内膜癌进行描述。Lynch综合征是一种常染色体显性遗传性癌症易感综合征，患结肠癌、子宫内膜癌和其他癌症的风险显著增加。DNA错配修复基因MLH1、MSH2、MSH6、PMS2和EPCAM（导致MSH2表达的缺失）的突变与Lynch综合征相关。

2%～3%的子宫内膜癌女性有Lynch综合征[8,9]。大部分研究显示，患有Lynch综合征的女性子宫内膜癌平均的诊断时间为 40 ～ 50 岁[8-10]，比一般人群诊断年龄小[11]。诊断时的年龄小于 50 岁[12, 13]，同时患有结直肠癌[14]，体质指数较低，子宫下段肿瘤[12]，或有结肠和（或）子宫内膜癌家族史[15]，患 Lynch 综合征的可能性增加[16, 17]。目前有基于个人和家族史评估患 Lynch 综合征风险的模型[16, 17]。鉴别子宫内膜癌患者是否有 Lynch 综合征可以使阳性患者采取措施以降低患结直肠癌的风险，也可使其家庭成员受益于预测性基因检测和随后针对性的降低癌症风险的策略。

筛查子宫内膜癌患者是否患有 Lynch 综合征的优化方式是讨论的热点。从历史上看，提示有 Lynch 综合征的个人和（或）家族史的子宫内膜癌患者会被指出需要进行癌症的遗传风险评估。最近，一些机构用免疫组化和（或）微卫星不稳定分析进行了子宫内膜癌患者的普遍筛查[18]。这种方法的优点是，它能检测所有 Lynch 综合征相关的子宫内膜癌，其中一些发生在没有已知家族史的情况下，在这种情况下可能被其他基于家族史筛选患者的方法忽略[8, 9]。普遍筛选方法的局限性包括确认一个突变的检测成本高[19]，以及通过普遍筛选确认的子宫内膜癌患者较遗传咨询和基因检测的预期低[18]。

不管用什么方法来筛查子宫内膜癌患者是否患有 Lynch 综合征，基因检测中推荐的第一步是肿瘤组织研究：免疫组织化学的方法检测错配修复蛋白和（或）微卫星不稳定分析[20, 21]。几乎所有的 Lynch 综合征相关的子宫内膜癌均显示出高微卫星不稳定性（MSI-H）和（或）免疫组化结果显示出一个或多个错配修复蛋白损失，而免疫组化结果往往让基因检测指向一个 Lynch 综合征相关基因[20]。子宫内膜肿瘤表现出高微卫星不稳定性（MSI-H）时，建议 MLH1 启动子高甲基化分析作为后续研究，因为 15% ～ 20% 的散发性子宫内膜癌表现出 MLH1 启动子甲基化，免疫组化显示 MLH1 和 PMS2 缺失[22]。而散发性 MSI-H 结直肠癌常有 BRAF 体细胞突变，散发性 MSI-H 子宫内膜癌通常没有[23]，因此，BRAF 基因突变分析不推荐用于区分散发性 MSI-H 子宫内膜癌和 Lynch 综合征相关的子宫内膜癌。Lynch 综合征通过分子遗传学检测发现一个错配修复基因生殖细胞突变来确认，家族成员可随后进行预测性基因检测。目前，在肿瘤组织研究提示 Lynch 综合征时，分子遗传学检测并不总是能够识别 Lynch 综合征的病理突变；这种情况的可能解释为包括对已知的错配修复基因的遗传测试的有限灵敏度，其他未知的 Lynch 综合征的基因，以及其他与肿瘤表型相关的未知的表观遗传学。鉴于在肿瘤组织研究和基因检测结果阴性的患者并不能排除 Lynch 综合征，在这些情况下应考虑遵循 Lynch 综合征的管理指南[20, 21]。

Lynch 综合征的女性一生患子宫内膜癌的风险最近被报告为 33% ～ 40%[10, 24]。患子宫内膜癌的风险可能因为不同的基因有所不同，风险最高的为 MLH1、MSH2、MSH6 突变的女性。PMS2 突变或 EpCAM 突变的女性患子宫内膜癌的风险较低（PMS2 突变终身风险为 15%[25]，EpCAM 突变终身风险为 12%[26, 27]）。Lynch 综合征相关的子宫内膜癌可以是Ⅰ型（子宫内膜样）和Ⅱ型（非子宫内膜样）；女性 Lynch 综合征Ⅱ型子宫内膜癌组织学包括透明细胞癌、子宫乳头状浆液性癌和恶性中胚叶混合瘤（癌肉瘤）[28]。

鉴于 Lynch 综合征的女性患子宫内膜癌的高风险，癌症的筛查和降低风险的选择应予以考虑。对患者进行教育，告知子宫内膜癌的症状（如异常阴道出血）和及时报告的重要性[21]。在降低风险方面，全子宫切除术 [因卵巢癌的风险也升高，加双侧输卵管卵巢切除术（BSO）] 显然对预防子宫内膜癌有效[29]，生育完成后和（或）绝经后可考虑[21, 30, 31]。如果一个 Lynch 综合征女性在进行结肠癌手术，可以考虑同时进行全子宫切除术 / 双侧输卵管卵巢切除术[30, 31]。用于降低风险的全子宫切除术 / 双侧输卵管卵巢切除术尚未被证实能降低 Lynch 综合征的患者死亡率。口服避孕药降低一般人群子宫内膜癌和卵巢癌的风险[1]；对 Lynch 综合征的妇女其疗效尚未确定。目前尚无证据表明在 Lynch 综合征的女性进行子宫内膜癌筛查有益；筛查指南是要基于专家的意见。仅仅用经阴道超声检查在这个人群中并不能成为有效的筛查试验[32, 33]；子宫内膜活检联合经阴道超声检查可能更有效[34]。目前 NCCN 推荐每年进行子宫内膜活检[21]。

磷酸酶和张力蛋白同源性错构瘤综合征

由于磷酸酶和张力蛋白同源性（PTEN）错构瘤综合征（PHT）（又称 Cowden 综合征，bannayan-ruvalcaba-riley 综合征）在本书中的其他章节也有深入描述，本部分着重研究 PHT 子宫的临床表现。PHT 是一种罕见的常染色体显性遗传综合征，由于有病理性的 PTEN 突变而定义。PHT 在许多器官系统有症状[35, 36]，包括自闭症、癌症风险增加[37, 38]、特征性的皮肤黏膜病变等表型影响[39]。

子宫肌瘤已被描述为患有 PHT 女性的一个共同的发现[40]，是 PHT 的一个小的诊断标准[39]。然而，由于子宫肌瘤在一般人群中的患病率很高[7]，目前尚不清楚是否子宫肌瘤的发病率在 PHT 患者确实增高[38, 41]。子宫肌瘤是一种非特异性的发现，不应该仅由子宫肌瘤作为 PHT 的特别提示[38, 41]。

有报道子宫内膜癌在 PHT 女性发生频率增加[37, 41]。子宫内膜癌报道的诊断年龄大部分为 30 ～ 50 岁[39, 42]。在青春期的 PHT 子宫内膜癌已有报道[43]。69 例[41]成年女性中的 12 例（17%）和 158 例中的 25 例（16%）[39]PTEN 基因检测为阳性，在这些 PTEN 阳性的成年女性中观察到子宫内膜癌。关于子宫内膜癌的终身风险的数据很少；目前的研究都集中在家族中最初具有遗传性状的先证者，从而出现显著的选择偏倚。因此，最近估计 PHT 患者一生中子宫内膜癌患病风险为 28% 可能是一个明显的高估值[37]。PHT 患者在未选择的子宫内膜癌患者中似乎占很小的比例[44]；Black 等的研究在 240 例子宫内膜癌的患者发现没有 PTEN 的生殖细胞突变。

考虑到 PHT 患者患子宫内膜癌的风险的数据有限，除了教育妇女对症状的出现迅速反应并考虑参加确定筛查有效性和必要性的临床研究，NCCN 目前不推荐一个具体的子宫内膜癌的筛查策略[45]。也有人推荐，患有 PHT 的女性每年进行子宫内膜活检和（或）经阴道超声检查[37, 40]，到目前为止，还没有证实这些筛查使 PHT 患者获益。基于之前讨论的经阴道超声检查筛查 Lynch 综合征女性子宫内膜癌缺乏有效性，如果开展筛查，超声检查可能不是理想模式。NCCN 还注意到，以每个病例逐个审查为基础，子宫切除术减少了风险可以作为一个选择[45]。

遗传性平滑肌瘤和肾细胞癌

遗传性平滑肌瘤和肾细胞癌（HLRCC，OMIM 150800）的特点是 2 型乳头状肾细胞癌，皮肤平滑肌瘤和子宫平滑肌瘤患病风险增加。延胡索酸合酶（FH）基因是目前唯一证实与 HLRCC 相关的基因。HLRCC 具有常染色体显性遗传性。FH 基因的点突变和大重排在 HLRCC 患者已有报道[46]。如果 FH 基因在两个拷贝中均有生殖细胞突变，会导致严重的常染色体隐性遗传疾病——延胡索酸酶缺乏症（OMIM 606812），其特征是脑病和精神运动发育迟缓，经常在婴儿期或儿童期致死。

HLRCC 患者的子宫肌瘤发生年龄往往比一般人群年轻，平均诊断年龄约为 30 岁[47,48]。HLRCC 女性患者经常报告有子宫肌瘤的并发症，包括月经过多、盆腔疼痛的症状，生育能力下降[49]，而且相比有子宫肌瘤没有 HLRCC 的女性更可能已经接受了治疗，包括子宫切除术[48]。一项北美的 HLRCC 研究表明，98% 的患者有子宫肌瘤，89% 曾行子宫切除术，常在 30 岁前完成手术[47]。

子宫平滑肌肉瘤在患有 HLRCC 的芬兰女性中已有报道，但最近的研究指出，只有一个有 FH 的生殖细胞突变的患者被证实临床上诊断为恶性子宫平滑肌肉瘤[50]。因此，尚未明确在普通人群中子宫平滑肌肉瘤的患病风险可能上升的程度。而且，FH 的生殖细胞突变在女性单纯子宫平滑肌肉瘤不常见；67 例诊断为子宫平滑肌肉瘤的芬兰女性进行了 FH 基因突变的检测，只有一个患者被发现有 FH 基因的错义序列变异，这种变异在肿瘤和正常组织中都存在，意义还不明确[51]。

多发性皮肤平滑肌瘤的患者应该及时考虑 HLRCC；针对多发性皮肤平滑肌瘤患者的研究发现，80% ～ 89% 具有 FH 突变[47,49,52]。皮肤平滑肌瘤在外观上不同；诊断需要活检[49]。皮肤平滑肌瘤相关的疼痛和感觉异常常有报道[47]。发病年龄为 10 ～ 47 岁，平均发病年龄为 25 岁[47]。没有皮肤平滑肌瘤的情况并不排除 HLRCC 的可能性；一些 HLRCC 患者经过仔细地皮肤检查后未发现皮肤平滑肌瘤[47,53]。HLRCC 相关性皮肤平滑肌肉瘤的报道较为罕见[47,53]。

与 HLRCC 相关的 2 型乳头状肾细胞癌通常是单侧单发，但是显示出高侵袭性，当原发肿瘤尚小时（＜ 1cm）[50]，已经具备转移性。据报道 HLRCC 患者的肾细胞癌外显率约为 20%[52]。据报道的肾细胞癌的诊断年龄最早为 11 岁[54] 和 16 岁[49]，平均诊断年龄为 40 余岁[47,52]。其他类型的肾细胞癌在 HLRCC 患者也有报道，包括集合管癌、嗜酸细胞瘤、透明细胞肾细胞癌、肾母细胞瘤[50]。

鉴于 HLRCC 相对罕见（全球确定估计约 180 个家族[50]），筛选和管理指南仍在发展中，仅以专家的意见为基础。在 HLRCC 中儿童肾肿瘤已有报道但很少出现；因此，提供预测遗传的年龄，以及开始筛查的年龄尚存争论。提出的肾癌筛查建议包括磁共振成像、计算机断层扫描；每年一次或两次；18 ～ 20 岁开始或早至 5 岁开始（如果有家庭成员发生了儿童肾癌）[50]。超声不能有效检测 HLRCC 相关肾癌，所以不推荐[47]。2 型乳头状肾细胞癌的侵袭特性也使设计一个有效的筛选程序具有挑战性，目前还没有证据表明建立筛选程序对 HLRCC 患者的发病率或死亡率具有有利的影响。

子宫癌和其他遗传性肿瘤综合征

子宫乳头状浆液性癌组织学上与卵巢浆液性癌类似[5]，在有 BRCA1、BRCA2 基因突变的 Ashkenazi 犹太妇女中已观察到，她们也有乳腺癌和（或）卵巢癌的个人和（或）家族史[55]。然而，其他的子宫内膜癌犹太患者的连续系列研究发现，BRCA 阳性率与一般的犹太人群相似[56, 57]。因此，子宫内膜癌、子宫乳头状浆液性癌个人史或其他方面似乎不太可能增加女性 BRCA1/BRCA2 胚系基因突变的可能性[58]。

遗传性视网膜母细胞瘤患者发生各种二次恶性肿瘤的风险增加。最近的一项研究发现，患有遗传性视网膜母细胞瘤的妇女尤其是子宫平滑肌肉瘤的患病风险显著增加[58]。

结论

2% ～ 3% 的子宫内膜癌是由于 Lynch 综合征。诊断年龄小，体质指数较低，Lynch 综合征相关癌症的个人和（或）家族史增加子宫内膜癌患者患 Lynch 综合征的可能性，但并非所有的 Lynch 综合征相关的子宫内膜癌的发生均有以上风险因素的存在。Lynch 综合征的评估第一步推荐 MSI 和免疫组化分析。在子宫内膜癌的患者确认 Lynch 综合征使患者能采取措施减少患结直肠癌的风险，也使家庭成员受益于预测性基因检测和随后的靶向性癌症风险降低策略。未受累的 Lynch 综合征妇女子宫内膜癌患病风险明显增加，应教育其了解子宫内膜癌的症状和体征，并提供筛查和预防选择。

PHT 患者患子宫内膜癌的比例不甚清楚（＜ 1%）。PHT 女性患者患子宫内膜癌的风险可能增高，但这种风险的程度目前还没有确定。应告知 PHT 女性患者患子宫内膜癌的症状和体征。PHT 女性患者可考虑子宫内膜癌筛查和降低风险的手术。

有症状的子宫肌瘤在 HLRCC 患者中比一般人群更为常见，倾向诊断年龄较早。皮肤多发肌瘤是 HLRCC 的特征。HLRCC 患者会发生子宫平滑肌肉瘤，但这种风险是否，以及在何种程度上高于一般人群仍有待确定。HLRCC 患者发生侵袭性亚型肾癌的风险增加，因此，应考虑定期进行肾癌的筛查。

（向娟娟　李　征）

参考文献

1. National Cancer Institute. Endometrial cancer prevention(PDQ). http: //www. cancer. gov/cancertopics/pdq/prevention/ endometrial/. Accessed September 3, 2014.
2. National Cancer Institute. SEER stat fact sheets: Corpus and uterus, NOS. http: //seer. cancer. gov/statfacts/html/corp . html#risk. Accessed April 16, 2012.
3. National Cancer Institute. Uterine sarcoma. http: //www. cancer. gov/cancertopics/types/uterinesarcoma. Accessed April 16, 2012.
4. Broaddus R. Pathology of Lynch syndrome-associated gynecological cancers. In: Lu KH, ed. *Hereditary Gynecologic Cancer: Risk, Prevention, and Management*. New York: Informa Healthcare;2008: 149-162.
5. Mendivil A, Schuler KM, Gehrig PA. Non-endometrioid adenocarcinoma of the uterine corpus: A review of selected histological subtypes. *Cancer Control* 2009;16: 46-52.
6. Buchanan EM, Weinstein LC, Hillson C. Endometrial cancer. *Am Fam Physician* 2009;80: 1075-1080.
7. Day Baird D, Dunson DB, Hill MC, et al. High cumulative incidence of uterine leiomyoma in black and white women: Ultrasound evidence. *Am J Obstet Gynecol* 2003;188: 100-107.

8. Hampel H, Frankel W, Panescu J, et al. Screening for Lynch syndrome(hereditary nonpolyposis colorectal cancer) among endometrial cancer patients. *Cancer Res* 2006;66: 7810-7817.
9. Hampel H, Panescu J, Lockman J, et al. Comment on: Screening for Lynch syndrome(hereditary nonpolyposis colorectal cancer) among endometrial cancer patients. *Cancer Res* 2007;67: 9603.
10. Stoffel E, Mukherjee B, Raymond VM, et al. Calculation of risk of colorectal and endometrial cancer among patients with Lynch syndrome. *Gastroenterology* 2009;137: 1621-1627.
11. Hampel H, Stephens JA, Pukkala E, et al. Cancer risk in hereditary nonpolyposis colorectal cancer syndrome: Later age of onset. *Gastroenterology* 2005;129: 415-421.
12. Lu KH, Schorge JO, Rodabaugh KJ, et al. Prospective determination of prevalence of Lynch syndrome in young women with endometrial cancer. *J Clin Oncol* 2007;25: 5158-5164.
13. Berends MJ, Wu Y, Sijmons RH, et al. Toward new strategies to select young endometrial cancer patients for mismatch repair gene mutation analysis. *J Clin Oncol* 2003;21: 4364-4370.
14. Millar AL, Pal T, Madlensky L, et al. Mismatch repair gene defects contribute to the genetic basis of double primary cancers of the colorectum and endometrium. *Hum Mol Genet* 1999;8: 823-829.
15. Westin SN, Lacour RA, Urbauer DL, et al. Carcinoma of the lower uterine segment: A newly described association with Lynch syndrome. *J Clin Oncol* 2008;26: 5965-5971.
16. Balmana J, Stockwell DH, Steyerberg EW, et al. Prediction of MLH1 and MSH2 mutations in Lynch syndrome. *JAMA* 2006;296: 1469-1478.
17. Chen S, Wang W, Lee S, et al. Prediction of germline mutations and cancer risk in the Lynch syndrome. *JAMA* 2006;296: 1479-1487.
18. Backes FJ, Leon ME, Ivanov I, et al. Prospective evaluation of DNA mismatch repair protein expression in primary endometrial cancer. *Gynecol Oncol* 2009;114: 486-490.
19. Kwon JS, Scott JL, Gilks CB, et al. Testing women with endometrial cancer to detect Lynch syndrome. *J Clin Oncol* 2011;29: 2247-2252.
20. Weissman SM, Bellcross C, Bittner CC, et al. Genetic counseling considerations in the evaluation of families for Lynch syndrome—a review. *J Genet Couns* 2011;20: 5-19.
21. National Comprehensive Cancer Network. Colorectal cancer screening, V1. 2012. http: //www. nccn. org/ professionals/physician _gls/pdf/colorectal_screening. pdf. Accessed April 16, 2012.
22. Esteller M, Levine R, Baylin SB, et al. MLH1 promoter hypermethylation is associated with the microsatellite instability phenotype in sporadic endometrial carcinomas. *Oncogene* 1998;17: 2413-2417.
23. Kawaguchi M, Yanokura M, Banno K, et al. Analysis of a correlation between the BRAF V600E mutation and abnormal DNA mismatch repair in patients with sporadic endometrial cancer. *Int J Oncol* 2009;34: 1541-1547.
24. Bonadona V, Bonaiti B, Olschwang S, et al. Cancer risks associated with germline mutations in MLH1, MSH2, and MSH6 genes in Lynch syndrome. *JAMA* 2011;305: 2304-2310.
25. Senter L, Clendenning M, Sotamaa K, et al. The clinical phenotype of Lynch syndrome due to germ-line PMS2 mutations. *Gastroenterology* 2008;135: 419-428.
26. Kempers MJ, Kuiper RP, Ockeloen CW, et al. Risk of colorectal and endometrial cancers in EPCAM deletion-positive Lynch syndrome: A cohort study. *Lancet Oncol* 2011;12: 49-55.
27. Lynch HT, Riegert-Johnson DL, Snyder C, et al. Lynch syndrome-associated extracolonic tumors are rare in two extended families with the same EPCAM deletion. *Am J Gastroenterol* 2011;106: 1829-1836.
28. Broaddus RR, Lynch HT, Chen LM, et al. Pathologic features of endometrial carcinoma associated with HNPCC: A comparison with sporadic endometrial carcinoma. *Cancer* 2006;106: 87-94.
29. Schmeler KM, Lynch HT, Chen LM, et al. Prophylactic surgery to reduce the risk of gynecologic cancers in the Lynch syndrome. *N Engl J Med* 2006;354: 261-269.
30. Lindor NM, Petersen GM, Hadley DW, et al. Recommendations for the care of individuals with an inherited predisposition to Lynch syndrome: A systematic review. *JAMA* 2006;296: 1507-1517.
31. Vasen HF, Moslein G, Alonso A, et al. Guidelines for the clinical management of Lynch syndrome(hereditary

nonpolyposis cancer). *J Med Genet* 2007;44: 353-362.
32. Rijcken FE, Mourits MJ, Kleibeuker JH, et al. Gynecologic screening in hereditary nonpolyposis colorectal cancer. *Gynecol Oncol* 2003;91: 74-80.
33. Dove-Edwin I, Boks D, Goff S, et al. The outcome of endometrial carcinoma surveillance by ultrasound scan in women at risk of hereditary nonpolyposis colorectal carcinoma and familial colorectal carcinoma. *Cancer* 2002;94: 1708-1712.
34. Renkonen-Sinisalo L, Butzow R, Leminen A, et al. Surveillance for endometrial cancer in hereditary nonpolyposis colorectal cancer syndrome. *J Int Cancer* 2007;120: 821-824.
35. Butler MG, Dasouki MJ, Zhou XP, et al. Subset of individuals with autism spectrum disorders and extreme macrocephaly associated with germline PTEN tumour suppressor gene mutations. *J Med Genet* 2005;42: 318-321.
36. Varga EA, Pastore M, Prior T, et al. The prevalence of PTEN mutations in a clinical pediatric cohort with autism spectrum disorders, developmental delay, and macrocephaly. *Genet Med* 2009;11: 111-117.
37. Tan MH, Mester JL, Ngeow J, et al. Lifetime cancer risks in individuals with germline PTEN mutations. *Clin Cancer Res* 2012;18: 400-407.
38. Pilarski R. Cowden syndrome: A critical review of the clinical literature. *J Genet Couns* 2009;18: 13-27.
39. Tan MH, Mester J, Peterson C, et al. A clinical scoring system for selection of patients for PTEN mutation testing is proposed on the basis of a prospective study of 3042 probands. *Am J Hum Genet* 2011;88: 42-56.
40. Eng C. PTEN hamartoma tumor syndrome(PHTS). In: Pagon RA, Bird TD, Dolan CR, et al. , eds. *Gene Reviews*. Seattle, WA: University of Washington, Seattle;1993.
41. Pilarski R, Stephens JA, Noss R, et al. Predicting PTEN mutations: An evaluation of Cowden syndrome and Bannayan- Riley-Ruvalcaba syndrome clinical features. *J Med Genet* 2011;48: 505-512.
42. Starink TM, van der Veen JP, Arwert F, et al. The Cowden syndrome: A clinical and genetic study in 21 patients. *Clin Genet* 1986;29: 222-233.
43. Schmeler KM, Daniels MS, Brandt AC, et al. Endometrial cancer in an adolescent: A possible manifestation of Cowden syndrome. *Obstet Gynecol* 2009;114: 477-479.
44. Black D, Bogomolniy F, Robson ME, et al. Evaluation of germline PTEN mutations in endometrial cancer patients. *Gynecol Oncol* 2005;96: 21-24.
45. National Comprehensive Cancer Network. Genetic/familial high-risk assessment: breast and ovarian. V1. 2011. www. nccn. org. Accessed April 7, 2011.
46. Bayley JP, Launonen V, Tomlinson IP. The FH mutation database: An online database of fumarate hydratase mutations involved in the MCUL(HLRCC) tumor syndrome and congenital fumarase def iciency. *BMC Med Genet* 2008;9: 20.
47. Toro JR, Nickerson ML, Wei MH, et al. Mutations in the fumarate hydratase gene cause hereditary leiomyomatosis and renal cell cancer in families in North America. *Am J Hum Genet* 2003;73: 95-106.
48. Stewart L, Glenn GM, Stratton P, et al. Association of germline mutations in the fumarate hydratase gene and uterine fi broids in women with hereditary leiomyomatosis and renal cell cancer. *Arch Dermatol* 2008;144: 1584-1592.
49. Alam NA, Barclay E, Rowan AJ, et al. Clinical features of multiple cutaneous and uterine leiomyomatosis: An underdiagnosed tumor syndrome. *Arch Dermatol* 2005;141: 199-206.
50. Lehtonen HJ. Hereditary leiomyomatosis and renal cell cancer: Update on clinical and molecular characteristics. *Fam Cancer* 2011;10: 397-411.
51. Ylisaukko-oja SK, Kiuru M, Lehtonen HJ, et al. Analysis of fumarate hydratase mutations in a population-based series of early onset uterine leiomyosarcoma patients. *Int J Cancer* 2006;119: 283-287.
52. Gardie B, Remenieras A, Kattygnarath D, et al. Novel FH mutations in families with hereditary leiomyomatosis and renal cell cancer(HLRCC) and patients with isolated type 2 papillary renal cell carcinoma. *J Med Genet* 2011;48: 226-234.

53. Wei MH, Toure O, Glenn GM, et al. Novel mutations in FH and expansion of the spectrum of phenotypes expressed in families with hereditary leiomyomatosis and renal cell cancer. *J Med Genet* 2006;43: 18-27.
54. Alrashdi I, Levine S, Paterson J, et al. Hereditary leiomyomatosis and renal cell carcinoma: Very early diagnosis of renal cancer in a paediatric patient. *Fam Cancer* 2010; 9: 239-243.
55. Lavie O, Hornreich G, Ben-Arie A, et al. BRCA germline mutations in Jewish women with uterine serous papillary carcinoma. *Gynecol Oncol* 2004;92: 521-524.
56. Barak F, Milgram R, Laitman Y, et al. The rate of the predominant Jewish mutations in the BRCA1, BRCA2, MSH2 and MSH6 genes in unselected Jewish endometrial cancer patients. *Gynecol Oncol* 2010;119: 511-515.
57. Levine DA, Lin O, Barakat RR, et al. Risk of endometrial carcinoma associated with BRCA mutation. *Gynecol Oncol* 2001;80: 395-398.
58. Francis JH, Kleinerman RA, Seddon JM, et al. Increased risk of secondary uterine leiomyosarcoma in hereditary retinoblastoma. *Gynecol Oncol* 2012;124: 254-259.

第三十三章　泌尿道癌的遗传检测

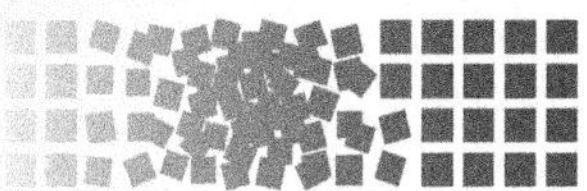

Gayun Chan-Smutko

引言

泌尿道肿瘤包括肾细胞癌（RCC）和过渡型细胞癌，或泌尿道上皮癌（UC）。2012年在美国的男性和女性中估计有64 770例侵袭性肾癌和肾脏盆腔癌，74 510例泌尿膀胱癌，以及2860例输尿管癌和其他泌尿系统肿瘤被检测出[1]。一生中的肾癌和肾脏盆腔癌的风险为1.6%，确诊时的平均年龄为64岁（基于2005～2009年的统计数字）[2]。RCC的一个家族史关系到增长2.2～2.8倍患RCC的风险[3]。大多数RCC病例是随机的，其中约4%是由于遗传易感性。

RCC是一种异质性疾病，根据WHO 2004年的分类系统被分为以下亚型：透明细胞（80%）、乳突型1和2（10%）、不染色细胞型（5%）、集尿管（1%）和未分类型RCC（4%～6%）。占RCC低于2%比例的其他较少的类型也已经有人描述过[4]。遗传性综合征如von Hippel-Lindau（VHL）疾病、Birt-Hogg-Dube（BHD）综合征、遗传性平滑肌瘤病和RCC，以及遗传性乳头状肾细胞癌（HPRCC）等疾病中的驱动肿瘤的分子通路，已经提供了对于RCC四类主要亚型背后的分子机制的更好的认识。这种理解导致靶向特殊分子通路如厌氧诱导因子（HIF）通路的靶向治疗。这篇综述主要用于成人群体中肾脏新生瘤及其相关遗传综合征的讨论（表33.1）。对上泌尿道的泌尿道上皮癌易感性的遗传咨询也有介绍。

表33.1　肾脏细胞癌的遗传易感性

综合征	缩写	基因	表型	RCC类型	基因检测灵敏度
von Hippel- Lindau综合征	VHL	VHL	血管母细胞瘤（小脑、脊柱、视网膜），嗜铬细胞瘤，乳头状囊腺瘤（胰腺、附睾、附属器官、淋巴囊胰腺NET和囊肿）	透明细胞	几乎100%[a]
Birt-Hogg-Dubé综合征	BHD	Folliculin，FLCN	纤维滤泡瘤，三叉肉瘤，高纤维性囊肿，肺囊肿，自发性气胸	50%嫌色细胞/嗜酸细胞杂交细胞，34%嫌色细胞，9%透明细胞，5%嗜酸性细胞，2%乳头状细胞	0～88%[20]

续表

综合征	缩写	基因	表型	RCC 类型	基因检测灵敏度
遗传性平滑肌瘤和 RCC	HLRCC	FH	皮肤平滑肌瘤，子宫平滑肌瘤	乳头型 2	0～93%[25]
遗传性乳头状肾细胞癌	HPRCC	MET	无额外功能	乳头型 1	由于家系少见，还未深入研究
遗传性嗜铬细胞瘤/副神经节瘤	HPGL	SDHB，可能是 SDHD 和 SDHC	嗜铬细胞瘤和副神经节瘤	定义不明确，但透明细胞和乳头状细胞已被报道	在 RCC 和无副神经节瘤或嗜铬细胞瘤的家系中未知

注：RCC，肾细胞癌；NET，神经内分泌肿瘤。

a 资料来源：Stolle C，Glenn G，Zbar B，et al. Improved detection of germline mutations in the von Hippel-Lindau disease tumor suppressorgene. Hum Mutat 1998；12：417-423。

肾细胞癌的遗传易感性

von Hippel-Lindau 病

VHL 病是一种常染色体显性疾病，影响全球约 1/36 000 的新生生命。VHL 基因位于 3 号染色体短臂（3p25），并且其为唯一已知的与这一疾病相关的易感位点。它是研究得很充分的一个抑癌基因，在 VHL 病的 RCC 患者和散发的肾透明细胞癌患者中存在杂合性丢失。

VHL 疾病为多系统疾病，受累人群面临以下损伤的风险：①小脑、脊髓或视网膜的血管母细胞瘤；②附睾、附件器官或内淋巴囊的乳头状囊腺瘤；③肾上腺的嗜铬细胞瘤和偶发的外肾上腺副神经节瘤；④胰腺囊肿，浆液性卵巢囊腺瘤和神经内分泌肿瘤（NET）；⑤多发和（或）双侧 RCC 和囊肿。

尽管 VHL 疾病的外显率是 100%，患者会在 60 多岁表现出至少一种相关损伤，即便是有相同基因突变的个人，其表达度也会高度不同。这种疾病的表型可以根据患嗜铬细胞瘤的风险分为 1 型和 2 型，后者根据患 RCC 的风险又可进一步分为三种亚型（2A、2B 和 2C）。这种在每一种类型内部的基因型 / 表型的关联在表 33.2 中有所描述。

表 33.2 von Hippel-Lindau 基因型表型相关性

VHL 表型	嗜铬细胞瘤（Pheo）	RCC	HB	主要突变类型
1 型	少或没有	高	高	大片段缺失、无义、移码
2A 型	多	少	高	错义
2B 型	多	高	高	错义
2C 型（罕见）	多	无	无	错义

注：1 型突变的多数是部分或者完全的缺失和蛋白截短（无义和移码突变），然而 2 型突变中的 96% 是错义突变。破坏 VHL 蛋白表面氨基酸残基的错义突变赋予了比破坏蛋白结构的错义突变更高的患嗜铬细胞瘤风险。VHL，von Hippel-Lindau；RCC，肾细胞癌；HB，血管母细胞瘤。

资料来源：Maher ER，Webster AR，Richards FM，et al. Phenotypic expression in von Hippel-Lindau disease：Correlations with germline VHL gene mutations. J Med Genet 1996；33：328-332；Ong KR，Woodward ER，Killick P，et al. Genotype-phenotype correlations in von Hippel-Lindau disease. Hum Mutat 2007；28：143-149。

肾脏病变

VHL 病患者的 RCC 组织学上只有透明细胞型。一生中患 RCC 的风险是 25% ～ 45%，当肾脏囊肿包括在内时，风险上升至 60%[5]。与散发性同类患者相比，VHL 患者的肾脏囊肿和 RCC 发病较早，平均年龄 39 岁（16 ～ 67 岁）[5]。囊性损伤通常没有症状；然而，复杂性囊肿必须用 CT 或磁共振成像密切监视，因其可能包含视觉可见的实体 RCC 组分。RCC 还经常从非囊肿性实质产生。

非肾脏临床特征

除了 RCC 和胰腺 NET，VHL 相关肿瘤的恶性风险很低。肾脏病变和小脑、脊柱或视网膜的血管母细胞瘤是 VHL 常见病变。罹患脊柱、小脑或脑干的单血管母细胞瘤的风险为 60% ～ 80%，平均年龄是 33 岁（9 ～ 73 岁）[5]，尽管大多数患者可以在他们生命中的任何时期形成多处病变。患者可能保持彻底的无临床症状，尤其在无生长或生长缓慢时。外科切除术可推迟，直到症状开始出现。

视网膜血管母细胞瘤（视网膜血管瘤）通常为多病灶性和双病灶性。这些多血管性肿瘤可以导致视网膜脱落和视觉丧失。视网膜血管母细胞瘤已经在 25% ～ 60% 平均年龄 25 岁的患者中发现（1 ～ 67 岁）。约 5% 的病变在小于 10 岁出现，使得高风险儿童进行遗传检测成为必要，受累儿童应当从出生开始每年进行视网膜检查。嗜铬细胞瘤也在年幼儿童中被发现，表现为高血压危象。出现的年龄平均是 30 岁（5 ～ 58 岁），风险是 10% ～ 20%[5]。

胰腺表现包括多发性单纯囊肿和浆液性囊腺癌（分别为 47% 和 11%），发生在良性阶段之后并在患者中几乎总是没有临床症状。胰腺 NET 较为不常见（15%）；然而，约有 2% 发生恶性转化[6]。NET 有隐匿性倾向，并较少是最初的病变；然而，需要密切监测外科切除的时机。VHL 的较为不普遍的现象是内淋巴囊或内耳的乳头状囊腺瘤，后者在一般人群中极为罕见但在 VHL 疾病中更为普遍（约 11%）。乳头状囊腺瘤还会在男性附睾中出现，而在女性的附件器官中较为不普遍。

von Hippel-Lindau 的分子遗传学

VHL 基因在 1993 年由 Latif 等克隆[7]，是家族性 RCC 综合征中研究得最好的。有人证明 VHL 功能的丢失可以在 VHL 疾病及多数散发的透明细胞 RCC 中引起 RCC 形成[8, 9]。VHL 基因编码 pVHL 蛋白，后者在正常氧条件下形成与 elongin B、clongin C、Cullin 2 和 Rbx1 的复合物。VHL 复合物靶向 HIF-1α 和 HIF-2α 并导致泛素介导的降解。HIF-1α 和 HIF-2α 基因，与 HIF-3α 一起编码 HIF 异构二聚体的 α 亚基。在低氧情况下，VHL 复合物与 HIF-1α 和 HIF-2α 并不相互作用，导致这些亚基的积累和下游的 HIF 依赖性基因的转录。肾脏肿瘤中 VHL 蛋白功能的丢失模拟组织水平的低氧，或"假性低氧"，HIF-1α 和 HIF-2α 集聚，引起肿瘤发生相关的许多基因如血管内皮生长因子（促血管生成）、表皮生长因子受体（细胞增殖与存活）和葡萄糖转运蛋白 1（葡萄糖吸收的调节）的表达上调。

von Hippel-Lindau 的遗传检测

VHL 基因的遗传咨询在临床基础上是可行的，涉及全基因测序和大规模基因重排分析。当两种方法一起应用时，在临床诊断为 VHL 患者中的突变检出率接近 100%[10]。约 80% 患者的父母有 VHL，而约 20% 为首发病例，其双亲并无突变。对于具有个人和家族 VHL 史的先证者，建议采用遗传咨询，因为致病突变的确认可以协助确定疾病类型（表 33.2）。疾病分型信息结合一个详细的家族史可以协助指导对 VHL 患者的筛选和监控。在单一的病例中，当患者有两个或更多 VHL 相关病变和阴性家族史时，建议进行遗传检测以明确诊断。当突变在某一先证者身上鉴定出时，应当为高危家族成员提供预测性的试验。既然已知 VHL 的年幼儿童处于视网膜病变和嗜铬细胞瘤的风险中，在其出生后的任何时间都应当给予遗传性检测。

Birt-Hogg-Dube 综合征

1977 年，Birt、Hogg 和 Dube 博士首次描述了一个显示具有毛盘瘤和软垂瘤的纤维毛囊瘤的常染色体显性传播的多世代家族 [11]。这一表型随后扩展到皮肤病学现象之外，包括肺部囊肿、气胸和肾脏肿瘤 [12]。至今文献记载的患有 BHD 综合征的家族的数量较少，其确切的发病率不明。卵巢滤泡激素（FLCN）基因的遗传性突变与 BHD 综合征相关。

肾脏病变

一个患有 BHD 综合征的人，形成多发或双侧肾脏肿瘤的风险增加，即便在同一肾脏单位内也经常发生一种以上组织类型，并且与普通人群相比发生年龄更小。生命中的罹患风险范围为 27% ～ 45%[13, 14]，如此广的范围可能是对当家庭主要通过皮肤病学临床而非泌尿学募集时，引入的系谱调查偏见的一种反映。在患者中发现的最为普遍的肿瘤病理学是一种杂交性嗜酸性 RCC，包括嗜酸瘤细胞和嫌色细胞的混合。并且，患者的根治性肾切除术样本证明了嗜酸细胞增多症的存在，与较大的杂交瘤相似，细胞小结节扩散性分布于肾脏实质。Pavlovich 等进行的回顾性研究考查了在 19 个不同 BHD 家族中的 30 个患者的 130 个肿瘤样本（25 个男性，5 个女性），发现杂交性嗜酸细胞（50%）和嫌色细胞（34%）是更为普遍的组织学发现，随后是透明细胞（9%）、良性嗜酸性细胞瘤（5%）和乳突状细胞（2%）。第一次检出肿瘤的平均年龄是 50.7 岁，每一位患者平均有 5.3（1 ～ 28）个肿瘤。其他报道在 BHD 综合征相关肾脏肿瘤的组织亚型有相似发现。

非肾脏现象

BHD 综合征相关的皮肤病症是良性的，由纤维毛囊瘤、毛盘瘤（组织学和临床上与血管纤维瘤难区分）、毛囊周纤维瘤和软垂瘤组成。纤维毛囊瘤是 BHD 综合征高度特异性的，而毛盘瘤和软垂瘤并不是。皮肤病变通常在 25 岁之后起病，并且 BHD 综合征的皮肤病学诊断可以基于存在 5 个或更多面部或躯干丘疹来做出，这些丘疹至少有一个组织学上证实是纤维毛囊瘤。

患有 BHD 综合征的患者有 83% ～ 89% 会在胸部 CT 检测时发现多发性肺囊肿 [14, 16, 17]。

终身患自发性气胸的风险为 24% ～ 32%，而大多数患者在 50 岁之前就首次出现病症。肺部囊肿的存在同自发性气胸强烈关联[17]，但背后的机制却仍不清楚。在少数病例中报道了 BHD 综合征和腮腺大嗜酸性细胞瘤可能相关[14]。

FLCN 分子遗传学

FLCN 基因位于染色体 17p11.2，是由 Nickerson 等[12]于 2002 年克隆。这一基因有 14 个外显子，编码卵泡刺激素蛋白。FLCN 的作用及其在肿瘤发生中的作用还未完全阐明，但肾癌的动物研究和杂合性丢失的研究提供了一些可以证明它是一个抑癌基因的证据，卵泡刺激素与卵泡刺激素结合蛋白（FNIP1 和 FNIP2）结合，再与 AMP 激活的蛋白激酶结合，后者为细胞能量和营养感受系统的一部分。AMP 激活的蛋白激酶还能帮助调节 mTOR 活性（mTORC1 和 mTORC2）。来自杂合性 BHD 敲除小鼠和来自 BHD 综合征患者的肾癌研究，显示了 mTOR 活性。在散发性嫌色细胞瘤中抑制 mTOR 活性的治疗性药物目前正在研究阶段，可能会对 BHD 综合征相关肾癌的患者有意义[19]。

FLCN 临床检测的突变检出率约为 89%，至今描述到的几乎所有突变都是截短性点突变（移码突变和无义突变）。剪切位点突变也已经被报道于少量的 BHD 家族，在双侧肾癌患者中也报道过一个错义突变[20]。在 11 号外显子的多聚胞嘧啶区的一个突变热点也已被提及[14]。

遗传性乳头状肾细胞癌（HPRCC）

HPRCC 是以常染色体显性方式遗传的，但外显率不高，HPRCC 患者在年轻时有患多发或双侧乳头状 RCC 的风险。表型仅局限于乳头状 RCC 的风险，尤其是乳头状 1 型，尽管在最初的病理检验时并不总是能区分 1 型和 2 型。

在染色体 7q31.2 上的 c-met 或 MET 原癌基因的生殖细胞突变与 HPRCC 相关[21]。这是一个相对不太普遍的情况，到目前为止几乎还没有 MET 突变的家族的报道。发现于 HPRCC 家族的错义突变，发生在 MET 原癌基因的外显子 16、17、18 和 19，它们编码蛋白产物的酪氨酸激酶区域。这些突变是激活性或功能获得性突变，不同于大多数遗传性癌症易感综合征，后者与抑癌基因的丢失功能性突变相关。从 HPRCC 患者获取的乳头状肿瘤通常显示出 7 号染色体的复制，与散发性病例一致[22]。此外，HPRCC 相关肿瘤显示出含有突变型 MET 等位基因的 7 号染色体的非随机复制，提示 MET 过表达可能导致细胞增殖，尽管确切的机制尚未阐释清楚。

Lindor 等[24]对 59 个明显散发性乳头状 1 型患者，包括 13 个有多病灶或双侧疾病的分析，没有发现 MET 的生殖细胞突变，这提示在散发性和乳头状 1 型肿瘤的病因不同。这种疾病的罕见性和在分离性病例中鉴定出突变携带者的低可能性，对于这些患者的遗传性咨询形成挑战。在阳性家族史的背景下，应当向乳头状 1 型 RCC 患者提供 MET 遗传测验。然而，遗传检测阴性并不能排除遗传易感性的可能。

遗传性平滑肌瘤病和肾脏细胞癌

乳头状 2 型 RCC 的易感性与常染色体显性传播的遗传性平滑肌瘤和 RCC（HLRCC）综合征相关。大多数患有 HLRCC 相关肾脏病变的患者呈现单侧、孤立的肿瘤；然而，双侧和多病灶的疾病也曾被注意到[25]。这些肿瘤倾向于具有高度的侵袭性和较差的临床预后，对于高风险患者的筛选和早期检测具有一定意义。尽管乳头状 2 型是主要组织型，收集导管型 RCC 和混合囊型、乳头型和管状乳头型 RCC 也都有报道。在 HLRCC 个体中的发病率为 25% ～ 40%[25,26]。

皮肤平滑肌瘤病和子宫平滑肌瘤病是这种疾病的其他特征。皮肤的平滑肌瘤病出现坚实的肤色到轻褐色的丘疹，分布在躯干、四肢、头颈部的任何地方。子宫的平滑肌瘤（纤维瘤）在普通人群中很常见，然而，HLRCC 相关病灶倾向于在患有 HLRCC 的女性中加重。与普通人群相比，发病的平均年龄更低，当很多女性在 30 岁前开始出现症状显著影响她们的生育年限。纤维瘤倾向于发生多个（从 16 个接受研究的家族中选择 22 位妇女，肿瘤个数 1 ～ 15）和体积大（1 ～ 8cm），常需要子宫肌瘤切除术或子宫切除术治疗[25]。并非所有患 HLRCC 的个人都会有皮肤表现，虽然值得注意的是皮肤性平滑肌瘤病的存在与子宫性平滑肌瘤病之间有强烈的一致性。在 HLRCC 家族中很少量的病例被报道具有皮肤性和子宫性平滑肌瘤病。延胡索酸水合酶基因或 FH，是目前为止与这一疾病相关的唯一基因。延胡索酸盐水合酶在三羧酸循环中起作用，将延胡索酸转换为苹果酸。FH 基因的变化导致延胡索酸的积累，抑制 HIF-α 脯氨酰羟化酶（HPH）。HIF-α 在常氧条件下被 HPH 羟化，但在 HPH 被抑制时，HIF-α 水平升高，导致涉及肿瘤发生的下游基因的转录增加[19]。

与 SDHB 相关的遗传性副神经节瘤和嗜铬细胞瘤

有几种基因与遗传性副神经节瘤相关，伴随或不伴随嗜铬细胞瘤，如琥珀酸盐脱氢酶复合物基因（SDHB、SDHD 和 SDHC），以及 TMEM127、SDHAF2、VHL、MEN2 和其他。读者可以参考本书的第三十六章“内分泌系统的遗传检测”以便对这些基因进行细节性了解。

SDHB 突变家族的早期报道中，还注意到这个家族中有副神经节瘤 / 嗜铬细胞瘤表型的小部分患者中患有肾肿瘤[27]。不同的肾肿瘤组织学研究已经被报道，包括透明细胞、嫌色细胞、不可分类的癌症、乳头状 2 型或大嗜酸粒细胞瘤[27-31]。Gill 等[32]检测了从有 SDHB 突变的 4 个家族获取的 5 个肾肿瘤，提示 SDHB 相关肾肿瘤共同的形态学特征，如泡状嗜酸性胞质，伴有胞质内的内含体和模糊的细胞边界。

SDHB 遗传性检测应当在呈现出早发性和（或）多病灶 / 双侧性 RCC 和具有副神经节瘤和嗜铬细胞瘤家族史的患者中给予考虑。检测还可以在家族性 RCC 特别是有多代患者和早发性家族的家系性 RCC 中考虑，尽管目前尚无足够数据表明，是否很多 SDHB 携带者可以在没有副神经节瘤和嗜铬细胞瘤的情况下被鉴定出来。Ricketts 等研究了一个有 68 例 RCC 的患者队列，没能发现综合征的 RCC 易感性的证据，在这些患者中鉴定出了 3 个 SDHB 突变的携带者（4.4%）。其中一个具有 24 年的 RCC 个人史和阳性家族史；2 个具有双侧疾病史，一个为 30 岁，另一个为 38 岁；3 个病例中没有副神经节瘤和嗜铬细胞瘤的个人史或家族史[29]。

泌尿道上皮癌的遗传易感性

遗传性非息肉病性结直肠癌或 Lynch 综合征

遗传性非息肉病性结直肠癌或 Lynch 综合征，是一种遗传性综合征，患结肠、子宫、胃、卵巢、胰腺和上泌尿道癌症风险升高。DNA 错配修复基因（MLH1、MSH2、MSH6 和 PMS2）遗传性的突变与该综合征相关。Lynch 综合征和遗传检测的具体讨论参考本书第三十一章结直肠癌的遗传检测（非息肉综合征）。

上泌尿道癌症居 Lynch 综合征中最常见癌症的第三位，具有 5% ～ 6% 的终身风险。相关癌症主要是输尿管和肾盂的泌尿道上皮癌，相对风险比普通人群高 22 倍，平均发病年龄为 56 岁，或早 10 ～ 15 年[33]。上泌尿道癌症可能在一些 Lynch 综合征家族患者是最初呈现的特征。大多数报道的病例是 MSH2 突变性家族，但在少量的 MLH1 和 MSH6 家族中也有发现。膀胱上泌尿道癌症已在 Lynch 综合征患者中有报道，一些研究报道的相对风险接近或轻微略高于普通人群[34]。在一个 Lynch 综合征的荷兰家族队列中，膀胱癌的相对风险比荷兰人群高，男性为 4. 2，女性为 2.5。在这一队列中 MSH2 突变携带者显示出更高的相对风险，男性是 7，女性是 5.8[35]。

上泌尿道癌症可能在 Lynch 综合征认识还不够，特别是在泌尿学专科背景下。当患者在年轻时发病或出现同时或异时性疾病，输尿管和肾盂的上泌尿道癌症患者可通过遗传分析进行风险评估。对于上泌尿道癌症和其他 Lynch 相关肿瘤的家族史阳性也是进行遗传分析的标志。

遗传性检测的指标

下文列出的一个或多个指标应当是提示进行转诊患者的 RCC 的遗传易感性的评价。患者可能的入口点包括 RCC，嗜铬细胞瘤或副神经节瘤、自发性气胸、双侧囊性肾脏、囊性胰腺或可疑性皮肤病变。鉴别诊断指南如图 33.1 中所述。

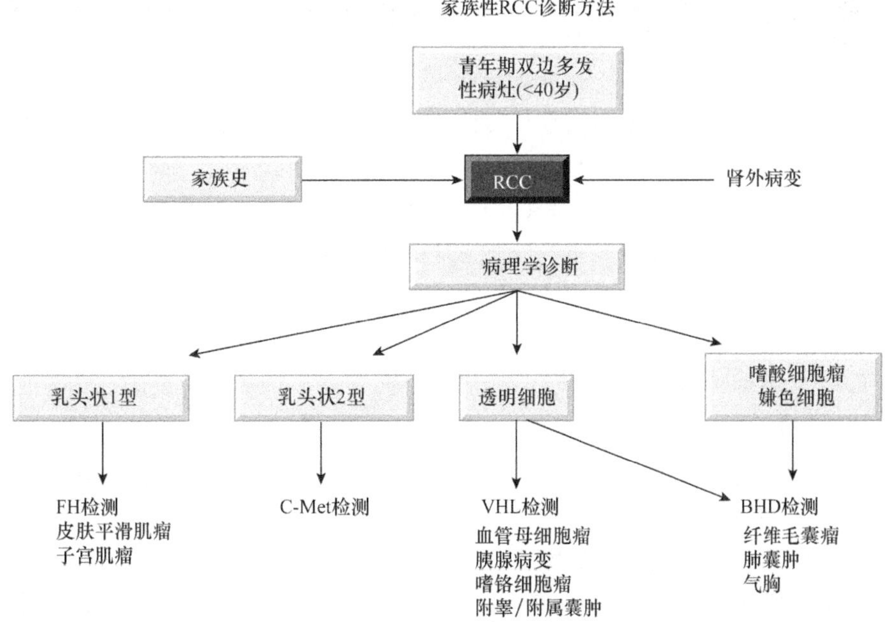

图 33.1　评估和检测 RCC 的遗传易感性的方法。家族史、发病时的年龄、肾外的病变和肾脏组织学检测。RCC，肾细胞癌；FH，延胡索酸水合酶；VHL，von Hippel-Lindau；BHD，Birt-Hogg-Dubé

（1）综合征：完整性证据。回顾已有的放射学检测是必要的。具有可疑的皮肤病变的患者应当进行皮肤学活检和组织学确认。

（2）RCC 的个人诊断：即便在没有已知的家族史的情况下，早发（小于 40 岁）和（或）多病灶或双侧病变的存在有必要进行遗传检测。

（3）家族史：获得和回顾家族成员肾肿瘤的病理报告是必不可少的。应询问患者是否有相关肿瘤如嗜铬细胞瘤、皮肤病变和结肠癌的阳性家族史。

遗传性检测和咨询

对于 VHL、FLCN、MET、FH 和 SDHB 的遗传检测，每一基因检测费用为 1000 ～ 1200 美元，尽管每一个基因的费用随着测序技术费用的下降和更多的多基因平台的使用，估计会降低。也可进行 Lynch 综合征检测，然而，它是一种遗传异质性疾病，而基于微卫星不稳定性分析和 DNA 错配修复基因的免疫组化的肿瘤筛查，可以帮助指导生殖细胞系的检测（见本书的“结直肠癌的遗传检测（非息肉综合征）”部分）。每一基因的突变检出率的总结见表 33.1。可以预测检测灵敏度在具有不常见的肿瘤综合征病例中是最高的，如血管母细胞瘤（VHL）和纤维毛囊瘤（BHD）对这类综合征是高度特异的。在不可疑的病例中遗传检测仍然是必要的，因为阳性结果能使患者（如检出生殖细胞突变）以合理、有针对性的方式进行密切的监控，包括筛选新的肾肿瘤，以及如嗜铬细胞瘤或副神经节瘤的非肾脏表现。高风险、侵袭性的乳头状 2 型肿瘤与 HLRCC 相关，需要迅速干预。对非乳头状 2 型肾脏病变的早期检测和监控为患者和医生提供了有关疾病程度、肿瘤大小和倍增时间的信息。因为具有像 VHL 一类的遗传性状况的患者，一生中患多发 RCC 的风险较高，密切监控可以提供必要的临床信息指导外科干预时机，增加使用保留肾单位方法的可能性。

当一个有害突变被鉴定出，高危家族成员应当被提供预测性的遗传检测。有关疾病状况自然历史，携带突变的风险，与年龄匹配的筛查和遗传性检测限制的遗传咨询是必不可少的。对于 BHD、HPRCC 和 HLRCC 患者，目前对于考虑进行遗传检测的最低年龄尚没有共识。无症状亲属的检测时间可以根据家族中疾病初发年龄做指导。每一个突变携带者的一级亲属具有 50% 的经验性风险。阴性的检测结果有效地排除了疾病，为个人省去了不必要的影像学检测和筛测。一项阳性的结果会促使密切监控，如使用 CT 或 MRI 的常规肾脏影像学检测。关于局限性，重要的是让患者理解阳性的检测结果并不能预测其一生可能会患哪种肿瘤，初发肿瘤时的年龄，或所患疾病的严重程度。VHL 疾病代表一种例外，遗传性检测应在儿童出生后的任何时间都能进行。当儿童在家族性 VHL 突变的检测中呈阴性时，其可免于不必要的筛查；而一个携带突变的儿童必须在生命中的第一年就开始每年的视网膜检查，而腹部和头部影像学检测则要在青春期开始。多个儿童视网膜血管母细胞瘤的病例（血管瘤）已被报道，未确诊的视网膜肿瘤的发病率很高。类似的，儿童期发病的嗜铬细胞瘤也被认为与 VHL 和遗传性嗜铬细胞瘤或副神经节瘤综合征相关。

针对未成年人的智力和情感能力，未成年人在青少年时期进行预测性测试更敏感。

一些家长根据孩子的年龄和情感成熟度，在做检测的决定时参考孩子的意见。这有助于维护孩子和家长之间的信任，无论这些结果是阳性还是阴性，都为更深入地理解测试结果和含义奠定基础。在遗传易感性的咨询背景下，风险的概念和应对风险信息做的斗争，对于任何成年患者都是薄弱的。从照顾这个家庭的人和遗传咨询者来说，提高一个青少年及其父母的敏感性和其意识的压力并不小。

在测试决定当中，不考虑较为年长的孩子的意见，也是家长们的特权；然而，同这个家庭一起工作的保健提供者或遗传咨询者应当帮助家长考虑在孩子没有认知的情况下启动测试的潜在后果。应当考虑的问题包括何时及怎样向他们的孩子以一种年龄 - 合适的方式透露结果。当我们考虑一个智力上足以同意进行遗传咨询的未成年者，获取未成年者的同意的过程涉及专业健康保健人士，他们与家长们一起对遗传性疾病提供适合年龄的信息，以及进行这项测试时涉及的内容，还有结果如何被公开。家长可能愿意在孩子没有认知的情况下进行测试，主要因为他们期冀阴性测试结果的“好消息”，这样青少年和家长可以免除顾虑。当家长要求在孩子对他们没有相关认知的情况下测试青少年时，提供者应当帮助家长预料到，他们有可能把孩子对父母的信任（以及孩子对于医疗机构的信任）置于风险之中，尤其是结果阳性时。

遗传咨询者和卫生保健提供者的作用是支持患者和家庭，努力提高他们对于自身疾病的理解，帮助家庭找到一种共同语言，来交流他们的恐惧、担忧和需求。家庭也从参与这样的多学科诊疗中获益，包括医学肿瘤学、实践护理学、遗传咨询、泌尿外科等[36]。这些疾病专科诊所是为满足患者和家庭的医学和信息需要而设置的，预计会随年龄和生活变化而发展。

结论

泌尿道癌症的遗传易感性的遗传基础是一个复杂的问题，由很多不同的基因和分子通路组成。对于家庭医学史、肿瘤组织学，以及像皮肤病变一类的物理特征的认真检查，为癌症患者的遗传风险评估的不同手段提供了机会。癌症易感性基因的遗传检测影响疾病的监控和治疗，致病突变的鉴定为患者和他们高风险的家庭成员提供了有价值的信息。患者和他们家庭成员的遗传咨询使得对于疾病和治疗的理解得以提高。

（孙 宇 周 文）

参考文献

1. Siegel R, Naishadham D, Jemal A. Cancer statistics. *CA Cancer J Clin* 2012; 62: 10-29.
2. National Cancer Institute. SEER Stat Fact Sheets: Kidney and Renal Pelvis Cancer. SEER Web site. http: //seer. cancer. gov/statfacts/html/kidrp. html#risk. Accessed May 2, 2012.
3. Clague J, Lin J, Cassidy A, et al. Family history and risk of renal cell carcinoma: Results from a case-control study and systematic meta-analysis. *Cancer Epidemiol Biomarkers Prev* 2009; 18: 801-807.
4. Deng FM, Melamed J. Histologic variants of renal cell carcinoma: Does tumor type influence outcome? *Urol Clin North Am* 2012; 39: 119-132.

5. Lonser RR, Glenn GM, Walther M, et al. von Hippel-Lindau disease. *Lancet* 2003; 361: 2059-2067.
6. Charlesworth M, Verbeke CS, Falk GA, et al. Pancreatic lesions in von Hippel-Lindau disease? A systematic review and meta-synthesis of the literature. *J Gastrointest Surg* 2012; 16: 1422-1428.
7. Latif F, Tory K, Gnarra J, et al. Identification of the von Hippel-Lindau disease tumor suppressor gene. *Science* 1993; 260: 1317-1320.
8. Gnarra JR, Tory K, Weng Y, et al. Mutations of the VHL tumour suppressor gene in renal carcinoma. *Nat Genet* 1994; 7: 85-90.
9. Shuin T, Kondo K, Torigoe S, et al. Frequent somatic mutations and loss of heterozygosity of the von Hippel-Lindau tumor suppressor gene in primary human renal cell carcinomas. *Cancer Res* 1994; 54: 2852-2855.
10. Schimke RN, Collins DL, Stolle CA. Von-Hippel Lindau Syndrome. GeneReviews at GeneTests: Medical Genetics Information Resource(website) http: //www. genetests. org. Updated December 22, 2009. Accessed April 11, 2012.
11. Birt AR, Hogg GR, Dube WJ. Hereditary multiple fibrofolliculomas with trichodiscomas and acrochordons. *Arch Dermatol* 1977; 113: 1674-1677.
12. Nickerson ML, Warren MB, Toro JR, et al. Mutations in a novel gene lead to kidney tumors, lung wall defects, and benign tumors of the hair follicle in patients with the Birt-Hogg-Dube syndrome. *Cancer Cell* 2002; 2: 157-164.
13. Pavlovich CP, Grubb RL 3rd, Hurley K, et al. Evaluation and management of renal tumors in the Birt-Hogg-Dube syndrome. *J Urol* 2005; 173: 1482-1486.
14. Schmidt LS, Nickerson ML, Warren MB, et al. Germline BHD-mutation spectrum and phenotype analysis of a large cohort of families with Birt-Hogg-Dube syndrome. *Am J Hum Genet* 2005; 76: 1023-1033.
15. Pavlovich CP, Walther MM, Eyler RA, et al. Renal tumors in the Birt-Hogg-Dube syndrome. *Am J Surg Pathol* 2002; 26: 1542-1552.
16. Zbar B, Alvord WG, Glenn G, et al. Risk of renal and colonic neoplasms and spontaneous pneumothorax in the Birt-Hogg-Dube syndrome. *Cancer Epidemiol Biomarkers Prev* 2002; 11: 393-400.
17. Toro JR, Pautler SE, Stewart L, et al. Lung cysts, spontaneous pneumothorax, and genetic associations in 89 families with Birt-Hogg-Dube syndrome. *Am J Respir Crit Care Med* 2007; 175: 1044-1053.
18. Houweling AC, Gijezen LM, Jonker MA, et al. Renal cancer and pneumothorax risk in Birt-Hogg-Dube syndrome; an analysis of 115 FLCN mutation carriers from 35 BHD families. *Br J Cancer* 2011; 105: 1912-1919.
19. Singer EA, Bratslavsky G, Middelton L, et al. Impact of geneticson the diagnosis and treatment of renal cancer. *Curr Urol Rep* 2011; 12: 47-55.
20. Toro JR, Wei MH, Glenn GM, et al. BHD mutations, clinical and molecular genetic investigations of Birt-Hogg-Dube syndrome: A new series of 50 families and a review of published reports. *J Med Genet* 2008; 45: 321-331.
21. Schmidt L, Duh FM, Chen F, et al. Germline and somatic mutations in the tyrosine kinase domain of the MET proto-oncogene in papillary renal carcinomas. *Nat Genet* 1997; 16: 68-73.
22. Fischer J, Palmedo G, von Knobloch R, et al. Duplication and overexpression of the mutant allele of the MET protooncogene in multiple hereditary papillary renal cell tumours. *Oncogene* 1998; 17: 733-739.
23. Zhuang Z, Park WS, Pack S, et al. Trisomy 7- harbouring nonrandom duplication of the mutant MET allele in hereditary papillary renal carcinomas. *Nat Genet* 1998; 20: 66-69.
24. Lindor NM, Dechet CB, Greene MH, et al. Papillary renal cell carcinoma: Analysis of germline mutations in the MET proto-oncogene in a clinic-based population. *Genet Test* 2001; 5: 101-106.
25. Wei MH, Toure O, Glenn GM, et al. Novel mutations in FH and expansion of the spectrum of phenotypes expressed in families with hereditary leiomyomatosis and renal cell cancer. *J Med Genet* 2006; 43: 18-27.
26. Gardie B, Remenieras A, Kattygnarath D, et al. Novel FH mutations in families with hereditary leiomyomatosis and renal cell cancer(HLRCC) and patients with isolated type 2 papillary renal cell carcinoma. *J Med Genet* 2011; 48: 226-234.

27. Vanharanta S, Buchta M, McWhinney SR, et al. Early-onset renal cell carcinoma as a novel extraparaganglial component of SDHB-associated heritable paraganglioma. *Am J Hum Genet* 2004; 74: 153-159.
28. Henderson A, Douglas F, Perros P, et al. SDHB-associated renal oncocytoma suggests a broadening of the renal phenotype in hereditary paragangliomatosis. *Fam Cancer* 2009; 8: 257-260.
29. Ricketts C, Woodward ER, Killick P, et al. Germline SDHB mutations and familial renal cell carcinoma. *J Natl Cancer Inst* 2008; 100: 1260-1262.
30. Ricketts CJ, Forman JR, Rattenberry E, et al. Tumor risks and genotype-phenotype-proteotype analysis in 358 patients with germline mutations in SDHB and SDHD. *Hum Mutat* 2010; 31: 41-51.
31. Srirangalingam U, Walker L, Khoo B, et al. Clinical manifestations of familial paraganglioma and pheochromocytomas in succinate dehydrogenase B(SDH-B) gene mutation carriers. *Clin Endocrinol(Oxf)* 2008; 69: 587-596.
32. Gill AJ, Pachter NS, Chou A, et al. Renal tumors associated with germline SDHB mutation show distinctive morphology. *Am J Surg Pathol* 2011; 35: 1578-1585.
33. Rouprêt M, Yates DR, Comperat E, et al. Upper urinary tract urothelial cell carcinomas and other urological malignancies involved in the hereditary nonpolyposis colorectal cancer(Lynch syndrome) tumor spectrum. *Eur Urol* 2008; 54: 1226-1236.
34. Crockett DG, Wagner DG, Holmäng S, et al. Upper urinary tract carcinoma in Lynch syndrome cases. *J Urol* 2011; 185: 1627-1630.
35. van der Post RS, Kiemeney LA, Ligtenberg MJ, et al. Risk of urothelial bladder cancer in Lynch syndrome is increased, in particular among MSH2 mutation carriers. *J Med Genet* 2010; 47: 464-470.
36. VHL Alliance. A list of VHL specialty clinics in the United States and other countries. www. vhl. org. Accessed September 3, 2014.

第三十四章　胰腺癌的遗传检测

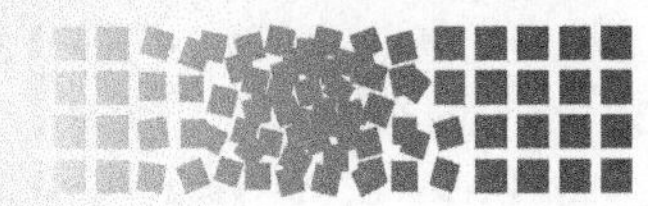

Jennifer E. Axilbund, Elizabeth A. Wiley

引言

据估计，5% ～ 10% 的胰腺癌（腺癌）是家族性的[1,2]，有胰腺癌家族史的个体患胰腺癌的风险更大[3]。虽然有研究证实了一个主要的胰腺癌易感基因[4]，目前仍然知之甚少。因此，在有多个胰腺癌病例的家族没有发现一个可以确认的致病基因或遗传综合征，使得风险评估和咨询具有挑战性。然而，有一个胰腺癌的亚型可以归因于已知的遗传性癌症易感综合征（表 34.1）。

表 34.1　增加胰腺癌风险的遗传性癌症易感综合征

综合征	基因	胰腺癌风险	主要特征
遗传性乳腺癌和卵巢癌	BRCA1 BRCA2	RR，2.26 ～ 3 RR，3.5 ～ 5.9	恶性肿瘤：乳房（尤其是绝经前）、卵巢、男性乳房、前列腺 恶性肿瘤：乳房（尤其是绝经前）、卵巢、男性乳房、前列腺、黑色素瘤（皮肤和眼）
家族性非典型多发性痣和黑色素瘤	CDKN2A	RR，7.4 ～ 47.8	恶性肿瘤：黑色素瘤（多发和早发） 其他：发育不良痣
遗传性胰腺炎	PRSS1	SIR，57	其他：慢性胰腺炎
遗传性非息肉病性结直肠癌（Lynch 综合征）	MLH1 MSH2 MSH6 PMS2 EPCAM	SIR，0 ～ 8.6	恶性肿瘤：结肠、直肠、子宫内膜、卵巢、胃、小肠、泌尿系统（输尿管、肾盂）、胆道、脑（胶质母细胞瘤）、皮肤（皮脂）
PJS	STK11	SIR，132	恶性肿瘤：结肠、直肠、小肠、胃、乳房、妇科 其他：黑色素沉着（黏膜皮肤），小肠肠套叠

注：SIR，标准化发病率。

胰腺癌的致病基因

BRCA2

BRCA2 基因与遗传性乳腺癌和卵巢癌综合征有关，常表现为绝经前乳腺癌、卵巢癌，和(或)男性乳腺癌。乳腺癌联合协会报道，BRCA2 基因突变携带者患胰腺癌风险增加 3.5

倍 [95% 可信区间（CI），1.9 ～ 6.6]。随后在英国和荷兰的研究显示相对危险度分别为 4.1 和 5.9[6, 7]。在一项美国的研究中，10.9% 的 BRCA2 基因突变家庭（17/156）有胰腺癌家族史。在男性和女性的中位诊断年龄分别为 67 岁和 59 岁，与 SEER（surveillance, epidemiology and end results）数据库的数据（男性为 70 岁，女性为 74 岁；$P < 0.011$）显著不同[8]。虽然基因型 - 表型数据仍然缺乏，但是在 5.6%（8/144）家族性胰腺癌患者和 1.2%（3/250）的散发性胰腺癌患者中发现 BRCA2 K3326X 变异 [比值比（OR）4.84；95% CI，1.27 ～ 18.55；$P < 0.01$][9]。

在至少有两个亲属患病的胰腺癌患者中，约 17% 的患者 BRCA2 基因携带有害突变[10]。携带 BRCA2 突变的个人如果有两个一级亲属患胰腺癌，其患病率为 6% ～ 12%[11, 12]，BRCA2 基因突变也可以解释一部分散发胰腺癌[13]。然而，患病率在不同人群之间存在差异[14]。在 145 例患有胰腺癌的德裔犹太人中，有 6 例（4.1%）被发现携带有害 BRCA2 基因突变，与无癌症对照组有统计学差异（OR 3.85；95% CI，2.1 ～ 10.8；P=0.007），但在诊断时的年龄、临床病理特征上并没有差异。早些的一个小型研究发现，在 23 例患有胰腺癌的德裔犹太人（没有根据家族史选择）中有 3 例（13%）携带有害 BRCA2 基因突变[15]。在有胰腺癌家族史的乳腺癌的德系犹太人患者中，7.6%（16/211）有 BRCA2 基因突变[16]。相比之下，在韩国或意大利的胰腺癌研究中没有发现 BRCA2 基因突变[17, 18]。

BRCA1

与 BRCA2 突变相似，BRCA1 的突变与绝经前乳腺癌和卵巢癌风险显著增加有关。乳腺癌联合协会报道有 BRCA1 基因突变的家族胰腺癌患病风险增加 2.26 倍（95% CI，1.26 ～ 4.06）[19]。Brose 等报道终身风险估计增加 3 倍[20]。然而，最近，英国的 Moran 等发现在 268 个家族中有 BRCA1 突变但胰腺癌的患病风险没有增加。美国的研究报道称 11%（14/219）的有 BRCA1 突变的家族至少有一人患有胰腺癌，在男性和女性的中位诊断年龄分别为 59 岁和 68 岁，也比 SEER 数据库报道的诊断年龄显著年轻（P= 0.0014）[8]。Al-Sukhni 等对 7 个已知的 BRCA1 基因突变携带者进行胰腺肿瘤分子评估，发现 BRCA1 基因在 5 例中出现杂合性丢失（71%），5 例中的 3 例确认了野生型等位基因缺失，而 9 例散发性对照病例中只有一例有野生型等位基因缺失（11%）[21]。这表明，BRCA1 基因胚系突变确实使某些个体对胰腺癌易感。

美国和以色列的家族性乳腺癌登记处评估了乳腺癌和卵巢癌，以及胰腺癌家族的基因突变状态。美国的患有乳腺癌、卵巢癌和胰腺癌的 19 个家族中，15 个携带 BRCA1 有害突变，4 个携带 BRCA2 有害突变[22]，而以色列的研究报道，BRCA1 和 BRCA2 的突变家族数量相同[23]。

另一项针对德裔犹太人家庭研究中报道 7% 有胰腺癌家族史的乳腺癌患者有 BRCA1 的突变，同样和 BRCA2 突变发生率相同。因此，在德裔犹太人中，BRCA1 和 BRCA2 基因突变对于乳腺癌和胰腺癌家族的患病风险趋向相同[16]。然而，这些研究考察的都是乳腺癌和（或）卵巢癌与胰腺癌的聚类家族。单独选择胰腺癌家族研究时，BRCA1 突变并不常见。66 个有 3 例或以上胰腺癌患者的家族没有发现 BRCA1 基因有害突变，也包括那些有乳腺癌和（或）卵巢癌家族史的患者[24]。只针对胰腺癌的德裔犹太患者的评估显示，

1.3%（2/145）的 BRCA1 基因发生突变[14]。因此，BRCA1 可能解释一小部分呈现出胰腺癌与乳腺癌和（或）卵巢癌聚类的家族，但不太可能解释大部分地区特异性胰腺癌家族。

PALB2

PALB2（BRCA2 的结合分子和定位分子）在 2007 年被命名为 FANCN 基因，其双等位基因突变携带者会发生范科尼贫血[25, 26]。单等位基因突变携带者被证明患乳腺癌的风险增加 [相对危险（RR），2.3；95% CI，1.4 ～ 3.9][27]。PALB2 基因突变在各个种族乳腺癌家族中的发生率低；在爱尔兰和冰岛的乳腺癌中几乎不存在 PALB2 基因突变，在意大利人、非洲裔美国人、中国人和西班牙乳腺癌家族中发生率约为 1%，在年轻南非乳腺癌患者发生率约为 2%[28-35]。一项美国 1144 例家族性乳腺癌的分析发现，3.4% 的非裔犹太人有 PALB2 的突变（33/972），而德裔犹太人并没有发现突变（172 例中未发现）。乳腺癌的风险估计 55 岁时增加 2.3 倍（95% CI，1.5 ～ 4.2）和 85 岁时增加 3.4 倍（95% CI，2.4 ～ 5.9）。男性乳腺癌的患病风险也增加 4 倍（P= 0.0003），胰腺癌患病风险增加 6 倍（P =0.002）[36]。在双侧乳腺癌的法裔加拿大妇女中，发现 0.9% 有 PALB2 突变（5/559），565 例单侧乳腺癌没有发现 PALB2 突变（P= 0.04），PALB2 突变携带者的一级亲属中有 5.3 倍患乳腺癌相对风险（95% CI，1.8 ～ 13.2）[37]。

PALB2 基因突变已在多个人群中确定，包括法裔加拿大 c.2323C ＞ T（Q775X）突变[38]。另一个例子是芬兰人群中创始人突变 c.1592delT。这种突变在 2.7%（3/113）的家族性乳腺癌和（或）乳腺癌 / 卵巢癌的家族被发现，而对照组中发生率为 0.2%（6/2501）（OR，11.3；95% CI，1.8 ～ 57.8；P=0.005）[39]。1%（18/1918）的无家族史的乳腺癌患者也存在这种突变。乳腺癌的危险比估计为 6.1（95% CI，2.2 ～ 17.2；P=0.01），70 岁时的外显率为 40%[40]。

PALB2 尚未显示是其他癌症的家族聚集性的重要因素，包括黑色素瘤、卵巢癌、前列腺癌[41-43]，但在家族性胰腺癌家系中得到了确认。具体地说，Jones 等在一个家族性胰腺癌中确定了 PALB2 突变，随后在另外 96 个家族中的 3 个家族中发现了 PALB2 基因突变，这表明 3% ～ 4% 的家族性胰腺癌可能归因于该基因。其他人群已经发现了较低频率的突变，从荷兰人的零发现（31 例中未发现）到德国人的 3.7%（3/81）[45, 46]。在共患乳腺癌和胰腺癌同一个人或家族中，突变发生率不同，再次从荷兰人（0/45）和美国人（0/77）中的零发现到意大利人中的 4.8%（3/62）[42, 47, 48]。

CDKN2A

CDKN2A 基因的 p16 转录本是一个重要的细胞周期调控因子。CDKN2A 基因胚系突变的个体易患多发性早发黑色素瘤。CDKN2A 体细胞突变也经常发现胰腺癌和癌前病变，表明该基因在胰腺癌发生发展中的作用[49-51]。

CDKN2A 突变的患胰腺癌的风险根据不同的基因型而不同。在一个有“创始人”突变的荷兰的 22 个家族的研究中，p16-leiden 的 2 号外显子 19 个碱基对缺失的患胰腺癌相对风险为 47.8（95% CI，28.4 ～ 74.7）[52]。与年龄有关的风险显示于 40 岁、50 岁、60 岁、

70 岁和 75 岁分别为低于 1%、4%、5%、12% 和 17%[53]。对于其他突变，基因、环境和黑色素瘤研究（genes，environment and melanoma study）评估了 65 个有 CDKN2A 突变的黑色素瘤患者的 429 个一级亲属患非黑色素瘤的相对风险。429 例中患胰腺癌的例数为 5，比较 3537 个无 CDKN2A 突变的黑色素瘤患者的 23 452 个一级亲属，患胰腺癌的例数为 41 例，相对风险为 7.4（95% CI，2.3 ～ 18.7；P=0.002）[54]。一项基于美国数据的研究估计到 80 岁，CDKN2A 的外显率约为 58%（95% CI，8% ～ 86%），值得注意的是那些有吸烟史者危险比为 25.8[55]。

胰腺癌家族中的突变发生率在不同人群中不同。在意大利的一项研究，225 例连续就诊的胰腺癌患者中的 5.7% 有一个确定的 CDKN2A 的突变[56]，主要的突变是 E27X 和 G101W 的始祖突变，尽管也有其他突变存在。其中 16 例有家族性胰腺癌的患者中的 5 例（31%）携带 CDKN2A 基因突变，作者由此得出结论，这个基因可能是意大利家族性胰腺癌家族中患者数量的决定因素。相比之下，51 例诊断年龄小于 50 岁的波兰胰腺癌患者没有发现 CDKN2A 的突变[57]。同样，对于 94 例德国胰腺癌患者的分析也没有发现 CDKN2A 突变，而这些患者至少还有一例一级亲属患有胰腺癌[58]。但是，5 个家庭中的 2 个至少有 1 例胰腺癌和 1 例黑色素瘤有确认的突变[59]。同样，加拿大的一项研究发现 14 个既有胰腺癌又有黑色素瘤的家族中的 2 例发现 CDKN2A 的突变[60]。最后一项基于美国的研究表明，在没有经过筛选的 1537 例胰腺癌患者中发现 9 例有 CDKN2A 突变（0.6%）。在一级亲属中有胰腺癌或黑色素瘤的患者突变率分别增加到 3.3% 和 5.3%[55]。因此，在大部分人群中，黑色素瘤的发生似乎是 CDKN2A 突变的一个显著指向。

增加胰腺癌风险的综合征

遗传性非息肉性结直肠癌

遗传性非息肉性结直肠癌（HNPCC），又称为 Lynch 综合征，是遗传性结直肠癌的最常见的形式，在结直肠癌癌中占 2% ～ 5%。除了患结直肠癌的终身高风险，受累个人多个其他癌症的患病风险增加。错配修复基因（MMR）的突变引起 HNPCC，发生在 Lynch 综合征的结肠癌通常表现出微卫星不稳定性（MSI）。4% 的胰腺癌表现出 MSI[61]。Yamamoto 等评估了同时患有结肠癌和胰腺癌的三个携带 MLH1 基因突变患者的肿瘤的特点，发现两种肿瘤有相似的特性，包括高度微卫星不稳定性、MLH1 蛋白表达缺失、野生型 KRAS 和 p53，分化差。这些发现支持这两种癌症的发展以遗传为基础[62]。

早在 1985 年胰腺癌已在 HNPCC 家系成员中发现，虽然对于 HNPCC 患胰腺癌的风险数据有变化[63-68]。Barrow 等[64]研究了 121 个有已知 MMR 基因的突变家庭；282 例中的 2 例的肠外肿瘤是胰腺，导致胰腺癌的累计风险为 0.4%（95% CI，0 ～ 0.8%）。通过比较，Geary 等[65]研究了有 MMR 突变的 130 个家族，发现 22 例胰腺癌，其中 50% 是确认的或肯定的携带者。在这些家族中的胰腺癌的患病率比预期高 7 倍以上，家族性相对危险度为 3.8（P= 0.02）。此外，这些肿瘤在年龄小于 60 岁的人群患病率高出 15 倍，提示与一般人群相比，有突变患者的诊断年龄更小[65]。另一项基于美国的 HNPCC 家系的研究发现，终身患胰腺癌的风险 50 岁时为 1.31%（95% CI，0.31% ～ 2.32%），70 岁时为 3.68%

（95% CI，1.45% ～ 5.88%）。这些数据高于 SEER 来源的数据，SEER 数据表明在 50 岁和 70 岁分别为 0.04% 和 0.52%[66]。

关于研究胰腺癌患者患 HNPCC 的患病率，Gargiulo 等[69]评估 135 例胰腺癌患者。19 例有家族史的患者提示有 HNPCC，其中 11 例进行了 DNA 检测，只有一例有一个 MMR 基因的有害突变。因此，MMR 基因突变可能只在一小部分胰腺癌患者中发生。

遗传性胰腺炎

遗传性胰腺炎（HP）是一种罕见的慢性胰腺炎。一些基因与慢性胰腺炎相关，包括 SPINK1、CTFR 和 CTRC，但位于染色体 7q35 上的 PRSS1 基因是大部分遗传性病例的致病基因。PRSS1 突变是常染色体显性遗传，胰腺炎的外显率为 80%。受累个人开始出现胰腺疼痛和急性胰腺炎的早期症状。一些研究表明，胰腺癌风险增加与遗传性胰腺炎相关，终身累积风险估计为 18.8% ～ 53.5%[70-72]。Lowenfels 等[71]观察到风险增加与父系遗传相关。遗传性胰腺炎患者吸烟已被证明能增加胰腺癌风险 2 倍（95% CI，0.7 ～ 6.1），吸烟的胰腺炎和遗传性胰腺炎患者比不吸烟的人群发病早 20 年[73]。

Peutz-Jeghers 综合征

Peutz-Jeghers 综合征（PJS）是一种常染色体显性遗传异常，以皮肤黏膜色素沉着和胃肠道错构瘤性息肉为特征。PJS 是由于 STK11（LKB1）基因突变引起。终身癌症发展的风险已经被估计高达 93%，在已知的癌症风险中没有性别差异[74, 75]。PJS 患者中患胰腺癌的风险估计在 70 岁时为 8% ～ 36%[74-76]。Grützmann 等[77]分析了 39 个胰腺癌家族中的个体，没有人发现携带 STK11 突变基因。在 2011 年，Schneider 等[58]在 94 个家族性胰腺癌的家系中确认了这些发现。因此，尽管 STK11 基因突变与 PJS 患者终身患胰腺癌的高风险相关，STK11 基因胚系突变被认为不是遗传性胰腺癌的原因。

经验风险咨询和管理

有一个明显散发性胰腺癌的一级亲属对于患病风险有相当大的影响（OR，1.76；95% CI，1.19 ～ 2.61）[78]。在家族性胰腺癌家系中（定义为有一对受累一级亲属的家庭），胰腺癌患病风险随着受累的一级亲属的数量增加而增加（表 34.2）[3]。这些结果表明，外显率高的基因可能会导致 2 个或 3 个胰腺癌病例的家族发生聚类。因此，有多个受影响的一级亲属的个人胰腺癌患病风险略有增高，可能是密切观察的对象（表 34.2）[79-82]。

表 34.2　基于受累的一级亲属的数量评估遗传性胰腺癌家族中的患病风险

受影响的 FDR 的数量	SIR（95% CI）
1	4.5（0.54 ～ 16.3）
2	6.4（1.8 ～ 16.4）
3	32（10.4 ～ 74.7）

注：FDR，一级亲属；SIR，标化发病率。

在理想的情况下，高风险的患者可以进行无创性的、价格低的胰腺癌筛查；然而，迄今为止，尚未确认一个高度敏感和特异的方法进行胰腺监控。应用内镜超声、MRI 和（或）磁共振胆管胰造影术筛查高风险的患者，已被证明能有效地识别早期良性和恶性肿瘤。然而，这些方法是否能真正防止胰腺癌或者通过早期疾病检测提高总生存期还未知。此外，人们对于研发针对癌前病变或早期疾病的生物标志物有极大的兴趣，虽然目前还没有生物标志物已被证明是有效的，包括 CA19-9[83]。因此，只要有可能，要建议高风险的患者通过研究性试验进行胰腺筛查。

（向娟娟　彭淑平）

参考文献

1. Lynch HT, Smyrk T, Kern SE, et al. Familial pancreatic cancer: A review. *Semin Oncol* 1996; 23: 251-275.
2. Klein AP, Hruban RH, Brune KA, et al. Familial pancreatic cancer. *Cancer* J 2001; 7: 266-273.
3. Klein AP, Brune KA, Petersen GM, et al. Prospective risk of pancreatic cancer in familial pancreatic cancer kindreds. *Cancer Res* 2004; 64: 2634-2638.
4. Klein AP, Beaty TH, Bailey-Wilson JE, et al. Evidence for a major gene influencing risk of pancreatic cancer. *Genet Epidemiol* 2002; 23: 133-149.
5. The Breast Cancer Linkage Consortium. Cancer risks in BRCA2 mutation carriers. *J Natl Cancer Inst* 1999; 91: 1310-1316.
6. Moran A, O'Hara C, Khan S, et al. Risk of cancer other than breast or ovarian in individuals with BRCA1 and BRCA2 mutations. Fam Cancer 2012; 11: 235-242.
7. van Asperen CJ, Brohet RM, Meijers-Heijboer EJ, et al. Cancer risks in BRCA2 families: Estimates for sites other than breast and ovary. *J Med Genet* 2005; 42: 711-719.
8. Kim DH, Crawford B, Ziegler J, et al. Prevalence and characteristics of pancreatic cancer in families with BRCA1 and BRCA2 mutations. *Fam Cancer* 2009; 8: 153-158.
9. Martin ST, Matsubayashi H, Rogers CD, et al. Increased prevalence of the BRCA2 polymorphic stop codon K3326X among individuals with familial pancreatic cancer. *Oncogene* 2005; 24: 3652-3656.
10. Murphy KM, Brune KA, Griffin C, et al. Evaluation of candidate genes MAP2K4, MADH4, ACVR1B, and BRCA2 in familial pancreatic cancer: Deleterious BRCA2 mutations in 17%. *Cancer Res* 2002; 62: 3789-3793.
11. Hahn SA, Greenhalf B, Ellis I, et al. BRCA2 germline mutations in familial pancreatic carcinoma. *J Natl Cancer Inst* 2003; 95: 214-221.
12. Couch FJ, Johnson MR, Rabe KG, et al. The prevalence of BRCA2 mutations in familial pancreatic cancer. *Cancer Epidemiol Biomarkers Prev* 2007; 16: 342-346.
13. Goggins M, Schutte M, Lu J, et al. Germline BRCA2 gene mutations in patients with apparently sporadic pancreatic carcinomas. *Cancer Res* 1996; 56: 5360-5364.
14. Ferrone CR, Levine DA, Tang LH, et al. BRCA germline mutations in Jewish patients with pancreatic adenocarcinoma. *J Clin Oncol* 2009; 27: 433-438.
15. Figer A, Irmin L, Geva R, et al. The rate of the 6174delT founder Jewish mutation in BRCA2 in patients with noncolonic gastrointestinal tract tumours in Israel. *Br J Cancer* 2001; 84: 478-481.
16. Stadler ZK, Salo-Mullen E, Patil SM, et al. Prevalence of BRCA1 and BRCA2 mutations in Ashkenazi Jewish families with breast and pancreatic cancer. *Cancer* 2012; 118: 493-499.
17. Cho JH, Bang S, Park SW, et al. BRCA2 mutations as a universal risk factor for pancreatic cancer has a limited role in Korean ethnic group. *Pancreas* 2008; 36: 337-340.
18. Ghiorzo P, Pensotti V, Fornarini G, et al. Contribution of germline mutations in the BRCA and PALB2 genes

to pancreatic cancer in Italy. *Fam Cancer* 2012; 11: 41-47.
19. Thompson D, Easton DF. Cancer incidence in BRCA1 mutation carriers. *J Natl Cancer Inst* 2002; 94: 1358-1365.
20. Brose MS, Rebbeck TR, Calzone KA, et al. Cancer risk estimates for BRCA1 mutation carriers identified in a risk evaluation program. *J Natl Cancer Inst* 2002; 94: 1365-1372.
21. Al-Sukhni W, Rothenmund H, Borgida AE, et al. Germline BRCA1 mutations predispose to pancreatic adenocarcinoma. *Hum Genet* 2008; 124: 271-278.
22. Lynch HT, Deters CA, Snyder CL, et al. BRCA1 and pancreatic cancer: pedigree findings and their causal relationships. *Cancer Genet Cytogenet* 2005; 158: 119-125.
23. Danes BS, Lynch HT. A familial aggregation of pancreatic cancer. An in vitro study. *JAMA* 1982; 247: 2798-2802.
24. Axilbund JE, Argani P, Kamiyama M, et al. Absence of germline BRCA1 mutations in familial pancreatic cancer patients. *Cancer Biol Ther* 2009; 8: 131-135.
25. Reid S, Schindler D, Hanenberg H, et al. Biallelic mutations in PALB2 cause Fanconi anemia subtype FA-N and predispose to childhood cancer. *Nat Genet* 2007; 39: 162-164.
26. Xia B, Dorsman JC, Ameziane N, et al. Fanconi anemia is associated with a defect in the BRCA2 partner PALB2. *Nat Genet* 2007; 39: 159-161.
27. Rahman N, Seal S, Thompson D, et al. PALB2, which encodes a BRCA2-interacting protein, is a breast cancer susceptibility gene. *Nat Genet* 2007; 39: 165-167.
28. McInerney NM, Miller N, Rowan A, et al. Evaluation of variants in the CHEK2, BRIP1 and PALB2 genes in an Irish breast cancer cohort. *Breast Cancer Res Treat* 2010; 121: 203-210.
29. Gunnarsson H, Arason A, Gillanders EM, et al. Evidence against PALB2 involvement in Icelandic breast cancer susceptibility. *J Negat Results Biomed* 2008; 7: 5.
30. Papi L, Putignano AL, Congregati C, et al. A PALB2 germline mutation associated with hereditary breast cancer in Italy. *Fam Cancer* 2010; 9: 181-185.
31. Ding YC, Steele L, Chu LH, et al. Germline mutations in PALB2 in African-American breast cancer cases. *Breast Cancer Res Treat* 2011; 126: 227-230.
32. Zheng Y, Zhang J, Niu Q, et al. Novel germline PALB2 truncating mutations in African American breast cancer patients. *Cancer* 2012; 118: 1362-1370.
33. Cao AY, Huang J, Hu Z, et al. The prevalence of PALB2 germline mutations in BRCA1/BRCA2 negative Chinese women with early onset breast cancer or affected relatives. *Breast Cancer Res Treat* 2009; 114: 457-462.
34. Blanco A, de la Hoya M, Balmaña J, et al. Detection of a large rearrangement in PALB2 in Spanish breast cancer families with male breast cancer. *Breast Cancer Res Treat* 2012; 132: 307-315.
35. Sluiter M, Mew S, van Rensburg EJ. PALB2 sequence variants in young South African breast cancer patients. *Fam Cancer* 2009; 8: 347-353.
36. Casadei S, Norquist BM, Walsh T, et al. Contribution of inherited mutations in the BRCA2-interacting protein PALB2 to familial breast cancer. *Cancer Res* 2011; 71: 2222-2229.
37. Tischkowitz M, Capanu M, Sabbaghian N, et al. Rare germline mutations in PALB2 and breast cancer risk: A populationbased study. *Hum Mutat* 2012; 33: 674-680.
38. Foulkes WD, Ghadirian P, Akbari MR, et al. Identification of a novel truncating PALB2 mutation and analysis of its contribution to early-onset breast cancer in French-Canadian women. *Breast Cancer Res* 2007; 9: R83.
39. Erkko H, Xia B, Nikkilä J, et al. A recurrent mutation in PALB2 in Finnish cancer families. *Nature* 2007; 446: 316-319.
40. Erkko H, Dowty JG, Nikkilä J, et al. Penetrance analysis of the PALB2c. 1592delT founder mutation. Clin *Cancer Res* 2008; 14: 4667-4671.
41. Sabbaghian N, Kyle R, Hao A, et al. Mutation analysis of the PALB2 cancer predisposition gene in familial melanoma. *Fam Cancer* 2011; 10: 315-317.

42. Adank MA, van Mil SE, Gille JJ, et al. PALB2 analysis in BRCA2-like families. *Breast Cancer Res Treat* 2011; 127: 357-362.
43. Tischkowitz M, Sabbaghian N, Ray AM, et al. Analysis of the gene coding for the BRCA2-interacting protein PALB2 in hereditary prostate cancer. *Prostate* 2008; 68: 675-678.
44. Jones S, Hruban RH, Kamiyama M, et al. Exomic sequencing identifies PALB2 as a pancreatic cancer susceptibility gene. *Science* 2009; 324: 217.
45. Harinck F, Kluijt I, van Mil SE, et al. Routine testing for PALB2 mutations in familial pancreatic cancer families and breast cancer families with pancreatic cancer is not indicated. *Eur J Hum Genet* 2012; 20: 577-579.
46. Slater EP, Langer P, Niemczyk E, et al. PALB2 mutations in European familial pancreatic cancer families. *Clin Genet* 2010; 78: 490-494.
47. Stadler ZK, Salo-Mullen E, Sabbaghian N, et al. Germline PALB2 mutation analysis in breast-pancreas cancer families. *J Med Genet* 2011; 48: 523-525.
48. Peterlongo P, Catucci I, Pasquini G, et al. PALB2 germline mutations in familial breast cancer cases with personal and family history of pancreatic cancer. *Breast Cancer Res Treat* 2011; 126: 825-828.
49. Kanda M, Matthaei H, Wu J, et al. Presence of somatic mutations in most early-stage pancreatic intraepithelial neoplasia. *Gastroenterology* 2012; 142: 730-733.
50. Remmers N, Bailey JM, Mohr AM, et al. Molecular pathology of early pancreatic cancer. *Cancer Biomark* 2011; 9: 421-440.
51. Bartsch D, Shevlin DW, Tung WS, et al. Frequent mutations of CDKN2 in primary pancreatic adenocarcinomas. *Genes Chromosomes Cancer* 1995; 14: 189-195.
52. de Snoo FA, Bishop DT, Bergman W, et al. Increased risk of cancer other than melanoma in CDKN2A founder mutation(p16-Leiden)-positive melanoma families. *Clin Cancer Res* 2008; 14: 7151-7157.
53. Vasen HF, Gruis NA, Frants RR, et al. Risk of developing pancreatic cancer in families with familial atypical multiple mole melanoma associated with a specifi c 19 deletion of p16(p16-Leiden). *Int J Cancer* 2000; 87: 809-811.
54. Mukherjee B, Delancey JO, Raskin L, et al. Risk of nonmelanoma cancers in first-degree relatives of CDKN2A mutation carriers. *J Natl Cancer Inst* 2012; 104: 953-956.
55. McWilliams RR, Wieben ED, Rabe KG, et al. Prevalence of CDKN2A mutations in pancreatic cancer patients: Implications for genetic counseling. *Eur J Hum Genet* 2011; 19: 472-478.
56. Ghiorzo P, Fornarini G, Sciallero S, et al. CDKN2A is the main susceptibility gene in Italian pancreatic cancer families. *J Med Genet* 2012; 49: 164-170.
57. Debniak T, van de Wetering T, Scott R, et al. Low prevalence of CDKN2A/ARF mutations among early-onset cancers of breast, pancreas and malignant melanoma in Poland. *Eur J Cancer Prev* 2008; 17: 389-391.
58. Schneider R, Slater EP, Sina M, et al. German national case collection for familial pancreatic cancer(FaPaCa): ten years experience. *Fam Cancer* 2011; 10: 323-330.
59. Bartsch DK, Sina-Frey M, Lang S, et al. CDKN2A germline mutations in familial pancreatic cancer. *Ann Surg* 2002; 236: 730-737.
60. Lal G, Liu L, Hogg D, et al. Patients with both pancreatic adenocarcinoma and melanoma may harbor germline CDKN2A mutations. *Genes Chromosomes Cancer* 2000; 27: 358-361.
61. Goggins M, Offerhaus GJ, Hilgers W, et al. Pancreatic adenocarcinomas with DNA replication errors(RER^+) are associated with wild-type K-ras and characteristic histopathology. Poor differentiation, a syncytial growth pattern, and pushing borders suggest RER^+. *Am J Pathol* 1998; 152: 1501-1507.
62. Yamamoto H, Itoh F, Nakamura H, et al. Genetic and clinical features of human pancreatic ductal adenocarcinomas with widespread microsatellite instability. *Cancer Res* 2001; 61: 3136-3144.
63. Lynch HT, Voorhees GJ, Lanspa SJ, et al. Pancreatic carcinoma and hereditary nonpolyposis colorectal cancer: a family study. *Br J Cancer* 1985; 52: 271-273.
64. Barrow E, Robinson L, Alduaij W, et al. Cumulative lifetime incidence of extracolonic cancers in Lynch

syndrome: A report of 121 families with proven mutations. *Clin Genet* 2009; 75: 141-149.
65. Geary J, Sasieni P, Houlston R, et al. Gene-related cancer spectrum in families with hereditary non-polyposis colorectal cancer(HNPCC). *Fam Cancer* 2008; 7: 163-172.
66. Kastrinos F, Mukherjee B, Tayob N, et al. Risk of pancreatic cancer in families with Lynch syndrome. *JAMA* 2009; 302: 1790-1795.
67. Aarnio M, Sankila R, Pukkala E, et al. Cancer risk in mutation carriers of DNA-mismatch-repair genes. *Int J Cancer* 1999; 81: 214-218.
68. Vasen HF, Offerhaus GJ, den Hartog Jager FH, et al. The tumor spectrum in hereditary non-polyposis colorectal cancer: a study of 24 kindreds in the Netherlands. *Int J Cancer* 1990; 46: 31-34.
69. Gargiulo S, Torrini M, Ollila S, et al. Germline MLH1 and MSH2 mutations in Italian pancreatic cancer patients with suspected Lynch syndrome. *Fam Cancer* 2009; 8: 547-553.
70. Howes N, Lerch MM, Greenhalf W, et al. Clinical and genetic characteristics of hereditary pancreatitis in Europe. *Clin Gastroenterol Hepatol* 2004; 2: 252-261.
71. Lowenfels AB, Maisonneuve P, Di Magno EP, et al. Hereditary pancreatitis and the risk of pancreatic cancer. International Hereditary Pancreatitis Study Group. *J Natl Cancer Inst* 1997; 89: 442-446.
72. Rebours V, Boutron-Ruault MC, Schnee MF, et al. Risk of pancreatic adenocarcinoma in patients with hereditary pancreatitis: a national exhaustive series. *Am J Gastroenterol* 2008; 103: 111-119.
73. Lowenfels AB, Maisonneuve P, Whitcomb DC, et al. Cigarette smoking as a risk factor for pancreatic cancer in patients with hereditary pancreatitis. *JAMA* 2001; 286: 169-170.
74. Giardiello FM, Brensinger JD, Tersmette AC, et al. Very high risk of cancer in familial Peutz-Jeghers syndrome. *Gastroenterology* 2000; 119: 1447-1453.
75. Lim W, Olschwang S, Keller JJ, et al. Relative frequency and morphology of cancers in STK11 mutation carriers. *Gastroenterology* 2004; 126: 1788-1794.
76. Hearle N, Schumacher V, Menko FH, et al. Frequency and spectrum of cancers in the Peutz-Jeghers syndrome. *Clin Cancer Res* 2006; 12: 3209-3215.
77. Grützmann R, McFaul C, Bartsch DK, et al. No evidence for germline mutations of the LKB1/STK11 gene in familial pancreatic carcinoma. *Cancer Lett* 2004; 214: 63-68.
78. Jacobs EJ, Chanock SJ, Fuchs CS, et al. Family history of cancer and risk of pancreatic cancer: A pooled analysis from the Pancreatic Cancer Cohort Consortium(PanScan). *Int J Cancer* 2010; 127: 1421-1428.
79. Canto MI, Hruban RH, Fishman EK, et al. Frequent detection of pancreatic lesions in asymptomatic high-risk individuals. *Gastroenterology* 2012; 142: 796-804.
80. Ludwig E, Olson SH, Bayuga S, et al. Feasibility and yield of screening in relatives from familial pancreatic cancer families. *Am J Gastroenterol* 2011; 106: 946-954.
81. Verna EC, Hwang C, Stevens PD, et al. Pancreatic cancer screening in a prospective cohort of high-risk patients: A comprehensive strategy of imaging and genetics. *Clin Cancer Res* 2010; 16: 5028-5037.
82. Langer P, Kann PH, Fendrich V, et al. Five years of prospective screening of high-risk individuals from families with familial pancreatic cancer. *Gut* 2009; 58: 1410-1418.
83. Goggins M. Markers of pancreatic cancer: working toward early detection. *Clin Cancer Res* 2011; 17: 635-637.

第三十五章　胃癌的遗传检测

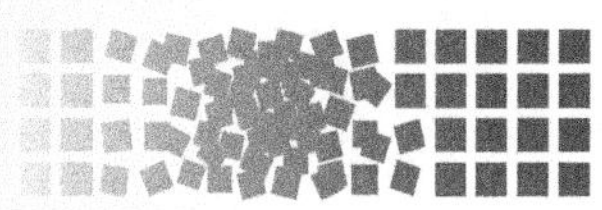

Nicki Chun, James M. Ford

引言

胃癌包含异质性的病因及组织亚型，与各种已知和未知的遗传和环境因素相关。它是一个全球性的公共健康问题,全球每年死亡人数约700 000,目前居癌症死亡率的第四位，5 年生存率仅为 20%。胃癌的发病率和患病率有很大的不同，在亚洲 / 太平洋地区是发病率最高的疾病。

最近快速的分子遗传学进展有助于了解很多遗传性的癌症综合征的发病原因，使得个人的遗传测试、家族咨询和预防方法成为可能。但是，对于大多数癌症综合征，并不是每一个受试个体均能发现候选基因遗传性的胚系突变，提示其他基因的额外的未知改变造成了类似的结果。然而，许多遗传性癌症综合征的个人和家族的遗传学解释使得可以用多学科的方法管理疾病，往往包括手术和医疗预防措施的考虑。毫无疑问，这样复杂的管理和决策应集中在针对高风险的癌症的遗传学诊所，医生、遗传咨询师和其他健康专业人员共同考虑患癌高风险的患者和家族的优化管理。

3% ～ 5% 的胃癌与遗传易感性相关，包括多种孟德尔遗传和复杂的遗传性状。识别与遗传性癌症风险综合征相关的胃癌由癌症遗传学诊所完成。任何癌症遗传学评价的重点需要一个完整的三代的家族史。提示遗传性胃癌风险的系谱分析包括家族特征、发病年龄早和一个确定的综合征相关的其他恶性肿瘤，如以常染色体显性遗传模式跟踪该家族的一个分支的多个受影响的亲属的家族特征分析。记录胃癌的组织学和其他家族性癌症是必要的，因为这是一个遗传性胃癌综合征的决策树的初始节点。最后，有专家共识小组认证的胃癌综合征的临床标准，帮助遗传执业医师评估确认一个基础的 DNA 的生殖细胞突变的可能性，指导没有分子检测确认时的疾病管理。在此，我们回顾了发病率、复发风险有关的文献，并定义胃癌遗传综合征，帮助提供胃癌受累家庭的遗传咨询。

组织学的定义及描述

胃癌传统上根据 1965 年发表的 Lauren 分类[1]，于 1995 年由 Carneiro 等[2]修订的分类法进行病理分型。四种组织学分类：①腺 / 肠型；②边界凹陷增生型；③混合肠 / 弥漫型；④实体 / 未分化型。

与临床更为相关的是，大多数胃癌可分为肠型或弥漫型。弥漫型肿瘤表现出分离的细胞，通常在黏膜下发展，常蔓延和增厚，直至胃出现硬化，形态命名为革囊胃。弥漫型胃癌多以印戒细胞为特征，因细胞核边缘化至细胞外围而得名，这种变化是由于高黏蛋白含量。肠型胃肿瘤，是更常出现在边缘的有萎缩性胃炎和肠化生的胃壁的固体肿块。肠型在老年患者中更常见，而弥漫型多累及年轻患者，临床过程更有侵袭性。在全球范围内的胃癌亚型的相对比例：肠型占74%，弥漫型占16%和其他型占10%，虽然弥漫型胃癌在西方国家越来越普遍[3]。区别胃癌这两个主要组织学病理类型的重点在于找到与不同类型相关的特定的基因变化。从遗传咨询的目的来看、E-钙黏蛋白（CDH1）突变只在弥漫型中有发现[4-8]。而肠型遗传性胃癌的家族在临床上尚未发现遗传的关联性。

由于未来实体瘤的分子特征谱变得越来越普遍，我们预计分类系统的发展将更基于肿瘤的生物学，而不是组织学。破译导致胃癌的基因改变机制的前沿包括基因突变、扩增、缺失和表观遗传的甲基化的分析[9]。例如，两个最近的研究已经进行人胃肿瘤的全基因组测序，确定了一些已知的（如p53、PTEN、PIK3CA）和以前未报道的体细胞基因突变和通路的改变。两个研究在大部分的微卫星不稳定的肿瘤，SWI-SNF染色质重塑家族的一个病例，都发现了ARID1A基因失活突变[10, 11]。然而，是否是这些体细胞基因的改变在生殖系突变时增加癌症风险仍有待确定。

病因

类似于其他常见的癌症，胃癌的原因涉及一系列因素。广泛不同的地理上的差异表明环境和遗传都发挥作用。此外，地方性幽门螺杆菌带菌率与胃癌的强关联表明感染是主要的危险因素。可能有一系列多种因素作用于大部分胃癌的发展。

环境风险因素

胃癌发生率的地域差异促使研究人员调查这些地域的患者是否具有共同的饮食习惯和生活方式。胃癌与慢性摄入腌制蔬菜、腌制鱼、过多的饮食盐、熏肉和吸烟有关[12-16]。水果和蔬菜可能有保护作用。由于从高发生率国家到低发生率国家的移民中肠型胃癌发病率的下降使得环境因素对胃癌的影响被重视。

感染风险因素

幽门螺杆菌感染在亚太地区流行[17]。在儿童期通过家庭接触传播，并导致萎缩性胃炎[18, 19]。地区高感染率证明，仅有幽门螺杆菌不足以引起胃癌，这表明病毒和宿主的遗传背景之间存在复杂的相互作用。然而，幽门螺杆菌一直是肠型胃癌相关的主要风险因素。在各种高风险和低风险的研究人群中发现，非贲门癌比值比为2.56～6[20]。

EB病毒最近被认为与全球10%的胃癌相关，或每年估计有80 000例与EB病毒相关。EB病毒相关胃癌显示了一些独特的临床病理特征，如男性多见，倾向于发生在近端胃，弥漫型胃癌的比例高。具体来说，EB病毒胃肿瘤显示许多癌症相关基因启动子表观遗传甲基化，导致其表达下调[21]。

遗传学

5% ～ 10% 的胃癌与明显的家族聚集性相关，可归因于遗传因素。共同环境因素是大部分肠型胃癌家族聚集的原因；然而，胃癌约 5% 被认为是由于基因胚系突变引起肠型和弥漫型胃癌的高度外显，常染色体显性胃癌风险增加。本章将回顾遗传性胃癌家庭的定义并识别与胃癌的风险增加相关的遗传综合征。

胃癌的流行病学

胃癌是世界上第四大常见的恶性肿瘤，自 1975 年首次比较全球统计数据以来，发生率稳步下降。胃癌的发病率和患病率在世界范围内有很大差异。高风险国家和地区（报道的发病率 ×100 000 每年）包括韩国（41.4）、中国（41.3）、日本（31.1）、葡萄牙（34.4）和哥伦比亚（20.3）。中度风险的国家和地区包括马来西亚、新加坡和中国台湾（分别为 11 ～ 19），而低风险的地区包括泰国（8）、北欧（5.6）、澳大利亚（5.4）、印度（5.3）和北美（4.3）。超过 70% 的病例发生在发展中国家，男性发病风险为女性的 2 倍左右[22]。2008 年，美国胃癌估计为 21 500 例（13 190 例男性和 8310 例女性），死亡 10 880 例[23]。胃癌中位诊断年龄是 71 岁，5 年生存率约为 25%[24]。只有 24% 的胃癌诊断时是局限病灶，30% 有淋巴结受累，另有 30% 有转移性疾病。预计局限性的疾病的存活率更高，其相应的 5 年生存率为 60%。

胃癌的发病率在全球的下降归因于饮食的改变，食物储存和保存的改善，幽门螺杆菌感染降低。新鲜水果和蔬菜的消费、制冷、城市拥挤减少、生活条件改善降低了幽门螺杆菌的接触和携带率。相比之下，弥漫型胃癌的发病率是稳定的，在北美，甚至可能会增加[16, 25-27]。

家族性胃癌

共同的环境因素，如饮食和幽门螺杆菌感染，是大多数肠型胃癌家族聚集性的原因，目前没有已知的致病性生殖系突变。然而，几乎没有确定弥漫型胃癌的非遗传性风险，支持遗传因素的作用更大。约 5% 的总体胃癌被认为是由于基因胚系突变引起的高度外显和常染色体显性遗传易感。国际胃癌联合协会（IGCLC）重新定义了家族性肠型胃癌的遗传分类，反映了胃癌人群中遗传相关的发生率（表 35.1）。

因此，肠型胃癌发病率高的国家（中国、韩国、日本、葡萄牙）使用的标准类似于 Lynch 综合征 Amsterdam 标准：

（1）至少有三个亲属患肠型胃癌，其中一个是另外两个的一级亲属。

（2）至少连续有两代人受影响。

（3）至少有一个个体在 50 岁前被诊断为胃癌。

在肠型胃癌发病率较低的国家（美国、英国）：

（4）至少两个一 / 二级亲属患肠型胃癌，一个在 50 岁前诊断。

（5）在任何年龄三个或更多的亲属患肠型胃癌。

家族性肠型胃癌和家族性弥漫型胃癌同样普遍，但还没有鉴定出生殖系的遗传缺陷[28]。Hemminki 等报道了瑞典的数据，数据包括父母和同胞的先证者的一级亲属的所有类型的肿瘤。胃癌的相对风险（RR）在有任何胃癌的亲属的同胞中大于 3，当患病同胞年龄小于 50 岁时相对风险大于 5。Shin 等[30]评估了韩国的 428 例胃癌患者和 368 例对照者的一级亲属患胃癌的风险，发现一级亲属的相对危险度为 2.85，幽门螺杆菌感染和有家族史的一级亲属相对危险度大于 5。因此，在日本和中国台湾等高发地区，胃癌的人群筛查大大提高了早期发现率，导致 5 年生存率大于 90%[31]。

表 35.1　2010 年国际胃癌联盟联合会定义的 CDH1 检测临床标准

1. 家族中有两例胃癌病例：一例确诊为弥散型，另一例在 50 岁前被确诊
2. 在一级或二级亲属中有三种确诊的弥散型胃癌与年龄不相关
3. 40 岁前被确诊的弥漫型胃癌（无额外的家族史）
4. 50 岁前被诊断为弥散型胃癌和小叶性乳腺癌的个人或家族史（一级或二级亲属）

资料来源：Fitzgerald RC，Hardwick R，Huntsman D，et al. Hereditary diffuse gastric cancer：Updated consensus guidelines for clinical management and directions for future research. J Med Genet 2010；47：436-444。

遗传性弥漫型胃癌

1999 年，IGCLC 定义了遗传性弥漫型胃癌（HDGC）作为家族性的条件，满足：①在一 / 二级亲属中有两例弥漫型胃癌，其中一例小于 50 岁；②在任何年龄有三例弥漫型胃癌[32]。胃癌的遗传易感性位点的第一个明显的证据是在 1998 年鉴定的编码 E- 钙黏蛋白（CDH1）的生殖细胞失活突变，这个突变是在一个新西兰的五代 25 位患者的毛利人的大家族中发现的，这个家族有早发性弥漫型胃癌发生[33]。胃癌的诊断年龄可以小至 14 岁，大多数发生在小于 40 岁的个体中。胃癌的遗传方式与不完全外显的常染色体显性遗传易感基因一致。在来自亚洲、欧洲和随后的北美的广泛的队列分析中得到了 CDH1 基因突变的类似报道[34-39]。生殖系 CDH1 突变已被发现与约 30% 的遗传性弥漫型胃癌家族相关，患胃癌的终身风险大于 80%，女性携带者患乳腺小叶癌的风险高达 60%[40]。到目前为止，CDH1 是唯一和遗传性弥漫型胃癌相关的基因。在世界范围内，约报道了 100 个 CDH1 基因突变阳性的家族[41]。

E- 钙黏蛋白突变和胃癌

编码 E- 钙黏蛋白基因的序列产生一个有三个结构域的成熟蛋白，一个大的细胞外结构域（外显子 4 ～ 13），较小的跨膜结构域（外显子 13 ～ 14）和胞质结构域（外显子 14 ～ 16）。与其他的常染色体显性遗传肿瘤易感基因相同，生殖细胞只有一个 CDH1 等位基因突变，大多数基因改变导致蛋白质截短，突变分布在基因的 2.6 kb 的编码序列和 16 个外显子，没有任何明显的突变热点。约 50% 的散发性弥漫型胃癌确认了体细胞 CDH1 基因突变，但很少发生在肠型胃癌中。CDH1 基因编码的钙依赖性细胞黏附蛋白 E- 钙黏蛋白。E- 钙黏蛋白是一种跨膜蛋白，通过与 catenin 形成复合物与肌动蛋白细胞骨架连接[5,42]。在功能上，E- 钙黏蛋白影响正常组织形态的维持和细胞分化。对于遗传性弥漫型胃癌，CDH1 被认为是抑癌基因，其突变导致细胞黏附丧失、细胞增殖、侵袭和转移[43]。

遗传性弥漫型胃癌的遗传检测

在2010年的IGCLC第二会议[44]上，遗传性弥漫型胃癌的指南扩展推荐在下述家族史的家庭进行CDH1基因检测。

（1）有胃癌病例，其中有一例组织病理确认为弥漫型胃癌的患者，年龄小于50岁。

（2）既有小叶乳腺癌又有弥漫型胃癌患者的家族，有一例诊断年龄小于50岁。

（3）诊断为弥漫型胃癌的先证者年龄小于40岁，无胃癌家族史。

对遗传性弥漫型胃癌使用初始IGCLC标准，CDH1基因突变检测率为30%～50%[45]。有趣的是，出现在胃癌高发人群中的遗传性弥漫型胃癌家族的CDH1突变率较低，而在低发国家的CDH1的突变率较高这一模式[46, 47]。其他报告表明，35岁以下散发的弥漫型胃癌CDH1的突变率与低风险和高风险国家相似，约为20%[48]。

50%～70%临床诊断的遗传性弥漫型胃癌家族没有确认基因突变。对多个候选基因进行了研究，对占很大部分的非CDH1遗传性弥漫型胃癌没有鉴定出突变的致病基因[49-51]。Huntsman团队发表了一份报告，在93个非CDH1家族中基于多重连接依赖性探针进行外显子重复/缺失研究，发现6.5%的患者存在大片段基因组缺失，在160个家族的队列研究中缺失检测率高达45.6%[52]。

CDH1基因突变家族的确认为这些家族数据提供了遗传咨询信息的基础。最初，在遗传性弥漫型胃癌家族中到80岁时胃癌风险累积初步估计男性为67%、女性为83%。发病年龄在家族内部和家族之间有显著不同。在30个携带CDH1基因突变的胃癌毛利人患者中，发病年龄中位数为32岁，明显比其他种族胃癌患者（发病年龄中位数为43岁）发病年龄小[53]。最近的关于弥漫型胃癌的终身风险报道指出，男性和女性在80岁时的患病风险超过80%[48, 54]。

女性CDH1突变携带者的小叶乳腺癌的终身风险，原本预计为20%～40%，现在已接近60%，患者诊断平均年龄为53岁[36, 54, 55]。值得注意的是，高达50%散发的乳腺小叶癌中发现CDH1突变。弥漫型胃癌和乳腺小叶癌在病理上有相似性，如高黏蛋白含量，表现为印戒细胞特征，免疫组化提示共同的分子机制导致的E-钙黏蛋白表达的缺失[56, 37]。为了评估没有弥散型胃癌家族史的小叶乳腺癌的妇女CDH1的突变携带率，一个多中心的研究对318例45岁前确诊的BRCA1/2阴性的小叶型乳腺癌妇女进行了CDH1突变测序。只发现了四个可能的致病突变，突变率为1.3%，表明CDH1突变并不是没有胃癌家族史的早期小叶癌的常见原因[58]。

结肠癌印戒细胞癌已在两个有生殖系CDH1突变的家族中被报道，但还没有提出筛查指南建议[45, 39]。在荷兰3个家族中的7个人被诊断为非综合征性唇腭裂，在法国的2个家族中的4名成员也诊断了相同的疾病。有人猜测，E-钙黏蛋白的细胞黏附作用的缺陷导致了这种发育异常，虽然从这些很少的病例报告中还没有得出关联[40, 60]。

与其他的常染色体显性遗传的家族性癌症综合征相同，杂合子外显率高，除非尽早诊断否则具有非常高的死亡率，应该及早进行遗传咨询和检测，并发展全面筛查计划，以及考虑预防性手术。对遗传性弥漫型胃癌家族成员检测CDH1的胚系突变应提供检测前和检测后的遗传咨询。因为在遗传性弥漫型胃癌家族中的胃癌有14岁病例报道，遗传性弥漫型胃癌可以考虑为一个遗传性肿瘤综合征，如 MEN 2 相关甲状腺髓样癌、Li-Fraumeni 综合征（LFS）和家族性腺瘤性息肉（FAP），基因测试在遗传性肿瘤综合征中对儿童有作用。

遗传性弥漫型胃癌的癌症风险的筛查和管理

早期胃癌诊断为根治性切除提供了最佳的机会，但这是一项艰巨的任务。胃癌的症状一般都没有特异性，直到疾病进展晚期才表现出来。早期胃癌的生存率（如不超过黏膜和黏膜下层）比晚期病变要好得多，因此在早期阶段确定这些病变对于提高生存率是必要的。内镜检查通常被认为是筛查胃癌的最佳方法，但弥漫型胃癌的诊断是最难的，因为这些病变往往不形成肉眼可见的外生性肿块，而是在黏膜下以单细胞或细胞聚集的岛屿扩散。改良内镜辅助引导活检诊断早期弥漫型病变的方法被证明可能是有益的，但到目前为止，所有的筛查方法，包括计算机断层扫描和正电子发射断层成像，还是令人失望的[61]。

鉴于遗传性弥漫型胃癌的临床筛查的不足，预防性全胃切除术为生殖系 CDH1 突变携带者提供了一种选择[62, 63]。每一个应用这种方法的数据表明，几乎所有的标本含有黏膜弥漫性印戒细胞癌多发病灶。目前，96 例[44]遗传性弥漫型胃癌全胃切除术的信息表明，约 3/4 的病例为经胃镜检查和活检阴性的无症状的 CDH1 突变携带者。仅 3 例未显示早期浸润癌的证据，其中 2 例观察到原位印戒细胞癌微小病灶[44]。虽然恶性病灶通常局限于胃近端 1/3，病变可能分布在整个胃，需要全胃切除术进行综合预防。预防性切除术的最佳时机目前还未知，但一般推荐给比遗传性弥漫型胃癌家族中产生临床症状的成员年轻 5 岁的未发病的基因突变携带者。尽管对家族中无 CDH1 突变或者有 CDH1 不明变异的符合标准的患者建议内镜筛查，但临床管理和筛选策略仍不明朗。

长期预防性胃切除术对基因突变携带者的生活方式和健康结果有显著的影响，特别是 20% ～ 30% 的携带者可能不会发展为浸润性胃癌。当然，所有患者都有症状，如腹泻、体重减轻和进食困难。但还没有由于进行胃大部切除术引起死亡的相关报道。早期的证据表明，胃大部切除术后妇女可以成功地进行健康妊娠[65]。最重要的是，到目前为止，还没有遗传性弥漫型胃癌家族成员进行预防性全胃切除术后胃癌复发的报道。

患遗传性弥漫型胃癌的妇女也表现出一生中高达 60% 的患乳腺癌的风险，主要是小叶型，随着更多的女性对弥漫型胃癌的预防，乳腺癌筛查是很有意义的。在遗传性弥漫型胃癌妇女筛查小叶乳腺癌的正确方法目前还不知道，但是以其他遗传性乳腺癌易感综合征的筛查方法为基础。虽然预防性乳房切除术已被证明能有效地预防乳腺癌的发展和改善 BRCA1/2 突变携带者长期生存，这样的做法对于遗传性弥漫型胃癌家族妇女还完全是研究性的。在遗传性弥漫型胃癌患者中的小叶癌患者的预后目前还未知，鉴于比 BRCA1 / 2 携带者的乳腺癌的发生相对较晚，预防性乳房切除术可能不合适。因此，标准筛选的建议包括从 35 岁开始每年进行乳腺 MRI 和乳房 X 线检查[66, 67]。虽然他莫昔芬可以减少一半由于年龄、家族史或活检证实的小叶原位癌史的乳腺癌的患病风险，是否用他莫昔芬的化学预防可能使遗传性弥漫型胃癌妇女获益是一个悬而未决的问题[68]。

总之，携带 CDH1 基因胚系突变的遗传性弥漫型胃癌家族的个人遗传面临 80% 患胃癌的可能，对于女性，在她们的一生中还有额外的 60% 的可能性发展为乳腺小叶癌，在相对年轻的年龄开始就有显著的风险。这样的总体癌症风险与 BRCA1 或 BRCA2 基因突变携带者或错配修复基因的突变分别发展成乳腺癌或结肠癌水平相似。因此，严格的监测和预防性手术的考虑对于这些人的管理是非常重要的。至少，定期胃内镜检查与随机活检应每 6 ～ 12 个月进行一次，可能从比家族中最年轻患者小 10 岁或从 25 岁开始。由于黏膜异常往往在弥漫型胃癌发生较晚，延迟了内镜诊断，作为一种预防的手段，胃癌预防性胃切除术应认真考虑，虽然它显然伴随着高发病率而来。遗传性弥漫型胃癌妇女小叶乳腺癌的筛查和预防的正确方法尚不清楚。建议应遵循坚持乳腺癌筛查性乳房摄影标准。MRI 筛查与他莫昔芬或其他药物化学预防的考虑是适当的。决定执行预防性切除应在年龄和以年龄特异性外显率数据，以及许多其他的个人因素为标准进行平衡考虑。因此，携带这种基因的患者在做决定之前有广泛的咨询、讨论，与知识渊博的医生，遗传学、咨询专家反映是必不可少的。

增加胃癌风险的其他遗传性癌症综合征

Lynch 综合征

1979 年 Lynch 发表了一个显性遗传性结肠癌和胃肠道癌症的家族的学术报道，Lynch 从此以后几十年一直致力于定义和细化这种遗传综合征[69]。Lynch 综合征是由一个 DNA 错配修复基因（MLH1、MSH2、MSH6 和 PMS2，或 EpCAM）的胚系突变引起的，因此与具有微卫星不稳定性（MSI）的肿瘤相关。据估计，2% ～ 4% 的所有诊断的结肠癌[70]和 2% ～ 5% 的所有诊断的子宫内膜癌[71]由 Lynch 综合征引起。在美国发生频率估计为 1/440，它类似于 BRCA 基因携带率[72]。Lynch 综合征相关癌症的终身风险最高是在结肠癌，为 52% ～ 82%（诊断时平均年龄 44 ～ 61 岁），其次是妇女患子宫内膜癌的风险，为 25% ～ 60%（诊断时平均年龄 48 ～ 62 岁），胃癌风险为 6% ～ 13%（诊断时平均年龄 56 岁），卵巢癌为 4% ～ 12%（诊断时平均年龄 42.5 岁）[70-78]。

Lynch 综合征相关胃癌主要显示肠型组织学特征（超过 90% 的病例）。这种相关性反映了 MSI 肿瘤表型与肠型胃癌有很强的联系。遗传性非息肉病性结直肠癌（HNPCC）国际合作组 1991 年发布了初始的 Amsterdam 标准。随着 1997 年概述的 Bethesda 标准，2004 年 Amsterdam 修订标准纳入了肠外肿瘤的风险，包括胃癌[79, 80]。

符合 Bethesda 标准的家庭应考虑针对 4 种常见的 Lynch 蛋白产物（MSH2、MSH6、MLH1 和 PMS2）用分子和（或）免疫组化方法筛选微卫星不稳定性。因为所有胃肿瘤中 15% 表现出微卫星不稳定性组织学特征，大部分都通过散发性突变获得突变表型，进一步在微卫星不稳定阳性肿瘤上检测胚系突变对于确定 Lynch综合征的分子诊断是必要的。

遗传性乳腺卵巢癌综合征

由于生殖细胞 BRCA1 和 BRCA2 突变引起的遗传性乳腺癌和卵巢癌可能是定义明确的和公认的遗传性癌症综合征。在大多数人群发生率为 1/（300 ～ 400），经始祖突变筛选人群中发生率高达 1/40（德裔犹太人的祖先尤其值得注意），它代表的是最常见的由于高风险突变引起的遗传性疾病。基因突变携带者患早发性乳腺癌风险增加 5 ～ 6 倍，患卵巢、输卵管和原发性腹膜恶性肿瘤的风险增加 10 ～ 20 倍。男性携带者已确认患前列腺癌和男性乳腺癌的风险增加。BRCA1 和 BRCA2 与细胞的多种功能相关，但起主要作用的是作为抑癌基因通过 DNA 双链断裂修复维持基因组的稳定性。1994 年和 1995 年克隆了 BRCA1 和 BRCA2 基因后 [81, 82]，乳腺癌的联合协会收集了一系列数据并生成临床信息库，协助 BRCA 携带者遗传咨询，并成立了 BRCA 基因突变谱相关的癌症风险的学术出版物。在来自欧洲和北美的 20 个中心的 173 个 BRCA2 基因突变的乳腺 - 卵巢癌家族，胃癌的相对危险度为 2.59[95% CI，1.46 ～ 4.61][83]。6174 例 delT 的 BRCA2 突变的德裔犹太人的携带者胃癌的发生是继乳腺癌和卵巢癌后最常见的。反过来，在以色列 5.7% 的胃癌患者发现携带 BRCA2 突变 [84]；在波兰 20.7% 的同时患胃癌和乳腺肿瘤的波兰家族归因于 BRCA2 的突变。BRCA2 的突变也在 23.5 % 有胃癌家族史的卵巢癌妇女中发现 [85, 86]。

几项研究已经表明，BRCA1 突变是胃癌的危险因素。1999 年发表的瑞典的一项大规模的人群研究，1145 例 BRCA1 突变亲属中有 150 例患恶性肿瘤，相对危险度为 5.86（95% CI，1.60 ～ 15.01），并观察到 70 岁以前诊断胃癌的 BRCA1 突变携带者家族中是一般人群的 2 倍。他们没有观察到 BRCA2 突变有相同的风险 [87, 88]。

Brose 等 [89] 在宾夕法尼亚 147 个 BRCA1 突变的家庭中观察到最高的胃癌相对危险度（6.9）。Risch 等 [90] 也观察了 39 个 BRCA1 突变携带者家族和较小的加拿大安大略省的 21 个 BRCA2 突变携带者家族，一级亲属相对危险度为 6.2。

最近，对超过 30 项 BRCA1 和 BRCA2 携带者肿瘤风险研究的 Meta 分析发现，胃癌相对危险度为 1.69（95% CI，1.21 ～ 2.38），风险位于乳腺癌、卵巢癌和前列腺癌之后，紧随其后的是胰腺癌，相对危险度为 1.62（1.3 ～ 2）[91]。在这些研究中不包括病理的细节，是否有胃癌的组织学亚型占 BRCA 相关肿瘤主导地位未知。

家族性腺瘤性息肉病

家族性腺瘤性息肉病是一种罕见的结肠癌综合征，与早发性多发性结肠腺瘤的表现有关，在经典的形式，如无预防性手术治疗，几乎完全确定与早期结肠癌相关。家族性腺瘤性息肉病发病率为 1/（10 000 ～ 20 000），几乎 1/3 的确诊患者携带新的突变，使家族史在许多病例的确定上变得不可靠。发现肠外病灶包括上消化道肿瘤、胃底腺息肉和韧带样纤维瘤。广泛的肠外肿瘤可发生，包括比较少见的肿瘤，如肝母细胞瘤、十二指肠腺癌、肾上腺肿瘤、胰腺肿瘤、甲状腺肿瘤、胆道肿瘤和脑肿瘤。额外的辅助诊断包括发现视网膜色素上皮细胞先天性肥厚、多生牙、骨瘤、皮肤脂肪瘤和皮肤囊肿。

据估计，家族性腺瘤性息肉病患上消化道癌症的终身风险为 4% ～ 12%，其中只有 0.5% ～ 2% 是胃癌，虽然这种风险在亚洲的报道高 7 ～ 10 倍 [75, 92, 93]。约 50% 家族性腺瘤性息肉病患者有胃底息肉，10% 有胃腺瘤。虽然胃底息肉不太可能有恶性潜能，但胃腺瘤有时会发展成侵袭性疾病 [94]。在重度异型增生或巨大息肉的弥漫型胃底腺息肉甚至考虑预防性胃切除术 [95]。轻表型家族性腺瘤性息肉病是经典型的弱化形式，以少于 100 个结肠腺瘤、中位年龄较大和较低的结肠癌总体风险和高比例的胃底腺息肉为特征，提示较低的胃癌风险 [96-99]。

Li-Fraumeni 综合征

Li-Fraumeni 综合征是一种极具破坏性的肿瘤综合征，患多种类型肿瘤的风险极高。最常见的恶性肿瘤是早发性乳腺癌和肉瘤，其次是脑肿瘤、白血病、肺癌，然后是胃癌[100]。1969 年 Li 博士和 Fraumeni 博士[101]首先描述了 4 个家族。一个最初的原发肿瘤的风险 30 岁时为 50%，到 70 岁时为 90%[102]，一生中患癌症的风险有性别特异性差异，在男性为 73%，由于特别高的乳腺癌风险，在女性的终身患癌风险接近 100%[103]。有多原发癌的高风险，60% 的携带者会发展第二种肿瘤，4% 会发展第三种肿瘤[104]。从前被认为是非常罕见的疾病，发病率为 1/（50 000 ～ 100 000），最近测试标准放松，表明实际的携带率可能会高几倍。符合经典 Li-Fraumeni 综合征的临床标准的病例，70% 被发现携带 TP53 胚系突变，新基因突变率现在估计为 7% ～ 20%[105]。家族史阴性不能排除 Li-Fraumeni 综合征的考虑，临床标准已经更新，推荐对单一肾上腺皮质癌，脉络丛癌和 30 岁以下的乳腺癌患者进行 TP53 检测。

虽然胃癌不是 Li-Fraumeni 综合征的标志性肿瘤，国际癌症研究局（International Agency for Research on Cancer）数据库报告表明，胃癌在 Li-Fraumeni 综合征家族的发生频率高达 2.8%。TP53 的体细胞突变与肠道癌症和弥漫型胃癌同等频率相关。然而，TP53 的组成突变在全部胃癌突变谱中很少报道。波士顿 Dana-Farber Cancer Institute 和美国国立癌症研究所（National Cancer Institute）报道了 Li-Fraumeni 综合征家族中 62 种 TP53 突变，在 4.9% 的受累成员中诊断了胃癌。胃癌诊断的平均年龄和中位年龄分别为 43 岁和 36 岁（24 ～ 74 岁），而流行病监督及最终结果（surveillance epidemiology and end results，SEER）报道的普通人群中胃癌患病的中位年龄为 71 岁。5 个家庭（8.1 %）中报道了 2 例或更多例胃癌。可获得的肿瘤病理检测显示出既有肠型也有弥漫型组织学类型。对荷兰 180 个 Li-Fraumeni 综合征家族的研究中发现，TP53 携带者的胃癌相对风险为 2.6%（95%CI，0.5 ～ 7.7）[108]。

Peutz-Jeghers 综合征

Peutz-Jeghers 综合征（PJS）是一种罕见的遗传性疾病，表现为胃肠道错构瘤、息肉，早期发现显著的是唇、口腔黏膜和手指色素性病变。发病率为 1/（25 000 ～ 250 000）。1921 年 Peutz 最初描述[109]，随后在 1949 年 Jeghers[110]也描述了 PJS 是以整个胃肠道错构瘤、腺瘤性息肉病和消化道恶性肿瘤有高度易感为特征。PJS 的临床诊断以组织学证实的错构瘤性息肉和下列特征中的两个为基础：①有家族史；②手指 / 足趾和外生殖器黏膜高度色素沉着；③肠息肉病[111]。皮肤黏膜色素沉着特征性地发生在口腔黏膜或眼附近、鼻、口、腋下或指头。5 岁时典型可见，经常会在青春期褪色。在已诊断患者的一级亲属中经典的色素病变就足以诊断 PJS。

慢性胃肠道出血、贫血、肠套叠引起的复发性梗阻是常见的并发症，需外科治疗。在胃肠道肿瘤中，在 PJS 胃癌是第三大常见的肿瘤，排在小肠癌和结直肠癌之后。65 岁时累积的癌症风险是 47%[112]。报道的结肠、胃和小肠肿瘤的相对危险度分别高达 84、213 和超过 500[113]。其他胃肠道肿瘤（如胰腺癌、食管癌）及胃肠外肿瘤（如肺乳腺、卵巢、子宫内膜）风险也增加。与 PJS 相关的其他肿瘤包括称为伴环状小管的性索肿瘤的良性卵巢癌，睾丸钙化 Sertoli 肿瘤和宫颈恶性腺瘤。

一个荷兰研究组综合了 20 个 PJS 的队列研究和 1 项发表于 1975 ～ 2007 年的共有 1644 名患者的 Meta 分析，发现胃肠道肿瘤的终身累及风险为 38% ～ 66%[114, 115]，对所有癌症，终身风险范围为 37% ～ 93%。具体来说，胃癌的风险是 29%，结直肠癌和乳腺癌之后的第三大常见恶性肿瘤。可以理解的是，这促使要求从 20 岁开始每 2 ～ 5 年进行内镜筛查，有人建议在 8 岁时开始内镜检查，20 岁时增加结肠镜检查，25 岁时进行乳腺筛查。

STK11/LKB1 是唯一确定的引起 PJS 的基因，在 70% 满足临床诊断标准的病例中发现有突变[116]。在受累个体中，50% 有 PJS 家族史，50% 可能有新生突变，虽然 PJS 外显率尚待确认。如果符合临床诊断标准，STK11 基因无突变并不能排除 PJS 的诊断。

幼年性息肉病综合征

幼年性息肉综合征（JPS）是另一个非常罕见的遗传性肿瘤综合征，发病率为 1/（16 000 ～ 100 000）[117-120]。诊断是基于多发性错构瘤性息肉的存在，具有一个独特的表型称为青少年型（Juvenile），其实 JPS 发病年龄并不局限于幼年。单发性幼年性息肉在 1% ～ 2% 的一般人群发生。

JPS 的诊断需要在结直肠超过 5 个幼年性息肉，在胃肠道多发幼年性息肉，或具有幼年性息肉家族史。在息肉的数量和分布上有广发的家族内和家族间的差异。幼年性息肉通常是良性的，但存在恶性转化的风险。观察到大的息肉包含了腺瘤区域，导致结直肠癌高风险，35 岁时风险接近 20%，60 岁时风险接近 68%。胃癌已经在 21% 的有胃息肉的 JPS 患者中发现，胰腺癌和小肠肿瘤的发生率也增加（表 35.2）[121]。

表 35.2　与胃癌患病风险相关的遗传性癌症综合征

癌症综合征	基因	频率	胃癌风险（%）	参考
HDGC	CDH1	很低	＞ 801	Fitzgerald et al.[44]
遗传性乳腺癌和卵巢癌	BRCA1/2	1/（40 ～ 400）	2.6 ～ 5.5	Brose et al.[89]
Lynch 综合征	MLH1，MSH2，MSH6，PMS2，Epcam	1/440	6 ～ 13	Chen et al.[72]，Watson et al[77].
Li-Fraumeni 综合征	P53	1/5000	2.8	Gonzalez et al.[105]
FAP	APC	1/（10 ～ 20 000）	0.5 ～ 2.0	Garrean et al.[92]
青少年息肉病	SMAD4，BMPR1A	1/（16 ～ 100 000）	21	Howe et al.[121]
PJS	STK11	1/（25 ～ 250 000）	29	Giardiello et al.[113]，van Lier et al.[114]

约 75% 的 JPS 的病例是家族性的，25% 似乎是散发的。有两个基因在 40% 的受累个人中与 JPS 的原因相关：Smad4（或 MADH4）和 BMPR1A，频率大致相等。大多数 JPS 发生是由于未知的基因。Smad4 突变也与遗传性出血性毛细血管扩张症（HHT）相关，也称为 Osler-Weber-Rendu 综合征。HHT 与相关内脏出血、毛细血管扩张或动静脉畸形相关。目前，15% ～ 22% 的 Smad4 突变携带者被怀疑同时患有 JPS 和 HHT[123]。

对筛选 JPS 患者建议从婴儿期开始监测直肠出血、贫血和胃肠道症状，并在 15 岁时或出现症状时，额外进行全血计数、上消化道内镜检查、结肠镜检查。内镜检查每 1 ～ 3 年重复一次，取决于息肉的负荷。在 Smad4 突变家族，HHT 监测开始于儿童早期。

结论

遗传性胃癌是一种比较少见的疾病。由于大多数胃癌患者一旦诊断预后极差，应尽一切努力在他们仍然可以治愈的早期识别病变。胃癌的遗传易感性测试允许确定这种或其他肿瘤风险增高的家族，对早期检测发展合理的监控策略。不幸的是，还不具备胃癌可靠的筛查工具，预防性胃切除术已经证明在某些常染色体显性遗传、外显率高的遗传综合征包括生殖系 CDH1 突变引起 HDGC 中有益。其他胃癌风险基因测试也可能是必要的。临床癌症遗传学的主要目标包括在没有已知生殖细胞突变的病例中确定额外的风险等位基因来解释癌症的易感性，在高风险的个体中开发更强大的工具，进行胃癌的临床筛查。最后，生殖系 DNA 和肿瘤基因组的全基因组测序将导致新的突变和不同的外显率风险等位基因的快速识别。下一代癌症遗传学专业人员的一个挑战将是在个体基因组中发现多个罕见变异的解释和整合计划，预防和早期发现胃癌。

（唐敬群　彭淑平）

参考文献

1. Lauren P. The two histological main types of gastric carcinoma: diffuse and so-called intestinal-type carcinoma. An attempt at a histo-clinical classification. *Acta Pathol Microbiol Scand* 1965; 64: 31-49.
2. Carneiro F, Seixas M, Sobrinho-Simoes M. New elements for an updated classification of the carcinomas of the stomach. *Pathol Res Pract* 1995; 191: 571-584.
3. Wu H, Rusiecki JA, Zhu K, et al. Stomach carcinoma incidence patterns in the United States by histologic type and anatomic site. *Cancer Epidemiol Biomarkers Prev* 2009; 18: 1945-1952.
4. Machado JC, Soares P, Carneiro F, et al. E-cadherin gene mutations provide a genetic basis for the phenotypic divergence of mixed gastric carcinomas. *Lab Invest* 1999; 79: 459-465.
5. Becker KF, Atkinson MJ, Reich U, et al. E-cadherin gene mutations provide clues to diffuse type gastric carcinomas. *Cancer Res* 1994; 54: 3845-3852.
6. Tamura G, Sakata K, Nishizuka S, et al. Inactivation of the E-cadherin gene in primary gastric carcinomas and gastric carcinoma cell lines. *Jpn J Cancer Res* 1996; 87: 1153-1159.
7. Muta H, Noguchi M, Kanai Y, et al. E-cadherin gene mutations in signet ring cell carcinoma of the stomach. *Jpn J Cancer Res* 1996; 87: 843-848.
8. Carneiro F, Santos L, David L, et al. T(Thomsen-Friedenreich)antigen and other simple mucin-type carbohydrate antigens in precursor lesions of gastric carcinoma. *Histopathology* 1994; 24: 105-113.
9. Jang BG, Kim WH. Molecular pathology of gastric carcinoma. *Pathobiology* 2011; 78: 302-310.
10. Wang K, Kan J, Yuen ST, et al. Exome sequencing identifies frequent mutation of ARID1A in molecular subtypes of gastric cancer. *Nat Genet* 2011; 43: 1219-1223.
11. Zang ZJ, Cutcutache I, Poon SL, et al. Exome sequencing of gastric adenocarcinoma identifies recurrent somatic mutations in cell adhesion and chromatin remodeling genes. *Nat Genet* 2012; 44: 570-574.
12. Pedrazzani C, Corso G, Velho S, et al. Evidence of tumor microsatellite instability in gastric cancer with

familial aggregation. *Fam Cancer* 2009; 8: 215-220.

13. Palli D, Russo A, Ottini L, et al. Red meat, family history, and increased risk of gastric cancer with microsatellite instability. *Cancer Res* 2001; 61: 5415-5419.
14. Buermeyer AB, Deschenes SM, Baker SM, et al. Mammalian DNA mismatch repair. *Annu Rev Genet* 1999; 33: 533-564.
15. La Torre G, Chiaradia G, Gianfagna F, et al. Smoking status and gastric cancer risk: an updated meta-analysis of case-control studies published in the past ten years. *Tumori* 2009; 95: 13-22.
16. McMichael AJ, McCall MG, Hartshorne JM, et al. Patterns of gastro-intestinal cancer in European migrants to Australia: The role of dietary change. *Int J Cancer* 1980; 25: 431-437.
17. Nomura A, Stemmermann GN, Chyou PH, et al. Helicobacter pylori infection and gastric carcinoma among Japanese Americans in Hawaii. *N Engl J Med* 1991; 325: 1132-1136.
18. Parsonnet J, Friedman GD, Vandersteen DP, et al. Helicobacter pylori infection and the risk of gastric carcinoma. *N Engl J Med* 1991; 325: 1127-1131.
19. Helicobacter and Cancer Collaborative Group. Gastric cancer and Helicobacter pylori: a combined analysis of 12 case control studies nested within prospective cohorts. *Gut* 2001; 49: 347-353.
20. Cavaleiro-Pinto M, Peleteiro B, Lunet N, et al. Helicobacter pylori infection and gastric cardia cancer: ystematic review and meta-analysis. *Cancer Causes Control* 2011; 22: 375-387.
21. Chen JN, He D, Tang F, et al. Epstein-Barr virus-associated gastric carcinoma: A newly defi ned entity. *J Clin Gastroenterol* 2010; 46: 262-271.
22. Ferlay J, Shin HR, Bray F, et al. Estimates of worldwide burden of cancer in 2008: GLOBOCAN 2008. *Int J Cancer* 2008; 127: 2893-2917.
23. Jemal A, Siegel R, Ward E, et al. Cancer statistics, 2008. *CA Cancer J Clin* 2008; 58: 71-96.
24. Correa P. Is gastric cancer preventable? *Gut* 2004; 53: 1217-1219.
25. Henson DE, Dittus C, Younes M, et al. Differential trends in the intestinal and diffuse types of gastric carcinoma in the United States, 1973-2000: Increase in the signet ring cell type. *Arch Pathol Lab Med* 2004; 128: 765-770.
26. Roosendaal R, Kuipers EJ, Buitenwerf J, et al. Helicobacter pylori and the birth cohort effect: Evidence of a continuous decrease of infection rates in childhood. *Am J Gastroenterol* 1997; 92: 1480-1482.
27. Borch K, Jonsson B, Tarpila E, et al. Changing pattern of histological type, location, stage and outcome of surgical treatment of gastric carcinoma. *Br J Surg* 2000; 87: 618-626.
28. Oliveira C, Seruca R, Carneiro F. Genetics, pathology, and clinics of familial gastric cancer. *Int J Surg Pathol* 2006; 14: 21-33.
29. Hemminki K, Li X, Czene K. Swedish empiric risks: familial risk of cancer: data for clinical counseling and cancer genetics. *Int J Cancer* 2004; 108: 109-114.
30. Shin CM, Kim N, Yang HJ, et al. Stomach cancer risk in gastric cancer relatives: Interaction between Helicobacter pylori infection and family history of gastric cancer for the risk of stomach cancer. *J Clin Gastroenterol* 2010; 44: e34-e39.
31. Yokota T, Kunii Y, Teshima S, et al. Signif icant prognostic factors in patients with early gastric cancer. *Int Surg* 2000; 85: 286-290.
32. Caldas C, Carneiro F, Lynch HT, et al. Familial gastric cancer: Overview and guidelines for management. *J Med Genet* 1999; 36: 873-880.
33. Guilford P, Hopkins J, Harraway J, et al. E-cadherin germline mutations in familial gastric cancer. *Nature* 1998; 392: 402-405.
34. Gayther SA, Gorringe KL, Ramus SJ, et al. Identif ication of germ-line E-cadherin mutations in gastric cancer families of European origin. *Cancer Res* 1998; 58: 4086-4089.
35. Guilford PJ, Hopkins JB, Grady WM, et al. E-cadherin germline mutations def ine an inherited cancer syndrome dominated by diffuse gastric cancer. *Hum Mutat* 1999; 14: 249-255.

36. Keller G, Vogelsang H, Becker I, et al. Diffuse type gastric and lobular breast carcinoma in a familial gastric cancer patient with an E-cadherin germline mutation. *Am J Pathol* 1999; 155: 337-342.
37. Richards FM, McKee SA, Rajpar MH, et al. Germline Ecadherin gene(CDH1)mutations predispose to familial gastric cancer and colorectal cancer. *Hum Mol Genet* 1999; 8: 607-610.
38. Shinmura K, Kohno T, Takahashi M, et al. Familial gastric cancer: Clinicopathological characteristics, RER phenotype and germline p53 and E-cadherin mutations. *Carcinogenesis* 1999; 20: 1127-1131.
39. Yoon KA, Ku JL, Yang HK, et al. Germline mutations of E-cadherin gene in Korean familial gastric cancer patients. *J Hum Genet* 1999; 44: 177-180.
40. Kluijt I, Siemerink EJ, Ausems MG, et al. CDH1-related hereditary diffuse gastric cancer syndrome: Clinical variations and implications for counseling. *Int J Cancer* 2012; 131: 367-376.
41. Guilford P, Humar B, Blair V. Hereditary diffuse gastric cancer: Translation of CDH1 germline mutations into clinical practice. *Gastric Cancer* 2010; 13: 1-10.
42. Grunwald GB. The structural and functional analysis of cadherin calcium-dependent cell adhesion molecules. *Curr Opin Cell Biol* 1993; 5: 797-805.
43. Birchmeier W. E-cadherin as a tumor(invasion)suppressor gene. *Bioessays* 1995; 17: 97-99.
44. Fitzgerald RC, Hardwick R, Huntsman D, et al. Hereditary diffuse gastric cancer: updated consensus guidelines for clinical management and directions for future research. *J Med Genet* 2010; 47: 436-444.
45. Brooks-Wilson AR, Kaurah P, Suriano G, et al. Germline E-cadherin mutations in hereditary diffuse gastric cancer: assessment of 42 new families and review of genetic screening criteria. J Med Genet 2004; 41: 508-517.
46. Oliveira C, de Bruin J, Nabais S, et al. Intragenic deletion of CDH1 as the inactivating mechanism of the wild-type allele in an HDGC tumour. *Oncogene* 2004; 23: 2236-2240.
47. Suriano G, Yew S, Ferreira P, et al. Characterization of a recurrent germ line mutation of the E-cadherin gene: Implications for genetic testing and clinical management. *Clin Cancer Res* 2005; 11: 5401-5409.
48. Oliveira C, Sousa S, Pinheiro H, et al. Quantif ication of epigenetic and genetic 2nd hits in CDH1 during hereditary diffuse gastric cancer syndrome progression. *Gastroenterology* 2009; 136: 2137-2148.
49. Keller G, Vogelsang H, Becker I, et al. Germline mutations of the E-cadherin(CDH1)and TP53 genes, rather than of RUNX3 and HPP1, contribute to genetic predisposition in German gastric cancer patients. *J Med Genet* 2004; 41: e89.
50. Kim IJ, Park JH, Kang HC, et al. A novel germline mutation in the MET extracellular domain in a Korean patient with the diffuse type of familial gastric cancer. *J Med Genet* 2003; 40: e97.
51. Oliveira C, Ferreira P, Nabais S, et al. E-cadherin(CDH1)and p53 rather than SMAD4 and caspase-10 germline mutations contribute to genetic predisposition in Portuguese gastric cancer patients. *Eur J Cancer* 2004; 40: 1897-1903.
52. Oliveira C, Senz J, Kaurah P, et al. Germline CDH1 deletions in hereditary diffuse gastric cancer families. *Hum Mol Genet* 2009; 18: 1545-1555.
53. Pharoah PD, Guilford P, Caldas C. Incidence of gastric cancer and breast cancer in CDH1(E-cadherin) mutation carriers from hereditary diffuse gastric cancer families. *Gastroenterology* 2001; 121: 1348-1353.
54. Kaurah P, MacMillan A, Boyd N, et al. Founder and recurrent CDH1 mutations in families with hereditary diffuse gastric cancer. *JAMA* 2007; 297: 2360-2372.
55. Schrader KA, Masciari S, Boyd N, et al. Hereditary diffuse gastric cancer: association with lobular breast cancer. *Fam Cancer* 2008; 7: 73-82.
56. Berx G, Becker KF, Hofl er H, et al. Mutations of the human E-cadherin(CDH1)gene. *Hum Mutat* 1998; 12: 226-237.
57. Berx G, Cleton-Jansen AM, Strumane K, et al. E-cadherin is inactivated in a majority of invasive human lobular breast cancers by truncation mutations throughout its extracellular domain. *Oncogene* 1996; 13: 1919-1925.

58. Schrader KA, Masciari S, Boyd N, et al. Germline mutations in CDH1 are infrequent in women with early-onset or familial lobular breast cancers. *J Med Genet* 2011; 48: 64-68.
59. Oliveira C, Bordin MC, Grehan N, et al. Screening Ecadherin in gastric cancer families reveals germline mutations only in hereditary diffuse gastric cancer kindred. *Hum Mutat* 2002; 19: 510-517.
60. Frebourg T, Oliveira C, Hochain P, et al. Cleft lip/palate and CDH1/E-cadherin mutations in families with hereditary diffuse gastric cancer. *J Med Genet* 2006; 43: 138-142.
61. Cisco RM, Ford JM, Norton JA. Hereditary diffuse gastric cancer: Implications of genetic testing for screening and prophylactic surgery. *Cancer* 2008; 113: 1850-1856.
62. Huntsman DG, Carneiro F, Lewis FR, et al. Early gastric cancer in young, asymptomatic carriers of germ-line E-cadherin mutations. *N Engl J Med* 2001; 344: 1904-1909.
63. Norton J, Ham C, Van Dam J, et al. CDH1 truncating mutations in the E-cadherin gene: An indication for total gastrectomy to treat hereditary diffuse gastric cancer. *Ann Surg* 2007; 45: 873-879.
64. Rogers W, Dobo E, Norton J, et al. Risk-reducing total gastrectomy for germline mutations in E-cadherin(CDH1): pathologic findings with clinical implications. Am J Surg Pathol 2008; 32: 799-809.
65. Kaurah P, Fitzgerald R, Dwerryhouse S, et al. Pregnancy after prophylactic total gastrectomy. *Fam Cancer* 2010; 9: 331-334.
66. Saslow D, Boetes C, Burke W, et al. American Cancer Society guidelines for breast screening with MRI as an adjunct to mammography. *CA Cancer J Clin* 2007; 57: 75-89.
67. Daly M, Axilbund J, Buys S, et al. Genetic/familial high-risk assessment: breast and ovarian. *J Natl Compr Cancer Netw* 2010; 8: 562-594.
68. Wolmark N, Dunn BK. The role of tamoxifen in breast cancer prevention: Issues sparked by the NSABP Breast Cancer Prevention Trial(P-1). *Ann N Y Acad Sci* 2001; 949: 99-108.
69. Lynch HT, Lynch PM. The cancer-family syndrome: a pragmatic basis for syndrome identification. *Dis Colon Rectum* 1979; 22: 106-110.
70. Palomaki GE, McClain MR, Melillo S, et al. EGAPP supplementary evidence review: DNA testing strategies aimed at reducing morbidity and mortality from Lynch syndrome. *Genet Med* 2009; 11: 42-65.
71. Meyer LA, Broaddus RR, Lu KH. Endometrial cancer and Lynch syndrome: clinical and pathologic considerations. *Cancer Control* 2009; 16: 14-22.
72. Chen S, Wang W, Lee S, et al. Prediction of germline mutations and cancer risk in the Lynch syndrome. *JAMA* 2006; 296: 1479-1487.
73. Aarnio M, Salovaara R, Aaltonen LA, et al. Features of gastric cancer in hereditary non-polyposis colorectal cancer syndrome. *Int J Cancer* 1997; 74: 551-555.
74. Aarnio M, Sankila R, Pukkala E, et al. Cancer risk in mutation carriers of DNA-mismatch-repair genes. *Int J Cancer* 1999; 81: 214-218.
75. Park YJ, Shin KH, Park JG. Risk of gastric cancer in hereditary nonpolyposis colorectal cancer in Korea. *Clin Cancer Res* 2000; 6: 2994-2998.
76. Vasen HF, Wijnen JT, Menko FH, et al. Cancer risk in families with hereditary nonpolyposis colorectal cancer diagnosed by mutation analysis. *Gastroenterology* 1996; 110: 1020-1027.
77. Watson P, Vasen HF, Mecklin JP, et al. The risk of extra-colonic, extra-endometrial cancer in the Lynch syndrome. *Int J Cancer* 2008; 123: 444-449.
78. Gylling A, Abdel-Rahman WM, Juhola M, et al. Is gastric cancer part of the tumour spectrum of hereditary non-polyposis colorectal cancer? A molecular genetic study. *Gut* 2007; 56: 926-933.
79. Rodriguez-Bigas MA, Boland CR, Hamilton SR, et al. A National Cancer Institute Workshop on hereditary nonpolyposis colorectal cancer syndrome: meeting highlights and Bethesda guidelines. *J Natl Cancer Inst* 1997; 89: 1758-1762.
80. Umar A, Boland CR, Terdiman JP, et al. Revised Bethesda guidelines for hereditary nonpolyposis colorectal cancer(Lynch syndrome)and microsatellite instability. *J Natl Cancer Inst* 2004; 96: 261-268.

81. Miki Y, Swensen J, Shattuck-Eidens D, et al. A strong candidate for the breast and ovarian cancer susceptibility gene BRCA1. *Science* 1994; 266: 66-71.

82. Wooster R, Bignell G, Lancaster J, et al. Identification of the breast cancer susceptibility gene BRCA2. *Nature* 1995; 378: 789-792.

83. The Breast Cancer Linkage Consortium. Cancer risks in BRCA2 mutation carriers. *J Natl Cancer Inst* 1999; 91: 1310-1316.

84. Figer A, Irmin L, Geva R, et al. The rate of the 6174delT founder Jewish mutation in BRCA2 in patients with non-colonic gastrointestinal tract tumours in Israel. *Br J Cancer* 2001; 84: 478-481.

85. Jakubowska A, Nej K, Huzarski T, et al. BRCA2 gene mutations in families with aggregations of breast and stomach cancers. *Br J Cancer* 2002; 87: 888-891.

86. Jakubowska A, Scott R, Menkiszak J, et al. A high frequency of BRCA2 gene mutations in Polish families with ovarian and stomach cancer. *Eur J Hum Genet* 2003; 11: 955-958.

87. Johannsson O, Loman N, Moller T, et al. Incidence of malignant tumours in relatives of BRCA1 and BRCA2 germline mutation carriers. *Eur J Cancer* 1999; 35: 1248-1257.

88. Lorenzo B, Hemminki K. Risk of cancer at sites other than the breast in Swedish families eligible for BRCA1 or BRCA2 mutation testing. *Ann Oncol* 2004; 15: 1834-1841.

89. Brose MS, Rebbeck TR, Calzone KA, et al. Cancer risk estimates for BRCA1 mutation carriers identified in a risk evaluation program. *J Natl Cancer Inst* 2002; 94: 1365-1372.

90. Risch H, McLaughlin J, Cole D, et al. Prevalence and penetrance of germline BRCA1 and BRCA2 mutations in a population series of 649 women with ovarian cancer. *Am J Hum Genet* 2001; 68: 700-710.

91. Friedenson B. BRCA1 and BRCA2 pathways and the risk of cancers other than breast or ovarian. *MedGenMed* 2005; 7: 60.

92. Garrean S, Hering J, Saied A, et al. Gastric adenocarcinoma arising from fundic gland polyps in a patient with familial adenomatous polyposis syndrome. *Am Surg* 2008; 74: 79-83.

93. Offerhaus GJ, Giardiello FM, Krush AJ, et al. The risk of upper gastrointestinal cancer in familial adenomatous polyposis. *Gastroenterology* 1992; 102: 1980-1982.

94. Burt RW. Gastric fundic gland polyps. Gastroenterology 2003; 125: 1462-1469.

95. Lynch HT, Snyder C, Davies JM, et al. FAP, gastric cancer, and genetic counseling featuring children and young adults: A family study and review. *Fam Cancer* 2010; 9: 581-588.

96. Lynch HT, Smyrk T, McGinn T, et al. Attenuated familial adenomatous polyposis(AFAP). A phenotypically and genotypically distinctive variant of FAP. *Cancer* 1995; 76: 2427-2433.

97. Abraham SC, Nobukawa B, Giardiello FM, et al. Fundic gland polyps in familial adenomatous polyposis: neoplasms with frequent somatic adenomatous polyposis coli gene alterations. *Am J Pathol* 2000; 157: 747-754.

98. Bianchi LK, Burke CA, Bennett AE, et al. Fundic gland polyp dysplasia is common in familial adenomatous polyposis. *Clin Gastroenterol Hepatol* 2008; 6: 180-185.

99. Dunn K, Chey W, Gibbs J. Total gastrectomy for gastric dysplasia in a patient with attenuated familial adenomatous polyposis syndrome. *J Clin Oncol* 2008; 26: 3641-3642.

100. Olivier M, Goldgar DE, Sodha N, et al. Li-Fraumeni and related syndromes: correlation between tumor type, family structure, and TP53 genotype. *Cancer Res* 2003; 63: 6643-6650.

101. Li F, Fraumeni JJ. Soft-tissue sarcomas, breast cancer, and other neoplasms. A familial syndrome? *Ann Intern Med* 1969; 71: 747-752.

102. Malkin D, Li F, Strong L, et al. Germ line p53 mutations in a familial syndrome of breast cancer, sarcomas, and other neoplasms. *Science* 1990; 250: 1233-1238.

103. Wu CC, Shete S, Amos CI, et al. Joint effects of germ-line p53 mutation and sex on cancer risk in Li-Fraumeni syndrome. *Cancer Res* 2006; 66: 8287-8292.

104. Hisada M, Garber J, Fung C, et al. Multiple primary cancers in families with Li-Fraumeni syndrome. *J Natl Cancer Inst* 1998; 90: 606-611.

105. Gonzalez K, Buzin C, Noltner K, et al. High frequency of de novo mutations in Li-Fraumeni syndrome. *J Med Genet* 2009; 46: 689-693.
106. Corso G, Pedrazzani C, Marrelli D, et al. Familial gastric cancer and Li-Fraumeni syndrome. *Eur J Cancer Care(Engl)*2010; 19: 377-381.
107. Masciari S, Dewanwala A, Stoffel EM, et al. Gastric cancer in individuals with Li-Fraumeni syndrome. *Genet Med* 2011; 13: 651-657.
108. Ruijs MW, Verhoef S, Rookus MA, et al. TP53 germline mutation testing in 180 families suspected of Li-Fraumeni syndrome: Mutation detection rate and relative frequency of cancers in different familial phenotypes. *J Med Genet* 2010; 47: 421-428.
109. Peutz J. Very remarkable case of familial polyposis of mucous membrane of intestinal tract and nasopharynx accompanied by peculiar pigmentations of skin and mucous membrane. *Nederl Maandschr Geneesk* 1921; 10: 134-146.
110. Jeghers H, Mc KV, Katz KH. Generalized intestinal polyposis and melanin spots of the oral mucosa, lips and digits; a syndrome of diagnostic significance. *N Engl J Med* 1949; 241: 1031-1036.
111. Giardiello FM, Welsh SB, Hamilton SR, et al. Increased risk of cancer in the Peutz-Jeghers syndrome. *N Engl J Med* 1987; 316: 1511-1514.
112. Lim W, Olschwang S, Keller JJ, et al. Relative frequency and morphology of cancers in STK11 mutation carriers. *Gastroenterology* 2004; 126: 1788-1794.
113. Giardiello F, Brensinger J, Tersmette A, et al. Very high risk of cancer in familial Peutz-Jeghers syndrome. *Gastroenterology* 2000; 119: 1447-1453.
114. van Lier MG, Wagner A, Mathus-Vliegen EM, et al. High cancer risk in Peutz-Jeghers syndrome: A systematic review and surveillance recommendations. *Am J Gastroenterol* 2010; 105: 1258-1264.
115. van Lier MG, Westerman AM, Wagner A, et al. High cancer risk and increased mortality in patients with Peutz-Jeghers syndrome. *Gut* 2011; 60: 141-147.
116. Gruber SB, Entius MM, Petersen GM, et al. Pathogenesis of adenocarcinoma in Peutz-Jeghers syndrome. *Cancer Res* 1998; 58: 5267-5270.
117. Allen BA, Terdiman JP. Hereditary polyposis syndromes and hereditary non-polyposis colorectal cancer. *Best Pract Res Clin Gastroenterol* 2003; 17: 237-258.
118. Finan MC, Ray MK. Gastrointestinal polyposis syndromes. *Dermatol Clin* 1989; 7: 419-434.
119. Lindor NM, Greene MH. The concise handbook of family cancer syndromes. Mayo Familial Cancer Program. *J Natl Cancer Inst* 1998; 90: 1039-1071.
120. Utsunomiya J, Gocho H, Miyanaga T, et al. Peutz-Jeghers syndrome: its natural course and management. *Johns Hopkins Med J* 1975; 136: 71-82.
121. Howe JR, Sayed MG, Ahmed AF, et al. The prevalence of MADH4 and BMPR1A mutations in juvenile polyposis and absence of BMPR2, BMPR1B, and ACVR1 mutations. *J Med Gene* 2004; 41: 484-491.
122. Sayed MG, Ahmed AF, Ringold JR, et al. Germline SMAD4 or BMPR1A mutations and phenotype of juvenile polyposis. *Ann Surg Oncol* 2002; 9: 901-906.
123. Gallione C, Richards J, Letteboer T, et al. SMAD4 mutations found in unselected HHT patients. *J Med Genet* 2006; 43: 793-797.

第三十六章　内分泌系统的遗传检测

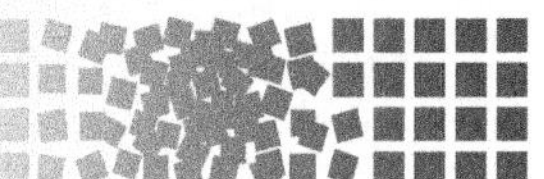

Robert Pilarski, Rebecca Nagy

引言

一些遗传性综合征，是由一种甚至更多的抑癌基因或癌基因突变引起的，可导致内分泌系统器官肿瘤。表 36.1 总结了主要综合征、基因和受累的内分泌器官。

表 36.1　主要的内分泌系统肿瘤及相关遗传综合征

肿瘤类型	MEN1（MEN1）	RET（MEN2）	基因（综合征）PTEN（CSPHTS）	SDHX（HPCC/PGL）	VHL（VHL）
嗜铬细胞瘤（PC）		×		×	×
类癌	×				×
神经内分泌瘤	×			×	
胰腺癌（胰岛细胞）	×				×
甲状旁腺腺瘤	×	×			
副神经节瘤				×	×
垂体腺瘤	×				
甲状腺腺瘤		MTC	PTC，FTC		

注：MEN，多发性内分泌瘤；CS，Cowden 综合征；PHTS，PTEN 错构瘤综合征；HPCC/PGL，遗传性嗜铬细胞瘤 / 副神经节瘤综合征；VHL，von Hippel-Lindau 病；PC，嗜铬细胞瘤；MTC，甲状腺髓样癌；PTC，甲状腺乳头状癌；FTC，滤泡性甲状腺癌。

多发性内分泌瘤 1 型

综合征的描述

多发性内分泌瘤（MEN）1 型是一种常染色体显性遗传综合征，发病率在一般人群中为（1 ～ 10）/ 100 000[1, 2]。MEN1 主要的内分泌特征是甲状旁腺腺瘤、胰腺内分泌肿瘤和垂体肿瘤。诊断 MEN1 根据一个人有三种主要内分泌肿瘤中的两种，或者如果有一个亲属诊断了 MEN1 中至少一种肿瘤[3-5]。与年龄相关的 MEN1 外显率在 30 岁时为 45%，50 岁时为 82%，在 70 岁时为 96%[5-7]。

MEN1 患者最常见的症状是甲状旁腺腺瘤，导致原发性甲状旁腺功能亢进（PHP）。

50%～85%的MEN1患者表现出PHP。这些肿瘤50岁时在80%～95%的患者身上发生[5, 8-10]，是典型的多腺性的、增生性的[1]。MEN1患者PHP发病的平均年龄为20～25岁，相比之下，在一般人群中，PHP的发病年龄约为50岁。MEN1患者甲状旁腺癌是罕见的，但是也有描述[11-13]。

胰腺内分泌肿瘤是MEN1患者的第二常见的内分泌表现，发生在30%～80%的患者[5-8]。胃泌素瘤、胰岛素瘤是最常见的，其次是舒血管肠肽瘤[血管活性肠肽（vasoactive intestinal peptide，VIP）]、胰高血糖素瘤和生长抑素瘤。这些肿瘤通常是多发性的，可出现在胰腺或更常见的是十二指肠小病灶（小于0.5cm）[14]。占MEN1的胃肠道神经内分泌肿瘤的50%，是MEN1患者发病和死亡的主要原因[5, 15]。胃泌素瘤大部分引起上消化道慢性难治性溃疡（Zollinger-Ellison综合征），有一半在诊断时是恶性的[14-16]。肠道和胰腺的非功能肿瘤在20%的患者中可见，其中一些产生胰多肽[17-19]。

15%～50%的MEN1患者患垂体瘤[5, 8]，其中2/3是微腺瘤（直径小于1cm），大多数分泌催乳素[20]。其他MEN1的表现包括前肠类癌患者（典型的支气管或胸腺）、皮肤脂肪瘤、颜面部血管瘤、胶原瘤和肾上腺皮质病变，包括皮质腺瘤、弥漫性或结节性增生，或很少的皮质腺癌[7, 21]。甲状腺腺瘤、嗜铬细胞瘤（PC）（通常为单侧）、脊髓室管膜瘤和平滑肌瘤也有报道[22]。

遗传检测

MEN1是由MEN1基因突变引起的，MEN1基因位于染色体11q13。它以常染色体显性的方式遗传。在有2个或2个以上受累成员家族的80%～95%发现有MEN1的生殖细胞突变，在高达65%的单纯病例中（无家族史MEN1病例）也发现MEN1的生殖细胞突变[4, 23]。Menin是由MEN1基因编码的蛋白质，作为一种抑癌基因，参与了包括转录调控、基因组的稳定性、细胞分裂和细胞周期调控等多种细胞功能[24]。

迄今为止已在MEN1基因鉴定超过1100个突变，这些突变分散在整个编码区[24]。大多数突变是无义突变或移码突变，其余的是错义突变或框内缺失，导致突变蛋白的表达。剪接位点突变也有描述。目前没有证据表明基因型 - 表型的相关性，规律是家族间和家庭内突变的多变性[25, 26]。

在单纯性和家族性病例中MEN1基因突变检出率相当高的情况下，对于临床医生更大的诊断挑战是在一个不符合诊断条件，但是有三种组成性肿瘤之一的个体何时进行基因测试。明显的散发性肿瘤患者的MEN1的突变率根据肿瘤种类不同。约1/3的Zollinger-Ellison综合征的患者携带MEN1基因突变[27, 28]。在明显单发的甲状旁腺功能亢进（HPT）或垂体腺瘤患者，突变的患病率较低，分别为2%～5%[20, 29, 30]，但在患有这些肿瘤的诊断年龄比较小（小于30岁）的患者中发生率较高。在一个少量独立的68例前肠 / 中肠类癌患者中，没有发现携带MEN1基因突变。一些学者建议那些不符合诊断标准的患者如果有下列情况之一，可以进行MEN1基因检测：任何年龄的胃泌素瘤；任何年龄的多发性胰岛细胞瘤；30岁前的甲状旁腺腺瘤；多腺体的甲状旁腺腺瘤；复发性HPT；三种主要MEN1肿瘤其中之一加上一种不常见肿瘤 / 发现的个体[31]。

管理

对 MEN1 的筛查与监测应使用生化筛选与影像学结合，如下所述[3]：

（1）从 5 岁开始每年检测血清催乳素和胰岛素样生长因子 1。

（2）从 8 岁开始每年检测空腹总血清钙和（或）离子钙和甲状旁腺激素。

（3）从 20 岁开始每年检测空腹血清胃泌素；对于其他胰腺肿瘤，考虑检测嗜铬粒素、胰高血糖素和胰岛素原。

（4）从 5 岁时开始每年检测空腹血糖。

（5）从 5 岁时检测脑 MRI，在生化试验结果的基础上每 3 ～ 5 年重复一次。

（6）从 20 岁开始腹部 CT 或 MRI，在生化试验结果的基础上每 3 ～ 5 年重复一次。

由于 MEN1 的多病灶和多腺体的特性，以及手术后肿瘤复发的高风险性，MEN1 的手术管理是复杂的、有争议的。手术选择的全面总结不在本章讨论范围，但有其他文献综述[32, 33]。在决定手术前，建立 MEN1 的诊断，将受累的患者介绍给有经验的外科医生，对于避免不必要的手术或不恰当的手术至关重要。

多发性内分泌瘤 2 型

综合征的描述

多发性内分泌瘤 2 型（MEN2）由 RET 原癌基因突变引起的，是一种常染色体显性遗传综合征，以甲状腺髓样癌（MTC）、嗜铬细胞瘤（PC）和（或）甲状旁腺功能亢进症（HPT）为特征。从历史上看，患病家族根据有无某些内分泌肿瘤和其他表型特征被分为三个临床亚型：MEN2A、MEN2B 和家族性甲状腺髓样癌（FMTC）。然而，人们对是否 FMTC 代表一个独立的实体或 MEN2A 的一种变异体存在争论，FMTC 的终身风险比较低，甲状腺外的表现较晚出现[34]。MEN2A 家族被不正确分类为 FMTC 可能会导致 PC 的诊断延迟，PC 有明显的发病率和死亡率。由于这个原因，目前的管理建议包括在携带 RET 生殖细胞突变个体筛查三种肿瘤，而 MEN2B 病例中甲状旁腺筛查例外[35]（详见管理）。

MEN2 的内分泌肿瘤往往是多病灶和双边 / 多腺体的，在比较年轻时出现。甲状腺髓样癌在高达 95% 的突变携带者身上出现，出现年龄的早晚某种程度取决于特异性的突变。由于有远处转移的患者整体生存很差，因此甲状腺髓样癌的早期诊断是至关重要的[36-38]。PC 在高达 50% 的突变携带者身上出现，其终身风险也依赖于基因型。虽然在 MEN2 的 PC 患者很少出现转移，由于难治性高血压或麻醉诱导的高血压危象使临床症状很明显。甲状旁腺异常在 MEN2 相对少见，在 30% 的患者发生。MEN2 的甲状旁腺疾病包括良性甲状旁腺腺瘤或多腺体增生，但通常无症状或仅有轻度升高的钙水平[39, 40]。

MEN2A 通过在个体或近亲发生两种或两种以上的特异性内分泌肿瘤来进行临床诊断。当甲状腺髓样癌发生在较早的年龄（小于 50 岁）或者即便无家族史的条件下也出现双边病灶或多病灶，可能也怀疑为 MEN2A。几个大型系列研究表明，在散发的甲状腺髓样癌，突变频率为 1% ～ 7%[40, 41]。基于这些数据，无论诊断年龄及是否有家族史，在所有的甲状腺髓样癌的病例中推荐进行 RET 基因突变检测[3, 35, 42]。

MEN2B 占 MEN2 病例的 5%，特点是所有患者较早发展为侵袭性甲状腺髓样癌[43]。没有在早期进行甲状腺切除术（约 1 岁）的 MEN2B 患者有可能早期发展为转移性 MTC。50% 的 MEN2B 患者出现 PC，临床上显著的甲状旁腺疾病非常罕见[44]。MEN2B 患者也可能出现独特脸型，包括大嘴唇、嘴唇和舌黏膜神经瘤，有髓神经纤维和马方综合征样表现[44]。约 40% 的患者有胃肠道弥漫性神经节瘤病[45]。

遗传检测

MEN2 是 RET 基因生殖细胞突变的结果，RET 基因位于染色体区域 10q11.2[46, 47]。RET 基因是一种编码具有细胞外结构域、跨膜区和细胞内结构域的受体酪氨酸激酶的原癌基因。引起 MEN2 的 RET 基因突变是激活性突变，导致组成性激活的酪氨酸激酶受体[48]。

MEN2 基因检测被认为是高危家族成员管理的一个重要组成部分。甲状腺髓样癌和其他肿瘤可以出现在童年，对那些没有症状的儿童进行检测被认为是有益的[35]。RET 检测的时间在很大程度上取决于家族内突变的存在。几个研究小组已经开发出突变分层系统指导临床医生进行 RET 检测，预防性甲状腺切除术和生化筛查的合适时机[3, 35]。这些主要基于发病年龄、甲状腺疾病的侵袭性、临床表型，但还没有被认证为一个临床决策工具。原分层系统是由国际 RET 协会开发的[3]。新的分类系统由美国甲状腺协会[35]在 2009 年发表（表 36.2）。

表 36.2　美国甲状腺协会 2 型多发性内分泌腺瘤突变分类系统及治疗指南

ATA 风险水平	突变密码子（S）	RET 检测时的年龄	预防性甲状腺手术的年龄	其他检测的年龄和检查频率
A	768，790，791，804，891	＜ 3 ～ 5 岁	如果符合标准，可以推迟到 5 岁以后	20 岁，周期性重复
B	609，611，618，620，630， 复合杂合子：V804M + V778I	＜ 3 ～ 5 岁	考虑 5 岁以前进行手术，如果条件允许，也可以推迟到 5 岁以后	630 号密码子突变者年龄为 8 岁；其他突变者检测年龄均为 20 岁；周期性重复
C	634	＜ 3 ～ 5 岁	5 岁以前	8 岁，一年一次
D	883 和 918 复合杂合子： V804M + S904C V804M + E805K V804M + Y806C	尽早或 0 ～ 1 岁	尽早或 0 ～ 1 岁	8 岁，仅对嗜铬细胞瘤，平均一年一次

注：ATA，美国甲状腺协会。考核标准包括一个正常的年度基线和（或）刺激的血清数值，正常的年度颈部超声，恶性程度较低的侵袭性甲状腺髓样癌家族史和家庭偏好。

资料来源：Kloos RT，Eng C，Evans DB，et al. Medullary thyroid cancer：Management guidelines of the American Thyroid Association. Thyroid 2009；19：565-612。

约 95% 的 MEN2A 和 MEN2B 的患者有一个可确认的 RET 的生殖细胞突变[43]。正如前文提到的，1% ～ 7% 的明显散发的甲状腺髓样癌的患者携带 RET 的生殖细胞突变，突出了所有甲状腺髓样癌的患者进行基因检测的重要性[3, 35, 42]。靶向外显子的方法是最常用的 MEN2A 家族的检测方法。如果临床怀疑是 MEN2B，可以用靶向性突变分析。如果临床上对高度怀疑MEN2的家族进行靶向性检测是正常的，可以进行剩余外显子测序。对于没有检测到突变的家庭，建议可以根据受累的个人和家庭的临床特征进行管理。

管理

RET基因突变携带者的管理包括预防性甲状腺切除术，以及PC和HPT的生化筛查[3, 35]。这些干预措施的实施时间在很大程度上基于基因型，但这仍然是有争议的。预防性甲状腺、甲状旁腺切除术，以及一个或多个甲状旁腺再植到颈部或前臂是所有MEN2亚型的预防选择。对于那些与早发性侵袭性MTC相关的基因突变的携带者，单独的基因测试用来确定手术时机[3, 35]。对于携带较低或中等风险突变的个体（表36.2），一些中心允许手术延迟直至生化筛查异常和（或）个人达到特定的年龄[35]。但是这仍然是有争议的，因为存在巨大的家族内的变异和MTC在没有基础降钙素或刺激后降钙素升高的情况下也可以存在的事实。

甲状旁腺疾病和PC建议进行生化筛查，筛查时间和频率取决于基因型，在某些情况下，家族中可以存在或不存在这些肿瘤（表36.2）。HPT年度检查应包括校正血钙或血清钙，进行或不进行全段PTH检测（2009年，美国甲状腺协会）。推荐PC患者筛查血浆游离肾上腺素和（或）尿分离肾上腺素，因为这些比尿儿茶酚胺的诊断敏感性高[49, 50]。当生化筛选提示PC，可以进行磁共振成像或计算机断层扫描[51]，可以使用不同的解剖和功能模式明确诊断[52-54]。一些综述提供了生化诊断、定位和PC管理的总结[52, 55]。如果需要外科手术，建议进行腹腔镜肾上腺切除术治疗单侧PC[56]，保留皮质肾上腺切除术是减少肾上腺功能不全风险的一个选择[56, 67]。

10号染色体磷酸酶和张力蛋白同源等位基因

临床特征

10号染色体磷酸酶和张力蛋白同源等位基因（PTEN）生殖细胞突变与一些临床疾病相关，包括Cowden综合征（CS）、Bannayan-Riley-Ruvalcaba综合征、Proteus综合征、成人Lhermitte-Duclos病、自闭症样巨脑畸形。虽然CS是唯一有记录的有患病风险的内分泌（甲状腺）癌，有PTEN基因突变的任何人可能都有升高的患病风险[58]。

CS是一种常染色体显性遗传性疾病，发病率为1/（200 000～250 000）[59]。CS的诊断标准初步形成于1996年[60]，随后提出了修改[61-63]。临床诊断需要有必要数量的临床特点，将其分为“特殊”、“主要”与“次要”标准（表36.3）。

表36.3 Cowden综合征的诊断标准

特殊标准
■成人Lhermitte-Duclos病
■黏膜与皮肤病变
■毛根鞘瘤，面部病变
■肢端角化病
■乳头状病变

续表

主要标准
■乳腺癌 ■甲状腺癌（乳头状或滤泡） ■巨头畸形（≥ 97%） ■子宫内膜癌
次要标准 ■其他结构性甲状腺病变（如腺瘤、多结节性甲状腺肿） ■智力低下（如 IQ ≤ 75） ■胃肠道错构瘤 ■乳腺增生 ■脂肪瘤 ■纤维瘤 ■泌尿生殖道肿瘤（如子宫肌瘤、肾细胞癌）或 ■泌尿生殖结构畸形 ■子宫肌瘤
个体诊断（以下任一种） 1. 仅黏膜皮肤病变，如果 a. 有 6 个或更多的面部丘疹，其中 3 个以上者必须为毛根鞘瘤，或 b. 面部皮肤丘疹和口腔黏膜的乳头状瘤，或 c. 口腔黏膜病、肢端角化病，或 d. 超过 6 个的掌跖角化病 2. 2 个或 2 个以上的主要标准，但必须包括一个巨头畸形或出现 Lhermitte-Duclos 病；或 3. 1 个主要和 3 个次要标准；或 4. 4 个次要标准 在一个家庭里，一个人是 Cowden 综合征的诊断操作诊断： a. 一个特殊标准；或 b. 任何一个主要标准有或没有次要标准；或 c. 两个次要标准；或 d. Bannayan-Riley-Ruvalcaba 综合征病史 [58]

CS 的癌症发病率根据发表在早期文献案例汇编报告，乳腺癌为 25% ～ 50%，甲状腺癌为 3% ～ 10%，子宫内膜癌为 5% ～ 10%[64-66]。CS 患者的甲状腺癌大多为滤泡或乳头状组织类型。最近报道患结肠癌的风险增加了 [67]。虽然从最近两个大的队列研究报告发现了类似的癌症发病率 [67, 68]，这些队列研究的随后报道显示终身患乳腺癌风险为 85%，甲状腺癌为 35%，子宫内膜癌为 28%，肾癌为 34%，结肠癌为 9%[69]。然而，因为 CS 患者临床表现有差异，这些高风险有显著的选择性偏差，应谨慎考虑。

良性病变也见于 CS 患者，包括皮肤黏膜病变（在大多数患者可见毛膜瘤、肢端角化病和乳头状瘤样丘疹），甲状腺异常（甲状腺肿大、50% ～ 67% 发生腺瘤），乳腺良性病变（纤维腺瘤、40% ～ 75% 的女性患者有纤维囊性疾病），胃肠道息肉（大于 80%），巨头畸形（≤ 80%），子宫肌瘤（25% ～ 44% 的女性患者）[68, 69]。

遗传检测

抑癌基因 PTEN 蛋白是一种双重特异性磷酸酶，具有多种细胞调节功能，但是目前还不完全了解。它在PI3K/Akt通路下游，引起G_1期细胞周期阻滞和细胞凋亡，并已知其调控细胞生存通路，如丝裂原活化蛋白激酶通路[70]。虽然基于1997年的初步报告，80%的CS患者有PTEN的生殖细胞突变[71-73]，但是最近的数据表明，突变率要低得多[67-69]，有理由考虑修订诊断标准[68]。少量研究表明，CS患者的基因缺失或重排罕见[74, 75]。在一项研究中约2%的CS患者在PTEN基因启动子存在变异[74]。虽然蛋白表达的研究表明，这些变异可能是有害的，但是这个研究不起决定性作用，PTEN新的突变率还未知。CS的测试标准已被开发，并每年由NCCN更新[76]。在一些国家实验室提供PTEN的临床测试。

在一项CS或CS样表型的患者队列研究中发现了SDHB和SDHD基因的生殖细胞变异[77]。但有遗传变异的患者都没有达到目前CS的诊断标准，然而，因为大多数此前被确定为良性的多态性，这些变异的临床意义受到质疑[78]。最近，KILLIN基因的生殖细胞甲基化被认为也与CS相关[79]。

管理

CS患者的管理指南已被NCCN采用[76]，包括从18岁开始年度体检，每月乳腺自我检查，基线甲状腺超声（考虑每年重复）；从25岁开始，每6个月乳腺临床检查；从30～35岁开始，每年乳腺X线摄影和乳腺MRI筛查；从35岁开始，每5～10年考虑结肠镜检查；考虑每年皮肤检查和参加子宫内膜筛查的临床试验。

SDHX/TMEM127/MAX

临床特点

四个琥珀酸脱氢酶（SDH）复合物的基因突变，SDHA、SDHB、SDHC和SDHD（统称为SDHX），和几个相互作用的基因突变已被证明导致常染色体显性遗传性副神经节瘤（PGL）- 嗜铬细胞瘤（PCC）综合征。SDH复合物是线粒体呼吸链（复合物Ⅱ）和Krebs循环的组成部分[80]。特异性的临床表型各不相同，部分取决于涉及的基因，将在下文讨论。

SDHB突变的个体倾向于表现为交感神经PGL和较少见的PCC和副交感PGL。与其他SDH基因相比，SDHB突变有较高的恶性肿瘤发生率和死亡率[80]。分析378例已发表的SDHB突变病例，发现78%有PGL（71%为交感神经）和25%有PCC（所有为单侧），平均发病年龄为33岁[81]。高达31%的有恶性肿瘤。在一项对32例20岁之前确诊的转移性PCC/PGL患者的研究中发现，23例（72%）有SDHB突变[82]。SDHB突变的外显率估计50岁时为77%[83]。患肾细胞癌和嗜酸细胞瘤的风险似乎也增加了[84, 85]。

SDHD突变是引起多发性副交感神经PGL的最常见的原因。一个SDHD突变的289例患者的临床特征综述，发现92%的人有PGL（56%有多个肿瘤），24%的人有PCC（所有为单侧），只有4%的人有恶性疾病[81]。平均发病年龄是35岁[86]，外显率预计50岁时为86%[83]。SDHD基因突变似乎是母系印记，肿瘤只在突变遗传自父亲时才发生[87]。然而，一些罕见的母系遗传的病例也有报道[88, 89]。

SDHC突变在PCC / PGL患者中罕见。突变主要导致恶性副交感PGL（很少量

PCC），在一个研究中发现 4% 的患者中发现突变[90]。平均发病年龄是 43 岁[81]。

最近，在遗传性 PGL/PCC 患者也发现了 SDHAF2，也称 Sdh5、SDHA、TMEM127 和 MAX 基因的突变。鉴于他们的稀有性和最近才被发现，对他们的临床表现知道得更少。SDHAF2/SDH5 基因突变在一些头颈部 PGL 家族中发现，但至今没有在 PCC 病例中报道[91,92]。肿瘤的发展似乎需要父系遗传的遗传印记[91,92]。双等位基因 SDHA 突变已被发现会引起遗传性青少年脑病 / Leigh 综合征[93]，但直到最近，杂合突变在少数 PCC 或 PGL 个体中发现[94,95]。TMEM127 突变在 2010 年首次发现[96]，最初被认为只与 PC 相关[97]。然而，肾上腺肿瘤的某些病例也报告这个基因突变[98]。相对来说，TMEM127 突变是 PCC 和 PGL 较少见的原因，突变只在 559 例 PCC 中的 6 例（1%）中被发现，在 72 例没有携带 SDHB、SDHD、RET，或 VHL 突变的 PGL 患者中没有发现 TMEM127 的基因突变[99]。此外，PCC 的诊断年龄不明显早于平均诊断年龄（41.5 岁），恶性肿瘤较罕见[96,97]。外显子测序被用来在一项 12 例遗传性 PCC 的研究中确定 MAX 基因突变[100]。大多数病例（67%）是双边的，提示与恶性肿瘤相关，表明肿瘤发展需要父系遗传的可能性。

遗传检测

虽然约有 10% 的 PCC 患者有临床上明显的遗传性综合征，研究表明，高达 25% 的散发病例也有 SDHB、SDHD、RET 或 VHL 的生殖细胞突变[101]。同样，对 445 例 PGL 患者分析发现 220 例有 SDHB、SDHC 或 SDHD 突变（50%）[102]。一些人已经建议所有的 PCC / PGL 患者进行基因检测，有人建议靶向方法。已经提出了许多算法，测试的决定基于各种因素，包括临床特征的存在、诊断年龄较早、肿瘤的偏侧性、阳性家族史、恶性疾病的存在[81,103]。除了 MAX，所有这些基因在美国的临床试验均有提供。

管理

PCC 和 PGL 的主要管理手段是手术，患者接受术前儿茶酚胺和肾上腺素的筛查检测来发现功能性疾病十分重要，这些疾病可能导致手术过程中麻醉诱导的高血压危象。对于有已知突变的高危患者，适当的筛选方法没有公认的指南。虽然人们普遍认为可定期进行 MRI 和（或）功能成像和血 / 尿肾上腺素测量，在不同的治疗中心具体细节各不相同[104]。

VHL 病和嗜铬细胞瘤

Von Hippel-Lindau 病（VHL）并不经常表现为内分泌紊乱。然而，VHL 患者表现出 PC 和较少的胰腺神经内分泌肿瘤需要在本节中简要讨论。在此，我们也将简要回顾散发 PC 患者的基因检测方法，因为在这部分患者推荐遗传咨询和风险评估并不罕见，这些散发 PC 患者有相当一部分有一个潜在的遗传性疾病。关于 VHL 和 VHL 相关肿瘤（如肾细胞癌）的其他信息在泌尿道癌章节部分可以找到。

VHL 是一种遗传性多系统疾病，对于视网膜和中枢神经系统血管母细胞瘤、肾细胞癌、PC、胰岛细胞瘤和内淋巴囊肿瘤易感。出生时发生率约为每年 1/36 000[105]，是一种以常染色体显性方式遗传的疾病，具有高度的家族间和家族内的变异[106]。外显率是年龄依赖性的，但到65岁时达到95%[105, 107]。在基因型-表型的相关性基础上已有四种亚型描述[107]。PC是与VHL相关的主要的内分泌相关肿瘤。与其他遗传综合征相同，VHL相关PC通常是多灶性和（或）双侧的，比散发性肿瘤出现早，很少发生转移[107]。

除了VHL，在几个不同的遗传疾病下可以看到PC，包括1型神经纤维瘤病、MEN2和遗传性副神经节瘤/PC综合征[108]。一项271例明显散发的PC患者（诊断基于临床特点不是基于遗传测试）的研究，分析NF1、RET、VHL、SDHB和SDHD基因[109]。经进一步考察，271例中的166例（25.9%）有阳性家族史，在这166个家族中发现RET（31例）、VHL（56例）、NF1（14例）、SDHB（34例）或SDHD（31例）基因的生殖细胞突变。有趣的是，12.7%没有其他综合征特征和（或）没有家族史（经过严格的临床评估）的病例也携带这些基因。

这些数据表明，有相当一部分明显散发PC患者是生殖细胞基因突变的携带者。对于所有明显孤立的PC患者可能有必要介绍一个遗传专家，但给那些诊断年龄小于35岁和转移性疾病或多灶性和（或）双边疾病的患者介绍遗传专家肯定是合适的。已经提出了一些临床和遗传筛选算法，以协助临床医生决定对哪些基因，以及用什么顺序进行检测[52, 109, 110]，因为对每一个患者检测5个不同基因的突变可能是不可行或不经济的。

（唐敬群　李　征）

参考文献

1. Chandrasekharappa S, Teh B. Clinical and molecular aspects of multiple endocrine neoplasia type 1. In: Dahia PLM, Eng C, eds. *Genetic Disorders of Endocrine Neoplasia*, Vol. 28. Front Horm Res. Basel: Switzerland: Karger; 2001: 50-80.
2. Kouvaraki MA, Lee JE, Shapiro SE, et al. Genotypephenotype analysis in multiple endocrine neoplasia type 1. *Arch Surg* 2002; 137: 641-647.
3. Brandi M, Gagel R, Angeli A, et al. Consensus guidelines for diagnosis and therapy of MEN type 1 and type 2. *J Clin Endrocrinol Metab* 2001; 86: 5658-5671.
4. Chandrasekharappa SC, Guru SC, Manickam P, et al. Positional cloning of the gene for multiple endocrine neoplasia type 1(MEN 1)gene. *Science* 1997; 276: 404-407.
5. Trump D, Farren B, Wooding C, et al. Clinical studies of multiple endocrine neoplasia type 1(MEN1). *QJM* 1996; 89: 653-669.
6. Carty SE, Helm AK, Amico JA, et al. The variable penetrance and spectrum of manifestations of multiple endocrine neoplasia type 1. *Surgery* 1998; 124: 1106-1114.
7. Machens A, Schaaf L, Karges W, et al. Age-related penetrance of endocrine tumours in multiple endocrine neoplasia type 1(MEN1): A multicentre study of 258 gene carriers. *Clin Endocrinol(Oxf)*2007; 67: 613-622.
8. Thakker RV. Multiple endocrine neoplasia type 1(MEN1). In: DeGroot LJ, Besser GK, Burger HG, et al, eds. *Endocrinology*. Philadelphia, PA: WB Saunders; 1995; 275-294.
9. Brandi ML, Marx SJ, Aurbach GD, et al. Familial multiple endocrine neoplasia type 1. A new look at pathophysiology. *Endocrinol Rev* 1987; 8: 391-405.
10. Benson L, Ljunghall S, Akerstrom G, et al. Hyperparathyroidism presenting as the first lesion in multiple endocrine neoplasia type 1. *Am J Med* 1987; 82: 731-737.
11. Agha A, Carpenter R, Bhattacharya S, et al. Parathyroid carcinoma in multiple endocrine neoplasia type 1(MEN1)syndrome: Two case reports of an unrecognised entity. *J Endocrinol Invest* 2007; 30: 145-149.

12. Shih RY, Fackler S, Maturo S, et al. Parathyroid carcinoma in multiple endocrine neoplasia type 1 with a classic germline mutation. *Endocr Pract* 2009; 15: 567-572.
13. Sato M, Miyauchi A, Namihira H, et al. A newly recognized germline mutation of MEN1 gene identified in a patient with parathyroid adenoma and carcinoma. *Endocrine* 2000; 12: 223-226.
14. Pipeleers-Marichal M, Somers G, Willems G, et al. Gastrinomas in the duodenums of patients with multiple endocrine neoplasia type 1 and the Zollinger-Ellison syndrome. *N Engl J Med* 1990; 322: 723-727.
15. Norton JA, Fraker DL, Alexander HR, et al. Surgery to cure the Zollinger- Ellison syndrome. *N Engl J Med* 1999; 341: 635-644.
16. Weber H, Venzon D, Lin J, et al. Determinants of metastatic rate and survival in patients with Zollinger-Ellison syndrome: A prospective long-term study. *Gastroenterology* 1995; 108: 1637-1649.
17. Skosgeid B, Rastad J, Öberg K. Multiple endocrine neoplasia type 1. Clinical features and screening. *Endocrinol Metab Clin N Am* 1994; 23: 1-18.
18. Marx SJ. Multiple endocrine neoplasia type 1. In: Vogelstein B, Kinzler KW, eds. *The Genetic Basis of Human Cancer*. New York City: McGraw Hill; 2002: 475-499.
19. Thomas-Marques L, Murat A, Delemer B, et al. Prospective endoscopic ultrasonographic evaluation of the frequency of nonfunctioning pancreaticoduodenal endocrine tumors in patients with multiple endocrine neoplasia type 1. *Am J Gastroenterol* 2006; 101: 266-273.
20. Corbetta S, Pizzocaro A, Peracchi M, et al. Multiple endocrine neoplasia type 1 in patients with recognized pituitary tumours of different types. *Clin Endocrinol(Oxf)* 1997; 47: 507-512.
21. Pieterman CR, Schreinemakers JM, Koppeschaar HP, et al. Multiple endocrine neoplasia type 1(MEN1): Its manifestations and effect of genetic screening on clinical outcome. *Clin Endocrinol(Oxf)* 2009; 70: 575-581.
22. Gibril F, Schumann M, Pace A, et al. Multiple endocrine neoplasia type 1 and Zollinger-Ellison syndrome: A prospective study of 107 cases and comparison with 1009 cases from the literature. *Medicine(Baltimore)* 2004; 83: 43-83.
23. Larsson C, Skosgeid B, Öberg K, et al. Multiple endocrine neoplasia type 1 gene maps to chromosome 11 and is lost in insulinoma. *Nature* 1988; 332: 85-87.
24. Lemos MC, Thakker RV. Multiple endocrine neoplasia type 1(MEN1): Analysis of 1336 mutations reported in the first decade following identification of the gene. *Hum Mutat* 2008; 29: 22-32.
25. Giraud S, Zhang CX, Serova-Sinilnikova OM, et al. Germ-line mutation analysis in patients with multiple endocrine neoplasia type 1 and related disorders. *Am J Hum Genet* 1998; 63: 455-467.
26. Wautot V, Vercherat C, Lespinasse J, et al. Germline mutation profile of MEN1 in multiple endocrine neoplasia type 1: Search for correlation between phenotype and the functional domains of the MEN1 protein. *Hum Mutat* 2002; 20: 35-47.
27. Roy PK, Venzon DJ, Shojamanesh H, et al. Zollinger-Ellison syndrome. Clinical presentation in 261 patients. *Medicine(Baltimore)* 2000; 79: 379-411.
28. Bardram L, Stage JG. Frequency of endocrine disorders in patients with the Zollinger-Ellison syndrome. *Scand J Gastroenterology* 1985; 20: 233-238.
29. Uchino S, Noguchi S, Sato M, et al. Screening of the MEN1 gene and discovery of germ-line and somatic mutations in apparently sporadic parathyroid tumors. *Cancer Res* 2000; 60: 5553-5557.
30. Scheithauer BW, Laws ERJ, Kovacs K, et al. Pituitary adenomas of the multiple endocrine neoplasia type 1 syndrome. *Semin Diagn Pathol* 1987; 4: 205-211.
31. Newey PJ, Thakker RV. Role of multiple endocrine neoplasia type 1 mutational analysis in clinical practice. *Endocr Pract* 2011; 17: 8-17.
32. Pieterman CR, van Hulsteijn LT, den Heijer M, et al. Primary hyperparathyroidism in MEN1 patients: A cohort study with longterm follow-up on preferred surgical procedure and the relation with genotype. *Ann Surg* 2012; 255: 1171-1178.
33. Pieterman CR, Vriens MR, Dreijerink KM, et al. Care for patients with multiple endocrine neoplasia type 1:

The current evidence base. *Fam Cancer* 2010; 10: 157-171.

34. Pacini F, Castagna MG, Cipri C, et al. Medullary thyroid carcinoma. *Clin Oncol(R Coll Radiol)* 2010; 22: 475-485.
35. Kloos RT, Eng C, Evans DB, et al. Medullary thyroid cancer: Management guidelines of the American Thyroid Association. *Thyroid* 2009; 19: 565-612.
36. Fuchshuber PR, Loree TR, Hicks WL Jr, et al. Medullary carcinoma of the thyroid: Prognostic factors and treatment recommendations. *Ann Surg Oncol* 1998; 5: 81-86.
37. Dottorini ME, Assi A, Sironi M, et al. Multivariate analysis of patients with medullary thyroid carcinoma. Prognostic signifycance and impact on treatment of clinical and pathologic variables. *Cancer* 1996; 77: 1556-1565.
38. Kebebew E, Ituarte PH, Siperstein AE, et al. Medullary thyroid carcinoma: Clinical characteristics, treatment, prognostic factors, and a comparison of staging systems. *Cancer* 2000; 88: 1139-1148.
39. Kraimps JL, Denizot A, Carnaille B, et al. Primary hyperparathyroidism in multiple endocrine neoplasia type IIA: Retrospective French multicentric study. Groupe d'Etude des Tumeurs a Calcitonine(GETC, French Calcitonin Tumors Study Group), French Association of Endocrine Surgeons. *World J Surg* 1996; 20: 808-812; discussion 812-813.
40. Eng C, Mulligan LM, Smith DP, et al. Low frequency of germline mutations in the RET proto-oncogene in patients with apparently sporadic medullary thyroid carcinoma. *Clin Endocrinol(Oxf)* 1995; 43: 123-127.
41. Wohllk N, Cote GJ, Bugalho MM, et al. Relevance of RET proto-oncogene mutations in sporadic medullary thyroid carcinoma. *J Clin Endocrinol Metab* 1996; 81: 3740-3745.
42. National Comprehensive Cancer Network. The NCCN Clinical Practice Guidelines in Oncology: Thyroid *Cancer*(Version 2. 2012). 2012. www. NCCN. org.
43. Eng C, Clayton D, Schuffenecker I, et al. The relationship between specific RET proto-oncogene mutations and disease phenotype in multiple endocrine neoplasia type 2. International RET mutation consortium analysis. *JAMA* 1996; 2776: 1575-1579.
44. Morrison PJ, Nevin NC. Multiple endocrine neoplasia type 2B(mucosal neuroma syndrome, Wagenmann-Froboese syndrome). *J Med Genet* 1996; 33: 779-782.
45. Brauckhoff M, Gimm O, Weiss CL, et al. Multiple endocrine neoplasia 2B syndrome due to codon 918 mutation: Clinical manifestation and course in early and late onset disease. *World J Surg* 2004; 28: 1305-1311.
46. Mole SE, Mulligan LM, Healey CS, et al. Localisation of the gene for multiple endocrine neoplasia type 2A to a 480 kb region in chromosome band 10q11. 2. *Hum Mol Genet* 1993; 2: 247-252.
47. Gardner E, Papi L, Easton DF, et al. Genetic linkage studies map the multiple endocrine neoplasia type 2 loci to a small interval on chromosome 10q11. 2. *Hum Mol Genet* 1993; 2: 241-246.
48. Takahashi M, Asai N, Iwashita T, et al. Molecular mechanisms of development of multiple endocrine neoplasia 2 by RET mutations. *J Intern Med* 1998; 243: 509-513.
49. Lenders JW, Pacak K, Walther MM, et al. Biochemical diagnosis of pheochromocytoma: Which test is best? *JAMA* 2002; 287: 1427-1434.
50. Boyle JG, Davidson DF, Perry CG, et al. Comparison of diagnostic accuracy of urinary free metanephrines, vanillyl mandelic acid, and catecholamines and plasma catecholamines for diagnosis of pheochromocytoma. *J Clin Endocrinol Metab* 2007; 92: 4602-4608.
51. Pacak K. Preoperative management of the pheochromocytoma patient. *J Clin Endocrinol Metab* 2007; 92: 4069-4079.
52. Pacak K, Eisenhofer G, Ahlman H, et al. Pheochromocytoma: recommendations for clinical practice from the First International Symposium. October 2005. *Nat Clin Pract EndocrinolMetab* 2007; 3: 92-102.
53. van der Harst E, de Herder WW, Bruining HA, et al. [(123)I] metaiodobenzylguanidine and [(111)In] octreotide uptake inbenign and malignant pheochromocytomas. *J Clin Endocrinol Metab* 2001; 86: 685-693.
54. Timmers HJ, Taieb D, Pacak K. Current and future anatomical and functional imaging approaches to

pheochromocytoma and paraganglioma. *Horm Metab Res* 2012; 44: 367-372.

55. Reisch N, Peczkowska M, Januszewicz A, et al. Pheochromocytoma: Presentation, diagnosis and treatment. *J Hypertens* 2006; 24: 2331-2339.
56. Yip L, Lee JE, Shapiro SE, et al. Surgical management of hereditary pheochromocytoma. *J Am Coll Surg* 2004; 198: 525-534; discussion 534-535.
57. Asari R, Scheuba C, Kaczirek K, et al. Estimated risk of pheochromocytoma recurrence after adrenal-sparing surgery in patients with multiple endocrine neoplasia type 2A. *Arch Surg* 2006; 141: 1199-1205; discussion 1205.
58. Pilarski R. Cowden syndrome: A critical review of the clinical literature. *J Genet Couns* 2009; 18: 13-27.
59. Nelen MR, Kremer H, Konings IB, et al. Novel PTEN mutations in patients with Cowden disease: Absence of clear genotype-phenotype correlations. *Eur J Hum Genet* 1999; 7: 267-273.
60. Nelen MR, Padberg GW, Peeters EAJ, et al. Localization of the gene for Cowden disease to 10q22-23. *Nat Genet* 1996; 13: 114-116.
61. Eng C. Will the real Cowden syndrome please stand up: Revised diagnostic criteria. *J Med Genet* 2000; 37: 828-830.
62. Pilarski R, Eng C. Will the real Cowden syndrome please stand up(again)? Expanding mutational and clinical spectra of the PTEN hamartoma tumour syndrome. *J Med Genet* 2004; 41: 323-326.
63. Zbuk KM, Stein, JL, Eng C. PTEN Hamartoma Tumor Syndrome(PHTS). GeneReviews at GeneTests: Medical Genetics Information Resource [database online]. http: //www. genetests. org. Updated January 23, 2014. Accessed September 3, 2014.
64. Starink TM, van der Veen JPW, Arwert F, et al. The Cowden syndrome: A clinical and genetic study in 21 patients. *Clin Genet* 1986; 29: 222-233.
65. Starink TM. Cowden's disease: Analysis of fourteen new cases. *J Am Acad Dermatol* 1984; 11: 1127-1141.
66. Salem OS, Steck WD. Cowden's disease(multiple hamartoma and neoplasia syndrome). A case report and review of the English literature. *J Am Acad Dermatol* 1983; 8: 686-696.
67. Heald B, Mester J, Rybicki L, et al. Frequent gastrointestinal polyps and colorectal adenocarcinomas in a prospective series of PTEN mutation carriers. *Gastroenterology* 2010; 139: 1927-1933.
68. Pilarski R, Stephens JA, Noss R, et al. Predicting PTEN mutations: An evaluation of Cowden syndrome and Bannayan- Riley-Ruvalcaba syndrome clinical features. *J Med Genet* 2011; 48: 505-512.
69. Tan MH, Mester JL, Ngeow J, et al. Lifetime cancer risks in individuals with germline PTEN mutations. *Clin Cancer Res* 2012; 18: 400-407.
70. Tamguney T, Stokoe D. New insights into PTEN. J Cell Sci 2007; 120: 4071-4079.
71. Nelen MR, van Staveren CG, Peeters EAJ, et al. Germline mutations in the PTEN/MMAC1 gene in patients with Cowden disease. *Hum Mol Genet* 1997; 6: 1383-1387.
72. Liaw D, Marsh DJ, Li J, et al. Germline mutations of the PTEN gene in Cowden disease, an inherited breast and thyroid cancer syndrome. *Nat Genet* 1997; 16: 64-67.
73. Marsh DJ, Coulon V, Lunetta KL, et al. Mutation spectrum and genotype-phenotype analyses in Cowden disease and Bannayan-Zonana syndrome, two hamartoma syndromes with germline PTEN mutation. *Hum Mol Genet* 1998; 7: 507-515.
74. Zhou XP, Waite KA, Pilarski R, et al. Germline PTEN promoter mutations and deletions in Cowden/ Bannayan-Riley- Ruvalcaba syndrome result in aberrant PTEN protein and dysregulation of the phosphoinositol-3-kinase/Akt pathway. *Am J Hum Genet* 2003; 73: 404-411.
75. Chibon F, Primois C, Bressieux JM, et al. Contribution of PTEN large rearrangements in Cowden disease: A MAPH screening approach. *J Med Genet* 2008; 45: 657-665.
76. National Comprehensive Cancer Network. The NCCN Genetic Familial High-Risk Assessment: Breast and Ovarian(Version 1. 2012). Accessed September 3, 2014.
77. Ni Y, Zbuk KM, Sadler T, et al. Germline mutations and variants in the succinate dehydrogenase genes in

Cowden and Cowden-like syndromes. *Am J Hum Genet* 2008; 83: 261-268.
78. Bayley JP. Succinate dehydrogenase gene variants and their role in Cowden syndrome. *Am J Hum Genet* 2011; 88: 674-675; author reply 676.
79. Bennett KL, Mester J, Eng C. Germline epigenetic regulation of KILLIN in Cowden and Cowden-like syndrome. *JAMA* 2011; 304: 2724-2731.
80. Gimenez-Roqueplo AP, Favier J, Rustin P, et al. Mutations in the SDHB gene are associated with extra-adrenal and/ or malignant phaeochromocytomas. *Cancer Res* 2003; 63: 5615-5621.
81. Welander J, Soderkvist P, Gimm O. Genetics and clinical characteristics of hereditary pheochromocytomas and paragangliomas. *Endocr Relat Cancer* 2011; 18: R253-R276.
82. King KS, Prodanov T, Kantorovich V, et al. Metastatic pheochromocytoma/paraganglioma related to primary tumor development in childhood or adolescence: Significant link to SDHB mutations. *J Clin Oncol* 2011; 29: 4137-4142.
83. Neumann HP, Pawlu C, Peczkowska M, et al. Distinct clinical features of paraganglioma syndromes associated with SDHB and SDHD gene mutations. *JAMA* 2004; 292: 943-951.
84. Ricketts C, Woodward ER, Killick P, et al. Germline SDHB mutations and familial renal cell carcinoma. J *Natl Cancer Inst* 2008; 100: 1260-1262.
85. Henderson A, Douglas F, Perros P, et al. SDHB-associated renal oncocytoma suggests a broadening of the renal phenotype in hereditary paragangliomatosis. *Fam Cancer* 2009; 8: 257-260.
86. Ricketts CJ, Forman JR, Rattenberry E, et al. Tumor risks and genotype-phenotype-proteotype analysis in 358 patients with germline mutations in SDHB and SDHD. *Hum Mutat* 2010; 31: 41-51.
87. van der Mey AG, Maaswinkel-Mooy PD, Cornelisse CJ, et al. Genomic imprinting in hereditary glomus tumours: Evidence for new genetic theory. *Lancet* 1989; 2: 1291-1294.
88. Pigny P, Vincent A, Cardot Bauters C, et al. Paraganglioma after maternal transmission of a succinate dehydrogenase gene mutation. *J Clin Endocrinol Metab* 2008; 93: 1609-1615.
89. Yeap PM, Tobias ES, Mavraki E, et al. Molecular analysis of pheochromocytoma after maternal transmission of SDHD mutation elucidates mechanism of parent-of-origin effect. *J Clin Endocrinol Metab* 2011; 96: E2009-E2013.
90. Schiavi F, Boedeker CC, Bausch B, et al. Predictors and prevalence of paraganglioma syndrome associated with mutations of the SDHC gene. *JAMA* 2005; 294: 2057-2063.
91. Hao HX, Khalimonchuk O, Schraders M, et al. SDH5, a gene required for flavination of succinate dehydrogenase, is mutated in paraganglioma. *Science* 2009; 325: 1139-1142.
92. Bayley JP, Kunst HP, Cascon A, et al. SDHAF2 mutations in familial and sporadic paraganglioma and phaeochromocytoma. *Lancet Oncol* 2010; 11: 366-372.
93. Horvath R, Abicht A, Holinski-Feder E, et al. Leigh syndrome caused by mutations in the flavoprotein(Fp) subunit of succinate dehydrogenase(SDHA). *J Neurol Neurosurg Psychiatry* 2006; 77: 74-76.
94. Burnichon N, Briere JJ, Libe R, et al. SDHA is a tumor suppressor gene causing paraganglioma. *Hum Mol Genet* 2010; 19: 3011-3020.
95. Korpershoek E, Favier J, Gaal J, et al. SDHA immunohistochemistry detects germline SDHA gene mutations in apparently sporadic paragangliomas and pheochromocytomas. *J Clin Endocrinol Metab* 2011; 96: E1472-E1476.
96. Qin Y, Yao L, King EE, et al. Germline mutations in TMEM127 confer susceptibility to pheochromocytoma. *Nat Genet* 2010; 42: 229-233.
97. Yao L, Schiavi F, Cascon A, et al. Spectrum and prevalence of FP/TMEM127 gene mutations in pheochromocytomas and paragangliomas. *JAMA* 2010; 304: 2611-2619.
98. Neumann HP, Sullivan M, Winter A, et al. Germline mutations of the TMEM127 gene in patients with paraganglioma of head and neck and extraadrenal abdominal sites. *J Clin Endocrinol Metab* 2011; 96: E1279-E1282.

99. Abermil N, Guillaud-Bataille M, Burnichon N, et al. TMEM127 screening in a large cohort of patients with pheochromocytoma and/or paraganglioma. *J Clin Endocrinol Metab* 2012; 97: E805-E809.

100. Comino-Mendez I, Gracia-Aznarez FJ, Schiavi F, et al. Exome sequencing identifies MAX mutations as a cause of hereditary pheochromocytoma. *Nat Genet* 2011; 43: 663-667.

101. Neumann HP, Bausch B, McWhinney SR, et al. Germ-line mutations in nonsyndromic pheochromocytoma. *N Engl J Med* 2002; 346: 1459-1466.

102. Burnichon N, Rohmer V, Amar L, et al. The succinate dehydrogenase genetic testing in a large prospective series of patients with paragangliomas. *J Clin Endocrinol Metab* 2009; 94: 2817-2827.

103. Jafri M, Maher ER. The genetics of phaeochromocytoma: using clinical features to guide genetic testing. *Eur J Endocrinol* 2012; 166: 151-158.

104. Rubinstein WS. Endocrine cancer predisposition syndromes: Hereditary paraganglioma, multiple endocrine neoplasia type 1, multiple endocrine neoplasia type 2, and hereditary thyroid cancer. *Hematol Oncol Clin North Am* 2010; 24: 907-937.

105. Maher ER, Iselius L, Yates JRW, et al. von Hippel-Lindau disease: a genetic study. *J Med Genet* 1991; 28: 443-447.

106. Neumann HPH, Wiestler OD. Clustering of features of von Hippel-Lindau syndrome: evidence for a complex genetic locus. *Lancet* 1991; 337: 1052-1054.

107. Maher ER, Neumann HP, Richard S. von Hippel-Lindau disease: a clinical and scientific review. Eur J *Hum Genet* 2011; 19: 617-623.

108. Maher ER, Eng C. The pressure rises: update on the genetics of phaeochromocytoma. *Hum Mol Genet* 2002; 11: 2347-2354.

109. Gimenez-Roqueplo AP, Lehnert H, Mannelli M, et al. Phaeochromocytoma, new genes and screening strategies. *Clin Endocrinol(Oxf)* 2006; 65: 699-705.

110. Erlic Z, Rybicki L, Peczkowska M, et al. Clinical predictors and algorithm for the genetic diagnosis of pheochromocytoma patients. *Clin Cancer Res* 2009; 15: 6378-6385.

第三十七章　皮肤癌的遗传检测

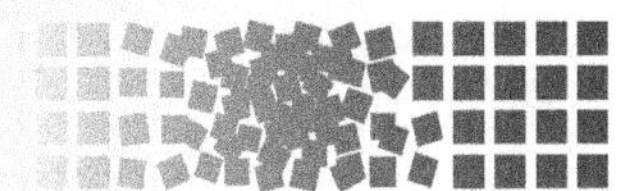

Michele Gabree, Meredith L. Seidel

引言

许多遗传性癌症易感综合征与皮肤的症状相关联。识别独特的皮肤特点，可用于区分遗传性癌症综合征和相关的内脏恶性肿瘤。虽然皮肤症状是一些癌症综合征重要的诊断工具，包括 Cowden 综合征、BIRT-Hogg-Dube、遗传性平滑肌瘤病肾细胞癌及其他（表 37.1）[1-18]，本章将重点放在皮肤癌，以及在本书其他章节没有涉及的有皮肤症状的肿瘤综合征，包括遗传性黑色素瘤、基底细胞痣综合征（BCNS）、神经纤维瘤病 1 型（NF1）、神经纤维瘤病 2 型（NF2）。

识别皮肤异常和内脏恶性肿瘤的关联往往需要临床医生的深入观察。向皮肤科医生咨询可能有助于识别特异性皮肤异常。在某些情况下，活检和病理对于诊断可能是必要的。

表 37.1　遗传性癌症综合征皮肤症状的概述

	皮肤特征	内脏良性肿瘤部位
显著的皮肤特征		
Cowden 综合征 [1,2]	毛根鞘病、掌跖角化病、口腔黏膜的乳头状瘤、脂肪瘤、皮肤面部丘疹、阴茎龟头的黄斑色素沉着	乳房、甲状腺、子宫
Birt-Hogg-Dubé[3]	纤维毛囊瘤、毛盘状瘤、血管纤维瘤、毛囊周围纤维瘤、软垂疣	肾
儿童癌症综合征（纯合子 Lynch 综合征）[4]	纤维神经瘤、CALM	血液、神经系统、结肠、小肠、泌尿道
遗传性平滑肌瘤病肾细胞癌 [5]	皮肤平滑肌瘤	肾、子宫
多发性内分泌腺癌 2B 型 [6]	嘴唇 / 舌黏膜神经瘤	甲状腺、肾上腺、胃肠道
NF1[7,8]	纤维神经瘤（皮肤和皮下组织）、CALM、雀斑（腹股沟、腋窝）、色素减退斑、皮肤血管瘤的黄色肉芽肿、血管球瘤、色素沉着	脑、脊柱、外周神经系统、视神经通路、小肠、神经内分泌、乳房
NF2[7,9]	CALM（通常 1～3 个）、血小板病变、皮内瘤、皮下神经鞘瘤、皮肤神经纤维瘤（罕见的）	脑、脊柱、外周神经系统、视神经通路
Peutz-Jeghers 综合征 [10]	皮肤黏膜色素沉着	乳房、胃、小肠、结肠、胰腺、卵巢、睾丸

续表

	皮肤特征	内脏良性肿瘤部位
结节合并硬皮病[11]	脱色斑、面部血管纤维瘤、鲨皮斑、面部纤维斑、甲周纤维瘤	脑、肾、神经内分泌
常见的良性皮肤病		
多发性内皮腺瘤 1[12]	面部血管纤维瘤、结缔组织病、脂肪瘤	垂体，胰腺，甲状腺，胃、肠、胰等消化道
家族性腺瘤息肉病[13]	脂肪瘤、纤维瘤、表皮囊肿	结肠、甲状腺、小肠、肝、脑、胰腺、Vater 壶腹
典型的皮肤癌病		
BCNS[14]	基底细胞痣综合征	脑、卵巢、心脏
遗传性黑色素瘤[15]	黑色素瘤、发育不良痣	胰腺
着色性干皮病[16]	黑色素瘤、基底细胞癌和鳞状细胞癌、严重的晒斑、雀斑、皮肤干燥、红斑、光化性角化病、皮肤异色症	口腔
罕见的皮肤病		
遗传性乳腺癌和卵巢癌综合征[17]	黑色素瘤	乳房、卵巢、前列腺、胰腺
Lynch 综合征[18]	皮脂腺肿瘤、角化棘皮病	结肠、子宫、胃、卵巢、肝胆道、泌尿道、小肠、脑

注：CALM，咖啡斑；NF1，神经纤维瘤病 1；NF2，神经纤维瘤病 2；BCNS，基底细胞痣综合征。

遗传咨询

遗传性皮肤病的遗传咨询与其他癌症易感综合征的咨询过程相似。遗传咨询的过程通常包括详细的家族病史，风险评估，对提供的遗传检测的益处和局限性的讨论，包括可能的测试结果，医疗管理的探讨，对家庭成员的影响[19]。关于皮肤症状的评估和病理记录的综合可提供明确的特异性皮肤观察。咨询具有遗传综合征知识的医生和（或）其他专家往往是临床评价必不可少的内容。如果可能，对家庭成员的医疗记录的评估也有助于确定皮肤病的诊断，如家庭成员一些皮肤症状报告可能包含一些不准确信息[20]。

遗传性皮肤癌和神经纤维瘤病

除了一些已知的与皮肤癌相关的单基因疾病，混杂的环境因素，包括紫外线辐射，以及其他遗传因素也被认为不同程度地与皮肤癌的风险相关。此外，其他遗传性肿瘤和肿瘤易感综合征，如 NF1 和 NF2，包含了良性皮肤特征是常见的，有时候是主要的发现。遗传性癌症易感综合征的一般特征包括在一个个体患有多个肿瘤或皮肤特征，多个受累的家庭成员，相关肿瘤、癌症或独特身体特征的个体和家族。在某些情况下，发病年龄较早也表明遗传性综合征的可能性更高。

遗传性黑色素瘤

约 10% 的黑色素瘤病例归因于遗传性倾向。遗传性黑色素瘤已被证实与两个基因的突变有关，细胞周期蛋白依赖性激酶抑制剂 2A（CDKN2A）和细胞周期蛋白依赖性激酶 4（CDK4）。突变的 CDK4 是罕见的，只在少数遗传性黑色素瘤的家族中发现[21]。遗传性黑色素瘤家族，由一个家庭中的 3 个或更多的黑色素瘤的诊断而定义，20% ～ 40% 可在 CDKN2A 检测到突变[22]。

CDKN2A 和 CDK4 都发挥抑癌基因的作用。CDKN2A 通过不同阅读框编码两个转录本：p16、p14ARF。大部分 CDKN2A 突变携带家族被发现可影响 p16 蛋白的突变。影响 p14ARF 的功能性突变在皮肤黑色素瘤的家族中罕见报道[23]。

表型

遗传性黑色素瘤也称为家族性非典型痣黑色素瘤综合征[24]。虽然非典型痣的存在与黑色素瘤的风险增加相关，但并没有确定其是 CDKN2A 突变状态的强烈预测因素[25,26]。

已经观察到 CDKN2A 基因突变的外显率依赖于地理区域。这可能是由于不同的地理区域的不同环境和其他遗传因素。一项基于黑色素瘤阳性个人史和家族史的 CDKN2A 的基因突变携带者的研究发现，在欧洲 CDKN2A 突变携带者黑色素瘤的风险为 58%，美国为 76%，澳大利亚为 91%[27]。在一个黑色素瘤患者的人群研究中，观察到较低的 CDKN2A 突变的外显率（80 岁时黑色素瘤的风险为 28%）[28]。黑皮素 1 受体（MC1R）基因变异与 CDKN2A 外显率增加相关[29]。MC1R 的变异发生率在不同的种族背景不同，是遗传因素影响黑色素瘤风险的一个例子，而该黑色素瘤风险随地理区域不同而变化[30]。

除了黑色素瘤，在其他癌症也观察到 CDKN2A 突变携带者频率增加。最值得注意的是，有报告发现一些 CDKN2A 突变携带家族患胰腺癌的风险增加[31]。不太常见的是，有报告发现CDKN2A突变个体其他癌症的风险增加，包括神经系统肿瘤、非黑色素瘤皮肤癌、黑色素瘤、头颈部癌[31,32]。

美国是黑色素瘤发病率中度到高度的地区，遗传性黑色素瘤的遗传咨询已经普遍推荐给下列家族：①三个或更多的亲属患有黑色素瘤；②一个人有三个或更多的原发性黑色素瘤；③在一个家族同时出现胰腺癌和黑色素瘤（表 37.2）[15]。在没有家族史的黑色素瘤早期发病并没有高度提示 CDKN2A 的突变[33,34]。

表 37.2　遗传性黑色素瘤遗传咨询的推荐标准

在同一个家庭三个或更多的亲属患有黑色素瘤
三个或多个亲属患有原发性黑色素瘤
同一家庭中有胰腺癌患者和黑色瘤患者

资料来源：Leachman SA，Carucci J，Kohlmann W，et al. Selection criteria for genetic assessment of patients with familial melanoma. J Am Acad Dermatol 2009；61：677e1-677e14。

遗传检测

美国的几个商业实验室提供 CDKN2A 和 CDK4 的临床试验。然而，一些实验室只针对遗传性黑色素瘤提供 CDKN2A 的测试分析，因为报道的 CDK4 基因突变频率较低。

CDKN2A 突变基因检测的效用仍有争议。部分是由于 CDKN2A 突变在黑色素瘤家族中的频率相对较低。此外，许多有黑色素瘤个人和（或）家族史的个体被密切监督和告知降低风险的建议；因此，遗传试验结果不会改变临床管理 [25]。另外，CDKN2A 携带者进行胰腺癌监测的作用仍在研究中。一些研究表明，CDKN2A 基因突变状态的认知可以提高短期符合降低风险行为的顺应性 [35, 36]。然而，对于 CDKN2A 测试的长期影响的信息有限。进行 CDKN2A 基因检测的个体可能的基因测试结果如表 37.3 所示。

CDKN2A 突变的个体将突变传给后代的可能性是 50%。

医学管理

CDKN2A 基因突变携带者，或有 50% 携带风险的个人，应仔细通过临床和自查监测黑色素瘤（表 37.3）。此外，CDKN2A 携带者建议避免长时间阳光直射，使用防晒服和防晒霜 [25, 37]。

家族性 CDKN2A 突变检测阴性的人患黑色素瘤的风险可能增加。然而，这种风险低于 CDKN2A 基因突变携带者患黑色素瘤的风险 [28]。

如表 37.3 中指出的，CDKN2A 基因突变携带者，尤其是那些有胰腺癌家族史者，是胰腺癌监测的候选者，应该与消化科专家讨论筛查的风险、获益和局限性 [38]。然而，迄今为止，胰腺监查的有效性仍在研究中 [39]。

表 37.3　CDKN2A 基因测试结果和医疗管理的建议

测试结果	医疗建议
CDKN2A 突变阳性	黑色素瘤的监测： ■皮肤科医生每 4 ～ 6 个月进行皮肤检查 ■对可疑病变应行活检 ■避免长时间直射阳光，使用防晒服和防晒霜 ■每月自我皮肤检查 ■通知高危亲属 胰腺癌监测 [a]： ■推荐给有胰腺癌家族史的人，在其他情况下可以考虑 ■参考肠胃病学家对胰腺癌筛选选项的讨论 ■通知高危亲属
CDKN2A 不明变异	黑色素瘤病因不明： ■考虑是否对其他受影响的亲属进行基因检测 ■先证者和家族的黑色素瘤的风险仍较高 ■筛选建议以个人和家族史为基础
CDKN2A 突变阴性	家族中以前没有发现过此突变： ■黑色素瘤病因不明 ■考虑是否对其他受影响的亲属进行基因检测 ■先证者和家族的黑色素瘤的风险仍然较高 ■筛选建议以个人史和家族史为基础 家族中先前发现过此突变： ■先证者和家族的黑色素瘤风险仍然较高，虽然风险低于亲属携带 CDKN2A 突变 ■筛选建议以个人史和家族史为基础

a 目前，胰腺癌的监测尚未被证明是有效的改善胰腺癌治疗效果的方法。

基底细胞痣综合征

基底细胞痣综合征又名 Gorlin 综合征或痣样基底细胞癌综合征，是一种常染色体显性遗传综合征，与皮肤症状相关，包括基底细胞癌，以及骨骼系统、神经系统及眼异常[40]。虽然基底细胞痣综合征具有完全外显率，但表型各有不同[41]。

基底细胞痣综合征是比较少见的，发生率为 1/（30 827 ～ 1/57 000）[42]。表型的不同可能导致基底细胞痣综合征诊断困难。

基底细胞痣综合征与 PTCH1 基因突变有关。PTCH1 在 Shh（Sonic hedgehog）通路上发挥抑癌基因的作用，也参与胚胎发育[43]。在一些具有基底细胞痣综合征特征及其他特征的个体上有报道，包括 PTCH1 的 9q22.3 区域的染色体异常，这些特征包括身材矮小、发育迟缓、癫痫发作[44]。比较少见的情况包括一些其他基因的突变，如 SUFU 和 PTCH2 基因的突变也在一些具有基底细胞痣综合征特征的个体有报道[45,46]。

表型

基底细胞痣综合征的表型有差异，有些特征存在于不同生命阶段。因此，获得完整的病史来确定基底细胞痣综合征的诊断很重要，包括体格检查、皮肤、心脏、妇科检查，以及影像学检查。基底细胞痣综合征的临床表现包括以下内容。

皮肤

基底细胞癌

50% ～ 75% 的基底细胞痣综合征患者发展成基底细胞癌[47]。通常情况下，基底细胞癌从 10 余岁的后期到 30 余岁产生，但一些发表的报告显示，在基底细胞痣综合征患者的儿童早期就发现了基底细胞癌。基底细胞癌的存在也依赖于其他因素，包括皮肤类型和辐射暴露，包括日光暴露[40,41]。

非肿瘤皮肤的特点

多数基底细胞痣综合征患者在成人阶段有多个痣存在[40]。此外，基底细胞痣综合征与面部粟丘疹、皮样囊肿和皮肤标记患病率增加有关。手掌和足底坑也是基底细胞痣综合征的一个共同的特征，通常在成年早期出现[40]。

骨骼

骨骼异常包括肋骨和脊椎异常，据报道在基底细胞痣综合征中发生率增加。大部分基底细胞痣综合征患者有巨头畸形[48]。

中枢神经系统

异位钙化

异位钙化，尤其是大脑镰，已报道是多数基底细胞痣综合征患者的常见症状[48]。

脑肿瘤

虽然基底细胞痣综合征患者有其他类型的脑肿瘤的报道，髓母细胞瘤，通常为促纤维增生型，是最常见的[49]。约 5% 的基底细胞痣综合征患者被诊断为髓母细胞瘤，通常在 2 岁时发生。

其他特征

颌骨角化囊肿

约 75% 的基底细胞痣综合征患者发生多发性颌骨角化囊肿[50]。

特征性面部特点

基底细胞痣综合征的特征性面部特点包括巨脑畸形、前额肥大、粗糙的五官、面部粟丘疹，在约 60% 的基底细胞痣综合征病例中观察到[14]。

除了这些特征，先天性畸形，如唇腭裂、多指及眼部异常也有报道是基底细胞痣综合征的特征[40]。

其他相关的肿瘤包括心脏和卵巢的纤维瘤，也被报告在基底细胞痣综合征患者中发生频率增加[51, 52]。

诊断和遗传检测

诊断基底细胞痣综合征最初基于临床标准；然而，分子检测可以在表型更多变的个体中确定基因突变。基底细胞痣综合征第一次国际研讨会认为，应该视临床标准为基底细胞综合征的疑似诊断而不是诊断标准[53]。大会建议确定个体中 PTCH1 突变和一个主要的临床标准，以及应该考虑为基底细胞综合征的疑似诊断病例表现出的两个主要标准或者一个主要和两个次要标准（表 37.4）。

表 37.4　基底细胞综合征的临床诊断标准

主要标准
■早发性 / 多发性基底细胞癌
■牙源性角化囊肿（＜ 20 岁）
■掌跖斑病
■大脑镰的钙化
■成神经管细胞瘤（通常促结缔组织增生性）
■直系亲属患有 BCNS
次要标准
■肋骨异常
■骨骼畸形和放射学改变
■巨头畸形
■卵巢纤维瘤 / 心脏纤维瘤
■淋巴肠系膜囊肿
■眼部异常

注：BCNS，基底细胞痣综合征。

资料来源：Bree AF，Shah MR. Consensus statement from the first international colloquium on basal cell nevus syndrome（BCNS）. Am J Med Genet A 2011；155A：2091-2097。

在临床上可进行 PTCH1 基因检测。50% ～ 85% 的有基底细胞痣综合征临床特点的个体将通过基因测序分析存在 PTCH1 基因突变。PTCH1 基因的缺失和重复也有报道[54]。

20%～30%的基底细胞痣综合征患者是新发的，意味着父母任一方都不携带相关的基因突变[14]。基底细胞痣综合征患者有50%的可能有一个受累的后代。在检出突变的情况下，基因检测是高风险家族家庭成员的一个选择。此外，双方孕前基因诊断和产前测试可用于检测PTCH1基因突变的已知位点。

医学管理

由于基底细胞痣综合征的多种症状，应根据症状给患者介绍合适的专家。

基底细胞癌

早期诊断对于医学管理和限制化妆品的损害很重要。手术、口服维甲酸、外用疗法、光动力疗法已在基底细胞痣综合征患者中使用，获得不同程度的成功[47]。

髓母细胞瘤

在婴儿期和幼儿期，考虑每6个月进行一次发育评估和体格检查是一个选择。髓母细胞瘤的影像学监测目前不推荐[14]。

颌骨角化囊肿

基底细胞痣综合征患者推荐从童年开始进行临床检查和影像学检查。这些肿瘤有时在常规牙科检查中可能会被检测出来[55]。

卵巢和心脏纤维瘤

应该给心脏纤维瘤患者介绍心脏病专家。卵巢纤维瘤也需要一个专业的推荐，可能需要手术，最好是以保留生育能力为目的[56]。

辐射暴露

鉴于已知的可增加基底细胞癌风险的因素，建议基底细胞痣综合征患者避免阳光照射。此外，建议如果可能，也尽量避免其他辐射，包括髓母细胞瘤的放射治疗[49]。

1型神经纤维瘤病

1型神经纤维瘤病（NF1）是一种最常见的遗传性疾病，出生时发生率为1：（2500～3000）[7]。曾称为von Recklinghausen病或外周神经纤维瘤，疾病的表现影响到身体的多个方面，包括但不限于中枢和外周神经系统、皮肤、眼、骨骼、消化系统和心血管系统。从历史上看，对NF1患者的观察可追溯到13世纪，但这个疾病第一次由von Recklinghausen在1882年正式描述[7,57,58]。

NF1是一种完全外显的常染色体显性遗传病，在家族间和家族内有广泛不同的表现[59]。没有观察到民族、种族或性别差异[57]。NF1由位于17q11.2的NF1基因突变造成。NF1基因的蛋白产物是神经纤维瘤蛋白，是一种GTP酶激活蛋白，表达在许多类型的组织，特别在神经组织内表达水平高。它作为细胞内Ras信号通路的负调节因子，Ras信号通路参与细胞生长和增殖[7,60,61]。最近，NF1基因也被证实与骨骼肌的发育相关[62]。

表型

1987年，美国国立卫生研究院发布了1型神经纤维瘤病（NF1）临床诊断标准（表37.5），诊断该病多以这个标准为基础[59]。这种疾病通常在儿童时期出现，通常是1岁出现，从皮肤的症状开始。总的来说，NF1 的临床表现具有年龄依赖性：6 岁时，约 90% 的 NF1 患者达到诊断标准；8 岁时，97% 达到标准，到 20 岁时，几乎所有的 NF1 患者符合诊断标准[59]。

皮肤

在 NF1 众多的和可变的临床表现中，皮肤表现最突出，甚至可以是诊断 NF1 的唯一依据。下面的皮肤症状是 NF1 的标志性特点，每一个都是诊断标准的一部分（表 37.5）。

表 37.5　美国国立卫生研究院的诊断标准：1 型神经纤维瘤病

可以由一个人表现出任何 2 个（或更多）的症状而做出 NF1 的临床诊断。具体如下：
6 个或更多的咖啡牛奶斑（café-au-lait macules，淡褐色斑，多为先天性，可伴有神经纤维瘤等先天性疾病）
■青春期前≥ 5 mm
■青春期后≥ 15 mm
2 个或 2 个以上的任何类型的纤维瘤，或 1 个或多个丛状纤维瘤
雀斑在腋窝或腹股沟区视神经胶质瘤
2 个或 2 个以上 Lisch 结节（虹膜异构体）
一个独特的骨性病变如蝶骨发育不良、胫骨假关节
患 NF1 的直系亲属按上述标准定义

注：NF1，1 型神经纤维瘤病。

资料来源：Evans DG，Raymond FL，Barwell JG，et al. Genetic testing and screening of individuals at risk of NF2. Clin Genet 2012；82：416-424。

咖啡牛奶斑

咖啡牛奶斑（Café-Au-Lait 斑，CALM）是 NF1 最常见的，而且往往是最早的表现。咖啡牛奶斑可以是先天性的，在几乎所有的 NF1 患者生命的第一年即可出现。经过青春期，它们往往变得更大更多，在成年人可能会褪色[57]。

擦烂性雀斑

皮褶雀斑或克罗征，是 NF1 的基本特征[59]。雀斑通常发生在身体的腋窝和腹股沟区，高达 90% 的患者有这个表现，通常是在童年开始。雀斑也可以在身体其他部位发现，包括女性乳房下、颈部、上眼睑、口周和成人躯干[58]。

神经纤维瘤

神经纤维瘤是 NF1 的标志性特征，它几乎可以在身体的任何一部分发生，包括在皮肤表面或低于皮肤表面。皮肤神经纤维瘤大小和数量不一（小于 1mm 到大到毁容）；它们是软的、肉质的、可突出或扁平，颜色从蓝色 / 紫色到棕色到肉色。皮下神经纤维瘤是致密柔软的结节，通常见于皮下。皮肤或皮下神经纤维瘤通常出现比咖啡牛奶斑和雀斑晚，是童年的后期或青春期早期表现出来[58, 59]。

较为少见的是，非诊断性的 NF1 皮肤特征包括色素沉着，其可能广泛出现，或与其他症状出现在身体同一区域，这些症状包括区域性的 NF1、血管球瘤、色素减退斑（通常在躯干）、黄肉芽肿、皮肤血管瘤和皮肤瘙痒[7, 57, 60]。

神经系统

中枢和外周神经系统的肿瘤在 NF1 患者中普遍存在，包括脊髓神经纤维瘤、神经鞘瘤、从状神经纤维瘤和星形细胞瘤。此外，视神经胶质瘤（OPG）是生长缓慢的肿瘤，发生在 15% ～ 20% 的患者中，通常在 6 岁时发生。OPG 只在 5% 的患者中有症状，这种情况通常在 3 岁时即可确诊[7, 57, 60]。

各种非肿瘤的神经系统表现在 NF1 患者中也有报道，包括学习障碍，在 60% 或更多的 NF1 儿童中发生，智商降低（偶尔小于 70），注意力缺陷 / 多动症等行为障碍。在 NF1 患者，发现强光不明物体（结构）是一个特征性的磁共振成像（MRI）发现。强光不明物体（UBO）的临床意义尚不清楚，但一些证据认为强光不明物体的发生率与认知和行为上的困难程度相关[58, 59]。癫痫症和多发性硬化症在 NF1 患者发生频率较高，Chiari Ⅰ型畸形、中脑导水管狭窄和巨脑畸形都有报道[7, 59]。

眼睛

在大多数 NF1 患者，Lisch 结节或色素虹膜错构瘤是无症状的眼部表现，通常在 5 ～ 10 岁发生。Lisch 结节由有经验的眼科医生用裂隙灯检查发现最为可靠[7, 8, 60]。在 NF1 患者，青光眼、脉络膜异常，下垂不常见但有报道[7]。

骨骼

骨质增生和骨畸形是 NF1 的关键特征。诊断性骨症状包括长骨皮质变薄（有或无假关节）和蝶骨翼发育不良。此外，有身材矮小，脊柱侧凸发生频率增加，最近注意到，NF1 患者中发生骨量减少和骨质疏松症[7, 57, 60]。

心血管

心血管并发症在 NF1 患者中发生频率更高，包括先天性心脏病（肺动脉狭窄、主动脉缩窄）、高血压、脑血管病、肾动脉狭窄[7, 63]。肺动脉瓣狭窄在经典 NF1 患者更常见，但是也被发现可以作为综合 NF1 和努南综合征特点的变异表型的一部分[59]。

其他特征

呼吸系统并发症

呼吸系统并发症包括神经纤维瘤和恶性外周神经鞘肿瘤转移引起的肺压缩，从而导致限制性肺疾病[7]。

1 型神经纤维瘤病 – 相关恶性肿瘤

NF1 患者总体癌症风险增加 2.7 倍，而大于 50 岁的患者累积的风险是 20%[61]。恶性外周神经鞘肿瘤是 NF1 患者最常见的恶性肿瘤。其他恶性肿瘤包括慢性粒细胞白血病、星形细胞瘤、横纹肌肉瘤、胃肠道间质瘤、类癌（小肠）、嗜铬细胞瘤（尽管通常不是恶性的）和乳腺癌[61]。也有一些报告 NF1 患者黑色素瘤患病率较高；然而，其相关性仍然是有争议的[57]。

诊断和遗传性检测

高达 50% 的 NF1 患者无家族史，代表新发生的突变。NF1 基因是自发突变率最高的基因之一，突变率约为 1 ∶ 10 000，已确定超过 500 种致病突变[61]。高突变率的原因还没有完全了解，但可能部分是由于该基因比较大[59]。

虽然 NF1 的诊断几乎总是基于临床已经建立的标准，也可以应用基因检测，而且是有效的，特别是在某些特定的情况下。95% 的满足 NF1 临床诊断标准的患者可以检测到突变[64]。在没有家族史的还没有达到诊断标准的儿童，基因检测可能有助于鉴别 NF1 和其他表型重叠的疾病，如 legius 综合征，家族性咖啡牛奶斑和 NF2。基因检测也有助于识别没有达到美国国立卫生研究院（NIH）设立标准的疾病的罕见变异形式。在先前确定了突变的家族，可以提供产前诊断和产前测试。在 NF1 产前咨询和测试的常见挑战来自疾病表现的变化和不可预测性[7,65]。

鉴于即使在同一个家族的成员这个疾病也可表现出广泛的变异性，基因型 - 表型的相关性很少被阐述。人们已经注意到，携带整个 NF1 基因的等位基因缺失的个体（4% ～ 5% 的病例）可能会表现出更严重的表型，包括发生年龄较早的多发性皮肤纤维瘤。认知的异常也更加频繁和严重，体细胞的过度生长，手大和脚大，畸形的面部特征也有报道[63]。此外，NF1 基因 17 号外显子三碱基对阅读框缺失患者可能会表现出共同的非肿瘤皮肤特征，没有皮肤或表面的丛状神经纤维瘤[63]。

除了自发突变率较高，NF1 基因遗传咨询相关的另一个挑战是嵌合体形成率高。40% ～ 50% 的病例是节段性或嵌合性的，代表后合子 NF1 基因突变。在这些病例中，患病风险难以预测；然而，除非是生殖细胞受累，通常估计患病率小于 1%。事实上，有携带节段性 NF1 的子代发病[63]。

医学管理

NF1 患者管理需要多学科的介入，理想情况下，应由有经验的医生监督照顾神经纤维瘤患者[58,60]。

对于 NF1 儿童患者推荐的监测可能有些不同，但通常包括年度体检和眼科检查直到 8 岁。年龄为 8 ～ 18 岁，每隔一年进行检查即可[58,60,61]。因为有嗜铬细胞瘤和肾动脉狭窄的风险，血压监测应至少每年进行[58,64]。此外，考虑到神经影像学可发现任何异常存在，每年进行神经学检查是明智的[58]。而且，建议持续的发育和神经心理检测，来评估认知功能和确定学习障碍[8,57]。

症状、临床表现，和（或）个人史和家族史可用于评估是否进行 MRI、脑电图，和（或）X 线检查。对于某些发现，可能推荐更频繁的监测，在某些情况下，可进行治疗。

丛状神经纤维瘤

每隔 6 ～ 12 个月进行一次 MRI，以监测生长的病变。根据病变的部位，手术切除是可能的，但往往切除不完整，导致再生[8,60,64]。

视通路胶质瘤

一旦确认，MRI 可用来监控视通路胶质瘤。第一年建议每季度进行眼科评估，以后至少 3 年，或直至 8 岁每年检查。可推荐内分泌评价。对有症状的视通路胶质瘤，化疗是有效的，但不推荐放疗[8,57]。

恶性外周神经鞘瘤

对丛状神经纤维瘤患者监控肿瘤大小和疼痛，以及肿瘤质地的变化；监测不明原因的神经系统变化。如果可能，行完整的手术切除，如果手术不完整，随后应进行放射治疗[8,64]。

皮肤神经纤维瘤

由于美容需要和疼痛相关的原因，手术切除神经纤维瘤是可造的[8,57]。

如有必要，管理应该包含多个专业，包括心脏病学、肾脏病学、整形外科、耳鼻咽喉学、胃肠病学等。

神经纤维瘤病 2 型

NF2 在 1822 年第一次被 J. H. Wishart 描述，至少比 Von Recklinghausen 描述 NF1 早 50 年。虽然临床表型上，这两种情况有相对小的重叠，NF2 少见得多，直到最近，还常被误认为是 NF1 的变体形式。直到 1987 年，当连锁研究把这两种疾病归因于两个不同染色体上的不同基因时，这两种疾病才正式被确认为不同的疾病。虽然比以前认为得更常见，NF2 患者的发生率约为 NF1 的 1/10，或为 1 ：（30 000 ～ 40 000）[66]。

NF2 是以显性方式遗传的，到 60 岁时实际上有 100% 的外显率[9]。它是由 22q12 染色体上 NF2 基因突变造成的。NF2 基因的产物是 merlin 蛋白（Moesin-ezrin-radixin 样蛋白）或 schwannomin 蛋白，在细胞膜蛋白结构、细胞黏附中发挥作用，对细胞生长、增殖和运动发挥负调控作用[60,64]。其特异性的肿瘤抑制功能的具体机制尚未完全阐明，是一个热点研究领域[60]。

NF1 和 NF2 之间的关键差异与皮肤表现相关，皮肤症状可能有助于 NF2 诊断，但对于其诊断不是决定性的。NF2 的主要特征是在几乎所有的病例出现第Ⅷ脑神经的双侧前庭神经鞘瘤[7]。

表型

与这种疾病的名称相反，神经鞘瘤和脑膜瘤是 NF2 最突出的肿瘤类型，而不是神经纤维瘤[9,67]。NF2 患者在 20 ～ 30 岁最常出现与前庭神经鞘瘤的存在有关的听力损失（通常为单侧）。耳鸣、头晕和不平衡也是常见的成人症状[9]。虽然儿童也可能产生类似的症状，他们更容易出现不常见的 NF2 特征，使得其他系统的检查成为准确诊断的关键。在这些情况下，神经系统检查、眼科检查和仔细地检查皮肤变得至关重要[64]。有几套 NF2 的诊断标准和准则存在，这些标准可能仍在修改发展[68]；然而，目前应用最广泛的标准是曼彻斯特（Manchester）诊断标准（表 37.6）[60]。

表 37.6 2 型神经纤维瘤病诊断标准

曼彻斯特 NF2 的诊断标准
■双侧前庭神经鞘瘤
或
■直系家族成员患有 NF2 和单侧前庭神经鞘瘤，或脑膜瘤、胶质瘤、神经纤维瘤、神经鞘瘤、后囊晶体浑浊中的任意两种
或
■单侧前庭神经鞘瘤，或脑膜瘤、胶质瘤、纤维神经瘤、神经鞘瘤、后囊晶体浑浊中的任意两种
或
■多发性脑膜瘤（≥ 2 个）和单侧前庭神经鞘瘤，或神经胶质瘤，纤维神经瘤、神经鞘瘤、白内障中的任意两种

注：NF2，2 型神经纤维瘤病。

皮肤

虽然不是 NF2 的特征病变，患者的皮肤表现是普遍的，可以在多达 70% 的病例中发现[7]。在 NF1，皮肤发现包括咖啡牛奶斑；然而，咖啡牛奶斑通常较少出现在 NF2，一个人身上有 1 ～ 3 个。NF2 患者也可能在皮肤的表面呈现斑块病变，皮下神经鞘瘤[7, 57, 60]，很少见的皮肤神经纤维瘤[7, 9]。

神经系统

肿瘤

在 90% ～ 95% 的 NF2 患者发生双侧前庭神经鞘瘤。虽然恶性肿瘤是罕见的，生长的位置是死亡率增加的常见原因，往往造成渐进性的听力损失和平衡问题。其他脑神经的神经鞘瘤在 NF2 患者中并不少见[9]；此外，常出现脊髓和外周神经的神经鞘瘤[64]。脑膜瘤是第二常见的肿瘤类型，在 58% ～ 75% 的 NF2 患者中发现。无论是脑和脊髓脑膜瘤都可在 NF2 患者中发现[64]。脊髓和脑干室管膜瘤，以及脊髓和脑星形细胞瘤虽然较为少见，但也能观察到[7]。

外周神经病变

大部分 NF2 患者在生命周期中会发生外周神经病变，经常在儿童时期发生手或足下垂，或麻痹。神经病变可能出现，但并不总是与肿瘤压迫相关[9]。

眼

晶状体后囊浑浊斑是 NF2 的关键诊断特征。在 60% ～ 81% 的患者中被发现，并可能发展成白内障[9, 58]。额外的眼部症状有视网膜前膜，或薄而透明的或半透明的纤维组织，它一般不降低视力[9]。此外，视网膜错构瘤出现在 6% ～ 22% 的 NF2 患者中，可以导致视力缺失[9]。

诊断和遗传检测

疑似 NF2 患者和阳性家族史（两个或两个以上的家庭成员受累），基因测试显示突变率大于 90%。然而，约 50% 的 NF2 患者在 NF2 基因显示新突变。在经典的 NF2 无家族史的散发病例，基因突变在 60% ～ 72% 的患者中确定。在确定突变的家族，对高危家庭成员于出现症状前进行基因检测对于疾病的管理是非常重要的。也可进行产前基因检测和胚胎植入前遗传学诊断[69]。

体细胞嵌合体在约 33% 的 NF2 的新发病例中被发现，这些病例的确认往往依赖于从两个不同的 NF2 相关的病变组织中确认相同的突变[67]。最后，对于某些突变，可以应用基因型 - 表型相关性数据[9]。

医疗管理

一般来说，与 NF1 相同，最好是 NF2 患者能在综合诊所由有经验的医生追踪观察。筛查的建议可能包括在 10 岁开始进行前庭神经鞘瘤的 MRI 筛查，因为在年轻患者肿瘤症状较少。目前，前庭神经鞘瘤生长最好采用 MRI 测量肿瘤体积[60]。头部和脊柱 MRI 检查是主要筛查工具，在年龄小于 20 岁的无症状或肿瘤的高危儿童每 2 年进行一次。20 岁后，肿瘤生长更缓慢，筛查可减少至每 3 ～ 5 年一次[69]。高危婴儿或受累个体建议每年一次眼科检查。此外，从婴儿期开始年度检查可以推荐：神经系统检查和听觉脑干诱发电位的听力学检查[9]。

如果可能，手术是治疗 NF2 肿瘤的主要方式，以提高生命治疗和维修功能为目的。并非所有情况均可手术，在某些情况下，放射治疗可能作为一种替代。总体而言，NF2 患者的寿命较短[60]。

结论

皮肤检查，结合全面的个人和家族史，在许多癌症易感综合征诊断中发挥重要作用。虽然一些皮肤的特点对于一个特异性诊断具有强烈的指示性，其他症状不常见，或者与特定的综合征关系不密切；因此，在一个患者完整的医疗和家族史背景下，考虑这些发现仍然是重要的。当前许多遗传性综合征的分子检测特别有助于分辨和确诊一个可疑的临床诊断。除了在本章中列出的综合征，需要注意的是，其他癌症易感综合征也可能有皮肤表现，随着分子检测的进步，在未来可能会确定更多的综合征。

（唐敬群　李　征）

参考文献

1. Pilarski R. Cowden syndrome: A critical review of the clinical literature. *J Genet Couns* 2009; 18: 13-27.
2. Hobert JA, Eng C. PTEN hamartoma tumor syndrome: An overview. *Genet Med* 2009; 11: 687-694.
3. Menko FH, van Steensel MA, Giraud S, et al. Birt-Hogg-Dubé syndrome: Diagnosis and management. *Lancet Oncol* 2009; 10: 1199-1206.
4. Kruger S, Kinzel M, Walldorf C, et al. Homozygous PMS2 germline mutations in two families with early-onset haematological malignancy, brain tumours, HNPCC-associated tumours, and signs of neurofibromatosis type 1. *Eur J Hum Genet* 2008; 16: 62-72.
5. Badeloe S, Frank J. Clinical and molecular genetic aspects of hereditary multiple cutaneous leiomyomatosis. *Eur J Dermatol* 2009; 19: 545-551.
6. Moline J, Eng C. Multiple endocrine neoplasia type 2: An overview. *Genet Med* 2011; 13: 755-764.
7. Ferner RE. The neurofi bromatoses. *Pract Neurol* 2010; 10: 82-93.
8. Williams VC, Lucas J, Babcock MA, et al. Neurofibromatosis type 1 revisited. *Pediatrics* 2009; 123: 124-133.
9. Asthagiri AR, Parry DM, Butman JA, et al. Neurofibromatosis type 2. *Lancet* 2009; 373: 1974-1986.
10. Beggs AD, Latchford AR, Vasen HF, et al. Peutz-Jeghers syndrome: A systematic review and recommendations for management. *Gut* 2010; 59: 975-986.
11. Borkowska J, Schwartz RA, Kotulska K, et al. Tuberous sclerosis complex: Tumors and tumorigenesis. *Int J Dermatol* 2011; 50: 13-20.
12. Winship IM, Dudding TE. Lessons from the skin—cutaneous features of familial cancer. *Lancet Oncol* 2008; 9: 462-472.
13. Burger B, Cattani N, Trueb S, et al. Prevalence of skin lesions in familial adenomatous polyposis: A marker for presymptomatic diagnosis? *Oncologist* 2011; 16: 1698-1705.

14. Evans DG, Farndon PA. Nevoid Basal Cell Carcinoma Syndrome. In: Pagon RA, Bird TD, Dolan CR, et al., eds. GeneReviews [Internet]. Seattle, WA: University of Washington, Seattle; 1993. Accessed September 4, 2014.
15. Leachman SA, Carucci J, Kohlmann W, et al. Selection criteria for genetic assessment of patients with familial melanoma. *J Am Acad Dermatol* 2009; 61: 677e1-677e14.
16. Kremer KH, Di Giovana JJ. Xeroderma Pigmentosum. In: Pagon RA, Bird TD, Dolan CR, et al. , eds. GeneReviews [Internet]. Seattle, WA: University of Washington, Seattle; 1993. Accessed September 4, 2014.
17. The Breast Cancer Linkage Consortium. Cancer risks in BRCA2 mutation carriers. *J Natl Cancer Inst* 1999; 91: 1310-1316.
18. Dores GM, Curtis RE, Toro JR, et al. Incidence of cutaneous sebaceous carcinoma and risk of associated neoplasms: Insight into Muir-Torre syndrome. *Cancer* 2008; 113: 3372-3381.
19. Robson ME, Storm CD, Weitzel J, et al. American Society of Clinical Oncology policy statement update: Genetic and genomic testing for cancer susceptibility. *J Clin Oncol* 2010; 28: 893-901.
20. Hemminki K, Eng C. Clinical genetic counselling for familial cancers requires reliable data on familial cancer risks and general action plans. *J Med Genet* 2004; 41: 801-807.
21. Goldstein AM, Chidambaram A, Halpern A, et al. Rarity of CDK4 germline mutations in familial melanoma. *Melanoma Res* 2002; 12: 51-55.
22. Hayward NK. Genetics of melanoma predisposition. *Oncogene* 2003; 22: 3053-3062.
23. Goldstein AM, Chan M, Harland M, et al. High-risk melanoma susceptibility genes and pancreatic cancer, neural system tumors, and uveal melanoma across GenoMEL. *Cancer Res* 2006; 66: 9818-9828.
24. Newton Bishop JA, Bataille V, Pinney E, et al. Family studies in melanoma: Identification of the atypical mole syndrome(AMS)phenotype. *Melanoma Res* 1994; 4: 199-206.
25. Newton Bishop JA, Gruis NA. Genetics: What advice for patients who pre sent with a family history of melanoma? *Semin Oncol* 2007; 34: 452-459.
26. Bishop JN, Harland M, Randerson-Moor J, et al. Management of familial melanoma. *Lancet Oncol* 2007; 8: 46-54.
27. Bishop DT, Demenais F, Goldstein AM, et al. Geographical variation in the penetrance of CDKN2A mutations for melanoma. *J Natl Cancer Inst* 2002; 94: 894-903.
28. Begg CB, Orlow I, Hummer AJ, et al. Lifetime risk of melanoma in CDKN2A mutation carriers in a population-based sample. *J Natl Cancer Inst* 2005; 97: 1507-1515.
29. Demenais F, Mohamdi H, Chaudru V, et al. Association of MC1R variants and host phenotypes with melanoma risk in CDKN2A mutation carriers: A GenoMEL study. *J Natl Cancer Inst* 2010; 102: 1568-1583.
30. Raimondi S, Sera F, Gandini S, et al. MC1R variants, melanoma and red hair color phenotype: A meta-analysis. *Int J Cancer* 2008; 122: 2753-2760.
31. de Snoo FA, Bishop DT, Bergman W, et al. Increased risk of cancer other than melanoma in CDKN2A founder mutation(p16-Leiden)-positive melanoma families. *Clin Cancer Res* 2008; 14: 7151-7157.
32. Randerson-Moor JA, Harland M, William S, et al. A germline deletion of p14(ARF)but not CDKN2A in a melanomaneural system tumour syndrome family. *Hum Mol Genet* 2001; 10: 55-62.
33. Tsao H, Zhang X, Kwitkiwski K, et al. Low prevalence of germline CDKN2A and CDK4 mutations in patients with early-onset melanoma. *Arch Dermatol* 2000; 136: 1118-1122.
34. Berg P, Wennberg AM, Tuominen R, et al. Germline CDKN2A mutations are rare in child and adolescent cutaneous melanoma. *Melanoma Res* 2004; 14: 251-255.
35. Aspinwall LG, Leaf SL, Kohlmann W, et al. Patterns of photoprotection following CDKN2A/p16 genetic test reporting and counseling. *J Am Acad Dermatol* 2009; 60: 745-757.
36. Aspinwall LG, Leaf SL, Dola ER, et al. CDKN2A/p16 genetic test reporting improves early detection intentions and practices in high-risk melanoma families. *Cancer Epidemiol Biomarkers Prev* 2008; 17: 1510-1519.
37. Eckerle Mize D, Bishop M, Reese E, et al. Familial Atypical Multiple Mole Melanoma Syndrome. In:

Riegert-Johnson DL, Boardman LA, Hefferon T, Roberts M, eds. Cancer Syndromes [Internet]. Bethesda, MD: National Center for Biotechnology Information(US); 2009. Accessed September 3, 2014.
38. Bartsch DK, Sina-Frey M, Lang S, et al. CDKN2A germline mutations in familial pancreatic cancer. *Ann Surg* 2002; 236: 730-737.
39. Verna EC, Hwang C, Stevens PD, et al. Pancreatic cancer screening in a prospective cohort of high-risk patients: A comprehensive strategy of imaging and genetics. *Clin Cancer Res* 2010; 16: 5028-5037.
40. Lo Muzio L. Nevoid basal cell carcinoma syndrome(Gorlin syndrome). *Orphanet J Rare Dis* 2008; 3: 32.
41. Tom WL, Hurley MY, Oliver DS, et al. Features of basal cell carcinomas in basal cell nevus syndrome. *Am J Med Genet* A 2011; 155A: 2098-2104.
42. Evans DG, Howard E, Giblin C, et al. Birth incidence and prevalence of tumor-prone syndromes: Estimates from a UK family genetic register service. *Am J Med Genet A* 2010; 152A: 327-332.
43. Lupi O. Correlations between the sonic hedgehog pathway and basal cell carcinoma. *Int J Dermatol* 2007; 46: 1113-1117.
44. Yamamoto K, Yoshihashi H, Furuya N, et al. Further delineation of 9q22 deletion syndrome associated with basal cell nevus(Gorlin) syndrome: Report of two cases and review of the literature. *Congenit Anom(Kyoto)*2009; 49: 8-14.
45. Pastorino L, Ghiorzo P, Nasti S, et al. Identification of a SUFU germline mutation in a family with Gorlin syndrome. *Am J Med Genet A* 2009; 149A: 1539-1543.
46. Fan Z, Li J, Du J, et al. A missense mutation in PTCH2 underlies dominantly inherited NBCCS in a Chinese family. *J Med Genet* 2008; 45: 303-308.
47. Go JW, Kim SH, Yi SY, et al. Basal cell nevus syndrome showing several histologic types of Basal cell carcinoma. *Ann Dermatol* 2011; 23: S36-S40.
48. Kimonis VE, Mehta SG, Digiovanna JJ, et al. Radiological features in 82 patients with nevoid basal cell carcinoma(NBCC or Gorlin) syndrome. *Genet Med* 2004; 6: 495-502.
49. Amlashi SF, Riffaud L, Brassier G, et al. Nevoid basal cell carcinoma syndrome: Relation with desmoplastic medulloblastoma in infancy. A population-based study and review of the literature. *Cancer* 2003; 98: 618-624.
50. Mohtasham N, Nemati S, Jamshidi S, et al. Odontogenic keratocysts in nevoid basal cell carcinoma syndrome: A case report. *Cases J* 2009; 2: 93-99.
51. Ball A, Wenning J, Van Eyk N. Ovarian fibromas in pediatric patients with basal cell nevus(Gorlin) syndrome. *J Pediatr Adolesc Gynecol* 2011; 24: e5-e7.
52. Bossert T, Walther T, Vondrys D, et al. Cardiac fibroma as an inherited manifestation of nevoid basal-cell carcinoma syndrome. *Tex Heart Inst J* 2006; 33: 88-90.
53. Bree AF, Shah MR. Consensus statement from the first international colloquium on basal cell nevus syndrome(BCNS). *Am J Med Genet A* 2011; 155A: 2091-2097.
54. Takahashi C, Kanazawa N, Yoshikawa Y, et al. Germline PTCH1 mutations in Japanese basal cell nevus syndrome patients. *J Hum Genet* 2009; 54: 403-408.
55. Casaroto AR, Loures DC, Moreschi E, et al. Early diagnosis of Gorlin-Goltz syndrome: Case report. *Head Face Med* 2011; 7: 2.
56. Morse CB, McLaren JF, Roy D, et al. Ovarian preservation in a young patient with Gorlin syndrome and multiple bilateral ovarian masses. *Fertil Steril* 2011; 96: e47-e50.
57. Boyd KP, Korf BR, Theos A. Neurofibromatosis type 1. *J Am Acad Dermatol* 2009; 61: 1-14.
58. Yohay K. Neurofibromatosis types 1 and 2. *Neurologist* 2006; 12: 86-93.
59. Radtke HB, Sebold CD, Allison C, et al. Neurofibromatosis type 1 in genetic counseling practice: Recommendations of the National Society of Genetic Counselors. *J Genet Couns* 2007; 16: 387-407.
60. Ahmad S, ed. Neurodegenerative Diseases. Vol. 724. New York: Landes Bioscience and Springer Science Business Media; 2012.
61. Patil S, Chamberlain RS. Neoplasms associated with germline and somatic NF1 gene mutations. *Oncologist*

2012; 17: 101-116.

62. Kossler N, Stricker S, Rödelsperger C, et al. Neurofibromin(Nf1) is required for skeletal muscle development. *Hum Mol Genet* 2011; 20: 2697-2709.

63. Friedman J. Neurofibromatosis 1. June 2, 2009. http: //www. ncbi. nlm. nih. gov/books/NBK1109/. Accessed March 6, 2012.

64. Ardern-Holmes SL, North KN. Therapeutics for childhood neurofibromatosis type 1 and type 2. Curr Treat *Options Neurol* 2011; 13: 529-543.

65. Ponder MMF, Hallowell N, Statham H, et al. Genetic counseling, reproductive behavior and future reproductive intentions of people with neurofibromatosis type 1(NF1). *J Genet Couns* 1998; 7: 331-344.

66. Evans DG. Neurofi bromatosis type 2(NF2): A clinical and molecular review. *Orphanet J Rare Dis* 2009; 4: 16.

67. Goutagny S, Kalamarides M. Meningiomas and neurofibromatosis. *J Neurooncol* 2010; 99: 341-347.

68. Baser ME, Friedman JM, Joe H, et al. Empirical development of improved diagnostic criteria for neurofibromatosis 2. *Genet Med* 2011; 13: 576-581.

69. Evans DG, Raymond FL, Barwell JG, et al. Genetic testing and screening of individuals at risk of NF2. *Clin Genet* 2012; 82: 416-424.